精编临床外科学

（上）

张　睿等◎主编

吉林科学技术出版社

图书在版编目（CIP）数据

精编临床外科学/ 张睿等主编. -- 长春:吉林科学技术出版社，2017.4
ISBN 978-7-5578-2086-2

Ⅰ.①精… Ⅱ.①张…Ⅲ.①外科学Ⅳ.①R6

中国版本图书馆CIP数据核字(2017)第076358号

精编临床外科学
JINGBIAN LINCHUANG WAIKEXUE

主　　编	张　睿等
出 版 人	李　梁
责任编辑	许晶刚　陈绘新
封面设计	长春创意广告图文制作有限责任公司
制　　版	长春创意广告图文制作有限责任公司
开　　本	787mm×1092mm　1/16
字　　数	1001千字
印　　张	40.25
印　　数	1—1000册
版　　次	2017年4月第1版
印　　次	2018年3月第1版第2次印刷

出　　版	吉林科学技术出版社
发　　行	吉林科学技术出版社
地　　址	长春市人民大街4646号
邮　　编	130021

发行部电话/传真　0431-85635177　85651759　85651628
　　　　　　　　　　85652585　85635176

储运部电话　0431-86059116
编辑部电话　0431-86037565
网　　址　www.jlstp.net
印　　刷　永清县晔盛亚胶印有限公司

书　　号　ISBN 978-7-5578-2086-2
定　　价　120.00元（全二册）

编 委 会

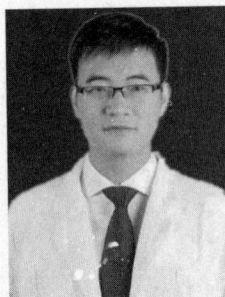

张睿,博士,主任医师,硕士导师;辽宁省肿瘤医院,结直肠肠外科,行政副主任;辽宁省百千万人才工程千层次人选;中国医疗保健国际交流促进会神经内分泌肿瘤辽宁学组,主任委员;中国医疗保健国际交流促进会神经内分泌肿瘤学青委会,副主任委员;中国研究型医院学会精准医学与肿瘤 MDT 专业委员会肿瘤临床协会组,副主任委员;中国医疗保健国际交流促进会结直肠病学分会,委员;中国医师协会结直肠肿瘤专业委员会加速康复外科学组,委员;中国临床肿瘤学会(CSCO)青年专家委员会,委员;中华医学会营养学分会东北肠内肠外营养学组,委员;辽宁省抗癌协会大肠癌专业委员会,委员;辽宁省抗癌协会肝癌专业委员会,委员;《中华结直肠外科电子版》通讯编委;承担省部级课题 5 项,发表论文 46 篇,SCI 收录 21 篇,专著 5 部,省级奖励 3 次。

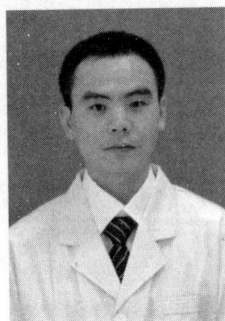

孙启孟,生于 1982－09－02,现于山东省新汶矿业集团有限责任公司中心医院骨一科任职,毕业于山东济宁医学院临床医学系,曾于国家级骨科专科医院进修学习,毕业 10 余年主要从事创伤骨科工作,对各种复杂四肢、骨盆、脊柱骨折、脊髓损伤及骨折不愈合、骨髓炎积累了丰富的临床经验,主要从事依附于显微骨科的创伤骨科工作,主要从事严重创伤的肢体延长修复创面及保肢手术,断肢(指、趾)再植,皮瓣修复治疗。于国家级核心期刊发表论文 2 篇,论著 1 部,获得多项荣耀称号。

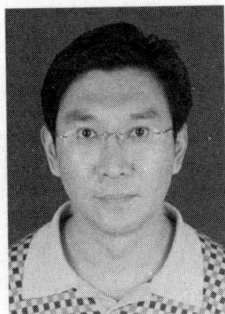

侯海涛,性别:男,生日:1978 年 7 月出生,单位:滕州市中心人民医院乳腺甲状腺外科,职称:主治医师,毕业院校:泰山医学院。毕业年限:14 年,擅长乳腺甲状腺良恶性肿瘤的诊治。

前　　言

外科是主要研究通过外科手术方法帮助患者解除病原，获得健康的学科。外科医生需要了解疾病的病因病理、临床表现、诊断、分期、治疗，更重要的是掌握外科手术的适应证与禁忌证、术前评估、手术技巧及方法，以及术后并发症的防治。医学科技发展，帮助我们进一步了解疾病，更多更新的手术治疗方法、技巧、设备等伴随而来，逐渐应用于临床治疗中。鉴于临床外科的飞速发展，本编委会特编写此书，为广大外科一线临床医务人员提供借鉴与帮助。

本书共分为十六章，介绍了外科常见疾病的临床诊断与治疗，包括：外科手术基本操作技术、神经外科疾病、心血管外科疾病、胸外科疾病、甲状腺外科疾病、乳腺外科疾病、胃、十二指肠疾病、小肠疾病、阑尾疾病、肝胆外科疾病、胰腺疾病、脾脏疾病、肛肠外科疾病、骨科疾病、口腔颌面外科疾病以及外科常见疾病的护理。对于书中涉及各种疾病均进行了详细介绍，包括疾病的病理生理、病因、发病机制、临床表现、辅助检查方法、诊断标准、鉴别诊断方法、手术适应证与禁忌证、手术治疗的方法与技巧、手术并发症的防治、预后以及预防等。

为了进一步提高外科医务人员的临床诊疗水平，本编委会人员在多年外科临床治疗经验基础上，参考诸多书籍资料，认真编写了此书，望谨以此书为广大医务人员提供微薄帮助。

本书在编写过程中，借鉴了诸多外科相关临床书籍与资料文献，在此表示衷心的感谢。由于本编委会人员均身负外科临床治疗工作，故编写时间仓促，难免有错误及不足之处，恳请广大读者见谅，并给予批评指正，以更好地总结经验，以起到共同进步、提高外科医务人员诊疗水平的目的。

《精编临床外科学》编委会

2017 年 4 月

目　　录

第一章　外科手术基本操作技术

外科基本操作技术是外科医生必须掌握的基本技术,无论是简单的手术或是复杂的大手术,都可分解为许多基本技术,包括组织显露、切开、分离、止血、结扎、缝合、引流、剪线等。这些基本操作技术的优劣,直接影响手术的效果,甚至疾病的预后。只是由于手术解剖位置不同,病理性质不同,造成手术处理方式和方法的不同,但基本操作技术都是相同的。作为一名外科医生,必须准确熟练地掌握这些外科手术基本操作技术。

一、显露

显露又称暴露,手术中良好的显露,是手术能否顺利的先决条件,"没有显露就没有手术"。影响手术视野显露的因素很多,如病的体位、手术照明、良好的麻醉以保证肌肉松弛等,所以手术医师应于手术开始前亲自检查患者的体位,照明设备以及麻醉的配合情况等。

切口的选择是手术显露的重要步骤,一般表浅病变的切除,切口多选择直接接近病变的表面;胸腹腔以及四肢关节等部位手术,切口选择必须结合局部解剖情况全面考虑。

切口选择一般遵循以下原则:

①最好直接显露手术区,必要时又可以便于延长;

②对组织损伤最少,不切断重要的血管和神经;

③术后不影响组织和器官功能;

④操作简单,所需时间较短,术后组织愈合牢固;

⑤经过颜面、关节、手部的切口应与皮纹一致,术后不影响美观。

手术显露时必须整齐切开组织,力求一次切开需要切开的组织。手术刀必须与皮肤、肌肉垂直,防止切口偏斜或多次在同一平面上切开造成不必要的组织损伤。手术切口的大小及部位的选择,应根据实际需要决定,并须从有利于手术后的愈合及功能的恢复等方面多加考虑。

深部组织的显露,除正确选择切口外,可使用牵开器以保证手术切口显露的顺利。

二、切开

绝大多数手术都要切开组织,一是为了治疗的需要,如脓肿切开引流排脓;二是为了暴露手术野。

切开应在直视下进行,由浅而深,按不同组织结构逐层切开,做到解剖层次清晰。切开长度以有效暴露手术视野即可,切口浅层和深层应大小基本一致,不要上大下小,即漏斗状切口;也不要口小底大,呈倒喇叭状切口,否则可能发生意外情况,加重对机体的创伤。以腹部经腹直肌切口为例,切开组织时应注意以下几点:

1. 切开皮肤　切开皮肤前首先确定切口的部位、长度、方向等,切皮时手术者右手持刀,左手拇指和食指分开固定皮肤(或由助手固定切口上端,在拟做切口部位两侧各垫一块纱布,手术者和一助分别用左手尺侧将切口两侧皮肤固定),使切口两侧的皮肤绷紧,切皮刀与皮肤呈垂直切开,手术者用刀刀尖部切开皮肤全层后,逐渐将手术刀放平与皮肤成 30°～45°角,用刀刃圆突部分行刀进行切开,行刀至切口末端时,再用刀尖部分结束皮肤切口。在作皮下脂肪较厚的皮肤切口时,注意勿将皮下脂肪牵拉向一侧,以免偏离切口线。切开时要求用力均匀、适中,一次将皮肤全层整齐、深浅均匀地切开,应避免用力不均或反复切割造成皮肤切口边缘成锯齿状,切缘参差不齐,造成不必要的组织损伤,影响切口的愈合。

2. 使用皮肤保护巾 皮肤、皮下组织切开及止血后,应用皮肤保护巾(干纱条)将手术切口周围保护好,现多使用手术胶膜,使皮肤与手术野隔离,用以减少深部操作时手术器械、手与切口周围皮肤的接触,以免将可能残存于皮肤中的细菌带入深层组织,导致医源性感染的概率增加。

3. 腱膜、肌肉应尽可能沿纤维方向分开或切开,必要时也可断开。先用小手术刀控制力度切开腹直肌前鞘,找到肌肉边缘,用手指、血管钳或手术刀柄伸入肌肉深面向两侧钝性分离,必要时再用手术刀或剪切开,但切断肌肉时应注意结扎止血。

4. 打开腹腔时要注意勿损伤腹腔内器官。切开腹膜前手术者和一助各用一有齿镊或弯血管钳在切口中段两侧处先后夹起腹膜(相距一般 1~2cm),由于重力的作用,经交替提夹 2~3 次后,主刀可用手触摸确认两镊(钳)间没有内脏脏器后,再用手术刀在两镊(钳)间切一小口,随后顺此小口插入两指或用组织钳稍微抬起腹膜并引导方向,再用组织剪或手术刀向上或向下打开腹膜。

三、分离

分离,亦称剥离,是用解剖的方法将器官和组织与其周围的组织结构分离开来,是暴露深部组织及游离、切除病变的重要手段。分离是手术中的一项重要操作技术,分离熟练与否,关系到对组织器官的损伤程度、出血多寡、手术时间长短。

分离方法可分为钝性分离和锐性分离两种,在手术操作中根据局部解剖和组织病理改变进行选用,在实际操作中经常两者互相穿插使用。

1. 锐性分离 主要用手术刀和组织剪进行解剖分离,常用于腱膜、鞘膜和瘢痕等致密组织的剥离,此法动作精细、准确,对组织创伤小,但易损伤深部重要组织或器官。操作时一次剪切组织不应太多,分离动作应精细准确,不要损伤临近器官和组织。

2. 钝性分离 常用于组织层次间的解剖或良性肿瘤及实质脏器经包膜外间隙的游离,以撑开、推擦或牵拉等方法沿组织间隙进行剥离,常用器械有血管钳、组织钳、刀柄、血管钳夹持的小纱布团(常称为“花生米”)、夹有折叠纱布的卵圆钳、骨膜剥离器、硬脑膜剥离器等。钝性分离法常有剪刀分离法、血管钳分离法、刀柄分离法、手指分离法、纱布分离法等。进行钝性分离时,操作应轻柔,否则易造成组织撕伤或空腔脏器的穿孔。遇到粘连牢固或分离较坚韧组织时,常需结合使用锐性分离法。

分离时必须熟悉局部解剖,清楚组织比邻关系及病变性质,操作宜轻柔、精细、准确,结合术中具体情况综合使用两种分离方法,避免损伤重要的组织和器官。

四、止血

手术过程中,组织切开、分离、切除等操作均可导致出血。手术中少量出血,会使组织分辨不清,增加手术难度,易至继发损伤;大量出血未及时制止,会导致失血量增加、血压下降、发生休克甚至导致死亡。及时彻底地止血,不仅可以减少失血,而且能保持手术野的清晰,便于手术操作,避免误伤重要组织器官。止血是手术中重要操作之一。

常用的止血方法有:

1.钳夹结扎止血法　多用于皮下组织等浅层结构或有相当空隙的深部内小血管出血。手术者用左手拿纱布垫压迫出血部位,右手持血管钳,左手纱布蘸吸后缓慢移开,待看清出血点后,右手用血管钳尖端与出血部位组织垂直而又准确地逐一钳夹,尽量少夹周围组织。结扎时,助手先提起血管钳,手术者将线绕过钳夹点之下,助手放松血管钳并将钳尖端稍上翘,手术者先打第一个结,扎紧,待助手缓慢松开退去血管钳后,继续抽紧结扎线,然后再打第二个结,结扎时应避免突然用力,并应在拉紧结扎线时,保持两手着力点与结扎处三点在一条直线上,避免向任何方向牵拉,以防组织撕伤或将结扎线拉断或线结滑脱。

以下情况下钳夹止血方法更应引起注意:

(1)大血管结扎时,应先分离清楚,钳夹或结扎后再切断,近心端需用两把血管钳钳夹并双重结扎,大动脉近心端或结扎组织较多时,应加贯穿缝扎以防结扎线滑脱造成术后大出血等严重后果。

(2)系膜、网膜等含血管多的组织应分次钳夹,切断后作双重结扎或贯穿缝扎,被结扎组织不宜过多,也不宜过少;结扎时不要离切断处太近,以免线结滑脱。

(3)深部大血管出血较猛时,不要惊慌,更应沉着冷静,可迅速用纱布垫或手指压迫出血部,或用手指捏住出血血管的近心端,用吸引器或纱布垫吸尽积血后,看清出血部位和性质,再用血管钳夹住出血点予以结扎。切忌惊慌而盲目钳夹,以免造成重要器官、组织的损伤或更大的出血。

2.压迫止血法

(1)指压法:发生出血时,先用手指压住出血点,然后再找出出血点,用血管钳逐一夹住,进行进一步处理。

(2)纱条或纱垫压迫法:适用于创面渗血。对无明显出血点的创面渗血,用纱条或浸有温生理盐水(50~60℃)的纱条压迫渗血的创面,固定原处5分钟左右,然后垂直方向移去。纱条压迫主要是靠自身凝血机制发挥止血作用。

3.缝扎止血法　此法又名贯穿缝合止血法。多用于较大的血管出血,结扎有困难,结扎线可能滑脱时。用血管钳将出血血管及其周围组织横行钳夹,在血管钳下面缝针两次穿过组织,作"8"字形贯穿缝合后结扎。缝合时应注意避免刺伤血管,两次进针处要尽量靠近,以免将血管遗漏在贯穿缝扎之外。

4.填塞止血法　填塞止血可用在深部组织血管损伤,一时找不到出血点,或因患者情况危急,不宜立即对显露出血的血管进行处理时,用纱布垫等物填塞在出血部位暂时压迫止血。填塞止血应适宜,保持一定压力,不能留有死腔,填塞物数量明确,并易于日后取出。填塞止血一般3~7日内取出,取出过早可能导致再出血,取出过迟可能导致感染,还可采用第一层先用吸收性明胶海绵填塞,以后再用纱布填塞,止血效果可能更好。

5.电凝止血法　电凝止血是通过高频电流凝固组织而达到止血目的,一般用于较小的出血点或不便结扎的渗血。电凝止血用电刀尖端直接电凝出血点,或用血管钳已夹住的出血点,再用电刀头接触血管钳达到电凝。电凝止血的止血效果不完全可靠,一是凝固的组织脱落后,有再出血的可能;二是对较大血管的出血不能达到止血目的。此外,大量电凝亦会留下过多坏死组织引起明显的吸收反应。

6.局部药物止血法　有些实质性脏器或骨断端的出血,用一般的止血方法难以止血,可尝试使用局部止血剂止血。常用的止血剂有吸收性明胶海绵、纤维蛋白黏合剂、喷雾止血剂和骨蜡等,止血剂主要作用是促进血液凝固和提供血凝块的支架,可用于脑、肝等的手术或烧伤结痂的止血。使用时先吸干积血,暴露出血点,在出血处敷以止血剂,再用纱布条压迫片刻即可。

五、结扎

手术中止血和缝合均需结扎,血管结扎不牢是术后出血的主要原因。结扎技术的熟练程度与是否正确,会直接影响到手术的进度、效果和预后。准确、可靠的结扎有赖于准确熟练地掌握打结方法。

打结(Tying Knots)是结扎止血、组织缝合必不可少的基本操作之一。打结要求准确、可靠,并力求迅速。准确是要明确需要打结的组织部位,不要在不需结扎的组织打结,否则容易损伤组织;可靠是打结方法必须正确,不能让线结松脱而引起出血或缝合组织裂开,结扎不可靠可能给患者带来痛苦甚至危及生命;如果打结方法不熟练,将大大延长手术时间,影响打结的质量,加重患者的痛苦。因而打结这一基本技术是外科医生们必须刻苦练习的内容。手术结分为方结、外科结和三重结等几种,根据手术的需要灵活选用。打结的方法有单纯手打结法(徒手打结法)和器械打结法两种,徒手打结法适用于大多数的手术操作;器械打结法适用于浅部的缝合和一些精细的手术。打结有许多技巧需要掌握,只有不厌其烦地反复练习把打结方法练得运用自如、得心应手、质量可靠又具有相当快的速度时,才可以正式在手术中进行打结。

1.结的种类　外科手术所用的结,必须牢靠,不能自行松解或脱落,否则会造成不可估量的后果。手术结由一个个单结交替组成,手术中常用的手术结有方结、三重结、外科结,打结过程中应该避免打成错误的假结和滑结。

(1)单结:单结是组成其他各种结的基本单位,无法扎紧血管或组织,手术中不能单独使用。

(2)方结:方结又称平结,是由两个方向相反的单结组成,是外科手术中最常用的结。第一个结与第二个结的方向相反,线圈内张力越大,结扎越紧,不易松脱,最为牢靠。适用于中、小血管和各种缝合时的结扎。

(3)三叠结:三叠结又称为三重结、加强结,由三个单结组成且相邻的两个单结方向相反,此结牢固不易松脱。三叠结遗留在组织内的结扎线较多,仅用于结扎张力较大的组织、较大较粗的血管及易滑脱缝线如肠线、尼龙线等打结时。

(4)外科结:外科结打第一个结时线绕两圈,使摩擦增大,打第二个结时第一个结不易滑脱和松动,比较牢固可靠。但比较费时,平时一般少用,多用于大血管或有张力缝合后的结扎。由于第一个结较宽,不宜结扎细小血管和组织,有被三叠结取代之势。

(5)假结:两个单结方向相同。假结容易松脱,手术中不可采用。

(6)滑结:在打方结时,由于线的粗细不均,或两手用力不均,只拉紧一端的线,都易打成滑结,特别是教学用线练习打结时更容易发生。此结更容易脱落,危险性大,因此必须掌握正确打结方法,防止滑结发生。

2.打结递线　手术中打结递线可用徒手递线法和器械递线法。徒手递线法适用于表浅部位的组织结扎,是指打结者一只手握持线卷,将结扎线头绕钳夹组织的血管钳递给另一只手;也有人将线卷绕钳夹组织的血管钳递给另一只手。打结时用右手打结者以左手握持线卷;左手打结者以右手握持线卷。器械递线法则适用于深部组织的结扎,是指在打结前用一把血管钳夹住丝线的一端,将该钳夹线头绕钳夹组织的血管钳递给另一只手从而完成结扎线的传递;也可将带线的血管钳绕钳夹组织的血管钳递给另一只手,从而使双手握住线的两端打结。

3.打结方法　手术中打结方法分为徒手打结法和器械打结法。其中,徒手打结在手术中较为常用。根据用手习惯徒手打结又分为双手打结和单手打结;根据操作者的习惯不同又将单手打结分为左手打结法和右手打结法。器械打结是借助于持针器或直血管钳打结,故又称为持钳打结法。术中可根据手术者的习惯和手术要求选用不同的打结方法。

(1)单手打结法:常用的一种打方结方法,简便迅速。有左手或右手打结法,左右手均可打结。虽然各人打结的习惯常有不同,但基本动作是一致的,主要用拇指、食指和中指进行。结扎止血时,一般由右手握血管钳,用左手打结较为方便而顺手。单手打结,速度较快,可以缩短手术时间,但如操作不当,易成滑结。因此必须反复训练,直到正确、准确、熟练、迅速地掌握打结方法。以右手单手打结为例,简述单手打结的基本操作步骤。

用右手拇指与食指捏住位于结扎点右侧的短头,然后向左移至左手所持线之下,翻转右手,使短头落在右手中指、无名指的掌侧面上,左手所持线之长头在其上交叉,屈右中指,钩压线之长头,至中指位于短头下面,用右手中指挑起短头,并用中指和无名指夹住短头,放开拇指与食指,自线圈内撤出中指与无名指及二指所夹住的短线头。翻转右手使手背朝前,并用拇指及中指将线短头捏住,经左手之上拉向左前方;左手在右手之下向右后方将两线端拉紧,即完成第一个单结。随后右手食指前伸,挑起短头在长头之上与长头垂直交叉。屈食指,钩住长头出线圈后右手拇指与食指捏住短头,左右手分别向两侧将线拉紧完成方结。左手单手打结法与右手单结方法完全相同,只是将右手与左平所捏线之短头与长头交换而已。

单手打结方法三要素:

①三点一线:打结收紧时,要求三点(两手用力点与结扎点)成一直线,切不可成角向上提起,否则,结扎时易于撕脱组织或使线结松脱;

②双手交叉:打结过程中,双手需要交叉,使两个结的打结方向相反,否则,将易打成滑结。两手呈前后方向交叉打结较左右方向交叉打结更方便、实用、可靠;

③双手用力均匀:如果两手用力不均匀,只拉紧一根线,亦可成为滑结。

(2)双手打结法:既可用于打方结,也可用于打外科结,为最可靠的打结方法。线头短也能打结,除用于一般结扎外,对深部或较为方便,尤其在用器械带线打结时,不会出现滑结,唯其操作较单手打结略为繁琐,适用于深部结扎,较大血管的结扎和组织张力较大的缝合结扎。左、右手均可为打结的主手,但以左手为主者多见。现以左手为主,简述双手打结法。

屈左手中指、无名指及小指握住线的长头,略屈食指及拇指,与虎口组成一“C”形平面,在拇指与食指间用右手向后牵拉线短头,左手拇指压住线短头后伸至长线头下方,向后伸左拇指使长头在短头上方形成线袢,右手将短头在长头上向上反折,置短头于左手拇指末节之掌侧面上,用左手拇指与食指捏住短头,食指伸入袢内,拇指退出,然后用右手拇指与食指捏住短头双手拉紧。此时因结扎线的长、短二端处于交叉状态,故右手捏住短头后需两手交叉拉紧以使线结平坦,应注意的是开始结扎时,长头原在左侧,打完第一个单结后到了右侧,但仍握在左手中。打第二个单结时,两手回至正常位置,左手中指、无名指继续握住长头,右手拇指与食指继续捏住短头,左手拇指经长头的右侧转至长头下,并将长头挑起,将右手所持短头左移,越过左拇指,放在拇指与食指间,与长头形成一线袢,将左手拇指与食指对合,拇指退出,食指伸入袢内,右手将短头向下反折后置于左手拇指与食指间,左手拇指与食指捏住短头从袢内穿出,右手再次捏住短头,两手分别向左右拉紧,完成第二个单结。

(3)器械打结法:又称持钳打结法,此法用持针器或直血管钳代替一只手拉线打结,方便易行。可用于深部结扎,或线头较短,用徒手打结有困难,或为节省用线时。

打结时,左手执结扎线之长头,右手执持针钳或血管钳,先将持针钳放在线长头之上,左手将长头以逆时针方向绕持针钳一周,右手将持针钳伸至对侧夹住短头拉回,双手同时拉紧,完成第一个单结;打第二个单结时,方法与第一个单结相同,不同的是方向正好相反。此法缺点是一手用器械,另一手徒手拉线易至两手用力不均容易打成滑结;打好第一个单结时必须松下器械接着打第二个单结,这样第一个结扣容易松脱,尤其是缝合有张力时不易扎紧,需予注意。器械打结不如单手打结可靠。

4.打结注意事项

(1)无论用何种方法打结,第一结扣与第二结扣的方向不能相同,否则就成假结,容易滑脱;即使两结扣的方向相反,如果两手用力不均匀,只拉紧结扎线的一端,亦可成为滑结。打结时应避免打成假结和滑结。

(2)打结时应三点一线,即两手的用力点和结扣点三点尽量成一条直线,不可成角向上提起,而且两手用力均匀相等,以免结扣点撕脱、结扣松弛、打成滑结。

(3)打第一结扣时,拉线方向必须顺着结扎的方向,否则由于勒割作用结扎线容易在结扣处折断;打第二结扣时,注意第一结扣不要松弛,必要时可用一把血管钳协助压在第一结扣处,待收紧第二结扣时再移去血管钳。

(4)结扎时,用力应缓慢均匀,使得结扎可靠。两手的距离不宜离线结太远,深部打结时,常常难以双手同时进入深部操作,方法是用一手指尖滑下按住线结处,缓缓地用力并拉紧,否则易将线扯断或未扎紧而松脱。

(5)结扎之前,常需把结扎线用生理盐水浸湿,这样可以增加线的重量,便于操作,打结时可增加摩擦力,使结扎更牢固可靠,减少对组织的损伤,防止事故的发生。

六、缝合

缝合的目的是使切开或外伤裂开处理后的组织、器官予以对合,促进组织愈合,或重建其通道,恢复其功能。缝合方法和技术直接影响组织的愈合,正确缝合是保证良好愈合的基本条件,是外科手术基本操作的关键,也是手术基本功之一。缝合多用持针钳持针进行,也可徒手拿直针进行,此外还有消化道吻合器、皮肤钉合器、各种闭合器等。

1.组织缝合应遵循的原则

(1)应准确对合组织,各层组织应按层次逐层缝合,这样既可保持原有的解剖关系,又可避免死腔形成并减小组织缝合张力。

(2)缝合针距要疏密适度,一般情况下以两侧组织边缘能彼此靠拢为宜。缝合过疏会致组织边缘对合不严,针距间组织边缘裂开;缝合过密则会导致组织损伤过多及吻合处血运障碍,并可因留有较多缝线而影响组织愈合。

（3）组织缝合时选择合适的缝线。根据手术特点和组织缝合需要，可以选用可吸收缝线和不可吸收缝线；根据组织张力选择粗细不同的缝线。

（4）不同部位的组织缝合要求亦不同，在手术中应该重视。如腹部手术完毕关闭腹壁时，腹膜缝合要光滑而不漏，前鞘缝合要能承受腹部张力，皮下缝合要松，但不能留有死腔存在，皮肤缝合要对合整齐，以利愈合美观等。

2. 缝合的基本步骤　以皮肤间断缝合为例说明缝合的基本步骤：

（1）进针：缝合时左手执有齿镊，提起皮肤边缘，右手执持针钳，用腕臂力由外旋进，顺针的弧度刺入皮肤，经皮下从对侧切口皮缘穿出；

（2）拔针：可用有齿镊顺针前端顺针的弧度外拔，同时持针器从针后部顺势前推；

（3）出针、夹针：当针要完全拔出时，阻力已很小，可松开持针器，单用镊子夹针继续外拔，持针器迅速转位再夹针体（后 1/3 弧处），将针完全拔出，由第一助手打结，第二助手剪线，完成缝合步骤。

3. 缝合的方法　根据缝合后切口边缘的形态缝合方法分为单纯对合、外翻缝合、内翻缝合三类；根据缝合时缝线连续与否可将缝合方法分为间断缝合、连续缝合；根据缝线与缝合组织间的位置关系缝合方法可分为水平缝合、垂直缝合；根据缝合形态缝合方法可分荷包缝合、半荷包缝合、8 字缝合、U 形缝合、T 形缝合、Y 形缝合等；根据缝合目的可将缝合方法分为减张缝合、皮内缝合、止血缝合等；有时结合几种分类情况综合命名缝合方法。

常用的缝合方法有：

（1）单纯对合：单纯对合使切口创缘的两侧平整对合的一类缝合方法。常见以下几种：

①间断缝合：为最常用的一种缝合方法，可用于皮肤、皮下组织、筋膜等多种组织缝合。缝针在距创缘 3～8mm 处进入组织（边距依缝合组织类型而定），于相同边距自对侧边穿出。进针时尽量将针尖保持于组织垂直方向，出针时亦尽量如此。

②连续缝合：多用于腹膜缝合和胃肠道手术的缝合。开始时是作一单纯间断缝合。打结后剪去缝线短头，继而用该缝线缝合整个创口，结束前的一针，将缝线尾拉出留在对侧，形成连针双线与缝线尾打结。此种缝合方法具有缝合速度快、打结少、创缘对合严密、止血效果较好等优点。

③"8"字缝合：常用于缝合腱膜及腹直肌前鞘。此法缝合使组织对合牢固，节省时间。"8"字缝合分内"8"字和外"8"字缝合两种方法。内"8"字缝合时将缝针自一侧组织刺入，以对角线方向自对侧穿出，再从开始侧刺入自开始侧的对侧穿出，打结后缝合线在腱膜深面交叉。外"8"字缝合时将缝针自一侧刺入平行到对侧穿出，然后缝线移至开始侧刺入于对侧平行处穿出，打结后缝合线交叉在对合口的外面。

④毯边缝合：又叫锁边缝合法或连续交锁缝合法。开始与结束方法与单纯连续缝合法相同，其余各针自穿出组织后应从前一针缝合所成线袢内穿出，缝合时要求缝线必须自始至终拉紧，毯边缝合操作省时，止血效果好，多用于胃肠道断端的关闭，皮肤移植时的缝合。

⑤减张缝合：对于缝合处组织张力大，全身情况较差时，为防止切口裂开可采用减张缝合法，主要用于腹壁切口的减张。缝合线选用较粗的丝线或不锈钢丝，在距离创缘 2～2.5cm 处进针，经过腹直肌与腹膜之间均由内向皮外出针，以保层次的准确性，亦可避免损伤脏器。缝合间距 3～4cm，所缝合的腹直肌鞘或筋膜应较皮肤稍宽。使其承受更多的切口张力，结扎前将缝线穿过一段橡皮管或纱布做的枕垫，以防皮肤被割裂，结扎时切勿过紧，以免影响血

运。减张缝合由于减轻了切口处的张力,有利于切口愈合。

(2)内翻缝合:缝合后切缘内翻,组织外表面光滑,消化道手术中较多使用。常用的有以下几种:

①间断垂直褥式内翻缝合法:又称兰伯(Lembert)缝合法,缝线由浆膜进入通过肌层折转向外,不进入内腔,缝针走向主要与切口垂直。常用于胃肠道吻合时缝合浆肌层,起加固作用,缝合后切口内翻。

②间断水平褥式内翻缝合法:又称何尔斯得(Halsted)缝合法,缝线由浆膜进入通过肌层折转向外,不进入内腔,缝针走向主要与切口平行,多用于胃肠道浆肌层缝合。

③连续水平褥式内翻缝合法:用于缝合消化道浆肌层,即连续水平褥式浆肌层内翻缝合法,又称库兴氏(Cushing)缝合法;用于缝合消化道全层,即连续全层水平褥式内翻缝合法,又称康乃尔(Connells)缝合法。缝合时缝线通过组织使其内翻相对。

④荷包缝合法:用于包埋阑尾残端,缝合胃肠穿孔或固定胃、肠、膀胱及胆囊造瘘等引流管。本法缝合时(以包埋残端为例),在阑尾根部结扎线下 5~10mm 处作连续的浆肌层缝合一周,在切除阑尾、残端处理完毕后,将阑尾残端向荷包内推入,而后收紧浆肌层缝合线并打结包埋阑尾残端。

⑤半荷包缝合法:通常用于十二指肠残角部及胃残端角部的包埋内翻等。

(3)外翻缝合:外翻缝合是使创缘外翻,缝合后的空腔内面保持光滑,常用于血管吻合、腹膜缝合、松弛的皮肤缝合、减张缝合等。常用的外翻缝合有:

①间断垂直褥式外翻缝合法:常用于阴囊或老年人腹部等松弛皮肤切口的缝合。缝合后切口两侧皮缘外翻。缝合时先于距皮肤边缘约 1cm 处刺入皮肤,经皮下垂直横过切口至对侧皮肤边缘约 1cm 处穿出,再于穿出侧距皮缘约 2mm 处穿入皮肤,经皮下开始穿入侧距皮缘约 2mm 处穿出皮肤,两线头结扎后皮缘外翻,防止皮缘内陷所致两侧表皮相接触而影响愈合。

②间断水平褥式外翻缝合法:缝针主要走向与切口平行,进针与切缘较近(约 2mm),缝合方法与垂直褥式外翻缝合方法基本相似的一种缝合方法。常用于皮肤等组织缝合。

③连续水平褥式外翻缝合法:连续水平褥式外翻缝合法与间断水平褥式外翻缝合方法基本相同,只是缝线一直到底,缝合只用一根缝线。多用于血管壁的缝合。

4.缝合的注意事项　缝合方法很多,缝合时应注意:

(1)各组织层应准确对合:按组织层次逐层进行缝合,避免重叠或遗漏造成死腔。

(2)缝合针距要疏密适度:在一般情况下,应以两侧组织边缘能彼此靠拢为宜。针距过稀则组织对合不严,形成针距间组织边缘裂开;缝合过密则可使血运障碍及组织损伤过多,并因留有较多缝线而影响组织愈合。

(3)缝合结扎松紧适度:应以能维持两侧创缘彼此接触为宜。结扎过紧或过松均可导致与缝合针距过稀或过密相似的不良后果。

(4)不同组织缝合要选用相应的针与线:一般将三角针限于缝合皮肤或瘢痕及软骨等坚韧组织,其他组织均用不同规格的圆针缝合。缝线的粗细要求以能抗过组织张力为准。缝线太粗,不易扎紧,且存留异物多,组织反应大。

七、引流

外科引流是针对积存于体腔内、关节内、器官或组织的液体(包括血液、脓液、炎性渗液、胆汁、分泌液等)或气体引离原处,排出体外,以防止在体腔或手术野内蓄积,继发压迫症状、感染或组织损害。广义的引流还包括内引流,如胃肠减压、留置导尿和胃肠之间的短路吻合等。

1.外科引流的目的　引流是一项手术的基本处理,通过引流可以达到以下目的:

(1)防止各种液体存留在组织裂隙或体腔内,以免影响组织修复愈合,以防止继发感染或感染加重。

(2)术后观察手术区内有无活动性出血或缝(吻)合处漏出,检查监测各种引流液的性状、数量和成分的变化。

(3)通过引流可以局部减压,有利于机体康复。如胸部手术放置闭式引流可以排气、排液,还有利于肺的膨胀;胆道、膀胱术后引流可以降低管道内压力,有利于手术愈合。

(4)通过引流管施行术后治疗,如灌洗、用药等。

2.外科引流分类　根据引流去向不同,外科引流分为内引流、外引流;根据引流方式不同又可分为主动引流、被动引流等。内引流是通过手术建立通道使聚集的液体移出,外引流则是借助各种引流材料,依靠放置部位与外界的压力差、重力作用、虹吸作用及必要的附加措施(如对引流管进行负压吸引)等,将积存的液体移至体外。外科术后的引流主要是指外引流。外引流又常分为开放引流和闭合引流,开放式引流作用机理主要是吸附作用和导流作用,缺点是容易有外源性污染;闭合引流作用机理主要是虹吸作用和负压作用。主动引流主要是通过负压作用将液体气体吸出体外,可防止逆行污染,并可使死腔迅速缩小;被动引流主要是通过虹吸作用将体内液体吸出体外。引流技术使用的好坏可直接影响到疾病的康复。

3.外科引流的适应症　外科引流可起治疗和预防作用,治疗性的引流主要适应:

(1)局限性的脓肿、化脓性感染、病理性积液等,手术切开需要引流;

(2)消化道瘘,进行引流辅助治疗可以促进伤口愈合;

(3)减压作用,为了减轻气体、液体的积聚或组织水肿等造成的张力压迫。如脑室引流可降低颅内压,胆总管切开 T 形管引流可降低胆管内压力,造口术后放置引流可减轻脏器内压力。

预防性的引流适用于虽经外科治疗但易继发感染、出血、积液、积气等。并发症的疾病如肿块摘除后,残腔不易消灭可能会积液;软组织广泛挫伤,创面广泛剥离,有继续渗血渗液可能;胸腔内手术后,防止积液、积气及有利于肺扩张;严重污染、感染伤口,或有坏死组织未彻底清除;肝、胆、胰泌尿系统等外伤或手术后,防止液体外渗和积聚等。上述情况都可以行预防性引流。

4.外科引流作用机制

(1)吸附作用:在伤口内放置纱布类(盐水纱布、凡士林纱布等)引流物,由于纱布的刺激,引起组织液、淋巴液等大量渗出,伤口液体借助于纱布毛细管的吸引作用,而被引流出体外。

(2)导流作用:在伤口内放置导管状引流物,伤口内液体借助导管腔内外压力差,通过导管被引流出体外。导流引流效果直接受到引流管管径大小、质地、长度和使用方法等的影响。

(3)虹吸作用:体内位置较高的腔内液体通过引流管流入位置较低的引流瓶中,这就是应用了虹吸引流原理,这一作用条件是体腔中压强与瓶中压强相等,内管口不能露出液面。

(4)负压作用:将引流管连接于减压器,借助负压作用吸出伤口内液体、气体,减轻组织周围的压力,利于机体康复。

5.引流物种类　常用的引流物种类:

(1)纱布引流条:一般用于浅部伤口,有油纱条(浸凡士林或石蜡油制成)和盐水纱条。油纱条滑润而少刺激,可使伤口渗液和脓液引流顺利,还能防止伤口两边过早粘闭,但不能阻止伤口渗血。伤口有渗血时宜用盐水纱条,外用干纱布包扎促使止血,但这样就不利于脓液引流,因为盐水纱条迅速干结,伤口止血后应改用油纱条引流。

(2)橡胶引流片:用于腔隙较窄的伤口,如脑、关节、甲状腺等的手术切口,取下引流条后伤口可较快愈合。

(3)烟卷引流管:由纱布引流条和橡胶引流片组成,即在纱布引流条外层包裹一层橡胶片,形成类似香烟式的引流条,又称香烟式引流条。由于外周柔软、光滑不易压伤周围组织。使用时须将内置端的外周橡胶剪数个小孔,以增加吸附面积,并需先将其浸湿无菌盐水后再置入伤口内,用于渗液不多的深部创腔。

(4)橡胶引流管:橡胶引流管最常用,其形状、粗细和硬度不一,按需要选用。一般取直径约0.6cm的软胶管(过去常用输液管),长短根据伤口深度,条数根据渗液多少和引流口大小(或数目)决定。胸腔引流管宜用直径1cm(或稍粗)的胶管,用于引流充分及连接水封瓶。其他如T形管主要用于引流胆总管胆汁;气囊双腔管(否勒导尿管)主要用于前列腺切除后压迫创面和引流尿液等;蕈状导尿管和普通导尿管等,可根据需要用于其他腔隙的引流。

(5)套管式塑料引流管:原称槽式引流,主要用于腹腔深处引流,其外套有多孔防止被肠管等阻塞引流,内管可连接负压容器,也可进行灌注冲洗。

所有留置引流管(条),在伤口外均需设法固定,如用胶布、别针或缝线,以防脱出或者落进伤口内。离手术台前应暂将外端管腔封闭,包以无菌敷料。

6.各类引流的优缺点

(1)烟卷引流因刺激大,引流效果不佳,现已很少采用。

(2)乳胶管引流,其胶管较硬,乳胶对机体刺激大,而且引流管与外界开放增加了腹腔感染的机会,另有报道称引流管压迫肠管引起坏死、肠瘘。其应用受到一定的限制。

(3)双套管持续负压引流是较为理想的引流方式。但双套管引流管壁较厚,内管管径小,易被堵塞,常有引流不畅发生。

(4)硅胶负压引流管的特点是:质地柔软,管径较细,管径内有多个纵行波纹嵴,管壁侧孔多,是一种装置密封、不漏气、不倒流、负压均衡适中的单向负压引流。而且硅胶管对机体组织反应小,不易被大网膜等组织包裹而堵塞引流孔,引流效果比较理想,很少出现严重的并发症。

据报道,主动引流较被动引流相对较好。引流管虽然是一种异物,但也是沟通体腔内外的桥梁,正确使用有利于病情的改善。然而使用不当则可引起并发症,增加感染概率。相对而言,管状引流比烟卷引流好,主动引流较被动引流好,负压引流是较为理想的引流方式。

7.外科引流临床应用　外科引流在临床中经常使用,为了便于大家了解,可概括为以下几点:

(1)感染性疾病引流

①浅表较小的脓肿切开排脓后,用凡士林纱布引流;

②深部较大的脓肿切开排脓后,用软胶管引流。手指脓肿常使用对口橡皮片引流;

③急性骨髓炎、化脓性关节炎使用闭式冲洗引流管引流;

④胸腔脓肿使用胸腔水封瓶闭式引流;

⑤腹腔脓肿、化脓性疾病多使用橡胶管引流;

⑥深部组织引流大多需用闭合式主动引流,如引流不通畅,后期也可改用开放式被动引流;

⑦结核性脓肿一般不作引流;

(2)非感染性疾病引流:常规颅脑、颈部、胸腔、腹腔、脊柱、四肢关节、泌尿系统等手术,多采用闭式引流。

(3)污染性伤口,伤口内放置引流物,进行引流和处理,可降低感染发生率。

8. 引流注意事项

(1)根据疾病的性质、手术中情况,以决定选择使用何种引流方法以及何种引流物;

(2)一般引流物内端应置于伤口底部或接近需要引流的部位,胃肠手术应放在吻合口附近;

(3)闭式引流其引流物不从原切口出来,而从切口旁另戳孔引出体表,以免污染整个切口并发感染;

(4)引流物必须固定牢靠;

(5)在缝合组织时注意勿将引流物缝于深部组织中;

(6)术后必须维持引流通畅,即时清除引流管内堵塞物;

(7)术后应详细观察引流液的数量、颜色、气味,以判断疾病的转归。

9. 临床常见引流物拔除指征

(1)无菌手术:预防性引流物如渗出液(血)已停止或引流量少于 $30\sim50mL/d$,可于手术后 $24\sim48$ 小时内一次拔除;

(2)脓肿引流:在脓腔缩小,引流量显著减少,小于 $10mL/d$,可采用更换细引流管或逐渐拔除,有时可用 X 线造影检查或通过 B 超、CT 或 MRI 等检查手段观察脓腔是否消失,再决定引流物能否拔除;

(3)肝、胆、胰、十二指肠、泌尿系统手术:一般保留至术后 $5\sim7$ 天,未见引流液流出方可拔除;

(4)胃十二指肠减压管:一般术后 $2\sim5$ 天拔除;其拔管指征:①吸引量明显减少,无腹胀,夹管后亦无腹胀;②肠蠕动恢复,肠鸣音正常;③肛门有排气、排便。

(5)胆总管引流管:一般在术后 $2\sim3$ 周拔除,拔除时体温正常,胆管内无感染、胆总管远端畅通无阻;胆总管引流管拔管指征:①体温正常,黄疸消退,胆汁清亮,无絮状物及结石残渣,显微镜检无脓球;②胆汁引流量逐日减少,粪便颜色正常;③引流管抬高,夹闭 3 天,无右上腹胀痛不适,无发热黄疸;④胆道造影显示胆总管下端无阻塞,无结石存在;

(6)胸腔引流管:视病情而定,一般于术后 $2\sim4$ 天拔除;拔管指征:①肺膨胀良好(通过肺部听诊 X 线检查确定);②水封瓶玻璃管水柱无波动或 24 小时内引流量少于 $50\sim60mL$;③夹管 24 小时,胸腔不再积气,即可拔管;④脓胸引流管,闭式引流时,要经常注水测定脓腔大小,必要时,用碘酒或 12.5%碘化钠溶液注入脓腔造影,如脓腔缩小至低于 15mL,可取出引流管,伤口换药,使其自行愈合。

八、剪线

剪线包括结扎不同组织后线头的剪除和出院前皮肤愈合后缝线的拆除。

1.剪结扎线　剪结扎线时,将结扎线提起,偏向一侧,二助线剪刀部大部分关闭,用未关闭的小部分刃部(1.5～2cm)沿结扎线下滑至线结,旋转剪刀 30°～45°,闭合剪刀,剪短结扎线。剪线动作要领可以用四个字来概括:"靠、滑、斜、剪"。

剪结扎线时旋转剪刀的度数决定于需要保留线头的长度,剪线时所留线尾长度要适当。深部组织缝合时,若缝线为可吸收线,则所留线尾长度需 5mm 以上;若缝线为不可吸收材料,则线尾仅需 1～2mm 即可防止线结松开。为了安全起见,重要部位线头可以稍微留长一些,但线尾过长,可致异物反应加重。用丝线缝皮时,线尾以保留 0.5～1on 为宜,过短不便于拆线,过长则易与相邻缝线纠缠或陷入切口内。

2.拆线　手术时使用了很多缝线用于结扎和缝合,只有缝合皮肤的缝线在伤口基本愈合后需尽早拆除。若皮肤缝线保留日期过长,可发生针眼感染。要参考患者全身情况、组织愈合能力、缝合张力、缝线种类等因素决定拆线时间。用肠线缝合皮肤者,不需拆线;用丝线缝合者,头、颈部术后 4～5 天拆线;胸、腹部和一般切口术后 5～7 天可拆线,四肢切口 7～9 天拆线,邻近关节处和四肢末端 10～14 天拆线;如手术时皮下组织及筋膜等深层组织缝合严密、皮肤切口张力不大时,可于术后 2～4 天间隔拆除缝线,待 1～2 天后拆除余线;当切口张力较大或怀疑愈合不佳时可延期拆线或间隔拆线;如缝线周围发生感染,则应提前拆线。

拆线是必须掌握的基本操作技术。拆线时先去除切口敷料,用 75％酒精或碘伏消毒切口皮肤和缝线,左手用皮肤镊夹持并提起线头,稍用力使线结下埋于皮内的缝线稍显露,右手持拆线剪用剪尖在线结下将露出部剪断,持镊左手与皮肤约成 45°,向切口对侧垂直切口方向用力将缝线拔出。拆线时勿使外露的缝线再经皮下抽出,以免带入细菌引起针孔感染;拔线时也应注意用力大小和方向,避免撕开新鲜愈合的切口。

(赵若晗)

第二章 神经外科疾病

第一节 颅骨损伤

颅骨损伤即颅骨骨折,系外力直接或间接作用于颅骨所致。其形成取决于外力性质、大小和颅骨结构两方面的因素。颅骨骨折分颅盖骨折和颅底骨折。两者发生率的比率为4：1。颅骨骨折的临床意义主要在于并发脑膜、血管、脑和颅神经损伤。

一、颅盖骨折

（一）分类

1.线性骨折　可单发或多发,后者可能是多处分散的几条骨折线,或为一处的多发骨折线交错形成粉碎骨折。骨折多系内板与外板全层断裂,也可为部分裂开。头颅X线摄片可以确诊。单纯的线形骨折无须特别治疗,但对骨折线通过硬脑膜血管沟或静脉窦时,应警惕并发颅内血肿。

2.凹陷骨折　骨折全层或仅为内板向颅腔凹陷,临床表现和影响视其部位范围与深度不同,轻者仅为局部压迫,重者损伤局部的脑膜、血管和脑组织,并进而引起颅内血肿。有些凹陷骨折可以触知,但确诊常有赖于X线摄片检查。

（二）治疗原则

颅骨骨折手术治疗的指征:

1.骨折片陷入颅腔的深度在1cm以上。

2.大面积的骨折片陷入颅腔,因骨性压迫或并发出血等引起颅内压增高者。

3.因骨折片压迫脑组织,引起神经系统体征或癫痫者。位于大静脉窦部的凹陷骨折如引起神经系统体征或颅内压增高者也应手术,反之则无须手术。术前必须作好充分的输血准备,以防止骨折整复时大出血。

（三）手术操作

1.骨折片较完整,边缘无重叠者,可在骨折片附近钻孔,伸入骨撬自凹陷中心部将骨片撬起复位。婴幼儿的乒乓球样凹陷骨折,可试用胎头吸引器复位。

2.凹陷骨折呈碎片,无法复位时,可将其摘除,视情况行颅骨成形术,或将其修整后当即放回整复。

3.骨折片刺入脑内者,应切开硬脑膜探查,以免遗漏硬脑膜下或脑内血肿,同时将硬脑膜缝合（图2-1、图2-2）。

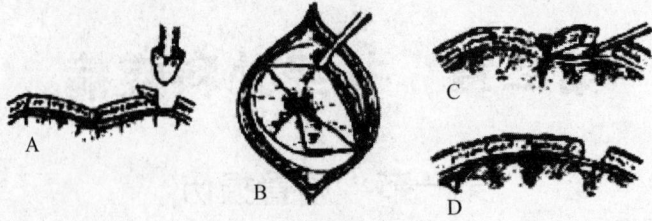

图 2-1 凹陷骨折的修复

A. 骨片重叠处钻孔；B. 咬除重叠处的骨缘；C. 用骨膜起子整复；D. 复位后

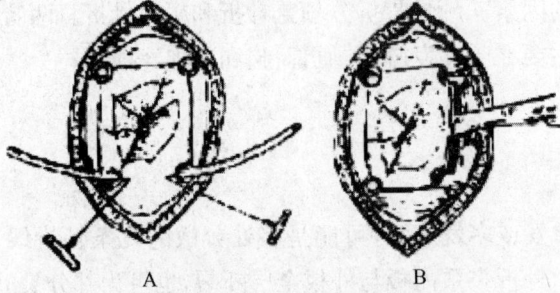

图 2-2 凹陷骨折的骨瓣取下整复

A. 围绕凹陷骨折作骨瓣；B. 准备整个骨瓣取下整复

二、颅底骨折

(一)分类

颅底骨折绝大多数是线形骨折,个别为凹陷骨折。

1. **颅前窝骨折** 常累及额骨眶板和筛骨,引起的出血经前鼻孔流出；或流进眶内,眶周皮下及球结合膜下形成淤血斑,称之"熊猫"眼征。骨折处脑膜破裂时,脑脊液可经额窦或筛窦由前鼻孔流出,成为脑脊液鼻漏,空气也可经此逆行进入颅腔内形成颅内积气。筛板及视神经管骨折可引起嗅神经和视神经损伤(图 2-3)。

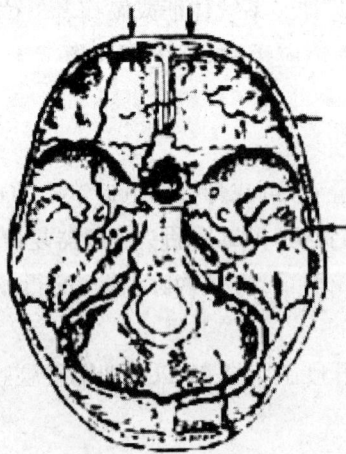

图 2-3 颅底骨折着力点与常见的骨折线位置

2. **颅中窝骨折** 常累及颞骨岩部,脑膜和骨膜均破裂时,脑脊液经中耳由鼓膜裂孔流出形成脑脊液耳漏；如鼓膜完好,脑脊液则经咽鼓管流往鼻咽部,常合并第Ⅶ或Ⅷ颅神经损伤。

如骨折累及蝶骨和颞骨内侧可伤及脑垂体和第Ⅱ、Ⅲ、Ⅳ、Ⅴ及Ⅵ颅神经。如果伤及颈内动脉海绵窦段可形成颈内动脉海绵窦瘘而出现搏动性突眼；颈内动脉如在破裂孔或在颈内动脉管处破裂，则可发生致命性鼻出血或耳出血。

3.颅后窝骨折　骨折累及颞骨岩部后外侧时，多在伤后2～3日出现乳突部皮下淤血（Battle 征）。骨折累及枕骨基底部时可在伤后数小时出现枕下部肿胀及皮下淤血；骨折累及枕大孔或岩骨尖后缘，尚可出现个别或全部后组颅神经（即Ⅸ～Ⅻ颅神经）受累的症状，如声音嘶哑，吞咽困难。

（二）诊断

主要依据典型的症状和体征，颅骨X线平片检查仅30％～50％能显示骨折线，必要时行颅基位片，断层摄片或CT扫描等检查。

（三）治疗

这类骨折多数无须特殊治疗，而要着重处理合并的脑损伤和其他并发损伤。耳鼻出血和脑脊液漏，不可堵塞或冲洗，以免引起颅内感染。多数脑脊液漏能在两周左右自行停止。持续四周以上或伴颅内积气经久不消时，应及时手术，进行脑脊液漏修补，封闭瘘口。对碎骨片压迫引起的视神经或面神经损伤，应尽早手术去除骨片。伴脑脊液漏的颅底骨折属于开放伤，均需给予抗生素治疗。

（张义松）

第二节　闭合性颅脑损伤

闭合性颅脑损伤是指硬脑膜仍属完整的颅脑损伤，虽然头皮和颅骨已有开放性创口，但颅腔内容物并未与外界交通，故而仍称为闭合性颅脑损伤。根据致伤因素和病理改变，临床上又将脑损伤分为原发性损伤和继发性损害两类，前者是暴力作用在脑组织的一瞬间就已造成的损伤，如脑震荡、脑挫裂伤；而继发性损害为脑原发性损伤之后所产生的一系列病理生理改变如颅内血肿、脑水肿与肿胀等。

一、脑震荡

（一）伤因与病理

脑震荡系由轻度脑损伤所引起的临床综合征状群，其特点是头部外伤后短暂意识丧失，短时间内清醒，除有近事遗忘外，无任何神经系统缺损表现。过去一直认为脑震荡仅仅是中枢神经系统的暂时性功能障碍，并无可见的器质性损害，在大体解剖和病理组织学上均未发现病变，所表现的一过性脑功能抑制，可能与暴力所引起的脑细胞分子紊乱、神经传导阻滞、脑血液循环调节障碍、中间神经元受损以及中线脑室内脑脊液冲击波等因素有关。近代，据神经系统电生理的研究，认为因脑干网状结构受损，影响上行性活化系统的功能才是引起意识障碍的重要因素。但是，这些学说还远不能满意地解释脑震荡的所有现象，比如有因脑震荡而致死的病例，职业拳师发生慢性脑萎缩损害甚至痴呆，以及业余拳击者亦有脑功能轻度障碍的报道。同时，从动物实验中发现，遭受暴力部位的神经细胞，在电子显微镜下可见线粒体肿胀、推移、神经元轴突肿胀并有间质水肿。生物化学研究发现，脑震荡后不仅有脑脊液中乙酰胆碱升高，钾离子浓度增加，而且有许多影响轴突传导或脑细胞代谢的酶系统发生紊乱，导致继发损害。最近,从新的临床观察中亦发现,轻型脑震荡患者脑干听觉诱发电位,有半数示有器质性损害,国外学者采用前瞻性研究,对连续712例GCS15分的轻微闭合性颅脑损伤患者作CT扫描检查,发现有急性损伤病变者,占9.6%。由此可见,脑震荡已经不能用"仅属一过性脑功能障碍而无确定的器质性损害"来概括了,随着医学科学的不断深入研究和发现,必将为脑震荡这一诊断名词注入新的含义。

(二)症状与体征

颅脑外伤后立即出现短暂的意识丧失,历时数分钟乃至十多分钟,一般不超过半个小时;但偶而有患者表现为瞬间意识混乱或恍惚,并无昏迷;患者遭受外力时不仅有大脑和高位脑干功能的暂时中断,同时,也有低位脑干、延髓及颈髓的抑制,而使血管神经中枢及自主神经调节也发生紊乱,引起心率减慢、血压下降、面色苍白、出冷汗、呼吸暂停继而浅弱及四肢松软等一系列反应。在大多数可逆的轻度脑震荡患者,中枢神经功能迅速自下而上,由颈髓—延髓—脑干向大脑皮质恢复;而在不可逆的严重脑震荡则可能是自上而下的抑制过程,使延髓呼吸中枢和循环中枢的功能中断过久,因而导致死亡。

意识恢复之后,患者常有头疼、恶心、呕吐、眩晕、畏光及乏力等症状,同时,往往伴有明显的近事遗忘(逆行性遗忘)现象,即对受伤前后的经过不能回忆。脑震荡的程度越重、原发昏迷时间越长,其近事遗忘的现象也越显著,但对过去的旧记忆并无损害。

脑震荡恢复期患者常有头昏、头疼、恶心、呕吐、耳鸣、失眠等症状,一般多在数周至数月逐渐消失,但亦有部分患者存在长期头昏、头疼、失眠、烦躁、注意力不集中和记忆力下降等症状,其中有部分是属于恢复期症状,若逾时3~6个月仍无明显好转时,除考虑是否有精神因素之外,还应详加检查、分析,有无迟发性损害存在,切勿用"脑震荡后遗症"一言以蔽之,反而增加患者的精神负担。

(三)诊断与鉴别诊断

1.诊断

(1)有外伤史,伤后立即昏迷,出现短暂的意识障碍,但不超过半小时。

(2)有逆行性健忘。可有头痛、头晕、恶心、易倦怠、失眠等。

(3)生命特征和神经特征无异常。

2.鉴别诊断

(1)脑挫裂伤:有脑的定位症状,生命体征改变和脑膜刺激症状。意识障碍时间较长,短者半小时、数小时或数日,长者数周、数月,甚至昏迷数年直到死亡。

(2)外伤性晕厥:由于某种原因包括外伤、打击、紧张等,引起一时性脑缺血所致。表现为头晕、眼花、神志不清或晕倒、出冷汗、面色苍白等,但脉搏、血压、呼吸基本正常,为时甚短,平卧后多可恢复。个别有头部外伤史,有对发生过"昏迷"的生动描述,能"慷慨陈词"详述受伤经过,却无逆行遗忘、可资鉴别。

(四)治疗与预后

1.休息与饮食 一般卧床休息1周,自择体位,不过度用脑,症状重者予易消化饮食或半流质饮食。

2.对症治疗 可口服镇静、镇痛药物,如安定、罗通定;脑功能恢复药物,如ATP、辅酶A、细胞色素C、胞磷胆碱等。

3.心理治疗 不少人认为脑震荡是一种严重的损伤,一定会留下"后遗症",必须向病员解释,说明本病是可逆性损伤,只要经过休息和治疗,症状将逐渐好转,彻底治愈。

4.预后　脑震荡无需特殊治疗,一般只需卧床休息 7～14 天,给予镇痛、镇静对症药物,减少外界刺激,做好解释工作,消除患者对脑震荡的畏惧心理,多数患者在 2 周内恢复正常,预后良好。但有少数患者也可能发生颅内继发病变或其他并发症,因此,在对症治疗期间必须密切观察患者的精神状态、意识状况、临床症状及生命体征,并应根据情况及时进行必要的检查。避免使用影响观察的吗啡类药物,最好选用不良反应少的镇痛、镇静剂,如脑震宁、颅通定、布洛芬、萘普生、安定、溴剂、利眠宁和改善自主神经功能药谷维素等。

二、脑挫裂伤

(一)病因与病理

脑挫裂伤是脑挫伤和脑裂伤的统称,因为从脑损伤的病理看,挫伤和裂伤常是同时并存的,区别只在于何者为重或何者为轻的问题。通常脑表面的挫裂伤多在暴力打击的部位和对冲的部位,尤其是后者,总是较为严重并常以额、颞前端和底部为多,这是由于脑组织在颅腔内的滑动及碰撞所引起的。脑实质内的挫裂伤,则常因脑组织的变形和剪性应力引起损伤,往往见于不同介质的结构之间,并以挫伤及点状出血为主。

脑挫裂伤的病理改变,以对冲性脑挫裂伤为例,轻者可见额颞叶脑表面瘀血、水肿,软膜下有点片状出血灶,蛛网膜或软膜常有裂口,脑脊液呈血性。严重时脑皮质及皮质下白质挫碎、破裂,局部出血、水肿、甚至形成血肿,受损皮质血管栓塞,脑组织糜烂、坏死,挫裂区周围有点片状出血灶及软化灶,呈楔形伸入脑白质。4～5 天后坏死的组织开始液化,血液分解,周围组织可见铁锈样含铁血黄素染色,糜烂组织中混有黑色凝血碎块。甚至伤后 1～3 周时,局部坏死、液化的区域逐渐吸收囊变,周围有胶质细胞增生修复,附近脑组织萎缩,蛛网膜增厚并与硬脑膜及脑组织发生粘连,最后形成脑膜脑瘢痕块。

脑挫裂伤早期显微镜下可见神经元胞浆空泡形成、尼氏体消失、核固缩、碎裂、溶解,神经轴突肿大、断裂,脑皮质分层结构消失,灰白质界限不清,胶质细胞肿胀,毛细血管充血,细胞外间隙水肿明显。此后数日至数周,挫裂伤组织渐液化并进入修复阶段,病损区出现格子细胞吞噬解离的细胞碎屑及髓鞘,并有胶质细胞增生肥大及纤维细胞长入,局部神经细胞消失,终为胶质瘢痕所取代。

(二)症状与体征

脑挫裂伤的临床表现因致伤因素和损伤部位的不同而各异,悬殊甚大,轻者可没有原发性意识障碍,如单纯的闭合性凹陷性骨折、头颅挤压伤即有可能属此情况。而重者可致深度昏迷,严重功能损伤,甚至死亡。

意识障碍:是脑挫裂伤最突出的临床表现之一,伤后多立即昏迷,由于伤情不同,昏迷时间由数分钟至数小时、数日、数月乃至迁延性昏迷不等。长期昏迷者多有广泛脑皮质损害或脑干损伤存在。一般常以伤后昏迷时间超过 30 分钟为判定脑挫裂伤的参考时限。

病灶定位症状:依损伤的部位和程度而不同,如果仅伤及额、颞叶前端等所谓“哑区”,可无神经系统缺损的表现;若是脑皮质功能区受损时,可出现相应的瘫痪、失语、视野缺损、感觉障碍以及局灶性癫痫等征象。脑挫裂伤早期没有神经系统阳性体征者,若在观察过程中出现新的定位体征时,即应考虑到颅内发生继发性损害的可能,及时进行检查。

头痛、呕吐:头痛症状只有在患者清醒之后才能陈述;如果伤后持续剧烈头痛、频繁呕吐;

或一度好转后又复加重,应究其原因,必要时可行辅助检查,以明确颅内有无血肿。对昏迷的患者,应注意呕吐时可能误吸,有引起窒息的危险。

生命体征:多有明显改变,一般早期都有血压下降、脉搏细弱及呼吸浅快,这是因为受伤后脑功能抑制所致,常于伤后不久逐渐恢复,如果持续低血压,应注意有无复合损伤。反之,若生命征短期内迅即自行恢复且血压继续升高,脉压差加大、脉搏洪大有力、脉率变缓、呼吸亦加深变慢,则应警惕颅内血肿及(或)脑水肿、肿胀。脑挫裂伤患者体温,亦可轻度升高,一般约 38℃,若持续高热则多伴有下丘脑损伤。

脑膜刺激征:脑挫裂伤后由于蛛网膜下隙出血,患者常有脑膜激惹征象,表现为闭目畏光,蜷屈而卧,早期的低烧和恶心呕吐亦与此有关。颈项抵抗力于 1 周左右逐渐消失,如果持续不见好转,应注意有无颅颈交界处损伤或颅内继发感染。

(三)诊断与鉴别诊断

脑挫裂伤患者往往有意识障碍,常给神经系统检查带来困难。对有神经系统阳性体征的患者,可根据定位征象和昏迷情况,判断受损部位和程度。凡意识障碍严重,对外界刺激反应差的患者,即使有神经系统缺损存在,也很难确定。尤其是有多处脑挫裂伤或脑深部损伤的患者、定位诊断困难,常需依靠 CT 扫描及其他必要的辅助检查做出确切的诊断。

CT 扫描:对脑挫裂伤与脑震荡可以做出明确的鉴别诊断,并能清楚地显示脑挫裂伤的部位、程度和有无继发损害,如出血和水肿情况。同时,可根据脑室和脑池的大小、形态和移位的情况间接估计颅内压的高低。尤为重要的是,对一些不典型的病例,可以通过定期 CT 扫描,动态地观察脑水肿的演变或迟发性血肿的发生。

MRI(磁共振成像):一般不用于急性颅脑损伤的诊断。MRI 成像时间较长,某些金属急救设备不能进入机房,躁动患者难以合作,故多以 CT 为首选检查项目。但在某些特殊情况下,MRI 优于 CT,如对脑干、胼胝体、颅神经的显示;对微小脑挫伤灶、轴索损伤及早期脑梗死的显示;以及对血肿处于 CT 等密度阶段的显示和鉴别诊断方面,MRI 有其独特的优势,是 CT 所不及的。

腰椎穿刺:有助于了解脑脊液中情况,可以此与脑震荡鉴别,同时,能够测定颅内压及引流血性脑脊液。由于 CT 的普及,在患者入院急症时腰椎穿刺不再使用。因为腰椎穿刺不但时间长,有一定危险,而且无法做出定位诊断。另外,对有明显颅内高压的患者,应忌腰穿检查,以免促发脑疝。腰椎穿刺仅用于无明显颅内高压的脑挫裂伤蛛网膜下隙出血的住院患者。

(四)治疗与预后

脑挫裂伤的治疗当以非手术治疗为主,应尽量减少脑损伤后的一系列病理生理反应、严密观察颅内有无继发血肿、维持机体内外环境的生理平衡及预防各种合并症的发生。除非颅内有继发性血肿或有难以遏制的颅内高压需手术外,一般不需外科处理。

1.非手术治疗

(1)保持呼吸道通畅:此类患者昏迷均较严重,伤后常有剧烈呕吐、舌后坠,有时咳嗽及吞咽功能障碍亦可发生,故极易出现呼吸道机械性阻塞,造成脑缺氧和加重脑水肿。因立即清除呼吸道分泌物,牵出舌头,将患者改为侧卧位。估计昏迷时间较长,合并严重颌面伤及胸部伤,或伤后有呕吐物误吸者,为确保呼吸道通畅,减少肺部并发症,应及时行气管切开。如有高碳酸血症或低氧血症时,必须及早行气管切开和呼吸机维持正常呼吸,使 PaO_2 维持在

9.3kPa(70mmHg)以上，$PaCO_2$ 保持在 4.7～5.3kPa(35～40mmHg)。

(2)伤后严密观察病情：有条件的医院，患者应入住神经外科 ICU 病房。床旁监护仪持续动态监测患者的血压、脉搏、呼吸、SaO_2 等，并随时观察和对比患者的意识及瞳孔改变。入院后即应做好急诊手术准备（如剃头、配血等）。

(3)防治脑水肿：①卧床：如无明显休克，头部应抬高 15°～30°，以利静脉回流及减轻头部水肿。②严格控制出入量：通常给予每日 1500～2000mL，以等渗葡萄糖盐水和半张(0.5%)盐水为主，不可过多。但在炎夏、呕吐频繁或合并尿崩症等情况时，要酌情增加入量，达到出入量基本平衡，以免过分脱水导致不良后果。另外，每日入量应在 24h 内均匀输入，切忌短时快速输入。③脱水利尿治疗：目前最常用药物有渗透性脱水药和利尿药两类。渗透性脱水药有：甘露醇、甘油制剂、二甲亚砜(DMSO)、浓缩血浆、人体血清清蛋白等；利尿药有：利尿酸钠、速尿、双氢克尿噻、氨苯喋啶、醋唑磺胺等。甘露醇，常配制成 20% 溶液，成人每次 0.25～1g/kg，每 4～12 小时一次。该药毒性和反跳作用小，降压效果显著，为目前最常用药物。注入速度，一般 100～120 滴/分，紧急时，可从静脉快速推注。甘露醇的药理作用在给药后 15～30 分钟出现，其作用维持 90 分钟至 6 小时。甘油果糖静脉注射 250～500mL，每 8～12 小时一次。浓缩血浆及人体血清清蛋白，为胶体脱水药，不仅可发挥脱水效能，且可补充蛋白质。浓缩血浆系将一单位干燥血浆，用半量稀释液溶解后输注。人体血清清蛋白，常用量为 10g，每日 2 次。静脉滴注或缓慢推注。利尿酸钠和速尿均为强有力的利尿药物。主要药理作用为抑制肾小管对钠、钾、氯的重吸收，从而产生利尿作用，脑水肿伴心功能不良或肺水肿的患者，更为适用。利尿酸钠成人剂量 25～50mg，速尿成人剂量 20～40mg，肌内注射，或用 10% 葡萄糖水 20mL 溶解后，由静脉缓缓注入。上述两药，均使大量电解质由尿中排出，故用药期间，要注意电解质变化，随时予以纠正。双氢克尿噻、氨苯喋啶，二药作用机制均为抑制肾小管对钠、氯离子的重吸收。但前者增加钾排出，后者有钾潴留作用，故二药常合并使用。双氢克尿噻成人每次 25mg，一日三次；氨苯喋啶 50mg，一日三次。醋氮酰胺(醋唑磺胺)，能抑制碳酸酐酶的活性，减少肾小管内氢、钠离子交换，使大量钠离子排除，起到利尿作用。另外，该药尚有抑制脉络丛分泌作用，降低颅压，成人每次 0.25～0.5g，一日三次。脱水药虽可降低颅压，但使用不当，亦可产生不良后果，所以，需注意以下几点：没有排除颅内血肿（尤其是硬脑膜外血肿）前，不宜于伤后立即给予脱水药物，因脑体积缩小后，反而有助于颅内出血。一旦出现脑疝时，为了争取抢救时间，防止脑干受压过重，发生不可逆性损害，则可在术前快速注入甘露醇等脱水药。脱水利尿药均可使水分、电解质大量丧失，长期用药者，更需密切注意，随时纠正。有心功能损害，而又须用渗透性脱水药者，宜减量或用药前先给予强心剂（如西地兰 0.4mg），以防止血容量骤然改变时，引起不良后果。休克、严重肾功能不全者，用药应慎重。其他对抗脑水肿措施，尚有高压氧治疗、适当过度换气和巴比妥药物疗法等方法。

(4)亚低温疗法：亚低温的临床治疗方法：目前国内外亚低温治疗方法已比较规范。主要包括全身降温和局部降温。头部局部降温通常难以使脑温降至亚低温水平，而全身降温方法比较可靠。患者躺在降温冰毯上，通过体表散热使中心体温和脑温降至所需温度，通常为 32℃～35℃。根据病情需要维持 2～14 天。由于患者在接受亚低温治疗和复温过程中会发生寒颤，故在实施亚低温治疗时应使用适当剂量肌肉松弛剂和镇静剂以防寒颤。临床通常使用的肌肉松弛剂和镇静剂为卡肌宁、安定和冬眠宁。常用剂量：静推卡肌宁 25mg 或安定 10～20mg；500mL 生理盐水＋卡肌宁 200～400mg＋冬眠宁 100mg 静滴，20～40mL/h。静滴肌松和镇静剂速度和用量取决于患者的体温、血压、脉搏和肌松程度；若患者的体温已降至亚低温水平、血压和脉搏平稳、肌松状况良好，肌松和镇静剂速度和用量可减少。若患者的体温难以降至亚低温水平，患者躁动不安，应加大肌松和镇静剂速度和用量。特别值得注意的是对于使用适当剂量肌肉松弛剂和镇静剂的患者，必须使用呼吸机，以防肌肉松弛剂和镇静剂所致的呼吸麻痹。另外，婴幼儿及高龄患者、循环功能明显紊乱者，不宜行亚低温疗法。

（5）肾上腺皮质激素：目前常用的药物为地塞米松、甲基强地松龙。本药能抑制脂质过氧化反应，稳定细胞膜的离子通道，改善血脑屏障，增加损伤区血循环，减轻脑水肿的作用。伤后用药愈早愈好。常规用药为甲基强地松龙 40mg，每天 1～4 次；地塞米松 5～10mg，每天 2～4 次，静脉注射。近来有人主张"大剂量短程冲击疗法地塞米松首次 5mg/kg 静脉推注，6 小时重复一次，以后 1mg/kg，6 小时一次，共 6 次，再用常规剂量 3 天，停药。甲基强地松龙首次 30mg/kg 静脉推注，6 小时后重复一次，以后 15mg/kg，6 小时一次，2 天后改常规剂量，用药 3 天停药，但其疗效仍存在较大的争议。

（6）其他药物治疗：主要有以下药物：三磷酸腺苷（ATP）、辅酶 A（Co—A）、细胞色素 C。镁制剂、大剂量维生素 C（200mg/kg）、尼莫地平（nimotop）、脑活素（cerebrolysin）、胞二磷胆碱（citicolin）、神经节苷脂（gangliosides）、纳洛酮（naloxone）、脑复康和脑复新注射液等。因严重颅脑损伤后病理生理变化十分复杂，至今尚在继续探索中。上述一些药物广泛用于临床均有一定效果，但尚需继续深入完善，方可形成定论。颅脑损伤的治疗是一种综合性治疗，不可单靠哪一种去完善治疗，是要结合临床实际，选择性地应用。

（7）对症治疗：包括控制癫痫发作，制止躁动，可应用抗癫痫药物，如苯妥英钠、苯巴比妥钠、丙戊酸钠、安定等口服或注射。极度躁动时，可适当采用冬眠药物，有精神症状可用百优解、奋乃静、喜尔登或三氟拉嗪等。整个治疗中，尚需用抗生素或磺胺类药预防和治疗感染。

2. **手术治疗**　原发性脑挫裂伤一般不需要手术治疗，但当有继发性损害引起颅内高压甚至脑疝形成时，则有手术必要。对伴有颅内血肿 30mL 以上、CT 示占位效应明显、非手术治疗效果欠佳时或颅内压监护压力超过 4.0kPa（30mmHg）或顺应性较差时，应及时施行开颅手术清除血肿。对脑挫裂伤严重，因挫裂组织及脑水肿而致进行性颅内压增高，降低颅压处理无效，颅内压达到 5.33kPa（40mmHg）时，应开颅清除糜烂组织，行内、外减压术，放置脑基底池或脑室引流；脑挫裂伤后期并发脑积水时，应先行脑室引流待查明积水原因后再给予相应处理。近年来国内外采用标准外伤大骨瓣方法治疗严重广泛脑挫裂伤、恶性颅内高压取得良好效果，值得临床推广应用。

标准外伤大骨瓣开颅术不但能达到充分减压的目的，而且还能达到下列手术要求。

①清除额颞顶硬脑膜外、硬脑膜下以及脑内血肿。

②清除额叶、颞前以及眶回等挫裂伤区坏死脑组织。

③控制矢状窦桥静脉、横窦以及岩窦撕裂出血。

④控制颅前窝、颅中窝颅底出血。

⑤修补撕裂硬脑膜，防止脑脊液漏等。

标准外伤大骨瓣开颅手术要点有以下几点。

①手术切口：手术切口开始于颧弓上耳屏前 1cm，于耳郭上方向后上方延伸至顶骨正中线，然后沿正中线向前至前额部发际下。若颅脑伤患者术前病情急剧恶化，出现脑疝症状时，应首先采取紧急颞下减压术。在颞部耳郭上方迅速切开头皮，分离颞肌，颅骨钻孔，用咬骨钳

扩大骨窗,放出部分硬脑膜外血肿。若为硬脑膜下血肿,则应迅速切开硬脑膜,放出并吸除部分血肿。紧急颞下减压术能暂时有效地降低颅内高压,缓解病情。然后应该继续行标准外伤大骨瓣开颅术。

②骨瓣:采用游离骨瓣或带颞肌骨瓣,顶部骨瓣必须旁开正中线矢状窦2～3cm。

③切开硬脑膜:对于已采取紧急颞下减压术的患者,从原来颞部硬脑膜切开处开始作"T"字弧形硬脑膜切开。若未曾采取紧急颞下减压术的患者,应从颞前部开始切开硬脑膜,再作"T"字弧形切开硬脑膜。硬脑膜切开后可以暴露额叶、颞叶、顶叶、前颅窝和中颅窝。

④硬脑膜切开后,采用冲洗、吸引和杯状钳等轻柔去除硬脑膜下血肿。血肿清除后,仔细寻找出血来源。对于脑表面动静脉破裂出血者采用双极电凝止血;对于矢状窦静脉出血双极电凝止血无效时,宜采用明胶海绵止血或肌片填塞止血。脑挫裂伤通常发生在额叶前部、额叶底部和颞叶。对于肉眼所见的挫裂伤坏死脑组织应彻底吸除;对于颞上回后部、中央沟附近、顶叶或枕叶等重要功能区挫裂伤组织应慎重处理。若这些功能区挫裂伤组织确实坏死,则应吸除。脑内血肿最常见的部位是额叶和颞叶。脑内血肿可发生于脑浅表组织,多同脑挫裂伤并存,也可单独发生于脑深部组织。对于直径＞1cm的浅表脑内血肿应予以手术清除。对于脑深部血肿应慎重处理,若深部脑内血肿造成颅内高压、脑移位或神经功能障碍时,则应小心分开脑组织,暴露和清除深部脑内血肿;对于未引起颅内高压和神经功能障碍的较小脑深部血肿,则不必采用外科手术清除,血肿可自行吸收。硬脑膜切开后,有时会出现急性脑肿胀和脑膨出。手术过程中急性脑肿胀、脑膨出的原因主要包括:脑血管张力自主调节能力丧失,当硬脑膜切开或血肿清除减压后,脑血管被动扩张,脑充血肿胀形成;手术同侧或对侧术前已存在的颅内血肿或手术过程中形成的新血肿。对于其他颅内血肿应该给予手术清除;对于脑血管张力自主调节能力丧失所致的脑肿胀患者,目前最有效的治疗措施是控制性低血压,收缩压控制在8.0～12.0kPa,时程2～4分钟,以减轻脑充血和脑肿胀。在实施控制性低血压时可同时给予甘露醇和过度通气。控制性低血压时程不宜过长,以免造成缺血性脑损害。目前通常使用的控制性低血压药物是硫贲妥钠。给药方法:成人先静脉注射500mg,必要时加大剂量至75mg/kg。另外,术前或术中给予降温处理,也能有效地减轻脑肿胀和脑充血,绝大多数患者经过上述治疗后能有效地控制脑肿胀和脑膨出。若经过上述治疗措施仍无效,可考虑实施部分额叶或颞叶切除术。

⑤缝合硬脑膜和手术切口:颅内手术完毕后,应尽一切可能缝合硬脑膜,若因脑张力大硬脑膜无法缝合时,应采用颞肌筋膜或人工硬脑膜减张扩大修补硬脑膜。

缝合硬脑膜的理由:①防止术后硬脑膜外渗血进入蛛网膜下隙。②减少术后大脑皮层与皮下组织的粘连。③减少术后脑脊液漏和脑脊液切口漏。④减少术后硬脑膜下脑内感染。⑤防止脑组织从切口膨出,避免脑组织切口疝形成。⑥减少术后外伤性癫痫发生率。硬脑膜缝合完毕,根据颅内压情况,选择还纳骨瓣或去骨瓣减压,严密缝合帽状腱膜。在手术缝合过程中,手术区放置引流管,用于引流手术部位渗血和渗液。术后脑室放置引流管,用于监测颅内压,颅内压高时可用于释放脑脊液以降低颅内压。

三、脑干损伤

(一)病因与病理

脑干损伤是一种严重的,甚至是致命的损伤,有10%～20%的重型颅脑损伤伴有脑干损伤。

单纯的脑干损伤并不多见、脑干包括中脑、脑桥和延髓,位于脑的中轴底部,背侧与大、小脑相连,腹侧为骨性颅底,恰似蜗牛趴在斜坡上。当外力作用在头部时,不论是直接还是间接暴力都将引起脑组织的冲撞和移动。脑干除在坚硬的颅底上擦挫致伤之外,还受到背负的大脑和小脑所加予的牵拉、扭转、挤压及冲击等致伤力,其中,尤以鞭索性、旋转性或枕后暴力对脑干的损伤最大。通常前额部受击可使脑干冲撞在斜坡上;头侧方着力易使脑干嵌挫在同侧小脑幕切迹缘上;当头颅在扭转运动中致伤时,因为大脑或小脑的转动,使脑干受到扭曲和牵拉;后枕部受力时,脑干可直接撞在斜坡与枕骨大孔上;头部因突然仰俯运动所致鞭索性损伤中,延髓受损机会较多;双脚或臀部着力时枕骨发生凹陷骨折,则可直接损伤延髓;此外,当头部受击引起颅骨严重变形,通过脑室内脑脊液冲击波亦可造成中脑导水管周围或四脑室底的损伤。

原发性脑干损伤的病理改变常为挫伤伴灶性出血和水肿,多见于中脑被盖区,桥脑及延髓被盖区次之,脑干受压移位、变形使血管断裂引起出血和软化等继发病变。

弥漫性轴索损伤(diffuse axonal injury,DAI):系当头部遭受加速性旋转暴力时,因剪应力而造成的神经轴索损伤。病理改变主要位于脑的中轴部分,即胼胝体、大脑脚、脑干及小脑上脚等处,多属挫伤、出血及水肿。镜下可见轴索断裂、轴浆溢出。稍久则可见圆形回缩球及血细胞溶解含铁血黄素。最后呈囊变及胶质增生。国外学者提出所谓原发性脑干损伤实际上是 DAI 的一部分,不应作为一种独立病征。通常 DAI 均有脑干损伤表现,且无颅内压增高,故需依靠 CT 或 MRI 检查才能诊断。

(二)症状与体征

原发性脑干损伤的典型表现多为伤后立即出现持续昏迷状态,轻者对痛刺激可有反应,但严重时生命体征多有早期紊乱。表现为呼吸节律紊乱,心跳及血压明显波动。双侧瞳孔时大时小,眼球位置歪斜或凝视。亦可四肢肌张力增高,去大脑强直,伴有单侧或双侧锥体束征。经常出现高热、消化道出血、顽固性呃逆,甚至伴发脑性肺水肿。

中脑损伤表现:意识障碍较为突出,系因网状结构受损而致,多有程度不同的意识障碍。伤及动眼神经核时,瞳孔可时大时小双侧交替变化,光反应亦常消失,可有眼球歪斜,一侧上外一侧下内呈跷板式。严重时双瞳散大固定。当脑干在红核与前庭核两者间受伤时,即出现去大脑强直,表现为四肢伸直、角弓反张。患者头眼垂直运动反射和睫状节脊髓反射亦消失。

脑桥损伤表现:除有持久意识障碍之外,双侧瞳孔常极度缩小,角膜反射及嚼肌反射消失。由于呼吸节律调节中枢及长吸中枢均位于脑桥,故易致呼吸紊乱,呈现节律不整;陈施氏呼吸或抽泣样呼吸。若伤及侧视中枢则呈凝视麻痹,头眼水平运动反射消失。

延髓损伤表现:主要为呼吸抑制和循环紊乱,患者呼吸缓慢、间断。脉搏快弱、血压下降,心眼反射消失。当延髓吸气和呼气中枢受损时,可在短时间内停止呼吸,但心跳尚可维持数小时或数日,但已属脑死亡状态。

(三)诊断与鉴别诊断

原发性脑干损伤往往与脑挫裂伤或颅内出血同时伴发,临床症状相互参错,难以辨明孰轻孰重、何者为主,特别是就诊较迟的患者,更难区别是原发性损伤还是继发性损害。因此,除少数早期患者,于伤后随即出现脑干损伤症状又没有颅内压增高,可确诊外,其余大部分患者均需借助 CT 或 MRI 检查才能明确诊断。在显示脑实质内小出血灶或挫裂伤方面,尤其是对胼胝体和脑干的细微损害,MRI 明显优于 CT。

脑干听觉诱发电位(BAEP),为脑干听觉通路上的电生理活动,经大脑皮层传导至头皮的远场电位。它所反映的电生理活动一般不受其他外在病变的干扰,可以较准确地反映脑干损伤的平面及程度。通常在听觉通路病灶以下的各波正常,病灶水平及其上的各波则显示异常或消失。

颅内压监护连续测压亦有鉴别原发性或继发性脑干损伤的作用,虽然二者临床表现相同,但原发者颅内压正常,而继发者明显升高。

脑干反射与脑干损害平面的对应关系:严重脑损伤时,皮层以下至脑干各平面受损程度和范围不一,其临床表现亦各异。故可从某些生理反射或病理反射的表现,来判断脑干受损的部位,用以指导临床、推测预后(表2-1)。

表2-1　脑干反射与脑干受损平面

脑干反射		脑干平面
掌颏		皮质—皮质下
睫脊		间脑
额眼轮匝肌,垂直头眼运动		间脑—中脑
对光,角膜下颌		中脑
角膜,嚼肌		脑桥上部
水平头眼反射		脑桥下部
眼心		延髓

(四)治疗与预后

脑干损伤的治疗与严重脑挫裂伤基本相同。对轻症脑干损伤患者,可按脑挫裂伤处理原则进行治疗,能使部分可逆性脑干损伤获救。对重症则疗效甚差,其死亡率几乎占颅脑损伤死亡率的三分之一,若延髓平面受创,则救治希望甚微。因此,在救治这类患者时,必须认真仔细,精心治疗,耐心护理。同时,密切注意防治各种并发症,有时亦可使部分重型脑干损伤患者获救。在治疗过程中,急性期主要是给予激素、脱水、降温、供氧,纠正呼吸和循环紊乱,尽可能的维持机体内、外环境的平衡,保护脑干功能不再继续受损。如果出现脑干创伤性水肿时,CT可见脑干肿大、密度减低,脑池压闭,死亡率高达70%,则应及时给予大剂量激素,强力脱水,冬眠降温及巴比妥治疗。恢复期应着重于脑干功能的改善,可用苏醒药物,高压氧舱治疗,增强机体抵抗力和防治并发症。

四、丘脑下部损伤

(一)病因与病理

丘脑下部是自主神经系统重要的皮质下中枢,与机体内脏活动、内分泌、物质代谢、体温调节、以及维持意识和睡眠有重要关系。因此,丘脑下部损伤后临床表现往往重笃。单纯丘脑下部损伤较少,大多与严重脑挫裂伤和(或)脑干损伤伴发。通常若颅底骨折越过蝶鞍或其附近时,常致丘脑下部损伤。当重度冲击伤或对冲性脑损伤致使脑底部沿纵轴猛烈前后滑动时,也可造成丘脑下部的损伤,而且往往累及垂体柄和垂体,其损伤病理多为灶性出血、水肿、缺血、软化及神经细胞坏死,偶可见垂体柄断裂和垂体内出血。

(二)症状与体征

一般认为丘脑下部前区有副交感中枢,后区有交感中枢,两者在大脑皮层的控制下互相调节,故当丘脑下部受损时,较易引起自主神经功能紊乱。

意识与睡眠障碍：丘脑下部后外侧区与中脑被盖部均属上行性网状激动系统，系维持觉醒的激动机构，是管理觉醒和睡眠的重要所在，一旦受损，患者即可出现嗜睡症状，虽可唤醒，但旋又入睡，严重时可表现为昏睡不醒。

循环及呼吸紊乱：丘脑下部损伤后心血管功能可有各种不同变化，血压有高有低、脉搏可快可慢，但总的来说以低血压、脉速较多见，且波动性大，如果低血压合并有低温则预后不良。呼吸节律的紊乱与丘脑下部后份呼吸管理中枢受损有关，常表现为呼吸减慢甚至停止。视前区损伤时可发生急性中枢性肺水肿。

体温调节障碍：因丘脑下部损伤所致中枢性高热常骤然升起，高达41℃甚至42℃，但皮肤干燥少汗，皮肤温度分布不均，四肢低于躯干，且无炎症及中毒表现，解热剂亦无效。有时出现体温不升，或高热后转为体温不升，若经物理升温亦无效则预后极差。

水代谢紊乱：多因丘脑下部视上核和室旁核损伤，或垂体柄内视上－垂体束受累致使抗利尿素分泌不足而引起尿崩症，每日尿量达4000～10000mL以上，尿比重低于1.005。

糖代谢紊乱：常与水代谢紊乱同时存在，表现为持续血糖升高，血液渗透压增高，而尿中无酮体出现，患者严重失水，血液浓缩、休克、死亡率极高，即所谓"高渗高糖非酮性昏迷"。

消化系统障碍：由丘脑下部前区至延髓迷走神经背核有一神经束，管理上消化道自主神经，其任何一处受损均可引起上消化道病变。故严重脑外伤累及丘脑下部时，易致胃、十二指肠黏膜糜烂、坏死、溃疡及出血。其成因可能是上消化道血管收缩、缺血；或因迷走神经过度兴奋；或与胃泌素分泌亢进、胃酸过高有关。除此之外，这类患者还常发生顽固性呃逆、呕吐及腹胀等症状。

(三)诊断与鉴别诊断

丘脑下部损伤往往与严重脑挫裂伤、脑干损伤或颅内高压同时伴发，临床表现复杂，常相互参错，故较少单纯的典型病例。一般只要有某些代表丘脑下部损伤的征象，即可考虑伴有此部损伤。近年来通过CT和MRI检查，明显提高了丘脑下部损伤的诊断水平。不过有时对三脑室附近的灶性出血，常因容积效应影响不易在CT图像上显示，故对于丘脑下部仍以MRI为佳，即使只有细小的散在斑点状出血也能够显示，于急性期在T_1加权像上为低信号，在T_2加权像则呈等信号。亚急性和慢性期加权像上出血灶为清晰的高信号，更利于识别。

间脑发作：亦称丘脑下部发作或间脑癫痫，为一种阵发出现的面颈部潮红、出汗、心悸、流泪、流涎、颤抖及胃肠不适感，每次发作历时数分钟至1～2小时，但无抽搐，偶有尿意。

(四)治疗与预后

丘脑下部损伤的治疗与原发性脑干损伤和严重脑挫裂伤基本相同，只因丘脑下部损伤所引起的神经－内分泌紊乱和机体代谢障碍较多，故在治疗上更为困难和复杂，必须在严密的观察、颅内压监护、血液生化检测和水电解质平衡的前提下，稳妥细心地治疗和护理，才有度过危境的希望。

(张义松)

第三节　创伤性脑水肿

一、发生机制

外伤性脑水肿是指脑实质损伤之后均有轻重不同的脑水肿反应，也是外伤后颅内压增高的常见原因之一。脑水肿可在伤后立即发生，逐日加重，至3～4天达到高潮。实际上脑水肿完全消退约需7～14天，而当脑组织损伤严重，局部出血、水肿、缺血及缺氧等反应向周围广泛扩展时，则常导致不可逆的弥漫性水肿、肿胀、威胁患者生命。以往，临床上所看到的脑水肿有湿性与干性之分，前者水分主要积在细胞外间隙，脑回外观扁平、脑沟窄浅，扪之松软，切面有水分渗出，出血点血液流散，称之为水肿；后者水分集于细胞内，脑表面干燥、淤血，扪之韧实：切面无水分渗出，出血点不流散，称之为肿胀。1967年国外学者将创伤性脑水肿分为血管源性细胞外水肿和细胞毒性细胞内水肿，前者系因血脑屏障破坏，毛细血管通透性增加，使水分、钠、氯及蛋白渗至血管外，形成细胞外间隙水肿，又因白质细胞外间隙大于灰质4～6倍，故水肿主要在白质内扩散；后者则属细胞代谢障碍所致，概因缺氧、胶质细胞膜受损、酶系统活动紊乱及钠泵功能不良等故，而使水分进入渗透压较高的细胞内，形成细胞内水肿且灰质与白质均可涉及。有关创伤性脑水肿的发生机制研究很多，提出了不少学说。

（一）血脑屏障学说

血脑屏障结构与功能损害是血管源性脑水肿的病理基础。主要病理特点是脑毛细血管内皮细胞微绒毛形成、胞饮小泡增多、胞饮作用增强以及紧密连接开放。脑损伤后血脑屏障开放、通透性增加，血中大分子物质及水分从血管内移出进入脑组织内，积聚于细胞外间隙，形成血管源性脑水肿。既往认为脑损伤后血脑屏障破坏在伤后6小时始出现，伤后24小时才明显。有人在实验研究中发现，伤后30分钟就已有5nm胶体金微粒透过血脑屏障，至伤后6小时，血脑屏障通透性增加已达高峰，此时各种大小（5、10和15nm）的胶体金微粒均可通过血脑屏障，证明了血脑屏障破坏可能是直接导致创伤性脑水肿的最早和最重要的因素。脑损伤后缺血和缺氧、血管扩张和脑组织本身释放的许多损害因子均可导致血脑屏障破坏。

（二）钙通道学说

钙对神经细胞损害和死亡起着决定性作用。研究发现脑损伤后脑组织内钙的浓度升高，认为其与创伤性脑水肿的发生与发展有关。脑损伤早期大量 Ca^{2+} 进入细胞内，胞浆中游离钙浓度异常升高，可达正常的10～15倍，即钙超载，是引起神经细胞损害、血脑屏障破坏和创伤性脑水肿的关键因素。这种改变在伤后30分钟即十分明显，伤后6小时到达高峰，并一直持续到伤后72小时。

脑损伤后钙超载的原因：①由于早期缺血缺氧，神经细胞能量供应障碍，$Ca^{2+} - Mg^{2+} -$ ATP 酶的排钙功能受损。②内质网、线粒体的贮钙作用减弱。③特别是细胞膜结构受损、流动性及稳定性降低，钙离子通道开放，细胞外大量钙离子涌入细胞，尤其是神经细胞内，细胞内的低钙离子稳态受到破坏，发生钙离子超载。

钙超载产生下列危害：①激活细胞内中性蛋白酶及磷脂酶，或通过钙调蛋白（CaM）的介导，使神经细胞蛋白质及脂质分解代谢增加，细胞膜完整性破坏，细胞外 Na^+、Cr 及水等物质进入细胞内，导致细胞内水肿。② Ca^{2+} 沉积于线粒体内，使线粒体氧化磷酸化电子传递脱耦联,无氧代谢增强,释放大量氢离子,细胞内 pH 值降低,造成细胞内酸中毒,Na^+/H^+ 交换使 Na^+ 进入细胞内增多,发生细胞内水肿。③Ca^{2+} 进入微血管壁,通过钙调蛋白或直接作用于微血管内皮细胞,紧密连接开放,血脑屏障通透性增加,导致血管源性脑水肿。④Ca^{2+} 进入脑血管壁,血管平滑肌细胞内 Ca^{2+} 浓度升高,使其收缩,脑血管痉挛,加重脑缺血缺氧和血脑屏障破坏,加剧血管源性脑水肿。近年来的大量实验和临床研究表明,脑损伤早期应用钙离子通道阻滞剂尼莫地平等有效阻止 Ca^{2+} 内流,保护神经细胞和血脑屏障功能,防止脑血管痉挛缺血,能有效减轻细胞内和血管源性脑水肿。

（三）自由基学说

氧自由基是指一类具有高度化学反应活性的含氧基团,主要有超氧阴离子（CV）、羟自由基（OH）和过氧化氢（H_2O_2）。早在 1972 年,国外学者就开始用自由基学说解释脑水肿的发生机制,随后国内外不少学者在实验中观察到,脑损伤后脑内氧自由基产生增加,脂质过氧化反应增强,是引起神经细胞结构损伤和血脑屏障破坏,导致细胞毒性脑水肿和血管源性脑水肿的重要因素。氧自由基主要产生于神经细胞和脑微血管内皮细胞。

脑损伤后上述部位氧自由基产生增多的原因:①不完全性缺血缺氧使线粒体呼吸链电子传递中断,发生"单价泄漏现象",氧分子被还原为 O_2^-。②细胞内能量合成减少,分解增加,大量 ATP 降解为次黄嘌呤,后者在被还原成尿酸过程中生成大量 O_2^-。③细胞内 Ca^{2+} 增多,激活磷脂酶 A2,使花生四烯酸产生增加,后者在代谢过程中产生 O_2^-。④单胺类神经递质肾上腺素、去甲肾上腺素和 5-羟色胺大量释放,它们自身氧化生成 O_2^-、OH^- 和 H_2O_2。⑤脑挫裂伤出血,以及蛛网膜下隙出血,大量氧合血红蛋白自身氧化成各种氧自由基,血中的铁、铜等金属离子及其络合物催化脂质过氧化反应,又生成氧自由基。氧自由基对生物膜的损害作用最为广泛和严重。神经细胞和脑微血管内皮细胞既是自由基的产生部位,又是受自由基损害最为严重的部位。

由于这些细胞的膜都是以脂质双分子层和多价不饱和脂肪酸为框架构成,易于遭受氧自由基的攻击,产生下列病理损害:①神经细胞膜上 Na^+-K^+-ATP 酶、$Ca^{2+}-Mg^{2+}-ATP$ 酶、腺苷酸环化酶、细胞色素氧化酶等重要的脂质依赖酶失活,导致膜流动性和通透性增加,细胞内 Na^+、Ca^{2+} 增多;线粒体膜破坏,细胞能量合成障碍;溶酶体膜破裂,溶酶体内大量水解酶释放。导致细胞内环境紊乱,细胞肿胀,发生细胞毒性脑水肿。②氧自由基破坏脑微血管内皮细胞的透明质酸、胶原和基膜,使血脑屏障通透性增加,血浆成分漏出至细胞外间隙,导致血管源性脑水肿。③氧自由基还攻击脑血管平滑肌及其周围的结缔组织,导致血管平滑肌松弛,同时氧自由基使血管壁对血管活性物质的敏感性下降,血管扩张,微循环障碍加重,加剧脑水肿。目前认为,甘露醇,糖皮质激素、维生素 E 和维生素 C 等具有氧自由基清除作用,能有效地减轻创伤性脑水肿。

（四）脑微循环学说

脑损伤可引起脑微循环功能障碍,导致其静力压增高,产生压力平衡紊乱,导致脑水肿。脑微循环障碍包括血管反应性降低、血管自动调节紊乱（血管麻痹或过度灌注）和血液流变学改变。脑血管反应性降低指其对 CO_2 的收缩反应能力低下,当血中 CO_2 分压降低时管壁并不收缩。研究表明,脑损伤 24 小时后血管平滑肌松弛,不论动脉血 CO_2 分压增高或降低,脑血管均呈扩张状态。1985 年,国外学者就对重型脑损伤患者进行头颅 CT 动态扫描发现急性期患者大多数有脑充血表现。一般认为,在重型、特重型脑损伤急性期,脑干血管运动中枢和下丘脑血管调节中枢受损引起广泛性脑血管扩张,脑血流过度灌注。临床观察发现,脑充血多在重型脑损伤后 4～14 小时内发生,实验证明最早可发生在伤后 30 分钟。近年来实验与临床研究证实严重脑损伤后数小时内脑血流量下降,随后脑血流量增加,伤后 24 小时达高峰。脑血管扩张可能是脑组织缺血、缺氧和血管活性物质堆积的继发性反应。在脑损伤组织亦存在脑血管扩张和过度灌注,其主要原因是脑损伤后脑组织缺血缺氧,无氧酵解增加,CO_2和乳酸堆积,毛细血管后括约肌、微静脉等阻力血管麻痹扩张,而细静脉、小静脉耐受缺氧的能力较强,对 CO_2 和乳酸反应性低,仍处于收缩状态,导致损伤组织过度灌注。脑血流过度灌注可致血脑屏障受损,通透性增加,血浆成分漏出增多,发生和加重血管源性脑水肿,严重者发展为弥漫性脑肿胀。

目前认为脑损伤时由于微血管自动调节机制丧失,局部脑血流的变化主要靠血液流变学调节。脑损伤时脑组织缺血缺氧,大量单胺类神经递质释放,Ca^{2+} 超载等,使红细胞膜 ATP 酶活性降低,变形能力下降。加之脑损伤时血管内皮细胞受损,Ca^{2+} 激活磷酯酶 A2,分解膜磷脂产生花生四烯酸,导致血栓素 A2(TXA2)生成过多,前列腺素 I2(PGI2)生成减少,导致微血管过度收缩、痉挛及血管内皮肿胀,脑微循环灌注减少;甚至出现"无再灌注现象"(No Reflow Phenomenon),加重受伤脑组织缺血和水肿。

广泛的脑血管麻痹和脑血流过度灌注与损伤局部脑微循环血栓形成,血管痉挛所致的"无再灌注现象"形成一对矛盾,表现为"盗血现象",脑水肿与脑缺血形成恶性循环。近年来,国内外一些学者都主张采用控制性过度换气的方法,降低动脉血 CO_2 分压($PaCO_2$),使扩张的脑血管收缩,防止受伤区域的"盗血现象",改善微循环。但在使用过度通气时,首先要保持呼吸道畅通,保证氧供,并使用自由基清除剂,以减少因缺氧和高碳酸血症、氧自由基反应所致的血管反应低下。

(五)能量代谢学说

细胞能量代谢障碍是细胞毒性脑水肿发生的基础,同时亦引起和加剧血管源性脑水肿。临床观察发现,重型脑损伤后脑缺血缺氧的发生率高达 30%,50% 的患者合并低血压和低氧血症而加重脑组织缺血缺氧。目前认为,脑损伤后脑组织为不完全性缺血缺氧,加之脑细胞能量储备很少,组织中葡萄糖进行无氧酵解,ATP 产生不足,乳酸产生增多,细胞内 pH 值下降,Na^+/H^+ 交换,使 Na^+ 进入细胞内。同时细胞膜 ATP 依赖的 $Na^+ - K^+ - ATP$ 酶(钠泵)活性受抑制,排 Na^+ 作用减弱,Na^+ 大量贮存于细胞内,Cl^- 随之进入细胞内,使细胞内呈高渗状态,大量水分被动内流,发生细胞内水肿(细胞毒性脑水肿)。在不完全性缺血的同时,毛细血管内血流仍处于瘀积状态,水分从血管内向外移动,脑组织含水量增加,合并血管源性脑水肿。另外,脑缺血缺氧亦可引起微循环障碍、触发 Ca^{2+} 超载及自由基反应等,加重细胞毒性和血管源性脑水肿。临床上采用能量合剂、亚低温和高压氧等治疗脑损伤均能使脑水肿减轻,证实能量代谢障碍是导致并加重创伤性脑水肿的重要因素。值得一提的是,在缺氧条件下若大量补充葡萄糖,由于增加了无氧酵解,加重脑组织酸中毒,可以使脑组织受损和脑水肿加重,应引起注意。

创伤性脑水肿的发生机制是十分复杂的。上述的各种机制也并非孤立存在、单独起作用,而是相互影响、多种机制共同起作用的结果。如脑微循环障碍可加重缺血、缺氧、ATP 合成减少、血脑屏障破坏等。另外单胺类神经递质、谷氨酸、一氧化氮、缓激肽、内皮素、花生四烯酸等的增多也与创伤性脑水肿的发生与发展有关。

另外，与创伤性脑水肿不同的另一种病理变化称为外伤后急性脑肿胀（post－traumatic acute brain swelling）又称弥漫性脑肿胀（diffuse brain swelling，DBS）是在严重脑挫裂伤或广泛性脑损伤之后所发生的急性继发损害，发生率为 10.5％～29％，以青少年为多见。常于伤后 2～4 小时或稍长时间内出现一侧或双侧脑组织广泛肿大，病情恶化迅速，处理较为困难，往往于短期内死于不能遏制的颅内高压，死亡率高达 80％以上。目前，对发病机制尚无定论，由于脑肿胀的发生与消退较一般脑水肿迅速；CT 扫描显示肿胀的脑白质 CT 值高于正常或等于正常；测定脑血流量有明显增加；及对激素治疗效果甚差等特点看，明显有别于脑水肿，故多数学者同意系因急性脑血管扩张所致脑肿胀。但亦有人认为是由于严重脑外伤累及脑干血管运动中枢，引起血管麻痹、扩张，脑血容量增加所致严重颅内高压，继而造成脑灌注压下降、脑缺血，故而发生较一般为快的急性脑水肿。

二、治疗

由于创伤性脑水肿通常不会单一存在，与其他原发性和继发性病理损伤同时存在，所以，创伤性脑水肿的治疗同急性颅脑损伤患者。

（一）脱水治疗

通过提高血内渗透压及利尿的方法达到使脑组织内水分及脑脊液减少从而起到降低颅内压的目的。

1. 常用的脱水剂　20％甘露醇溶液 250mL，0.25～1.0g/kg，每 4～12 小时一次静滴；甘油果糖溶液 250mL，每 6～12 小时一次静滴，亦可同甘露醇交替使用；25％清蛋白注射液 5～10g 静滴，每日 1～2 次，借提高血液胶体渗透压减轻脑水肿；50％甘油盐水口服液，1～2mL/kg/次，每日 3～4 次，可用于缓慢降低颅压，但临床已基本不用。

2. 常用利尿剂　呋喃苯胺酸（速尿）20～40mg，每日 2 次，应以小剂量开始，并注意补钾；醋氮酰胺（乙酰唑胺）250mg，每日 2～4 次，环戊甲噻嗪 250mg，每日 1～2 次；双氢克尿噻 25mg，每日 2～3 次，注意有诱发高血糖之可能。

应予指出，采用强力脱水，虽可迅速缓解颅内高压，但这种效果难以持久，甚至尚有反跳现象，致使颅内压力反而高于脱水之前，故宜于相对平稳地保持脱水状态为佳。国内外大多数医师主张采用速尿＋甘露醇＋清蛋白联合使用的方法，取得良好的效果。但必须注意，不适当地强力脱水可促使颅内出血或引起迟发性血肿，亦可导致水、电解质紊乱，加重心、肾功能损害。所以，对于局灶性脑挫裂伤、无颅内高压和占位效应的患者，不应该常规使用、更不应该长期使用脱水治疗。

（二）激素治疗

主要是利用糖皮质激素具有稳定膜结构的作用减少了因自由基引发的脂质过氧化反应，从而降低脑血管通透性、恢复血管屏障功能、增加损伤区血流量及改善 Na^+－K^+－ATP 酶的功能，使脑水肿得到改善。

1. 常用地塞米松 10mg，每日 1～2 次静滴。也有主张采用 3～6mg/kg 的大剂量地塞米松或甲基强的松龙治疗急性脑损伤患者。但大多数临床实践证明激素的治疗效果有限。

2. 其次是利用性激素促进蛋白质合成，抑制其分解代谢，以对抗糖皮质激素的蛋白分解作用。常用有丙酸睾丸酮或苯丙酸诺龙，25～50mg 每周 2 次肌注。女性患者应加用乙烯雌酚 1mg。

（三）冬眠降温和亚低温治疗

适用于严重脑挫裂伤，脑干及/或丘脑下部损伤伴发高热和去脑强直的患者。目的在于控制高热以降低脑代谢率和脑耗氧量，增强脑组织对缺氧的耐受性，减少脑血容量和颅内静脉压，改善细胞膜的通透性，防止脑水肿的发展。

常用药物有：氯丙嗪 50mg、异丙嗪 50mg 及度冷丁 100mg（Ⅰ号合剂，小儿按 0.5～1mg/kg 计算）；或海德琴 0.6mg、异丙嗪 50mg 及度冷丁 100mg（Ⅱ号合剂）；或酰普马嗪 20mg、异丙嗪 50mg 及度冷丁（Ⅳ号合剂）。加在 500mL 5% 葡萄糖溶液中滴注，待患者自主神经得到显著抑制、御寒反应减弱或消失后，逐渐开始物理降温。

通常每降低 1℃，脑耗氧量与血流量即下降 4% 左右，降温深度依病情而定，以 32℃～35℃ 为宜，过高达不到降温目的，过低有发生心律失常和低血压的危险。降温过程中切忌发生寒战、冻伤及水电解质失调，一般持续 3～5 天即可停止物理降温，使患者自然复温，逐渐减少用药乃至停药。复温困难时可加用电热毯，以促进体温的回升。近年来，国内外采用肌松冬眠合剂＋呼吸机＋冰毯降温的正规亚低温治疗方法，取得良好效果。该方法不但能使患者的体温迅速达到亚低温水平（32℃～35℃），而且无寒颤和呼吸对抗所致的颅内压波动。

对于非手术治疗无效，患者颅内高压无法控制时，应该选用标准外伤大骨瓣减压，可挽救患者生命。

（张义松）

第四节　胶质瘤

神经胶质瘤是神经外胚叶衍化而来的神经胶质发生的肿瘤，是颅内肿瘤中最常见的一种。从神经外胚叶中衍化而来的神经胶质有星形胶质、少突胶质和室管膜细胞等，它们都可以发生肿瘤。

一、诊断标准

1.临床表现

（1）病史：依病变部位及性质表现各异。一般起病缓慢，但位于脑脊液通道附近的肿瘤，因继发脑积水病史较短。

（2）颅压高：症状的发展通常呈缓慢、进行性加重的过程，少数有中间缓解期。典型表现为头痛、呕吐和眼底视盘水肿。

（3）局灶症状与体征

①大脑半球肿瘤：位于大脑半球，如位于功能区或其附近，可早期表现有神经系统定位体征。

精神症状：主要表现有人格改变和记忆力减退。如反应迟钝、生活懒散、近记忆力减退、判断能力差。亦可有脾气暴躁、易激动或欣快等。

癫痫发作：包括全身性及局限性发作。发作多由一侧肢体开始，有些表现为发作性感觉异常。

锥体束损伤：肿瘤对侧半身或单一肢体力弱或瘫痪。病初为一侧腹壁反射减弱或消失，继而病变对侧腱反射亢进、肌张力增加和病理反射阳性。

感觉异常：主要表现为皮质觉障碍，如肿瘤对侧肢体的关节位置觉、两点辨别觉、图形觉、实体感觉等。

失语和视野改变：如肿瘤位于优势半球额下回后部和颞枕叶深部，可出现相应表现。

②第三脑室后部肿瘤:位于第三脑室后部的松果体区的肿瘤所引起的症状和体征主要表现为颅压增高所引起的症状及体征,肿瘤增大或向一侧发展时尚可有局部体征。

四叠体症状:双眼上视障碍和瞳孔对光反应及调节反应障碍。

小脑体征:肿瘤向下发展,压迫小脑上蚓部,引起步态、持物不稳,眼球水平震颤。

③颅后窝肿瘤肿瘤位于小脑半球、小脑蚓部、脑干和小脑脑桥角所引起的相应表现。

小脑半球症状:患侧肢体共济失调,如指鼻试验和跟-膝-胫试验不准,轮替试验缓慢笨拙等。

小脑蚓部症状:躯干性共济失调,如步行时两足分离过远,步态蹒跚等。

脑干症状:交叉性麻痹。

小脑桥脑角症状:病变同侧中后组脑神经症状,如耳鸣、耳聋、眩晕、面部麻木、面肌抽搐、面肌麻痹、声音嘶哑、吞咽呛咳等。

2.辅助检查

(1)头部 X 线:可表现为颅内生理钙化移位、局限性骨质改变、肿瘤钙化、鞍区或内听道骨质改变等。

(2)头部 CT 和 MRI:根据肿瘤组织形成的异常密度和信号区,以及肿瘤对脑室和脑池系统的压迫来判断。根据 CT 及 MRI 的信号可对肿瘤的性质初步判定,详见表 2-2。

表 2-2　根据 CT 及 MRI 的胶质瘤分级

Kemohan 分级	影像学特征	
I	CT:低密度 MRI:异常信号	无占位效应,无增强
II	CT:低信号 MRI:异常信号	占位效应,无增强
III	复杂	增强
IV	坏死	环形增强

多数低级别胶质瘤在 CT 及 MRI 片上不增强(尽管有 40% 的出现增强,并且增强者预后更差)。CT 检查通常表现为低密度,MRI 检查 T_1 加权相为低信号,T_2 加权相为高信号且范围超过肿瘤的边界。一些恶性胶质瘤不增强。胶质母细胞瘤 CT 表现为环形增强,低密度的胶质母细胞瘤的中央区代表坏死区,环形强化带为肿瘤细胞,不过肿瘤细胞也可延伸至远离"增强环"15mm 处。

为了评价肿瘤的切除程度,有条件者可在术后 2~3 日内行头部 MRI 增强扫描。术后早期 CT 普通扫描非常重要,可用于确定哪些由于术后残留血液而不是增强所致的密度增高。CT 或 MRI 增强扫描所见的密度增高区可能代表残余的肿瘤。大约 48 小时后,术后炎性血管改变导致的强化开始出现,且与肿瘤无法区别,这种改变到大约 30 日左右减弱,但可持续 6~8 周。

(3)脑血管造影:表现为正常血管移位和曲度改变、病变区域的新生血管形成。

3.鉴别诊断　需与脑炎、脑脓肿、脑胶质增生、炎性肉芽肿、淋巴瘤、脑内血肿、脑梗塞、脑栓塞和脑内转移瘤等疾病鉴别。

二、临床分型

通常将脑胶质瘤分为星形细胞瘤、少突胶质瘤、胶质母细胞瘤等不同病理类型。具体的分型可根据标准。恶性肿瘤可以进一步被分为Ⅰ～Ⅳ级。确诊需依靠病理检查结果。

1.星形细胞瘤

(1)弥漫性浸润性星形细胞瘤(这些肿瘤有恶变倾向)

①星形细胞瘤(Ⅳ级分类中的Ⅱ级)变异类型如下:纤维型、肥胖细胞型、原浆型、混合型。

②间变(恶性)星形细胞瘤(Ⅲ级)。

③多形性胶质母细胞瘤(GBM)(Ⅳ级):恶性程度最高的星形细胞瘤。变异类型如下:巨细胞型胶质母细胞瘤、胶质肉瘤。

(2)生长缓慢的病变:以下这些肿瘤无向间变星形细胞瘤及GBM发展的倾向。

①毛细胞型星形细胞瘤。

②多形性黄色星形细胞瘤。

③室管膜下巨细胞型星形细胞瘤。

2.少枝胶质细胞瘤

3.室管膜细胞

(1)室管膜细胞瘤变异类型有以下4种:

①细胞型。

②乳头型。

③明细胞型。

④伸长细胞型。

(2)间变(恶性)室管膜瘤。

(3)黏液乳头状室管膜瘤。

(4)室管膜下瘤。

4.混合型胶质瘤

(1)少枝-星形细胞瘤包括间变(恶性)少枝-星形细胞瘤。

(2)其他。

5.脉络丛肿瘤

(1)脉络丛乳头状瘤。

(2)脉络丛癌。

6.未确定来源的神经上皮性肿瘤性母细胞瘤

(1)星形母细胞瘤。

(2)极性成胶质母细胞瘤。

(3)大脑神经胶质瘤病。

7.神经元细胞性肿瘤和神经元细胞-胶质细胞混合性肿瘤

(1)神经节细胞瘤。

(2)小脑发育不良性神经节细胞瘤。

(3)婴儿促结缔组织生成性神经节细胞瘤。

(4)胚胎发育不良性神经上皮性肿瘤。

(5)神经节胶质细胞瘤包括间变(恶性)神经节胶质细胞瘤。

(6)中枢神经细胞瘤。

(7)终丝副神经节瘤。

(8)嗅母细胞瘤(成感觉神经细胞瘤,嗅神经上皮瘤)。

8.松果体细胞

(1)松果体细胞瘤(松果体瘤)。

(2)松果体母细胞瘤。

(3)混合型/过渡型松果体瘤。

9.胚胎性肿瘤

(1)髓上皮瘤。

(2)神经母细胞瘤其他类型包括神经节神经母细胞瘤。

(3)视网膜母细胞瘤。

(4)室管膜母细胞瘤。

(5)原发性神经外胚层肿瘤(PNET)。

①髓母细胞瘤:变异类型如下:促结缔组织生成性髓母细胞瘤、髓肌母细胞瘤、黑色素沉着性髓母胞瘤。

②大脑(幕上)和脊髓 PNET。

三、治疗原则

据胶质瘤的类型和恶性程度的不同,其对于各种治疗方法的敏感性和效果有较大差异。因此,在治疗方法的选择上具有不同的原则和特点。

(一)低级别星形细胞瘤(WHO Ⅱ级)

1.治疗选择

(1)手术切除肿瘤。

(2)放射治疗。

(3)化疗。

(4)放射治疗和化疗联合使用。

2.外科手术治疗

(1)在下列低级别星形细胞瘤中外科手术应作为首要治疗措施。

①临床和影像学资料不能获得确切的诊断患者建议行手术活检或部分切除以确立诊断。

②毛细胞型星形细胞瘤,包括发生于儿童或青少年的小脑半球肿瘤和幕上毛细胞型星形细胞瘤。

③肿瘤巨大或囊性肿瘤有导致脑疝的可能。

④阻塞脑脊液循环通路。

⑤用于治疗难治性癫痫。

⑥为了推迟辅助性治疗及其对儿童的副作用(尤其是年龄小于 5 岁的患儿)。

⑦小型肿瘤的侵袭性不如大型肿瘤,可能更适合早期手术治疗。

(2)对于大多数浸润生长的大脑半球胶质瘤外科手术无法治愈,这些肿瘤许多不能完全切除。在可能的情况下完全切除可改善预后。

(3)对于水肿明显的大脑半球胶质瘤,建议术前 3 天开始口服激素/如泼尼松,每次 5mg,每日 3 次。术中继续静脉给予甲泼尼龙 40～80mg 或地塞米松 10mg。

(4)由于低级别胶质瘤的边界术中不易辨认,尤其是脑深部和功能区附近的病变,一些术中辅助性技术如荧光影像引导技术和神经导航技术,对于确定深部或重要功能区肿瘤的边界有帮助。

(5)全麻术后应注意电解质改变(1次/日)和24小时出入量监测,尤其是患者不能进食或进食差时,可能存在下丘脑损伤等。有异常者至少每日2次监测电解质变化。

(6)老年患者或短期内不能下床活动的患者应注意预防下肢血栓和肺栓塞。相关治疗包括低分子肝素和弹力袜等。

(7)癫痫药物治疗原则

①对于幕上大脑半球肿瘤,术前1周开始癫痫的预防性治疗,术前1天查血药浓度。

②常用的一线抗痫药物包括卡马西平(100mg,口服,每日3次),苯妥英钠(100mg,口服,每日3次)和丙戊酸钠缓释片(500mg,口服,每日2次,数天后血药浓度达到有效范围后可改为每日1次)。

③手术结束前30分钟即开始抗癫痫治疗[丙戊酸钠缓释片,800mg,静脉注射后以1mg/(kg·h)静脉持续泵入,至改为口服治疗]。

④术前无癫痫者,术后视情况口服抗癫痫药3~6个月,如术后出现癫痫者服用6~12个月,如手术前后均有发作者则服用1~2年。

⑤原则上以1种一线抗癫痫药物为主,联合用药时不同抗癫痫药物间可出现拮抗作用。

⑥用药期间注意相关药物副作用。如皮疹、肝功能损害、血细胞下降等。长期用药时每月至少定期复查1次相关指标。

⑦停药时应逐渐减量。

3.放射治疗 回顾性研究显示放射治疗可以延长肿瘤未完全切除患者的缓解期和生存期。对肿瘤未完全切除、复发或进展且不能手术、恶变时可考虑放疗。具体放射治疗计划由放射科医师制定。

4.化疗 通常情况下到肿瘤发展时才采用,PCV(盐酸丙卡巴肼,洛莫司令和长春新碱)或替莫唑胺常可在一定程度上控制肿瘤的生长,详见表2-3。

表2-3 胶质瘤常用化疗药物和作用机制

	化疗药物	作用机制
A	亚硝基脲:卡莫司汀(BCNU),洛莫司汀(Lomustine),尼莫司汀(Nimustine)	DNA交联,氨基团甲基化
B	烷基化(甲基化)药物:甲(基)苄肼,替莫唑胺	DNA碱基化,干扰蛋白合成
C	卡铂,顺铂	通过链内交联产生螯合作用
D	氮芥:环磷酰胺,异环磷酰胺,癌得星	DNA碱基化,正碳离子形成
E	长春花生物碱:长春新碱,长春碱,紫杉醇	微管功能抑制剂
F	Epidophyllotoxins(ETOP-oside,VP-16,替尼泊苷,VM-26)	拓扑异构酶Ⅱ抑制剂
G	拓扑替康(Topotecan),伊立替康(Irinotecan)(CPT-11)	拓扑异构酶Ⅰ抑制剂
H	他莫昔芬	蛋白激酶C抑制剂
J	博来霉素	
K	紫杉醇(Paxlitaxol)	
L	甲氨蝶呤	
M	胞嘧啶:阿拉伯糖苷	
N	皮质激素:甲泼尼龙,地塞米松	
O	氟尿嘧啶(FU)	

5.其他治疗 包括免疫治疗、基因治疗、光动力治疗等。

（二）恶性星形细胞瘤（WHO Ⅲ级和Ⅳ级）

对于恶性星形细胞瘤患者,治疗方法的选择必须首先考虑到以下 3 个影响生存期的独立因素:①年龄:所有研究均发现年龄是最有意义的预后因素,年轻患者预后较好;②病理学特征;③入院时功能状态(如 Karnofsky 评分)。

1. 外科手术治疗

（1）与其他治疗方法相比,手术切除肿瘤使肿瘤细胞减少加外照射治疗一直被作为一个标准方法。

（2）肿瘤切除程度和术后影像检查发现的残余肿瘤体积对肿瘤发展及平均生存期有显著影响。手术并不能治愈这些肿瘤,因此手术应该以延长患者的高质量生存时间为目标;通常情况下神经功能良好、单个脑叶内的胶质瘤切除后可以达到这一效果。

（3）多形性胶质母细胞瘤部分切除术后出血和(或)水肿导致脑疝的机会非常高。同时,次全切除对于延长生存期无多大益处。因此,只有在完全切除肿瘤可行的情况下或患者家属要求下才考虑手术治疗。

（4）外科手术治疗对老年患者收效不大,应慎重考虑。

（5）术前无癫痫者,术后视情况常规口服抗癫痫药 3～6 个月,如术后出现癫痫者服用 6～12 个月,如手术前后均有发作者则服用 1～2 年。

（6）复发肿瘤的再次手术治疗

①不到 10% 的复发肿瘤远离原发部位。

②复发肿瘤再次手术可在一定程度上延长生存期。

③除 Karnofsky 评分外,对再次手术有显著意义的预后因素包括年龄和两次手术间隔的时间,间隔时间越短则预后越差。

④再次手术的并发症发生率更高。

（7）基于上述原因,建议下列患者不宜或慎重采用手术治疗。

①广泛的优势脑叶的胶质母细胞瘤。

②双侧侵犯明显的病变(如巨大蝶形胶质瘤)。

③老年或合并其他系统疾病,身体状况较差的患者。

④Karnofsky 评分低的患者(通常情况下,在使用皮质激素时神经功能状况是术后预期能够达到的最好功能,手术对神经功能的改善很少能超过这种程度)。

⑤复发性胶质母细胞瘤。

2. 放射治疗　患者一般状况允许时可进行放疗。恶性胶质瘤外放射治疗的常用剂量为 50～60Gy。可分为局部外放射治疗和全脑外放射治疗。与局部外放射治疗相比,全脑外放射治疗并不能明显延长患者的生存期,而且副作用较大。

3. 化疗

（1）在所有使用的化疗药物中有效率不超过 30%～40%,大多数只有 10%～20%。普遍认为肿瘤切除越多,化疗效果越好,传统化疗药物在放射治疗前使用更为有效。对于胶质母细胞瘤,新型化疗药物替莫唑胺推荐与放疗同时进行。

（2）烷化剂在大约 10% 的患者中有显著疗效[所有烷化剂疗效相似:卡莫司丁(BC－NU)、洛莫司汀、甲苄肼]。卡莫司丁(BiCNU®)和顺铂(AKA cisplatin,Platinol®)是目前用于恶性胶质瘤治疗的主要化疗药物。新型烷化剂替莫唑胺用于胶质母细胞瘤目前被广泛推荐。

4.立体定向活检

(1)立体定向活检可能会使25％的胶质母细胞瘤患者漏诊。

(2)在中央低密度区(坏死)和周边环形强化区采集标本时,活检检出率最高。

(3)怀疑恶性星形细胞瘤时下列情况应考虑活检。

①肿瘤位于重要功能区或手术难以到达的区域。

②大型肿瘤合并轻微神经功能障碍。

③一般情况差,难以承受全身麻醉的患者。

④当无明确诊断时,为了明确诊断以便确定进一步治疗的最佳方案时,如多形性胶质母细胞瘤和淋巴瘤在影像学检查方面表现可能相似,如果没有免疫染色,病理学上也可误诊。活检应予认真考虑,防止对首选放射治疗和化疗的淋巴瘤进行手术治疗。

5.其他治疗 包括免疫治疗、基因治疗、光动力治疗等综合治疗。

(张义松)

第五节 垂体腺瘤

垂体腺瘤是属于内分泌系统的一种肿瘤,其发病率仅次于胶质瘤和脑膜瘤,位列颅内肿瘤的第3位。绝大多数的肿瘤发生在腺垂体,呈灰白色,多数肿瘤质地较软,与周围的正常组织分界明显;垂体大腺瘤常将正常垂体组织挤向一旁,使之萎缩。

一、诊断标准

1.临床表现

(1)病史:症状与肿瘤类型及生长方向有关。无分泌功能的腺瘤,多向鞍上及鞍外发展,患者多有神经损伤症状;分泌性腺瘤早期可以出现相关内分泌症状。

(2)头痛:多数无分泌功能的腺瘤可有头痛的主诉,早期系肿瘤向上发展牵拉鞍隔所致,当肿瘤穿破鞍隔后症状减轻或消失。而GH型腺瘤则头痛症状明显而持久、部位不固定。

(3)视神经受压:肿瘤将鞍隔顶起或穿破鞍隔向鞍上生长可压迫视神交叉,产生视力及视野改变,如视力减退及双颞侧偏盲。

(4)内分泌功能紊乱:多数功能性垂体腺瘤分泌下列激素。

①泌乳素(PRL):最常见的内分泌腺瘤,可导致女性患者停经－泌乳综合征(Forbes－Albright综合征),男性患者阳痿及无生育功能,以及骨质疏松。

②促肾上腺皮质激素(ACTH):又称促皮质激素,即Cushing病,ACTH升高可导致如下病症。

内源性高皮质激素血症:由高皮质激素血症引起的一系列改变。为确定Cushing综合征的病因,可行地塞米松抑制实验。

Nelson's综合征:Cushing病行肾上腺切除的患者中有10％～30％出现色素沉积过多[通过促黑色素激素(MSH)与ACTH之间交叉反应]。

③生长激素(GH):分泌异常可导致成人肢端肥大,表现为手、足增大、脚后跟增厚、前额隆起、巨舌、高血压、软组织肿胀、周围神经卡压综合征、使人衰弱的头痛、出汗过多(尤其是手

掌)及关节痛。25%的肢端肥大患者出现甲状腺肿,但化验检查正常。儿童(在骨骺闭合前)GH 水平的升高可导致巨人症。

④促甲状腺素(TSH):极少垂体腺瘤可分泌促甲状腺素,导致甲状腺功能亢进。

2.实验室检查

(1)血生化检查:注意是否伴发糖尿病等内分泌疾病。

(2)内分泌学检查:通常采用放射免疫法测定激素水平,包括催乳素(PRL)、生长激素(GH)、促肾上腺皮质激素(ACTH)、促甲状腺激素(TSH)、促卵泡素(FSH)、黄体生成素(LH)、促黑激素(MSH)、三碘甲腺原氨酸(T_3)、四碘甲腺原氨酸(T_4)、促甲状腺激素(TSH)。垂体激素的分泌呈脉冲性释放,有昼夜节律的改变,因此单项基础值不可靠,应多次、多时间点抽血检查。对疑为 ACTH 腺瘤患者,常需检测血浆皮质醇、24 小时尿游离皮质醇(UFC),以及行地塞米松抑制试验及 ACTH 刺激试验。

3.辅助检查

(1)视力及视野的检查。

(2)影像学检查

①头部 X 线片或蝶鞍断层检查:要求有正侧位,了解蝶鞍大小、鞍背、鞍底等骨质破坏的情况。

②头部 CT:应行轴位及冠状位检查,薄层扫描更有意义。以了解额窦及蝶窦发育状态、蝶窦纵隔的位置及蝶鞍区骨质破坏的情况、肿瘤与蝶窦的关系、有无钙化等。

③头部 MRI:了解肿瘤与脑池、海绵窦、颈内动脉、第三脑室的关系;对微腺瘤的诊断更有意义。动态强化扫描对寻找微腺瘤更有意义。

④脑血管造影检查:主要用于除外鞍旁动脉瘤。

⑤视觉诱发电位(VEP)检查:协助判断视路的损害情况。

4.鉴别诊断

(1)颅咽管瘤:小儿多见,首发症状常为发育矮小、多饮多尿等内分泌异常表现,CT 扫描肿瘤多呈囊性,伴周边钙化,或较大的钙化斑为其特征。头部 MRI 检查可见垂体信号,蝶鞍扩大不明显,通常多向鞍上生长。

(2)脑膜瘤:成年人多见,内分泌学检查正常,CT 及 MRI 检查为均匀信号强度的病变,明显强化,可见脑膜尾征,囊性变少见,可见垂体信号。

(3)床突旁动脉瘤:无明显内分泌障碍。CT 及 MRI 检查可见正常垂体信号,鞍旁可有或无钙化,混杂信号强度。明确诊断需 DSA 检查。

(4)视神经胶质瘤:少儿多见,主要表现为明显视力下降,无内分泌异常表现,可合并神经纤维病变的表现。

(5)脊索瘤:好发于颅底中线部位的肿瘤,常有脑神经损害的表现,CT 及 MRI 检查示肿瘤位于斜坡可侵及蝶窦,但较少向鞍上生长,可见骨质破坏及垂体信号。

(6)表皮样囊肿:易于鉴别,通常在 CT 及 MRI 分别表现为低密度及低信号强度病变,边界锐利,沿脑沟及脑池生长。

(7)异位生殖细胞:瘤少儿多见,首发症状为多饮多尿,垂体激素水平正常或低下。

(8)空泡蝶鞍综合征:有时在临床表现上与垂体腺瘤无法鉴别。但 CT 及 MRI 检查可见同脑脊液样信号强度相同病变限于鞍内,无鞍上发展。

(9)拉克囊肿:系颅咽管的残留组织,多表现为囊性病变,内分泌异常表现少见。

(10)垂体脓肿:甚为少见,其特征为头部 CT 或 MRI 检查可见明显的环状强化影像。可有或无手术史、全身感染史。

5.临床分类

(1)按有无内分泌功能

①功能性腺瘤:包括 GH 型垂体腺瘤、PRL 型垂体腺瘤、ACTH 型垂体腺瘤、TSH 型垂体腺瘤。

②非功能性腺瘤。

(2)按常规组织染色

①嗜酸性;

②嗜碱性;

③嫌色性;

④混合性。

(3)按照肿瘤大小

①垂体微腺瘤:指肿瘤直径<1cm 的垂体腺瘤。

②垂体大腺瘤:肿瘤直径>1cm 的称为大腺瘤。

二、治疗原则

1.手术治疗

(1)开颅手术入路及适应证

①经额入路:适于肿瘤大部位于鞍上,未侵及第三脑室前部。

②经纵裂入路:适于肿瘤大部位于第三脑室前部,充满鞍上池,未侵入第三脑室。

③经胼胝体入路:适于肿瘤侵入第三脑室及(或)侧脑室,脑积水明显。

④经侧脑室入路:适于肿瘤侵入侧脑室,室间孔明显梗阻。

⑤经翼点入路:适于肿瘤向鞍旁、颅中窝底生长,并向鞍后发展者。

(2)经蝶窦入路手术

①经口—鼻—蝶入路:适于肿瘤位于鞍内或虽向鞍上生长及向蝶鞍两侧发展者。

②经鼻—蝶窦入路:适于肿瘤位于鞍内及鞍上生长者。

③经筛—蝶窦入路:适于肿瘤位于鞍内,并向筛窦发展者。

(3)术后处理常规:经蝶窦入路术后,由于鼻咽部渗血渗液,为防止误吸,仍需保留气管内插管 2~3 小时,待患者完全清醒后,方可拔除气管内插管。术后当日应严密观察尿量,控制尿量在 250ml/h 以下。若尿量超过 8000~10000ml/24h,尿比重低于 1.005,应肌内注射垂体后叶素,抗利尿作用可达 4~6 小时,也可口服醋酸去氨加压素片治疗。无论经额还是经蝶窦术后均应注意有无脑脊液鼻漏。出院前应复查内分泌激素水平,根据检查结果,继续激素的补充或替代治疗。出院时建议患者 3~6 个月后,门诊复查 MRI 和内分泌激素水平,长期随访。

2.非手术治疗

(1)垂体泌乳素腺瘤首选药物治疗,疗效不佳或不能耐受者可以手术治疗。

(2)垂体无功能微腺瘤可以门诊随访,如肿瘤增大再行手术治疗。

（3）对于未婚未育者，应向家属及本人讲明，垂体腺瘤本身可以影响生育功能。

3.药物治疗原则

（1）垂体腺瘤术后，垂体功能严重低下者，应口服激素。主要有泼尼松、甲状腺素片等以替代垂体功能的不足。服药时间的长短视垂体功能恢复情况而定。

（2）病史中或手术后有癫痫发作者，应口服抗癫痫药。如苯妥英钠、卡马西平、丙戊酸钠等，至少服药3～6个月以上。如无发作方可考虑药物减量，并于1～2年内完全停药。

（3）血内分泌检查高泌乳素者，可口服甲磺酸溴隐亭片。泌乳素腺瘤：建议采用药物治疗。常用药物为甲磺酸溴隐亭片。关于此药应注意以下几点。

①它是一种半合成麦角生物碱，与正常或肿瘤催乳激素受体结合，抑制催乳素（PRL）的合成和释放及其他过程，调节细胞生长。不论泌乳素是来源于腺瘤还是正常垂体（如因垂体柄作用），甲磺酸溴隐亭片均能降低其水平。

②约75％的大型腺瘤患者在服药6～8周内可使肿瘤缩小，但是只有在坚持服药的情况下对分泌泌乳素的肿瘤才起作用。

③甲磺酸溴隐亭片可使生育能力恢复，怀孕期间坚持服药先天畸形的发生率为3.3％，自然流产率为11％，与正常情况下一致。停药可使催乳素瘤迅速长大，怀孕也可使肿瘤长大。

④副作用有恶心、头痛、疲乏、体位性低血压伴头晕、寒冷导致的血管扩张、精神萎靡、梦魇、鼻腔阻塞、肿瘤卒中等。在治疗的最初数周内副作用最明显。

生长激素水平增高者，可使用生长抑素类药物，如醋酸奥曲肽注射液。

（张义松）

第六节　寰枕畸形

一、概述

枕骨、枕大孔或第一、二颈椎的先天性或获得性骨质异常使下脑干与颈段脊髓的活动空间有所缩小，有可能造成小脑、后组脑神经和脊髓的症状。

由于脊髓有一定的柔顺性，易感受间歇的压迫，颅颈交界处的若干类型的病变可以产生一些症状，后者不但在不同病例中各不相同，而且还可时隐时现。当寰椎与枕骨发生融合，齿状突后枕大孔前后直径＜19mm时，可以引起颈段脊髓病变。平底颅是可引起或不引起临床症状的颅底扁平畸形；在侧位头颅X线摄片上，斜坡平面与前颅凹平面的相交角＞135°。颅底凹陷（齿状突伸入枕大孔）产生短颈项，伴有小脑、脑干、后组脑神经与脊髓体征组合而成的各种临床表现。Klippel－Feil畸形（颈椎骨的融合）除颈部畸形与颈椎活动受限外，通常不引起神经症状。寰枢椎脱位（寰椎相对向前移位）可引起急性或慢性脊髓压迫症。

（一）病因

先天性异常包括齿状突小骨，寰椎吸收或发育不全，与Arnold－Chiari畸形（小脑扁桃体或蚓部向下伸入颈段椎管脑部畸形软骨发育不全可造成枕大孔变窄，产生神经压迫。Down综合征，Morquio综合征（Ⅳ型黏多糖沉积病）以及成骨不全都能引起寰枢椎不稳与脊髓压迫症。

获得性异常可由外伤或疾病造成。当枕骨－寰椎－枢椎复合结构受到损伤时，在出事现场发生的死亡率很高。原因为骨质的损伤(骨折),韧带的损伤(脱位),或复合伤(C_2 半脱位,经枢椎的颈髓延髓交界处损伤与骨韧带的破裂)。半数是由车祸引起,25%由跌跤造成,10%由娱乐活动引起,特别是跳水意外。原来有颅颈交界处异常的患者在发生轻微颈部损伤后可以激发程度不等的进展性症状和体征。颈椎的类风湿关节炎和转移性疾病可引起寰枢椎脱位。颅颈交界处的缓慢生长的肿瘤(如脊膜瘤,脊索瘤)通过对脑干与脊髓的压迫也可产生症状。类风湿性关节炎与 Paget 病可造成颅底凹陷伴脊髓与脑干压迫、类风湿关节炎是颅颈不稳定性最为常见的病因,外伤、肿瘤侵蚀或 Paget 病也可引起颅颈不稳定。

(二)临床表现

由于骨质与软组织异常可以通过不同的方式对颈段脊髓,脑干,脑神经、颈神经根或血管产生压迫,因此,临床症状和体征比较复杂。头部姿势的异常较常见,在某些病例中颈短或呈蹼状。最常见的临床表现是颈部疼痛与脊髓受压(脊髓病变)。运动传导束的受压引起上肢和(或)下肢的无力、强直与腱反射亢进。下运动神经元被累及则引起臂部与手部肌肉萎缩与无力。感觉障碍(包括关节位置感觉与振动觉的异常)往往反映脊髓后柱的功能障碍,患者可能诉说在屈颈时出现沿背脊向下往往直达腿部的放射性发麻感(Lhermitte 征)。脊髓丘脑束被累及(例如痛觉与温度觉的丧失)的情况不常见,但某些患者有手套一袜子型感觉异常或麻木。脑干与脑神经障碍包括睡眠呼吸暂停,核间性眼肌麻痹,向下的眼球震颤,声音嘶哑以及吞咽困难。常见向上臂扩展的颈部疼痛,与向头顶放射的枕下部头痛。头部的动作可使症状加重,咳嗽或躯体前倾可引发症状。疼痛是由于 C_2 神经根与枕大神经受压与局部骨骼一肌肉的功能障碍。

血管性症状包括晕厥,倾倒发作,眩晕,间歇的精神错乱或意识障碍,阵发性无力以及短暂的视觉障碍。身体移动或头位改变可以引发椎一基底动脉缺血。

(三)诊断

遇到涉及下脑干、上颈段脊髓或小脑的神经障碍,不论是稳定的或进行性加重的,都应当考虑到颅颈交界区畸形的可能。

进行 X 线平片检查(头颅侧位片连带颈椎在内,颈椎前后位与左、右斜位片)有助于明确可能影响治疗的一些因素、这些因素包括异常情况的可复位性(可恢复正常的骨质弧度,从而解除对神经结构的压迫),骨质的侵蚀,压迫的力学机制,以及有无异常的骨化中心或伴有畸形发育的骨骺生长板。CT 椎管造影可对神经结构的异常以及伴发的骨质变形提供解剖学方面的细节。矢状面 MRI 能很好地显示伴发的神经病变(脑干和颈髓受压情况,合并下疝畸形、脊髓空洞症以及血管性异常),MRI 能将骨质与软组织的病理学联系起来,并明确显示畸形与伴发神经缺陷(如 Arnold-Chinri 畸形、脊髓空洞症)的水平与范围。椎动脉造影或MRA 可选择性地用于明确固定的或动态的血管受压情况。

(四)治疗

某些颅颈交界处异常(例如急性损伤性寰枢椎脱位与急性韧带损伤)只需要通过头位的调整就可以得到整复。大多数病例需要应用帽形光环状支架做骨骼牵引,牵引重量逐步增加至 3.6~4kg 以达到复位。牵引通常能在 5~6d 内奏效。如能达到复位目的,需用光环连带的马甲背心维持固定 8~12 周;然后做 X 线摄片复查以证实复位的稳定性。如果复位仍不能解除神经结构的受压,必须进行手术减压,采用腹侧或背侧入路。如果减压后有不稳定现象出现,则需要做后固定术。对其他一些异常(例如类风湿关节炎),单纯进行外固定不大可能达到永久的复位,需要后固定(稳定术)或前减压加稳定术。

颅颈交界部位的融合手术有多种方式,对所有不稳定的部位都必须予以融合。

对转移性疾病,放射治疗与硬的颈托常有帮助。对 Paget 病,降钙素、二磷酸盐有帮助。

二、扁平颅底和颅底凹陷

(一)概述

颅底凹陷是指枕大孔周围的颅底骨向上方凹陷进颅腔,并使之下方的寰枢椎,特别是齿状突升高甚至进入颅底。这种畸形极少单独存在,常合并枕大孔区其他畸形,如寰椎枕骨化、枕骨颈椎化、枕大孔狭窄及齿状突发育畸形等。颅底凹陷通常分为两类:原发性与继发性,前者指先天性畸形,较常见。常合并寰枢椎畸形、寰枕融合、寰椎前弓、后弓或侧块发育不良、齿状突发育异常,以及 Klippel-Feil 综合征等。有时也可因为严重的佝偻病、骨质软化症、骨质疏松症、肾性骨病等因素造成颅底凹陷、因骨质变软,受头颅重力作用而下沉,引起颅底凹陷,称为继发性。本型极少见,其临床重要性远不如先天性重要。扁平颅底是指后颅窝发育位置较高,即由蝶鞍中心至枕大孔前缘与鼻根至蝶鞍两线交角的基底角增大导致整个颅底平坦。在正常成年人为 $132°\sim140°$。基底角减少无临床意义,而增大则表示颅底发育畸形。

(二)临床表现

先天性颅底凹陷常在中午以后逐渐出现神经系统症状,通常在 $20\sim30$ 岁以后,常因轻微创伤、跌倒,促使脑干或脊髓受损。虽然幼童也可能发病,然而多数患者往往因年龄增长,椎间关节退变及韧带松弛,逐渐发展而引起症状。

先天性颅底凹陷易累及小脑、脑干、及前庭功能。不仅表现四肢运动及感觉障碍和共济失调,还可能出现眩晕、眼震及第 5、9、10、11 脑神经受损的症状与体征,性功能障碍,括约肌功能异常以及椎基底动脉供血不足的临床症状。

呼吸肌功能衰减常常使患者感觉气短,说话无力,严重者可能出现不同程度的中枢性呼吸抑制、睡眠性呼吸困难等。

(三)诊断

本病常合并寰枢椎畸形,或 Arnold-Chiari 畸形,此时神经受损的表现更为复杂。

先天性扁平颅底或颅底凹陷在未出现神经症状之前不易诊断,但部分患者伴有低发际,头面部发育不对称,斜颈或短颈畸形,这些表现常常引导医师做进一步的 X 线检查。

以寰椎为中心颅颈侧位 X 线片可以做以下测量。

Chamberlain 线:由枕大孔下缘至硬腭后极的连线。齿状突顶点位此线之上超过 3mm 为异常。有时枕大孔下缘在 X 线平片上显示不清,也可因颅底凹陷后缘也随之内陷,影响测量结果。

McGregor 线:枕大孔鳞部的最低点至硬腭后极的连线。正常时齿状突顶点位于此线之上,但小于 4.5mm。大于此值则说明颅底凹陷。此线避免了 Chamberlain 线的缺点。

McRac 线:枕大孔下缘至斜坡最低点的连线。此线无助于诊断,而用以表明齿状突凸入枕大孔程度。据 McRac 观察,齿突位于此线之下时很少出现症状;反之则多有症状。

断层摄片及 CT 扫描对了解该部位骨性结构的形态、相互关系,确定其发育缺陷有一定的帮助。CTM(脊髓造影加 CT)及 MRI 对了解神经受压的部位和程度是必要的。MRI 尚可以观察神经结构内部的病损状况,有时可以代替 CTM 及脊髓造影。

（四）治疗

无症状的颅底凹陷不需要治疗，但应定期随诊。有神经压迫症状者则需手术治疗。枕大孔后缘压迫则需行后路路枕大孔扩大减压术，若同时行寰椎后弓切除则以同时行枕颈融合术。然而，脑干或脊髓腹侧受压比较常见，并且常伴有先天性寰枕融合或齿状突畸形。此时以前方减压为宜。口腔经路显露，可以在直视下切除寰椎前弓、齿状突，必要时可将枢椎椎体及斜坡下部一并切除。但该手术途径显露并不十分清晰，还需特殊的自动拉钩、光源、气动钻等特殊器械，由于减压在前方，破坏较多的稳定结构，通常需要先行后路枕颈融合术。

三、小脑扁桃体下疝

小脑扁桃体下疝又称 Arnold－Chiari 畸形，这是一种常与颅底凹陷畸形伴发的中枢神经系统发育异常。

（一）病理改变

小脑扁桃体下疝是由于后颅凹中线结构在胚胎期的发育异常，其主要病理变化为小脑扁桃体呈舌状向下延长，与延髓下段一并越出枕大孔而进入椎管内，与其延续的脑桥和小脑蚓部亦随之向下移位，亦可能造成中脑导水管和第四脑室变形，枕大孔与椎管起始部的蛛网膜下隙狭窄等一系列变化。扁桃体下疝有的低至枢椎或更低水平。重型者，可见部分下蚓部也疝入椎管内，由于上述的改变，使舌咽、迷走、副、舌下神经等脑神经，上部颈脊髓神经根被牵下移；枕大孔和颈上段椎管被填塞引起脑积水。本病若与脊髓脊膜膨出、其他枕大孔区畸形伴发，则症状出现较单纯者早而重。依据病理变化可分为 A 型（合并脊髓空洞症）及 B 型（单纯扁桃体下疝）。

（二）临床表现

由于脑干、上颈段脊髓受压，神经组织缺血，脑神经、脊神经受累和脑脊液循环受阻，通常出现下列症状。

1. 延髓、上颈段脊髓受压症状　表现为某一侧或四肢运动及感觉有不同程度的障碍，腱反射亢进，病理反射阳性，膀胱及肛门括约肌功能障碍，呼吸困难等。

2. 脑神经、上颈段脊神经症状　表现为面部麻木、复视、耳鸣、听力障碍、发音及吞咽困难，枕下部疼痛等。

3. 小脑症状　表现为眼球震颤、步态不稳或共济失调等。

4. 颅内高压征　由于脑干和上颈段脊髓受压变扁，周围的蛛网膜粘连增厚，有时可形成囊肿；延髓和颈段脊髓可因受压而缺血及脑脊液压力的影响，形成继发性空洞病变、颈段脊髓积水等。

（三）诊断

为明确诊断和鉴别诊断需要，可做 MRI，CT 扫描，椎动脉造影。对有颅内压增高的患者，检查时要注意突然呼吸停止，故应谨慎从事并有应急措施。目前，最好的检查手段是 MRI 检查，在矢状位上可以清楚地看到小脑扁桃体下疝的具体部位，有无延髓及第四脑室下疝，脑干的移位，脊髓空洞症及脑积水等。

（四）治疗

本病并非一经诊断都需手术治疗，因为有相当多的病例，临床症状并不严重。对于年龄较小或较长者，应密切观察。仅对症状和体征严重者，方可施行手术。手术的目的是解除对神经组织的压迫,重建脑脊液循环通路,并对不稳定的枕颈关节加以固定。

手术适应证:①延髓、上颈段脊髓受压;②小脑和脑神经症状进行性加重;③脑脊液循环障碍,颅内压增高;④寰枢椎脱位或不稳定。

手术方法主要为枕骨部分切除以扩大枕大孔,以及寰椎后弓切除减压术。硬脑脊膜应广泛切开,分离粘连,探查第四脑室正中孔,如粘连闭塞,应小心分离扩张,使之通畅。不能解除梗阻者则应考虑重建脑脊液循环通路的分流手术。对不稳定的寰枢椎脱位,则行枕骨和颈椎融合术。

(张义松)

第七节　先天性蛛网膜囊肿

先天性蛛网膜囊肿是指颅内先天存在的一类由透明菲薄的膜包裹无色透亮脑脊液的囊肿,属于非肿瘤性良性囊肿。其发生率约为颅内占位性病变的 $0.1\%\sim2.0\%$。

一、发病机制

先天性蛛网膜囊肿的发病机制可概括为以下几个方面:①在胚胎期逐渐形成蛛网膜下隙的过程中,由于局部液体流动变化或小梁不完全断裂,形成假性通道或引流不畅的盲袋,逐渐增大形成蛛网膜囊肿。②胚胎发育期间室管膜或脉络膜组织异位于蛛网膜下隙,发育成退化的分泌器官,阻塞脑脊液循环形成囊肿。③先天性异常妨碍脑脊液循环也能产生蛛网膜囊肿。④蛛网膜在胚胎期发育异常,分裂成两层,脑脊液在其中积聚而形成囊肿。⑤因脑发育延缓,蛛网膜下隙扩大,形成囊肿。如颅中窝蛛网膜囊肿有时也称颞叶发育不全。⑥脑室系统原发性阻塞,如导水管阻塞,引起脑室内压增高,使侧脑室颞角、第三脑室前或后壁疝出,形成憩室样囊肿。⑦胎儿期脑损伤引起小量蛛网膜下隙出血,逐渐形包膜和吸收水分发展呈囊肿。⑧结缔组织疾病可引起蛛网膜弹性减小,如 Marfan 综合征,产生多发性脑、脊髓的蛛网膜囊肿。⑨出生后感染、外伤、出血等引起的蛛网膜粘连,脑脊液被包裹,为后天性的继发性蛛网膜囊肿。

蛛网膜囊肿增大的机制尚不清楚,目前有以下几种学说:①渗透学说。蛛网膜囊肿液与附近蛛网膜下隙中的脑脊液渗透压不同,特别是囊内出血后,脑脊液顺渗透梯度进入蛛网膜囊肿内而使之逐渐增大。②单向活瓣学说。蛛网膜囊肿与蛛网膜下隙间歇性单向交通,脑脊液可进入囊内,但不能流出,以致囊肿不断增大。③囊壁分泌学说。异位的脉络膜和室管膜组织具有分泌功能,因囊液增多而囊肿增大。④流体力学学说。因脑、脑脊液搏动压力,静脉性压力如咳嗽、用力等或沿血管的蠕动压力可引起脑脊液进入蛛网膜囊肿,使之逐渐增大。⑤滤过学说。脑脊液在蛛网膜颗粒中可以通过完整的膜进入硬脑膜静脉窦,同样脑脊液也可能经完整的囊膜进入蛛网膜内。⑥分房学说。局限性蛛网膜下隙扩大因出血或粘连引起分房而增大。

二、病理

(一)发生部位
蛛网膜囊肿可发生在有蛛网膜的任何部位。最常见的部位是颞叶和外侧裂,大脑半球凸面亦常见,其次是颅后窝(12.8%～30%),其他少见部位包括鞍上、鞍内、桥小脑角、大脑纵裂、脑室或斜坡等。

（二）组织学

蛛网膜囊肿一般呈圆形、卵圆形或不定形；其大小不一,小者可似花生米,大者可累及数个脑叶,直径可达 10cm 以上。囊壁为半透明状,外观呈暗色或乳白色或混浊状态,内含脑脊液。囊液蛋白含量增高。局部脑组织或颅骨可因蛛网膜囊肿长期压迫而萎缩或变薄。

囊壁由扁平上皮细胞组成,常为单层,偶可多层,厚 $1～2\mu m$,外层由致密胶原纤维加强。有时囊壁中可发现室管膜细胞或脉络膜织。电镜下细胞具有囊泡、吞饮陷窝、张力微丝、多泡体和溶酶体等,游离面无绒毛和纤毛。细胞内桥粒相互连接。囊液的理化特征与脑脊液相同,少数可有囊液变黄、蛋白增高或迁移的白细胞等,可能是囊内出血的结果。

三、临床表现

（一）年龄、性别

本病可见于任何年龄,但以儿童最多见,青少年及成年人亦不少见。平均发病年龄 38 岁。男女之比为 2∶1。

（二）病程

多数患者的病程在数月至数年,有的长达数十年。有的可因囊内出血而突然发病。

（三）症状与体征

绝大多数为慢性起病,个别因囊内出血突然起病。其临床症状和体征与蛛网膜囊肿的大小和位置有关。有的患者可终生无症状,仅在尸解或 CT 扫描时偶然发现,其囊肿直径多在 5cm 以下。蛛网膜囊肿常见的症状和体征有以下几种。

1. 颅内压增高征　以颅后窝蛛网膜囊肿发生颅内压增高征的机会最多。颅内压增高征表现为头痛,呕吐、视乳头水肿等,婴幼儿常有颅缝裂开、前囟隆起等表现。

2. 脑积水征　表现为头围扩大、前囟隆起、颅骨骨缝裂开等。

3. 局灶性神经功能障碍　表现与蛛网膜囊肿的部位关系密切,不同部位的蛛网膜囊肿可引起各异的症状、体征。例如颅中窝蛛网膜囊肿主要表现为轻偏瘫、三叉神经痛等局灶性脑损害；鞍区蛛网膜囊肿可出现类似鞍区肿瘤的表现,即视力及视野障碍、内分泌障碍等；大脑凸面蛛网膜囊肿以偏瘫、失语、癫痫为主要表现；桥脑小脑角蛛网膜囊肿可出现颅神经障碍,即耳鸣、耳聋、面肌痉挛、三叉神经痛等桥脑小脑角肿瘤表现；四叠体池蛛网膜囊肿可出现上视困难、瞳孔散大、听力和平衡障碍等。

4. 头围增大或颅骨不对称畸形　常见于婴幼儿,约 37.5% 的小儿患者可出现头围异常增大。部分小儿患者可仅有头围增大或因囊肿局部压迫而致颅骨不对称发育畸形,而无其他异常表现。

5. 其他　小儿病例可出现癫痫及发育迟缓。鞍上蛛网膜囊肿可累及下丘脑或压迫第三脑室底部而出现性早熟,有时亦可出现共济失调、肢体震颤、舞蹈症及手足徐动症等。

四、辅助检查

（一）CT

CT 扫描是目前诊断颅内蛛网膜囊肿最可靠的方法,既能定位,又可定性诊断。CT 表现为边界清楚的脑外低密度区,多呈圆形或卵圆形,有时为不规则形。CT 值在 3～5Hu 之间,周围无水肿,当发生囊内出血时,可呈高密度或等密度改变。部分患者在 CT 上呈现有占位效应,囊肿周围皮层显示灰质密度,明显受压。CT 同时可显示是否有脑积水及其程度。强化CT 扫描一般无强化(图 2—4A～C)。在脑池造影的 CT 扫描中,可了解脑脊液动力学改变。与蛛网膜下隙相通的蛛网膜囊肿,CT 上的低密度区常被造影剂填充,廓清比邻近脑池要慢(图 2—5)。有时在扫描晚期可见囊肿内密度稍有增高,这可能是由于造影剂经囊壁弥散入囊内或囊壁有间歇性交通的关系。

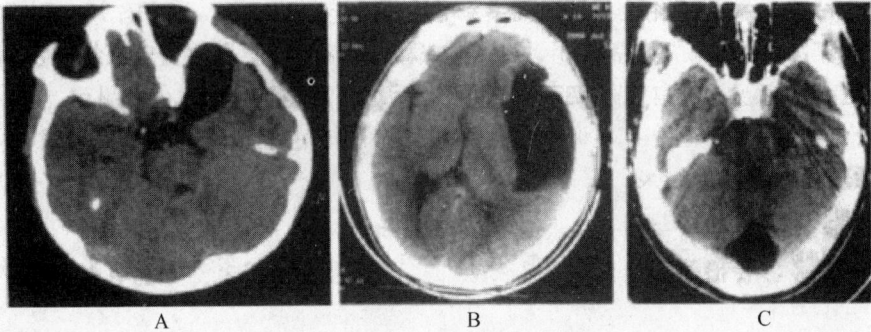

图 2—4　颅内蛛网膜囊肿 CT 表现

A:先天性颞叶蛛网膜囊肿平扫 CT 表现;B:先天性外侧裂蛛网膜囊肿平扫 CT 表现;C:先天性枕大池蛛网膜囊肿平扫 CT 表现

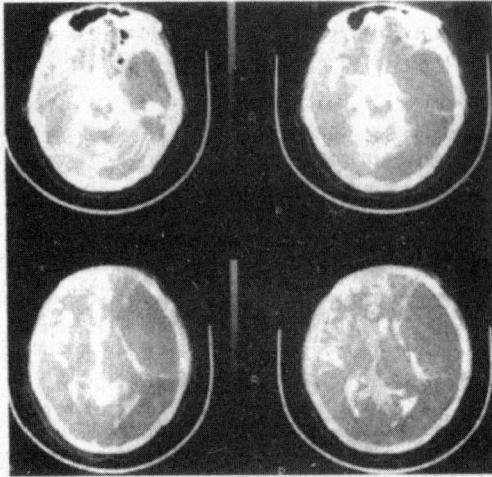

图 2—5　蛛网膜囊肿 CT 脑池造影表现

(二)MRI

先天性蛛网膜囊肿典型的 MRI 表现为边界清晰的均一病灶,在 T_1 加权像、质子密度加权像与 T_2 加权像上,囊肿内均与脑脊液等信号,囊壁很薄,不易显影(图 2—6A～E)。

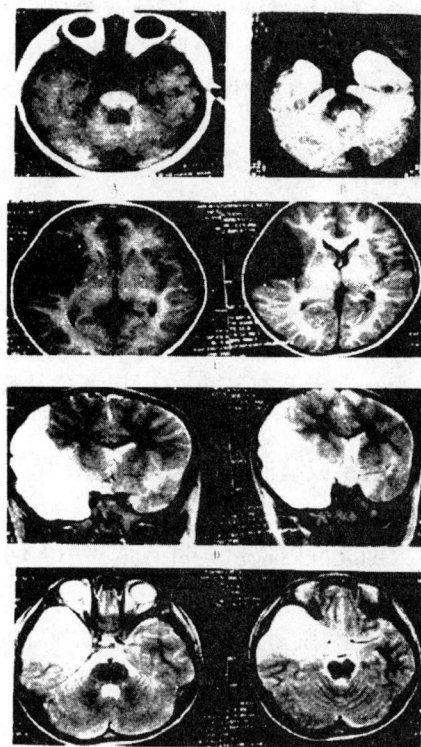

图 2—6 先天性蛛网膜囊肿

A:先天性双侧蛛网膜囊肿 MRI 表现(T_1 加权像轴位);B:先天性双侧蛛网膜囊肿 MRI 表现(T_2 加权像轴位);C:先天性蛛网膜囊肿 MRI 表现(T_1 加权像轴位);D:先天性蛛网膜囊肿 MRI 表现(T_2 加权像冠状位先天性双侧蛛网膜囊肿 MRI 表现(T_2 加权像轴位)

五、诊断

先天性蛛网膜囊肿单靠临床表现难以确诊,凡出现颅内压增高、脑积水、癫痫,尤其是小儿患者,应想到本病的可能。应及时行 CT 扫描或 MRI 检查以明确诊断,但最后确诊有赖于组织学检查。

六、治疗

先天性蛛网膜囊肿是否需要手术治疗存在争议。对于无症状者不必手术,但须密切观察。

(一)手术指征

蛛网膜囊肿的绝对手术指征是:

1.颅内出血,如硬脑膜下出血或囊内出血。

2.有颅内压增高征。

3.有局灶性神经体征,如出现偏瘫、失语等。

对于无上述情况仅有头围增大或颅骨局部变形、占位效应、癫痫的儿童亦应考虑手术。

(二)手术方法与选择原则

手术方法大致可分为囊肿直接手术和分流术两类。蛛网膜囊肿的手术方式选择原则是:

①儿童一旦发现有蛛网膜囊肿应立即行囊肿全切除或次全切除术,以控制颅内压。②幼儿仅在开颅术效果不佳时才考虑分流术。③成年人,尤其是老年人应首先行囊肿－腹腔分流术。④术后 CT 随访 1～2 年,如囊肿未缩小,应作囊肿－腹腔分流术,如 CT 发现脑室进行性扩大,则应作脑室－腹腔分流术。

1.囊肿直接手术　常用手术方式包括:

(1)囊肿穿刺抽吸引流术。适用于位置深在的蛛网膜囊肿,如四叠体蛛网膜囊肿。在囊肿穿刺抽吸引流后,常不久即复发,远期效果不佳,故临床上很少单独应用本法,多与立体定向术及分流术联合应用。

(2)囊肿切除术。这是目前常用的手术方式之一,常与分流术联合应用。分囊肿部分切除术、大部切除术与完全切除术。近年来亦有人采用脑室镜行蛛网膜囊肿切除术,因蛛网膜囊肿血运不丰富,尤适于脑室镜下手术。

(3)囊壁大部切除加囊肿－脑室或脑池分流术。以建立囊肿与脑池或脑室之间的交通为手术原则。

(4)囊壁大部切除加带蒂大网膜颅内移植。目的是利用大网膜的吸收功能。适用于巨大型难治性蛛网膜囊肿,尤其是术后复发者。

2.分流术　适用于颅中窝、鞍上、脑室内、四叠体池、大脑半球间池、脚间池等部位的蛛网膜囊肿。常单用或与囊壁切除术联合应用囊肿－脑室/腹腔或心房分流术。如有脑积水,可同时采用脑室－腹腔分流术。

(三)手术结果

大多数蛛网膜囊肿通过手术治疗可达到根治或消除症状及体征的目的。多数病例术后几天内症状就逐渐消失。病程较长,神经功能已有严重损害者,术后残余症状可持久存在,儿童可遗有发病时的反应迟钝或智力减退。有癫痫者术后部分患者消失或减轻。不同部位、不同手术方式的患者,其手术效果不同。

七、预后

蛛网膜囊肿为颅内良性囊肿,只要能控制好颅内压,预后一般良好。能完全切除者,大多可达治愈的目的。手术死亡率在 0～10% 之间,平均在 2% 以下。

(张义松)

第三章　心血管外科疾病

第一节　动脉导管未闭

一、概述

动脉导管未闭(PDA)是常见的先天性心脏病,我国动脉导管未闭的发病率占所有先天性心脏病的 15%～21%,男女性别比例为 1∶(1.4～3.0),早产儿发生率可高至 20%～30%。孕母于妊娠初期 3 个月多有风疹病毒感染史。动脉导管未闭亦可并发于其他先天性心脏病,或作为某些重症紫绀型先天性心脏病的代偿机制而存在。婴儿出生后,肺血管阻力下降、动脉血氧含量增加,以及缓激肽等物质的产生,均促使了动脉导管的闭合。足月儿动脉导管功能性关闭常发生在出生后数小时内,解剖上常在 6 周之内关闭,在 1 岁后每年关闭率仅为 0.6%。出生后 3 天内应吲哚美辛可抑制环氧合酶,阻止前列腺素合成,抵消其扩张动脉导管的作用,促使导管收缩、闭合,总的有效率在 70% 左右。如应用吲哚美辛无效,则需行介入或手术治疗。1938 年,Gross 首次给 1 例 7 岁女孩成功施行动脉导管未闭结扎术,从而开创了心脏外科的新纪元。

Portsmann 及 Rashkind 分别于 1971 年和 1974 年设计经心导管引入填塞物封闭导管的装置,1981 年用于临床。1992 年,Laborde 等开展电视辅助下胸腔镜导管结扎术(VTSI)。无肺动脉高压的病例手术死亡率低于 1%,主要死亡原因是呼吸衰竭和大出血。手术后患儿生长发育好,杂音消失,少数患儿可闻及因肺动脉扩张的收缩期杂音,随着时间的推移而逐渐减弱。

二、病理解剖

动脉导管是位于肺动脉主干与降主动脉之间的管道(图 3-1),主动脉弓在正常位时,未闭的动脉导管位于主动脉峡部与肺动脉之间。主动脉弓右位时,导管位于无名动脉的根部和右肺动脉之间。未闭导管依形态可分为五型。

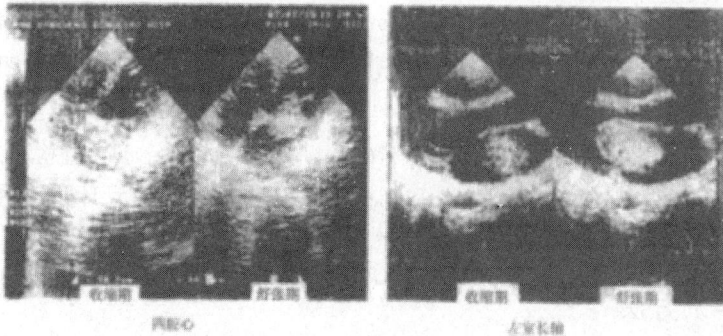

图 3-1　动脉导管形状示意
A. 管型;B. 漏斗型;C. 窗型;D. 哑铃型;E. 动脉瘤型

管型:导管两端等粗,此型最常见,占 75% 以上。

漏斗型:导管的主动脉端直径大于肺动脉端,呈漏斗状,占 23%。

窗型:导管极短,管腔较粗,主动脉与肺动脉紧贴,呈窗状,管壁往往很薄,此型较少见。

哑铃型:导管中间细,两端粗,形成哑铃状,少见。

动脉瘤型:导管中间呈瘤状膨大,管壁薄而脆,罕见。

未闭导管的长度可从 0.2~3cm;内径可从 1~20mm 或以上,多数为 5mm 左右。

动脉导管未闭常常合并其他先天性心脏病,当与法洛四联症、主动脉弓中断、右心室双出口、大动脉转位等心脏畸形并存时,动脉导管作为一种代偿途径可以延长患儿生命。

三、病理生理

婴儿出生后由于肺循环的肺血管阻力和肺动脉压力下降,而体循环血管阻力则因脐动脉闭锁反而上升,因此,未闭合的动脉导管血流发生逆转,由压力高的主动脉流向压力较低的肺动脉,形成左向右分流。分流量多少决定于导管的粗细、肺血管阻力的大小以及主、肺动脉压力阶差。左向右分流持续于整个收缩期和舒张期,临床可听到连续性的心杂音。由于肺动脉同时接受右心排出的和导管分流来的血液,故可引起肺充血;肺静脉回流入左心房和左心室的血流也相应增多,加重左心室负荷加重,促使左心室扩大、肥厚,甚至发生左心衰竭。流经二尖瓣口的血量过多可产生相对性二尖瓣功能性狭窄。肺循环血量增加后使肺血管阻力增大,右心室负荷加重可导致右心室肥大、增厚。

动脉导管未闭、分流量较大者可引起动力性肺动脉高压,当肺动脉压升高至主动脉的舒张期压力时,则血液分流仅在收缩期,临床上仅能在收缩期听到杂音。动力性肺动脉压虽可高达体循环水平,一旦分流中断,仍可逆转,使肺动脉压明显下降,甚至恢复正常。但肺小动脉因长期受血流冲击发生痉挛并继发管壁组织改变,如中层肌纤维和内膜增厚、硬化,管腔变细、阻塞,而使肺血管阻力持续上升,形成阻塞性肺动脉高压,这种阻塞性肺动脉高压不可逆转。此时左向右分流遂消失,逆转为右向左分流,临床上出现差异性发绀、收缩期杂音减弱,甚至消失,病变已属晚期,称为艾森门格(Eisenmenger)综合征。

四、临床表现与诊断

细小的动脉导管未闭者的左向右分流少,可以无症状。中等大小的动脉导管未闭,患儿常表现为发育迟缓、反复呼吸道感染、脉压差大、心脏搏动强和连续性机器样杂音。粗大的动脉导管未闭的婴儿可在出生后数周内发生心力衰竭。早产儿大的动脉导管未闭常有呼吸窘迫。

X 线胸片异常表现为左心房、左心室增大,肺充血和肺间质水肿。心电图检查显示左心室肥厚。超声心动图能准确判定导管的解剖特征、分流方向和估计肺动脉压力。大多数婴儿和儿童有典型的临床症状,且超声心动图可明确诊断,而无必要行心导管检查。但是,有严重的肺动脉高压者,心导管检查可根据氧疗和肺血管扩张药物的肺血管床反应评估肺动脉高压的严重程度,以决定是否可手术治疗。

五、主要手术方法

(一)导管结扎术

导管结扎术适用于绝大部分婴幼儿和管状未闭的导管。右侧卧位,左胸后外侧切口,经第4肋间进入胸腔,将左上肺叶拉向前下方,显露后纵隔。亦可应用平行腋中线纵切口及经胸膜外途径。在肺动脉、迷走神经及膈神经组成的导管三角区,纵行切开主动脉峡部至降主动脉表面的后纵隔胸膜。钝性及锐性游离动脉导管及喉返神经。在导管上、下缘游离导管壁周围的松弛组织,分别解剖出动脉导管上、下窗。将直角钳从下窗经导管后内侧向上窗方向分离,钳尖端自上窗穿出,将双10号粗丝线(图3-2)从导管后拉过去,予以结扎。先结扎主动脉端,后扎肺动脉端,打结用力均匀,双食指伸入胸腔,与导管在同一平面,慢慢收紧线结至震颤消失,在两结扎线上可用4号丝线结扎一次,防止结扎线松脱。游离、结扎导管前,短暂降低血压至60～70mmHg(8.0～9.33kPa),以减少血管张力,结扎或切断导管前必须暂时阻断导管30～60秒,观察患儿有无血压下降或心率增快的表现。

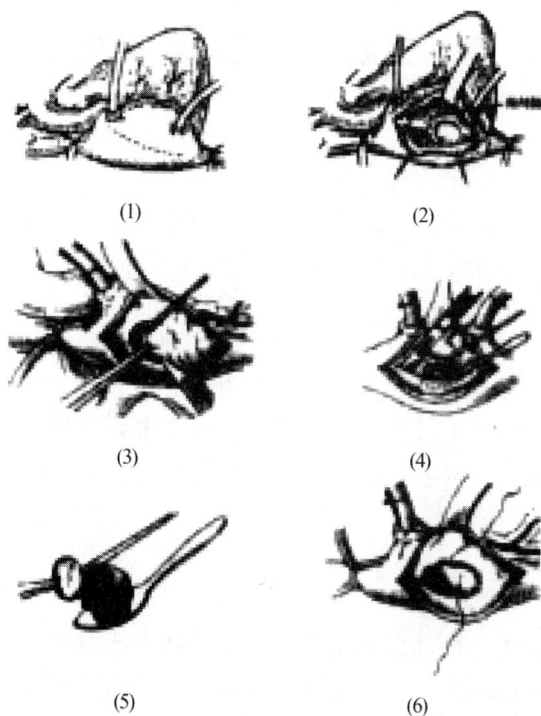

(1)　　(2)　　(3)　　(4)　　(5)　　(6)

图3-2　导管结扎术

(二)导管切断缝合术

对较粗、较长的导管可采取切断缝合术,游离出导管后在其主、肺动脉端分别置阻断钳,在两钳间切断,以5-0无损伤线连续缝合。此方法处理导管彻底,但手术风险大。钳夹应与导管长轴垂直,两钳间要有一定距离,如有松脱或管壁撕破,将发生致命性大出血。缝合针眼渗血应以温盐水纱布或小块干纱布压迫止血。

(三)体外循环下导管闭合术

此术式可经胸骨正中切口,在体外循环建立后将扩张的肺动脉主干向足侧及内侧牵拉,充分显露出心包腔顶部,剪开局部心包反折后,游离未闭的导管,仔细分辨左、右肺动脉与导管的关系。动脉导管确认后,用直角钳穿过导管的后方,引出两根10号粗丝线结扎导管。

有胸腔或心包内粘连或导管位置偏后,不易分离及显露时,可以先行血流降温,以手指压迫导管阻断其分流。当肛温降至20℃～25时,减低流量至10～20mL/(kg·min),切开肺动脉干,根据导管开口大小行褥式缝合、带垫片缝合或补片修补。缝合前应再次检查其确系导管开口,而非左肺动脉及其分支。最后一针打结前,患儿要处于头低位,利用体外循环流量充分排尽主动脉内气体,以免术后发生空气栓塞。

(四)电视胸腔镜下导管闭合术

随着电视胸腔镜治疗胸部疾病的发展,近年来有学者开展了电视胸腔镜下闭合动脉导管术。全身麻醉气管插管后,在左侧胸壁打两个直径 5mm 孔洞,分别插入胸腔镜和套管,经套管插入特制的剪刀和解剖器,在电视屏幕图像辅助指导下小心解剖上纵隔、游离动脉导管,经套管用持夹器钳夹两枚钛夹,将导管完全夹闭。

(韩安勇)

第二节　主动脉-肺动脉间隔缺损

一、概述

主-肺动脉窗(aortopulmonary window,APW)又称为主-肺动脉瘘、主动脉隔缺损、主-肺动脉隔缺损或主-肺动脉穿孔,是一种少见的先天性心血管畸形,发生率占先天性心脏病的 0.2%。缺损或窗口位于升主动脉与肺动脉主干之间,其病理生理和临床表现酷似动脉导管未闭,美国 Sick 儿童医院 20 年中的 15104 例先天性心脏病中只有 23 例,约占 0.15%。本病无自行闭合的可能,大部分患儿在婴儿期或成年以前便夭折,即使存活者,也大多合并严重的肺血管病变。本病早期手术的死亡率很低。影响手术效果的主要因素是手术时间和肺血管病变程度。畸形得以完全纠正的患儿术后远期效果较好,一般能参加正常的学习和工作。

二、病理解剖

胚胎时期第 5~8 周,主-肺动脉隔将动脉干分隔成升主动脉和肺动脉主干。在同一时期,室间隔将心室腔分隔成左、右心室,最终动脉隔的下方与室间隔的上方相融合,使左、右心室分别与主动脉和肺动脉相通。如上述分隔不完善,按其位置高低。分别形成主-肺动脉窗、永存动脉干或高位室间隔缺损。主-肺动脉窗的患儿主动脉和肺动脉的半月瓣发育均正常,通常还可伴有其他复杂的心血管畸形。1979 年,Richardson 等提出了主-肺动脉窗的经典分类。

Ⅰ型:缺损开口于肺动脉的右侧壁,靠近主动脉半月瓣。

Ⅱ型:缺损位于升主动脉远端,开口子右肺动脉自肺动脉干的发源处。

Ⅲ型:缺损直接开口于右肺动脉。

Ⅲ型:实际上是一侧肺动脉异常起源于主动脉,因此,Mori 等对此分类法进了改良,Ⅰ、Ⅱ型同 Richadson,Ⅲ型被定义为主-肺动脉隔完全缺损,而一侧肺动脉起源于主动脉不作为分类之一(图 3-3)。

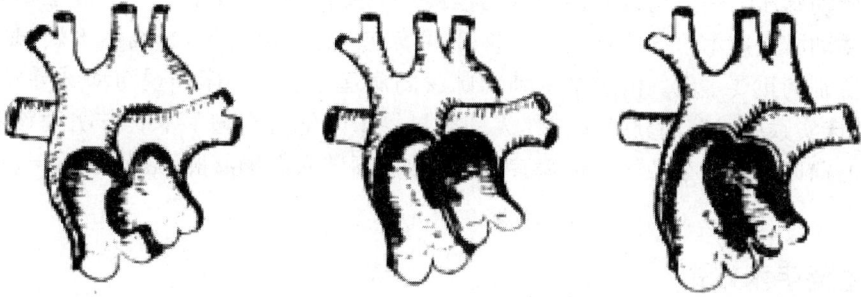

图 3—3 主—肺动脉窗 Mori 分型

本病的缺损口径大小不一,可从数毫米到 60mm,一般在 20mm 左右,其中约 40% 的患儿合并室间隔缺损、房间隔缺损、动脉导管未闭、主动脉瓣口狭窄、右位主动脉弓、法洛四联症等心脏畸形。

典型的主—肺动脉窗在解剖上恰位于主动脉瓣上方,形成主动脉根部与肺动脉主干相通。部分患者缺损口径较大,且下缘十分邻近主动脉瓣,从外观上难以与永存动脉干相区分。

三、病理生理

主—肺动脉窗导致的循环生理异常与动脉导管类似,但程度常较之更严重。早期,由于大量血流自主动脉分流至肺动脉;使肺静脉回流至左侧心腔的血量增加,加重左心室负担,因而引起左心室肥大及劳损,而体循环血流量相对不足,导致发育不良或迟缓。由于肺充血,易发生呼吸系统感染。晚期,肺小动脉发生管壁增厚、纤维化、管腔变小等继发性病变,使肺动脉阻力增加、压力升高,引起左、右心室合并肥大。当肺动脉的压力高于主动脉时,则形成反向(右至左)分流,出现全身性发绀。在出生后最初几周内,随肺血管阻力下降,患者通常有充血性心力衰竭的症状和体征。由于缺损较大,在患儿 1 岁之内形成不可逆的肺动脉高压。

四、临床表现与诊断

临床表现主要取决于主动脉至肺动脉分流血量的多少,以及是否发生继发性肺动脉高压及其程度。由于缺损一般较未闭的动脉导管口径大,以及其分流的位置离心脏近,所以许多患儿在婴儿或幼儿期即死于充血性心力衰竭,幸存者心悸、气急、乏力、易患呼吸系统感染和发育不良等表现,一般较动脉导管未闭更为突出。晚期肺动脉高压严重,产生逆向分流时则出现全身性发绀(区别于动脉导管未闭肺动脉高压时的下半身发绀)。抗生素广泛应用以来,动脉内膜炎已少见。

体检时,在胸骨左缘第 3、4 肋间可闻及连续性机器样杂音,如已有明显的肺动脉高压,可仅闻及收缩期杂音,杂音一般较动脉导管未闭更响,且较表浅,同一部位可扪及震颤,肺动脉第二心音亢进,或伴有肺动脉瓣关闭不全的杂音(Graham—Steell 杂音)。分流量较大时,常可在心尖部听到二尖瓣相对性狭窄产生的舒张期杂音。因脉压增宽,出现水冲脉、股动脉枪击声和毛细血管搏动等体征,其程度较动脉导管未闭更明显。

X 线胸片示心脏明显扩大,肺动脉段突出,升主动脉扩大,心电图检查示左心室肥大或左、右心室均肥大;超声心动图检查示升主动脉与肺动脉之间有异常通道,即可做出明确诊断,故通常不需要做心导管检查。若右心导管检查示肺动脉主干血氧含量明显高于右心室,右心室和肺动脉压力一般均有某种程度的增高,如导管自肺动脉主干进入升主动脉,更可确诊。逆行主动脉造影示对比剂自主动脉根部直接进入肺动脉主干,易确诊该病,是与动脉导管未闭相鉴别的重要手段。由于主—肺动脉窗的病理生理和临床表现与动脉导管未闭十分相似,在临床实践中确有部分患儿被作为动脉导管未闭施行剖胸手术时方明确诊断。此外,本症应与心前区有类似杂音的其他病症(主动脉窦瘤破入右侧心腔、冠状动脉—右侧心腔瘘等)相鉴别。

五、主要手术方式

主—肺动脉窗的缺损一般较大,易早期产生肺动脉高压和慢性充血性心力衰竭。因此,一旦明确诊断,都应尽早手术。主—肺动脉窗除个别缺损很小、位置远离主动脉瓣和肺动脉瓣、可在非体外循环下结扎或切断缝合外,一般都应在体外循环下进行修补,特别对于缺损位置低、下缘在心脏脂肪组织内、不易解剖清楚的病例。补片修补的途径可直接从经升主动脉、主—肺动脉窗前或肺动脉干切口进行修补。

(一)经升主动脉切口

胸部正中切口,切开心包,建立体外循环时,升主动脉插管位置要尽可能高一些,以便于显露手术野。体外循环开始时阻断肺动脉或左右肺动脉,以免引起灌注肺,并从右上肺静脉处插入左心房引流管,以降低左心室负荷。手术通常在中度低温下进行,如为婴儿或伴复加畸形形,也可采用深低温低流量或停循环的方法。

在主—肺动脉窗的主动脉一侧纵行切开升主动脉一般能获得良好的显露,修补前应仔细观察左、右冠状动脉起源及其与右肺动脉、肺动脉干相邻的关系。当缺损位置较低时,注意缺损下缘与冠状动脉开口和主动脉瓣的关系,避免损伤冠状动脉和主动脉瓣。可应用涤纶片或经戊二醛固定后的心包补片作修补材料。补片应与缺损直径相符合,以减少张力,避免补片太大后凸入肺动脉,致右心室流出道梗阻,可用 5—0 Prolene 线做连续缝合,修补完毕后关闭主动脉的切口,排气开放主动脉(图 3—4)。

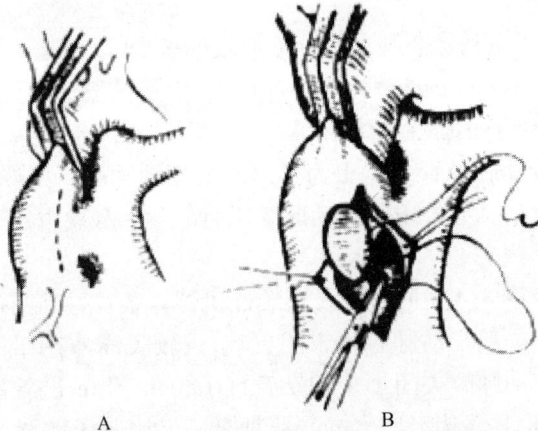

图 3—4　经升主动脉切口主—肺动脉窗修补术
A. 经升主动脉前壁切口;B. 采用涤纶补片缝合关闭

(二)经主—肺动脉窗前壁切口

纵行切开主—肺动脉窗正中前壁,同样应仔细检查冠状动脉的开口,先将补片与缺损的后缘和上、下缘缝合,其前缘的缝合采用三明治法,即同时把两侧的主动脉壁、肺动脉壁与补片前缘一起缝合,注意排空主、肺动脉腔内的气体。

（三）经肺动脉切口

纵行切开肺动脉主干前壁,显露缺损,用类似经主动脉切口的方法进行补片修补缺损,也可用自体肺动脉壁转移"皮瓣"技术修补缺损,再用自体心包补片修复肺动脉壁缺损。由于经"肺动脉"切口不易看清主动脉内冠状动脉开口的情况,操作时要谨慎。

（韩安勇）

第三节　主动脉缩窄

一、概述

主动脉缩窄(CoA)是指在动脉导管或动脉韧带邻近区域的主动脉狭窄,约占先天性心脏病的 5%～8%。该病首先于 1760 年由 Morgagni 通过尸解描述。少数患儿可无症状或并发症,并可生活到成年。但未经治疗的患儿寿命均较短,平均 32～40 岁,90% 在 50 岁以前死亡。死因大多为充血性心力衰竭、主动脉瘤、细菌性心内膜炎、脑血管意外等。1945 年,Crafoord 首次报道手术矫治主动脉缩窄获得成功。1950 年,Calodney 报告手术矫治婴幼儿主动脉缩窄获得成功。近年来,随着手术方法的改进,主动脉缩窄手术早期死亡率已明显下降,单纯型主动脉缩窄手术死亡率已降至 0%～4%,再缩窄二次手术的死亡率为 5%～10%。早期死亡原因多为术后出血及心肺功能不全。另外,主动脉缩窄术后远期并发症如高血压或术后再狭窄的发生率仍较高。国外文献报道,即使手术十分成功,仍有 10%～20% 的患儿可发生远期高血压。婴幼儿主动脉缩窄术后再缩窄发生率可达 9%～60%。近年来,球囊主动脉成形术的应用为解除或减轻主动脉缩窄术后再狭窄提供了新的治疗方法,但其远期疗效仍有待于进一步的论证。

二、病理解剖

主动脉缩窄的范围通常比较局限,主要局限在动脉导管或动脉韧带区域。病理改变表现为主动脉壁中层及内膜增厚,引起部分膜状或纤维肌肉凸向腔内,从而导致管腔局部的狭窄,其狭窄程度不一,一般为 2～5mm,部分严重者可接近于闭锁。主动脉缩窄的形成机制尚未明确,目前大多数学者认为与胎儿期主动脉血流异常分布有关。在胚胎发育时期,任何使主动脉峡部血流减少的心血管畸形均易发生主动脉缩窄,如动脉导管未闭、室间隔缺损、主动脉瓣畸形、二尖瓣狭窄等。

临床上依据 Bonnet 提出的病理分型分为导管前型(婴儿型)及导管后型(成人型)(图 3—5)。导管前型多位于主动脉峡部,呈广泛性狭窄,可累及主动脉弓部,动脉导管呈开放状态,侧支循环少,常合并其他心内畸形,多见于新生儿和婴幼儿。导管后型多位于动脉导管或动脉韧带的远端,缩窄范围较局限,动脉导管大多已闭合,侧支循环丰富,很少合并心内畸形,多见于年龄较大儿童或成人。

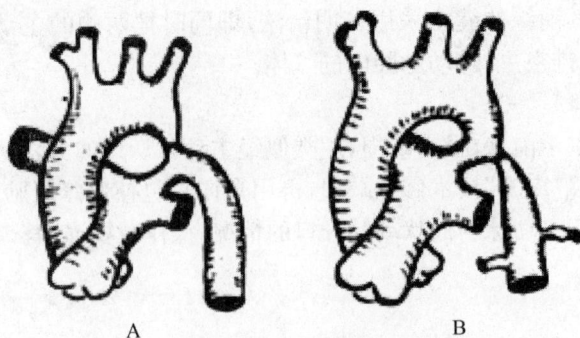

图 3-5　主动脉缩窄分型
A. 导管前型；B. 导管后型

三、病理生理

主动脉缩窄的血流动力学改变主要是狭窄近心端血压增高，使左心室后负荷增加，出现左心室肥大，导致充血性心力衰竭。脑血管长期处于高血压状态，易出现动脉硬化。缩窄远端血管血流减少，严重时可出现下半身及肾脏血供减少，造成低氧、尿少、酸中毒。有些婴幼儿下肢血流部分依赖肺动脉供应，故下肢血的氧饱和度可低于上肢。随着侧支循环形成，使得缩窄的近心端血流与缩窄远端的动脉相交通，症状可得以改善。

四、临床表现与诊断

患儿临床表现与年龄及是否合并其他心内畸形有关。婴幼儿大多表现为气急、多汗、喂养困难等充血性心力衰竭症状，部分患儿下肢皮肤较上肢略呈发绀。心脏听诊可闻及奔马律及收缩期杂音，股动脉搏动减弱、消失。若主动脉缩窄程度较轻，未合并心内畸形，患儿多无症状，部分可诉头痛、活动后气促、心悸，下肢易感疲劳，甚至出现间歇性跛行。多数在体检时发现上肢血压高于下肢，股动脉搏动减弱或消失。因约有少数患儿左锁骨下动脉从缩窄段下方发出，故需同时测量左、右上肢血压。胸骨左上缘或左肩胛区可闻及收缩期杂音。

X 线胸片示心影正常或有不同程度的左心室增大。主动脉缩窄形成的切迹及扩大的近端锁骨下动脉和主动脉缩窄后扩张的切迹在 X 线胸片上形成典型的"3"字形征象。心电图检查主要表现为左心室不同程度肥厚，部分为双心室肥厚。超声心动图检查可判断主动脉缩窄的部位和长度。心导管和主动脉造影可明确缩窄的部位、范围及压力阶差。目前，64 排 CT 已能对缩窄部位、长度、侧支形成做出全面的判断，基本上替代了心血管造影。

五、主要手术方式

一般认为，缩窄两端的压力阶差超过 22.5mmHg 就具备手术适应证。根据患儿的年龄、缩窄的程度及是否合并其他心内畸形等而选择不同的手术方法。

(一)缩窄段切除，端端吻合术

此手术适用于缩窄段较局限，缩窄段切除一般不超过 2cm 范围。经左胸第 4 肋间进胸，充分解剖狭窄段主动脉，包括动脉导管(韧带)及左锁骨下动脉，用阻断钳阻断主动脉远、近端血流，结扎切断动脉导管(韧带)，切除主动脉狭窄段，近端切口应切至管腔足够大的部位，远端切口有时需斜切使吻合口足够大。上、下端吻合时张力不能高，如有困难，需牺牲一些肋间血管以确保吻合口张力不致过高。吻合口采用 5－0 Prolene 或可吸收线连续缝合(图 3－6)。特别要强调,该病手术操作技巧一定要熟练,主动脉阻断时间不得超过 25 分钟,以免发生脊髓损伤和肾功能衰竭。

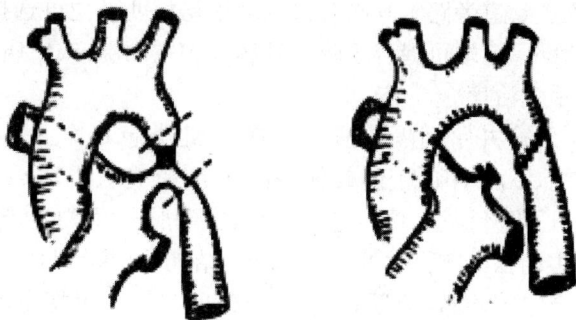

图 3－6　缩窄段切除、端端吻合

(二)人造血管置换术

缩窄段较长的患儿,特别是原计划做切除后端端吻合,因吻合口张力过大无法直接吻合,或术前就明确缩窄段较长需采用人工管道者,即可选用涤纶管道或 Gore－Tex 管道连接远、近端主动脉(图 3－7)。

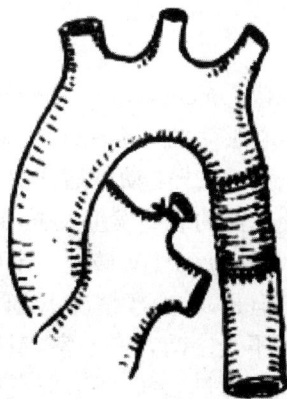

图 3－7　缩窄段切除人造血管置换

(三)补片扩大成形术

阻断缩窄段远、近端主动脉后,纵行切开缩窄段主动脉,切除缩窄处腔内的隔膜组织。主动脉的上、下切口均需超过缩窄段至正常的主动脉膨胀处,然后选用与主动脉切口大小相近的 Gore－Tex 补片,剪成椭圆形,用 5－0 单丝聚丙烯缝线连续缝合,扩大缩窄段主动脉。但该法用于小婴儿远期再狭窄发生率极高,目前不主张应用于婴幼儿。

(四)左锁骨下动脉瓣翻转术

此方法仅适用于婴幼儿主动脉缩窄。左锁骨下动脉需完全游离,在胸颈部椎动脉分支处分别结扎左锁骨下动脉和椎动脉,并切断左锁骨下动脉,结扎动脉导管或韧带。在主动脉弓部靠左颈总动脉远端和缩窄段远端 2～3cm 的降主动脉上分别置主动脉阻断钳,纵行切开降主动脉缩窄段,并将切口向上延长至左锁骨下动脉,将左锁骨下动脉纵行剖开形成血管瓣,向下要越过缩窄段远端 1～1.5cm。剪除缩窄段内腔的隔膜组织,再将剖开的锁骨下动脉瓣向下翻转行主动脉成形术。由于此方法以牺牲左锁骨下动脉为代价,有较多近、远期并发症,目前除非特殊情况,不作为首选治疗方法。

（五）人工管道旁路术

当遇到主动脉缩窄段较长而复杂,或局部有严重粘连,或存在炎症而致分离困难时,可采用人工管道旁路术。人工管道旁路术其吻合口近端根据病变部位可选择在升主动脉、主动脉弓或左锁骨下动脉起始部。远端可缝合于降主动脉或胸主动脉,或依病变部位而定。

（六）合并 VSD 的手术治疗

婴幼儿主动脉缩窄常合并室间隔缺损。目前,对此类患儿均主张在婴儿期行一期根治术。手术方法:同时置上、下肢动脉测压,在体外循环下,首先阻断 PDA,完成 VSD 的修补,开放主动脉,心脏复跳后,适当升温至 32℃左右,游离主动脉弓、降主动脉、PDA（或韧带）周围组织,向下游离到缩窄主动脉下方正常处 0.5~1cm,结扎并切断 PDA,于缩窄主动脉上、下方分别置阻断钳,切断缩窄之主动脉,如近心端主动脉切口较小,可将主动脉弓下方延长,并行端侧吻合术。吻合完毕后,先开放远端阻断钳,排气,再开放近端阻断钳。

（韩安勇）

第四节　主动脉窦动脉瘤

一、概述

先天性主动脉瓣窦瘤（congenital of aneurysm of the sinus of valsalva,CASV）是一种比较少见的先天性心脏病,约占先天性心脏病的 1‰~2‰。患儿在出生后,由于主动脉血流压力将主动脉瓣窦的薄弱区逐渐外推膨出形成主动脉瘤样突出,称为 CASV。最后,在伴有或不伴有体力劳动或外伤的情况下,使菲薄的瘤壁发生破裂,穿入邻近的心腔,偶尔也可穿入心包腔或肺动脉,造成血液分流的瘘,则称为 CASV 破裂。未破的 CASV 一般不产生血流动力学变化,因此没有临床症状和体征。但是,在少数情况下,未破 CASV 可产生重要的症状,如凸入右心房,造成三尖瓣狭窄与关闭不全。凸入右心室,造成流出道梗阻。邻近传导系统的CASV 可引起心脏传导阻滞及室性心动过速。CASV 破裂后致死的主要原因是充血性心力衰竭。CASV 破裂及充血性心力衰竭特别易患感染性心内膜炎,约占 10%,而心内膜炎是本病致死的主要原因之一。

二、病理解剖

CASV 是由于主动脉瓣窦的基部发育不全,窦壁中层弹性纤维和肌肉组织薄弱或缺失,使主动脉壁中层与主动脉瓣纤维环之间缺乏连续性,形成主动脉瓣窦的基底部薄弱点,出生后主动脉血流压力将主动脉瓣窦的薄弱区逐渐外推膨出形成主动脉瘤样突出。CASV 多为单发性,窦瘤在主动脉内开口直径通常为 0.6~1.2cm,瘤体长 0.4~4.0cm,通常在 1.5cm 左右,壁薄,内壁光滑,尖端有赘生物,多为一破口,也有多个破口。极少数窦瘤内口较大,可累及整个动脉瘤。瘤体突出和破裂入心腔的方向,取决于窦瘤起源于哪个主动脉窦。大多数窦瘤发生于无冠窦的后部或左冠状窦,多数破入右心房或右心室,少数破入左心房或左心室。极个别窦瘤破入室间隔、心包腔或肺动脉。

CASV 的分型（图 3—8）:

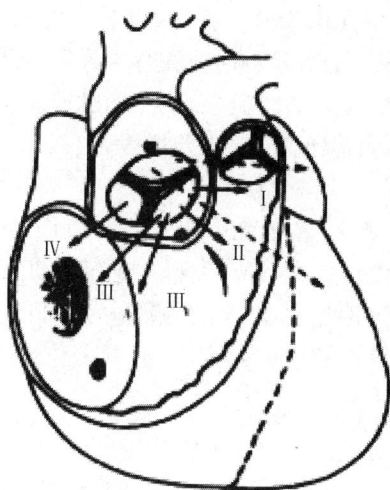

图3-8　主动脉瘤破裂的起源、部位与破入的方向

Ⅰ型:右冠窦左1/3部分破入右心室漏斗部上部,紧靠近左、右肺动脉瓣交界的下方,多合并室间隔缺损和主动脉瓣叶脱垂或畸形。

Ⅱ型:右冠窦中1/3部分穿过室上嵴破入右心室漏斗下部肌肉间隔。

Ⅲ型:右冠窦右1/3部分破入右心室或右心房,大多破入漏斗隔壁束下方的室间隔膜部,少数破入右心房,靠近三尖瓣隔瓣的根部。

Ⅳ型:主动脉窦瘤起源于无冠窦偏左1/3部分破入右心房,但偶有破入右心室或同时破入右心房及右心室者,少数起源于无冠窦偏后部者可破入心包腔。

三、病理生理

CASV发生破裂后通常破入右侧低压心腔,血液从高压的主动脉分流入低压的右心室腔,由于二者存在明显的压力阶差,产生大量的左向右分流,其血流动力学改变类似动脉导管未闭,肺循环血流量增多,右心室负荷加重,引致右心室扩大、肺动脉高压和右心衰竭。CASV破入右心房腔则使右心房压力明显增加,右心房明显扩大,上、下腔静脉血液回流受阻,出现右心衰竭症状。CASV破裂入心包腔则产生急性心脏压塞而引起死亡。

CASV常可合并其他心脏畸形,其中最常见的为并发VSD(约占40%～50%),这样更加重左、右心室的负荷,同时,常有不同程度的主动脉瓣反流,其自然病史和VSD合并主动脉瓣反流相似。当CASV囊体及右冠瓣叶脱垂,主动脉瓣反流则进行性加重。脱垂的进展逐渐堵塞而缩小了VSD,致使解剖学上的大VSD变成了功能上的小VSD,因而此类患儿肺动脉高压与肺血管阻力增高少见。CASV亦常伴有主动脉瓣关闭不全、肺动脉口狭窄、主动脉缩窄和动脉导管未闭等。本病病程进展随破口大小而异。破口越大,左向右分流量越多,则症状出现早,病情进展快。

四、临床表现与诊断

未破裂的CASV一般没有临床症状,破裂后才出现症状。发病多有明显诱因,如在剧烈劳动时突然感觉心前区或上腹部剧烈疼痛、胸闷和呼吸困难,类似心绞痛。病情迅速恶化者,发病后数日即可死于右心衰竭。多数病例破口较小,起病后可有数周、数月或数年的缓解期,然后呈现右心衰竭症状。少数患儿由于破口甚少,仅有小量左向右分流,很长时间可无自觉症状,常因心脏杂音而偶然发现。心脏检查时在胸骨左缘第3、4肋间可听到典型的连续性粗糙杂音,性质类似动脉导管未闭,但杂音位置较低,主动脉瓣窦动脉瘤破入右心房的病例则常呈现颈静脉怒张。由于舒张压明显下降,脉压差增大,出现水冲脉、毛细管搏动和股动脉枪击声。

X线胸片示心脏明显扩大、肺动脉段突出和肺野充血肺纹理增多。心电图检查示左心室肥大或双心室肥大、心肌损害和右束支传导阻滞。超声心动图检查显示主动脉窦壁波形中断,舒张期主动脉窦壁脱入右心室流出道。右心导管检查可证实在右心房、右心室或肺动脉部位血氧饱和度升高,提示该部存在左向右分流。逆行主动脉造影可明确主动脉窦瘤破口部位及破入的心脏腔室。

五、主要手术方式

CASV形成后逐渐发展扩大,最终必然导致主动脉窦瘤破裂。因此,凡确诊为主动脉瓣窦瘤破裂者,都应施行CASV切除术。CASV未破裂,但瘤囊较大而引起右心室流出道梗阻、三尖瓣狭窄或关闭不全、房室传导阻滞时,均应尽早手术。根据CASV破入腔室部位或伴发心脏畸形来决定不同手术的方式。

(一)经肺动脉及右心房切口CASV修补术

过去对破入到右心室者多采用右心室切口,现多改为经肺动脉和右心房切口完成修补,该术式有利于术后心功能的恢复。如有肺动脉狭窄可同时解除肺动脉狭窄。常规建立体外循环,手术一般在中度低温体外循环下进行。暴露瘤囊后,沿纵轴剪开CASV壁,认清CASV的内口,切除部分囊壁,残端留3mm。对内口直径在10mm以下者,可采用直接缝合法修补,沿主动脉长轴进出针,用5-0 Prolene线做间断"8"字缝合或连续缝合,然后再做第二层垫片褥式缝合,缝针必须穿过主动脉瓣环及健康的主动脉壁,勿损伤主动脉瓣。而内口直径达10mm或以上者,需采用人造织物补片修补,用5-0 Prolene线连续或间断褥式缝合,并用原囊壁再加固。

(二)经主动脉切口CASV修补术

当窦瘤破入左心室,其起源部位多为左冠窦,可选择升主动脉根部切口。经该切口可直接自冠状动脉开口灌注停搏液,且可精确检视瓣叶,囊状窦瘤可自右心房或右心室牵回主动脉内,切除多余瘤壁,窦瘤的切除与缝合方法与上述一致。对合并的嵴上型室间隔缺损,可经主动脉切口或右心室切口予以修补,如伴发主动脉瓣关闭不全,可同时做主动脉瓣成形术或主动脉瓣膜置换术。

(三)CASV合并VSD的修补术

一般选升主动脉与肺动脉主干双径切口,此法的优点是暴露最好,便于准确、可靠地进行CASV的修补及合并主动脉瓣反流与VSD矫治术,尤其是需行补片修补的大VSD,为多数学者所推崇。最好采用单一补片法,补片裁剪后先自VSD下缘开始,做连续缝合,双头针线分别向上缝合至主动脉瓣环,将补片与其缝合,然后继续将补片上缘与CASV内口的上缘正常主动脉壁缝合。伴有主动脉瓣脱垂及主动脉瓣反流时,如主动脉瓣反流为轻度,只修补CASV和VSD,主动脉瓣反流一般不必处理。中度或重度主动脉瓣反流,必须同时处理,根据患儿年龄及瓣膜的病理情况,选做主动脉瓣成形术或主动脉瓣置换术。主动脉瓣成形术(图3

—9)适用于年龄较小、瓣叶脱垂,以延长或轻度增厚的改变为主,以及无明显纤维化、卷缩或钙化者。主动脉瓣置换术适用于伴有严重瓣叶畸形,如明显纤维化、增厚、缩短、卷曲和钙化、二叶瓣畸形引起的主动脉瓣反流以及主动脉瓣成形术效果差或无法成形者。

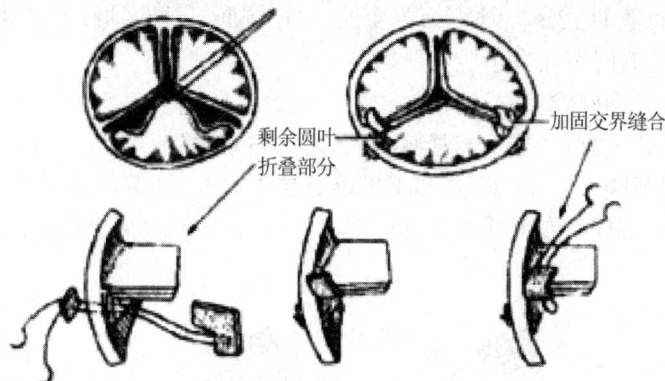

图3—9　主动脉瓣叶脱垂的瓦刀法示意图
上方图示折叠缝合瓣叶延长部分游离缘;下方图示加固缝合折叠瓣叶和交界方法

（韩安勇）

第五节　房间隔缺损

一、概述

继发性房间隔缺损(ASD)是最常见的一种先天性心脏病,约占所有先天性心脏病的5%～10%,多见于女性,女:男为2:1,常合并其他先天性心脏病畸形。1953年,John Gibbon首次报道在体外循环辅助下关闭房间隔缺损。此后,房间隔缺损亦是首次通过介入或外科微创封堵方法治疗的先天性心脏病。继发孔房间隔缺损的自然闭合率整体上为87%。在3个月以前诊断的缺损直径<3mm的房间隔缺损在1岁半内可100%自然闭合;缺损直径在3～8mm的房间隔缺损在1岁半内有80%以上的可自然闭合;缺损直径在8mm以上者很少有自然闭合者。如果未经治疗,充血性心力衰竭和肺动脉高压将在30岁前发生。继发性房间隔缺损手术死亡率<0.5%,但对年龄大的伴有严重肺动脉高压、充血性心力衰竭和心律失常的患儿,其手术死亡率在3%左右。

二、病理解剖

正常的房间隔由继发隔和原发隔组成。如在发育的过程中,原发房间隔停止生长,不与心内膜垫融合而遗留间隙,即成为原发孔(或第一孔)缺损。当原发房间隔向下生长而尚未和心内膜垫融合以前,其上部逐步被吸收,构成两侧心房的新通道,称为继发孔(或第二孔)缺损。继发隔和原发隔之间残留活瓣状孔道,称为卵圆孔。原发孔房间隔缺损在房室间隔缺损章节叙述,本节主要介绍继发性房间隔缺损,根据其缺损的部位可分为可分为四个类型。

(一)卵圆孔型(中央卵圆孔缺损)

临床上最常见,发病率约占总数的75%。绝大多数缺损为单发性,呈椭圆形,大小各不相同,位于冠状窦的后上方,周围有良好的边缘,尤以上部更为明显。个别病例的缺损,可呈筛孔形。

(二)下腔静脉型(低位缺损)

较少见,约占总数的12%。缺损为单发性,位置较低,呈椭圆形,下缘缺如,与下腔静脉的入口没有明显分界,有时可伴有下腔静脉瓣。

(三)上腔静脉型(静脉窦型或高位缺损)

缺损位于卵圆孔上方,紧靠上腔静脉的入口,约占总数的3.5%。缺损一般不大,其下缘为明显的新月形房间隔,上界缺如,常与上腔静脉连通,使上腔静脉血流至左、右心房(图3-10)。这类病例几乎都伴有右上或右中叶肺静脉异常,血液回流入上腔静脉内。

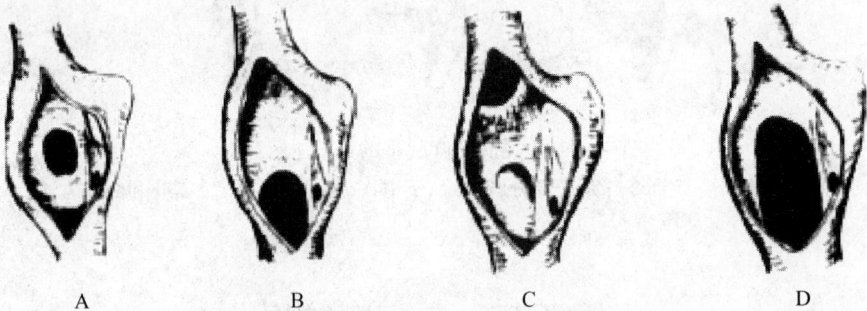

图3-10　继发性房间隔缺损分型

A.中央型;B.下腔静脉型;C.上腔静脉型;D.混合型(中央型下腔静脉型)

(四)混合型(兼有上述两种以上的缺损)

约占15%。往往伴有其他畸形,如肺动脉瓣狭窄、右肺静脉异位引流、二尖瓣狭窄(Lutembacher综合征)、双上腔静脉、右位主动脉弓等。

三、病理生理

由于左心房压力8～10mmHg比右心房3～5mmHg高,房间隔存在缺损将使左心房血流向右心房分流,分流量的多少决定于心房压力阶差和缺损大小。幼儿期,两侧心房压力比较接近,分流量不大,临床症状也不明显。随着年龄增长,房压差增大,左向右分流量逐渐增多,可达到体循环血流量的2～4倍。右心负荷加重,使右心房、右心室和肺动脉逐渐扩大,肺动脉压力上升。初期肺小动脉痉挛,以后管壁内膜增生和中层增厚,管腔狭小和阻力增加,最终导致梗阻性肺动脉高压,右心房、右心室压力随之增高,分流量减少,甚至发生右心房向左心房逆流,晚期可发生艾森门格(Eisemenger)综合征。

四、临床表现与诊断

患儿发育大多正常。缺损较大的患儿发育较差,体格瘦小,左前胸隆起,心脏浊音界增大,心前区近胸骨左缘处有抬举性搏动;胸骨左缘第2～3肋间可闻及吹风样收缩期杂音。肺动脉瓣区收缩期杂音和第二心音亢进及固定分裂,对诊断有重要意义。部分缺损较大的病例,在心前区可听到三尖瓣相对性狭窄的短暂滚筒样舒张期杂音。当肺动脉高压形成后,肺动脉瓣区收缩期杂音可见减轻,但是第二心音亢进更明显,而分裂变窄或消失。晚期病例发生右心衰竭时,则有颈静脉怒张、肝大和坠积性水肿等体征。

X线胸片表现为右心房、右心室扩大,明显肺动脉段突出以及肺纹理增多。心电图检查在右胸导联可见电轴右偏、右心室高电压伴不完全右束支阻滞、右心房肥大(Ⅱ导联中高 P 波)。超声心动图四腔面可示房间隔有连续回声中断、右心房及右心室扩大、室间隔与左心室后壁同向运动。

房间隔缺损的诊断一般不难。根据临床症状、心脏听诊、放射线胸片、心电图及超声心动图的检查,往往可以得出结论。如在心导管检查中,心导管通达左心房,同时右心房血氧含量超过上腔静脉时,更可进一步明确诊断。

五、主要手术方法

(一)体外循环下修补术

经胸骨正中切口进胸,但当前从美容角度出发,多采用经右腋下纵切口第四肋间进胸(图 3—11)。推开右肺叶,暴露心包,经右膈神经前方 2cm 纵行切开心包,将切口两侧心包分别缝于两块纱布上,拉紧纱布,以达到悬吊心包,并遮挡周围组织作用。可以建立体外循环,可以在心脏不停跳下进行手术,也可以阻断心脏血流,心停搏后手术(图 3—12)。孔径小的房间隔缺损可用连续缝合法直接缝闭,巨大缺损或上腔静脉型者用心包或涤纶织片修补。筛状多孔先予以剪除,再缝合或缝补缺损(图 3—13)。伴有异位静脉引流者,可将缺损内侧边缘缝于肺静脉开口的前方右心房壁上,关闭缺损,同时纠正异位引流。

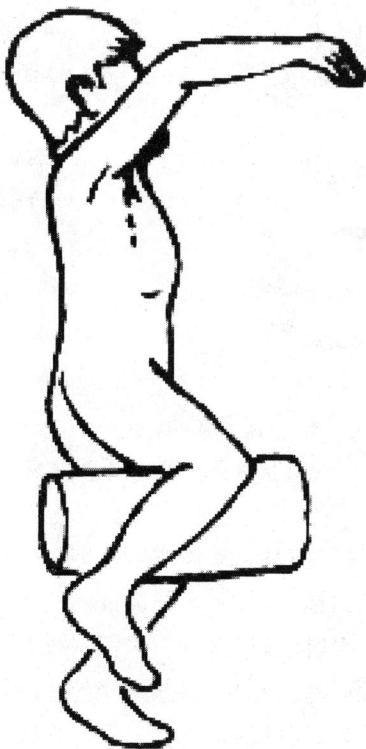

图 3—11 右腋下纵切口

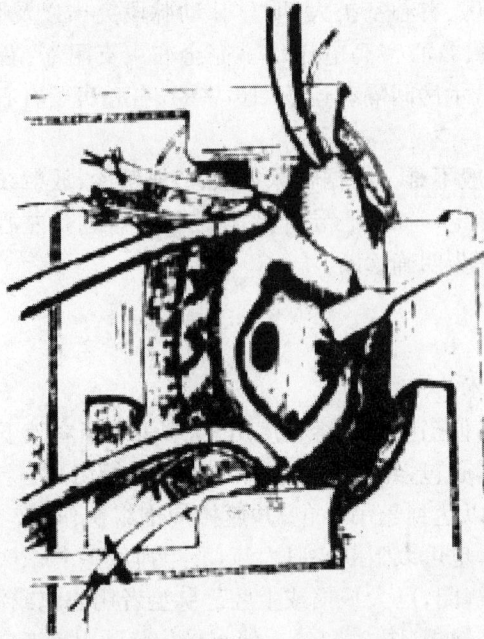

图 3—12　暴露手术野

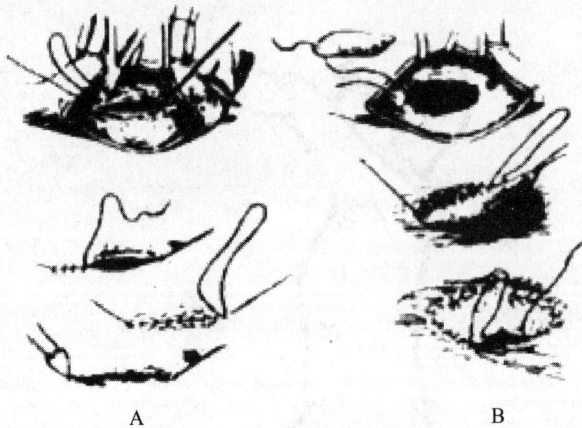

A　　　　　　　　　　　　B

图 3—13　房间隔缺损修补术

A. 直接缝合法；B. 补片修补法

(二)微创外科封堵术

随着介入技术的发展,对一些年龄较小、体重较轻但有临床症状者,或为避免大剂量 X 线的辐射,近年来开创了外科微创封堵术,其手术适应证同介入手术,即中央型周围均有边的继发性房间隔缺损。手术方法:取平卧位,于胸骨右缘第 4 肋间做 0.5～2cm 的切口,切开皮肤及相关组织达胸膜前,推开胸膜,提出心包,在膈神经前方做一个"十"字切口,在食管超声(TEE)指引下,用手指探查右心房,明确缺损部位。在心房表面缝一荷包,将输送器穿入右心房再经房间隔缺损到达左心房,经输送器将封堵伞的第一个伞释放到左心房后,回拉输送器使第一个伞钩住房间隔;输送头部迟到右心房后,释放第二个伞,让两个伞正好夹住房间隔缺损二侧的房间隔边缘,TEE 检查无残余分流,不影响各瓣膜功能后,退出输送器(图 3—14)。

封堵伞大小选择往往比缺损直径大 2mm 左右为合适。心包切口一般不缝合，大多数患者无须放置引流管。手术要切忌勿损伤乳内动、静脉及肋间血管，一旦损伤，一定要缝扎止血。尽量不要损伤胸膜，如损伤者，尽量修补完整。微创封堵如果发生封堵器不牢或脱落并无法补救者，应立即改为体外循环手术。如房间隔缺损后缘边较小，担心封堵器不够牢固时，可在房间沟处，用 4－0 Prolene 线加固一针。

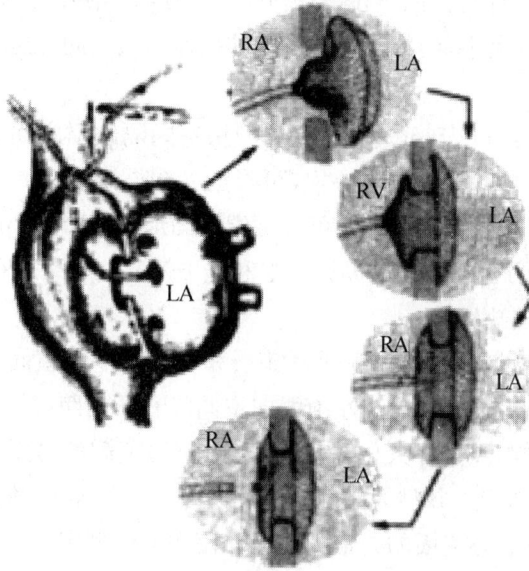

图 3－14　微创外科封堵术

（韩安勇）

第六节　房室间隔缺损

一、概述

房室间隔缺损（AVSD）又称为房室通道缺损、房室管畸形或心内膜垫缺损，约占先天性心脏病的 4％。该病是由于心内膜垫发育异常，导致房室瓣上方的原发孔缺损或房室瓣下方的膜周室间隔缺损，以及房室瓣环不同程度分裂的一组复杂畸形，包括房室瓣下大型室间隔缺损、近房室瓣平面上房间隔缺损、单一或共同房室瓣孔。据报道，超过半数的患儿合并有 Down 综合征。临床上将房室间隔缺损主要分为部分型房室间隔缺损、过渡型房室间隔缺损和完全型房室间隔缺损。

二、病理解剖

各型房室间隔缺损在形态学上有以下共同特征：①有房间隔缺损；②房室瓣畸形；③室间隔嵴低凹，左心室流入道缩短；④主动脉瓣向上前移位，使左心室流出道延长，形成鹅颈征畸形；⑤冠状窦、房室结和位于心室的近侧传导束下移。

（一）部分型房室间隔缺损

1.原发孔房间隔缺损　由于胎儿期心内膜垫未能与第一房间隔会合，残留房间隔原发孔缺损，其下缘为二尖瓣、三尖瓣附着在室间隔嵴上的瓣环，后下缘接近房室结，上缘为房间隔。

2.原发孔房间隔缺损合并二尖瓣和（或）三尖瓣畸形　二尖瓣分为左上瓣叶、左下瓣叶及其跨越部分和左侧瓣叶，前二者可完全分开或部分融合，形成二尖瓣裂缺且均附着于低凹的室间隔嵴上。三尖瓣分为右上、右下和右侧瓣叶，右上瓣叶不附着于室间隔嵴上，多有发育不全。原发孔缺损一般中等大小，偶尔伴有继发孔缺损而形成共同心房。

（二）过渡型房室间隔缺损

过渡型房室间隔缺损为介于部分型与完全型房室间隔缺损之间的中间类型。有 1 个原发孔房间隔缺损，或合并继发孔房间隔缺损，可形成共同心房；有两个分开的房室瓣环，房室瓣组织未完全黏附至低凹的室间隔嵴上，可在腱索之间形成数个较小的室间隔缺损，偶尔有 1～2 个较大或中等室间隔缺损形成，二尖瓣左上和左下瓣叶间有裂缺存在。

（三）完全型房空间隔缺损

完全型房室间隔缺损包括原发孔房间隔缺损和房室瓣下方室间隔流入道缺损。根据房室瓣环与室间隔嵴有无腱索连接，以及左前瓣向室间隔右侧骑跨程度，Rastelli 将其分为三种类型：A 型为左前瓣与右前瓣交界处位于室间隔上，有房室瓣的腱索与室间隔嵴相连。过渡型房室间隔缺损亦属于 A 型。B 型为左前瓣轻度骑跨于室间隔上，在室间隔右侧与右前瓣分界，仅部分腱索与室间隔右心室面的异常乳头肌相附着。C 型则为左前瓣显著骑跨于室间隔对侧，并与右前瓣相融合，无任何腱索与室间隔相连，形成"漂浮瓣"（图 3—15）。

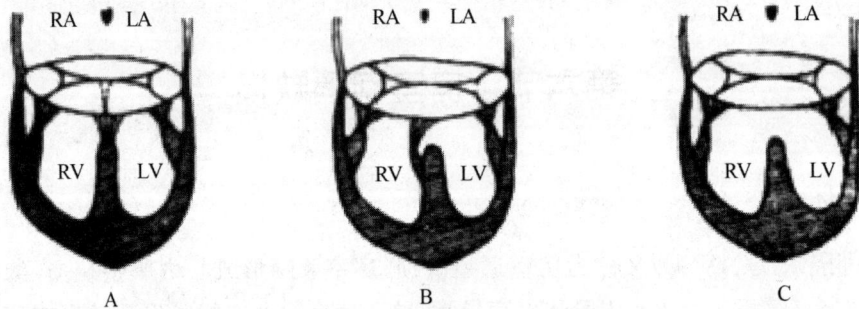

图 3—15　完全型房室间隔缺损

A. A 型；B. B 型；C. C 型

（四）合并畸形

1.法洛四联症　完全型房室间隔缺损偶尔伴发法洛四联症，约占 6%。如右心室流出道梗阻严重以致需要跨瓣环补片扩大时，由于肺动脉瓣反流，加上三尖瓣重建后易于反流，容易引起右心衰竭，远期效果差。

2.动脉导管未闭　约占 10%，是完全型房室间隔缺损中最常见的合并畸形。

3.右心室双出口　同时伴有肺动脉狭窄的约占 2%，无肺动脉狭窄约为 1%，VSD 较大，通常位于主动脉瓣下，偶尔 VSD 远离主、肺动脉开口。

4. 左心室流出道梗阻　部分型房室间隔缺损患儿多于完全型室间隔缺损,但在 Down 综合征中少见。当右心室优势时,左心室流出道梗阻常见。当存在主动脉缩窄或主动脉弓发育不良时,常有左心室流出道梗阻存在。

5. 单组乳头肌　在左心室发育不全的情况下,左心室两组乳头肌可靠得很近,偶尔可融合成单组乳头肌。如缝合二尖瓣前瓣裂缺后,而所有乳头肌附着于单组乳头肌的情况下,可形成降落伞样二尖瓣。但因为腱索细,腱索空间较大,与真性降落伞样二尖瓣有所不同。单组乳头肌往往提示左心室发育不良。

三、病理生理

各型房室间隔缺损的病理生理变化取决于引起血流动力学改变的程度:房内分流、室内分流及房室瓣分流。合并畸形也影响病理生理变化。

部分型及过渡型房室间隔缺损中,只要没有大的室内分流,主要的病理生理变化为心房水平左向右分流,在无或有轻度二尖瓣反流时,与大的房间隔缺损相似,有右心室容量负荷加重及肺血增多;如有重度二尖瓣反流,其反流从左心室直接入右心房,使左、右心室容量负荷增加,可能早期产生心脏增大和心力衰竭。

完全型房室间隔缺损四个心腔相通,除心房及心室水平左向分流外,左心室血液直接反流至右心房,右心室负荷明显增加,从出生时就有严重的肺动脉高压及严重的心力衰竭,并呈进行性加重。合并 Down 综合征的患儿肺动脉高压的进展速度更快。病理生理变化较部分型房室间隔缺损更严重。二尖瓣前瓣裂缺的反流引起边缘的卷曲和增厚,随着时间的推移,导致瓣膜反流越来越重。此外,肺血管阻力在出生后几个月内就常有明显的升高,往往在 1 岁以内产生肺血管阻塞性疾病,因此,完全型房室间隔缺损早期手术至关重要。

四、临床表现与诊断

部分型房室间隔缺损由于左向右分流的存在,肺循环充血而体循环缺血,患儿生长发育落后,活动耐力低,平时有气急、多汗、反复呼吸道感染,甚至合并肺炎或心力衰竭,若二尖瓣反流不明显,原发孔缺损较小,则临床状况较轻。完全型房室间隔缺损临床症状除生长发育迟缓、反复呼吸道感染、心力衰竭外,也可出现发绀及杵状指,许多患儿的心功能状况需用药物控制。体征表现为心前区隆起、心尖搏动弥散,胸骨左缘 3～4 肋间可闻及 3 级以上收缩期杂音,并伴有震颤,肺动脉瓣区第二心音亢进,还可闻及房室瓣反流的杂音。

典型患儿依据临床表现和 X 线胸片、心电图、超声心动图和心导管检查可以做出诊断。X 线胸片示肺血管影增多、肺动脉干凸出且搏动增强,右心房、右心室增大,主动脉结缩小,原发孔缺损可有左心室增大。心电图检查常合并不完全性或完全性右束支传导阻滞、右心室肥厚。超声心动图检查提示肺动脉增宽,右心房、右心室增大,房间隔连续中断。超声多普勒于房间隔右侧可测到收缩期左至右分流频谱。心导管检查可发现右心房血氧含量高于上腔静脉 1.9% 容积,70% 的病例心导管可通过缺损口由右心房进入左心房。通过右心导管可测量各个部位压力及计算分流量。目前,临床一般通过超声心动图检查即可确诊,但如疑有原发孔缺损、肺动脉瓣狭窄、肺静脉畸形引流等复杂畸形,可考虑行心血管造影。

五、主要手术方法

(一)双补片法(图3-16)

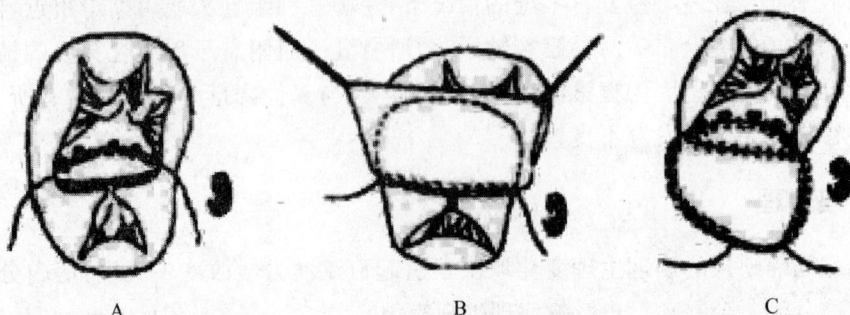

A   B   C

图3-16 双补片法修复完全型房室管畸形

A.用剪成新月形的涤纶补片置入空间隔右侧,用5-0聚丙烯缝线连续缝合法修补室间隔缺损,5-0涤纶线带垫片褥式加强数针;B.用5-0聚丙烯缝线将三尖瓣、心室补片上缘、二尖瓣似三明治样连续缝合固定,间断缝合二尖瓣裂缺,自体心包补片开始修补原发孔房间隔缺损;C.心包补片修补原发孔房间隔缺损,冠状窦仍位于右心房

分别修补室间隔缺损部分和房间隔缺损部分,亦可剪开前后共同瓣用单补片一起修补室间隔缺损和房间隔缺损。为避免传导束损伤,修补室间隔缺损时,从空间隔上缘中点到后共同瓣中点应缝在室间隔的右侧面。手术中应抬高二尖瓣的水平以扩大左心室流出道。完全型房室间隔缺损合并法洛四联症或右心室双出口时,修补室间隔缺损补片应剪成泪滴形,从右心房和右心室切口修补室间隔缺损,主动脉环的针距要小于补片的针距,防止左心室流出道梗阻。右心室流出道疏通后用补片加宽。原发孔型房间隔缺损的修补从冠状窦口至房室环中点与隔瓣之间是传导束行经的危险区。修补原发孔型房间隔缺损时从二尖瓣裂隙处开始,沿大瓣根部用5-0 Prollene线连续缝合,至冠状窦口上缘对左心房壁,进而再转移至房间隔缺损边缘,依次缝合,心包片修补。少数冠状静脉窦口靠近左心房,则可将其隔至左侧心房侧。

(二)改良单片方法(下沉法)

见图3-17。用5-0聚丙烯缝线作牵引线缝合在室间隔嵴上方的前、后共同瓣。用5-0聚丙烯缝线或涤纶带垫片缝线自上至下做一排褥式缝合,自室嵴右侧进针,近室暗处穿出。然后再依次穿出前、后共同瓣及自体心包补片(经戊二醛处理)边缘。心包补片向下推至室间隔后一一打结,似三明治样将房室瓣夹在心包补片和室间隔嵴之间。每对褥式缝合在心包补片上的距离要小于室间隔嵴上的距离,使补片在室间隔嵴的平面可起到部分瓣环成形术的作用。下沉法仅适用于过渡型或VSD较小的患者,其缺点是减少了左右心室的容积。

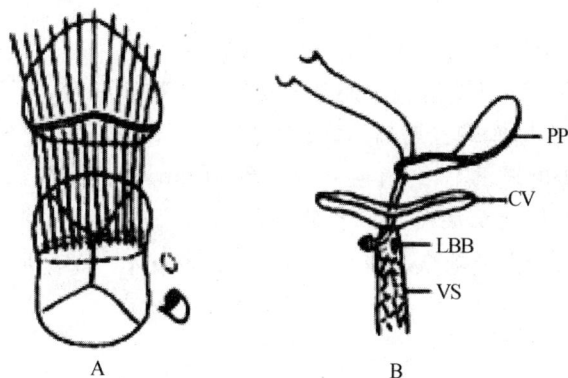

图 3—17　改良单片法矫治完全性房室间隔缺损

A.5—0 聚丙烯带垫片缝线自上而下做一排褥式缝合于室间隔嵴右侧,缝线依次穿过前、后共同瓣及自体心包补片;B. 室间隔嵴上的缝线打结后,使共同瓣叶向下至室间隔嵴,从而堵闭空间隔缺损,PP:心包补片,CV:共同瓣,LBB:左束支,VS:室间

(三)二尖瓣成形

VSD 修补后,再行二尖瓣成形。用 6—0 Gore—Tex 缝线由二尖瓣瓣根裂口向瓣缘间断缝合修补二尖瓣大瓣裂,缝合时要将卷曲的边缘翻平,进针间距要均匀,裂口要对正。修补完后应向左心室内注射生理盐水,观察修补后的二尖瓣闭合情况,必要时行瓣环成形术。如果修补后,中心型反流较重,二尖瓣前瓣发育较好者,亦可行二尖瓣双孔成形术;如二尖瓣严重发育不良,可行二尖瓣置换术。

(四)三尖瓣成形

完全性房室间隔缺损三尖瓣成形非常重要,对近、远期疗效影响很大,如隔瓣缺如较多,必要时可以用心包片修补,要求术中注水,基本无反流。心脏复跳后,要求行 TEE 探查二尖瓣、三尖瓣反流情况,如反流严重,则需要重新成形,必要时要行瓣膜置换术。

(韩安勇)

第七节　肺动脉狭窄

一、概述

肺动脉瓣狭窄(PVS)较为常见,约占先天性心脏病的 8%～10%。PVS 是一种进展性疾病,进展速度和预后与 PVS 程度密切相关。新生儿常无症状,但危重型 PVS 迅速发展,出现严重低氧血症、心力衰竭,约 15%甚至在出生后的 1 个月内死亡,其中将近 50%死亡者伴有右心室发育不良。在儿童期轻度 PVS 患儿很少出现症状,病情发展缓慢。Swan 在停循环下成功地进行了心内直视肺动脉瓣交界切开术。近年来,随着介入技术的不断提高,经皮腔内球囊肺动脉瓣成形术亦得到了广泛应用。但目前的经典术式是体外循环辅助直视下瓣膜交界切开术。单纯 PVS 手术疗效佳,死亡率低,伴有右心室发育不良或充血性心力衰竭者预后较差,尤其是新生儿危重型 PVS 术后死亡率仍较高,死亡率高的原因可能与术前状况差,术前、术中和术后是否持续使用 PGR 及围手术期监护技术有关。

二、病理解剖

肺动脉瓣狭窄通常是由肺动脉三个瓣叶的交界互相粘连融合,使其开放受限而致瓣口狭窄,亦可见两个瓣叶交界粘连呈二瓣畸形,较少见。偶尔瓣膜仅见中央一小孔而无交界者为单瓣狭窄。瓣孔狭窄程度轻重不一,直径一般在 $2\sim4mm$,往往瓣环正常,部分病例合并瓣环狭窄。大多数患儿通常伴狭窄后肺动脉扩张。由于右心室排出受阻,右心室常呈向心性肥厚,心室腔变小,晚期可扩大。新生儿危重型 PVS 早期多无狭窄后肺动脉扩张,且多伴有右心室发育不良。

三、病理生理

肺动脉瓣狭窄的病理生理变化取决于瓣口的狭窄程度。由于狭窄引起右心室排血受阻,右心室压力增高,而肺动脉压力降低,导致右心室与肺动脉之间存在不同程度的压力阶差。随着右心室后负荷不断增加,将引起右心室肥厚甚至充血性心力衰竭,并引起右心房压力升高,如患儿合并卵圆孔未闭或房间隔缺损时,心房水平可产生右向左分流,从而出现发绀。在新生儿危重型 PVS,由于其瓣口极重度狭窄接近于闭锁,如此类患儿不合并室间隔缺损或房间隔缺损,出生后即处于高度缺氧状态,生存主要依赖于动脉导管。一旦动脉导管闭合或有闭合趋势,由于侧支循环尚未形成,将很快出现严重缺氧及进行性酸中毒,最终导致死亡。

四、临床表现与诊断

轻度狭窄的患儿可无明显症状,中度以上狭窄的患儿可在劳累后出现心悸、气喘、乏力及胸闷等,如有房间隔缺损或卵圆孔未闭者可有不同程度的发绀。新生儿危重型出生后不久即可出现气促、呼吸困难、心力衰竭甚至晕厥、猝死。心脏检查在肺动脉瓣区可闻及响亮的粗糙喷射性收缩期杂音,多伴有震颤,第二心音减弱,可有来自肺动脉的收缩早期喀喇音。新生儿危重型 PVS,常伴有发绀和心力衰竭体征。

X 线胸片示右心室增大,肺血少,肺野不清晰,多数可见肺动脉段明显凸出。心电图检查可正常,或不完全性右束支传导阻滞、右心室肥厚、电轴右偏。超声心动图检查有助于明确诊断,显示肺动脉瓣解剖特征、狭窄程度及右心室大小。检测右心室与肺动脉收缩压之间的压力阶差。部分患儿在行球囊肺动脉瓣扩张术前需行心导管检查。

五、主要手术方式

(一)肺动脉瓣交界切开术

常规建立体外循环,在心脏不停跳平行循环下于肺动脉主干瓣环上 0.5cm 处做由近向远纵行切口,显露瓣膜,辨认瓣膜融合的交界处以及瓣叶与动脉侧壁附着粘连处,用解剖剪先在瓣叶与动脉壁附着处做松解,紧贴动脉壁与瓣叶垂直剪开附着处粘连组织,然后切开瓣叶交界融合组织直至瓣环,并将切口向两侧瓣叶稍做延长,使其成倒"T"字状。然后缝闭肺动脉切口,停止体外循环。

(二)右心室流出道补片修补术

重度肺动脉狭窄时瓣环发育不良、瓣环过小、右心室流出道梗阻严重,仅做瓣交界切开是不够的,应向右心室流出道延长肺动脉切口,切除部分肥厚的心肌组织,用心包补片做右心室流出道跨瓣补片扩大。在做瓣膜右后交界充分松解切开时，要避免损伤肺动脉后壁及冠状动脉。

（三）经皮球囊扩张术

在造影下，通过导引钢丝置入球囊，根据扩张要求置入不同大小球囊。对瓣口极小者有时比较困难。

（韩安勇）

第八节　室间隔缺损

一、概述

室间隔缺损（VSD）是最常见的先天性心脏病之一，约占所有先天性心脏病的20%。VSD大小不一，可以单发或多发，也可作为复杂心内畸形的组成部分。外科开胸手术是VSD传统的治疗方法。1954年，Lilehei等用可控制交叉循环法外科修补首例VSD。Okamoto等在1969年应用深低温停循环技术成功矫治了婴儿VSD。近年来，随着介入治疗设备和技术的不断完善与发展，介入封堵缺损较小的VSD被越来越多地应用于临床，成为排除科手术外又一种被广泛接受的安全、有效的治疗方法。Amplatzer肌部VSD封堵器于1999年首次成功用于临床。在2002年，Hijazi等率先报道成功应用Amplatzer膜部VSD封堵器治疗膜周部VSD。近年，通过外科微创置入封堵器获得成功。

VSD的病程发展与缺损大小、左向右分流量、肺血管阻力以及是否有其他心内畸形有关。限制型VSD（直径<0.5cm）在1岁以内自发变小或愈合的可能性较大。VSD自发闭合率在6个月以内最高，随年龄增加逐渐降低，到3~4岁以后可能性已很少。肺动脉瓣下VSD的主动脉瓣叶易脱入VSD，发生主动脉瓣叶脱垂，晚期将导致主动脉瓣关闭不全，几乎不会自愈，应尽快手术治疗。非限制性VSD在出生后随着生理性肺阻力下降很快表现为充血性心力衰竭，需要药物支持。肺血管阻力随年龄增加而升高，有可能进展为艾森门格综合征，需要尽早手术。随着体外循环、心肌保护、术后监护技术的提高，20多年来VSD修补的病死率已明显下降。大龄单纯VSD手术死亡率接近于零。婴儿VSD由于大量左向右分流和体重关系，过去病死率较高，目前已逐渐降低。远期随访显示VSD修补术疗效好，生活质量与同龄人相似。如果VSD伴肺动脉高压，应该在1岁以内，最好在3~6个月内手术，以防止肺血管阻塞性病变的发生。

二、病理解剖

胚胎发育第4周末，在房间隔形成的同时，由原始心室底部肌小梁汇合成肌肉隆起，沿心室前线和后缘向上生长，与心内膜垫融合，将原始心室分为左、右两部分，形成室间隔的肌部，其上方暂留一孔，称为心空间孔。约在胚胎发育第7周末，心球的膜状间隔由上向下斜向生长，同时心内膜垫也向下延伸，使心室间孔闭合，组成室间隔膜部。室间隔流入道、小梁部、流出道组成室间隔膜部。

VSD根据其解剖位置可分为五种类型（图3—18）。

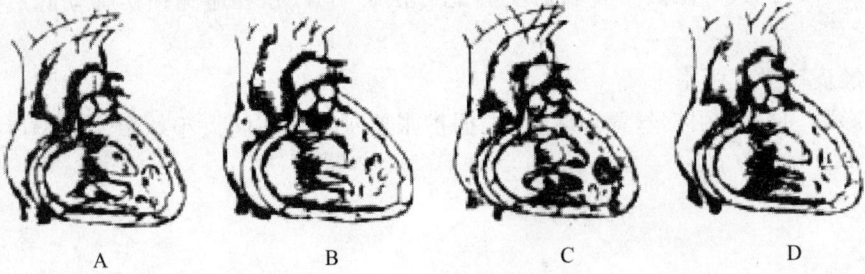

图 3－18　VSD 分型

A. 膜周型；B. 漏斗部空间隔缺损；C. 肌部缺损；D. 房室通道型

（一）膜周型

膜周型也可称为室上嵴下型或膜部缺损，占 70％左右，最为多见。位于三尖瓣隔瓣和前瓣交界处，向前延伸至肌部室间隔，向上延伸至圆锥隔，向下延伸至隔瓣后。从左心室面观，缺损位于左心室流出道的后缘，无冠瓣和右冠瓣交界的下面。希氏束在中心纤维体的前方偏右侧穿过，经室间隔膜部后缘行走于缺损的后下缘，再分为左、右束支。

（二）漏斗部型

约占 20％，可分为圆锥间隔缺损型和肺动脉瓣下型，一般位于右心室流出道的漏斗部，也有称为室上嵴上型、干下型等。圆锥间隔缺损，其缺损四周均为肌肉组织，即 VSD 上缘至肺动脉瓣环之间有肌性组织隔开。肺动脉瓣下型缺损的上缘直接与肺动脉瓣及主动脉右冠瓣相连，即缺损与瓣叶之间没有肌性室间隔组织，而主动脉瓣与肺动脉瓣之间存在纤维环。由于缺损位于主动脉瓣右冠瓣叶下缘，使右冠瓣处无室间隔组织连接、支撑，同时存在心内左向右分流，导致主动脉瓣叶经 VSD 向下脱垂，易产生主动脉瓣关闭不全。

（三）肌部缺损

较少见，可发生在肌部的任何部位。整个缺损的边缘为肌性组织，好发于心尖部，肌部缺损可为多发性，即可由许多大小不等的缺损组成，又称 Swiss－Cheese 型缺损，肌部缺损常位于肌部小梁间，故给手术中寻找和修补缺损带来一定困难，现多采用体外循环下封堵器治疗。

（四）房室通道型

也可称为隔瓣后型。较少见，仅占 5％。缺损位于右心室流入道隔瓣后，前缘为肌部室间隔，上缘可延伸至膜部。个别病例可伴有二尖瓣前瓣裂缺，但很少有反流。

（五）混合型

同时存在以上类型任何两种或两种以上即称为混合型 VSD，约占 0.67％。

三、病理生理

VSD 的血流动力学变化与缺损大小、左右心室压力阶差及肺血管阻力高低有关，其他因素尚包括心室顺应性、左心室或右心室流出道有否梗阻。小型 VSD 的直径不超过主动脉根部直径的 1/4，左向右分流量小，肺循环与体循环血流量之比小于 2∶1，左心室容量负荷增加，肺动脉压力正常。中型 VSD 的直径为主动脉根部直径的 1/4～1/2，心内流量为（2～3）∶1，回流至左心房和左心室的血流量明显增加，左心室舒张期负荷增加，使左心房、左心室扩大。大型 VSD 的直径超过主动脉根部半径或大于等于主动脉直径。肺循环与体循环血流量之比大于 3∶1，不仅左心房和左心室扩大，而且由于肺循环血流量增加，肺小动脉产生动力性高压,右心室收缩期负荷增加,导致右心室肥大。随着病理进展,肺动脉压力进一步增高,使心内左向右分流量减少,后期出现双向分流,最后导致右向左分流,即艾森门格综合征。

四、临床表现与诊断

患儿的临床表现与 VSD 的大小有关,一般缺损较小,患儿可无明显表现。如缺损较大,患儿可出现喂养困难、体形瘦小、面色苍白、吸奶后气促,甚至出现反复呼吸道感染,并发肺炎,严重者出现慢性充血性心力衰竭。胸骨左缘第 3～4 肋间可闻及 3 级以上粗糙全收缩期杂音,伴收缩期震颤,同时在心尖区闻及低调舒张期杂音。肺动脉高压时,肺动脉瓣区第二心音亢进。细菌性心内膜炎为 VSD 少见并发症。

胸部 X 线表现可从正常到肺血管影增加伴心脏扩大。心电图检查表现为左心房扩大,左心室、右心室肥大或双室肥大;当出现肺动脉高压时,出现可出现 ST 段变化。超声心动图检查有助于术前鉴别诊断,可了解 VSD 的部位、大小、肺动脉压力和房室瓣、肺动脉瓣及主动脉瓣的活动情况,是否伴其他心内畸形等。除非超声心动图不能明确诊断,一般不需要心导管检查。

五、主要手术方法

(一)体外循环下修补术

此术式一般在中度低温或常温体外循环下进行,对缺损直径小于 5mm,且边缘有较完整的纤维环者,可采用间断褥式带垫片直接缝合法。对缺损直径大于 5mm,或边缘为肌性组织者需采用补片法。

1. 膜周型 VSD　经右心房切口,拉开三尖瓣暴露 VSD 进行修补,一般采用带垫片双头针缝合后再穿过补片打结的方法(图 3－19)。室间隔缺损后下缘为传导束通过的部位,故后下缘应超越缝合,即出针距离缺损边缘约 5mm,避开以防止损伤传导束。缺损较大者可应用心包补片连续缝合能节省较多时间(图 3－20),室间隔缺损后下缘传导束部位一般直接沿 VSD 边缘浅缝。如室间隔缺损偏向流出道,或延伸至肺动脉瓣下,可同时做肺动脉根部横切口,经右心房三尖瓣修补室间隔缺损下半部分,经肺动脉切口修补室间隔缺损上半部分。

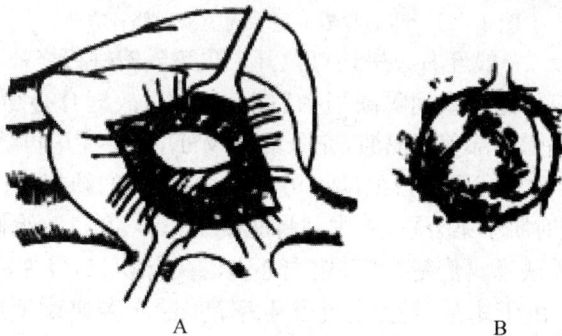

A　　　　　　　　　　　　B

图 3－19　膜周型室间隔缺损修补方法

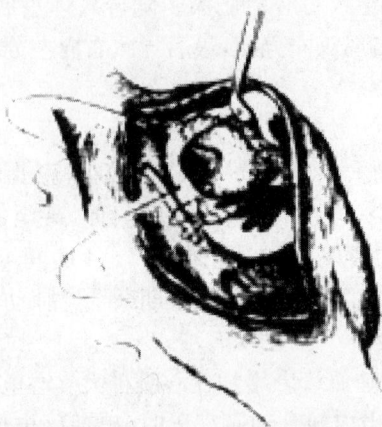

图 3—20　VSD 连续缝合修补法

2.漏斗部型 VSD　肺动脉瓣下型 VSD 经肺动脉根部横切口或直切口修补,由于上缘为肺动脉瓣环,缝针垫片可置于肺动脉瓣窦内,也可采用连续缝合,后者可减轻手术后心脏杂音。由于这类 VSD 多伴有主动脉瓣脱垂,一般不主张直接缝合 VSD,术中要避免损伤主动脉瓣叶(图 3—21)。嵴内间隔缺损型修补可通过三尖瓣进行,术中要注意缝线不可过深,否则也会影响主动脉瓣。

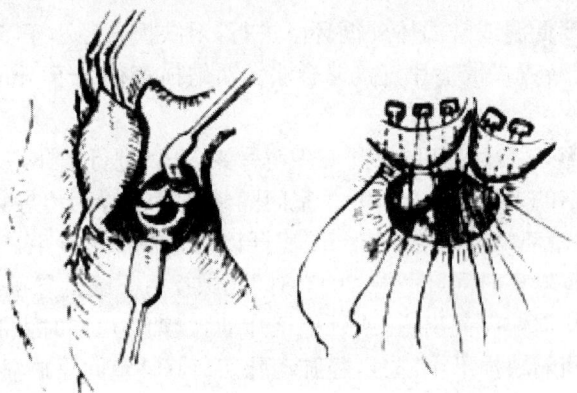

图 3—21　肺动脉瓣下型室间隔缺损修补方法

3.房室通道型 VSD　一般经右心房切口拉开三尖瓣隔瓣进行修补,采用间断或连续缝合方法修补,要注意传导束可能在室间隔缺损的后上缘通过,故缝合必须较浅。如隔瓣后有较多的腱束阻挡,可以沿隔瓣根部剪开隔瓣,充分暴露 VSD,修补完毕再缝合隔瓣。

4.肌部 VSD　单个狭长或卵圆形的缺损可直接缝合,大的缺损需用补片修补,修补前必须探清 VSD 边缘,往往有肌小梁分隔,术中勿将肌小梁作为 VSD 边缘修补,以免术后发生残余分流。心尖部 VSD 无法暴露清楚,可采用左心室心尖部切口,经左心室面修补,但术后心力衰竭的发病率较高。由于术后残余分流发生率高,目前多建议采用体外循环下微创封堵术。

(二)室间隔缺损微创封堵术

1.适应证

(1)缺损≤10mm;

(2)室间隔缺损四周有边缘;

（3）无主动脉瓣脱垂；

（4）无其他合并畸形。

2.方法 肝素化后（1mg/kg），于剑突上方做纵切口长 2～3cm，沿剑突劈开部分胸骨，暴露心包，切开心包，于右心室表面无血管区触及震颤最强处做荷包缝线，在荷包线圈内用穿刺针穿刺并引入导引钢丝，在食管超声（TEE）的指引下，将导引钢丝经 VSD 送入左心室，再沿导引钢丝送入输送器，退出导引钢丝及输送器内芯，置入封堵伞，在左心室侧释放第一个伞，输送器头部退至右心室后，释放第二个伞，然后做一下来回推拉试验，证实封堵器牢固并经 TEE 检查无残余分流及瓣膜功能不受影响，即可退出输送器。中和肝素，关闭胸部切口。

（三）肌部室间隔缺损体外循环下封堵术

建立体外循环后，切开右心房，经三尖瓣用神经拉钩探查肌部 VSD，肌部 VSD 往往较小，一般寻找有困难。经探查拉钩置入导引钢丝，如合并大的膜部 VSD，经膜部 VSD 引出导引钢丝，如没有膜部大型 VSD，则切开房间隔，经二尖瓣引出导引钢丝，置伞过程同上。合并心内其他畸形可一并同期矫治。术后心脏复跳后，用 TEE 探查有无残余分流。

（薛东明）

第九节 法洛四联症

一、概述

法洛四联症（TOF）是一组复合的先天性心脏血管畸形，包括右心室流出道狭窄、室间隔缺损、主动脉骑跨和右心室肥厚，其中主要的是室间隔缺损和右心室流出道狭窄。本病是最常见的紫绀型先天性心脏病，发病率约占所有先天性心脏病的 10％～15％。未经手术治疗的患儿绝大多数在儿童期死亡。据 Bertranou 等的资料，66％可生存到 1 周岁，49％生存到 3 岁，24％生存到 10 岁，而 20 岁时仍生存者则仅在 10％以下。对于有症状或发绀的患儿来说，根据各个心脏中心的习惯，可以行一期根治术或者先行体－肺动脉分流姑息手术，以后再进行根治术。尽管分流手术的风险很小，但是它可能会加大分流处远端肺动脉狭窄的发生率，同时，患儿仍然存在生理学异常直到以后进行彻底根治术。随着目前手术及监护技术的进步，现在大多数心脏中心几乎对于所有单纯的法洛四联症患儿，偏向于进行一次根治术。目前对于 2～4 个月大的有症状的患儿有选择性地进行手术，而对所有患儿，均建议在 6～12 个月进行手术治疗。目前手术成功率很高，根据多中心报告，单纯法洛四联症的手术死亡率低于 3％。

二、病理解剖

早在 19 世纪，Fallot 就阐述了法洛四联症（TOF）的病变：①室间隔缺损；②右心室流出道狭窄；③主动脉骑跨；④右心室肥厚。

另外，常合并的解剖异常包括：①冠状动脉左前降支横过右心室流出道发自右冠状动脉；②双重左前降支；③右位主动脉弓；④多发性室间隔缺损；⑤永存左上腔静脉等。从胚胎心脏发生学来看，目前认为法洛四联症是由于胚胎发育时期漏斗隔发生异常所致。除了单纯的法洛四联症，法洛四联症常合并肺动脉闭锁、肺动脉瓣缺如和完全性房室间隔缺损等，称为复杂性法洛四联症。

三、病理生理

法洛四联症的病理生理情况主要取决于右心室流出道狭窄的程度。由于右心室流出道狭窄,血液进入肺循环受阻,引起右心室代偿性肥厚。对于肺血流梗阻小的患儿,可以没有或只有少量右向左分流。多数患儿肺动脉血流梗阻严重,在室间隔缺损水平可出现明显的右向左分流,这些患儿将出现缺氧症状和发绀,血氧饱和度在 $70\% \sim 80\%$。最严重者会出现严重的反复性缺氧发作,甚至可引起猝死。

四、临床表现与诊断

患儿自幼出现进行性发绀和呼吸困难,哭闹时更甚,伴有杵状指(趾)和红细胞增多。患儿易感乏力,多有蹲踞症状,少数患儿由于严重缺氧导致缺氧发作,可引起突然晕厥、抽搐。其他并发症尚有心力衰竭、脑血管意外、感染性心内膜炎、肺部感染等。体格检查时心前区可隆起,胸骨左缘第 2~4 肋间有收缩期喷射性杂音,可伴有震颤。此杂音为肺动脉口狭窄所致,其响度与狭窄的程度呈反比,肺动脉口狭窄严重者此杂音可以消失。肺动脉瓣区第二心音减弱或消失。

X 线胸片示肺纹理减少,透亮度增加,右心室增大,心尖向上翘起,典型者心影呈靴形。心电图检查示心电轴右偏,右心室肥大,也可右心房肥大。超声心动图检查现已作为主要诊断手段,可见主动脉根部扩大,其位置前移并骑跨在心室间隔上,主动脉前壁与心室间隔间的连续性中断,该处室间隔回声失落,右心室肥厚及右心室流出道狭窄。一般来说,超声心动图已经能够较明确诊断。常规检查并不需要做心导管检查,因为导管穿过右心室流出道可能会引起流出道痉挛,加重病情。当患儿疑有多发性室间隔缺损、冠状动脉异常、肺动脉闭锁和主动脉缩窄、主-肺动脉交通支和肺动脉异常分支等异常时,建议要进行心导管检查。由于高速 CT 的出现,现完全可以用其替代心血管造影,从而可以减少创伤性检查。

五、主要手术方式

(一)单纯性 TOF 手术治疗

1.姑息性手术 在体循环与肺循环之间建立分流,以增加肺循环的血流量,使氧合血液得以增加,改善机体缺氧。有锁骨下动脉与左或右肺动脉的吻合术(改良 Blalock-Taussing 分流术)、主动脉与肺动脉的吻合术、上腔静脉与右肺动脉的吻合术等方法。本手术可增加肺血流量,促进肺血管发育和增加左心室容积,可为将来行根治性手术创造条件。近年来随着手术技术的不断提高,单纯性 TOF 已较少行姑息性手术治疗,多数予一期根治。

2.根治性手术 常规建立体外循环,采取经右心房和(或)肺动脉切口结合的途径方法来修补 VSD,切除右心室漏斗部异常肥厚的心肌组织,用补片扩大漏斗部,修补材料可选用涤纶片或自体心包片,采取带垫片双头针间断缝合或用聚丙烯单丝线连续缝合,要避免发生残余分流,VSD 后下角要防止损伤传导束而导致三度房室传导阻滞。如果合并肺动脉主干狭窄,漏斗部切口要超过瓣环,需进行跨瓣缝合。跨瓣补片可导致肺动脉反流,如果右心室明显肥厚且顺应性差,右心功能就会有明显血流动力学变化。同时,必须常规探查肺动脉分支有无狭窄,如有狭窄应术中一并处理。VSD 修补后,必须探查二尖瓣,如有反流,必须进行处理,否则术后近远期效果均差。对于复杂性法洛四联症,需要同时根治其他合并畸形。

(二)复杂性 TOF 手术治疗

1. TOF 伴肺动脉闭锁(TOF/PA) TOF/PA 的解剖特征是 VSD 前壁连续性异常、右心室肺动脉连续中断及主动脉骑跨。因其肺动脉结构的多样性,TOF/PA 患儿可以分为三类:①融合性的"肺动脉",肺动脉的直径正常或轻度偏小,由动脉导管供血;②肺动脉主干缺如或极狭窄,肺动脉主干直径<2mm,主、肺动脉间存在许多侧支;③没有固有肺动脉,肺血来自体肺侧支,许多肺段有双重血供。

第一类患儿可以当作一般 TOF 治疗。对于新生儿,可以使用前列腺素 E_1 维持动脉导管的开放直到进行姑息性分流术,或者在新生儿时就行根治术,这类患儿常会在动脉导管连接处出现左肺动脉狭窄,因此,在分流术后 1~4 个月严密监测左肺灌注很重要(通过超声心动图或肺灌注扫描)。一般认为只要条件许可,新生儿期就可进行一期根治术,但一般情况下需要行右心室－肺动脉管道重建。

第二类及第三类患儿的治疗方法需要更加个体化,根据肺动脉分支的局部解剖情况而决定手术方案,包括先确定进入肺动脉的血流,再通过血管造影确定各肺段的血供来源:①"真正"肺动脉;②单独来自主、肺动脉间分支;③以上两种。肺段由主、肺动脉间分支供血的这一类患儿可以并入"真正"肺动脉这一类。早期外科处理是 Blalnck－Taussig 分流术,也可以是主动脉与肺动脉之间的直接分流或右心室与肺动脉之间用导管相连。近年来,对侧支循环较粗的患儿采用单元化手术,即将多个分支汇总,人工建成左、右肺动脉,并用带瓣管道与右心室相连。一旦肺血管能足够接受全部的心脏血液、VSD 能够被关闭,并且右心室压能维持在可接受的范围内,临床治疗即达到满意效果。

2. TOF 伴肺动脉瓣缺如(TOF/APV) TOF/APV 包括肺动脉瓣发育不良、瓣环狭窄及肺动脉功能不全。此类患儿可根据年龄和症状的严重程度分为两类。第一类是有心脏病及呼吸功能障碍的婴幼儿;第二类是经过婴幼儿期存活下来的年长儿(此类患儿在生理上类似于 TOF)。新生儿的典型症状为出生后几个小时出现明显呼吸困难、发绀。缺氧通常是由于 VSD 处右向左分流及因肺通气血流不匹配导致的肺静脉氧饱和度低下。气管插管及机械通气可能不会提高气体交换,但是高呼气末正压(PEEP)给氧可能会帮助开放"塌陷"的气道。平卧位有时能够帮助减轻一些气道受压。对这类患儿,必须早期手术。手术包括肺动脉前后折叠术、关闭 VSD 及跨瓣补片修补右心室流出道。目前,许多外科医生会放置一个自体移植瓣膜或单一瓣膜,以便减少术后肺动脉反流和维持肺动脉搏动性血流。TOF/APV 矫治术,尽管手术的技术很全面,但此类患儿往往持续性存在肺动脉的问题,几乎所有患儿在婴儿及儿童期都有不同程度的支气管痉挛;一些患儿还需要气管切开,长期机械通气以及呼气末正压。术中如果支气管软化明显,需行支气管悬吊术。术后监护的重点是呼吸道管理及呼吸机的合理应用。

3. TOF 伴完全性房室通道(TOF/CAVC) 患儿同时发生 TOF 与 CAVC 时,手术及术后处理均较困难,目前死亡率仍较高。对于此类患儿,保留肺动脉瓣的功能尤为重要。因为术后三尖瓣经常会发生异常及出现反流,跨瓣补片会导致肺动脉及三尖瓣反流,这样会导致术后立即出现严重的右心衰竭。当一些患儿肺动脉瓣严重畸形或发育不全时,应该考虑使用带瓣管道。TOF/CAVC 术后也会发生残余缺损,包括残余 VSD、右心室流出道梗阻、房室瓣反流和传导阻滞,并且往往对术后影响很大,故对这类右心功能不全的患儿术后应留有卵圆孔。TOF 合并 CAVC 行跨瓣环补片术后合并中、重度三尖瓣反流往往预后不佳,术后右心衰竭明显,呼吸机脱机困难。即使度过手术早期,手术远期效果亦不理想,有较高的死亡率,往往需要再次手术,甚至要行心脏移植。

(薛东明)

第十节　完全性大动脉转位

一、概述

完全性大动脉转位(D—TGA)为紫绀型先天性心脏病,其发病率仅次于法洛四联症,占先天性心脏病病发病率的 7%～9%。大动脉转位的定义为心房与心室连接一致,而心室与大动脉连接不一致,其含义指主动脉发自右心室,而肺动脉发自左心室,这样,主动脉内接受的是体循环的静脉血,而肺动脉接受的是肺静脉的动脉血。患儿出生后即出现发绀、严重低氧血症,绝大部分患儿必须即时手术,否则 30% 的 D—TGA 新生儿在出生后 1 周内死亡,50% 左右在 1 个月内夭折,只有 10% 的婴儿能生存到 1 岁以上。

1797 年,Matthew Baillie 首先提出大动脉转位的病理解剖。早期为了缓解发绀和低氧血症,Blalock 和 Hanlon 于 1948 年首先采用房间隔造口的方法姑息性治疗大动脉转位;1953 年,Lillehei 和 Varco 采用下腔静脉与左心房连接而右肺静脉与右心房连接的方法;1956 年,Baffes 改用为右肺静脉与右心房连接,而采用人造血管连接下腔静脉至左心房的方法等各类姑息性手术。

1959 年,Senning 采用心房内翻转方法首先取得成功,但死亡率和并发症较高。1963 年,Mustard 采用同样原理的心房内调转术取得成功,由于远期的腔静脉回流梗阻和房性心律失常的发生率较高,又逐渐被 Senning 手术替代。直到 1975 年,Jatene 的大动脉转换术(Switch 术)成功,不但避免了心房内翻转术的并发症,而且从解剖上彻底得到矫治,提高了大动脉转位的远期手术疗效。1969 年以前,对大动脉转位伴肺动脉狭窄采用 Rastelli 术。1972 年,McGoon 对大动脉转位伴大的室间隔缺损位置合适者采用心室内隧道方法矫治。近年来,考虑到 Rastelli 术有较多的远期并发症,对 D—TGA 合并 VSD 肺动脉狭窄者可采用 Nikaidoh 术或双圆锥调转术。

D—TGA 的大动脉转换术的手术死亡率在 2.5%～5%。心房水平矫治的晚期死亡率显著高于大动脉转换术,两种手术的早期死亡率无明显差异,说明 Switch 手术肯定优于心房水平矫治手术。1997 年,先天性心脏病外科医生协会报道 Switch 手术后的流出道梗阻。早期每年右心室流出道梗阻的晚期发生率为 0.5%,比重建主动脉根部的梗阻危险性明显增高,后者每年为 0.1%。漏斗部或肺动脉瓣水平梗阻的危险因素包括大血管侧侧位、原先就伴有狭窄、应用人工材料重建肺动脉根部和 Switch 手术的早期阶段。肺动脉根部或肺动脉梗阻与下述因素有关:低体重儿、左冠状动脉起源于右后窦和 Switch 手术的早期阶段。

波士顿儿童医院已报道了许多有关新生儿的大动脉 Switch 手术,Colan 等对大动脉 Switch 术后左心室的状况进行了综述,施行大动脉 Switch 手术的患儿,其左心室大小、形态和功能的超声指数正常。相反,进行快速二期大动脉 Switch 手术的患儿,其左心室功能及收缩性的超声指数较正常者或经历过大动脉 Switch 手术的患儿都有轻微降低。Rhodes 等对大动脉 Switch 术后心律失常和心内传导进行了研究。与 Senning 和 Mustard 手术相比,大动脉 Switch 手术平均 2.1 年后行 24 小时动态心电图监测,其中 99％的患儿呈现窦性节律。室上性心动过速及其他严重心律失常的发生率也很低。Wernovksy 等对影响大动脉 Switch 手术早期和远期效果的因素进行了研究,发现冠状动脉解剖异常是死亡或肺动脉狭窄的主要危险因素。Bonhoeffer 对 165 名 Switch 手术后 6 年的儿童行选择性冠状动脉造影,发现 12 名儿童冠状动脉存在阻塞。波士顿儿童医院的 Tanel 等报道 366 个 Switch 术后的患儿,心导管造影检查发现 13 例(3％)存在术前没有发现的冠状动脉畸形,其中 1 例术后 3 年突然死亡,1 例失去随访,其余 10 例术后 11 年仍存活,无症状。说明 Switch 手术后仍需密切随访,关注冠状动脉是否通畅。

二、病理解剖

D-TGA 是指主动脉发自形态学右心室,而肺动脉发自形态学左心室,其房室连接一致。绝大部分心脏位置正常,右位心极少。大约 20％～40％大动脉转位的患儿伴有 VSD,如果 VSD 属于对位不良型,即向后移位影响到左心室流出道,同时可能伴有肺动脉瓣环发育不良。约 20％大动脉转位伴有 VSD 的患儿在出生时就有左心室流出道梗阻。大部分都有卵圆孔未闭或动脉导管未闭。如无室间隔缺损,称为室间隔完整型大动脉转位。可伴有主动脉缩窄、肺动脉狭窄和肺动脉瓣下狭窄。大动脉的位置变异较大,最多见的为主动脉和肺动脉前后位,即主动脉位于前,肺动脉位于正中后方,其次为主动脉在右前,肺动脉位于左后,较少见的为大动脉侧侧位。

D-TGA 的正常冠状动脉约占 60％,左冠状动脉回旋支起源于右冠状动脉的占 20％,单根右冠状动脉占 4％,单根左冠状动脉占 3％,其他类型包括冠状动脉行走于主动脉壁内约占 13％。

三、病理生理

大动脉转位为两个独立的平行循环,即体静脉血经过右心室到主动脉,而肺静脉血经过左心室到肺动脉,使组织严重缺氧。只有循环之间的混合才能维持生命,而体、肺循环间的混合量取决于局部的压力差,包括呼吸周期、心室的顺应性、心率、血容量和体、肺循环的阻力。

室间隔完整的 D-TGA 患儿,其左心室舒张期的血流充盈阻力低于右心室,心房内是右向左分流,而左心房舒张压高于右心房,因此心室收缩期时,心房内是左向右分流。心房内分流还受自主呼吸影响,吸气时体静脉回流增加而肺静脉回流减少,使心房内产生右向左分流。当正压辅助呼吸时,对心房内分流的影响还有待进一步研究。但依靠动脉导管的血流和通过卵圆孔或房间隔缺损的左向右分流,只能满足组织氧合的低限,增高吸入氧浓度并不能改善氧合。室间隔完整型大动脉转位的胎儿出生后肺阻力开始下降,左心室压力也相应下降。出生后 2～3 个月,左心室将不能适应体循环压力负荷的急剧增加。肺阻力下降的另一结果是导致肺血流增加,甚至比体循环血流多 3～4 倍,此时伴有左心室扩张。因此,大动脉转位是肺血流不减少的紫绀型心内畸形。

D-TGA 伴室间隔缺损,心室水平混合。肺血多,因此氧饱和度相对较高。但室间隔缺损大小不一,小缺损混合少,表现发绀,临床与室间隔完整型 D-TGA 难鉴别;大缺损混合多,肺血多,以致患儿不发绀,但有继发性肺动脉高压的危险。大动脉转位伴有 VSD 时,如不早期进行治疗就很快发生肺血管疾病。可能由于高流量、高压力和高的肺动脉血氧饱和度，很快导致不可逆的肺血管疾病。大动脉转位伴有 VSD 的患儿在出生后 6 个月时就可失去手术机会。即使室间隔完整型大动脉转位，12 个月龄时也可能失去手术机会。

D-TGA 伴肺动脉流出道梗阻加重发绀程度，发绀程度取决于梗阻程度。室间隔完整型患儿瓣膜狭窄罕见，常见梗阻部位在瓣下，由右心室扩张引起的室间隔偏移所致。瓣下狭窄多见于合并室间隔缺损者，这部分患儿生理更为平衡，因而临床发绀程度轻，症状出现相对较晚。

四、临床表现与诊断

D-TGA 的患儿出生后的临床表现取决于体循环和肺循环的血液混合程度。如心房内分流很小、动脉导管自然闭合，出生后即严重发绀，呼吸急促，对吸入纯氧无变化。但如心房内分流大，同时伴有动脉导管未闭或室间隔缺损，则发绀较轻，由于体循环和肺循环血液的大量混合，发绀不明显，但早期出现充血性心力衰竭，严重者出现心率快、呼吸促、肝脏大等心衰表现。如合并大室间隔缺损和左心室流出道狭窄，类似于法洛四联症，肺血流减少，低氧血症、心力衰竭症状较轻。

X 线胸片示心影增大，以右心室扩大为主，肺门血管影扩大。如伴肺动脉狭窄，肺血管影减少。心电图检查示电轴右偏，右心室肥大，ST 段和 T 波可出现缺血性表现。超声心动图可明确诊断，主要了解大动脉位置、各房室瓣关闭情况、是否左心室流出道梗阻，室间隔缺损情况和左右冠状动脉开口情况等。心导管检查可进一步确诊。但由于导管检查的创伤性较大，目前临床上对新生儿大动脉转位的导管检查应用很少。

五、主要手术方式

(一)手术适应证

D-TGA 根据其解剖条件、患者年龄、伴发的其他心内畸形来决定手术方法。姑息性手术包括房间隔切除术、肺动脉环缩术和体-肺动脉分流术，早期对 D-TGA 出生后严重低氧血症采用的方法目前较少采用，主要因为在出生后 1 个月内可行大动脉转换术。

根治手术包括心房内调转术和大动脉转换术。早期的心房内调转术如 Mustard 或 Senning 术，由于手术后易发生心律失常和腔静脉、肺静脉回流梗阻，特别是由于形态右心室不能长期承受体循环压力，导致三尖瓣关闭不全，即功能性二尖瓣关闭不全，因此，目前临床上除了在双调转术中应用，其他方面很少采用。

大动脉转位伴室间隔缺损和左心室流出道梗阻者行 Rastelli 术。手术年龄以 2～4 岁为好，否则由于心外人工管道不能随着年龄的增长而生长，远期并发症较多，需多次手术置换。同时，心内隧道发生左心室流出道梗阻的发生率较高。对室间隔缺损位置远离主动脉瓣开口和室间隔缺损至主动脉瓣开口之间有三尖瓣腱索或乳头肌阻挡，不易行 Rastelli 手术。这类患者目前多行 Nikaidoh 手术或双圆锥调转术。

大动脉转换术的手术年龄取决于左心室功能，一般对室间隔完整型大动脉转位应在出生后 2 周内手术最合适，如手术年龄超过 1 个月，必须注意左心室功能是否退化，临床上可根据心导管检查或心脏超声检查决定。超声检查室间隔位置必须居中或居右方可一期手术根治。如偏向左侧，说明左心室压力低于右心室压力，需进一步心导管检查，左心室压力必须超过右心室压力 60%。对大动脉转位伴室间隔缺损，除了考虑解剖因素外，肺动脉高压是手术失败的主要原因。

室间隔完整型大动脉转位年龄大于 4 至 8 周龄的患儿，左心室压力低于体循环压力的 60%，是二期 Switch 手术的适应证。二期 Switch 手术的适应证也可以是心房内转换矫治术后，即 Senning 或 Mustard 手术后体循环功能衰竭的患儿。

（二）大动脉转换术（Switch 术）（图 3—22）

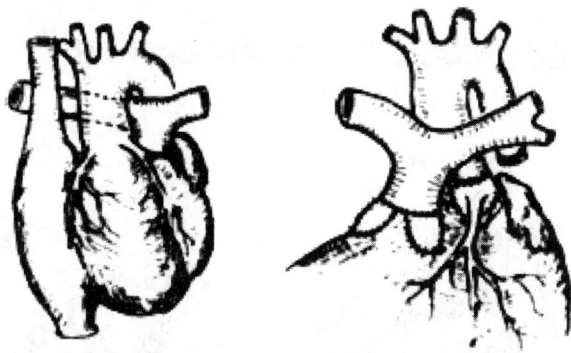

图 3—22　大动脉转位的大动脉转换术（Switch 术）

大动脉转换术：①升主动脉距瓣上 1cm 处横断；②自主动脉瓣窦中分别剪下左、右冠状动脉开口；③将左、右冠状动脉分别移植至肺动脉根部；④主动脉与肺动脉换位；⑤心包补片修补原主动脉根部取冠状动脉后的缺损；⑥肺动脉干吻合。

手术在体外循环下进行，对新生儿可采用深低温停循环转流方法和深低温低流量转流方法。

1. 首先建立体外循环，在转流降温时，解剖游离动脉导管，缝扎、切断动脉导管。一般保持肛温 25℃左右，也可至肛温 20℃时停循环，主动脉根部注入心肌保护液。

2. 右心房切口，缝合房间隔缺损或修补室间隔缺损，然后缝合右心房切口，恢复体外循环，在低流量下行大动脉转换术。

3. 将升主动脉距瓣上 1cm 处横断，沿冠状动脉开口 1～2mm 外缘剪下主动脉壁，同时向心肌壁处游离 0.5～1.5mm，便于向后移植。

4. 肺动脉干位于近左、右肺动脉分叉处横断，仔细检查肺动脉瓣。

5. 将左、右冠状动脉向后移植至肺动脉根部，在相应位置剪去小片肺动脉壁，然后采用 7—0 Prolene 线连续缝合。

6. 主动脉与肺动脉换位：将左、右肺动脉提起，主动脉从肺动脉下穿出，用镊子钳住主动脉开口后，将主动脉阻断钳换至肺动脉前方再阻断。将主动脉远端与肺动脉根部连续缝合，形成新的主动脉。

7. 采用心包补片修补原主动脉根部取冠状动脉后的缺损，最后与肺动脉干吻合形成新的肺动脉干。

（三）快速二期 Switch 手术

1. 胸骨正中切口进胸后，切开心包，建立体外循环。

2. 阻断上、下腔静脉，切开右心房于卵圆窝处切除房间隔，形成一个直径约 10～15mm 的 ASD，缝合右心房，停体外循环。

3.用 Gore－Tex 补片剪成一长条,环缩肺动脉,一般将肺动脉环缩到外径 7～8mm,并将 Gore－Tex 补片固定到主肺动脉远端,防止肺动脉瓣变形。

4.于主动脉与肺动脉环缩远端用直径 3.5～4mm Gore－Tex 人工血管行 Blalock－Taussig 分流术。

5.调整肺动脉环缩带,使吸入空气状态下,经皮 SaO_2 在 85%～90%左右。

6.术后每 1～2 天复查超声心动图,术后 1 周室间隔偏向右侧后,即可行 Switch 手术。

（四）Rastelli 手术

Rastelli 手术主要适合于大动脉转位伴室间隔缺损和肺动脉狭窄,或原做过肺动脉环缩术,引起肺动脉干和瓣下狭窄(图 3－23)。

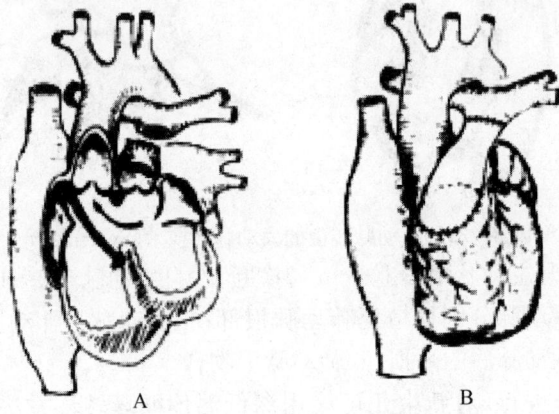

图 3－23　Rastelli 手术

1.横断肺动脉,空间隔缺损至升主动脉开口间建立心内隧道,采用同种带瓣管道连接有心室切口至肺动脉。

2.手术建立体外循环方法与上相同。取下心包经戊二醛固定备用。

3.右心室切口,探查室间隔缺损位置。

4.横断肺动脉,近心端连续缝合关闭。

5.将室间隔缺损至升主动脉开口间建立心内隧道。

6.采用同种带瓣管道连接右心室切口至肺动脉。

（五）主动脉移位术

主动脉移位术(Nikaidoh 手术)对 D－TGA 伴 VSD 和左心室流出道梗阻患儿采用连同自体冠状动脉一起进行主动脉换位以及双心室流出道重建。

1.在深低温低流量下建立体外循环,心停跳后在主动脉瓣上 1cm 处横断主动脉,将左、右冠状动脉根部游离约 1cm 左右。

2.在主动脉瓣叶下 5mm 处切开右心室流出道,并向两侧剪开直至将整个主动脉瓣取下,保留左、右冠状动脉。

3.横断肺动脉,向右心室流出道方向剪开肺动脉瓣环至室间隔缺损贯通。

4.保留左、右冠状动脉的主动脉瓣向后移植,后半部分直接与原肺动脉瓣环连续缝合,前半部分与室间隔缺损之间采用 Dacron 补片连续缝合关闭。

5.左、右肺动脉后壁与右心室切口上缘直接连续缝合,然后采用心包补片覆盖肺动脉和右心室切口。

（六）双圆锥调转术

手术方法同 Nikaidoh 手术，不同之处在于病例选择为伴有轻度肺动脉狭窄或瓣膜异常的 D－TGA，将肺动脉调转到右心室后，能在术后减少肺动脉瓣反流方面起到较 Nikaidoh 手术更佳的结果。

（薛东明）

第十一节　右心室双出口

一、概述

右心室双流出道（DORV）简称右心室双出口，是一种少见的、复杂的、心室－动脉连接关系异常的先天性心血管畸形。其病理解剖学特征是主动脉和肺动脉均完全或主要起源于形态右心室。其形态学表现变异甚多，从室间隔缺损（VSD）合并主动脉骑跨，到大动脉转位（TGA）合并 VSD 等。典型的 DORV 有三个特征：①主动脉和肺动脉均起源于右心室；②室间隔缺损为左心室的唯一出口；③有主动脉瓣下圆锥存在，主动脉瓣和二尖瓣间有肌肉组织分割，没有纤维连接。1972 年，Lev 等提出 DORV 的广泛定义为一个大动脉全部和另一个大动脉的大部分或完全起源于右心室，半月瓣和房室瓣之间的纤维连接可有可无。许多学者将90％以上主动脉起源于右心室的法洛四联症和小于 90％肺动脉起源于左心室的 Taussig－Bing 畸形归于 DORV，如果肺动脉超过 90％以上是发自左心室，则划入 TGA 合并 VSD 的一种亚型。

DORV 的临床发生率约占先天性心脏病的 0.75％，先天性心脏病尸体解剖时发现有2.7％～3.7％，占先天性心脏病病手术总数的 1％～2％，男、女性别发生比为（2～3）：1。DORV 患儿自然发展过程因不同病变类型而不尽相同，同时也受合并畸形不同的影响。1957年，Kirklin 等首先对一例 DORV 患儿成功进行心室内修补术。DORV 分类各异，情况复杂，各种文献报道各组的手术结果悬殊甚大。影响手术结果的因素仍然是病变的类型、手术方法的选择、肺血管病变的程度以及手术技巧等问题。过去手术死亡率高达 27％～39％，近年来，随着对病理解剖和病理生理学的深入研究、手术技巧的日益提高、围手术期处理的改善，手术成功率逐渐提高。中长期术后随访中发现主动脉下和双动脉下室间隔缺损型的 DORV，心室内隧道修补的远期效果满意。而远离两大动脉开口型和房室通道型缺损的手术效果欠佳，再手术的发生率高。Brown 回顾 1980 至 2000 年间 124 例 DORV 手术效果，早期死亡率为4.8％，晚期死亡率为 3.2％，15 年存活率达 89.5％以上，其认为根据术前精确的解剖诊断选择适当的手术方式可以有效地提高外科治疗效果。

二、病理解剖

由于圆锥部发育异常，肺动脉下、主动脉下圆锥不同程度的吸收，以及两大动脉之间不同的位置关系，形成病理解剖学上的许多变异。因此，在命名上也存较多争议。不同解剖亚型的结构差异决定不同手术方式，精确的解剖学诊断有助于决定手术的方式和方法。因此，Sakatt 和 Lecompte 等认为对这类心室－动脉连接异常的心脏畸形，手术前解剖学的诊断定义比分类和命名更为重要。

右心室双出口大部分均有较大的室间隔缺损作为左心室的唯一出口,通常是非限制性的(直径相当于或大于主动脉瓣环),有10%病例的室间隔缺损是限制性的,极少数没有心室间的交通。当没有室间隔缺损的时候,通常伴有二尖瓣和左心室发育不良,并且有一个房间隔缺损作为左向右分流的唯一通道。Kirklin等在1993年的研究中总结,约有13%的DCRV患儿合并多发性室间隔缺损。

(一)VSD与大动脉之间的关系

VSD与大动脉之间的关系往往是决定采用何种手术方式的关键。因此,DORV中的VSD的位置通常采用与大血管位置关系的术语来描述。按照缺损的位置可分为四种:主动脉瓣下VSD、肺动脉瓣下VSD、双动脉瓣下VSD(在两大动脉开口下方)和与大动脉非关联VSD(远离两大动脉,与两大动脉开口无关。

1.主动脉下室间隔缺损 约有50%的DORV是这种类型,是最常见的一种类型。其心房-心室关系一致,主动脉和肺动脉常并列,主动脉大部分位于肺动脉的右侧或右前方。VSD位于主动脉瓣下或主动脉圆锥的下方,并与主动脉瓣有一定的距离,其距离取决于主动脉下圆锥的存在和长度。当有主动脉下圆锥存在时,主动脉瓣环和二尖瓣之间为肌肉组织分隔而无纤维连接。如主动脉圆锥被吸收,则存在主动脉瓣环与二尖前瓣间的纤维连续,这时主动脉左冠瓣或二尖瓣前瓣实际形成了VSD的后上边界。有的VSD位于膜周部周围,或在三尖瓣隔瓣和前瓣交界处与三尖瓣环相连,在VSD后下方边缘有二尖瓣-三尖瓣连续,偶有肌性组织边缘将VSD的后边界与三尖瓣基底部分隔开。部分DORV合并主动脉左侧移位时,VSD常位于肌性室间隔更靠前靠上的位置。VSD的上缘通常是主动脉瓣,室上嵴的上、下肢形成下缘和后缘,这与Taussig-Bing畸形非常相似。

2.肺动脉瓣下室间隔缺损(Taussig-Bing) 约有30%的DORV是这种类型。其心房-心室关系一致,主动脉在肺动脉的右侧或右前方,主动脉瓣和肺动脉瓣并列在相同的高度。这类VSD通常是非限制性的,位于肺动脉前下方,包绕在室上嵴的前后肢之间,常有圆锥部肌肉组织分开。存在肺动脉圆锥时,圆锥构成VSD的上缘。VSD与肺动脉瓣的距离因肺动脉圆锥长度而不同。无肺动脉圆锥时,肺动脉与二尖瓣存在纤维连接,肺动脉不同程度地骑跨在VSD上,形成VSD的上缘。这种类型的畸形常合并有主动脉缩窄,其原因可能是肥大的漏斗隔和壁束引起主动脉下不同程度的梗阻所致。

Van Praagh将其解剖学定义为主动脉直接在肺动脉的前面、左前或右前方;主动脉和肺动脉下圆锥将半月瓣和房室瓣分开,两个半月瓣并列在相同的高度;有一个大的肺动脉下VSD,在壁束和肌性室间隔上方;VSD被肺动脉下圆锥游离缘分隔而不与肺动脉瓣环连接;主动脉完全起源于右心室,肺动脉瓣骑跨于VSD,但不骑跨左心室腔。只有当肺动脉圆锥完全起自左心室者才列为大动脉转位。

3.双动脉瓣下室间隔缺损 约有10%的DORV有双动脉下VSD。因为漏斗隔发育不全或缺如,主动脉和肺动脉常相互邻近,主、肺动脉开口并列,主动脉在稍前方。VSD通常较大,位于室间隔前部的室上嵴分叉处,正位于主、肺动脉瓣开口的下方。半月瓣形成VSD的上缘,室上嵴的前后分叉形成VSD的前、下和后缘。两大动脉不同程度地骑跨在室间隔上,常难以区分大动脉到底起自哪个心室,有学者因此称其为双心室双出口。无冠瓣叶位于右或右前方,在有主动脉瓣-二尖瓣纤维连接时,二尖瓣多与无冠瓣连接。

4.与大动脉非关联空间隔缺损　约10%～20%的DORV患儿属于这种类型。VSD位于圆锥之下,远离主、肺动脉瓣,不被室上嵴前后肢所包绕,在三尖瓣隔瓣下为房室通道型或位于小梁心室间隔的流出道隔上。部分VSD较小,有时可以严重限制左心室血液的排出。

（二）心房和心室的位置关系

在DORV的患儿当中,大部分是房室连接一致,约有11%是不一致的。同时少数也可以存在心房正位、心房反位和左/右心房异构。房室关系不一致的DORV常伴有肺动脉狭窄和右位心,主动脉多在肺动脉之前及左侧,部分在肺动脉之前侧或直接在前方,VSD多在肺动脉瓣下,少数在主动脉瓣下。

（三）两大动脉的关系

DORV两大动脉的位置关系有三种:第一种是正常的大动脉关系,即主动脉在肺动脉的右后方,大动脉在离开心脏时相互旋绕,大多数DORV患儿是这种类型;第二种是主动脉在肺动脉的右侧,常呈侧侧位,两大动脉相互平行,没有相互旋绕;第三种是主动脉在肺动脉的左前方,两大动脉平行并置,该类型最为少见。

（四）合并心脏畸形

DORV常伴有其他的心脏畸形,这些畸形会对外科手术的实施产生不同的影响。Lev、Kirklin等从外科治疗的观点上对此进行了分类（表3-1）。

表3-1　右心室双出口的外科分类

Ⅰ单纯型右心室双出口	Ⅱ复杂型右心室双出口
一般的室间隔缺损（主动脉口下、两大动脉下）	合并房室瓣异常
无肺动脉狭窄	二尖瓣闭锁或狭窄
合并肺动脉狭窄	共同房室管畸形
异常的室间隔缺损	完全肺静脉异位连接
限制性室间隔缺损	主动脉狭窄或发育不全
肺动脉下室间隔缺损（Taussig—Bing）	其他
远离两大动脉开口型室间隔缺损	

与法洛四联症相似,DORV可以合并不同程度的右心室流出道梗阻,多合并主动脉瓣下双动脉瓣下室间隔缺损的DORV。这种右心室流出道梗阻常位于漏斗部,也可以是单纯瓣膜型,而在肺动脉瓣下室间隔缺损的DORV患儿中常合并有主动脉瓣下狭窄,其原因可能是由左心室流出道发育不良、房室瓣组织或肥大的肌束等引起的。

随着外科手术的进一步提高,人们对DORV患儿的冠状动脉的畸形也越来越重视。研究发现,DORV患儿中有30%存在冠状动脉畸形,部分DORV患儿的左前降支起自右冠状动脉,并在肺动脉前横跨右心室流出道,这增加了外科医生的手术难度。

三、病理生理

由于DORV是一种介乎法洛四联症和大动脉转位之间的先天性心脏畸形,因此其病理生理表现也和这两种先天畸形有相似之处。由于室间隔缺损是左心室的唯一出口,所以左向右分流是必然存在的,而且左心室出口的通畅与否取决于VSD的大小。患儿临床上有无发绀决定于主动脉口和室间隔缺损的关系。

主动脉瓣下VSD型以DORV的血流动力学主要表现是左向右分流。随着肺循环血流量的增加、病程的长短不同以及是否合并右心室流出道或肺动脉狭窄,而产生不同程度的肺动脉高压和肺血管的病变。如果右心室流出道或肺动脉梗阻严重,肺血量明显减少,右心室压力明显增高,可以发生持续的右向左分流,从而在病程的早期即出现严重的发绀。

对于肺动脉瓣下 VSD 型的 DORV,其表现与大动脉转位相似。由于氧合血通过室间隔缺损优先流入肺动脉,肺动脉的血氧高于主动脉。体循环血氧饱和度取决于体、肺循环间血液混合的程度,因此,患儿在婴儿早期就表现出发绀和充血性心力衰竭。该类型并发梗阻型肺动脉高压也较主动脉瓣下 VSD 型为早,可能是由于左心室血流直接冲击肺动脉所致。如果患儿伴有主动脉下狭窄或主动脉缩窄时,体循环血流量减少,会进一步增加肺循环血流量,从而更早地出现肺动脉高压和肺血管病变。伴有肺动脉狭窄的,则因肺循环血流量的减少而使发绀加重。

四、临床表现与诊断

不同类型的 DORV 患儿临床表现亦不同。不伴其他心脏畸形的 DORV 患儿与大室间隔缺损相同,一般无明显发绀,表现为喂养困难、气促、发育差、反复呼吸道感染和充血性心力衰竭等,心脏听诊可闻及胸骨左缘 3~4 肋间 3 级以上粗糙的全收缩期杂音,肺动脉瓣区第二心音亢进。伴有肺动脉狭窄的 DORV 与法洛四联症相似,表现为发绀、发育不良、杵状指、低氧血症、蹲踞等,以及胸骨左缘 3~4 肋间 3 级以上收缩期杂音、肺动脉瓣区第二心音减弱。而肺动脉瓣下室间隔缺损的 DORV 则与大动脉转位并室间隔缺损相似,出生早期即出现发绀、反复呼吸道感染和充血性心力衰竭等,病情较严重。

X 线胸片显示因解剖类型而异,无肺动脉狭窄者,示肺血增多,心影增大,以右心室为主(有肺动脉狭窄者,则肺血减少,心影稍增大。心电图检查示电轴右偏,右心室肥大。超声心动图检查具有重要的诊断价值,可显示主动脉和肺动脉的位置关系,室间隔缺损的大小、数目及位置,有无肺动脉狭窄及其他心内畸形等。心导管检查可进一步明确诊断,因其是有创检查,具有一定的风险和并发症,可根据患儿具体病情需要而选择,目前多采用高速螺旋 CT 检查来代替大部分心导管检查。

五、主要手术方式

由于 DORV 病变较为复杂,针对各类型病理解剖的不同,手术方法也多种多样。因此,应根据每个病例病变的特点,设计合理的个体化手术方案。如单纯主动脉瓣下或双动脉瓣下 VSD 型 DORV,多在 2 岁内发生严重的肺血管病变。因此,应在婴儿早期接受根治性手术,延迟外科治疗会增加死亡的危险性。合并有肺动脉狭窄的,如果冠状动脉解剖正常,通常在出生 6 个月后实施手术。如果患儿情况不好,可先行体—肺动脉分流手术,以增加肺部血流,改善缺氧症状后再实施根治手术。肺动脉瓣下 VSD 型 DORV,由于大多数没有肺动脉狭窄,容易早期发生严重的肺血管病变和心力衰竭,自然预后不佳。如果临床缺氧症状显著,可以在心导管检查的同时行球囊房间隔造口术,改善血氧情况,并且在 1 岁以内应尽早手术治疗。

目前常用的方法有以下几种:

(一)心室内隧道修补术

适用于主动脉瓣下或双动脉瓣下 VSD 型 DORV。

此法采用补片法连接室间隔缺损与主动脉开口。内隧道补片的材料可采用自体心包片、涤纶补片和人造血管等。补片长轴的长度取决于主动脉右位的程度。补片隆起部分形成内隧道的前 2/3,隧道的后 1/3 为心脏组织,以保持生长能力。术中应注意 VSD 的大小及其与主动脉的位置关系。如果 VSD 直径小于主动脉瓣,可扩大 VSD,尽量使其大小达到主动脉瓣环的大小。在扩大 VSD 的同时,注意不要损伤二尖瓣及其腱索,不要损伤心室前壁和冠状动脉左前降支,或造成心室穿孔。同时,要切除右心室肥厚梗阻的肌束,常需部分切除漏斗隔,以使 VSD 与主动脉之间的内隧道通畅。有时内隧道可能造成右心室流出道梗阻,多数患儿需要行流出道扩大补片以扩大右心室流出道。

如果合并肺动脉狭窄,需切除部分肥厚的隔束和壁束,切除引起梗阻的圆锥隔,再行内隧道连接 VSD 和主动脉口,并同时行右心室流出道扩大成形术。如果肺动脉瓣环发育不良、瓣环狭窄或闭锁,则必须实施跨环补片,以免右心室流出道狭窄。手术应注意右心室流出道切口的长度,以免术后出现右心室功能障碍。对于合并冠脉畸形、肺血管明显病变、体—肺动脉分流大的患儿,可以考虑使用带瓣心外管道解除右心室流出道梗阻。

(二)内隧道关闭 VSD 和动脉调转术

适用于肺动脉瓣下 VSD 型 DORV。

此法是目前治疗肺动脉瓣下 VSD 型 DORV 最常用的方法,可以用于治疗任何动脉位置的 Taussig—Bing 畸形的患儿。先做 VSD 修补,引导左心室的血液流入肺动脉,使之成为完全的大动脉转位,然后再行大动脉调转及冠状动脉移位。术中要注意冠状动脉移植点的位置。防止冠状动脉发生扭曲成角或过度牵拉造成冠脉缺血,引起心肌缺血和心率失常。

(三)补片内隧道连接 VSD 与肺动脉,并行心房调转术(Mustard 或 Senning 术)

适用于肺动脉瓣下 VSD 型 DORV。

此法手术过程较复杂,先用补片修补 VSD 使左心室血流进入肺动脉,再行心房内障板引导腔静脉血经二尖瓣进入左心室到肺动脉,而肺静脉血经三尖瓣进入右心室到主动脉,形成生理性循环。该手术术后晚期并发症较多,常见有严重的心律失常和肺静脉回路梗阻等,现已较少应用。

(四)Damus—Kaye—Stansel 手术

适合于合并圆锥肌肉肥厚、严重主动脉瓣下狭窄的 DORV 患儿。

手术方法采用内隧道连接 VSD 到肺动脉,吻合肺动脉近心端于主动脉侧壁,并关闭主动脉瓣,再用心外带瓣管道连接右心室与肺动脉远心端。手术后血流的途径是:左心室血液→VSD→肺动脉→主动脉→体循环,右心室血液→心外带瓣管道→肺动脉远心端→肺循环。该手术重建了心室与动脉连接的一致性,不影响冠状动脉的位置。但由于需使用心外带瓣管道,对远期效果有一定的影响,临床应用受到一定的限制。

(五)全腔静脉—肺动脉连接手术

适用于矫治伴有房室瓣异常、心室发育不良型的 DORV。

此法使用 Gore—Tex 血管作外道建立上、下腔静脉引流入肺动脉的通路,切断肺动脉,并闭合近心端,将上腔静脉与入口上方 1cm 处切断,闭合近心端,远端与右肺动脉吻合,横断下腔静脉,闭合近心端,用长 20～22mm 的 Gore—Tex 人工血管行下腔静脉远心端与右肺动脉连接,使腔静脉血进入肺循环氧合后经心室进入体循环。术毕要常规测量肺动脉压。由于腔静脉血是在低压下进入肺循环,因此,只适用于有肺动脉狭窄、肺循环压力和阻力低者,对于有肺动脉高压的患儿是不适用的。另外,对于与大动脉非关联 VSD 型 DORV 者和 SDL 型亦可选用此手术。

（六）Lecompte(REV)心室内修复手术

适用于不能做心室内隧道手术的心室动脉连接不一致的患儿,以及因肺动脉狭窄(左心室流出道)而无法行心内隧道关闭 VSD 到肺动脉和动脉调转术的患儿。

REV 手术与动脉调转术相似。首先在右心室下部行垂直于右心室的切口并向上延伸至靠近主动脉瓣。在主动脉瓣交界上数毫米处,靠近肺动脉瓣交界处横断两大动脉。用补片法建立 VSD 到主动脉的内隧道。重建横断的主动脉。垂直切开肺动脉前壁,将肺动脉后缘连接右心室切口上段,用心包补片扩大肺动脉,关闭右心室切口下段和肺动脉前部。关闭原肺动脉瓣口。在 REV 手术中,三尖瓣－肺动脉瓣的距离对决定 VSD 补片的位置尤为重要。如果距离大于主动脉瓣直径,则可以在肺动脉瓣后方成功建立内隧道;如果距离极短,则肺动脉开口将被隔入左心室;如果距离小于主动脉瓣直径,倘若在肺动脉瓣开口的后方建立隧道,容易引起主动脉下狭窄,所以必须将肺动脉瓣留在隧道的左心室面。

由于 REV 手术会引起肺动脉反流,所以仅限于术前那些肺动脉狭窄并且肺动脉压力低的患儿。当主、肺动脉侧侧位或主动脉稍微在肺动脉前方时,没有必要做这个手术。

（七）左心室至主动脉心外带瓣管道

适合于大动脉非关联 VSD 型 DORV 和合并有升主动脉及其弓部发育不全者。

VSD 用补片修补,自左心室用一带瓣管道连接主动脉。由于左心室压力高,致动脉瓣不能开放,右心室血流只能进入肺动脉。此手术现已很少应用。由于该法近远期效果均不理想,近年来有作者提出采用双动脉圆锥调转术进行外科治疗的探索。

（八）室间隔修补合并带瓣心外管道矫治术

适用于房室关系不一致的 DORV(SLD、IDD、SLL、IDL)。

心室切口位于形态上的左心室,闭合 VSD 使主动脉引流体循环血流。切断肺动脉主干,缝合近心端,用带瓣心外管道连接肺动脉远端与左心室切口,引流体循环静脉血进入肺动脉。

（薛东明）

第十二节　永存动脉干

一、概述

永存动脉干是一种相对少见的先天性心脏病,占先天性心脏病发病率的 0.21%～0.34%,其畸形特点是保存了胚胎期单一动脉干从心底部发出,骑跨在室间隔上。永存动脉干没有单独的肺动脉瓣或心室－动脉连接,可与法洛四联症合并肺动脉闭锁相鉴别。永存动脉干自然预后不良,如不及时手术治疗,约 75% 的患儿在出生后 1 年内死亡。在 Van Praagh 的 57 例中,除 3 例外,都在 6 个月内夭折。婴儿早期死亡的最常见原因为充血性心力衰竭合并肺炎。

二、病理解剖

永存动脉干的解剖特征是单一动脉干起源于心底部,只有一组半月瓣骑跨在室间隔上,瓣叶常有结节性增厚,致使对合不佳或脱垂,常伴有大的室间隔缺损。永存动脉干的解剖分型主要依据肺动脉从动脉干的起源。1949 年,Colett 和 Edwards 提出了分类法,这种分类法尽管有所帮助,但不能完全解释所有解剖变异。1965 年 Van Praagh 夫妇提出了改良分类法,该分类法废弃了原来分类法中的汉型或有些书称之为假性动脉干,因为这种畸形更确切地应称为室间隔缺损、肺动脉闭锁伴侧支血管。Van Praagh 对合并室间隔缺损患儿分为四型。A1 型:肺动脉发自动脉干;A2 型:左、右肺动脉直接从动脉干发出;A3 型:左或右肺动脉缺如,该侧肺血由侧支循环供应;A4 型:主动脉峡部发育不全、狭窄或中断,同时伴有一巨大动脉导管(图 3—24)。

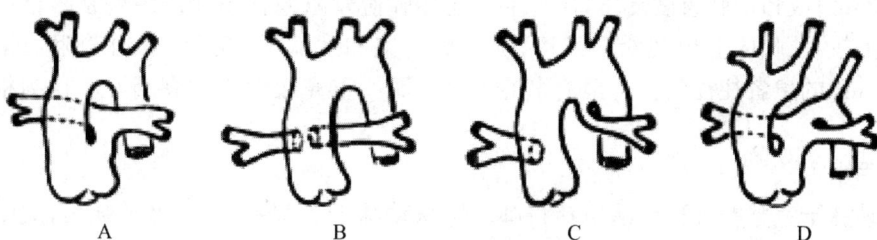

图 3—24　永存动脉干分型示意图
A. A1 型;B. A2 型;C. A3 型;D. A4 型

永存动脉干只有一组半月瓣,大多为三瓣(60%),也有四瓣(25%)和二瓣(5%),常有增厚和变形而反流。右位主动脉弓占 18%～36%,常并发头臂干镜像分支,11%～14%的患者合并主动脉弓中断。室间隔缺损常位于前上位,有些患者合并有冠状动脉起源和分布异常,在手术时需注意识别和保护。

三、病理生理

永存动脉干的主要病理生理特征是出生后随着肺血管阻力的下降,大量左向右分流,肺血流量明显增多,导致肺动脉高压、肺血管阻力增加,患儿在出生后 6 个月即可出现肺血管阻塞性病变。患者有共同瓣反流将进一步加剧这种逆向分流,故早期就可发生心功能不全和心力衰竭。

四、临床表现与诊断

患儿出生后不久即表现明显的心脏杂音,以及呼吸急促、肝脏增大、喂养时出汗、生长迟缓等充血性心力衰竭的表现,部分患儿有发绀,如有共同瓣反流,可在胸骨旁闻及舒张期杂音。

X 线胸片示肺血影增多,心影增大。心电图检查示窦性心律,双心室肥大。超声心动图检查可明确诊断,包括永存动脉干的类型、共同瓣反流的程度、冠状动脉的开口及其他合并心内畸形等。

五、主要手术方式

(一)手术适应证

姑息性的肺动脉环缩术仅适用于少数病情重、体质差的患婴,以限制肺血流量和保护肺血管床。尽管手术死亡率较高(75%左右),但必要时仍值得考虑。此项手术能使少数患婴的症状得以改善,过渡到 3～4 岁时,再接受根治术。

永存动脉干的手术治疗建议在 6 个月以内,甚至在新生儿行根治手术更能防止肺血管阻塞性病变发生。伴有肺动脉狭窄或肺动脉缺如的永存动脉干(A3 型)也可行根治手术,但常因严重肺血管病变而影响手术效果。

再次手术指征是移植的管道发生梗阻、瓣膜损坏而出现明显充血性心力衰竭或第一次移植的管道直径太小已不适应患者发育和活动的需要。

(二)手术禁忌证

肺血管阻力指数显著增高,超过 12WoodU/m²(或一侧肺动脉缺如者,阻力指数超过 20WoodU/m²)或肺动脉重度高压,伴有不可逆性肺血管阻塞性病变的患者是根治手术的禁忌证。年龄较大、临床上出现明显发绀、动脉血氧饱和度低于 83% 和肺血管阻力指数大于 12woodU/m² 的患者往往失去了根治术的机会。而严重充血性心力衰竭不应视为根治手术的禁忌证。

(三)手术方式

永存动脉干完整的外科矫治包括将肺动脉从动脉干上解剖下来,修补缺损,关闭室间隔缺损,直接或通过使用心外管道建立右心室与肺动脉之间的连续性。

应用双腔静脉插管和深低温体外循环。深低温体外循环可以为新生儿患儿提供良好的心肌保护,并只需要一次灌注心肌停搏液,从而避免多次灌注心肌停搏液造成的心肌水肿和手术程序上的烦琐。主动脉插管必须足够高,以保证有足够的空间阻断主动脉、离断肺动脉和主动脉重建。

一般主张从动脉干的左端解剖肺动脉,而保持动脉干右端的完整,然后将动脉干上的缺损连续或补片缝合。但波士顿儿童医院主张在动脉干发出肺动脉处将动脉干横断,行动脉干近端和远端的端端缝合。他们认为切断的优点在于保持升主动脉重建的系统性,通过修剪动脉干的近端可以达到动脉干近远端管径的相对一致,取得较好的塑形,有利于维持共同瓣的功能,减少左冠状动脉扭曲和主动脉窦瘤的发生。

在右心室漏斗部做一横行切口,要特别注意避免损伤冠状动脉前降支和圆锥支。切口要足够大,以避免心外管道放置后压迫冠状动脉和心脏,同时也是与心外管道的管径保持一致的需要。一般来讲,对于新生儿患儿,切口长度不大于 10mm。通过心室切口可以很好地暴露 VSD,采用 6-0 Prolene 线连续缝合,另以间断缝合方法加以固定。永存动脉干的 VSD 离传导束较远,如延及膜部要注意避免损伤传导束。VSD 修补材料大多采用心包补片或涤纶(Dacron)补片。

在重建右心室与左、右肺动脉的连接时,通过估计右心室切口到环切的肺动脉之间的距离,选择的管道应修剪到适当的长度。长度应不多余,避免压迫左冠状动脉,也避免被胸骨压迫,又能在无任何张力的情况下吻合。因术后可能仍存在有肺动脉高压,缝合要紧密,以防吻合口出血。关于重建右心室流出道与肺动脉连接的材料。早期有采用带猪瓣的 Dacron 管道,但容易出现早期的瓣膜钙化,管道新生内膜的纤维组织剥脱、堵塞。目前,应用较多的是小尺寸的经处理的牛颈静脉,其来源丰富,但远期效果还不清楚。近年来,许多作者对 1 岁以内患儿采用直接将肺动脉主干吻合到右心室切口上方,下方再用自体心包扩大,解决了生物材料远期钙化问题,长期效果有待随访。但对年龄较大儿童(大于 1 岁)仍要求使用带瓣管道。

(薛东明)

第四章　胸外科疾病

第一节　胸部损伤

一、胸壁软组织损伤

胸壁软组织损伤在胸部损伤中非常多见,包括皮肤肌肉挫伤、皮肤裂伤、肌肉撕裂伤、皮肤皮下肌肉穿通伤等。

(一)诊断标准

1.临床表现及体征

(1)有较明确的外伤史。

(2)局部疼痛:与暴力的强度、性质、持续时间及受伤部位的神经分布有关,疼痛程度可以随呼吸幅度或咳嗽、打喷嚏而改变。

(3)肿胀:由局部软组织内炎性反应渗出、淤血或皮肤损伤所致。

(4)创面:不同的创伤性质和强度可以造成皮肤表面伤痕、破损等。

(5)功能障碍:严重损伤患者可因疼痛限制咳嗽而引起排痰障碍,导致肺不张等合并症。

(6)心率、血压、呼吸多正常。

(7)严重、大面积软组织损伤可以有心率加快、血压升高或降低、呼吸幅度变浅、呼吸频率加快。疼痛剧烈时面色苍白、出冷汗。

2.检查　拍摄后前位 X 线胸片,应该正常,可以排除肋骨骨折和其他并发症。

(二)治疗原则

1.对症止痛　依据伤情严重程度给予活血、化瘀、止痛的中、西药物。

2.局部理疗　受伤早期(6 小时内)局部冷敷,无继续出血迹象后热敷或选用其他理疗方法。

3.清创缝合　有皮肤破损的患者,必须给予彻底清创,清除异物及坏死组织,充分止血,一期修复神经、血管,缝合伤口。污染严重的伤口,妥善止血后,开始换药。

4.其他　酌情应用抗生素及破伤风抗毒血清。

(三)常用药物

1.抗炎镇痛药如吲哚美辛和布洛芬等,必要时也可使用阿片受体激动剂如曲马朵和吗啡等。

2.破伤风抗毒血清(TAT)。

3.抗生素可使用青霉素类如阿莫西林和哌拉西林等,及一代头孢菌素如头孢氨苄和头孢拉定,二代头孢菌素如头孢呋辛、头孢克洛等。

二、肋骨骨折

肋骨骨折是最常见的胸部损伤,骨折多发生于第 4～7 肋,第 9～12 肋骨骨折可能伴有潜在的腹内脏器损伤。肋骨骨折分为单根单处肋骨骨折、多根单处肋骨骨折、多根多处肋骨骨折和单根多处肋骨骨折四种。多根多处肋骨骨折(一般4根以上)是最严重的肋骨骨折,可形成胸壁软化,引起反常呼吸运动,严重影响呼吸功能。间接暴力引起的肋骨骨折,骨折端常常向外折断,而引起开放性骨折,直接暴力引起的肋骨骨折,骨折端向胸腔内折断,常导致血胸、气胸和肺损伤等并发症。老年人骨质疏松更易发生骨折。

(一)诊断标准

1.临床表现及体征

(1)有车祸、坠落产生的胸部撞击、挤压伤史。

(2)胸部疼痛明显,深呼吸、咳嗽、打喷嚏、变动体位时疼痛加剧。

(3)局部肿胀、压痛或伴有淤血斑,胸廓挤压试验(间接压痛试验)阳性,有时可触及骨擦感或骨折断端。

(4)多根多处肋骨骨折常伴发胸壁软化,胸壁反常运动,引起低氧血症、发绀。

(5)疼痛限制咳嗽动作幅度,影响气道分泌物排出,加重肺水肿及肺不张,胸壁反常运动会在伤后数小时逐渐明显起来,呼吸音减低,也可闻及啰音。

(6)伴有血胸、气胸的患者,呼吸音可以消失,叩诊可以发现浊音区和鼓音区。

2.检查

(1)X线片较易确定肋骨连续性中断或错位的部位,并可以了解是否有血胸、气胸,纵隔或皮下气肿、肺损伤或肺不张等合并症的存在。

(2)肋软骨骨折或肋软骨与硬骨连接处骨折,不能在胸片上显示,X线需在3～6周后发现骨痂形成时才能确诊,必须根据病史、体征来明确诊断。

(二)治疗原则

1.闭合性肋骨骨折

(1)镇静止痛:可口服或注射止痛药,必要时可以采用骨折部位和肋间神经封闭术及"止疼泵"硬膜外或静脉持续给药止痛。有效控制疼痛有助于改善呼吸障碍。

(2)帮助患者咳嗽,雾化吸入,更换体位,排除分泌物,必要时经鼻导管或纤维支气管镜吸痰,预防肺不张及肺炎的发生。

(3)多头胸带固定胸部,有助于止痛和控制反常呼吸。

(4)抢救过程中要注意避免过多输入晶体液,一般不应超过1000ml,如果伤情严重,应该适当使用胶体液或血液制品,避免进一步加重肺水肿。

(5)多根多处肋骨骨折,造成胸壁反常呼吸运动范围较小者,通常不做特殊处理,也可用棉垫加压包扎。当反常呼吸运动范围较大,胸壁严重塌陷时,如果患者条件允许,可以考虑手术固定肋骨,减少呼吸功能不全的时间。严重的胸壁软化及合并头部损伤或严重呼吸功能障碍时,可以行气管插管,呼吸机辅助呼吸,待胸壁相对稳定,反常呼吸消失后,停止辅助呼吸,拔除气管插管。

(6)合理选择使用抗生素,预防感染。

(7)有气胸、血胸等合并症时要同时处理。

2.开放性肋骨骨折

(1)常规清创、彻底清除异物、碎骨及坏死组织,缝合伤口。

(2)开放时间过长,或污染严重的伤口,清创后引流换药。

(3)根据伤口污染程度及细菌培养结果选用敏感抗生素。

（三）常用药物

1.抗炎镇痛药如吲哚美辛和布洛芬等，必要时也可使用阿片受体激动剂如曲马朵和吗啡等。

2.开放性骨折使用破伤风抗毒血清(TAT)。

3.抗生素可使用青霉素类如阿莫西林和哌拉西林等，及二代头孢菌素如头孢呋辛、头孢克洛，三代头孢菌素头孢哌酮钠、头孢唑肟钠等。

三、胸骨骨折

胸骨骨折多见于发生车祸的机动车司机，骨折部位多在胸骨上部。在胸部损伤中少见，但是容易合并不同程度的心脏损害，有较大的潜在危险性。

（一）诊断标准

1.临床表现及体征

（1）有胸部撞击伤或车祸、减速伤史。

（2）局部明显疼痛，呼吸或活动时加重。

（3）局部可扪及骨折摩擦或断端重叠畸形。

（4）常伴多根肋软骨骨折。

（5）有反常呼吸可发绀。

2.检查

（1）X线片较易确定骨折部位。

（2）要除外心脏、大血管或支气管损伤。

（二）治疗原则

1.无移位或仅有轻度移位的胸骨骨折，对胸廓活动无明显影响，可以仅给镇静止痛，对症治疗。

2.重症，有呼吸困难、反常呼吸的患者，行气管插管，呼吸机辅助呼吸，待呼吸功能稳定后，停止辅助呼吸，拔除气管插管。

3.开放性胸骨骨折移位明显或伴有连枷胸，应该在全身麻醉下钢丝或钢板固定，纠正严重畸形，胸骨骨折处后放置纵隔引流管，保持引流管通畅。

4.合理选择抗生素，预防感染。

四、创伤性气胸

气胸在胸外伤的患者中常见。气胸可以由各种锐器造成胸壁穿透伤，外界气体进入胸膜腔而形成，也可以由各种锐器伤、爆震伤、挤压伤、肋骨骨折损伤肺、支气管，因而气体进入胸膜腔而形成，还可因食管破裂而形成。可分为闭合性气胸、张力性气胸和开放性气胸三种。

（一）诊断标准

1.临床表现及体征

（1）有挤压伤、肋骨骨折或锐器伤、爆震伤等外伤史。

（2）少量气胸症状轻微，胸闷、憋气症状不明显。

（3）大量气胸可以引起呼吸困难，甚至发绀。患侧呼吸音减弱或消失，叩诊为鼓音。

（4）张力性气胸时呼吸急促、极度困难，精神紧张，大汗淋漓，四肢湿冷，甚至发绀。

(5)患侧呼吸音消失,肋间增宽,皮下气肿,纵隔气管向健侧移位,血压下降,心率增快,处于休克状态。

(6)开放性气胸可以听到随患者呼吸有气体进出伤口的声音,同时有四肢湿冷,血压下降等休克症状。

2.检查

(1)X线胸片可确定气胸的程度及是否有肋骨骨折、肺不张、纵隔移位,皮下气肿、血胸等合并症。

(2)张力性气胸时肺完全萎陷,纵隔移向健侧,皮下气肿(紧急情况下先行闭式引流或粗针头第二肋间排气处理后再拍片)。

(二)治疗原则

一般处理原则包括吸氧、镇静、止痛,化痰,排出分泌物,输血、补液,纠正休克,合理选择抗生素预防感染。

1.闭合性气胸

(1)少量气胸(肺压缩<30%),症状多不明显,可密切观察,不做特殊处理。

(2)中等以上气胸(肺压缩>50%),应行胸腔穿刺抽气或胸腔闭式引流,酌情给予止痛和抗生素治疗。

2.张力性气胸

(1)紧急情况下粗针头锁骨中线第二肋间刺入胸腔排气。

(2)条件允许时行胸腔闭式引流,管腔内径要粗。

(3)持续大量漏气,闭式引流不能缓慢解症状时,说明有较大的气管、支气管损伤或有大面积肺撕裂伤,应该及时手术探查,必要时行肺切除术。

3.开放性气胸

(1)无菌敷料覆盖、暂时闭合伤口,变开放性气胸为闭合性气胸,再行胸腔闭式引流。

(2)情况危急的患者需要气管插管,呼吸机辅助呼吸。

(3)彻底清创、切除毁损组织、仔细止血、修复伤口。胸壁伤口缺损面积较大时,应及时手术,用带蒂肌皮瓣或人工代用品修补。

(三)临床操作标准

1.胸腔穿刺术　患者取坐位或半坐位,在预定的穿刺点局部消毒,麻醉后沿肋骨上缘刺入胸腔穿刺针,反复抽吸直至肺基本复张。

2.胸腔闭式引流术　患者取半坐位,根据X线胸片定位,多取锁骨中线第二肋间,局部消毒,麻醉,切开皮肤,将引流管置入胸腔约5~8cm,皮肤缝线固定引流管,连接水封瓶。在X线证实无残留液体、气体时,拔除胸腔闭式引流管。

(四)常用药物

1.镇痛剂、抗生素和TAT同肋骨骨折。

2.祛痰　乙酰半胱氨酸、氨溴索等。

五、创伤性血胸

各种原因造成的胸腔内积血称为血胸。出血通常来源于肺裂伤、肋间血管或胸廓内动脉损伤,甚至大血管、心脏破裂出血均可引起血胸。轻度肺裂伤,出血常可自行停止。体循环的动脉出血常不易停止。血胸可以单独存在，也可以与其他胸部损伤同时存在。缓慢、少量出血多不凝固，大量迅速出血时就可以出现胸内血凝块，形成凝固性血胸，可不同程度影响呼吸、循环功能。受到污染的血胸如果治疗不彻底有转变为脓胸的危险。

（一）诊断标准

1.临床表现及体征

（1）外伤后依出血量的多少，可以有不同程度的呼吸困难，出血量大而迅速时，血压下降、心率加快，出血超过1000ml时，可以有四肢湿冷、烦躁等休克表现，如果抢救治疗不及时会出现呼吸、循环衰竭而死亡。

（2）患侧呼吸音减低，叩诊浊，合并气胸时叩诊可以发现鼓、浊音界面。

2.检查

（1）立位或坐位X线胸片：少量血胸仅见肋膈角变钝或消失，中等量血胸液面可从膈顶到肺门水平不等，大量血胸液面可达肺门水平以上。平卧位X线胸片患侧胸腔透过度减低，并可估计血胸的严重程度。

（2）胸腔穿刺抽出血性液体即可确定诊断。

（二）治疗原则

1.密切观察血压、心率，输血、补液，预防失血性休克，合理选择使用抗生素，预防血胸感染。

2.少量血胸动态观察或胸腔穿刺，中等量需做胸腔闭式引流术，大量血胸应及时行闭式引流，必要时开胸或电视胸腔镜（VATS）急诊手术探查，凝固性血胸在病情稳定后尽早（2周左右）开胸或VATS手术，清除血凝块和肺表面的纤维膜。

3.进行性血胸的判定

（1）脉搏逐渐增快，血压持续下降。

（2）经输血补液后，血压不回升或升高后又迅速下降。

（3）重复测定血红蛋白、红细胞计数和血细胞比容等，持续降低。

（4）胸膜腔穿刺因血液凝固抽不出血液，但连续多次X线检查显示胸膜腔阴影继续增大。

（5）闭式胸腔引流后，引流血量连续3小时超过200ml，或一次引流量超过1000ml。

如果有上述五项之一，就应该及时开胸探查，彻底止血。

4.手术探查要点

（1）根据伤情选择开胸手术或VATS。

（2）仔细探查可能的出血部位，确切止血。

（3）修补肺撕裂伤，如果裂口过大过深，无法缝合止血，可以行肺段或肺叶切除。

六、胸导管损伤

外伤导致胸导管损伤、破裂可引起低蛋白血症及水电解质紊乱。大量乳糜液积存在胸腔，压迫肺组织引起呼吸困难，时间长久以后形成纤维板，严重限制呼吸。

（一）诊断标准

1.临床表现及体征

（1）有颈、胸部外伤史或手术损伤史。

（2）外伤后数日或数周出现闷气短、呼吸困难。

（3）患侧呼吸音减弱，叩诊浊音。

（4）胸腔积液反复出现，或者手术后胸腔引流管内持续有较多量的引流液。

（5）可伴有电解质紊乱，营养不良。

2. 检查

（1）X线显示大量胸腔积液。

（2）胸穿抽出积液，典型表现为乳白色液体。

（3）胸水乙醚、苏丹Ⅲ检查，乳糜试验阳性。

（二）治疗原则

1. 非手术治疗

（1）禁食。

（2）加强营养支持，维持水、电解质、酸碱平衡。

（3）酌情合理选择抗生素预防感染。

（4）胸腔闭式引流，观察引流量及性状，保持肺的良好膨胀。

2. 手术治疗

（1）保守治疗无效多行胸导管结扎术。

（2）术前纠正水电解质紊乱，给予静脉营养。

（3）术前2小时口服炼乳或芝麻油，有利于在术中观察溢出乳白色乳糜液的破损处，行局部缝扎。

（4）术中不能发现破损乳糜管时可以于膈肌上方低位结扎胸导管。

（5）术后保持引流管通畅，待引流液逐渐减少时拔除引流管。

七、肺挫伤

肺挫伤常与胸壁损伤同时存在，常见于严重创伤。可导致严重的肺内分流和低氧血症，也是导致急性呼吸窘迫综合征（ARDS）的一种高危因素，如果不能及时纠正，会造成多器官衰竭而死亡。应提高对肺挫伤的认识，及时诊断和早期综合治疗，以提高抢救成功率。

（一）诊断标准

1. 临床表现及体征

（1）严重的外伤史或有受强大冲击波损伤史。

（2）皮肤损伤、皮下淤血或皮下气肿。

（3）胸痛、咳嗽、咯血、咳血性泡沫痰，呼吸困难。

（4）患侧可闻及啰音、水泡音、管性呼吸音。

（5）可伴有液气胸或气栓而出现神经症状。

（6）发生ARDS时严重缺氧、发绀，甚至烦躁不安、有出血倾向，尿少，昏迷，直至死亡。

2. 检查

（1）X线胸片：单纯肺挫伤可表现为局限性斑片影或边缘模糊的浸润阴影。严重肺挫伤表现为单肺或双肺大片浸润阴影或团块状影。

（2）CT能更敏感地显示肺实质的损伤类型和程度，复查CT可以起到随诊作用。

（3）PaO_2低于60mmHg，$PaCO_2$高于50mmHg，血压下降。

（4）凝血机制改变，血小板降低，可出现出血倾向，也可出现高凝状态。

（二）治疗原则

1.肺挫伤、肺裂伤

（1）吸氧、控制输液速度、减少晶体液量。

（2）酌情使用抗生素预防感染。

（3）如合并血气胸，行胸腔闭式引流术。

（4）持续大量漏气或持续严重出血时需开胸探查，必要时切除受损肺组织。

2.急性呼吸窘迫综合征（ARDS）

（1）监测血气情况及电解质，及时纠正。

（2）吸氧并保持呼吸道通畅，维持呼吸功能，吸氧无改善或二氧化碳升高、pH 降低时，应该尽快气管插管，正压通气辅助呼吸，并加用呼气末正压。

（3）条件允许可置漂浮导管监测心功能。

（4）抗生素治疗，预防肺部感染。

（5）激素治疗。

（6）治疗不对称的两侧肺损伤，有条件的话可以同时插入双腔气管插管，分侧通气。用两台呼吸机分别给两侧肺通气，呼吸频率、气道压力、吸入氧浓度、PEEP 均可以不同。

（7）保肝护肾，成分输血，必要时补充血小板。

（三）常用药物

地塞米松 5～20mg 肌内注射或静脉注射，甲泼尼龙 20～80mg 静脉注射。

八、创伤性窒息

创伤性窒息属胸部闭合性损伤，又称胸部挤压综合征，常常是胸部瞬间挤压伤使患者声门突然紧闭，胸腔内压力突然升高，致使头颈部毛细静脉血管破裂出血、淤斑，从而导致脑、眼、鼻、耳、口腔等毛细血管破裂。

（一）诊断标准

1.临床表现及体征

（1）有胸部挤压伤史。

（2）轻者胸闷、气短、呼吸困难。

（3）重者头颈部皮肤紫红斑，肩部、上胸部淤斑和出血点。

（4）眼结膜和口腔黏膜出血点，视网膜出血，视力减退，甚至失明。

（5）鼻、耳出血，耳鸣或耳聋，脑组织出血造成神经错乱，甚至昏迷，窒息死亡。

（6）肺内出血点、淤斑可引起呼吸困难，听诊可以闻及啰音。

2.检查 X 线胸片 可见肺间质斑点状模糊阴影。

（二）治疗原则

1.轻者吸氧、休息、对症治疗。

2.重者镇静、止痛，吸氧、抗休克，强心利尿。

3.紧急情况下心肺复苏，气管插管辅助呼吸。

4.脑水肿时脱水治疗。

九、外伤性气管损伤

气管损伤是指由直接暴力或间接暴力引起的气管损伤，也包括医源性损伤，气管切开不当,长期气管插管引起的狭窄、气管食管瘘等。气管穿透伤一般在颈部。钝器伤引起的气管损伤可以造成严重后果。医源性气管损伤包括经口气管插管造成的声门下狭窄,气管切开或环甲膜切开造成的狭窄、插管气囊造成的压迫性气管壁坏死及气管软化。

（一）诊断标准

1.临床表现及体征

(1)有外伤史或气管插管、气管切开史,要注意钝性创伤可以损伤气管支气管。

(2)受伤初期症状可以不明显,逐渐出现呼吸困难、颈部皮下气肿,有握雪感、捻发感,可以蔓延至面部及腹股沟,轻微咯血,也可伴有气胸或血气胸。

(3)随着纵隔气肿的加重,可以出现心悸、气短、烦躁不安,也可以因咳痰困难引起缺氧或肺部感染。

2.检查

(1)X线纵隔气肿和下颈部气肿是气管断裂的重要而且最敏感的征象。

(2)纤维支气管镜检查最可靠,可以见到血性分泌物及气道损伤。在呼吸衰竭时可引导气管插管正确定位,避免盲插引起的并发症,如加重气道损伤等。

（二）治疗原则

1.吸氧、气管插管,保持呼吸道通畅。维持水电解质平衡。适当选用抗生素。预防感染。

2.早期气管损伤,无明显污染时可以清创一期缝合重建气道,但是要特别注意喉返神经和声带的功能。当喉返神经有临时性或永久性损伤时,需要在吻合口远端做气管切开。

3.复杂、严重的气管破碎损伤,可以从断裂的远端插入气管插管,避免组织水肿引起气管梗塞,待炎症反应消退后再延期重建气管。气管和喉部交界处断裂较难处理,需请耳鼻喉科医师会诊协助。

十、支气管损伤

80%的创伤性支气管断裂发生在距隆突远端2.5cm处,首先破裂点在主支气管软骨和膜状部联合处,通常有纵隔气肿和血气胸。右主支气管损伤较左侧多见,左主支气管纵隔内部分较长,损伤造成的纵隔气肿发生率较高。

（一）诊断标准

1.临床表现及体征

(1)有胸部外伤史。

(2)呼吸困难、发绀、纵隔皮下气肿、咯血,可以伴有气胸或张力性气胸、血胸。

(3)肺不张时,呼吸音消失,纵隔移位,叩诊浊音。

2.检查

(1)纵隔气肿、皮下气肿、肺下垂征是支气管断裂的典型X线征象。

(2)纤维支气管镜检查可以明确诊断。

(3)支气管碘油造影可见盲袋状支气管,证实晚期支气管断裂。

(4)X线可以有液气胸表现。

（二）治疗原则

1.吸氧、保持呼吸道通畅,预防感染。

2.置胸腔闭式引流,积极处理血气胸。

3.纤维支气管镜确定支气管损伤较大时,或闭式引流严重漏气时,需要积极手术探查。

4.未及时处理的闭塞性支气管断裂可以行择期手术,支气管对端吻合,尽可能保留肺组织。如果肺组织已经纤维化或感染化脓,则只好行肺叶切除或全切除。

十一、食管损伤

食管损伤是指由锐器或异物造成的食管穿孔、破裂,如果处理不及时,将毫无例外地转变为急性纵隔炎、食管胸膜瘘,死亡率极高。食管穿孔常发生在食管的三个解剖狭窄段。

(一)诊断标准

1.临床表现及体征

(1)患者有外伤或吞咽异物史。

(2)90％以上的患者有颈部或胸骨后剧烈疼痛,吞咽时加重,并伴有呕吐,甚至呕血。

(3)部分患者可以有呼吸困难。

(4)多数患者有纵隔或下颈部皮下气肿,甚至发展为纵隔脓肿或脓气胸。

2.检查

(1)发热,白细胞计数增高。

(2)早期 X 线可以见到纵隔增宽,损伤部位周围气腔或液气面,稍后可以发展为液气胸或膈下游离气体。部分患者有异物影。

(3)CT 可以见到食管周围软组织内气体或脓腔紧靠食管或食管与脓腔相通。

(4)碘油食管造影明确食管穿孔部位、大小。

(5)纤维食管镜检查可以直接观察食管损伤情况。

(6)纤维支气管镜可以除外合并气管损伤。

(7)胸腔积液的 pH 低于 6,淀粉酶高有助于诊断,引流液中见到口服的亚甲蓝可明确诊断。

(二)治疗原则

1.早期确诊者可考虑手术修补。

2.禁食水,尽可能减少吞咽动作。胃肠减压,减少胃液潴留。

3.应用广谱抗生素。

4.胃肠外维持营养或空肠造瘘保证有效肠道营养。

5.保持水电解质平衡。

6.胸腔闭式引流后,口服庆大霉素盐水行食管灌洗。

7.保守治疗无效则可开胸探查,修补裂口、并用胸膜、网膜和膈肌瓣等加固,特别要彻底引流。

8.手术时要同期解决并存的食管疾病。

十二、膈破裂

下胸部的钝性暴力(撞击、碾压、坠落等)或锐器损伤(枪弹伤、刀刺伤等)均可造成创伤性膈肌破裂。

(一)诊断标准

1.临床表现及体征

(1)下胸部、腹部或季肋部外伤史,常有合并损伤。

(2)胸痛、腹痛、呼吸困难,偶有恶心、呕吐。

2.检查

(1)合并肋骨骨折时可触及骨摩擦音,胸廓挤压试验阳性。

(2)有时胸部闻及肠鸣音,合并肠梗阻时肠鸣音亢进。

(3)腹部压痛、腹肌紧张、反跳痛。

(4)腹穿可能抽到血性液体,应考虑内脏出血,或抽出伴有臭味的混浊液体,应考虑有空腔脏器破裂。

(5)X线见胸腔积液或液气胸,膈下游离气体,偶见腹腔脏器进入胸腔。

(二)治疗原则

1.开腹损伤较小,根据伤情决定先开胸探查还是开腹探查,也可以胸腹联合切口。

2.手术修补膈肌,还纳腹腔脏器。

3.同时治疗合并损伤。

4.若考虑有膈疝,则慎做胸穿和胸腔闭式引流。

十三、胸部异物

胸部异物包括子弹、弹片、金属碎片、山石、衣物布条等,这些异物可以存留在胸膜腔内、肺内,也可以存留在心脏大血管。气管内异物常由误吸造成,如:塑料笔帽、花生米、豆类等。医源性异物包括折损的造影导管等。

(一)诊断标准

1.临床表现及体征

(1)胸腔内异物:如为高速运动的弹头,温度高,常常不引起感染,也不引起临床症状,可以长期存留,无须特殊处理。碎石、外伤带入的破布条则常常引起感染,形成脓肿,而导致胸痛、发热等症状。

(2)肺内异物:存留在肺内的异物常常引起咳嗽、咯血。

(3)气管内异物:常有剧烈呛咳,较大的异物可以立即呼吸困难,缺氧、发绀,患者有三凹征,听诊哮鸣音。

(4)心脏大血管内异物:可以随血液流动而移位,通常无明显症状,如果异物进入右心室可以引起期前收缩,体动脉内异物随血流移动可以栓塞在小的动脉分支内,引起相应梗死症状。

(5)纵隔异物:容易造成纵隔内大血管出血,引起纵隔血肿。

2.检查 X线有助于发现异物的大小和性状及位置,及是否有合并症。但是某些异物在X线检查时不能显影,应特别注意。

(二)治疗原则

1.对于有症状胸腔内异物应积极手术治疗。

2.支气管内异物应该争取用支气管镜取出,不能取出的应该手术探查。

3.心脏大血管内异物,应该尽早手术取出,避免引起血栓或感染,手术时必须准备体外循环机。

4.肺内异物应及时开胸摘除异物,若深在肺实质内可行局部肺切除或肺叶切除。

十四、支气管异物

多数支气管异物发生在儿童,常见的有笔帽、植物种子如花生米等,成人支气管异物常因吞咽过快、进食时谈笑注意力不集中,而使异物进入反气管。异物进入支气管后常停留在右侧支气管内,应该急诊处理,一般可以经支气管镜将异物取出,异物未能及时取出、滞留时间过长、刺激、已经引起炎症或有尖锐结构嵌顿无法取出时行开胸手术,局部切开支气管取出异物或行肺叶切险。

（一）诊断标准

1.临床表现及体征

（1）有误吸异物史。

（2）刺激性咳嗽,气促,呼吸困难。

（3）个别患者可以有发绀。

（4）听诊患侧呼吸音减低。

2.检查

（1）X线可以显示不透射线的异物,但是不能显示其他异物。

（2）纤维支气管镜检查可以发现异物阻塞部分支气管开口。

（二）治疗原则

1.局部麻醉或基础麻醉后,先行纤维支气管镜检查,确定异物位置,如果能用活检钳取出,较为简便。

2.体积较大、且光滑的异物,可以使用硬支气管镜、金属抓钳取出。

3.开胸手术需要全身麻醉,双腔支气管插管,有利于术中控制呼吸,有异物阻塞支气管开口的肺组织萎陷较慢,据此可以协助验证、判断异物的位置。

4.在异物所在部位切开支气管,取出异物,清除肉芽组织,缝合支气管。

5.如果阻塞远端肺组织已经反复感染化脓或已经纤维化,可以行局部或肺叶切除。术后应用敏感抗生素,预防感染、肺不张、吻合瘘等合并症。

（韩安勇）

第二节　胸膜疾病

一、脓胸

（一）急性脓胸

胸腔感染主要是继发性感染,如肺炎后或肺周围炎直接感染胸膜或病灶破溃病菌直接进入胸腔,可以形成脓胸。不到5%的肺炎患者发展成脓胸。常见的致病菌有肺炎链球菌、链球菌、金黄色葡萄球菌,其他还有革兰阴性杆菌、结核杆菌等。胸腔手术、胸部外伤、邻近脏器病变也可以引起脓胸,如:肝脓肿、膈下脓肿、肾周围脓肿均可以直接感染、破溃入胸腔,淋巴脓肿、纵隔脓肿、骨髓炎也是引起脓胸的原因之一。影响预后的因素有发病年龄,是否合并心、肺、肾病变,住院期间发生脓胸或脓液培养阳性,特别是革兰阴性细胞感染或多种细菌混合感染者。

1.临床表现及体征　临床表现取决于是否有潜在的肺部病变、感染的微生物、细菌的数量、胸液量、病变的阶段以及患者的防御机能。患者可从无症状到出现严重的中毒性发热、休克。临床上表现常有以下几点：

(1)常有肺炎、外伤、手术等病史。

(2)持续高热、胸痛、咳嗽,咳浓痰、呼吸困难。

(3)体检患侧呼吸运动减弱,叩诊浊音,呼吸音减弱或消失,肋间增宽,纵隔向健侧移位。

2.检查

(1)X线见胸腔积液的抛物线影。

(2)CT检查可以发现多房性积液的表现,辨别是胸腔积液还是肺渗出或胸膜增厚,同时可以发现是否存在肺实质病变。

(3)超声检查可以确定积液的多少,并协助定位。

(4)胸穿抽出脓液,胸液呈低黏度、低细胞成分,白细胞计数(WBC)$<1000/mm^3$,LDH$<500\sim1000U/L$,pH>7.20,GLU$>40mg/dl$。进行细菌培养,并选择敏感抗生素。

3.治疗原则

(1)根据细菌培养,选用敏感抗生素治疗。治疗上推荐抗需氧菌属和抗厌氧菌属药物联合用药,以后根据患者临床表现、胸液培养结果和药敏调整用药,通常需要几周的药物治疗才能达到满意的治疗效果。

(2)根据胸片表现和CT提示有无分隔决定是否安放胸管。胸腔置管可引流、冲洗,促进肺复张。如果CT提示脓腔呈分隔状,则不宜安放胸管,可采取电视胸腔镜辅助或开胸探查。通常使用26~32F胸腔引流管,先行胸穿抽出胸液、定位,然后安放胸管。胸管拔出的时间取决于脓腔的消失和肺复张的情况。

(3)局限在脊柱旁沟的局限性脓肿,闭式引流管可能会影响患者平卧休息,胸穿治疗难免留有残腔,导致脓胸复发,因此可以置入心血管造影用猪尾型导管,反复抽脓冲洗,并注入抗生素,有利于彻底治疗。

(4)电视辅助胸腔镜手术(VATS)。VATS应用于早期脓胸患者的诊断和治疗,VATS的优势在于能及时处理且对患者损伤小,最适合脓胸的脓性纤维蛋白原期和多房腔积液且单一胸管引流无效的患者。手术可使脓腔分隔消失,全肺复张。

(5)全身支持治疗。

(二)慢性脓胸

多数慢性脓胸是由于急性脓胸处理不当或不及时引起的,也可能是由于胸腔内残留异物、支气管胸膜瘘或食管瘘引起,还可以是由于特异性感染引起,如:结核、真菌感染等。病程往往超过6周,脓液黏稠并含有大量纤维素,纤维素沉积在胸膜表面,逐渐增厚、机化,形成胸膜纤维板,限制肺膨胀,脓腔也不能缩小,即形成慢性脓胸。

1.临床表现及体征

(1)有急性脓胸病史,治疗超过3个月未愈,仍有脓腔。

(2)低热、咳嗽、胸廓下陷,肋间变窄,呼吸音减弱,胸廓呼吸运动减弱,脊柱向健侧弯,杵状指趾。

(3)慢性消耗病容,贫血、消瘦、营养不良。

2.检查

(1)X线显示胸膜肥厚,肋间变窄,患侧呈大片模糊影,纵隔向患侧移位,膈肌抬高,有时可见残腔影。患者健侧卧位、水平透照 X 线片有利于确定脓腔在侧胸壁的最低位。

（2）CT 可以明确脓腔的大小、部位，胸膜增厚的程度，是否合并肺内病变。

（3）以毛细血管和纤维细胞增生的胸膜纤维层机化为特征，胸水黏稠并有大量沉淀物，成纤维细胞移行入胸膜腔，形成无弹性、膜状的"胸膜外皮"紧紧包裹在肺表面，使肺丧失扩张作用。胸穿抽得脓液做细菌培养及药物敏感试验。

3. 治疗原则

（1）合理选用抗生素，加强营养，纠正贫血，适当体育锻炼。

（2）于脓腔最低位行胸腔闭式引流，引流管管径要足够粗大，最好在 32F 以上，有利于引流。

（3）手术行胸膜剥脱，消灭残腔，彻底松解肺组织，有利于肺复张。

（4）双腔气管插管静脉全身麻醉，健侧卧位，开胸探查沿胸膜外间隙钝性剥离壁层纤维板，再牵开肋间，逐渐剥除纤维板，剥离脏层纤维板时必须耐心、仔细，避免损伤肺组织。纵隔部位要注意奇静脉、胸导管、上腔静脉、锁骨下动静脉、膈神经等邻近组织。

（5）如果合并肺内病变，如：支气管扩张、结核空洞、肺纤维化等，需要切除部分肺组织。

（6）合并支气管胸膜瘘的患者可游离背阔肌、胸大肌或大网膜等周围组织修补瘘口、填充残腔，并充分引流。

（7）残腔较大不便填充时应行胸廓改形术，去除脓腔表面的肋骨，长度要超过脓腔边缘1cm，将胸壁软组织压迫下陷，消灭残腔。

二、胸膜肿瘤

累及胸膜的肿瘤约占胸膜疾病的一半，原发胸膜肿瘤较转移性胸膜肿瘤发生少。原发良性胸膜肿瘤，如：脂肪瘤、血管瘤、纤维瘤等，更为少见。多见的是弥漫性恶性胸膜间皮瘤。局限性胸膜间皮瘤多为单发，有完整包膜，手术治疗效果良好。

1. 临床表现及体征

（1）良性胸膜肿瘤多无症状或仅有局部胸痛，常在 X 线健康查体时发现。

（2）恶性胸膜肿瘤可以引起剧烈胸痛、咳嗽、消瘦。

2. 检查

（1）X 线、CT 可见胸膜不规则阴影，胸膜增厚，结节状或类圆形，可伴有积液影。

（2）B 超检查常为实性包块。

（3）胸膜穿刺活检可明确诊断。

3. 治疗原则

（1）局限性胸膜肿瘤可以在电视胸腔镜下切除，也可开胸手术切除。彻底切除肿瘤，必要时切除部分肺组织及或胸壁组织，重建胸壁。

（2）恶性弥漫性胸膜间皮瘤手术效果差，胸膜全肺切除很难延长患者的生存，VATS 可以取胸膜活检明确诊断，指导以后药物治疗。目前恶性弥漫性胸膜间皮瘤首选一线药物为培美曲塞。

（3）转移性胸膜肿瘤往往原发为肺癌，一般为多发结节病变，VATS 可以取胸膜活检明确诊断，无法行根治性切除。按原发肿瘤方案进行治疗。

（薛东明）

第三节　肺部疾病

一、先天性肺疾病

(一)肺发育不全

肺发育不全是胚胎发育过程中某个阶段肺芽发育产生障碍引起的。大多数同时并发其他发育缺陷,较常见的有气管、支气管和肺动脉的发育不全和缺如、脊椎发育异常,以及腹内脏器经过胸腹膜疝入胸膜腔等畸形。

严重病例出生后即死亡。主要表现为呼吸困难,甚至呼吸窘迫,以及长期反复呼吸道感染,体检可见患侧胸廓塌陷,活动度减弱,叩诊呈浊音,听诊呼吸音减低或消失。先天性膈疝的婴儿50%～80%死于肺功能衰竭,主要是由于先天性肺发育不全。

1.临床表现及体征

(1)反复出现的呼吸道感染常常是就诊原因。需慎重与其他疾病鉴别。

(2)单侧肺发育不全患者常有轻微呼吸困难,体力及耐力较差,部分患者可因来自体循环的侧支循环而咯血,合并呼吸道感染的有呼吸困难加重、发绀、呼吸音粗,生长发育迟缓。伴有心脏、骨骼或其他脏器畸形的,可有相应的症状。

(3)患者的胸廓常无畸形,双侧对称或近乎对称,患侧呼吸运动弱,呼吸音减弱或消失,叩诊可以是实音或是过轻音,无特异性。伴发胸廓畸形的常有相应的体征。肺叶缺如患者临床症状较少,病情隐匿查体仅有患侧呼吸音减低,不做 X 线等检查极易漏诊。上述类型如伴有肺部感染患侧可出现呼吸音粗糙并啰音。

2.检查

(1)X 线检查:一侧肺不发育可见患侧胸腔密度均匀致密,其内缺乏充气的肺组织以及支气管影和血管纹理的痕迹,心脏和纵隔结构均移向患侧,对侧正常肺呈不同程度的代偿性肺气肿。部分肺发育不全患者可在 X 线上显示肺组织充气,但肺纹理稀少,相比之下有时会被误认为是健侧支气管炎症或支气管扩张,须特别注意。

(2)胸部高分辨 CT 或支气管造影:可以显示患侧主支气管缺如,气管似乎直接与另一侧主支气管相连接,或主支气管呈发育不良畸形,或支气管分支的数目稀少。行肺血管造影检查可见患侧肺动脉主干发育不良或缺如,有助于确定诊断。

(3)肺动脉灌注扫描:患侧显示肺血流减少或明显减少。

3.治疗原则

(1)无明显临床症状的肺发育不全可以不做任何治疗。

(2)有反复咯血或肺部感染,甚至发育迟缓,且合并有残余肺有支气管或血管畸形者,须行肺叶或全肺切除,但全肺切除要非常慎重,必须确定健侧肺功能完全正常,否则会致残,甚至死亡。手术时要特别注意解剖变异,切勿损伤周围脏器。

(3)积极治疗合并畸形。合并心脏或大血管发育异常,术前充分评估,必要时手术中同时进行矫正。

(二)支气管肺囊肿

先天性肺囊性病(先天性肺囊肿)是较少见的先天性肺发育异常,是在胚胎发育期,因气管、支气管异常的萌芽或分支异常发育所致。包括支气管源性囊肿(肺囊肿)、肺泡源性囊肿、肺大叶气肿(肺大疱)、囊性腺瘤样畸形和先天性囊肿性支气管扩张等。先天性支气管源性囊肿指以支气管组织成分为囊壁、内含黏液或气体的先天性囊肿,曾被称为先天性囊性支气管扩张或先天性支气管源性囊肿。

该病病变可发生在支气管分支的不同部位和显示不同的发育阶段。囊肿常为多房性,也可为单房性,罕见双侧发病,既可位于肺内(肺内型,也被称为先天性肺囊肿),也可位于纵隔(纵隔型),以肺内者稍多见(占50%～70%),左肺多见,个别病例可异位在胸腔外。广泛多发的蜂窝状肺囊肿,被称为先天性囊性支气管扩张。囊壁厚薄不等,内膜由柱状或假复层纤毛上皮细胞组成,如果发生感染,则为扁平上皮所覆盖,也可以形成炎性肉芽组织,外层为结缔组织或平滑肌纤维、黏液腺、软骨组织。因囊肿无呼吸通气,故无痰末沉着,此为先天性囊肿的特征。

囊肿与支气管不通,称为闭合囊肿或液性囊肿;囊肿与支气管交通,则会引起囊肿感染,而通道状态也决定了囊肿的状态,如通道较小,囊内容物部分经支气管排出,气体进入囊腔,呈现气液平,形成厚壁的含气囊肿,囊内容物可为脓性或血性;如通道较大,内容物排净,囊肿竟全充气,形成气性囊肿。如通道呈活瓣状,可能形成张力性囊肿。小的支气管囊肿在临床上不呈现症状,仅在X线胸部检查或尸检时才被发现。一旦囊性病变与小支气管沟通,引起继发感染或产生张力性气囊肿、液囊肿、液气囊肿或张力性气胸等压迫肺组织、心脏、纵隔和气管移位时,就可出现症状。

1. 临床表现及体征

(1)较小且没有感染的肺囊肿,多数没有症状,常常在健康查体时发现。

(2)较大的肺囊肿可以引起胸痛、咳嗽、咳痰、轻度呼吸困难,偶有咯血。

(3)继发感染后咳嗽、高热、咳脓痰,患侧湿啰音,叩诊浊音。

2. 检查

(1)X线多见有下叶圆形或椭圆形影,有时伴有液平。部分患者无症状,仅在X线检查时发现。多囊肺患者X线可见到多发阴影。

(2)CT检查是目前最佳的检查方法,准确率为95%～100%。主要表现为界线清楚的单房或多房囊性病变。含液囊肿的内容物可因反复感染、出血、蛋白质含量增高、钙化而密度不均匀,CT值高低不等,一般在0～20Hu左右,最高达100Hu,有时易误诊为实质性肿瘤。囊肿反复感染导致周围纤维化、囊肿壁增厚、实变应注意与慢性肺脓肿鉴别。

3. 治疗原则

(1)痰培养选用敏感抗生素,控制感染。

(2)体位排痰,以利消除炎症。

(3)肺囊肿不能自愈,易发生多种并发症甚至发生癌变,而且囊肿本身为一死腔,增加动静脉分流,不利于呼吸生理。因此多主张尽早外科手术治疗。只有病变广泛、肺功能严重受损或有其他手术禁忌时,才采用保守方法。有主张在1岁内手术为好,因其极少感染,更易行囊肿摘除术。如囊肿已感染,以控制感染3个月后手术为好。切除可治愈,无复发。

(4)临床拟诊本病时,应尽量避免做胸腔穿刺,以免引起胸腔感染或发生张力性气胸。仅在个别病例,表现为严重呼吸窘迫综合征、发绀、缺氧严重,又无条件做急诊手术时,才可做囊肿穿刺引流,达到暂时性减压,解除呼吸窘迫症状,作为术前一种临时性紧急措施。

（三）肺动静脉瘘

肺动静脉瘘是较为少见的先天性肺血管畸形，有家族遗传倾向，常常合并毛细血管扩张症。这种畸形是由各种不同大小和不等数目的肺动脉和静脉直接连接。血管扩大迂曲或形成海绵状血管瘤，肺动脉血液不经过肺泡直接流入肺静脉，肺动脉与静脉直接相通形成短路。常见者动脉 1 支、静脉 2 支。形成一个或多个血管瘤样囊肿，囊腔大小不一，巨大的肺动静脉瘘可以形成直径约 10cm 的血管瘤。

病变分布于一侧或二侧肺，单个或多个，大小可在 1mm 或累及全肺，常见右侧和二侧下叶的胸膜下区及右肺中叶，多位于脏层胸膜下。本病约 6％伴有 Rendu－Osler－Weber 综合征（多发性动静脉瘘，支气管扩张或其他畸形，右肺下叶缺如和先天性心脏病）。肺动脉内未氧和的静脉血直接从肺动脉分流入肺动脉，其分流量可达 18％～89％，以致动脉血氧饱和度下降，患者有明显发绀，红细胞增多症，又因肺、体循环直接交通，易致细菌感染、脑脓肿等并发症。

1. 分类

（1）Ⅰ型多发性毛细血管扩张：为弥漫、多发性，由毛细血管末梢吻合形成，其短路分流量大。

（2）Ⅱ型肺动脉瘤：由较近中枢的较大血管吻合形成，因压力因素呈瘤样扩张，短路分流量更大。

（3）Ⅲ型肺动脉与左房交通：肺动脉显著扩大，短路分流量极大，右至左分流量可占肺血流量的 80％，常伴肺叶、支气管异常。

2. 临床表现及体征

（1）口唇明显发绀，杵状指（趾）。

（2）活动后气急、心悸、病变部位可以听到粗糙的连续性血管杂音。

（3）偶有咯血症状。

3. 检查

（1）X 线：心可以见到边缘清晰、分叶状不规则阴影，部分阴影可以有与肺门相连的条索影，是出入血管瘤的动、静脉，透视下可以见到血管瘤搏动。

（2）超声心动图见心内结构正常，声学造影可以证实有心外右向左分流。

（3）肺动脉造影可以证实有肺动静脉瘘。

4. 治疗原则

（1）有症状、肺动静脉瘘局限在一叶或一侧肺的患者，应该手术治疗，切除一侧、一叶或局部肺组织。

（2）弥漫性尤其是两侧弥漫性肺动静脉瘘是肺叶或局部手术禁忌证。可以考虑肺移植手术。

（3）手术中要仔细处理血管，防治意外出血。

（4）较小且局限的肺动静脉瘘可以用介入方法行栓塞治疗，但要避免栓塞物脱落，误栓正常血管，造成合并症。

（5）婴幼儿症状不重者，可在儿童期手术。

（四）肺隔离症

肺隔离症，是临床上相对多见的先天性肺发育畸形，占肺部疾病的 0.15％～6.4％，占肺切除的 1.1％～1.8％。为胚胎时期一部分肺组织与正常肺主体分离,单独发育并接受体循环动脉的异常动脉供血,所形成无呼吸功能囊性包块。分为叶内型和叶外型,前者位于脏胸膜组织内,其囊腔病变与正常的支气管相通或不相通,临床多见;后者被自己的胸膜包盖,独立于正常肺组织之外,囊腔与正常支气管不相通。无论叶外型与叶内型肺隔离症的主要动脉均来源于体循环的分支,主要是降主动脉,也可源于腹主动脉上部、腹腔动脉及其分支、升主或主动脉弓、无名动脉、锁骨下动脉、内乳动脉、肋间动脉、膈动脉或肾动脉等。多数经下肺韧带进入隔离肺内,常为 1 支,也有 2 支或多支的情况,动脉粗细不等,有的直径可达 1cm 左右。这些异常动脉壁极易发生粥样硬化。叶内型肺隔离症的血液回流入下肺静脉导致左—左分流,叶外型肺隔离症血液回流入半奇静脉、奇静脉、下腔静脉、无名静脉、肋间静脉等。隔离肺可有自己的支气管。肺隔离症常合并有其他先天性畸形,如:先天性支气管囊肿、先天性心脏病等。

1. 临床表现及体征

(1)叶外型肺隔离症及与支气管不通的叶内型肺隔离症一般无明显症状。

(2)与支气管相通的叶内型肺隔离症常有反复呼吸道感染,发热、咳嗽、胸痛、咳脓痰甚至咯血。

(3)局部叩诊浊音、呼吸音减低,偶可闻及啰音,少数患者有杵状指(趾)。

2. 检查

(1)X 线胸片较难与肺囊肿相鉴别。

(2)手术前胸部 CT、血管造影等有时可以发现来自体循环的异常供血血管。但是经常是手术证实有体循环供血的异常血管。

3. 治疗原则

(1)反复感染的肺隔离症应该手术治疗。

(2)手术行局部或肺叶切除时,要特别留意异常血管的处理,尤其是处理下肺韧带时要特别仔细,防治异常血管回缩造成出血。

(五)肺大疱

先天性肺大疱是由于先天性支气管发育异常,黏膜皱襞呈瓣膜状,软骨发育不良,引起活瓣作用所致。也可由于感染引起,小儿多见于金黄色葡萄球菌肺炎,由于细支气管炎症、水肿、黏液堵塞,形成局部阻塞活瓣作用。发生在胸膜下的称为胸膜下肺大疱,发生在肺内的成为肺内大疱。大疱壁薄,由扁平上皮组成,可以与肺气肿并存,大疱体积增大时压迫周围肺组织,形成肺不张。

1. 分类　根据病理形态将肺大疱分为三种类型。

(1)Ⅰ型:狭颈肺大疱。突出于肺表面,并有一狭带与肺相连。多发生于中叶或舌叶,也常见于肺上叶。

(2)Ⅱ型:宽基底部表浅肺大疱。位于肺表层,在脏层胸膜与气肿性肺组织之间。肺大疱腔内可见结缔组织间隔,但它不构成肺大疱的壁,可见于肺的任何部位。

(3)Ⅲ型:宽基底部深位肺大疱。结构与Ⅱ型相似,但部位较深,周围均为气肿性肺组织,肺大疱可伸展至肺门,可见于任何肺叶。

2. 临床表现及体征

(1)一般症状轻微,巨大肺大疱可以起胸闷、气短。

（2）肺大疱破裂可引起自发性气胸，产生呼吸困难、胸痛、咳嗽等。

（3）继发感染时可引起咳嗽、咳痰等症状。

3. 检查

（1）X线可见到位于肺野边缘甚细薄的透亮空腔，可为圆形、椭圆形或较扁的长方形，大小不一。肺大疱与局限性气胸的鉴别要点是：肺大疱向四周膨胀，所以在肺尖区、肋膈角或心膈角区均可见到被压迫的肺组织；而局限性气胸则主要是将肺组织向肺内推压，通常可见被压迫的肺部边缘缩向肺门，肺大疱无这种现象。

（2）CT检查可发现胸膜下有普通胸片不易显示的直径在1cm以下的肺大疱。并可与气胸相鉴别。

4. 治疗原则

（1）继发感染或合并支气管肺炎的患者需抗生素治疗。

（2）压迫周围肺组织或继发自发性气胸的肺大疱可以手术切除。

（3）手术切除可以选择胸腔镜或开放手术方式。

（4）较小的大疱可以行局部结扎、电烧，较大的可以用器械切除或止血钳钳夹切除后缝合基底正常肺组织。

（5）为减少自发性气胸的复发，可以涂擦胸膜，促进胸膜腔粘连。

（6）严重肺大疱、广泛肺大疱患者可以考虑肺移植。

二、肺良性肿瘤

（一）错构瘤

肺错构瘤的发病率在肺部良性肿瘤中占第一位，错构瘤是支气管的一片组织在胚胎发育时期倒转和脱落，被正常肺组织包绕，生长缓慢，逐渐发展成为瘤，所以大多数患者是在40岁以后才发现患有错构瘤。错构瘤的主要组织成分包括软骨、脂肪、平滑肌、腺体、上皮组织，有时有骨组织或钙化。错构瘤一般为单发，多发错构瘤极为罕见。

1. 临床表现及体征

（1）多数无临床症状及阳性体征。

（2）错构瘤发展到刺激或压迫支气管时会引起咳嗽、胸痛、血痰及相应的体征，如哮鸣音或管性呼吸音。

2. 检查

（1）多数患者X线检查时发现，阴影可以密度不均，伴有钙化呈爆米花样或呈分叶状。

（2）瘤体大，压迫支气管引起肺炎、肺不张时有相应的X线表现。

3. 治疗原则

（1）无症状错构瘤难以与肿瘤鉴别时应手术探查。

（2）有症状者应该手术，局部切除。

（3）早期切除后还可以避免继发肺炎等合并症。

（二）肺炎性假瘤

肺炎性假瘤是肺内良性肿块，由肺内慢性炎症产生的肉芽肿机化、纤维结缔组织增生及相关继发病变形成的肿块，并非真正的肿瘤，近年来文献报道日渐增多。肺炎性假瘤一般位于肺实质内，累及支气管的少见，多数为单发，呈圆形或椭圆形，无完整包膜，但较局限、边界清楚。

1.临床表现及体征

(1)部分患者有慢性支气管炎、肺炎、肺脓肿病史。

(2)咳嗽、胸痛、血痰,部分患者完全没有症状。

2.检查 X线见类圆形结节影,难与恶性肿瘤鉴别,常需手术证实。

3.治疗原则 局部切除,冰冻快速病理检查,确定良性,应尽量多保留肺组织。

(三)肺硬化性血管瘤

硬化性血管瘤的组织学特征是:①实性细胞团及黏液样基质内散在有白细胞;②血管瘤样增生伴有血管壁硬化;③增生的小血管呈乳头状突向气腔内;④存在出血及硬化区。硬化性血管瘤属上皮细胞肿瘤,有颗粒性肺泡细胞和原始肺上皮细胞,是来源于支气管肺泡细胞的特征。

1.临床表现及体征 常见症状有咳嗽、咳痰、痰血,偶有胸闷、低热,个别病例可以阻塞支气管。

2.检查

(1)X线多为孤立类圆形阴影,边界清楚密度均匀,个别呈分叶状,难与恶性肿瘤相鉴别。

(2)支气管腔内型硬化性血管瘤可见叶、段不长,纤维支气管镜可以见到表面光滑的肿物,有一定活动度,活检可能出血,一定要慎重。

3.治疗原则 手术探查,冰冻切片病理检查,尽可能保留肺组织。

三、气管疾病

(一)气管狭窄

气管狭窄病因种类繁多,病程长短不一,可分为:①感染性炎症、韦格纳(Weg-ner)肉芽肿、气管淀粉样变、白喉、梅毒等。②先天性疾病,如气管隔膜或整段狭窄、先天性血管环压迫等。③损伤后病变,包括医源性如气管插管、气管切开及外伤疾患。④外压性病变,包括气管周围肿瘤(如甲状腺肿瘤)或术后出血压迫。⑤其他,如气管特发性狭窄。

1.临床表现

(1)诱发病史:感染性疾病引起的气管病变可有感染史,如气管内膜结核病史、儿童时有白喉病史等;局部外伤史、吸入性烧伤史、气管插管或局部手术史等。

(2)呼吸困难及喘鸣:尤其气管内有分泌物时症状更加明显。患者胸透多"正常",常被误诊为哮喘。

(3)管腔被阻塞$1/2\sim2/3$时,出现明显的临床症状。继发感染可在数天内使病情迅速恶化,甚至窒息;外伤或手术后局部出血,压迫症状可在数小时内出现,多数疾患在数月或数年出现症状。

2.辅助检查

(1)X线检查:颈部病变应采取头仰侧位,胸部病变采取断层检查。

(2)CT及MRI检查:可清晰发现病变部位及狭窄程度,并可了解与周围器官的关系。

(3)纤维支气管镜检查:可直接观察病变部位及范围,为手术提供直接依据。

3.分级 按Cotton(1989)标准,气管狭窄的程度可进行以下分级:Ⅰ级,气道阻塞＜70%;Ⅱ级,气道阻塞为70%～90%;Ⅲ级,气道阻塞＞90%,但仍可见腔隙者;Ⅳ级,完全阻塞。

4.治疗原则 气管狭窄症状严重或病情可能进一步发展而致患者呼吸困难时均应手术治疗。

(1)术前准备及注意事项

1)术前常规行喉镜及纤支镜检查,了解喉部功能,并除外气管软化、神经性声门功能失调等。

2)炎症性疾患应积极抗炎防止术后复发,如结核应在抗结核治疗后病情稳定的前提下手术。

3)先天性气管狭窄,根据病情尽可能采取保守治疗,等患儿长大后再手术较安全。

4)术前与麻醉科共同协商术中插管及手术操作顺序。

(2)手术方法

1)对部分环状狭窄的患者可试用扩张术,应用硬支气管镜在直视下进行逐步扩张。

2)常用的手术方式为环状狭窄段切除,端端吻合,切除的长度一般应少于6cm,紧贴气管狭窄段的边缘,但须吻合在正常气管组织上,防止残留的瘢痕发生再狭窄。

3)高位狭窄手术操作困难,应斜行切开环状软骨下部,将气管缝在喉部,尽量使黏膜对合整齐。

(二)气管肿瘤

气管肿瘤分为原发性肿瘤及继发性肿瘤。原发性气管肿瘤是指起源于环状软骨至隆突平面的气管肿瘤,临床上非常少见。原发性气管肿瘤约占所有恶性肿瘤的 $1\%\sim3.5\%$,其发病率在呼吸系统肿瘤中约占 0.2%,男女之比约为 $4:1$,多见于成人,儿童原发性气管肿瘤以良性居多,良性率可达 90%。与胸部的其他肿瘤,如肺癌、喉癌及食管癌的气管周围淋巴结转移和纵隔淋巴瘤侵犯气管相比,原发性气管肿瘤的发病率只有这些转移性病变的 0.1%。恶性肿瘤中以鳞癌最常见,其次是腺样囊性癌。前者好发于气管的下 $1/3$,男性吸烟者多见;后者常见于气管的上 $1/3$,与吸烟无关。良性肿瘤多发于后壁的膜部,常见肿瘤为软骨瘤、乳头瘤、纤维瘤及血管瘤。

继发性肿瘤多来自邻近器官,如喉、甲状腺、食管、支气管和肺等部位肿瘤的直接侵犯。

气管肿瘤来源于上皮细雏的有鳞癌、乳头瘤,来自上皮黏膜腺体的有腺样囊性癌;来自Kultschitzky 细胞的有类癌,来自中胚组织的有平滑肌瘤、软骨瘤、血管瘤、错构瘤、神经纤维瘤等,来自几个胚层组织的有畸胎瘤。

气管肿瘤按恶性程度可分为恶性、低度恶性及良性三种。恶性的有鳞癌、腺癌及分化不良型癌,以鳞癌最多见;低度恶性肿瘤有腺样囊性癌、黏液类上皮癌及类癌,以腺样囊性癌多见;良性气管肿瘤有平滑肌瘤、错构瘤、乳头瘤、神经纤维瘤、涎腺混合瘤、血管瘤等。气管良性肿瘤的比例不到 10%。

1.临床表现 原发性气管肿瘤的早期症状不明显,缺乏特异性的症状和体征,常常被误诊为肺部感染、支气管哮喘等。常见的表现有:

(1)咳嗽是气管肿瘤最常见的症状。多为刺激性干咳,可痰中带少许血丝,1/4 的患者为咯血,大咯血少见。

(2)气急及喘息是气管肿瘤较典型的症状,通常气道堵塞至原来的 1/3 以上时才会出现。气腔小于 1cm 时,呼吸困难明显;小于 0.5cm 时,患者活动受限,出现明显的三凹征。

(3)呼吸困难多为吸气性,这区别于哮喘或肺气肿,症状通常逐渐加重。由于分泌物引流不畅,可反复发生呼吸道梗阻及肺感染。

(4)胸、颈部可有压迫感;喉返神经受累或声带侵犯可有声音嘶哑;食管受压表现为下咽困难;晚期伴有食欲下降、消瘦、贫血、发热等。

2.辅助检查

(1)高电压胸片、断层片可了解气管内肿瘤的概况。

(2)螺旋 CT、MRI 有利于清晰准确地显示肿瘤位置,范围,浸润程度。

(3)纤维支气管镜可以直接看到肿物,并可取活检确定性质。对肿瘤较大者,纤支镜检查应慎重,既要预防肿瘤脱落引起气道梗阻,又要预防局部水肿导致窒息的可能。气管超声内镜可以提供更多气管壁厚和气管外肿瘤的侵犯情况的信息。

(4)由于气管与食管相邻,术前食管钡餐造影或食管镜应当提倡,尤其是气管膜部肿瘤,更应考虑到肿瘤侵犯食管的可能,该种情况应将食管检查列为常规。

(5)PET 的价值取决于肿瘤的类型和分级,鳞癌对示踪剂有不均一的高摄取,而腺样囊性癌和黏液表皮样癌的摄取则依赖于肿瘤的分化程度。

3.病理分期 目前,气管原发性恶性肿瘤的病理分期尚无明确定义。Webb 等通过回顾分析 74 例气管原发性肿瘤病例,提出了一个简单实用的分型建议。T_1:肿瘤直径<2cm,局限于气管内;T_2:肿瘤直径>2cm,局限于气管内;T_3:起源于气管但侵犯至气管外,但无其他器官受累;T_4:肿瘤侵犯周围器官。此外有淋巴结转移为 N_1,没有为 N_0。有远处转移为 M_1,否则为 M_0。

4.治疗原则 原发性气管肿瘤进展比较缓慢,大多数病例仅在其病程晚期才发生转移,因此对没有转移的气管肿瘤或(和)需要解除气道梗阻的患者都应争取外科手术切除治疗。气管肿瘤的治疗是以外科手术为主的综合治疗。

(1)手术治疗

1)肿瘤较小,局限于管壁局部,可行气管局部切除或窗形切除术。

2)气管袖式切除、端端吻合术为常用手术方式。气管切除长度应小于 6cm,切缘距肿瘤应大于 0.5cm,切缘游离不要超过上下各 1cm。

3)对于侵犯隆突的气管肿瘤,需行隆突重建术。隆突重建术主要有三种方式:将左右主支气管缝合成新的隆突,然后再将气管与此新隆突缝合重建;或将气管与一侧主支气管端端吻合,再将另侧主支气管与气管侧壁行端侧吻合;也可以将气管与一侧主支气管行端端吻合后,再将另侧主支气管与吻合后的主支气管行端侧吻合。

4)手术切除困难者行姑息切除手术,或人工气管置换术等,可缓解患者症状。

5)由于气管切除长度常常受限,因此,恶性气管肿瘤手术后无论切缘是否阳性都应行放射治疗。但类癌如切缘为阴性可不放疗。

6)术后一般保持颈部屈曲位 2 周,以减轻吻合口张力。

(2)放射治疗:对于不宜手术治疗的原发性气管肿瘤,只要患者条件允许,都应进行根治性放疗,一般而言气管腺样囊性癌对放射线比较敏感,鳞癌次之。术前新辅助放疗不被推荐,因为术前放疗影响支气管的血供,使吻合口愈合延迟,并增加导致吻合口裂开风险,特别是对于气管腔外肿物侵犯广泛而需要综合治疗的患者。如果患者进行术前放疗,则需要采取特别措施促进吻合口愈合,包括使用未受放射的血管丰富组织,如带蒂的大网膜包裹吻合口。对于不完全切除的中低分化的恶性肿瘤,推荐术后补充放疗。而高分化的肿瘤,如类癌和黏液表皮样癌,则不推荐放疗。考虑到吻合口的愈合,一般术后 2 个月以后才开始放疗,放射剂量一般为 50～70Gy。

(3)原发性气管肿瘤的其他治疗:气管肿瘤无手术治疗适应证者,为了减轻气道阻塞和肿瘤出血,可行气管镜下 YAG 激光电灼治疗、冷冻治疗以及气管腔内支架置入等姑息治疗。

四、肺恶性肿瘤

(一)原发性肺癌

原发性肺癌(以下简称肺癌)是我国最常见的恶性肿瘤之一,发病率、死亡率正在迅速上升。2010 年卫生统计年鉴显示,2005 年,肺癌死亡率占我国恶性肿瘤死亡率的第 1 位。

吸烟、被动吸烟、环境污染尤其是大气污染是主要致病因素。有吸烟史并且吸烟指数大于 400 支/年、高危职业接触史(如接触石棉)以及肺癌家族史等,年龄在 45 岁以上者,是肺癌的高危人群。

肺癌组织学分类参照 2004 版 WHO 肺癌组织学分类,分为鳞癌、腺癌、小细胞癌、大细胞癌、腺鳞癌、肉瘤样癌、类癌、唾液腺肿瘤、癌前病变等。

1.临床表现

(1)肺癌早期可无明显症状。当病情发展到一定程度时,可出现刺激性干咳、痰中带血或血痰、胸痛、发热、气促。

当呼吸道症状超过两周,经治疗不能缓解,尤其是痰中带血、刺激性干咳,或原有的呼吸道症状加重,要高度警惕肺癌存在的可能性。

(2)当肺癌侵及周围组织或转移时,可出现如下症状:

①癌肿侵犯喉返神经出现声音嘶哑。

②癌肿侵犯上腔静脉,出现面、颈部水肿等上腔静脉梗阻综合征表现。

③癌肿侵犯胸膜引起胸膜腔积液,往往为血性;大量积液可以引起气促。

④癌肿侵犯胸膜及胸壁,可以引起持续剧烈的胸痛。

⑤上叶尖部肺癌可侵入和压迫位于胸廓入口的器官组织,如第一肋骨、锁骨下动、静脉、臂丛神经、颈交感神经等,产生剧烈胸痛,上肢静脉怒张、水肿、臂痛和上肢运动障碍,同侧上眼睑下垂、瞳孔缩小、眼球内陷、面部无汗等颈交感神经综合征表现。

⑥近期出现的头痛、恶心、眩晕或视物不清等神经系统症状和体征应当考虑脑转移的可能。

⑦持续固定部位的骨痛、血浆碱性磷酸酶或血钙升高应当考虑骨转移的可能。

⑧右上腹痛、肝大、碱性磷酸酶、谷草转氨酶、乳酸脱氢酶或胆红素升高应当考虑肝转移的可能。

⑨皮下转移时可在皮下触及结节。

⑩血行转移到其他器官可出现转移器官的相应症状。

2.体格检查

(1)多数肺癌患者无明显相关阳性体征。

(2)患者出现原因不明,久治不愈的肺外征象,如杵状指(趾)、非游走性肺性关节疼痛、男性乳腺增生、皮肤黝黑或皮肌炎、共济失调、静脉炎等。

（3）临床表现高度可疑肺癌的患者，体检发现声带麻痹、上腔静脉梗阻综合征、Horner征、Pancoast 综合征等提示局部侵犯及转移的可能。

（4）临床表现高度可疑肺癌的患者，体检发现肝大伴有结节、皮下结节、锁骨上窝淋巴结肿大等提示远处转移的可能。

3. 检查

（1）影像检查

1）胸部 X 线检查：胸片是早期发现肺癌的一个重要手段，也是术后随访的方法之一。

2）胸部 CT 检查：胸部 CT 可以进一步验证病变所在的部位和累及范围，也可大致区分其良、恶性，是目前诊断肺癌的重要手段。低剂量螺旋胸部 CT 可以有效地发现早期肺癌，而 CT 引导下经胸肺肿物穿刺活检是重要的获取细胞学、组织学诊断的技术。

3）B 型超声检查：主要用于发现腹部重要器官以及腹腔、腹膜后淋巴结有无转移，也用于双锁骨上窝淋巴结的检查；对于邻近胸壁的肺内病变或胸壁病变，可鉴别其囊、实性及进行超声引导下穿刺活检；超声还常用于胸水抽取定位。

4）MRI 检查：MRI 检查对肺癌的临床分期有一定价值，特别适用于判断脊柱、肋骨以及颅脑有无转移。

5）骨扫描检查：用于判断肺癌骨转移的常规检查。当骨扫描检查提示骨可疑转移时，可对可疑部位进行 MRI 检查验证。

6）PET－CT 检查：不推荐常规使用。在诊断肺癌纵隔淋巴结转移时较 CT 的敏感性、特异性高。

（2）内窥镜检查

1）纤维支气管镜检查：纤维支气管镜检查技术是诊断肺癌最常用的方法，包括纤支镜直视下刷检、活检以及支气管灌洗获取细胞学和组织学诊断。上述几种方法联合应用可以提高检出率。

2）经纤维支气管镜引导透壁穿刺纵隔淋巴结活检术（TBNA）和纤维超声支气管镜引导透壁淋巴结穿刺活检术（EBUS－TBNA）：经纤维支气管镜引导透壁淋巴结穿刺活检有助于治疗前肺癌 TNM 分期的精确 N_2 分期。但不作为常规推荐的检查方法，有条件的医院应当积极开展。经纤维超声支气管镜引导透壁淋巴结穿刺活检术（EBUS－TBNA）更能就肺癌 N_1 和 N_2 的精确病理诊断提供安全可靠的支持。

3）纵隔镜检查：作为确诊肺癌和评估 N 分期的有效方法，是目前临床评价肺癌纵隔淋巴结状态的金标准。尽管 CT、MRI 以及近年应用于临床的 PET－CT 能够对肺癌治疗前的 N 分期提供极有价值的证据，但仍然不能取代纵隔镜的诊断价值。

4）胸腔镜检查：胸腔镜可以准确地进行肺癌诊断和分期，对于经纤维支气管镜和经胸壁肺肿物穿刺针吸活检术（TTNA）等检查方法无法取得病理标本的早期肺癌，尤其是肺部微小结节病变行胸腔镜下病灶切除，即可以明确诊断。对于中晚期肺癌，胸腔镜下可以行淋巴结、胸膜和心包的活检，胸水及心包积液的细胞学检查，为制定全面治疗方案提供可靠依据。

（3）其他检查技术

1）痰细胞学检查：痰细胞学检查是目前诊断肺癌简单方便的无创伤性诊断方法之一，连续三天留取清晨深咳后的痰液进行痰细胞学涂片检查可以获得细胞学的诊断。

2）经胸壁肺内肿物穿刺针吸活检术（TTNA）：TTNA 可以在 CT 或 B 超引导下进行，在诊断周围型肺癌的敏感度和特异性上均较高。

3)胸腔穿刺术:当胸水原因不清时,可以进行胸腔穿刺,以进一步获得细胞学诊断,并可以明确肺癌的分期。

4)胸膜活检术:当胸水穿刺未发现细胞学阳性结果时,胸膜活检可以提高阳性检出率。

5)浅表淋巴结活检术:对于肺部占位病变或已明确诊断为肺癌的患者,如果伴有浅表淋巴结肿大,应当常规进行浅表淋巴结活检,以获得病理学诊断,进一步判断肺癌的分期,指导临床治疗。

(4)血液免疫生化检查

1)血液生化检查:对于原发性肺癌,目前无特异性血液生化检查。肺癌患者血浆碱性磷酸酶或血钙升高考虑骨转移的可能,血浆碱性磷酸酶、谷草转氨酶、乳酸脱氢酶或胆红素升高考虑肝转移的可能。

2)血液肿瘤标志物检查:目前尚并无特异性肺癌标志物应用于临床诊断,故不作为常规检查项目,但有条件的医院可以酌情进行如下检查,作为肺癌评估的参考。

①癌胚抗原(CEA):目前血清中 CEA 的检查主要用于判断肺癌预后以及对治疗过程的监测。

②神经特异性烯醇化酶(NSE):是小细胞肺癌首选标志物,用于小细胞肺癌的诊断和治疗反应监测。

③细胞角蛋白片段 19(CYFRA21-1):对肺鳞癌诊断的敏感性、特异性有一定参考意义。

④鳞状细胞癌抗原(SCC):对肺鳞状细胞癌疗效监测和预后判断有一定价值。

(5)组织学诊断:组织病理学诊断是肺癌确诊和治疗的依据。活检确诊为肺癌时,应当进行规范化治疗。如因活检取材的限制,活检病理不能确定病理诊断时,建议临床医师重复活检或结合影像学检查情况进一步选择诊疗方案,必要时临床与病理科医师联合会诊确认病理诊断。

4.鉴别诊断

(1)良性肿瘤:常见的有肺错构瘤、支气管肺囊肿、巨大淋巴结增生、炎性肌母细胞瘤、硬化性血管瘤、结核瘤、动静脉瘘和肺隔离症等。这些良性病变在影像检查上各有其特点,若与恶性肿瘤不易区别时,应当考虑手术切除。

(2)结核性病变:是肺部疾病中较常见也是最容易与肺癌相混淆的病变。临床上容易误诊误治或延误治疗。对于临床上难于鉴别的病变,应当反复做痰细胞学检查、纤维支气管镜检查及其他辅助检查,直至开胸探查。在明确病理或细胞学诊断前禁忌行放射治疗(以下简称放疗)或化学药物治疗(以下简称化疗),但可进行诊断性抗结核治疗及密切随访。结核菌素试验阳性不能作为排除肺癌的指标。

(3)肺炎:大约有 1/4 的肺癌早期以肺炎的形式出现。对起病缓慢,症状轻微,抗炎治疗效果不佳或反复发生在同一部位的肺炎应当高度警惕有肺癌可能。

(4)其他:包括发生在肺部的一些少见、罕见的良、恶性肿瘤,如肺纤维瘤、肺脂肪瘤等,术前往往难以鉴别。

5.肺癌的分期

(1)非小细胞肺癌

目前非小细胞肺癌的 TNM 分期采用国际肺癌研究协会(IASLC)2009 年第七版分期标

准(IASLC 2009)。

1)肺癌 TNM 分期中 T、N、M 的定义

原发肿瘤(T)

T_X:原发肿瘤不能评估,或痰、支气管冲洗液找到癌细胞但影像学或支气管镜没有可见的肿瘤。

T_0:没有原发肿瘤的证据。

T_{is}:原位癌。

T_1:肿瘤最大径≤3cm,周围被肺或脏层胸膜所包绕,支气管镜下肿瘤侵犯没有超出叶支气管(即没有累及主支气管)。

T_{1a}:肿瘤最大径≤2cm。

T_{1b}:肿瘤最大径>2cm 且≤3cm。

T_2:肿瘤大小或范围符合以下任何一项:肿瘤最大径>3cm;但不超过 7cm;累及主支气管,但距隆突≥2cm;累及脏层胸膜;扩展到肺门的肺不张或阻塞性肺炎,但不累及全肺。

T_{2a}:肿瘤最大径≤5cm,且符合以下任何一点:肿瘤最大径>3cm;累及主支气管,但距隆突≥2cm;累及脏层胸膜;扩展到肺门的肺不张或阻塞性肺炎,但不累及全肺。

T_{2b}:肿瘤最大径>5cm 且≤7cm。

T_3:任何大小的肿瘤已直接侵犯了下述结构之一者:胸壁(包括肺上沟瘤)、膈肌、纵隔胸膜、心包;或肿瘤位于距隆突 2cm 以内的主支气管,但尚未累及隆突;或全肺的肺不张或阻塞性肺炎。肿瘤最大径>7cm;与原发灶同叶的单个或多个的卫星灶。

T_4:任何大小的肿瘤已直接侵犯了下述结构之一者:纵隔、心脏、大血管、气管、食管、喉返神经、椎体、隆突;或与原发灶不同叶的单发或多发病灶。

区域淋巴结(N)

N_X:区域淋巴结不能评估。

N_0:无区域淋巴结转移。

N_1:转移至同侧支气管旁淋巴结和(或)同侧肺门淋巴结,和肺内淋巴结,包括原发肿瘤直接侵犯。

N_2:转移至同侧纵隔和(或)隆突下淋巴结。

N_3:转移至对侧纵隔、对侧肺门淋巴结、同侧或对侧斜角肌或锁骨上淋巴结。

远处转移(M)

M_X:远处转移不能评估。

M_0:无远处转移。

M_1:有远处转移。

M_{1a}:胸膜播散(包括恶性胸膜积液、恶性心包积液、胸膜转移结节);对侧肺叶的转移性结节。

M_{1b}:胸腔外远处转移。

大部分肺癌患者的胸腔积液(或心包积液)是由肿瘤所引起的。但如果胸腔积液(或心包积液)的多次细胞学检查未能找到癌细胞,胸腔积液(或心包积液)又是非血性或非渗出性的,临床判断该胸腔积液(或心包积液)与肿瘤无关,这种类型的胸腔积液(或心包积液)不影响分期。

2)肺癌 TNM 分期(IASLC 2009)

	肺癌 TNM 分期(IASLC 2009)
分期	TNM
隐形肺癌	T_X, N_0, M_0
0	T_{is}, N_0, M_0
Ⅰ A	$T_{1a,b}, N_0, M_0$
Ⅰ B	T_{2a}, N_0, M_0
Ⅱ A	$T_{1a,b}, N_1, M_0$
	T_{2a}, N_1, M_0
	T_{2b}, N_0, M_0
Ⅱ B	T_{2b}, N_1, M_0
	T_3, N_0, M_0
Ⅲ A	T_1, N_2, M_0
	T_2, N_2, M_0
	T_3, N_1, M_0
	T_3, N_2, M_0
	T_4, N_0, M_0
	T_4, N_1, M_0
Ⅲ B	T_4, N_2, M_0
	任何 T, N_3, M_0
Ⅳ	任何 T,任何 $N, M_{1a,b}$

(2)小细胞肺癌:小细胞肺癌分期:对于接受非手术的患者采用局限期和广泛期分期方法,对于接受外科手术的患者采用国际肺癌研究协会(IASLC)2009 年第七版分期标准。

6.治疗原则 应当采取综合治疗的原则,即:根据患者的机体状况,肿瘤的细胞学、病理学类型、侵及范围(临床分期)和发展趋向,采取多学科综合治疗(MDT)模式,有计划、合理地应用手术、化疗、放疗和生物靶向等治疗手段,以期达到根治或最大程度控制肿瘤,提高治愈率,改善患者的生活质量,延长患者生存期的目的。目前肺癌的治疗仍以手术治疗、放射治疗和药物治疗为主。

(1)外科手术治疗

1)手术治疗原则:手术切除是肺癌的主要治疗手段,也是目前临床治愈肺癌的惟一方法。肺癌手术分为根治性手术与姑息性手术,应当力争根治性切除。以期达到最佳、彻底的切除肿瘤,减少肿瘤转移和复发,并且进行最终的病理 TNM 分期,指导术后综合治疗。对于可手术切除的肺癌应当遵守下列外科原则:

①全面的治疗计划和必要的影像学检查(临床分期检查)均应当在非急诊手术治疗前完成。充分评估决定手术切除的可能性并制订手术方案。

②尽可能做到肿瘤和区域淋巴结的完全性切除;同时尽量保留有功能的健康肺组织。

③电视辅助胸腔镜外科手术(VATS)是近年来发展较快的微创手术技术,主要适用于Ⅰ～Ⅱa 期肺癌患者。

④如果患者身体状况允许,应当行解剖性肺切除术(肺叶切除、支气管袖状肺叶切除或全肺切除术)。如果身体状况不允许,则行局限性切除:肺段切除(首选)或楔形切除,亦可选择 VATS 术式。

⑤完全性切除手术(R_0 手术)除完整切除原发病灶外,应当常规进行肺门和纵隔各组淋巴结(N_1 和 N_2 淋巴结)切除并标明位置送病理学检查。最少对 3 个纵隔引流区(N_2 站)的淋巴结进行取样或行淋巴结清除,尽量保证淋巴结整块切除。建议右胸清除范围为:2R、3a,3P、4R、7~9 组淋巴结以及周围软组织;左胸清除范围为:4L、5~9 组淋巴结以及周围软组织。

⑥术中依次处理肺静脉、肺动脉,最后处理支气管。

⑦袖状肺叶切除术在术中快速病理检查保证切缘(包括支气管、肺动脉或静脉断端)阴性的情况下,尽可能行保留更多肺功能(包括支气管或肺血管),术后患者生活质量优于全肺切除术患者。

⑧肺癌完全性切除术后 6 个月复发或孤立性肺转移者,在排除肺外远处转移情况下,可行复发侧余肺切除或肺转移病灶切除。

⑨心肺功能等机体状况经评估无法接受手术的 Ⅰ 期和 Ⅱ 期的患者,可改行根治性放疗、射频消融治疗以及药物治疗等。

2)手术适应证

①Ⅰ、Ⅱ 期和部分 Ⅲa 期($T_3N_{1~2}M_0$;$T_{1~2}N_2M_0$;$T_4N_{0~1}M_0$ 可完全性切除)非小细胞肺癌和部分小细胞肺癌($T_{1~2}N_{0~1}M_0$)。

②经新辅助治疗(化疗或化疗加放疗)后有效的 N_2 期非小细胞肺癌。

③部分 Ⅲb 期非小细胞肺癌($T_4N_{0~1}M_0$)如能局部完全切除肿瘤者,包括侵犯上腔静脉、其他毗邻大血管、心房、隆突等。

④部分 Ⅳ 期非小细胞肺癌,有单发对侧肺转移,单发脑或肾上腺转移者。

⑤临床高度怀疑肺癌的肺内结节,经各种检查无法定性诊断,可考虑手术探查。

3)手术禁忌证

①全身状况无法耐受手术,心、肺、肝、肾等重要脏器功能不能耐受手术者。

②绝大部分诊断明确的 Ⅳ 期、大部分 Ⅲb 期和部分 Ⅲa 期非小细胞肺癌,以及分期晚于 $T_{1~2}N_{0~1}M_0$ 期的小细胞肺癌。

（2）放射治疗

肺癌放疗包括根治性放疗、姑息放疗、辅助放疗和预防性放疗等。

1)放疗的原则

①对根治性放疗适用于 KPS 评分≥70 分的患者,包括因医源性或/和个人因素不能手术的早期非小细胞肺癌、不可切除的局部晚期非小细胞肺癌以及局限期小细胞肺癌。

②姑息性放疗适用于对晚期肺癌原发灶和转移灶的减症治疗。对于非小细胞肺癌单发脑转移灶手术切除患者可以进行全脑放疗。

③辅助放疗适应于术前放疗、术后切缘阳性的患者,对于术后 pN2 阳性的患者,鼓励参加临床研究。

④术后放疗设计应当参考患者手术病理报告和手术记录。

⑤预防性放疗适用于全身治疗有效的小细胞肺癌患者全脑放疗。

⑥放疗通常联合化疗治疗肺癌,因分期、治疗目的和患者一般情况的不同,联合方案可选择同步放化疗、序贯放化疗。建议同步放化疗方案为 EP 和含紫杉类方案。

⑦接受放化疗的患者,潜在毒副反应会增大,治疗前应当告知患者;放疗设计和实施时,应当注意对肺、心脏、食管和脊髓的保护;治疗过程中应当尽可能避免因毒副反应处理不当导致的放疗非计划性中断。

⑧建议采用三维适型放疗(3DCRT)与调强放疗技术(IMRT)等先进的放疗技术。

⑨接受放疗或放化疗的患者,治疗休息期间应当予以充分的监测和支持治疗。

2)非小细胞肺癌(NSCLC)放疗的适应证:放疗可用于因身体原因不能手术治疗的早期 NSCLC 患者的根治性治疗、可手术患者的术前、术后辅助治疗、局部晚期病灶无法切除患者的局部治疗以及晚期不可治愈患者的重要姑息治疗方式。

Ⅰ期不能接受手术治疗的 NSCLC 患者,放射治疗是有效的局部控制病灶的手段之一。对于接受手术治疗的 NSCLC 患者,如果术后病理手术切缘阴性而纵隔淋巴结阳性(pN2),除了常规接受术后辅助化疗外,也建议加用术后放疗。对于切缘阳性的 pN2 肿瘤,如果患者身体许可,建议采用术后同步放化疗。对切缘阳性的患者,放疗应当尽早开始。

对于因身体原因不能接受手术的Ⅱ~Ⅲ期 NSCLC 患者,如果身体条件许可,应当给予适形放疗结合同步化疗。在有治愈希望的患者,在接受放疗或同步放化疗时,通过更为适行的放疗计划和更为积极的支持治疗,尽量减少治疗时间的中断或治疗剂量的降低。

对于有广泛转移的Ⅳ期 NSCLC 患者,部分患者可以接受原发灶和转移灶的放射治疗以达到姑息减症的目的。

3)小细胞肺癌(SCLC)放疗的适应证:局限期 SCLC 经全身化疗后部分患者可以达到完全缓解,但是如果不加用胸部放疗,胸内复发的风险很高,加用胸部放疗不仅可以显著降低局部复发率,而且死亡风险也显著降低。

在广泛期 SCLC 患者,远处转移灶经化疗控制后加用胸部放疗也可以提高肿瘤控制率,延长生存期。

如果病情许可,小细胞肺癌的放射治疗应当尽早开始,可以考虑与化疗同步进行。如果病灶巨大,放射治疗导致肺损伤的风险过高的话,也可以考虑先采用 2~3 周期的化疗,然后尽快开始放疗。

4)预防性脑照射:局限期小细胞肺癌患者,在胸内病灶经治疗达到完全缓解后推荐加用预防性脑照射。广泛期小细胞肺癌在化疗有效的情况下,加用预防性脑照射亦可降低小细胞肺癌脑转移的发生的风险。

而非小细胞肺癌全脑预防照射的决定应当是医患双方充分讨论,根据每个患者的情况权衡利弊后确定。

5)晚期肺癌患者的姑息放疗:晚期肺癌患者的姑息放疗主要目的是为了解决因原发灶或转移灶导致的局部压迫症状、骨转移导致的疼痛以及脑转移导致的神经症状等。对于此类患者可以考虑采用低分割照射技术,使患者更方便得到治疗,同时可以更迅速地缓解症状。

6)防护:采用常规的放疗技术,应当注意对肺、心脏、食管和脊髓的保护,以避免对身体重要器官的严重放射性损伤。

(3)药物治疗:肺癌的药物治疗包括化疗和分子靶向药物治疗(EGFR-TKI 治疗)。化疗分为姑息化疗、辅助化疗和新辅助化疗,应当严格掌握临床适应证,并在肿瘤内科医师的指导下施行。化疗应当充分考虑患者病期、体力状况、不良反应、生活质量及患者意愿,避免治疗过度或治疗不足。应当及时评估化疗疗效,密切监测及防治不良反应,并酌情调整药物和(或)剂量。

化疗的适应证为:PS 评分≤2(ZPS 评分,5 分法),重要脏器功能可耐受化疗,对于 SCLC 的化疗 PS 评分可放宽到 3。鼓励患者参加临床试验。

1)晚期 NSCLC 的药物治疗

①一线药物治疗:含铂两药方案为标准的一线治疗;EGFR 突变患者,可选择靶向药物的治疗;有条件者,在化疗基础上可联合抗肿瘤血管药物。对一线治疗达到疾病控制(CR＋PR＋SD)的患者,有条件者可选择维持治疗。

②二线药物治疗:二线治疗可选择的药物包括多烯紫杉醇、培美曲塞以及靶向药物 EGFR－TKI。

③三线药物治疗:可选择 EGFR－TKI 或进入临床试验。

2)不能手术切除的 NSCLC 的药物治疗:推荐放疗、化疗联合,根据具体情况可选择同步或序贯放化疗。同步治疗推荐化疗药物为足叶乙苷/顺铂或卡铂(EP/EC)与紫杉醇或多烯紫杉醇/铂类。序贯治疗化疗药物见一线治疗。

3)NSCLC 的围手术期辅助治疗:完全切除的 Ⅱ～Ⅲ 期 NSCLC,推荐含铂两药方案术后辅助化疗 3～4 个周期。辅助化疗始于患者术后体力状况基本恢复正常,一般在术后 3～4 周开始。

新辅助化疗:对可切除的 Ⅲ 期 NSCLC 可选择含铂两药、2 个周期的术前新辅助化疗。应当及时评估疗效,并注意判断不良反应,避免增加手术并发症。手术一般在化疗结束后 2～4 周进行。术后辅助治疗应当根据术前分期及新辅助化疗疗效,有效者延续原方案或根据患者耐受性酌情调整,无效者则应当更换方案。

4)小细胞肺癌(SCLC)的药物治疗:局限期小细胞肺癌(Ⅱ～Ⅲ期)推荐放、化疗为主的综合治疗。化疗方案推荐 EP 或 EC 方案。

广泛期小细胞肺癌(Ⅳ期)推荐化疗为主的综合治疗。化疗方案推荐 EP、EC 或顺铂加拓扑替康(IP)或加伊立替康(IC)。

二线方案推荐拓扑替康。鼓励患者参加新药临床研究。

5)肺癌化疗的原则

①KPS＜60 或 ECOG＞2 的肺癌患者不宜进行化疗。

②白细胞少于 $3.0×10^9$/L,中性粒细胞少于 $1.5×10^9$/L,血小板少于 $6×10^{10}$/L,红细胞少于 $2×10^{12}$/L,血红蛋白低于 8.0g/dl 的肺癌患者原则上不宜化疗。

③肺癌患者肝、肾功能异常,实验室指标超过正常值的 2 倍,或有严重并发症和感染、发热,出血倾向者不宜化疗。

④在化疗中如出现以下情况应当考虑停药或更换方案治疗 2 周期后病变进展,或在化疗周期的休息期中再度恶化者,应当停止原方案,酌情选用其他方案;化疗不良反应达 3～4 级,对患者生命有明显威胁时,应当停药,下次治疗时改用其他方案;出现严重的并发症,应当停药,下次治疗时改用其他方案。

⑤必须强调治疗方案的规范化和个体化。必须掌握化疗的基本要求。除常规应用止吐药物外,铂类药物除卡铂外需要水化和利尿。化疗后每周两次检测血常规。

⑥化疗的疗效评价参照 WHO 实体瘤疗效评价标准或 RECIST 疗效评价标准。

（4）非小细胞肺癌的分期治疗模式

1）Ⅰ期非小细胞肺癌的综合治疗

①首选手术治疗，包括肺叶切除加肺门、纵隔淋巴结清除术，可采用开胸或 VATS 等术式。

②对于肺功能差的患者可以考虑行解剖性肺段或楔形切除术加肺门、纵隔淋巴结清除术。

③完全切除的ⅠA 期肺癌患者不适宜行术后辅助化疗。

④完全切除的ⅠB 期患者，不推荐常规应用术后辅助化疗。

⑤切缘阳性的Ⅰ期肺癌推荐再次手术。其他任何原因无法再次手术的患者，推荐术后化疗加放疗。

2）Ⅱ期非小细胞肺癌的综合治疗

①首选手术治疗，包括肺叶、双肺叶或全肺切除加肺门、纵隔淋巴结清除术。

②对肺功能差的患者可以考虑行解剖性肺段或楔形切除术加肺门、纵隔淋巴结清除术。

③完全性切除的Ⅱ期非小细胞肺癌推荐术后辅助化疗。

④当肿瘤侵犯壁层胸膜或胸壁时应当行整块胸壁切除。切除范围至少距病灶最近的肋骨上下缘各 2cm，受侵肋骨切除长度至少应当距肿瘤 5cm。

⑤切缘阳性的Ⅱ期肺癌推荐再次手术，其他任何原因无法再次手术的患者，推荐术后化疗加放疗。

3）Ⅲ期非小细胞肺癌的综合治疗：局部晚期非小细胞肺癌是指 TNM 分期为Ⅲ期的肺癌。采取综合治疗模式是晚期非小细胞肺癌治疗的最佳选择。将局部晚期 NSCLC 分为可切除和不可切除两大类。其中：

①可切除的局部晚期非小细胞肺癌包括：

a. T_3N_1 的 NSCLC 患者，首选手术治疗，术后行辅助化疗。

b. N_2 期肺癌患者的手术切除是有争议的。影像学检查发现单组纵隔淋巴结肿大或两组纵隔淋巴结肿大但没有融合估计能完全切除的病例，推荐行术前纵隔镜检查，明确诊断后行术前新辅助化疗，然后行手术治疗。

c. 一些 $T_4N_{0\sim1}$ 的患者：

相同肺叶内的卫星结节：在新的分期中，此类肺癌为 T_3 期，首选治疗为手术切除，也可选择术前新辅助化疗，术后辅助化疗。

其他可切除之 $T_4N_{0\sim1}$ 期非小细胞肺癌，可酌情首选新辅助化疗，也可选择手术切除。如为完全性切除，考虑术后辅助化疗。如切缘阳性，术后行放疗和含铂方案化疗。

d. 肺上沟瘤的治疗：部分可手术患者，建议先行同步放化疗，然后再手术＋辅助化疗。对于不能手术的肺上沟瘤，行放疗加化疗。

②不可切除的局部晚期非小细胞肺癌包括：

a. 影像学检查提示纵隔的团块状阴影，纵隔镜检查阳性的非小细胞肺癌。

b. 大部分的 T_4 和 N_3 的非小细胞肺癌。

c. $T_4N_{2\sim3}$ 的患者。

d. 胸膜转移结节、恶性胸水和恶性心包积液的患者，新分期已经归类为 M_1，不适于手术切除。部分病例可采用胸腔镜胸膜活检或胸膜固定术。

4）Ⅳ期非小细胞肺癌的治疗：Ⅳ期肺癌在开始治疗前，建议先获取肿瘤组织进行表皮生长因子受体（EGFR）是否突变的检测，根据 EGFR 突变状况制定相应的治疗策略。

Ⅳ期肺癌以全身治疗为主要手段，治疗目的为提高患者生活质量、延长生命。

①孤立性转移Ⅳ期肺癌的治疗。

a. 孤立性脑转移而肺部病变又为可切除的非小细胞肺癌，脑部病变可手术切除或采用立体定向放射治疗，胸部原发病变则按分期治疗原则进行。

b. 孤立性肾上腺转移而肺部病变又为可切除的非小细胞肺癌，肾上腺病变可考虑手术切除，胸部原发病变则按分期治疗原则进行。

c. 对侧肺或同侧肺其他肺叶的孤立结节，可分别按两个原发瘤各自的分期进行治疗。

②Ⅳ期肺癌的全身治疗。

a. EGFR 敏感突变的Ⅳ期非小细胞肺癌，推荐吉非替尼或厄洛替尼一线治疗。

b. 对 EGFR 野生型或突变状况未知的Ⅳ期非小细胞肺癌，如果功能状态评分为 PS＝0～1，应当尽早开始含铂两药的全身化疗。对不适合铂类治疗的患者，可考虑非铂类两药联合化疗。

c. PS＝2 的晚期非小细胞肺癌患者应接受单药化疗，但没有证据支持对 PS＞2 的患者使用细胞毒类药化疗。

d. 目前的证据不支持将年龄因素作为选择化疗方案的依据。

e. 一线化疗失败的非小细胞肺癌，推荐多西紫杉醇、培美曲赛二线化疗，以及吉非替尼或厄洛替尼厄二线或三线口服治疗。

f. 评分为 PS＞2 的Ⅳ期非小细胞肺癌，可酌情仅采用最佳支持治疗。

在全身治疗基础上针对具体的局部情况可以选择恰当的局部治疗方法以求改善症状、提高生活质量。

（5）小细胞肺癌分期治疗模式

1）Ⅰ期 SCLC：手术＋辅助化疗（EP/EC4～6 周期）。

2）Ⅱ～Ⅲ期 SCLC：放、化疗联合。

①可选择序贯或同步。

②序贯治疗推荐 2 周期诱导化疗后同步化、放疗。

③经过规范治疗达到疾病控制者，推荐行预防性脑照射（PCI）。

3）Ⅳ期 SCLC：化疗为主的综合治疗以期改善生活质量。

一线推荐 EP/EC、IP、IC。规范治疗 3 个月内疾病复发进展患者推荐进入临床试验。3～6 个月内复发者推荐拓扑替康、伊立替康、吉西他滨或紫杉醇治疗。6 个月后疾病进展可选择初始治疗方案。

（二）肺转移瘤

除在门静脉回流区域生长的恶性肿瘤主要转移至肝脏外，肺是所有恶性肿瘤最主要的转移器官，20％～54％的恶性肿瘤在自然病程中发生肺转移。

1. 临床表现及体征　肺转移瘤如果不累及胸膜、胸壁、支气管等器官，早期多无明显临床表现，有症状者占多数患者是在针对原发肿瘤例行复查行胸部线检查时发现。病程中晚期可出现咳嗽、胸闷、气促、痰中带血等症状。

2. 检查

(1)胸部 X 线平片:胸部线检查是发现肺转移瘤的常规手段。典型表现是肺野外 1/3 出现边界清晰的圆形实质结节影,多数小于 2cm,可单发或多发,分布于一侧或两侧肺野,下肺多见。

(2)胸部 CT:CT 检查由于清晰度高等原因,对于有症状而 X 线检查阴性的患者意义重大,也有助于发现直径较小的转移瘤,是肺转移瘤重要常规检查方法。

(3)PET-CT:对于了解胸腔外其他部位转移瘤情况有帮助。特别是对于孤立肺内结节鉴别肺转移瘤或良性肿瘤意义较大。

3. 治疗原则　同原发性肺癌相似,对于肺转移瘤也应当采取综合治疗的原则,即:根据患者的机体状况,肿瘤的细胞学、病理学类型,侵及范围和发展趋向,采取多学科综合治疗(MDT)模式,有计划、合理地应用手术、化疗、放疗和生物靶向等治疗手段,以期达到根治或最大程度控制肿瘤,提高治愈率,改善患者的生活质量,延长患者生存期的目的。目前肺转移瘤的治疗也以手术治疗、放射治疗和药物治疗为主。

(1)外科手术治疗:目前,对于肺转移瘤,特别是孤立性肺转移瘤的治疗倾向于外科治疗。原则是:在完整切除病灶、保证足够切缘的同时最大限度保留健康肺组织,尽量避免肺叶切除或全肺切除术。大部分肺转移癌位于外周,易于进行楔形切除。当病变接近肺门时,在患者肺功能允许的情况下可进行解剖性切除(肺段切除、肺叶切除、双肺叶切除及全肺切除)。国际肺转移癌登记组织(International Registry of Lung Metastases,IRLM)对欧美 18 个中心共 5206 例肺转移癌切除的回顾性分析显示,患者生存率最重要的决定因素是转移癌的可切除性:完整切除者 5 年生存率为 36%,非完整切除者仅为 13%;完整切除的病例中有 53% 出现再发,再次接受转移癌切除者预后优于未再手术者。手术治疗适应证:

①原发肿瘤已完全控制。

②影像学检查等证据能够表明符合肺转移瘤诊断。

③在保证足够余肺功能的前提下,肺转移瘤能被完整及完全切除。

④无胸腔外转移。

⑤患者心肺功能可耐受手术。

随着对肿瘤认识的发展和技术的进步,手术适应证也在不断扩大,对不同期出现的多个肺转移癌反复手术,以及结直肠癌肺、肝两处器官转移,只要两个部位的转移灶均能彻底切除,通过外科治疗仍可获得满意的疗效。手术方法如下。

①胸廓切开术:包括传统的侧开胸术、胸骨正中切开术和横断胸骨开胸术(蛤壳式切口)等。传统后外侧切口能够提供良好的术野,并进行触诊以发现影像学漏诊的转移灶;胸骨正中切开术可同时探查、切除双侧病变,术后疼痛比后外侧开胸轻,但对后肺野显露不满意,并且不适合对下肺叶的病变进行解剖性肺段切除;蛤壳式切口能够良好地显露双肺,并适合完成任何解剖性肺切除,缺点是术后疼痛重以及损失双侧乳内动脉。

②胸腔镜手术(VATS):优点是切口小、疼痛轻、并发症少、住院时间短、再次手术时粘连少等,对肺组织表面观察清晰,尤其适用于周围型肺转移瘤的楔形切除。

③多次手术:对没有胸腔外转移的患者进行多次的再发性肺转移癌切除可以获得生存期改善。据 IRLM 统计,接受二次肺转移癌切除的患者 5 年、10 年生存率分别为 44% 和 29%,而进行第一次肺转移癌切除后未再手术患者 5 年、10 年生存率分别为 34% 和 25%。

④淋巴结清扫:淋巴结清扫是否能延长生存期目前无定论。

(2)放射治疗:肺转移瘤的放射治疗依据原发肿瘤的组织学分型、转移瘤的数量、位置等因素选取普通放射治疗、三维适型放疗(3DCRT)与调强放疗技术(IMRT)及γ刀等放射治疗方法。适应证及效果评价和原发性肺癌相似。

(3)肺转移瘤的药物治疗:肺转移瘤的药物治疗同样包括化疗和分子靶向药物治疗(ECFR-TKI治疗)。药物治疗应主要依据原发肿瘤的组织分型及免疫组化等结果,严格掌握临床适应证,并在相应专科医师的指导下施行。化疗应当充分考虑患者病期、体力状况、不良反应、生活质量及患者意愿,避免治疗过度或治疗不足。应当及时评估化疗疗效,密切监测及防治不良反应,并酌情调整药物和(或)剂量。

(郭晓峰)

第四节　食管疾病

一、食管损伤

食管损伤并不鲜见,多是由于机械性或化学性因素引起的以食管破裂、穿孔为主要病征的疾病。

(一)病史

多为短期内有明确的可导致食管损伤的因素存在。具体病因包括:①医源性损伤;②误食异物或化学性腐蚀;③胸部创伤;④各种原因诱发的急性剧烈呕吐等。

(二)临床表现

包括:吞咽不适或疼痛;呕吐;发热;胸闷气短;胸部皮下气肿等。

(三)辅助检查

1.食管造影　是确诊食管损伤的主要检查。对确定损伤位置、大小及可能的异物形态有很大帮助。一般用泛影葡胺溶液,适当稀释后进行透视造影。

2.X线检查　出现异常的纵隔气肿、气胸、气管移位、食管后间隙增宽,后期常可见纵隔或胸内气液平面等。

3.胃镜检查　慎用。但对误食异物引起的食管损伤有一定帮助,尤其是在食管造影无阳性发现时。

4.胸部CT扫描　应作为常规进行胸部CT扫描,对发现早期食管损伤及明确胸内各器官、组织结构的受累情况及合并症有重要意义。

(四)治疗原则

1.手术治疗

(1)手术适应证:对于患者全身状况较好;损伤及穿孔较大;异物存留;穿孔伴有纵隔或胸内积液、积气、脓肿、出血等的患者,应积极手术治疗。

(2)手术入路:手术的入路应根据损伤的部位及合并症的情况综合考虑。

(3)手术方式:主要包括:食管修补术、食管切除胃代食管术,在条件局限以上术式无法实施时,可仅行纵隔或胸腔引流术。

2.内科治疗

(1)禁食。

(2)胃肠减压。

(3)广谱抗生素。

(4)营养支持。

(5)胸腔、纵隔的有效冲洗、引流。

(6)全身脏器功能及代谢功能的维护、维持和调节。

二、自发性食管破裂

多见于中年男性,发病前多有暴饮、暴食史,因严重呕吐造成食管腔内压力突然升高,导致食管破裂,多发生在食管下段。

1.诊断标准

(1)呕吐,下胸部或上腹部疼痛,呼吸困难,颈部或胸壁皮下气肿。

(2)X线及胸部CT检查可见纵隔气肿或气液平面,食管周围间隙增宽,以及液气胸、皮下气肿。

(3)食管造影可明确诊断。

(4)食管破裂由于胃液、唾液和大量消化液进入胸腔,胸腔积液的pH低于6,血淀粉酶含量升高。

(5)怀疑食管破裂的患者口服小量亚甲蓝后可见胸腔穿刺或引流液中有蓝色。

2.治疗原则

(1)禁食、胃肠减压、抗感染,维持水电解质平衡。

(2)早期病例开胸探查、食管修补术,或食管切除胃代食管术,在条件局限以上术式无法实施时,可仅行纵隔或胸腔引流术。

(3)胃或空肠造瘘,全身支持疗法。

三、先天性食管闭锁及食管气管瘘

胚胎时发育异常所致,患儿常合并其他畸形。先天性食管闭锁常分为以下类型:食管近端及远端均闭锁形成盲端,无食管气管瘘;食管近端与气管相通,形成食管气管瘘,远端食管闭锁形成盲端;食管近端盲端,远端食管形成食管气管瘘,此型最多见;近、远端食管与气管均相通,分别形成食管气管瘘;仅有食管气管瘘,无食管闭锁。患儿常表现为唾液大量外流,喂食后立即呕吐、咳嗽,气体可经过瘘管进入胃内及消化道,使腹部膨胀,造成呼吸困难、肺部感染,甚至出现呼吸衰竭死亡。

1.诊断标准

(1)新生儿喂食后立即出现呕吐、咳嗽、呼吸困难。

(2)经鼻腔或口插入不透X线的细胃管,遇阻力后拍片观察。

(3)CT检查有助于发现其他畸形。

(4)内镜检查有助于确诊。

2.治疗原则

(1)禁食水,静脉营养、维持水电解平衡。

（2）改善全身情况，特别是控制肺部感染。

（3）确定诊断后尽早手术。缝合瘘口，食管端端吻合；如食管两端无法吻合，可择期行消化道重建。

四、反流性食管炎

反流性食管炎是消化液反流腐蚀食管上皮细胞而发生的消化性炎症。常见的症状是胸骨后疼痛、反酸、出血及吞咽困难。大部分反流性食管炎可以保守治愈，少数严重的需要手术。

1.诊断标准

（1）反流性食管炎一般病史较长，从数月至数年甚至数十年，有时会引起吸入性肺炎、哮喘、支气管扩张等。

（2）胃镜检查可以直接观察病变部位、程度、范围，还可以观察反流的类型、出现的频率，以及反流是酸还是胆汁，组织学活检还可以确定有无 Barrett 食管。

（3）食管造影可以观察有无反流、狭窄，以及有无合并裂孔疝。

（4）食管测压及 pH 测定可以客观的反映食管运动、反流的频率及程度。

2.治疗原则

（1）有症状的反流性食管炎首先给以内科治疗，减轻症状，促进病变愈合和防止并发症。

（2）手术适应证：内科治疗无效、症状严重者；出现严重并发症者，如严重狭窄、出血等。

（3）手术禁忌证：检查不完备、诊断不明确、内科治疗不充分者；有胃食管反流但无严重并发症者，应先进行系统的内科治疗。

（4）根据患者的具体情况，合理的选择手术方法，如扩张术、Nissen 手术、Belsey 手术、Hill 手术等。

五、食管裂孔疝

胃贲门部及食管腹段或腹腔内脏器经食管裂孔突入胸腔，称为食管裂孔疝。根据疝的形式和内容物的不同，一般分为四型：滑动型（Ⅰ型）、食管旁型（Ⅱ型）、混合型（Ⅲ型）和多器官型（Ⅳ型）。

（一）诊断标准

1.病史　多见于中老年人，病史一般较长。

2.临床表现

Ⅰ型疝临床症状轻微，甚至无明显症状，许多患者是在体检做钡餐透视时无意中发现。出现的症状主要与胃食管反流有关，如反酸、烧心等。病程较长且持续有进展者，随着食管炎、食管瘢痕狭窄等病理生理变化，患者会出现进食不畅、吞咽困难等症状。

Ⅱ型、Ⅲ型及Ⅳ型疝的症状，除了上述症状外，还可能因疝内容物（胃、结肠、小肠、肠系膜血管、网膜等）的膨胀、扭转、绞窄等出现急性剧烈腹痛、腹胀、发热等症状。

3.辅助检查

（1）上消化道钡餐造影：是确诊食管裂孔疝及分型的主要检查。Ⅰ型疝表现为：膈食管膜与食管的位置相对固定，在患者腹压增大时食管腹段或包括贲门部经食管裂孔向上疝入胸腔，但压力下降后可原路返回。Ⅱ型疝表现为：膈食管膜有缺损，腹压增大时食管腹段未疝入胸腔,且胃的一部分甚至全部可经侧面的膈食管膜缺损处疝入胸腔,形成真正的疝囊,压力下降后疝内容物不一定能顺利还纳腹腔,甚至可能在胸腔内出现扭转、扩张等急性病征。如果在Ⅱ型的基础上,食管腹段亦疝入胸腔,则属于Ⅲ型疝。如果疝孔较大,以至于结肠、小肠、网膜,等多个腹腔脏器疝入胸腔,则称为Ⅳ型疝。

(2)胃镜检查:对食管裂孔疝同样具有重要的诊断价值。早期食管壁可有胃食管反流损伤的表现,如黏膜充血、水肿、糜烂等,后期可有食管黏膜溃疡加深、出血、瘢痕形成及食管狭窄和缩短等表现。在齿状线附近,可见齿状线随腹压变化出现上下滑动,食管下段松弛,胃体变形扭曲等。

(3)胸部 CT 扫描:对食管裂孔疝的鉴别诊断有重要帮助。

(4)胸部 MRI 扫描:对经上述检查仍难以确诊,尤其是无法与膈膨升进行鉴别时,可选择此项检查。另外,该检查对确定疝内容物的性质也有一定帮助。

(二)治疗原则

1.内科治疗 多数患者症状轻微,因此优先考虑内科治疗。主要包括药物治疗和生活调理。药物治疗原则是抗酸治疗,可适当加用促胃肠动力药物。生活调理的目的是减缓腹压的升高,如减肥、膈肌肌力锻炼、高枕睡眠等,以及调节饮食,避免对胃的不良刺激,减少异常泌酸等。

2.手术治疗

(1)手术适应证:Ⅱ型、Ⅲ型及Ⅳ型食管裂孔疝由于并发腹腔脏器绞窄或锁闭、穿孔等严重并发症,因此在患者身体状况允许的情况下应积极进行手术。而Ⅰ型食管裂孔疝,虽多数不需手术,但如果病程进展,后期出现溃疡性食管炎、食管缩窄,则应考虑手术阻断病程,缓解症状。

(2)手术禁忌证:患者全身状况较差、心肺功能不全或存在急性系统性感染时,则不宜手术。

(3)手术方式:手术目的是治疗食管裂孔疝并发症、修补缺损及还纳疝内容物。手术经胸或经腹均可,常规切口或胸腹腔镜均可。主要步骤包括修补松弛的食管裂孔,延长并固定膈下食管段,重建抗反流的活瓣等。手术方式包括胃底折叠术(Nissen 手术)、改良式胃底折叠术(Rossetti 手术)等多种。

六、贲门失弛缓症

贲门失弛缓症是一种食管运动功能障碍性疾病,患者进食时食管下段肌层不能正常松弛,食物不能正常排入胃腔而在食管内潴留,造成食管腔扩张。

(一)诊断标准

1.临床表现 多见于中青年人,缓慢起病,病史多长达数年。主要表现为吞咽困难、呕吐、胸痛,间歇性发作,情绪激动时更易诱发。部分患者因食物反流误吸导致反复发作的肺部感染。

2.辅助检查

(1)上消化道钡餐造影:可观察到食管蠕动和收缩情况。典型表现为:①食管下段鸟嘴样显影;②食管黏膜光滑完整;③食管中上段扩张。

(2)胃镜检查:胃镜下,可见食管管腔宽畅,黏膜水肿充血或炎性增厚,食管下段狭窄。

（3）胸部 CT 扫描和食管功能检查有助于诊断和鉴别诊断。

（二）治疗原则

1. 药物治疗　对于病情轻微、全身状况差不能耐受手术或拒绝手术的患者，内科治疗在一定程度上可缓解症状。主要包括硝酸盐类制剂、钙通道阻滞剂和抗胆碱能类药物等。治疗效果多不理想，仅能暂时缓解症状。

2. 食管下段扩张术　在胃镜引导下应用扩张条或球囊进行食管下段肌层扩张。适用于症状重但患者不能耐受或不能接受手术治疗的患者。扩张后能缓解症状数周或数月，亦有少数患者扩张治疗后长期缓解。

3. 食管下段及贲门肌层切开术　适用于：①重症患者；②既往治疗无效；③合并食管裂孔疝或食管憩室；④疑有癌变者。手术可经胸或经腹、开放或腔镜进行。手术方式包括 Heller 肌层切开术、改良的 Heller 手术等。

七、食管憩室

食管憩室是与食管腔相通并被覆食管黏膜的囊袋样病变。根据病因分为：①膨出型憩室；②牵出型憩室。根据病变位置又可分为：①咽食管憩室；②食管中段憩室；③膈上憩室。

（一）诊断标准

1. 临床表现　多见于成年人，先天性食管憩室极少见。多数无明显临床症状，常在上消化道造影时无意中发现。部分患者有胸骨后不适，憩室囊袋较大者会有咳嗽、气短、胸痛、恶心、呕吐等症状。

2. 辅助检查

（1）上消化道钡餐造影表现为与食管腔相同的食管壁外盲袋结构，黏膜光滑。

（2）胃镜检查应谨慎操作，防止食管穿孔。

（3）胸部 CT 扫描有助于了解食管毗邻器官组织情况。

（二）治疗原则

1. 手术适应证

（1）咽食管憩室的病情多数呈进行性发展趋势，因此诊断后即应及早手术切除；

（2）体积较大、症状明显或合并食管穿孔、恶变、出血等异常的食管中段憩室或膈上憩室亦应积极手术，但对于症状轻微者则一般不需手术。

2. 手术入路　咽食管憩室常采用左颈入路；食管中段憩室一般采取右胸入路；而膈上憩室多采用左胸入路。

3. 手术方式　手术目的是切除憩室，术中注意食管黏膜和肌层应分层缝合，防止术后并发症的发生。合并有食管下段运动障碍的患者，可同期实施食管下段肌层切开术。

八、食管良性肿瘤

起源于食管的良性肿瘤包括平滑肌瘤、血管瘤、息肉、脂肪瘤、腺瘤等，诊断和治疗原则基本类似，其中以食管平滑肌瘤最为典型。

（一）诊断标准

1. 临床表现　多见于成年人；由于肿瘤生长缓慢，因此患者病史较长。临床症状与肿瘤大小、位置、质地和生长速度有关。多数患者无明显临床症状，随着肿瘤的生长，典型症状为吞咽阻挡感、进食疼痛、胸骨后不适等。极少数病变表面发生溃疡、出血、破裂等，可能会出现呕血、黑便、胸痛等。

2.辅助检查

(1)上消化道钡餐造影可以基本确定病变的位置、食管局部黏膜变化和食管腔的狭窄程度等。透视下的食管蠕动形态有助于与恶性肿瘤进行鉴别。

(2)胃镜检查与上消化道钡餐造影检查相互验证。多数情况下对黏膜光滑无损的病变不宜进行活检，以免破坏食管黏膜，增加手术的困难；但是当黏膜表面有异常改变，不能排除恶性病变时，应予以活检。有条件的医院可以进行常规超声胃镜检查，有助于确定病变在食管壁内的范围、层次，并能初步判断其性质。

(3)胸部 CT 扫描与上述两项基本检查相互补充，可显示病变的整体大小、形态、与周围脏器的关系，并为手术方案的制定提供必要信息。

(二)治疗原则

食管良性肿瘤持续生长会压迫邻近组织器官出现一系列并发症，而且部分还有恶变的可能性，因此多主张积极手术治疗。

1.手术适应证　除了年高体弱、肿瘤较小、心肺功能较差等不宜手术外，均应建议患者积极手术治疗。

2.手术入路　根据肿瘤的位置、大小、形态等因素确定手术入路。颈段食管肿瘤可取颈部切口；上胸段食管肿瘤采用右胸入路；中、下胸段食管病变多采用左胸入路。有条件的医院可以在食管镜下切除或者胸腔镜下切除。

3.手术方式　手术目的是完整切除肿瘤。较小的肿瘤多数经食管肌层剥离完整切除；对于体积较大或形态不规则的肿瘤(如平滑肌瘤)有时需要切除部分食管黏膜，肿瘤移除后对食管黏膜缺损进行修补；如果肿瘤移除后食管黏膜缺损较大无法修补，或术中冰冻病理高度怀疑恶性者，应根据患者身体状况行食管切除。

九、食管(贲门)癌

食管癌是起源于食管黏膜的恶性肿瘤，病理类型以鳞状细胞癌为主，极少数为腺癌、小细胞癌等。贲门癌是起源于食管胃黏膜交界区的恶性肿瘤，病理类型以腺癌为主。

(一)诊断标准

1.临床表现　典型症状为进行性吞咽困难。早期则主要表现为进食时阻挡感、胸骨后疼痛、食物滞留感等不典型症状，随着时间延长，吞咽梗阻症状逐渐明显，进行性加重。由于营养不良，患者消瘦、乏力。晚期患者淋巴结转移可出现声音嘶哑、饮水呛咳、黑便、胸痛或上腹痛等症状。部分患者锁骨上淋巴结可触及肿大。

贲门癌患者往往在疾病中后期才有明显的临床症状，吞咽困难的症状不重，且常伴有上腹部疼痛、黑便、贫血等症状。

2.辅助检查

(1)食管造影对早期病例的筛查、中晚期病例的诊断均具有重要意义。典型表现为：①局部食管黏膜病变、紊乱、中断、龛影、充盈缺损、聚集等；②局部食管腔狭窄，梗阻以上食管扩张；③局部食管壁僵硬，蠕动差。晚期患者可看到软组织肿块影。

(2)胃镜检查典型表现为：①病变局部隆起、结节、溃疡、黏膜水肿；②管腔狭窄；③管壁僵硬。胃镜下病变活检,可以明确诊断。

(3)胸部 CT 扫描可以:①判断食管肿瘤大小、形态、范围以及与邻近组织器官的关系,预判手术难度和方式;②判断有无肺、胸腔内的淋巴结的可疑转移。食管下段肿瘤及贲门癌患者还应进行上腹部(增强)CT,以了解上腹部脏器、淋巴结有无转移,以及癌肿的毗邻。

(4)常规腹部 B 超对排除腹腔脏器尤其是肝脏转移和腹膜后淋巴结转移有帮助。而颈段和上胸段食管癌,还应进行颈部及锁骨上淋巴结 B 超检查,以了解此区域的淋巴结情况,必要时还需活检,明确诊断。

(5)全身骨扫描检查可以了解食管(贲门)癌骨转移情况。

(二)治疗原则

食管(贲门)癌的治疗,是以手术为主的综合治疗,主要包括手术、放射治疗、化疗等。

1. 手术治疗

(1)手术适应证和禁忌证:对于无明确远处转移或局部明显外侵的中、早期食管(贲门)癌的患者,应积极手术治疗。对于已有远处转移、局部严重侵犯无法完全性切除,或因全身恶病质明显、心肺功能较差等无法耐受手术者,则不宜手术。

(2)手术入路及手术方式

①上、中段食管癌可经右胸及腹部进行手术,也可经左胸行颈部或胸顶手术。

②下段食管(贲门)癌则可经左或右胸手术。

③因胃部既往手术、胃受侵范围较广泛等原因胃体较小无法作为食管替代器官者,应考虑行空肠或结肠代食管手术。

④对于肿瘤无法切除的部分患者,为解决其肠内营养问题,可行胃或空肠造瘘术。

⑤有条件的医院可以行胸腔镜和腹腔镜下切除术。

2. 放射治疗和全身化疗

(1)常规放化疗:对于全身状况尚可,但肿瘤较晚,已经无法手术切除的患者,应积极放化疗。食管鳞癌一般对放疗敏感,治疗后可明显缩小肿瘤体积,缓解进食梗阻症状。放射治疗对于骨转移的治疗效果也较确切,可以控制局部转移灶的发展,缓解疼痛症状。

化疗则属于全身治疗,有助于全身病情的控制。部分肝脏转移的食管(贲门)癌患者,可以经肝动脉行灌注化疗,对控制肝内局部转移灶效果确切。

(2)术后辅助放化疗:对于肿瘤侵及食管外膜、区域淋巴结已证实有转移或切除后癌残留的病变,应在术后给予术后放射治疗及全身化疗,以巩固疗效。前提是患者术后恢复顺利,体质可以耐受。

(3)术前辅助放化疗:对于肿瘤体积较大、侵犯严重但尚未发现远处转移的食管癌患者,可以给予术前放化疗,缩小肿瘤体积,可能有助于提高手术切除率。

3. 随访和定期复查 食管(贲门)癌症患者治疗后应进行规律和定期的随访复查。复查项目包括:上消化道钡餐、胸部 CT、腹部 B 超、血常规、血生化、肿瘤标记物等,胃镜和全身骨扫描可作为选作项目。

(韩安勇)

第五节　纵隔疾病

一、纵隔感染

纵隔感染是由于不同因素导致的急性和慢性炎症性病变过程,急性纵隔感染往往由于细菌感染引起,而慢性纵隔感染则常常由于真菌、组织浆细胞细菌病、结核等病因所致,造成肉芽肿和纤维组织增生。

（一）急性细菌性纵隔炎

常见的致病菌是葡萄球菌,其他是革兰阴性肠杆菌;常见的原因是纵隔内脏器破裂和经胸骨路径的切口感染,以食管穿孔以及吻合口瘘最为常见;其次是颈部感染经气管前间隙、咽周间隙、椎前间隙向下蔓延造成的急性下行性坏死性纵隔炎;胸内感染性病变偶尔也可以直接播散达纵隔内。

1. 诊断标准

（1）有纵隔内脏器破裂或颈部等部位的感染史。

（2）高热、寒战、胸痛、呼吸急促或呼吸困难、部分患者可出现休克。

（3）颈部皮下气肿及皮下捻发音,皮下气肿迅速向全身弥散。

（4）白细胞有不同程度增高。

（5）X线检查可见纵隔增宽、纵隔及皮下气肿,有食管破裂者造影时可见造影剂外溢。

（6）CT检查可见纵隔积液、积气。

2. 治疗原则

（1）积极对症治疗,保持呼吸道通畅,必要时气管切开。

（2）早期食管破裂可积极行食管破裂修补。

（3）及时放置引流,保证引流充分、通畅。

（4）选用敏感抗生素治疗。

（二）肉芽肿型纵隔炎

是指各种类型的纵隔慢性淋巴结肉芽肿,大多由组织胞浆细菌病和结核引起。

1. 诊断标准

（1）可有胸痛、咳嗽、低热、乏力、体重下降等症状。

（2）X线检查可见纵隔增宽,最常见的为右侧气管旁肿块,可有钙化。

（3）CT可见纵隔内肿块。

2. 治疗原则

（1）治疗原发病,积极寻找发病原因,结核杆菌引起者应积极行抗结核治疗。

（2）有严重压迫症状者可行手术治疗解除压迫。

（3）病灶累及纵隔内脏器时,可手术治疗,缓解其引起的器质性合并症,如出血、胸膜瘘等。

（三）纤维化性纵隔炎

由纵隔慢性炎症过程导致致密纤维组织在纵隔内大量沉积造成,纵隔内结构被压迫、包绕;多由真菌引起,常见的为组织胞浆细菌病,也可为肉芽肿型纵隔炎的晚期表现。

1. 诊断标准

(1)纵隔内脏器受压表现,如上腔静脉综合征,气管受压可出现呼吸困难等。

(2)X线可见纵隔弥漫性增宽,曲度消失,可有钙化。

(3)CT可显示脏器受压、变形情况。

(4)部分患者组织胞浆细菌病补体结合试验阳性。

2. 治疗原则

(1)组织胞浆细菌病补体结合试验阳性者,可用抗真菌治疗。

(2)必要时手术解除压迫症状。

二、纵隔肿瘤

(一)胸内甲状腺肿

位于纵隔内的甲状腺肿、甲状腺瘤和囊肿通称为胸内甲状腺肿。绝大多数为颈部甲状腺增大延续至纵隔,称作胸内甲状腺肿。胸内异位甲状腺或迷走甲状腺较少见。

正常甲状腺周围没有坚硬的结构,甲状腺肿物由于重力的作用易向纵隔生长,或者是胚胎时期在纵隔内遗留的甲状腺组织发展而来。

1. 诊断标准

(1)主要为肿瘤的压迫症状和肿瘤特有症状。压迫气管可出现胸闷、喘鸣、刺激性咳嗽、呼吸困难、胸背疼痛或胸骨后疼痛;压迫食管可有吞咽不畅;压迫无名静脉或上腔静脉引起颈静脉怒张、颜面肿胀等表现。如果合并甲状腺功能亢进,可出现心悸、出汗、兴奋、易激动等。

(2)透视下可见肿物随吞咽上下移动。

(3)X线平片可见前上纵隔椭圆形肿块影,位于锁骨上下,多向一侧突出。气管受压可发生移位。

(4)胸部CT可见胸骨后、气管前间隙内圆形或类圆形软组织块影,与颈部甲状腺相延续,极少数可位于气管后方。其内多见钙化影。异位甲状腺则与颈部甲状腺不连续。

(5)核素显像(^{131}I、^{99m}Tc)可用来鉴别肿物是否为甲状腺组织。磁共振(MRI)可帮助了解肿物与大血管的关系。

2. 治疗原则

(1)一经确诊应行手术治疗。

(2)有甲亢症状者,术前应给予药物治疗。

(3)手术禁忌证:气管受压严重狭窄,无法行气管内插管;全身情况差,不能耐受全麻。

(4)手术要点:多采用颈部领形切口,其创伤小,恢复快。因胸内甲状腺的血管多来源于颈部,所以多数胸内甲状腺都可以通过颈部切口切除。如遇下列情况:①坠入性胸内甲状腺中部分血供来自胸内;②巨大胸内甲状腺肿无法从胸廓入口提出;③复发后再次手术因手术瘢痕操作困难;④怀疑胸内甲状腺癌;⑤伴有上腔静脉综合征或显著气管压迫、喘鸣等,需加作纵向劈开胸骨上部切口。

(5)术后处理:常规备气管切开包;注意伤口引流情况,必要时敞开切口;术后注意有无手足搐搦甲状旁腺功能不足的表现,以及甲状腺素水平是否低下。

(二)胸腺肿瘤

最常见的胸腺肿瘤为胸腺瘤,约占胸腺肿瘤的95%,其他较少见的胸腺肿瘤有胸腺癌和胸腺囊肿等。

1.诊断标准

(1)多无症状,查体发现为多。

(2)当肿瘤长到一定体积时,对周围器官的压迫可出现胸痛、胸闷、咳嗽及上腔静脉梗阻综合征等。

(3)剧烈胸疼、短期内症状迅速加重、严重刺激性咳嗽、胸腔积液所致呼吸困难、心包积液引起心慌气短,周身关节骨骼疼痛,均提示恶性胸腺瘤或胸腺癌的可能。

(4)约 40%左右的胸腺瘤患者可有各种伴随症状,最常见的是重症肌无力,其次是单纯红细胞再生障碍、免疫球蛋白缺乏、系统性红斑狼疮或伴发其他器官的肿瘤。

(5)诊断主要依靠影像学检查,其中 X 线检查可见一侧纵隔增宽或突向一侧胸腔的前纵隔肿物影。CT 尤其是增强 CT,可了解肿物的大小、形状、部位,和周围组织、器官、血管的关系。

2.治疗原则

(1)胸腺瘤首选手术切除。

(2)胸腺瘤和重症肌无力的发病有相关性,切除胸腺瘤后肌无力症状可以减轻。伴有重症肌无力的胸腺瘤,术前需使用抗胆碱酯酶药物。

(3)手术禁忌证:临床证实肿瘤无法切除或出现远处转移;全身情况差,不能耐受全麻;重症肌无力症状控制不满意,手术风险巨大者。

(4)突向双侧胸腔、瘤体较大者多采用胸骨正中切口摘除肿瘤。根据瘤体部位和性质以及有无合并症等,也可采取前外侧剖胸切口或胸腔镜下切除胸腺肿瘤。

(5)恶性胸腺瘤术后放疗可缓解症状延长寿命。

(6)术后处理术前合并重症肌无力的患者,术后继续药物治疗,谨防"肌无力危象"和"胆碱能危象"。

(三)重症肌无力

重症肌无力是一种自身免疫性疾病,中青年发病较多见,患者体内存在抗乙酰胆碱受体的抗体,引起神经肌肉递质的传导障碍,从而引起骨骼肌无力。任何横纹肌均可累及,并且常累及多个肌群。

在疾病发展过程中,颅神经支配的肌肉首先受累,如上睑下垂、复视、面部缺乏表情、构音障碍、咀嚼无力等。四肢无力严重时妨碍梳头或上楼。呼吸肌无力是最严重和最危险的症状,严重者可导致呼吸衰竭。临床分为三型:眼肌型、躯干型、延髓型。

重症肌无力患者中,少数患者合并胸腺瘤,但多数为胸腺增生。据统计胸腺瘤合并重症肌无力者约为 10%~50%,而重症肌无力合并胸腺瘤者约占 8%~15%。

1.诊断标准

(1)重症肌无力患者,重复活动后可加重,休息后缓解,常表现为晨轻暮重的特点。

(2)90%的患者发病始于成年期,常在 35 岁前。

(3)抗胆碱酯酶药物(新斯的明)试验阳性。

(4)电生理肌电图检查:重复电刺激反应减退。

(5)90%以上的患者乙酰胆碱受体抗体和调节抗体水平升高。

(6)X 线和 CT 检查,以确定是否存在胸腺肿瘤或胸腺增生。

2.治疗原则

(1)小儿或单纯眼肌型患者,以药物治疗为主,主要是应用抗胆碱酯酶药物。

(2)手术适应证:①合并胸腺瘤;②年轻、病程短、肌无力严重、药物治疗不易控制;③对药物耐受,药物剂量逐渐增加而症状无改善。

(3)手术禁忌证:①药物治疗效果好,病情稳定;②存在肌无力危象;③全身情况差,不能耐受手术。

(4)手术方式:可选择颈部横切口和(或)胸骨正中切口;近年来,可采用 VATS 进行小的胸腺瘤和胸腺切除,或单纯胸腺切除。手术范围:胸腺组织(瘤体)以及上至颈部、下至心膈角、两侧膈神经之间的前纵隔内所有脂肪组织的广泛切除。

(5)术后处理:术后床旁常规备气管插管包,必要时呼吸机辅助呼吸。术后继续使用术前相同剂量的抗胆碱酯酶药物。

(四)畸胎类肿瘤

纵隔畸胎瘤是胚胎时期部分鳃裂组织随着膈肌下降进入纵隔,随着身体发育增殖发展而成。畸胎类肿瘤包括畸胎瘤(含三种胚层成分)和畸胎囊肿(一种或两种胚层成分)。大多为良性,少数实性畸胎瘤可发生恶变。

1.诊断标准

(1)畸胎瘤常见于 20～40 岁的成人,多数位于前纵隔,少数位于后纵隔。

(2)多数无自觉症状,无症状的畸胎瘤可达 34%～62%。体检阳性体征很少。

(3)临床症状主要是肿瘤压迫邻近脏器所致,可引起咳嗽、胸痛、呼吸困难等症状。典型和特征性的表现是咳出毛发和油脂样物,提示畸胎瘤已破入支气管。破入胸腔可引起剧烈疼痛。若破入心包,可引起心脏压塞。

(4)X线表现为前纵隔团块影,密度多不均匀,典型的可见到油脂、钙化、骨化和(或)牙齿。CT 可准确地显示病变的范围,并能根据不同的密度分辨出肿瘤内的脂肪、肌肉及其他类型组织。

2.治疗原则

(1)一经确诊应尽早手术切除,避免合并症的发生。

(2)畸胎瘤合并感染应进行一段时期的抗感染治疗,但不宜拖延过久,不必等体温完全恢复正常。

(3)手术方式:可采用开胸术,合适情况下可考虑胸腔镜下切除肿瘤。

(4)巨大畸胎瘤切除时,在切除受损组织的同时,应避免损伤大血管,并尽可能保留肺组织。

(五)心包囊肿

心包囊肿系胚胎发育过程中,部分腔隙未能完全融合而产生心包囊肿。囊肿的外面结构为纤维性囊壁,其内含清亮的液体。常位于前心膈角处,表现为圆形或椭圆形肿物,右侧多见,可有蒂与心包相连。

1.诊断标准

(1)大多数心包囊肿患者无临床症状,多在查体时发现。

(2)多出现于青春期和成年人。

(3)部分患者可有呼吸道症状,巨大囊肿产生压迫时,可出现胸闷、气短的表现。

(4)X线片表现为边缘光滑的椭圆形或圆形肿块,形状可随体位而变化。CT表现为心膈角、心缘旁、主动脉与心脏交界处的圆形、椭圆形囊性肿物,边缘清楚,密度均匀,CT值0～10Hu,囊壁薄呈均匀细线影,偶有钙化。

2.治疗原则

(1)心包囊肿一经确诊,应手术治疗,切除囊肿。

(2)手术方式可采用开胸手术,或胸腔镜切除术。

(3)手术要点术中尽量完整切除囊肿。

(六)神经源性肿瘤

神经源性肿瘤是最常见的纵隔肿瘤之一,是产生于胸腔内周围神经、交感神经和副神经的神经成分来源的肿瘤,每个纵隔神经源性肿瘤都有一种与其神经嵴有关的胚胎来源,组织学上根据肿瘤结构中主要成分所占的比例,将纵隔神经源性肿瘤分成神经鞘肿瘤、交感神经肿瘤和副神经节细胞肿瘤三个亚型。

位于后纵隔的神经源性肿瘤多数为良性肿瘤,而发生在前纵隔的多数为恶性肿瘤。

1.诊断标准

(1)大多数患者无临床症状,多在查体时发现。

(2)大的肿瘤可出现呼吸道症状或食管受压症状,少数患者可有神经系统症状,如脊髓受压、声音嘶哑、霍纳征、肋间神经痛或臂丛神经痛。需强调的是有神经系统症状并不意味着肿瘤是恶性。

(3)恶性肿瘤发展速度快、预后差,临床症状多无特异性。

(4)X线胸片可发现位于后纵隔的圆形或椭圆形肿物影,其密度均匀,边缘清晰,部分肿瘤影内可以发现局灶性钙化或囊性变。受累的骨质可显示骨受破坏征象。

(5)CT能显示肿瘤大小、部位以及与周围组织的关系。

(6)MRI能从三维方向显示肿瘤与周围脏器的关系,对通过肋间隙或椎间孔呈哑铃形神经鞘瘤的诊断有特殊的价值。

2.治疗原则

(1)一经诊断,首选手术切除。

(2)切除肿瘤力求彻底,应注意切除椎间孔内的肿瘤组织。

(3)良性肿瘤完整切除后预后较好。

(4)恶性肿瘤切除不彻底者,应注意术后加做放疗。

(七)纵隔支气管囊肿

支气管囊肿是一种少见的纵隔病变,是胚胎时期气管、支气管树异常分化形成的。常见于气管旁、隆突下、食管旁。

1.诊断标准

(1)临床症状可轻可重,无症状患者多为意外发现。较大的囊肿可出现呼吸道或消化道压迫症状,也可引起上腔静脉梗阻、肺动脉狭窄等症状。

(2)X线检查:较小的支气管囊肿因被纵隔结构掩盖不易发现,较大的囊肿在后前位胸片上表现为自纵隔突出的半圆形或椭圆形阴影,密度均匀一致,界限清晰,偶有液平。

(3)CT显示为球形阴影,密度视囊内容物而变化,本身无强化,但是囊壁可有增强或钙化,与支气管相交通时囊肿内可出现气液平面。

2.治疗原则

(1)一经诊断均应手术治疗,合并感染时术前应予抗感染治疗。

(2)争取完整切除囊肿。若囊肿不能完整摘除,残余囊壁用碘酊涂抹以破坏上皮的分泌功能。

(3)术中仔细分离粘连,防止损伤周围组织。

(4)合适的囊肿可在胸腔镜下切除。

(八)食管囊肿

正常情况下胚胎前肠壁空泡最终闭合形成食管的管腔,若某单一空泡与食管壁分离并持续存在,即为食管囊肿。常为单房、圆形或椭圆形,表面有肌纤维,内覆食管黏膜上皮,囊内有清亮的棕色或绿色黏液。

1.诊断标准

(1)临床表现与囊肿的大小和部位有关,症状多无特异性。囊肿较大时可引起呼吸道受压症状和(或)吞咽障碍。

(2)X线或CT表现与支气管囊肿几乎完全一样,惟一不同的是它囊壁很少出现钙化。

(3)上消化道造影可见食管壁有光滑的圆形或弧形充盈缺损,一侧黏膜纹理消失,对侧黏膜形态正常,可见钡剂分流征。

(4)超声胃镜检查提示壁外肿物。

2.治疗原则

(1)一经诊断应手术切除,如囊肿与气管、支气管、食管或主动脉紧密相连,完整切除有困难时,可手术剥除囊壁内衬的黏膜上皮而保留囊壁外层,同样可达到治疗目的。

(2)术前最好放置胃管,巨大囊肿或有合并症时,术中应注意避免损伤食管。

(九)纵隔淋巴源性肿瘤

纵隔淋巴源性肿瘤常常是全身系统的淋巴瘤累及纵隔所致,也就是继发性淋巴瘤,仅5%～10%纵隔淋巴瘤为原发性的。原发性纵隔淋巴源性肿瘤是以纵隔肿块为原发表现而无全身淋巴结肿大的病变。

1.诊断标准

(1)纵隔淋巴瘤主要出现在成年人,男性多于女性。前纵隔多见。

(2)临床表现局部症状如胸痛、胸闷、咳嗽,全身症状如乏力、低热、盗汗等。肿块压迫上腔静脉可致上腔静脉梗阻的表现。有的患者可无症状。

(3)X线平片上一般可发现位于前上纵隔的肿物影,可以呈圆形、椭圆形或分叶状,肿块向两侧胸膜腔突出。

(4)CT能清楚地显示肿块的大小、部位、范围以及周围邻近脏器受侵的程度。同时还可显示有无胸腔积液和心包积液。

(5)MRI能更好地显示肿物与血管的关系。

(6)纵隔淋巴源性肿瘤的确诊主要依靠活检。经皮针吸穿刺活检,由于获取的组织较少,往往较难获得明确的诊断。必要时可采用纵隔镜或胸腔镜淋巴结活检。

2.治疗原则

(1)纵隔淋巴瘤对于化疗和放疗很敏感,故化疗和放疗是基本的治疗方法。

(2)由于淋巴瘤常侵犯周围重要脏器,且大多数情况下完整切除纵隔淋巴瘤较困难,所以纵隔淋巴瘤不适宜积极的外科处理。

（3）对孤立的单发淋巴瘤可考虑手术切除，完整切除肿瘤后加放疗、化疗可有效地提高存活率。

（十）纵隔淋巴管肿瘤

淋巴管瘤是一种少见的淋巴管源性良性病变，它不是真正意义上的肿瘤，一般认为它是先天性发育异常，是以淋巴管增生为主要特征。囊状水瘤是最常见的淋巴管瘤。

1. 诊断标准

（1）纵隔淋巴管肿瘤临床上常无症状，查体时也多无阳性发现，当肿瘤较大压迫周围组织脏器时，可引起前胸不适、胸闷、咳嗽等症状。

（2）X 线表现为纵隔内圆形或椭圆形有分叶阴影，可突向一侧也可向左右两侧膨出，其界限清楚，密度均匀，很少有钙化。

（3）CT 扫描显示淋巴管瘤表现为单房或多房性、密度均一的囊性占位病变，边界清楚、锐利，壁薄。典型的纵隔淋巴管瘤为水样密度。

（4）大多数纵隔淋巴管肿瘤位于前上纵隔，有时可由颈部向下延伸到纵隔，位于后纵隔较少见。

2. 治疗原则

（1）一经诊断首选手术治疗。

（2）囊内注射硬化剂效果不理想；放射治疗不仅不能使肿物缩小，还有促发恶变的可能。

（3）术中若不能完整切除肿瘤，应尽可能多地切除肿瘤囊壁，并缝扎囊壁创面以免复发。

（十一）纵隔血管瘤

良性血管瘤是一种血管系统肿瘤，起源于血管内皮细胞，普遍认为它是先天性发育畸形所致。纵隔血管瘤少见，多数位于前纵隔。大部分纵隔内血管瘤是良性血管瘤，主要为海绵状血管瘤或是毛细血管型血管瘤。30％纵隔血管瘤为恶性，包括血管内皮瘤和血管肉瘤。

1. 诊断标准

（1）75％的患者年龄在 35 岁以下，发病高峰在 10 岁以内。

（2）多无症状，大部分为查体时发现纵隔阴影。出现症状多为肿瘤压迫或侵犯周围脏器或组织所致。

（3）X 线胸片显示肿瘤为圆形或分叶状肿块，多位于前上纵隔。发现病灶内存在静脉石具有诊断价值，这一特征性表现出现在约 10％的纵隔血管瘤患者。

（4）CT 可以清楚地显示肿瘤与周围脏器的关系，能更清晰地显示静脉石的存在。增强CT 还可看出肿瘤与周围血管有相同的强化。

（5）恶性血管瘤界限不清，可呈现出向周边侵蚀性生长的特点。

2. 治疗原则

（1）一经诊断应手术切除。

（2）对于肿瘤呈侵袭性生长，包绕重要血管或脏器，活检病理检查无恶性发现，且患者无临床症状，则不必强行手术切除。

（3）对于不能完整切除的血管瘤，也应尽可能多地切除肿瘤，电灼和严密缝合残余囊壁，以防日后复发。

（4）对于血管瘤，不推荐放疗。

（薛东明）

第五章　甲状腺外科疾病

第一节　甲状腺肿

一、单纯性甲状腺肿

（一）概况

单纯性甲状腺肿是因缺碘、致甲状腺肿物质或酶缺陷等原因引起甲状腺代偿性增生及肥大的内分泌疾病，其基本特征是非炎症性和非肿瘤性甲状腺肿大，一般不伴有甲状腺功能异常。该病常见于离海较远的高原山区，这些地区的土壤、水及食物含碘量很低，不能满足人体对碘的正常需求量，因此亦称为"地方性甲状腺肿"。在非流行地区，单纯性甲状腺肿也是一种多发的甲状腺疾病，称为"散发性甲状腺肿"，这部分患者是由于碘相对供给不足和碘代谢障碍所致。由于饮食中碘含量的变化以及环境、内分泌干扰物的影响，单纯性甲状腺肿的发病率有逐年上升的趋势。

（二）病因

1.碘缺乏　碘是合成甲状腺激素的主要原料，碘缺乏是引起单纯性甲状腺肿的主要因素。当体内缺碘，而甲状腺功能仍须维持身体正常需要时，垂体前叶促甲状腺激素（TSH）的分泌增强，促使甲状腺尽量在低碘状态下从血液中摄取足够的碘，在单位时间内分泌正常量的甲状腺激素，以满足身体需要。这种代偿作用主要是通过甲状腺组织增生来完成的，组织增生结果表现为甲状腺肿大，这种肿大实际上是甲状腺功能不足的表现。高原山区的井水和食物，所含碘量多不足，较多居民患有此病。如果在这些地区的食盐中加入极少量的碘，就能显著降低此病的发病率。

2.甲状腺激素需要量的激增　在青春期、妊娠期、哺乳期和绝经期，身体的代谢较旺盛，甲状腺激素的需要量明显增加，引起长时期的促甲状腺激素的过多分泌，亦可促使甲状腺肿大，这是一种生理现象。由于在此种情况下甲状腺激素需要量的增高是暂时性的，因此，甲状腺的肿大程度不如因缺碘引起的肿大显著。而且这种甲状腺肿大常在成年或妊娠以后自行缩小。

3.甲状腺激素合成和分泌障碍　在非流行地区，部分单纯性甲状腺肿的发生是由于甲状腺激素生物合成和分泌过程中某一环节的障碍，如致甲状腺肿物质中的过氯酸盐、硫氰酸盐、硝酸盐等可妨碍甲状腺摄取无机碘化物；含有硫脲的蔬菜（卷心菜、萝卜等）、磺胺类药、硫脲类药能阻止甲状腺激素的生物合成。由此而引起血液中甲状腺激素的减少，促使垂体前叶促甲状腺激素的分泌增强，导致甲状腺肿大，同样，隐性遗传的先天缺陷如过氧化物酶或蛋白水解酶等的缺乏，也能造成甲状腺激素生物合成或分泌障碍，从而引起甲状腺肿。

4.碘过量　部分地区的居民长期从饮食中摄入超过生理需要量的碘。碘过量可阻止碘离子进入甲状腺组织，这种现象称为"碘阻断效应"，又称 Wolff－Chaikoff 效应。目前多数人认为是碘抑制了甲状腺内过氧化酶的活性，从而影响到甲状腺激素合成过程中碘活化、酪氨酸活化及碘的有机化过程，进而使甲状腺激素的合成减少，促甲状腺激素反馈性分泌增加，造成甲状腺肿。此外,碘还有抑制甲状腺激素释放的功能,同理可引起甲状腺肿大并可使甲状腺功能降低。

（三）病理及病理生理

单纯性甲状腺肿的最显著病变为滤泡的高度扩张,充满大量胶体,而滤泡壁细胞变为扁平,此为甲状腺功能不足的表现。虽然镜下可看到局部的增生状态,表现为由柱状细胞所组成的、突入滤泡腔的乳头状体,但此种增生状态仅为代偿性的,临床不会引起甲状腺功能亢进表现。

形态方面,单纯性甲状腺肿可分为弥漫性和结节性两种。前者多见于青春期,扩张的滤泡平均地散在腺体各部。而后者多见于流行地区,扩张的滤泡集成一个或数个大小不等的结节,结节周围有不甚完整的纤维包膜。

病程较长的结节性甲状腺肿,由于血循环不良,在结节内常发生退行性变,引起囊肿形成（往往并发囊内出血）和局部的纤维化、钙化等。

（四）临床表现

甲状腺肿大小不等,形状不同。弥漫性肿大仍显示正常甲状腺形状,两侧常对称,结节性肿大可一侧较显著。腺体表面较平坦,质软,吞咽时,腺体随喉和气管上下移动,囊肿样变结节若并发囊内出血,结节可在短期内增大。

单纯性甲状腺肿不呈功能上的改变,患者的基础代谢正常,但可压迫气管、食管、血管、神经等而引起下列各种症状。

1.呼吸困难　比较常见,患者有明显的活动性气促症状,是由于弥漫性肿大的甲状腺压迫气管所致。一侧压迫,气管向对侧移位或变弯曲;两侧压迫,气管变为扁平。由于气管内腔变窄,呼吸发生困难,尤其发生在胸骨后的甲状腺肿更加严重。气管壁长期受压,可出现气管软化,引起窒息。

2.吞咽困难　少见,仅胸骨后甲状腺肿可能压迫食管,引起吞咽不适感,但不会引起梗阻症状。

3.压迫颈深部大静脉　可引起头颈部的血液回流困难。此种情况多见于位于胸廓上口、体积较大的甲状腺肿,尤其是胸骨后甲状腺肿。患者面部呈青紫色浮肿,同时出现颈部和胸前浅表静脉的明显扩张。

4.压迫神经　多为单侧喉返神经受压,引起声带麻痹,致使声音嘶哑;如压迫颈部交感神经链,可引起霍纳（Horner）综合征。

（五）诊断

检查发现甲状腺肿大或结节比较容易,但临床上判断甲状腺肿物及结节的性质,则需要仔细收集病史,认真检查。对于居住于高原山区缺碘地带的甲状腺肿患者或家属中有类似病情者,常能及时做出地方性甲状腺肿的诊断。

对于结节性甲状腺肿患者,B超检查有助于发现甲状腺内囊性、实质性或混合性多发结节的存在,还可观察结节的形态、边界、包膜、钙化、血供及与周围组织关系等情况。放射性核素显像检查,当发现一侧或双侧甲状腺内有多发性大小不等、功能状况不一的结节（囊性变和增生结节并存）时有助于做出诊断。另外,颈部X线检查除可发现不规则的胸骨后甲状腺肿及钙化结节外,还能明确气管受压、移位及狭窄情况结节性质可疑时,可经超声引导下细针穿刺细胞学检查以确诊。

（六）治疗

1. 药物治疗　25 岁以前年轻人的弥漫性单纯性甲状腺肿，常是青春期甲状腺激素需要量激增的结果，多能在青春期过后自行缩小，无需手术治疗。手术治疗不但妨碍了此时期甲状腺的功能，且复发率甚高，可高达 40%。对此类甲状腺肿，可采用甲状腺激素替代治疗，临床上可给予左旋甲状腺素片，每日口服 $100\sim150\mu g$，连服 $3\sim12$ 个月，以抑制垂体前叶促甲状腺激素的释放，从而停止对甲状腺的刺激，常有良好疗效。

2. 手术治疗　出现下列情况者，采用手术治疗：单纯性甲状腺肿压迫气管、食管、血管或神经等引起临床症状时，应早期手术；有些患者虽还没有呼吸困难，但 X 线检查发现气管已变形或移位，或虽发音无明显改变，但喉镜检查已确定一侧声带麻痹，也应手术治疗；巨大的单纯性甲状腺肿（特别是胸骨后甲状腺肿），虽没有引起症状，但影响生活和 X 作，应予以手术；结节性单纯性甲状腺肿继发有功能亢进综合征，或怀疑有恶变可能，应及早予以手术治疗。

（七）预防

1996 年起，我国立法推行普遍食盐碘化（universal salt iodization，USI）防治碘缺乏病。2002 年我国修改国家标准，将食盐加碘浓度从原来的不低于 40mg/kg 修改为 (35 ± 15) mg/kg。食盐加碘应当根据地区的自然碘环境有区别地推行，并要定期监测居民的尿碘水平，碘充足和碘过量地区应当使用无碘食盐，具有甲状腺疾病遗传背景或潜在甲状腺疾病的个体不宜食用碘盐。2001 年，世界卫生组织等国际权威组织提出碘摄入量应当使尿碘中位数控制在 $100\sim200\mu g/L$，甲状腺肿患病率控制在 5% 以下。

二、结节性甲状腺肿

结节性甲状腺肿是单纯性甲状腺肿的一种，多由弥漫性甲状腺肿演变而成，属于单纯性甲状腺肿。

（一）病因

1. 缺碘　缺碘是地方性甲状腺肿的主要原因之一。流行地区的土壤、水和食物碘含量与甲状腺肿的发病率成反比，碘化食盐可以预防甲状腺肿大，这说明缺碘是引起甲状腺肿的重要原因。另外，机体对甲状腺激素的需要量增多可引起相对碘不足，如生长发育期、妊娠期、哺乳期、寒冷、感染、创伤和精神刺激等，可加重或诱发甲状腺肿。

2. 致甲状腺肿物质　萝卜族食物含有硫脲类致甲状腺肿物质，黄豆、白菜中也有某些可以阻止甲状腺激素合成的物质，引起甲状腺肿大。土壤、饮水中钙、镁、锌等矿物质含量，与甲状腺肿的发生也有一定关系，部分流行地区除了缺碘以外，也缺少上述元素。研究发现，在部分地区甲状腺肿的发生率和饮用水的硬度成正比。药物如硫氰化钾、过氯酸钾、对氨基水杨酸、硫脲嘧啶类、磺胺类、保泰松、秋水仙素等，可妨碍甲状腺素合成和释放，从而引起甲状腺肿。

3. 激素合成障碍　家族性甲状腺肿由于遗传性酶的缺陷，造成甲状腺激素合成障碍，如缺乏过氧化酶、脱碘酶，影响甲状腺激素的合成；缺乏蛋白水解酶，使甲状腺激素从甲状腺球蛋白分离和释放入血发生困难，从而导致甲状腺肿。这种先天性缺陷属于隐性遗传性疾病。

4. 高碘　少见，可呈地方性或散发性分布，其发病机制为过量摄入的碘使甲状腺过氧化物酶的功能基因被过多占用，碘的有机化过程受阻，从而影响酪氨酸碘化，导致甲状腺代偿性肿大。

5.基因突变　此类异常包括甲状腺球蛋白基因外显子10的点突变等。

（二）病理生理

单纯性甲状腺肿在早期呈弥漫性轻度或中度增生肿大，血管增多，腺细胞肥大。当疾病持续或反复恶化、缓解时，甲状腺因不规则增生或再生，逐渐出现结节，形成结节性甲状腺肿。随着病情发展，由于腺泡内积聚大量胶质（胶性甲状腺肿），形成巨大腺泡，滤泡上皮细胞呈扁平，腺泡间结缔组织和血管减少。至后期，部分腺体可发生坏死、出血、囊性变、纤维化或钙化，此时甲状腺不仅体积显著增大，且有大小不等、质地不一的结节。甲状腺结构和功能的异质性，一定程度上甲状腺功能的自主性是本病后期的特征。

（三）临床症状

结节性甲状腺肿一般不呈功能上的改变，患者基础代谢率正常；患者有长期单纯性甲状腺肿的病史。发病年龄一般大于30岁，女性多于男性。甲状腺肿大程度不一，多不对称。结节数目及大小不等，一般为多发性结节，早期也可能只有一个结节。结节质软或稍硬，光滑，无触痛。有时结节境界不清，触摸甲状腺表面仅有不规则或分叶状感觉。病情进展缓慢，多数患者无症状。但当结节较大时，可压迫气管、食管、血管、神经等而引起下列各种症状。

1.压迫气管　比较常见。一侧压迫，气管向另一侧移位或弯曲；两侧压迫，气管狭窄，呼吸困难，尤其胸骨后甲状腺肿更加严重。气管壁长期受压，可导致气管软化，引起窒息。

2.压迫食管　少见。仅胸骨后甲状腺肿可能压迫食管，引起吞咽时不适感，但不会引起梗阻症状。

3.压迫颈深部大静脉　可引起头颈部的血液回流障碍，这种情况多见于位于胸廓上口、体积较大的甲状腺肿，尤其是胸骨后甲状腺肿。患者面部呈青紫色的浮肿，同时出现颈部和胸前浅表静脉的明显扩张。

4.压迫神经　压迫喉返神经可引起声带麻痹（多为一侧），患者发音嘶哑。压迫颈部交感神经节链，可引起Horner综合征，极为少见。

（四）诊断与鉴别诊断

诊断要点主要是甲状腺结节和甲状腺功能基本正常。T_4正常或者稍低，但是T_3可以略高以维持甲状腺功能正常，甲状腺[131]I摄取率常高于正常，但是高峰时间很少提前出现，T_3抑制试验呈可抑制反应。血清高敏感性TSH浓度测定是评价甲状腺功能的最佳指标，血清TSH一般在正常范围。依据吞咽时随着喉和气管上下移动这个特征，不难诊断；但是如果有炎症或恶变存在，甲状腺肿与周围组织发生粘连，这一特征则不再出现。

1.B超　B超作为首选的筛查方法，对评估结节的大小、良恶性具有一定价值。在超声显像下甲状腺结节可分为实性、囊性和囊实性。研究发现，采用彩色多普勒血流显像观察甲状腺结节数目、周边有无晕环和血流信号等可提高超声诊断符合率。研究发现，超声诊断符合率，腺瘤为80%，结节性甲状腺肿85%，甲状腺癌68%虽然尚没有对恶性病变具有确诊意义的特定超声显像指标，但某些特征性的超声表现（如砂粒样钙化等）对恶性结节的诊断仍颇具指导意义。超声显像对术前观察结节的数目和大小、对高危患者的筛查及行甲状腺抑制治疗后结节大小变化的随访等方面具有其他检查无可比拟的优势。

2.颈部CT　囊壁环状强化、厚薄不均、壁结节强化和囊内呈岛状强化是结节性甲状腺肿颈部CT的特征性表现。同时CT尚可观察病变与周围结构的关系，这是外科医生最为关注的，除可显示气管、血管受压情况外，气管移位及狭窄程度也是麻醉医生气管插管所要了解的。可见颈部 CT 增强及薄层扫描在评价甲状腺病变及与周围结构关系时有其独特优势。然而由于其价格昂贵及 X 线辐射，一般不作为常规检查。

3.甲状腺同位素扫描　甲状腺同位素扫描最常用的同位素为 ^{123}I 和 ^{99m}Tc。在同位素扫描成像下结节可分为冷结节、温结节及热结节因恶性结节通常不对碘有机化而表现为冷结节，故低功能的结节较正常功能结节的恶性率增高。然而，同位素扫描缺少特异性和精确性，冷结节中仅有 10％～15％ 可能是恶性，而温结节中也有 10％ 可能为恶性，热结节并不能绝对排除恶性。通过比较 B 超检查和同位素扫描检查对甲状腺结节疾病的诊断意义后发现，B 超检查在鉴别甲状腺结节疾病的单多发性、良恶性、囊实性中的意义较大，可作为筛选甲状腺结节的重要手段，并可指导手术方案的选择；而同位素扫描需和病史、体格检查及 B 超显像检查相结合有研究对超声与超声联合核素显像诊断甲状腺结节的对比研究后发现，对甲状腺结节的良恶性判断，超声联合核素显像与单纯超声诊断相比，并不能明显提高诊断符合率，超声检查仍应作为首选的筛检方法。另一方面，同位素扫描使患者接受相当量的放射性物质，因此近年来已很少应用。

4.甲状腺功能检查　甲状腺功能检查主要评估是否合并甲状腺功能亢进（甲亢）。甲亢是结节性甲状腺肿的常见并发症，其为"弥漫性甲状腺肿－节性甲状腺肿－继发甲亢"这一病理发展过程的晚期阶段，药物疗效差。术前甲状腺功能检查虽不能评估甲状腺结节的良、恶性，但对术式的选择及术后的治疗都具有指导意义。

5.分子遗传学技术　甲状腺结节和癌症之间不断的分子遗传学的信息交流将会拓宽基因型与表型之间的关系，同时也为不同类型的甲状腺癌的术前诊断提供了重要的信息。这些基因表达模式的变化与甲状腺肿瘤的分化相关。如良性高功能甲状腺结节和腺瘤中常见分子表达异常及 TSH 受体改变，而滤泡状甲状腺癌中可见甲状腺转录因子－过氧化物酶体增殖物激活受体 γ（PAX8－peroxisome pro－liferators actived receptors，PAX8－PPARγ）融合蛋白转位和抑癌基因 ras 激活，乳头状甲状腺癌中表现的 ret/PTC 转位和 met 激活等。

6.细针穿刺活检（fineneedle aspiration biopsy，FNAB）　细针穿刺活检是鉴别甲状腺结节良、恶性比较准确的诊断性手段，临床资料表明，结节性甲状腺肿有合并甲状腺癌的可能。因此，如何提高恶性结节的检出率就显得相当重要。FNAB 因并发症少且结果可信，成为评估结节良、恶性的一种有效手段。国外文献显示其敏感性为 85％，特异性为 88％。但是 FNAB 也存在假阴性。因此，对 FNAB 结果为良性的患者建议 6～12 个月复查随访。现在行 B 超引导下穿刺活组织检查，因有助于获得足够组织细胞并避免吸入过量的血液和囊肿液体，从而增加了诊断的准确性。

由于 FNAB 的准确性高，国外已将其推广至社区医院在我国这项技术只在部分大医院中开展，其应用有待进一步推广。

结节性甲状腺肿应与甲状腺肿瘤、甲状腺炎相鉴别；位于甲状腺峡部的结节或囊肿，有时误诊为甲状舌骨囊肿；胸骨后或胸内甲状腺肿有时不易与纵隔肿瘤鉴别；与主动脉弓动脉瘤鉴别不难，后者多有搏动。

（五）治疗

青春期的甲状腺肿大多可自行消退。对缺碘所导致的甲状腺肿，现在已经很少用碘化物，取而代之的是适量甲状腺激素制剂，以抑制过多的内源性 TSH 分泌，补充内生甲状腺激素的不足，达到缓解甲状腺增生的目的，适用于各种病因引起的甲状腺肿，尤其是病理改变处于发生胶性甲状腺肿以前,可以有显著效果服用过多的碘化物可以导致甲状腺功能的紊乱。能查明致甲状腺肿物质,并避免之,自然是十分有用的。

1.甲状腺激素 甲状腺干制剂常用量为每天 90～180mg,疗程一般 3～6 个月,停药后如有复发可以重复治疗,以维持基础代谢率正常范围;左旋甲状腺素(优甲乐)对于早期阶段的年轻患者,可每天 $100\mu g$ 治疗,第二个月增加值每天 $150～200\mu g$,血清 TSH 浓度测定可以估计甲状腺受抑制的程度。年龄较大或者长期患多结节性甲状腺肿的患者在接受左旋甲状腺素治疗前宜进行血清高敏感性 TSH 浓度测定或 TRH 兴奋实验,以确定是否存在明显的功能自主性,若基础 TSH 极低或测不出以及 TSH 对 TRH 反应低下或缺如,则提示功能自主性,不宜采用左旋甲状腺素进行抑制性治疗;若能排除功能自主性,可采用左旋甲状腺素治疗,开始剂量每天不应超过 $50\mu g$,以后逐渐增加剂量,直至 TSH 值达到抑制终点值。结节性甲状腺肿对于左旋甲状腺素的反应不如弥漫性甲状腺肿好,但对抑制其进一步肿大也有一定作用。

2.碘补充 对单纯缺碘者补碘是合理的,补充碘后甲状腺即可见不同程度的体积缩小。由于碘缺乏是造成地方性甲状腺肿的主要病因,因此,地方性结节性甲状腺肿的一般治疗应注意含碘食物的摄入。大多数国家通过食盐中加碘来提供饮食中足够的碘。必须指出的是,高碘和低碘都达不到治疗的目的,因此应正确补充含碘食物,根据体内碘的水平进行调节。碘治疗的一个可能并发症是甲状腺功能的亢进,但一般是一过性并且是自限性的。

3.手术治疗 手术治疗的原则是完全切除甲状腺病变,并尽可能减少复发。手术指征包括:①FNAB 为恶性或可疑恶性;②肿块增长迅速或质地硬、活动度差等不能排除恶性;③肿块较大影响美观;④有气管、食管压迫症状;⑤伴有继发性甲状腺功能亢进;⑥胸骨后甲状腺肿。外科治疗结节性甲状腺肿有甲状腺大部切除术、甲状腺次全切术、甲状腺近全切术(仅留甲状腺背侧包膜)及甲状腺全切除术,明确为良性结节者,要保留尽可能多的正常甲状腺组织。

4.激光光凝治疗 超声引导下经皮激光光凝治疗是近年采用的新方法。据报道,应用超声引导下经皮激光光凝治疗甲状腺单个冷结节,一次治疗可使结节缩小 46%,使压迫症状明显改善。该方法优点是热量扩散及组织坏死程度能人为控制,大多数患者能很好耐受,仅部分有轻微疼痛。由于左旋甲状腺素治疗可引起骨及心血管副作用,因此,激光光凝治疗在治疗甲状腺功能正常的结节性甲状腺肿中越来越受到重视,将来可能替代左旋甲状腺素,成为非手术治疗结节性甲状腺肿的重要方法之一。

(六)预防

尽量避免多次接受颈部放射性检查及照射。每年定期检查甲状腺结节形态及功能,早期发现,早期治疗。有甲状腺结节手术史者,也应定期复查,避免复发。甲状腺结节服用甲状腺激素治疗者,如疗效不佳,应争取早日手术治疗,防止恶化。

(孙红艳)

第二节　甲状腺功能亢进症

甲状腺功能亢进症(hyperthyroidism,简称甲亢)是指产生和分泌甲状腺激素(thyroid hormones,TH)过多引起的一组临床综合征,主要以神经、循环、消化等系统兴奋性增高和代谢亢进为主要表现。引起甲亢的病因众多(表5-1),以 Graves 病(Graves disease,GD)最常见,约占所有甲亢患者的85%,多见于成年女性,男性与女性比为1:4~1:6。所以,本节主要介绍 GD 所致的甲亢。

表5-1 甲亢的病因分类

甲状腺性甲亢
  弥漫性毒性甲状腺肿(Gmves 病)
  多结节性毒性甲状腺肿
  毒性甲状腺腺瘤
  自主性高功能甲状腺结节
  滤泡状甲状腺癌
  碘甲亢
  亚急性甲状腺炎
  慢性淋巴细胞性甲状腺炎
  新生儿甲亢
  母亲患甲亢所致
垂体性甲亢
  垂体 TSH 瘤
  垂体型 TSH 不敏感综合征
HCG 相关性(绒毛膜癌/葡萄胎/侵蚀性葡萄胎/多胎妊娠等)甲亢
医源性甲亢

一、GD 的发病机制

(一)自身免疫

1.体液免疫　甲状腺自身组织抗原主要有 TSH、TSHR、Tg、TPO、NIS 等。相应地,Graves 病患者血清中存在多种抗甲状腺自身抗原的抗体,如甲状腺球蛋白抗体(TGAB),甲状腺过氧化物酶抗体(TPOAB)和促甲状腺素受体抗体(TRAb),其中,TRAb 是引起甲状腺功能亢进症最主要的抗体,在 GD 患者血清中检出率达80%~100%。

TSH 受体是甲状腺细胞的一种特异性蛋白质,存在于甲状腺滤泡细胞膜上,TSH 通过 TSHR 控制甲状腺的生长及功能。TSHR 属于 G 蛋白偶联的受体超家族,主要存在于甲状腺细胞膜、豚鼠白色和褐色脂肪组织以及小鼠的眶后组织和脂肪组织中,也可存在于人外周血淋巴细胞、眶后及皮下纤维细胞中。

TRAb 是淋巴细胞分泌的一组多克隆抗体,可与 TSH 受体的不同位点相结合。TRAb 至少可分为三类。甲状腺刺激性(兴奋性)抗体(TSAb)是自身抗体的主要成分,它可与 TSH 受体结合,促进 TH 合成与释放,同时促进甲状腺细胞增生。甲状腺生长刺激免疫球蛋白(TGI)与 TSH 受体结合后,仅促进甲状腺细胞肿大,不促进 TH 的合成与释放。二者同属于兴奋型抗体。另有称作甲状腺功能抑制抗体(TFIA)或甲状腺生长封闭性抗体(TGBAb),其与 TSHR 结合后起到阻断及抑制甲状腺功能的作用。

TRAb 激活受体的方式与 TSH 相似,它通过与受体表面抗原决定簇反应而激活受体,被激活的受体通过腺苷酸环化酶环化酶(AC)-cAMP 级联反应、磷酸肌醇-Ca^{2+} 级联反应、磷脂酶 A_2 途径产生生物学效应。

2.细胞免疫　细胞免疫在 Graves 病中的作用越来越受到重视,Graves 病患者甲状腺及眼球后组织中有淋巴细胞和浆细胞的浸润,甚至形成淋巴滤泡。Graves 病患者淋巴细胞在体外可产生移动抑制因子阳性反应及 PHA 超常反应,在 Graves 病得到治疗后反应下降,这均提示 Graves 发病和细胞免疫有关。

另外,T 淋巴细胞的 Ts 亚群和 Th 亚群均能通过调节 B 淋巴细胞的功能参与 Graves 的发生发展。故免疫调节功能紊乱也是细胞免疫导致 Graves 发病的一个重要机制。

3. 免疫监视功能　有研究认为,TRAb 主要由 B 淋巴细胞在受到持续刺激的情况下,增殖分化为 TRAb 选择性 B 细胞之后大量产生。正常情况下,这一过程受到 T 抑制细胞(Ts)的抑制,而 Graves 病患者体内 Ts 细胞数目和功能下降,造成其与 T 辅助细胞(Th)之间平衡的失调,从而导致 B 细胞自身抗体产生过程的失控,最终造成 GD 的发生。一般认为,上述过程在 GD 的发病机制中具有重要的作用,但抗原特异性 Ts 细胞数目、功能下降的确切证据尚未被发现。

(二)遗传因素

与一般人群患病率相比,同卵双生子共同患病的几率达 30%～60%,异卵双生者患病率为 3%～9%。GD 患者一级亲属共同患病的概率也显著增高。且 GD 患者的家族成员更易罹患慢性自身免疫性甲状腺炎等自身免疫性甲状腺疾病(AITD),其体内甲状腺自身抗体的检出率也显著高于一般人群。GD 的具体遗传方式尚不清楚,但其遗传模式应该是多基因的。

多种 HLA 相关抗原已被证明与 GD 的发病有关。HLA－DR3、HLA－B8 及 HLA－BW3 已被认为与白种人的易感性呈正相关。高加索人中的 HLA－B8、日本人中的 HLA－B35、中国人的 HLA－BW46 阳性者患病的相对危险性也增高。

细胞毒性 T 淋巴细胞抗原 4(CTLA4)基因被认为是影响 GD 遗传易感性的主要非 HLA 候选基因之一。其启动子与编码区的多个位点被认为与 GD、甲状腺相关眼病(TAO)的易患性有关。CTM 与 HLA 基因位点的共同作用可能占 GD 遗传易感性的 50% 以上。除此之外,尚有 TSHR 基因、干扰素－γ 基因、肿瘤坏死因子－β 基因、白介素－1 受体拮抗剂基因等非 HLA 相关基因被认为与 GD 发病相关,但目前尚无一种遗传标志能够准确预测 GD 的发生。

(三)性别

未成年人中男女患病率无显著差别,成年女性的发病率是男性的 4～6 倍。

(四)感染

细菌感染主要通过分子模拟导致 AITD 的发生。如,耶尔森杆菌的某些亚型具有 TSH 结构相似的膜结合位点,引起抗体对自身 TSH 受体的交叉反应,但 GD 患者伴随耶尔森杆菌感染的直接证据不足。

病毒感染一方面可引起 IL－1 非特异性分泌或诱导甲状腺细胞表达 II 类抗原,向 T 淋巴细胞提供自身抗原作为免疫反应对象,另一方面可以直接作用于自身组织细胞,导致其破坏或凋亡,导致一些蛋白质抗原的释放,激活自身免疫反应过程。

(五)精神因素

不少 GD 患者发病前有精神应激史,但并无证据表明精神因素是 GD 发病的直接原因。针对两者关系有人认为是精神刺激使中枢神经系统去甲肾上腺素分泌降低,CRH、ACTH、皮质醇分泌增多,免疫监视作用减弱,B 细胞分泌自身抗体增多而致病,也有人认为精神因素只是起到了使原有的 GD 突然加重的作用。

（六）其他因素

有人认为甲状腺组织损伤可引起 TSH 受体胞外区结构改变而启动抗体的产生，但确切依据不足。吸烟以及过高或过低的碘摄入均可增加 GD 的患病风险。

（七）甲亢相关眼病（TAO）的发病机制

甲亢相关眼病（TAO）的发病与多种因素有关。目前，针对 GD 发病遗传因素的研究已提出至少50个相关基因，其中可能以 HLA－2 型、CTLA－4、PTPN22、CD40 等最为重要，但目前尚未发现引起 GD 眼病遗传易感性的特异性基因。

另外，一些环境因素如吸烟、药物（如 GH、胰岛素、^{131}I 等）、眼部手术等也与 TAO 的发病密切相关。TAO 的发生涉及到体液免疫与细胞免疫的共同作用，研究认为，早期眼球后组织以细胞免疫为主，局部存在针对眼肌细胞的抗体依赖性细胞介导的细胞毒（ADCC）作用。随着病情的发展，转为体液免疫起主导作用，患者血清中抗眼外肌抗体阳性。

（八）局部黏液性水肿机制

GD 患者黏液性水肿多发生在小腿下段胫骨前处，有时可伸展至足背部或膝部；其病理特征是表皮肿胀，皮肤和皮下组织黏多糖聚集、胶原增多、结缔组织纤维损害，与 GD 眼病球后组织的病理变化十分相似。目前已证实黏液性水肿患者皮肤和成纤维细胞中具有与 TSH 受体结构相似的抗原，其同样可以致敏特异型 T 细胞，产生多种炎症因子，导致局部皮下黏多糖聚集以及水潴留，进而导致局部皮肤的特征性病变。

（九）其他原因所致甲亢

1. 甲状腺炎　属暂时性甲亢。可因各种原因所致的甲状腺炎导致滤泡破坏，T_3、T_4 释放，引起暂时的甲状腺功能亢进表现，可因储存的甲状腺激素释放殆尽而逐渐发展为甲减。

2. 外源性因素所致甲亢　因治疗甲减、甲状腺肿瘤或结节性甲状腺肿而服用甲状腺素剂量偏大、因某些原因（减肥、治疗月经紊乱等）自行服用过量甲状腺素或误食等，造成一过性甲状腺功能亢进症但外源性甲亢一般无甲状腺肿大，甲状腺摄碘率与血清 TSH 水平、甲状腺球蛋白水平常降低。

3. 毒性甲状腺腺瘤　毒性甲状腺腺瘤引起的甲亢多为持久性，血清 T_3、T_4 升高，TSH 受抑制而降低。其治疗应首选^{131}I，也可通过手术切除而治愈。

4. 毒性多节结性甲状腺肿　结节性甲状腺肿伴甲亢又称为毒性多结节性甲状腺肿。其发病原因不明，多为单纯性甲状腺肿久病后的常见结果。多见于50岁以上女性，甲状腺可触及多个肿大结节。甲亢表现多轻微，或为淡漠型甲亢。血清 TT_3 升高、TT_4 升高或正常。甲状腺摄碘率仅中度升高，故用^{131}I 治疗时剂量宜大，放射治疗无效时可行甲状腺次全切除术，可快速改善症状，缩小甲状腺体积，但易致甲减。

5. 异位甲状腺毒症　卵巢畸胎瘤是目前唯一引起异位甲状腺功能亢进的疾病。因患者畸胎瘤中含有大量甲状腺组织，而导致甲状腺激素含量过高，引起甲亢临床表现。

6. TSH 依赖性甲亢　多因垂体 TSH 分泌瘤所致，多为垂体大腺瘤或微腺瘤。血清中T_3、T_4 及 TSH 水平均升高。常可有生长激素、催乳素等其他垂体激素的升高。对本病手术治疗效果好，无法找到腺瘤或肿瘤无法切除者可以溴隐亭或奥曲肽治疗。

二、病理生理与临床表现

甲亢的起病可缓可急。多数患者因数周或数月内出现性情急躁、怕热多汗、乏力、心悸、食量增加但体重减轻,或因发现颈部增粗、眼球突出而就诊。也有少数患者在受到重大精神刺激或感染、创伤之后,在数日之内出现严重的临床症状,呈"暴发性"起病。另有部分病例起病隐匿,进展缓慢,在起病数年之后方才就诊。心力衰竭和甲亢危象是引起患者死亡的重要原因。

不同患者的临床表现受到年龄、起病情况、甲状腺激素增高水平以及自身各个组织器官对激素敏感性差异的影响儿童及青少年患者可出现生长发育加速、体重增加,逐渐可呈"肢端肥大"表现。起病缓慢的年轻患者临床症状一般较轻,且耐受性较好。老年患者可无典型的神经兴奋性增高的症状与体征,较易表现为神志淡漠、消瘦、乏力甚至恶病质。

（一）高代谢表现

甲亢患者维持基本生理功能及体力活动的效率降低,患者营养消耗增加,表现为食物摄入、对储存能量的利用和氧气的消耗增加,但能量多以热能形式消耗。患者多表现为怕热、多汗、皮肤湿润、多食易饥、体重减轻。但值得注意的是,部分年轻患者可因摄食增加明显而导致体重的增加。

TH 主要通过对中枢神经、自主神经和周围组织的影响,起到增加基础代谢率,加速营养物质消耗的作用。TH 可以结合于靶细胞 DNA 调节序列的受体结构,调控靶基因的转录和表达,也可以不依赖于核内受体,而是作用于细胞质、细胞膜,调节靶细胞的功能和活性,例如:TH 可通过刺激细胞膜的钠－钾 ATP 酶,增加氧耗和产热。

TH 可促进蛋白质的合成与分解,而以促进分解为主,可致负氮平衡,血清总蛋白、白蛋白水平下降,尿肌酸排出增多;能诱导脂肪代谢过程中许多酶的生成,促进脂肪的合成、氧化及分解,但总体作用结果常致血中总胆固醇降低,甘油三酯降低或正常,游离脂肪酸和甘油升高;脂酸代谢产物酮体的水平也相应增高;TH 还可加速糖的氧化利用和肝糖原的分解,同时可能通过减少胰岛素受体数目、降低胰岛素与受体的亲和力等机制导致糖耐量异常,或进一步增大糖尿病患者外源性胰岛素的需要量。

（二）甲状腺弥漫性肿大、胫前黏液性水肿可为 GD 的特征性临床表现

GD 患者甲状腺多呈弥漫性、对称性肿大,体积为正常甲状腺组织的 2～4 倍,也有部分患者可伴结节或呈局限性甲状腺肿,亦可无甲状腺组织的肿大。肿大的甲状腺质软、表面光滑、无压痛,可随吞咽活动上下移动。由于腺体内血管增生,常可闻及连续性或收缩期为主的吹风样血管杂音,上、下级明显,杂音较强时常可扪及细震颤。而亚急性甲状腺炎者甲状腺质硬,常伴压痛;毒性多结节性甲状腺肿者,甲状腺组织质地不均匀,肿大而不对称;引起甲亢症状的甲状腺腺瘤,瘤外组织萎缩,触诊时甲状腺组织并不肿大。

约 5% 的患者有典型对称性胫前黏液性水肿,多见于小腿胫前下 1/3 处,也可见于足背、膝部,甚至头面部和四肢。初期呈紫红色皮损,随后逐渐呈斑块结节状突出于皮肤表面,最终可呈树皮样叠起,可伴感染和色素沉着。一些患者可伴有甲亢肢端病。表现为指端软组织肿胀,外形似杵状指,可伴疼痛及活动受限。X 线检查食指(趾)骨骨膜有不规则骨质增生,局部皮肤活检可见典型黏液性水肿改变。该病病程可达数月或数年,反复发作者治疗困难,但有部分患者可自行痊愈。

（三）甲状腺眼征

Graves 眼病是由多种自身免疫性甲状腺疾病引起的眼部病变。浸润性突眼和非浸润性突眼是甲亢患者眼部异常的两种主要类型有 43% 的 GD 患者可同时伴有突眼,44% 的患者可

于 GD 发病后出现突眼,另有 5％的 GD 患者仅有突眼症状而显示甲状腺功能正常。

非浸润性眼征与 TH 增多所致的交感神经兴奋性和眼肌紧张性增高有关,主要表现为:①瞬目减少(Stellwag 征);②上睑移动滞缓(von Graefe 征),眼球下移时角膜上缘可暴露白色巩膜;③向上看时,前额皮肤不能皱起(Joffroy 征);④双眼辐辏不良(Mobius 征);⑤上眼睑痉挛;⑥眼裂增宽(Dalrymple 征)。其中,后两者几乎可见于所有原因所引起的甲状腺功能亢进者。

浸润性突眼则为框后组织自身免疫炎症的一种表现。患者多有畏光、流泪、复视、视力减退、眼部肿痛、异物感等症状,可并发青光眼。由于患者眼球明显突出,眼睑不能闭合,故常出现结膜、角膜的充血、水肿、溃疡,甚至出现全眼炎而致失明。大部分患者眼部炎症活动可持续 6～12 个月,之后可进入稳定期,部分病例可反复发作因有少数患者突眼症状并不明显,但畏光、流泪、复视及眼球活动障碍等症状明显,因此,仅以眼球突出程度来判断浸润性突眼的严重程度是不合适的。目前常用 NOSPECS 分级和 ACS 活动度评分来评价眼病的严重程度和活动度。

（四）心血管系统

甲状腺激素可以引起外周血管阻力下降,从而增加心脏、肾脏、皮肤、肌肉等多个组织器官的血液灌流,以适应甲亢状态下机体高代谢的需求。其中涉及的机制包括:①甲状腺素作为一种血管扩张因子,可直接作用于血管平滑肌细胞引起血管扩张;②甲状腺素作用于血管内皮细胞,使其产生 NO 等活性因子引起血管的扩张;③机体代谢产生大量乳酸,同样可以刺激外周血管的扩张。

另一方面,甲状腺激素可以增加心肌收缩力和舒张功能,造成久病者心脏负荷长期增大,从而导致心肌肥厚、心脏扩大甚至心力衰竭。其中的机制包括:①甲状腺激素能在细胞水平增加 α－肌球蛋白基因的表达,从而增加其固有的 ATP 酶活性,为心肌细胞的收缩提供更多的能量,增加心肌纤维缩短率;②甲状腺激素可通过激活促进内质网摄取钙离子的 ATP 酶,抑制内质网摄钙的负性调节因子,起到增加舒张期内质网对钙离子摄取率的作用;③甲状腺素与儿茶酚胺结构相似,并可能增加心肌细胞中 β 肾上腺素能受体的数量,起到了拟交感神经兴奋的作用。

由于上述机制的作用,甲亢患者可表现为多种心血管系统症状。

1. 绝大多数甲亢患者有窦性心动过速表现,多在 90～120 次/分。活动或静息状态下心动过速持续存在,睡眠状态仍可达 85 次/分以上,常可闻及心尖部第一心音亢进及收缩期杂音。心率可随甲亢病情的控制而减慢。

2. 甲亢患者心率失常以心房颤动最为常见,也可见阵发性房性期前收缩、心房扑动、阵发性室上性心动过速和房室传导阻滞等。其中房颤可为部分老年甲亢患者的主要临床表现,甲状腺药物治疗后,大部分房颤患者可恢复窦性心律。

3. 甲亢引起的心脏扩大和心力衰竭称为甲亢性心脏病,多发生于病程较长,年龄较大,甲亢未得到适当治疗者。在 TH 的长期作用下,患者多出现心肌肥厚,导致高排血量性心脏病。甲亢症状控制后,心功能可得到明显改善甚至完全缓解。

（五）呼吸系统

甲亢患者代谢率升高,造成氧耗量与二氧化碳生成量增加,作为代偿,患者可有气促、活动后呼吸困难表现。另外,呼吸肌无力,心功能不全所致肺毛细血管充血,肺顺应性降低,呼吸道阻力增加,二氧化碳弥散能力降低或肿大的甲状腺压迫气管等均是导致呼吸困难的原因。

（六）神经系统

甲亢患者多有神经系统兴奋性增高的表现。如:多言多动、失眠紧张、焦虑、烦躁、易激惹、记忆力下降等。伸舌或平伸双手后可有细震颤,腱反射增强。老年患者则可表现为淡漠、寡言、抑郁,甚至神志模糊。

（七）肌肉

1. 甲亢肌病　甲亢患者体内大量甲状腺激素使线粒体氧化过程加速,能量以热能形式消耗,而维持肌张力和肌收缩力的 ATP、磷酸肌酸不足。患者多有肌无力症状,并可见肌肉萎缩,易累及上下肢近端肌,肩、骨盆带肌表现最明显。远端肌、呼吸肌、口咽肌也可被累及,可有肌萎缩,应注意甲亢肌病和一般情况下乏力、消瘦症状的区别。肌病患者尿肌酸排量可增多,但抗肌肉细胞的各种自身抗体阴性,血钾正常。肌肉活检示肌萎缩、脂肪细胞及淋巴细胞浸润,肌电图提示肌源性损害。甲亢肌病和甲亢的严重程度呈正相关,新斯的明无效,甲亢控制后肌病可好转。甲亢肌病少有急性发作,患者可合并甲亢危象,可在数周内出现言语及吞咽困难,发音不准,也可合并甲亢危象。另外,有研究认为特发性炎性肌病的发生也与甲亢相关。

2. 甲亢伴发周期瘫　临床表现以一过性或反复发作性肌无力和瘫痪为特征。夜间或劳累后发作多见:每次发作时间数分钟甚至数日不等,发作频率可一年或一日数次。发作时表现为下肢和骨盆带肌对称性迟缓性麻痹。严重者可有四肢麻痹甚至累及呼吸肌。发作时腱反射减弱或消失,神志清楚,可伴心悸、气短、言语困难、腹胀、恶心、烦躁不安等症状。甲亢症状控制后,麻痹发作可随之减少或消失。

患者发作时多有血清钾水平的降低,研究表明,这与钾离子在细胞膜内外分布不均有关。胰岛素注射可诱发麻痹,这被认为与其能够激活钠-钾 ATP 酶,促进钾离子向细胞内转运有关。此外,大量进食碳水化合物、劳累、剧烈运动、酗酒等也被认为是麻痹产生的诱因。麻痹症状可通过补充钾而得到纠正,普萘洛尔可预防麻痹发作。

3. 甲亢伴发重症肌无力　重症肌无力者中 3‰~5‰ 为 GD 患者,GD 患者中有 1‰ 合并重症肌无力。两者同为自身免疫性疾病,肌细胞中均可检出自身抗体。本病以面部肌肉受累多见,咀嚼、吞咽、言语困难可为主要临床表现,严重者可有呼吸肌麻痹衰竭,甚至危及生命。甲亢性肌病与本病伴发时常可加重患者症状。面部肌肉受累、肌萎缩不明显、用新斯的明有效为本病与甲亢性肌病的主要鉴别点。

（八）消化系统

患者往往表现为多食易饥,但体重降低。这与甲状腺激素加速胃肠道蠕动、减少食糜与肠黏膜接触的时间造成消化、吸收不良有关。患者还可表现为食欲下降、恶心、呕吐,腹泻或脂肪泻,这多提示疾病已发展到严重阶段,有发生甲亢危象的可能。部分甲患者甲状腺明显肿大压迫食管,可出现吞咽困难症状。甲亢患者还易伴发溃疡性结肠炎、急性腹痛等,应注意鉴别,以免忽略伴发的疾病。

部分甲亢患者可有肝功能异常,但一般情况下肝损害较轻微,表现为肝酶、胆红素的升高,少数甲亢特别严重者,特别是伴有感染、危象或原有肝脏疾病者可有黄疸和肝肿大,提示预后差。

（九）血液系统

甲亢患者可有红细胞数目增多、红细胞压积及血红蛋白水平的降低，因甲亢患者代谢亢进，相对缺氧的外周环境可刺激肾脏促红细胞生成素的分泌，进而导致骨髓造血活动增强。部分甲亢患者可有轻度淋巴细胞增多与粒细胞减少，血清中黏附分子、内介素、白介素受体、可溶性 Fas 的浓度增高，患者可有血小板减少，血小板聚集率下降，寿命缩短。这与患者体内存在抗血小板自身抗体（IgG）有关。脾大、肠腺和淋巴结肿大多与自身免疫有关。

（十）内分泌系统

1.肾上腺功能　甲亢患者皮质醇的代谢率增加，表现为尿皮质醇及尿 17－羟皮质类固醇的排泄量轻度升高，但血浆皮质醇常正常。ACTH 的分泌量增多，使患者的肾上腺皮质长期处于高负荷状态，故遇到急性刺激时可有皮质功能不足的表现。

2.性腺功能　儿童患者可有性发育延迟，妇女则常表现为月经稀少、月经周期不规律甚至发生闭经。某些患者表现为无排卵性月经周期，无生育能力。这可能与甲状腺激素影响 GnRH 的信号转导，干扰 LH/FSH 脉冲的频率和振幅有关。甲亢患者怀孕后的流产率升高，自身抗体的存在常被认为是流产的易感标志。10％的男性患者可有勃起障碍或乳腺发育，这与性激素结合蛋白（SHBG）水平升高（其可能机制是甲亢时过量的甲状腺激素使雌二醇生成增多，清除减少，过量的雌二醇使肝脏合成 SHBG 的量增多），雄激素、性雌激素转化率增加有关患者甲亢控制后，性腺障碍可完全恢复。

3.其他　甲亢患者可有 GH 释放增加、骨代谢增强以及糖耐量的异常。

三、诊断

凡有高代谢临床表现，如不明原因的消瘦、乏力、怕热、心悸、腹泻、手抖、月经紊乱者，尤其是伴有甲状腺组织增大或突眼者，应高度怀疑甲亢的可能。某些患者无典型甲亢的临床症状，但其他疾病如糖尿病、结核、心衰、冠心病、肝病等治疗不满意，或仅有 TSH 降低这一化验指标的异常，也应警惕甲亢的可能。

典型甲亢的生化检查特点为血清总和及游离的 T_3、T_4 水平升高，而 TSH 水平降低。但不能以激素水平来判断患者疾病的严重程度。

（一）测定血液中激素水平

1.血 TSH 的测定　现对 TSH 测定的敏感性已大大提高，用 IRMA 测定 sTSH 的血浓度为 0.4～3.0mU/L，其最低检出值可达 0.04mU/L，约 96％的患者 TSH 水平低于正常低值。更有超敏 TSH（uTSH），正常范围为 0.5～5.0mU/L。在大多数情况下，若患者有典型临床表现，则只需血 uTSH<0.5mU/L 即可诊断为甲亢。且 TSH 的测定已被广泛应用于甲亢的筛选、诊断、病情追踪、药效评价和预后判断。

2.FT_3，FT_4 的测定　FT_3、FT_4 指未与血清蛋白相结合的 T_3、T_4，也是直接发挥生物学作用的形式，可直接反映甲状腺的功能状态。与 T_3、T_4 相比，其敏感、特异性均较高。RIA 法测定 FT_3 为 3～9pmol/L，FT_4 为 9～25pmol/L。但 FT_3、FT_4 水平也受到某些因素的影响，如家族性异常白蛋白血症所致高甲状腺素血症、全身甲状腺素抵抗或一些非甲状腺疾病均可导致 FT_3、FT_4 值的偏差。

3.TT_3、TT_4 的测定　血中 T_3 与蛋白结合达 99.5％以上，T_4 的蛋白结合率则达到 99.95％以上，故能够影响血清蛋白水平，尤其是 TBG 水平的因素均可引起 TT_3、TT_4 测定的偏差。如其常受到妊娠、雌激素、病毒性肝炎、淋巴瘤、遗传性 TBG 增多症等因素的影响而升高,受到雄激素、低蛋白血症、生长激素或 IGF-1、泼尼松等的影响而下降。两者的参考值,RIA 法:TT_3:$1.8\sim2.9nmol/L$,TT_4:$65\sim156nmol/L$。二者变化呈平行趋势,但在轻型甲亢、亚临床甲亢、甲亢初期与复发早期,TT_3 上升速度较快,幅度较大,故其为早期 GD、治疗中疗效观察、停药后复发的敏感指标。大多数甲亢患者 TT_4 水平升高,故其为判断甲状腺功能的最基本筛选指标。

(二)甲状腺自身抗体的测定

TRAb 测定具有重要的临床意义,未经治疗的 GD 患者,TRAb 的检出率可达 90% 以上,且甲亢患者,只要出现 TRAb 阳性,则可诊断为 Graves 病。TRAb 阳性则提示自身免疫为致病原因,可用于病因的鉴别。TRAb 是甲亢复发的重要预测指标。甲状腺过氧化物酶抗体 TPO 的测定同样具有重要意义,也是提示甲状腺向身免疫性病因的一项敏感指标。

(三)TRH 兴奋试验

现已逐渐被 TSH 浓度测定所取代。原理:甲亢患者因长期血清 T_3、T_4 水平高,可致垂体 TSH 分泌受到抑制,此时,即使使用 TRH 进行刺激,血清 TSH 分泌也不会具有正常的高峰,而呈反应低下或无反应。此实验已很少使用。

(四)甲状腺摄碘率

本试验用放射性碘作为示踪物,测定碘在体内的移动速度和量,计算甲状腺摄碘的相关指标,能够发现甲状腺的自主高功能状态。正常甲状腺的吸在 20~30 分钟已有一定数量,24 小时达高峰,甲亢者吸^{131}I 率高于正常范围和(或)高峰时间提早出现,甲状腺功能减退者则吸^{131}I 率降低,高峰时间延迟。

受检者空腹口服 $2\mu Ci$ 的 $Na^{131}I$ 溶液或胶囊后,2 小时、3 小时和 24 小时分别以甲状腺功能仪测定计数率,计算吸^{131}I 百分率:甲状腺吸^{131}I 百分率=【(甲状腺部位计数率)-(本底计数率)】÷【(标准源计数率)-(本底计数率)】×100%。可以时间为横坐标,吸^{131}I 为纵坐标,绘制动态曲线,可以直观地反映甲状腺摄碘功能状态,正常人甲状腺摄^{131}I 率在 20~30 分钟即可出现一定量,2~3 小时为 10%~20%,24 小时为 25%~40%,达高峰,为 2~3 小时摄碘率的 2 倍。甲亢患者各时期的^{131}I 摄取率均增加,高峰值可仍为 24 小时或有所提前,表现为早期^{131}I 摄取率增加,而 24 小时时摄碘率下降。

本试验敏感性高,特别对早期甲亢的诊断有重要的临床意义,但并非所有摄碘率增高者都为甲亢。如缺碘性甲状腺肿、单纯性甲状腺肿、青春期时均可有摄碘率的增加,但无高峰的提前,可以甲状腺^{131}I 抑制试验来鉴别。

(五)影像学检查

首选超声检查。GD 时,甲状腺呈弥漫性、对称性、均匀型肿大,边缘多规则,内部回声多呈密集、增强光点,分布不均匀,部分有低回声、小结节状改变。甲状腺肿大明显时,常有周围组织受压和血管移位改变。多普勒彩色血流成像显示甲状腺组织血流呈弥漫性分布,血流量大,流速快,呈"火海征"。超声检查可用于鉴别 GD 和无痛性甲状腺炎所致的甲亢。

X 线 MR 检查无显著优势,故不作为首选。

四、治疗

确诊甲亢后应注意低碘饮食,并补充营养物质,以适应机体高代谢的需求同时注意休息,放松心情,避免过量的体力活动。

目前 GD 的主要治疗方式有药物、手术、^{131}I 三种。其目的在于减少甲状腺激素的合成,改善临床症状与体征。三种方案各有其适应证和禁忌证,但多数患者在治疗方式的选择上并无绝对的界线,应综合多方面因素选择适当的治疗方案。

(一)抗甲状腺药物治疗

根据 2011 版 ATA/AACE《甲亢和其他病因甲状腺毒症诊治指南》的推荐,下列患者应优先考虑 ATD 治疗:女性、病情轻度、甲状腺轻度肿大、TRAb 阴性或滴度低下的甲亢患者,此类患者通过 ATD 治疗出现缓解的可能性较大。以下患者也应考虑 ATD 治疗:老年或存在增加手术风险的合并症或生存期有限的患者,无法遵守辐射安全规定的患者,有手术或颈部外照射史的患者,缺乏经验的甲状腺外科医生,有中、重度活动性 GD 患者。ATD 治疗的禁忌证主要是粒细胞缺乏或肝功能损害者。选择该治疗手段的患者较为关注 ATD 治疗后 GD 的缓解,并可避免甲状腺素替代、手术和辐射,但对 ATD 的潜在不良反应、治疗后需持续监测甲状腺各指标以及 GD 复发等顾虑较少。

抗甲状腺药物治疗甲亢已有 60 年的历史,常用的抗甲状腺药物有丙硫氧嘧啶(PTU)、甲巯咪唑(MMI)。

1.抗甲状腺药物 硫脲类药物主要有丙硫氧嘧啶(PTU)和甲硫氧嘧啶(MTU)。咪唑类药物主要有甲巯咪唑(MMI),二者抗甲状腺机制相似,皆主要通过抑制甲状腺内碘的氧化及氨酸残基的碘化来阻断甲状腺激素的合成。而 PTU 还具有阻断 T_4 向 T_3 转化的作用,故可用于严重病例、甲亢危象等情况下的治疗。但两类药物是否具有免疫抑制作用尚不能肯定。二者均可被胃肠道迅速吸收,1~2 小时达峰浓度,PTU 的血浆半衰期为 1~2 小时,每天需给药 2~3 次而 MMI 的血清半衰期则为 4~6 小时,一般每日给药 1 次即可。目前除甲亢危象或合并妊娠以外,都首选 MMI 药物治疗。

2.应用范围和指征 药物治疗甲亢的优点如下:①疗效较肯定,对大多数患者有效;②不损害甲状腺及其周围组织,不引起永久性甲减;③某些特殊情况,如妊娠时可以使用;④严重并发症的发生率不高,且可以监测并发症的发生情况;⑤方便、廉价。

其缺点主要为:①疗程长,通常需半年至两年;②停药后复发率较高;③某些并发症如粒细胞减少、肝损害、ANCA 相关血管炎较严重。

应用范围:①青少年及儿童甲亢患者;②病情较轻,病程较短,甲状腺肿大程度较轻者;③患甲亢的孕妇(妊娠第一阶段宜使用 PTU 而非 MMI);④甲状腺次全切除术的术前准备,常与碘剂合用;⑤甲状腺次全切除术后复发且不适合放射性碘治疗者;⑥甲亢伴严重突眼者,可先试用小剂量抗甲状腺药物;⑦甲亢伴心脏病、出血性疾病,不适于放射性碘治疗者;⑧作为放射性碘治疗的辅助治疗。

不宜使用抗甲状腺药物治疗的情况:①对药物有过敏反应者;②甲状腺肿大特别明显,尤其是有结节者,使用药物往往难以得到持久缓解,有时还可造成结节增大,加重压迫症状;③患者条件难以长期服药、随诊观察者;④单一毒性腺瘤引起的甲亢。

3.剂量和疗程 药物治疗甲亢一般分三个阶段:初治阶段、减量阶段、维持阶段。

(1)初治阶段:甲巯咪唑的一般起始剂量为每日 15~30mg,丙硫氧嘧啶的一般起始剂量为 200~300mg。最新指南推荐剂量为:甲巯咪唑每日 10~20mg,丙硫氧嘧啶每日 150~450mg,分 3 次服用。

抗甲状腺药物主要通过部分抑制甲状腺激素的合成而起到效果,初治阶段,甲状腺中尚存留的大量甲状腺素仍能不断释放入血,故药物起效一般需要 2～4 周时间,症状控制往往需要 4～8 周甚至更久。用药治疗之后应每 4～6 周随访检查甲状腺功能。一般患者会在 4～12 周后,甲状腺功能得到相当程度的改善或恢复正常。此后应逐渐减少用药量。

影响由开始治疗到症状得到控制所需时间的因素包括原有甲亢的严重程度及甲状腺激素的存储量、抗甲状腺药物的剂量、TSH 受体兴奋性抗体的水平。TSH 兴奋性抗体水平高者往往提示预后不良,需加大抗甲状腺药物的剂量。PTU 可加至每日 600mg 或更多,MMI 则可加至 40mg/d。

(2)减量、维持期:每 2～4 周减量 1 次,PTU 每次减 50～100mg,MMI 每次减 5～10mg。待症状完全消除、体征明显好转后再进入维持期最新指南推荐,PTU 的维持剂量为 50mg,每天 2～3 次,MMI 则为每日 5～10mg。

维持治疗期间,如无严重并发症,应持续治疗,不应随意停药,治疗期间应注意观察甲状腺的变化,相当一部分患者甲状腺经过一段时间治疗后可逐渐缩小,血管杂音逐渐减轻,症状逐渐控制。对于部分甲状腺持续增大的患者,应注意判断原因。其中一部分患者可因用药剂量过大导致甲减,TSH 分泌增多从而引起甲状腺的增大,对此类患者应酌情减少抗甲状腺药物的剂量,必要时可合用甲状腺素制剂,另一部分患者因甲亢控制不佳,而致甲状腺未能缩小甚至持续增大,对于此类患者应当加大抗甲状腺药物的剂量。

维持治疗 6～12 个月后,可根据患者对治疗的反应,判断其在长期服药后能否得到持久缓解。提示患者预后好的指标有:①疗效好,奏效快,6 个月已完全缓解,且小剂量药物维持治疗效果满意;②甲状腺缩小,血管杂音消失;③突眼逐渐减轻;④TSH 水平恢复正常;⑤TSH 受体抗体水平逐渐降低。抗甲状腺药物治疗满 1.5～2 年后,如符合上述情况,可实行停药,之后每 6～8 周复查,若不复发,则可降低随访频率:复发多发生在停药后的 3～6 个月,此时患者有使用[131]I 或手术治疗的指征。对长期随诊提示病情缓解的患者仍需终身随访,因部分患者可在数十年后发生自发性甲状腺功能减退症。

相反,若在服药 6～12 个月后,患者对抗甲状腺药物的需要量仍然较大,甲状腺体积变小不明显,TSH 持续低下或 TSH 受体抗体水平仍然高于正常则提示预后不良,停药后复发的可能性大。此时可予[131]I 或手术治疗。

4.药物治疗的不良反应　抗甲状腺药物治疗的常见不良反应有粒细胞减少和药物性甲减,多较轻微。但少数患者可发生粒细胞缺乏或 ANCA 相关血管炎,此为抗甲状腺药物治疗的严重并发症,预后较差。

(1)粒细胞减少。是指粒细胞计数低于 $1.5×10^9/L$,MTU 多见,MMI 次之,PTU 最少,多发生在用药后的 2～3 个月。但应注意的是,未经治疗的 GD 患者同样可出现粒细胞计数的减少,故在使用抗甲状腺药物治疗之前应测定粒细胞的基线值,以判断细胞减少的原因。粒细胞缺乏则指其绝对计数低于 $0.5×10^9/L$,是抗甲状腺药物治疗的最严重不良反应,发生率为 0.3%～0.7%。多于用药后的最初 90 天发生,但也可发生在用药治疗的任何时间,抗甲状腺治疗的初期要密切监测血细胞计数,并警惕发热、咽痛等粒细胞减少的最常见症状。

一旦有粒细胞减少的发生,应使用升白细胞药物,如维生素 B_4、鲨肝醇、利血生等,必要时可使用粒细胞集落刺激因子。白细胞正常后停用。若粒细胞减少合并药疹,可加用抗组胺类药物治疗,但若皮疹加重应停用抗甲状腺药物,以免产生剥脱性皮炎等严重并发症粒细胞缺乏并继发感染、脓毒血症,则应立即停用 ATD,并静脉使用广谱抗生素。若粒细胞减少合并中毒性肝炎则应立即停药抢救。

(2)药物性肝损伤。PTU 诱发肝脏损伤较为多见,多发生在治疗 3 个月内,30%患者可表现为血清转氨酶水平升高,可达正常值上限的 1.1～6 倍。PTU 相关的急性肝衰竭表现为痒疹、黄疸、内陶土样便、腹痛、乏力等。肝衰竭的发生率儿童较成人高,肝移植是急性肝衰竭患者的主要治疗措施。故使用 PTU 治疗者应定期复查肝功能,血清转氨酶升高 2～3 倍,经复查 1 周不见好转者应停用 PTU。MMI 所致的肝损伤多为淤胆性改变,停药后患者可缓慢完全恢复。

(3)ANCA 相关性小血管炎是抗甲状腺药物治疗的又一严重不良反应。为 PTU 特异性,多见于中青年女性。一般表现为间质性肺炎、肺出血、干咳和呼吸困难,急性肾衰竭如血尿、蛋白尿,另可有发热、关节炎、皮肤溃疡等。一些患者血清中红斑狼疮相关抗体阳性。该不良反应的临床表现可在停药后缓解,但严重病例可能需要大剂量糖皮质激素和免疫抑制剂的治疗。建议有条件的患者在 PTU 治疗前测定 ANCA 抗体,在治疗过程中监测尿常规及 ANCA 抗体,以助于预防本并发症。

(4)其他不良反应。药物性甲减,最早表现为治疗过程中甲状腺肿大与 TSH 的升高,应减低抗甲状腺药物用量或暂停用药。另外,约 5% 的患者可发生轻微的不良反应如皮肤斑疹、发热、关节痛、腹部不适等。反应轻微时不必停药,可予抗组胺药物对症处理,但关节疼痛可为暂时性多关节炎的前兆,<u>应立即停止药物治疗</u>。

(二)^{131}I 治疗

美国甲状腺协会和临床内分泌医师协会 2011 年甲亢诊疗指南认为,^{131}I 治疗是可以治愈甲亢的一种方法,治疗后出现甲减是 ^{131}I 治疗的目的,此时甲亢才算彻底治愈。

^{131}I 治疗甲亢的原理基于以下几个方面:①甲状腺组织对碘的摄取能力极强,尤其是甲亢患者,甲状腺摄碘率达 80%～90%。故内服的 ^{131}I 可浓集于甲状腺组织内发挥效应;②^{131}I 在衰变过程中能够释放出 β 射线,经其照射后的甲状腺滤泡细胞发生空泡化、核固缩,同时甲状腺组织发生炎症、萎缩、纤维化等改变;③^{131}I 的射程只有 2mm,这能够保证其释放的射线仅作用于甲状腺组织而不会对其周边组织产生破坏作用。这使得 ^{131}I 成为治疗甲亢的一种方便、安全、有效的措施。

1.适应证与禁忌证

(1)适应证:①年龄>25 岁,甲亢病情中度者;②对抗甲状腺药物过敏,或治疗无效、治疗后复发者;③因合并心、肾、肝等疾病不宜手术治疗或手术治疗后复发者;④部分甲状腺高功能结节手术后又残余聚碘组织者应用 ^{131}I 放射治疗。

(2)禁忌证:①妊娠、哺乳期妇女,因 ^{131}I 可通过胎盘进入胎儿甲状腺组织,造成胎儿或婴儿呆小症;②年龄在 25 岁以下者不宜作为首选;③一般情况差者,如伴有严重的心、肝、肾脏疾病者;④结节性甲状腺肿患者,若为热结节,则首选 ^{131}I 治疗,如为冷结节,或结节较大者,应首选手术治疗;⑤重度甲亢,或有甲状腺危象者,应首先使用药物控制高甲状腺素血症,病情控制后再使用 ^{131}I 治疗;⑥甲状腺摄碘率低下者;⑦重症突眼者;⑧周围血白细胞计数在(2～2.5)$\times10^9$ 以下者。

2.剂量与疗效　照射剂量的大小关乎治疗的效果及治疗后甲减的发生率。故应使用合适剂量的 ^{131}I 治疗。使用 ^{131}I 的剂量由甲状腺组织的质量及甲状腺摄碘率为基础计算而来。

美国最新指南认为,固定剂量法采用一次给予 330～555MBq(1mCi＝37MBq)的^{131}I 是有效的方案,可使多数 Graves 病患者治愈并出现甲减。国内目前多采用 1 次服药法,服药剂量计算公式:^{131}I 毫居里数(mCi)＝(甲状腺质量 g)×0.08。经此方法计算得出的^{131}I 剂量并非适用于所有患者,以下情况可酌情减量(一般给予计算剂量的 1/3～2/3):①甲亢病情较轻,血中 T_3、T_4 和 TSH 均基本正常;②血中 TgAb 和 TPOAb 阳性;③经 SPECT 证实为多结节甲状腺肿;④患者年龄小;⑤甲亢伴肝病或甲亢性心脏病者。而甲状腺吸碘率接近正常,或甲状腺肿大较严重时应适当增加剂量。

另外,使用^{131}I 治疗时有以下方面值得注意:①甲亢病情严重者,使用^{131}I 治疗易致甲状腺危象,应先用抗甲状腺药物治疗 3 个月左右,待临床症状减轻后,再改用^{131}I 治疗。另外,此类患者宜使用^{131}I 分次治疗,首次给予总剂量的 1/2～2/3,1 周后再给予剩余剂量。②一些药物,如焊点造影剂、丙硫氧嘧啶等,可降低甲状腺的摄碘率,影响治疗效果,故应于^{131}I 治疗前停药 3～7 天。③自主功能性甲状腺结节在治疗时可在投以放射性碘后 2～4 天给予碘剂,可使半数以上患者放射性碘治疗的有效半衰期延长。

治疗有效的表现为临床症状的缓解、甲状腺组织的缩小、突眼的减轻、血生化指标趋于正常,多于治疗后 3 周以上才可见效。治疗 2 个月后测定甲状腺摄碘率正常表示疗效较为稳定。一些患者首次治疗效果不理想,应分析原因,如:碘剂量不足、患者本身对碘剂欠敏感、未适当应用碘剂辅助治疗等。根据国内报道,^{131}I 治疗甲亢的有效率可达 85%～90%。

3. 并发症

(1)近期并发症:①一过性甲亢。可使用碘剂治疗,如 6～12 个月仍不能缓解,则考虑甲亢复发,应采用其他方法治疗。严重者经放射治疗后大剂量甲状腺素释放入血,可致甲亢危象,应及时处理。②放射性甲状腺炎:见于治疗后 7～10 天,患者可感颈部膨胀及压迫感,吞咽时疼痛,多持续数日或一周后消失。早起给予对症处理,如予止痛剂、非类固醇类消炎药有助于症状的缓解。③一过性甲减,较少见,可表现为亚临床或临床甲减,部分患者使用 L－T_4治疗后可好转,部分患者可演变为永久性甲减。④另有全身症状如恶心、呕吐、皮肤瘙痒、皮疹等,经治疗后 2～3 天可消失。

(2)远期并发症:①甲减。是^{131}I 治疗最主要的远期并发症。发生早晚不同,有些为早期一过性甲减,经 L－T_4 治疗后可好转,而大多数患者可有永久性甲减的产生,这与放射性物质剂量大小并无必然关联,考虑晚期甲减的发生与甲状腺滤泡细胞的修复能力及甲状腺免疫损伤有关。随访调查显示,^{131}I 治疗 10 年后甲减的发生率可达 70%,患者需终身服用甲状腺素治疗。甲状腺组织较小、新发甲亢、术后复发患者采用放射治疗的剂量应酌情减少,可有效降低甲减的发生率。②^{131}I 治疗后,大部分患者的突眼症状有不同程度的改善,但也有部分患者无明显缓解甚至出现症状加重,造成这种现象的具体原因不详。③罕见的远期并发症为损伤甲状腺旁组织、致癌、染色体畸形、原发性甲旁亢、周期性麻痹、胫前黏液性水肿等。

(三)手术治疗

甲亢的手术治疗和^{131}I 治疗一样,试图通过减少有功能的甲状腺组织而减少甲状腺激素的合成及释放。甲状腺次全切除术多采用 Hartley－Dunhill 术式(一侧全切,另一侧次全切),经妥善的术前准备和细致手术,可使 70% 的患者达到治愈,且不需终身服药治疗。手术的病死率低,严重并发症少,但并发症种类较多,且仍有部分患者会在术后多年复发。

1. 手术适应证

(1)甲状腺明显肿大,伴压迫症状,或为异位(如胸骨后)甲状腺肿;

(2)结节性毒性甲状腺肿;

(3)疑为恶性病变者;

(4)病变中等严重程度,长期抗甲状腺药物治疗困难、治疗无效、之后复发而不欲行^{131}I治疗者。

2. 手术禁忌证

(1)合并严重的心、肾、脑疾病,一般情况差而不适合手术者;

(2)经手术治疗失败者,因造成神经损伤的概率大大增加而不宜再次手术;

(3)妊娠头 3 个月及 6 个月之后;

(4)甲亢病情未控制者;

(5)病情较轻、甲状腺肿大不明显者。

3. 术前准备　术前使用药物配合治疗,控制患者心率<80 次/分,T_3、T_4 在正常范围内,可有效减少出血、甲亢危象等术后并发症的发生。

目前最常用的方式为硫脲类配合碘剂。使用硫脲类药物使患者甲亢症状控制,心率<80 次/分,T_3、T_4 在正常范围内,此时方可加用碘剂,每日 3 次,每次 3～5 滴,两种药物合用 2 周后进行手术较为安全。需注意的是,硫脲类药物应在加用碘剂后继续使用,直到手术,否则可致病情复发,控制困难。

对于对硫脲类药物有不良反应或欲缩短术前准备时间的患者,可使用 β 受体阻滞剂普萘洛尔来降低周围组织对甲状腺素的反应。此药物作用迅速,但因其并未减少甲状腺素的生成和释放,故停药后极易造成甲亢危象,须于术前至术后坚持服药,并监测患者生命征,防治甲亢危象的发生。

4. 并发症

(1)甲减。手术治疗后甲减的发生率高。有 20%～37%的患者在甲状腺次全切除术后发生甲减,持续 2～3 个月后自行恢复,为暂时性甲减,若持续 6 个月以上则为永久性甲减,需要终身服用甲状腺激素替代治疗。术后剩余甲状腺组织体积的大小是决定甲减发生率的重要因素。甲状腺次全切除术后遗留 2～4g 甲状腺组织,其甲减时候发生率达 25%～40%,而甲状腺部分切除术者留下 8～10g 甲状腺组织,甲减的发生率达 5%～10%。但甲减的发生不应视为手术失败。因为,为了避免术后甲亢复发、恶性组织残留,一般手术倾向于切除较多的甲状腺组织,发生甲减后再使用甲状腺激素替代治疗;另外,术后甲减的发生率与患者自身免疫状况和年龄、随访时间等因素相关。

(2)甲亢术后复发。甲亢的术后复发多在 1～5 年发生,晚期发生者少见。术后甲亢复发者不宜再次手术治疗,一方面因残余甲状腺组织少,再次手术极易损伤正常组织;另一方面因再次手术后仍有可能复发。一般予抗甲状腺药物或^{131}I放射治疗。

(3)喉返神经损伤:损伤一侧喉返神经可致声音麻痹,两侧同时损伤则可致声带麻痹、影响呼吸道的通畅,甚至造成窒息,需立即予气管切开。

(4)损伤甲状旁腺组织或其血供可造成暂时性或永久性甲状旁腺功能减退。前者经补充维生素 D 和钙剂可逐渐缓解症状直至停用,后者则需终身服药治疗。

(5)其余并发症如创面出血、感染、甲亢危象、颈交感神经损伤、颈部乳糜瘘及突眼恶化等极少见。

五、特殊类型甲亢

(一)甲亢危象

甲亢危象是指循环血中功能性甲状腺激素的量骤然增加,或集体对甲状腺素的敏感性增强而导致甲状腺毒症的病情极度增重,产生危及生命的合并症甲亢危象的发生率低,占住院甲亢患者的 1‰～2‰,女性、老年人发生率高。

1.发病原因　感染是甲亢危象的最常见诱因,主要为上呼吸道感染所致。另外,精神紧张、过度劳累、高温、饥饿、心脑血管意外、手术、创伤、分娩等应激事件均可导致甲状腺激素大量释放入血而产生甲亢。治疗不规范,如突然停用碘剂、术前抗甲状腺药物治疗不充分等亦可诱发甲亢危象。其他少见原因有 [131]I 治疗所致放射性亚甲炎、甲状腺活检或过多触摸甲状腺组织等。另可因某些原因,使患者对过高甲状腺激素水平的适应能力降低、导致失代偿而引起甲亢危象。

2.临床表现　多数甲亢危象者表现为兴奋型甲亢危象。患者多有明显的发病诱因,早期表现为原有甲亢症状加重,典型表现为:

(1)高热,体温可骤升至 39.0℃以上,伴大汗淋漓、皮肤潮红,发热严重者可表现为皮肤苍白、无汗,脉搏细速,甚至表现为低血容量性休克。高热是甲亢危象的特征性表现,应提高警惕,注意鉴别。

(2)中枢神经系统症状,轻度者表现为焦虑、烦躁不安,中度可有谵妄、精神异常、震颤、昏睡,严重者可发生癫痫或昏迷。

(3)消化系统可表现为纳差、恶心呕吐、腹痛腹泻频发,严重者可有急性肝衰竭。黄疸常提示预后不佳。

(4)绝大多数患者有心动过速,可为窦速或异位节律,心率常可达 160 次/分以上,和体温不成比例,部分患者有心房颤动。严重者可致急性心力衰竭,表现为肺水肿、充血性心力衰竭,最终可有血压下降导致休克。值得注意的是,少数患者,尤其是老年人,可无上述典型临床表现,而多以表情淡漠、嗜睡、低热、乏力、心率减慢甚至恶病质为特点,死亡率高,应注意及时鉴别处理。

3.诊断　目前尚无甲亢危象的统一诊断标准,应根据临床表象和实验室检查结果综合判断—甲亢危象患者血甲状腺激素水平的测定对其诊断的意义不大,因为有些患者血甲状腺激素水平较平时升高,而也有部分患者激素水平不升高。故其诊断有赖于对患者临床表现的准确判断与评估。甲亢危象大体可分为两个阶段,危象前期的患者多表现为甲亢症状的加重。一般将体温低于 39℃、脉率 160 次/分以下、多汗、烦躁、嗜睡、纳差、大便次数增多者定义为危象前期,而体温大于 39℃、脉率大于 160 次/分、大汗淋漓、躁动、谵妄、昏睡或昏迷、呕吐及腹泻等定义为甲亢危象。甲亢患者有上述临床症状加重表现时应高度怀疑甲亢危象。最新指南推荐以半定量为基础的甲亢危象的临床诊断标准。

	评价指标	评分
体温		
	37.22～37.72℃	5
	37.78～38.28℃	10
	38.33～38.83℃	15
	38.88～39.39℃	20
	39.44～39.94℃	25
	≥40℃	30
心率		
	100～109次/分	5
	110～119次/分	10
	120～129次/分	15
	130～139次/分	20
	≥140次/分	25
房颤		
无		0
有		10
充血心衰		
无		0
轻度		5
中度		10
重度		20
神经系统症状		
无		0
轻度(精神激动)		10
中度(谵妄、精神病、重度昏迷)		20
重度(癫痫、昏迷)		30
加重病情的病史		
无		0
有		10

注:甲亢危象:>45分;甲亢危象先兆:25～45分
无甲亢危象:<25分

但应注意的是,只要患者达到危象前期的诊断标准即应按照甲亢危象积极处理。因为成功抢救甲亢危象的关键在于早期认识和早期治疗。

4.甲亢危象的治疗　甲亢危象强调尽早、综合治疗。只要没有禁忌,一般主张联合应用抗甲状腺药物、碘剂、糖皮质激素、β受体阻滞剂等药物,必要时配合血液透析等方式积极处理,避免重要脏器的功能衰竭。控制甲亢危象的原理基于以下几方面:抑制甲状腺激素的合成、迅速降低循环中甲状腺激素的水平、降低周围组织对甲状腺激素的反应、保护重要脏器。

(1)抗甲状腺药物:判断患者为甲亢危象时,应首先予大剂量抗甲状腺药物如 PTU 600mg 或 MMI 60mg 口服,随后应每日予 PTU 600mg 或 MMI 60mg 分 3 次口服,待症状减轻后改为维持治疗剂量。大剂量抗甲状腺药物可在 1 小时内阻止甲状腺激素的合成,并能在 1 天时间内使血中 T_3 水平降低 50%。PTU 相较 MMI 尚有阻止外周 T_4 向 T_3 转化的功能,故应首选 PTU,在无 PTU 时可用 MMI 替代。

(2)碘剂:碘剂可以迅速抑制甲状腺球蛋白水解,减少甲状腺激素的释放,同时可以减少外周 T_4 向 T_3 的转化、抑制 T_3 与其受体的结合。但其亦可导致甲状腺激素的额外少量生成。故碘剂最好于抗甲状腺药物使用 1 小时后,甲状腺素合成得到充分抑制后使用。一般首剂使用复方碘溶液(Lugol 液)30 滴,随后每 6～8 小时 5～10 滴,或碘化钠 0.25g/h 滴注 6 小时,一般使用 3～7 天停药。若患者对碘剂过敏,则宜使用碳酸锂 0.5～1.5g/d,分 3 次口服,持续数日。滴注碘化物的浓度过高或速度过快可引起静脉炎,使用碘剂抑制甲状腺激素释放的作用最多可维持两周左右。

(3)β 受体阻滞剂:如普萘洛尔,虽不能改善甲状腺功能,但其可有效抑制甲状腺激素所产生的交感神经兴奋症状,也可有效抑制外周 T_4 向 T_3 的转化。患者要用药后兴奋、多汗、发热、心悸等症状均可改善。甲亢危象时普萘洛尔常用剂量为 40～80mg/6h 口服,或 1～2mg 稀释后缓慢静脉推注,可视情况重复使用数次。但对有心功能不全、合并支气管哮喘的患者应禁用和慎用普萘洛尔。其短效制剂如拉贝洛尔、超短效制剂如艾司洛尔等的安全性更高。

(4)糖皮质激素:甲亢时肾上腺糖皮质激素代谢加速,肾上腺潜在的储存功能不足,在应激状态下易致皮质功能衰竭。故需补充糖皮质激素,一般用量相当于氢化可的松 200～300mg/d,3～4 天后停用。其能有效组织外周 T_4 向 T_3 的转化、抑制 TH 的释放、可增加机体的应激能力,有报道称其可有效降低甲亢危象患者的死亡率。

(5)在前述常规治疗效果不满意时,可选用血液透析、腹膜透析、血浆置换等方式迅速降低血 TH 浓度。

(6)对症支持治疗:发热者应积极物理降温,如湿袋、电扇、冰袋,必要时可给予中枢性解热药或予人工冬眠(哌替啶 100mg,氯丙嗪及异丙嗪各 50mg,混合后静脉持续泵入)。注意,避免使用水杨酸类解热剂,因其可增高患者代谢率,并促使游离 T_3、T_4 水平升高。同时可用葡萄糖、维生素补充能量消耗,并积极纠正水、电解质、酸碱平衡紊乱。另外,应注意防止感染、急性心梗、休克等并发症。

(二)甲亢性心脏病

甲亢时,过量的甲状腺素可以通过直接作用于心肌细胞胞质、核内受体而影响其钠—钾—ATP 酶的活性以及特定心肌蛋白质的合成,这可导致房颤等心律失常的发生,亦可致心脏体积增大、心功能不全的发生。甲状腺激素还可通过血流动力学改变、交感肾上腺素能系统和 RAAS 系统的激活间接影响心脏的结构和功能,这可导致高动力循环状态、心肌肥大甚至心衰。

甲亢时,由过量的甲状腺素直接或间接作用于心脏而引起的心律失常、心脏扩大、心功能不全、心力衰竭甚至心肌梗死被称为甲亢性心脏病。和甲亢合并心脏疾病不同,甲亢性心脏病是一个独立的疾病,感染和妊娠是其诱发因素,大部分甲亢心的患者在甲亢得到控制后,心脏病症状也可随之缓解。

国内对甲亢性心脏病的诊断标准为:甲亢诊断明确,具有下列心脏表现中至少一项:①心脏扩大;②心律失常如房颤、房室传导阻滞、室早搏;③心力衰竭;④心绞痛或心肌梗死。并且排除其他导致心脏病变的原因。

甲亢性心脏病的治疗:甲亢性心脏病者心肌病变可逆,根本防治措施是改善甲状腺功能。一般主张在尽量短时间内使血 T_3、T_4 降至正常或基本正常,故不推荐长期使用抗甲状腺药物治疗,如无禁忌应行 ^{131}I 放射治疗,但应注意术前抗甲状腺药物要足量使用。对心律失常、心绞痛、心力衰竭、心肌梗死要对症处理。一般患者房颤症状在甲亢控制后可缓解,若甲亢控制半年后患者房颤仍然存在,则应酌情使用抗心律失常药物。对于心衰患者应注意减轻心脏前后负荷,嘱患者休息、限盐,必要时予吸氧、利尿、镇静措施,效果不佳时采用强心剂,但用量要低。不主张积极使用 β 受体阻滞剂,应在利尿、强心药的保护下慎重使用。

(三)妊娠期甲亢

妊娠期甲亢包括甲亢患者合并妊娠、妊娠初发甲亢及妊娠期甲亢复发。据统计,妊娠期甲亢的发病率可达 0.2%～2%。妊娠期甲亢是致孕妇及胎儿病死率升高的第二位原因,仅次于妊娠期糖尿病。孕妇妊娠早期发生流产的几率增高,晚期甲亢未能控制者,子痫、心衰、甲亢危象的发生率增加。妊娠期甲亢患者胎儿宫内发育迟缓、先天畸形、足月小样儿(SGA)和死胎的发生率较高。另外,母体 TSAb 或 TSBAb 通过胎盘进入胎儿体内可致新生儿甲亢或甲减。

1.发病机制　妊娠期甲亢发病机制及病理生理特点包括以下方面:

(1)妊娠早期胎盘产生大量人绒毛膜促性腺激素(hCG),其与 TSH 具有相同的 α 亚基和相似的 β 亚基,可以促进甲状腺激素合成和释放增多,TSH 水平可降低。当 hCG 释放增多和 TSH 减少失衡时,可导致妊娠期甲亢。

(2)妊娠期肾血流量增加、肾脏排碘量增加,胎儿从母体摄碘量增加,因而可致碘缺乏。

(3)妊娠期雌孕激素促进 TBG 生成增加,T_3、T_4 水平升高,但 FT_3、FT_4 水平无变化。

(4)妊娠早期因 hCG 刺激甲状腺 TSH 受体相关抗原释放,导致 TRAb 等甲状腺自身抗体增加,易致妊娠初期一过性甲亢。

(5)妊娠晚期因机体的免疫耐受作用,TSAb 的含量多降低,甲亢症状可缓解,但随着分娩后免疫耐受的解除,大多数患者又会复发。

2.妊娠期甲亢的诊断　应注意区别正常妊娠期反应,如情绪易激动、怕热、妊娠早期体重下降,甚至轻微的甲状腺肿大等与甲亢表现的鉴别。若妊娠妇女食量增加,体重并未相应升高,特别是出现突眼、甲状腺肿大并震颤、血管杂音,尤其是有甲亢家族史或病史者应高度怀疑妊娠期甲亢。实验室检查示 FT_4 和(或)FT_3 升高,同时血清 TSH 低于 0.1mU/L 则应考虑妊娠期甲亢。但由于 FT_4 测定水平的限制,目前多推荐测定 TT_4 水平来评价甲状腺功能但要注意,妊娠期不宜测定甲状腺摄碘率。另外,若妊娠期 TSAb 水平升高应警惕胎儿甲亢。

3.妊娠期甲亢的治疗　因 ^{131}I 治疗时放射性元素会导致胎儿甲状腺功能减退,使用 ^{131}I 治疗后的患者 6 个月内应避免怀孕。且妊娠早期手术治疗易致流产,晚期易发生产科意外,当患者对 ATD 过敏或单用 ATD 治疗困难时可考虑手术治疗。手术治疗一般选在妊娠 16～24周进行,但风险大。故妊娠期甲亢首选药物治疗。常用的治疗甲亢的药物中,碘化物易致新生儿甲减,除甲亢危象和术前准备外尽量不用。β 受体阻滞剂易致胎儿宫内生长缓慢,应慎用。PTU 因其通过胎盘的量要明显少于咪唑类药物,且无咪唑类药物的新生儿致畸作用,故目前被列为妊娠期甲亢的首选用药。但 MMI 的使用也并非禁忌,可以视作治疗甲亢的二线用药。

PTU 的推荐用法为:因其具有导致肝损害的作用,故初始应以 100～300mg/d,或最多不超过 600mg/d 的小剂量控制甲亢症状,随后尽快减为 50mg/d 的维持剂量,控制甲状腺素(多以 FT_4 作为检测指标,因其较 FT_3 与脐带血 FT_4 水平显著相关,而 TSH 则多受抑制)在正常值的上 1/3 左右或稍高于正常水平数周后即可停药,多数患者在 3～8 周后甲状腺功能可恢复正常。联合使用 $L-T_4$ 可预防 ATD 的过度治疗,但常因需增大 ATD 药物的剂量而对胎儿产生不利影响,故不建议使用。可通过直接调节 $L-T_4$ 的剂量来保证治疗的效果。哺乳期妇女使用药物的说法不一,一方面,乳汁中 PTU 的含量甚微,而 MMI 的量则偏大,从这一角度看,使用 PTU 要更加安全;但另一方面,因其发生肝损伤的风险明显高于 MMI,美国甲状腺协会仅对哺乳期妇女推荐 MMI 治疗注意,尽量在服药 3～4 小时后进行哺乳,以期尽可能减少进入乳汁内的药物剂量,同时注意,婴儿如有哭闹反应,应以处方乳或牛奶代替母乳。

(四)Graves 眼病

Graves 眼病是由多种自身免疫性甲状腺疾病引起的眼部病变本病患者的甲状腺功能可有多种状态,如甲亢、甲减及甲状腺功能正常等。但据文献报道,Graves 眼病患者 90%伴发 Graves 病。有 22.2%出现于甲亢诊断前,20.3%与甲亢同时诊断,57.4%出现在甲亢后。其眼部症状和甲状腺疾病的临床表现也可不平行一部分患者临床症状明显,但眼征轻微,一部分患者眼部病变严重,但几乎没有主观症状。

1. 发病机制　目前认为 GD 眼病是一种自身免疫性疾病,因绝大多数 GD 眼病患者伴有明显的自身免疫性甲状腺疾病。目前引起 GD 眼病的特异性抗原仍未确定。但有研究表明,GD 眼病患者甲状腺组织与球后组织中存在着共同的靶抗原。且 GD 眼病患者眼外肌间质中和球后结缔组织中有淋巴细胞(大多数为 T 淋巴细胞)的浸润,其可识别甲状腺及球后组织中的特异性抗原而活化,释放的炎症因子可进一步刺激 B 淋巴细胞产生自身抗体,刺激成纤维细胞合成和分泌大量氨基葡萄糖(GAG),并促使成纤维细胞分化为成熟的脂肪细胞,使眶后脂肪组织容量增加,最终导致突眼。

2. 临床表现　GD 眼病的临床表现主要有畏光、流泪、异物感、眼痛、复视、视力模糊、下降甚至失明,其体征包括:①眼睑征。表现为眼睑痉挛(上睑缘在角膜缘处或上方,下睑缘在角膜下缘 1～2mm)、眼睑迟落(瞬目减少、凝视、眼球向下转动时上睑不能跟随下转)、眼睑肿胀等,眼睑征对眼的功能不造成威胁,可随甲亢的控制而得到纠正,不需特殊治疗。②眼部软组织炎症引起的泪阜水肿、泪腺肿大、结膜充血及水肿等。③眼球突出(眼球突出度>18mm 或双眼相差 2mm 或以上)。④眼外肌受累所致凝视、眼球活动度受限等。⑤眼压升高(眼压测值大于 21mmHg)。⑥角膜受累。⑦角膜受累及压迫性神经病变。

3. 分级与活动度评价　NOSPECS 分级是目前应用最广泛的分级方法。

分级	定义	缩写字母
0	无症状及体征	N
1	只有体征,无症状	O
2	软组织受累,有症状和体征	S
3	眼球突出	P
4	眼外肌受累	E
5	角膜受累	C
6	视力丧失,视神经受累	S

GD 眼病的活动性评分依据 CAS 评分方法:

症状	序号	评分	表现
疼痛感	1	1	疼痛、眼球或球后疼痛或压迫感
	2	1	眼球上抬、左右、向下凝视时疼痛，运动痛
红肿	3	1	眼睑发红、充血
	4	1	结膜弥漫性充血、发红
	5	1	眼睑水肿
	6	1	球结膜水肿
	7	1	泪阜水肿
	8	1	1～3个月突眼度增加2mm以上
功能障碍	9	1	3个月内眼球向任何方向活动度下降5°以上
	10	1	1～3个月斯内仑视力量表下降一行积分达7分以上代表疾病活动，积分越多，活动度越高

4.诊断本病需行眶后CT或MRI检查，可见眼外肌肿胀增粗，同时排除球后占位病变：1995年Biirdy等提出了较为全面的诊断标准。伴有眼睑痉挛者需合并以下之一：①甲状腺功能异常或调解异常；②眼球突出（在正常上限，一般≥20mm）；③视神经功能障碍（视力、瞳孔反射、视野或色觉异常，排除其他原因）；④眼外肌受累，双眼或单眼均可无眼睑挛缩者必须具有：①甲状腺功能异常或调节异常；②眼球突出或功能障碍；③眼外肌受累三者之一，并排除其他原因所致。

5.GD眼病的治疗　GD眼病的治疗方案基于其严重度的分级。非活动性GD眼病（CAS<4分）一般只需对症治疗，不需要进一步药物或手术治疗，活动性GD眼病者（CAS≥4分）则需药物治疗。

（1）一般治疗措施包括，戴有色眼镜、使用人工泪液减少眼部刺激；高枕卧位、限盐或利尿以减轻水肿；局部使用抗生素眼膏抗感染；遮盖复视眼减轻主观不适感。

（2）控制甲亢，使用抗甲状腺药物，改善甲状腺功能可使机体的免疫状态改善，GD眼病患者眼睑挛缩，凝视、眶周水肿等症状也可减轻，同时有助于准确地判断GD眼病病情，选择适当的治疗方案。但手术、核素治疗甲亢对眼病的影响尚无定论。有人认为，在用核素放射治疗甲亢的同时加用糖皮质激素可控制眼病的发展。

（3）糖皮质激素是治疗GD眼病的基本方法。它对缓解眼部肿胀、充血、视神经损害、眼外肌病变疗效明确。用药方式有口服、静脉、局部注射。应用原则为：联合、早期、足量、足疗程。

口服用药方法简便、疗效确切，一般采用大剂量、长疗程的方案，但副作用如体重增加、血压升高、医源性库欣、骨质疏松等多见。

研究表明，静脉使用甲泼尼龙能够有效缓解中毒突眼者的临床症状，并可降低患者体内自身抗体的浓度、但并无大规模临床研究与循证医学证据对两种方式治疗效果的优劣给予评价。临床上对静脉用药剂量、疗程并无统一规定。对于严重病例，使用甲泼尼龙冲击治疗的剂量一般为0.5～1.0g/d静脉滴注，隔日1次，使用2～3次后继以大剂量甲泼尼龙口服4周左右，待病情缓解后逐渐减至维持剂量。

局部糖皮质激素治疗，如球后或结膜下注射甲泼尼龙40mg，对严重突眼活动期有一定疗效，但疗效不如全身用药者。对于全身用药有禁忌者可以使用。

应注意糖皮质激素治疗时的不良反应。包括医源性库欣综合征、诱发消化道溃疡、加重精神疾患、引起骨质疏松、诱发感染、停药时引起的急性肾上腺皮质功能不全等。另有文献报道，糖皮质激素相关急性肝损害病例者，预后不良。

（4）免疫抑制剂。环孢素通过抑制 T 细胞免疫和体液免疫，对治疗早期、活动期 GD 眼病患者效果较好。与糖皮质激素联合使用可达到优于二者单独使用的治疗效果。一般用量 3～5mg/(kg·d)。甲氨蝶呤和环磷酰胺同样可配合糖皮质激素治疗，均有明确效果，但由于其副作用一般不作为首选。

另有免疫球蛋白输注、生长抑素类似物、抗细胞因子等免疫调节措施可用于免疫调节治疗。

（5）眶部放疗是治疗 GD 眼病安全有效的方法。其主要通过非特异性抗炎作用，抑制眶后组织淋巴细胞的增殖与细胞因子的产生，减轻炎症反应和成纤维细胞增生，减轻水肿及纤维化表现。

一般的放疗剂量为 20Gy，分 10 次在 2 周内完成。早期活动期病变患者治疗效果较晚期非活动性病变患者好。主要并发症为放射性视网膜病与白内障。糖尿病全身微血管病变为眶部放疗的禁忌证。

（6）手术治疗主要用于解决药物治疗无效的视神经病变、复视、斜视、眼睑挛缩所致角膜外露及美容等问题。除视神经病变、角膜溃疡对视力造成严重威胁需行急性期手术治疗外，一般手术均要在甲功正常、眼病稳定 6 个月以上方可进行。

一旦有视神经受累应考虑骨性眶部减压术。骨性减压术主要通过去除骨性眶壁，扩大眶腔，使眼球回缩，缓解视神经压迫症状。其能明显改善突眼，但不宜过多减压，一般使眼球回缩 5～6mm 为安全有效。适应证手术适应证为：严重视神经病变药物治疗无缓解；严重突眼，致暴露性角膜病变者；有内眼炎者。对于眼球突出明显而无视神经损伤者可考虑脂肪取出术，该手术较骨性减压术损伤小，并发症少。

对于晚期眼外肌纤维化所致的复视药物和放射治疗无效者，需行眼外肌手术治疗。手术前一般需药物控制症状稳定 6 个月至 1 年以上。多数患者 1 次手术能获得较满意效果，但少数患者因术后病情继续进展或眼外肌进一步纤维化而常需多次手术。第二次手术一般在第一次手术 6 个月后方可进行。

（五）胫前黏液性水肿

目前已证实黏液性水肿患者皮肤和成纤维细胞中具有与 TSH 受体结构相似的抗原，其同样可以致敏特异型 T 细胞，产生多种炎症因子，导致局部皮下黏多糖聚集以及水潴留，进而导致局部皮肤的特征性病变。

GD 患者黏液性水肿多发生在小腿下段胫骨前处，有时可伸展至足背部或膝部。其病理特征是表皮肿胀，皮肤和皮下组织黏多糖聚集、胶原增多、结缔组织纤维损害，与 GD 眼病球后组织的病理变化十分相似。倍他米松软膏每晚局部外用，疗程一年效果较好，但停药后可复发，口服无效。皮损内注射曲安西龙或其与透明质酸的混悬剂、抗肿瘤药物、奥曲肽、大剂量免疫球蛋白静脉注射也可改善皮肤病变。对药物治疗无效的皮损局限患者可用手术治疗。

（六）亚临床甲亢

本病的实验室指标特点为：血清 TSH 水平低于正常值下限，T_3、T_4 在正常范围内，不伴或伴有轻微甲亢症状。诊断本病应排除其他导致 TSH 降低的原因，并持续复查 TSH2～4 个月,以确定其降低为持续性而非一过性。本病可能造成的不良后果有:①发展为临床甲亢。②对心血管系统影响,如加重冠心病,引发心房颤动并发心肌肥厚等。③导致骨质疏松。④诱发或加重老年性痴呆。因此,如 TSH 持续性低于 0.1mU/L,则应给予治疗。

（七）儿童 Graves 病

根据最新指南,抗甲状腺药物是儿童 Graves 病治疗的首选。因丙硫氧嘧啶可致致死性暴发性肝坏死,故一般只选用甲巯咪唑。根据年龄选择药物剂量:新生儿:1.25mg/d,1～5岁:2.5～5mg/d,5～10 岁:5～10mg/d,10～18 岁:10～20mg/d,疗程 1～2 年。所有患者药物治疗前应查基础肝功能和血常规,如出现黄疸、发热、呕吐等症状,并确诊为药物性肝损害后应立即停药。发生药物过敏或不良反应、药物治疗甲亢复发或药物不能控制甲亢者应考虑手术或 [131]I 治疗。儿童 [131]I 治疗的剂量为 5.55MBq/g 或 555MBq,以达到甲减或称彻底治愈的效果。对于甲状腺大或 [131]I 治疗不敏感但必须治疗的患儿,手术治疗是可选方式。一般可采用双叶甲状腺全切或次全切的术式。

（侯海涛）

第三节　甲状腺炎

一、亚急性甲状腺炎

亚急性甲状腺炎（subacute granulomatous thyroiditis,SAT）由 De Quer Vain 在 1940 年首先报道,又称 De Quer Vain 甲状腺炎、巨细胞性甲状腺炎、肉芽肿性甲状腺炎。

（一）概述

亚急性甲状腺炎是一种自限性的甲状腺非细菌感染性疾病,多认为是病毒（包括流感病毒、柯萨奇病毒、腮腺炎病毒等）感染后引起的变态反应,临床发病率约为 4.9/10 万。近年来有学者认为本病与病毒感染后引起的自身免疫功能紊乱有关。遗传因素可能在 SAT 的发病中也起一定作用。在迟发型甲状腺功能减退的发病机制中,自身抗甲状腺抗体和封闭式抗体的进展已经受到关注,SAT 可能触发了自体反应 B 细胞产生促甲状腺素受体抗体,在一些患者中导致促甲状腺素受体抗体相关的甲状腺功能不全的发生。它的临床表现复杂多样,与其他甲状腺疾病临床表现相互重叠,极易引起临床误诊。

（二）临床表现

SAT 多见于 30～50 岁的中青年女性,女性发病率是男性的 3～6 倍。发病与季节有关,冬、春季节是其发病的高峰。起病时患者常有上呼吸道感染症状如发热,伴以怕冷、寒战、乏力和厌食。特征性表现为甲状腺部位的疼痛和压痛,常向颌下、耳后或颈部等处放射,咀嚼和吞咽时疼痛加重。甲状腺病变可先从一叶开始,以后扩大或转移到另一叶,或始终限于一叶。病变腺体肿大、坚硬,压痛显著。典型发病过程可分为:急性期伴甲状腺功能亢进症、缓解期伴甲状腺功能减退症（分过渡期和甲状腺功能减退期两期）以及恢复期（甲状腺功能正常期）三期。在轻症或不典型病例中,甲状腺仅略增大,伴疼痛和压痛轻微,无发热,全身症状轻微,临床上可没有甲状腺功能亢进或甲状腺功能减退表现。典型病例,甲状腺毒症通常持续 3～6周,甲状腺功能减退可持续数周到半年。本病病程长短不一,可自数周至半年以上,一般为 2～3 个月,故称 SAT。病情缓解后,有可能复发。

（三）诊断标准及依据

1.SAT诊断标准

（1）甲状腺肿大、疼痛、质硬、触痛。常伴上呼吸道感染的症状和体征：发热、乏力、厌食、颈部淋巴结肿大等；

（2）红细胞沉降率加快；

（3）一过性甲状腺功能亢进；

（4）摄取率受抑制；

（5）甲状腺自身抗体如甲状腺微粒体抗体、甲状腺球蛋白抗体阴性或低滴度；

（6）甲状腺穿刺或活检，有多核巨细胞或肉芽肿改变。

符合上述6条中的4条即可以诊断SAT。

2.诊断依据

（1）临床表现：发病前1～3周常有上呼吸道感染史，大多数患者有发热（37.5～39.5℃）、乏力、厌食、精神差，特征性表现为甲状腺疼痛和压痛，可放射至下颌、耳部或枕后部，少数无疼痛。体检发现甲状腺轻中度肿大，可出现结节，质地中等偏硬，触痛明显，疼痛可同时或先后在甲状腺两侧叶出现。

（2）类似甲状腺功能亢进的全身症状：在疾病早期，可有性情急躁、怕热、多汗、心悸、体重减轻、手抖等症状，基础代谢率可升高30％～50％，后期可降低至−20％以下，此为甲状腺炎后有较多甲状腺素一过性释放入血所致。

（3）实验室检查：血常规显示红细胞计数正常或略低，白细胞及中性粒细胞正常或偏高；血清蛋白电泳可见内蛋白减少，而 α 和 β 球蛋白则常有增加；红细胞沉降率明显增加（＞50mm/h，甚至可达100mm/h）。

（4）^{131}I摄取率和血清 T_3、T_4 水平呈现"分离现象"疾病初期^{131}I摄取率减低，血清 T_3、T_4 水平增高，随着疾病发展，^{131}I摄取率逐渐回升，血清 T_3、T_4 却逐渐下降。

（5）超声检查：SAT声像图特征为甲状腺内出现不同范围的不均匀回声减低改变，原因可能与炎性反应所致的甲状腺滤泡破坏、炎性细胞浸润、间质水肿有关。炎性反应越重，回声减低越明显。局限型SAT病变区声像图表现为低回声区有结节感，形态不规则，与周围甲状腺实质边界不清，这一点与恶性结节较难鉴别。恶性结节呈浸润性生长，在声像图上结节更明显，多切面扫查均有较明显的占位效应。彩色多普勒血流显像表现为所有SAT病变区内血流信号增多，病变内血管均走行自然；但当甲状腺滤泡破坏过多，即回声明显减低时，其区域内血流信号分布减少。

（6）电子计算机X射线断层扫描技术（CT）：CT平扫见病变甲状腺弥漫或局限肿大，呈中等密度，明显低于正常甲状腺组织。其原因在于正常甲状腺滤泡具有吸碘功能，碘浓度是血清中的100多倍，而病变甲状腺滤泡破坏，吸碘能力下降，碘浓度降低。正常甲状腺组织CT值可高达80～100Hu，而SAT病灶CT值约45Hu。在应用造影剂后，正常甲状腺组织显著强化，病变甲状腺呈轻至中等强化，强化相对均匀。根据甲状腺受累的范围和程度，将其分为三型：局限型、弥漫多灶型和弥漫均匀型。

（7）细针穿刺活检：甲状腺肿大或甲状腺出现结节时，为明确诊断可行细针穿刺细胞学检查，甲状腺细针穿刺细胞学检查的特异性仅次于病理学检查，有经验的穿刺和细胞学检查准确度可达95％，超声引导下对可疑区域的穿刺可进一步提高诊断的阳性率疑诊SAT时，可行细针抽吸活检。

（8）病理改变：组织切片上可见甲状腺有亚急性和慢性炎症表现，有组织退化和纤维组织增生。甲状腺滤泡周围和滤泡上皮间均有淋巴细胞、浆细胞浸润，浸润细胞均在基底膜内，且与甲状腺滤泡上皮密切接触，上皮细胞出现退变典型的病理改变为：腺体内组织细胞浸润呈肉芽肿型及出现异物巨细胞，甚至有假结核结节，伴有轻度至中度纤维化，其特点是病变分布不均匀，病变与结核结节相似，故有肉芽肿性甲状腺炎、巨细胞性甲状腺炎和结核性甲状腺炎之称。

（四）治疗

SAT 是一种自限性疾病，治疗措施包括两方面：减轻局部症状和针对甲状腺功能异常的治疗。大多数患者仅对症处理即可，轻型病例采用阿司匹林或其他止痛药如对乙酰氨基酚或水杨酸盐控制症状病情严重病例，如疼痛、发热明显者，可短期用其他非类固醇抗炎药或应用糖皮质类固醇激素，如泼尼松。急性期首选肾上腺皮质激素类药物，初始剂量：泼尼松 30～60mg/d，根据红细胞沉降率调整激素用量，当红细胞沉降率下降或恢复正常时，泼尼松开始减量，疗程一般 2～3 个月。病程中当甲状腺滤泡组织遭受破坏后，释放大量甲状腺素，可出现一过性"甲状腺功能亢进期"，可不处理或给予小剂量普萘洛尔，而不用抗甲状腺药物，症状缓解即停药，一般 2～3 周症状消失。继之可出现甲状腺功能减退，即"缓解期"，此时促甲状腺激素分泌增加，使用甲状腺素可抑制促甲状腺激素分泌，从而减轻甲状腺急性炎症过程，缓解症状及缩短疗程。可用左旋甲状腺素片 50～150μg，1～2 次/日，症状缓解、甲状腺功能正常后逐渐减量至正常后停药。有 5%～10% 的患者可能发生永久性甲状腺功能减退，需终身替代治疗。

二、慢性淋巴细胞性甲状腺炎

（一）概述

慢性淋巴细胞性甲状腺炎（chronic lymphocytic thyroiditis，CLT）是最常见的一种慢性非特异性甲状腺炎，病因目前还不十分明确，无特殊病原体感染，目前认为是一种自身免疫性疾病。1912 年，日本九州大学桥本策医师在德国医学杂志上首先报告了 4 例本病，故又称桥本甲状腺炎（Hashimoto thyroiditis，HT）。本病甲状腺多呈弥漫性肿大，镜下可见甲状腺组织中有大量淋巴细胞浸润。多见于中老年妇女。

（二）临床表现

HT 起病隐匿，进展缓慢，早期的临床表现常不典型，无疼痛及发热。甲状腺逐渐增大，常为弥漫性、对称性、表面光滑，质地坚韧有弹性，与四周无粘连，可随吞咽运动活动。部分病例也可扪及结节。常有咽部不适或轻度吞咽困难，有时有颈部压迫感。偶有局部疼痛与触痛。颈部淋巴结一般不肿大，少数病例也可伴颈部淋巴结肿大，质软。有时可出现甲状腺功能亢进症，但多为自限性过程。病程晚期，由于甲状腺组织破坏出现甲状腺功能减退表现，如怕冷、心动过缓、便秘等，少数呈下肢黏液性水肿。因患者体内存在胃壁细胞的自身抗体，本病有时可合并恶性贫血。HT 与甲状腺癌的关系密切，有部分 HT 伴发甲状腺癌；也有人认为 HT 是甲状腺癌的癌前病变，HT 反复炎症刺激、细胞增生、部分患者最终发展为甲状腺癌。少数 HT 病例可合并非霍奇金恶性淋巴瘤。

（三）辅助检查

1.血清甲状腺激素和促甲状腺激素（TSH）　早期仅有甲状腺自身抗体阳性，甲状腺功能正常；发生甲状腺功能损害时，可出现亚临床甲减［游离甲状腺素（FT_4）正常，TSH升高］和临床甲减（FT_4减低，TSH升高）。部分患者可出现甲亢与甲减交替的病程。

2.甲状腺自身抗体　TgAb和TPOAb滴度明显升高是本病的特征之一。尤其在出现甲减以前，抗体阳性是诊断本病的唯一依据。有学者发现，TPOAb的滴度与甲状腺淋巴细胞浸润的程度密切相关。TgAb具有与TPOAb相同的意义，但TPOAb阳性率更高。文献报道本病TgAb的阳性率为80%，TPOAb阳性率为95%以上。但年轻患者两种抗体的阳性率均较低。

3.甲状腺超声检查　HT超声检查可以发现如下特点：

(1)甲状腺弥漫性肿大，峡部增厚，内部回声减低；

(2)甲状腺不规则肿大，可伴单发或多发结节，内部回声减低；

(3)甲状腺体积缩小，边缘不光滑，内部回声明显降低。峡部增厚，弥漫性低回声内出现短线状强回声并形成分隔状或网格状改变，对本病诊断具有较高的特异性，有学者报道彩色多普勒超声诊断符合率可达96%。

4.甲状腺细针穿刺细胞学（FNAC）　B超引导下细针穿刺病理（FNAC）对HT的诊断具有较高的准确性，FNAC发现大量淋巴细胞和浆细胞浸润即可确诊为HT。穿刺组织镜检可见淋巴细胞和浆细胞呈弥散性浸润，甚至见有形成生发中心的淋巴滤泡。甲状腺上皮细胞出现不同阶段的形态学变化，早期有部分滤泡增生，滤泡腔内胶质多；随着病变的进展，滤泡变小和萎缩，腔内胶质减少，其上皮细胞肿胀增大，胞浆呈明显的嗜酸染色反应，称为Askanazy细胞或HUrthle细胞，进而细胞失去正常形态，滤泡结构破坏，间质有纤维组织增生，并形成间隔，但甲状腺的包膜常无累及。

5.甲状腺摄碘率　早期可以正常，甚至升高，甲状腺滤泡细胞破坏后降低。伴发Graves病多呈增高状态。但多数学者认为，本项检查对诊断并无实际意义。

6.过氯酸钾释放试验　50%～70%的HT患者为阳性，提示本病甲状腺存在碘有机化障碍。由于本试验具有较高的假阳性率，临床不推荐常规使用。

7.甲状腺核素显像　可显示不规则浓集与稀疏，或呈"冷"结节改变。本项目亦非HT患者的常规检查。

（四）诊断

典型的HT病例诊断并不困难，困难的是临床不典型病例容易漏诊或误诊。可根据以下几点明确诊断：

1.甲状腺肿大、质韧，有时峡部肿大或不对称或伴结节均应疑为本病。

2.凡患者具有典型的临床表现，只要血中TGAb或TPOAb阳性，则可诊断。

3.临床表现不典型者，需要有高滴度的抗甲状腺抗体测定结果才能诊断，即两种抗体用放免法测定时，连续2次结果大于或等于60%以上。

4.同时有甲亢表现者，上述高滴度的抗体持续存在半年以上。

5.一般来说，采用血中抗甲状腺抗体测定多能帮助诊断，但有些患者需要多次检测才能检出抗体滴度增高，还有的患者抗甲状腺抗体滴度始终不高，因此，必要时考虑作穿刺活检（FM）或手术活检检查。甲状腺穿刺活检方法简便，有确诊价值。

6.如前所述,超声检查对诊断本病有一定意义。

7.与本病易于同时发生的自身免疫性疾病和甲亢不完全相同。

(五)鉴别诊断

1.结节性甲状腺肿 有地区流行病史,甲状腺功能正常,甲状腺自身抗体阴性或低滴度。FNAC检查有助于鉴别。HT镜下见淋巴细胞浸润,而结节性甲状腺肿则为增生的滤泡上皮细胞。

2.甲状腺癌 甲状腺明显肿大,质硬伴结节者需要与甲状腺癌鉴别。但是,分化型甲状腺癌多以结节首发,不伴甲状腺肿,抗体阴性,FNAC检查结果为恶性病变。

(六)治疗

1.内科治疗 HT首选内科治疗。甲状腺功能正常者,随诊观察。合并亚临床甲减(仅有sTSH升高)者,若sTSH<10mU/L,则随诊观察;若sTSH 10mU/L,则应用甲状腺激素替代治疗。合并临床甲减[sTSH升高,且T_3和(或)T_4降低]者,则应用甲状腺激素替代治疗。合并甲亢者,可用心得安治疗,必要时加用抗甲状腺药物。

2.外科治疗 HT严重影响患者生活质量者,可考虑手术治疗,如甲状腺肿大,伴有明显压迫症状;或甲状腺重度肿大,影响工作和生活者;疼痛严重,药物治疗无效或不能耐受药物治疗者;并发甲亢反复发作,或并发重度甲亢者。

不能排除并发甲状腺癌时,应积极手术治疗。从并发甲状腺癌高危因素角度,多数学者认为有下列情况者应积极手术治疗:①病史较长、在弥漫型病变的基础上出现单发结节,抑制治疗后结节不缩小;或在药物治疗过程中出现甲状腺单发结节。②B超或CT检查证实为单发实性结节,核素扫描证实为冷结节。③临床或影像学检查发现颈淋巴结肿大。④伴有声嘶或Horner's综合征。⑤针吸细胞学检查提示或怀疑甲状腺癌。

三、慢性纤维性甲状腺炎

慢性纤维性甲状腺炎(chronic fibrous thyroiditis,CFT)又称侵袭性甲状腺炎、慢性木样甲状腺炎,是一种罕见的甲状腺疾病,由Riedel在1896年首先描述,因此又称为Riedel甲状腺炎。本病多见于30~60岁女性,男女之比为1:3。CFT在国外约占甲状腺手术患者的0.065%,在国内占0.207%~0.301%。

(一)病因

CFT的病因未明。曾经有学者认为可能为其他急慢性甲状腺炎的后续病变,但经过观察发现很少有急慢性甲状腺炎演变成CFT临床上亚急性甲状腺炎以甲状腺弥漫性肿大伴压痛,血沉快,T_3、T_4增高为特征。病理上以肉芽肿改变为特点。而典型的慢性纤维性甲状腺炎则无上述表现。一般认为二者是两种截然不同的疾病。目前对本病的病因主要有两种观点:一种观点认为CFT可能是全身性纤维化病变的一部分。因其纤维化病变可超越甲状腺被膜,侵犯颈部周围邻近的组织和器官,如颈部肌肉、气管、食管和喉返神经等。而且很多患者合并存在腹膜后及纵隔纤维化、硬化性胆管炎、恶性贫血等。另一种观点认为本病很可能是一种自身免疫性疾病,依据:①部分CFT患者中可检测到甲状腺自身特异性抗体。②CFT常和其他器官的自身免疫性疾病有关(桥本甲状腺炎、Graves病、恶性贫血等)。③33%CFT患者10年内可发生其他部位的纤维化疾病。④对糖皮质激素治疗敏感。⑤有包括淋巴细胞、浆细胞等在内的细胞浸润及局灶性血管炎的病理特点。

（二）病理特点

大体标本可见甲状腺中度增大，纤维化波及整个甲状腺组织或局限于一叶或部分腺叶。受累区域呈紧韧纤维化及木样改变，质地坚硬如木是其主要特征，表面呈灰白色，纤维化过程进入或代替周围肌肉组织；病变与正常甲状腺分界不清，常侵入甲状腺固有膜，甚至超出其范围，使腺体与周围组织、肌肉、器官发生紧密粘连，易产生压迫症状，常累及喉返神经、甲状旁腺、颈静脉、颈交感干等。组织学上的特征为甲状腺组织被增生的致密纤维组织广泛代替，小叶结构消失，切面灰白或黄白，呈条索状交叉排列，结构致密。纤维组织致密伴有玻璃样变并有少量淋巴细胞和浆细胞浸润，但缺乏急性甲状腺炎时所见的巨细胞反应。

（三）临床表现

主要表现为甲状腺无痛性肿块。一般起病缓慢，病程长短不等，可为数月或数年，也可表现为突然增大的肿块。甲状腺常呈不对称肿大、固定、边界不清，不随吞咽活动，质地硬韧甚至所谓"木样"、"铁样"或"石样"，其硬度往往超过甲状腺癌的质地。多数有明显结节感，与周围组织粘连，病变常超出甲状腺范围。可侵犯颈部肌肉、血管、神经，甚至侵犯纵隔、气管、食管并出现邻近器官的压迫症状，如声音嘶哑、呼吸困难、吞咽困难等。周围淋巴结不肿大。甲状腺功能一般正常，少数严重的可有甲状腺功能偏低现象。本病可合并纵隔纤维化、腹膜后纤维化、硬化性胆囊炎等并产生相应的临床症状。

（四）辅助检查

1.实验室检查　对诊断意义不大，但可提供与其他疾病鉴别的依据。甲状腺功能多正常（64%），少数功能低下，血沉、^{131}I摄取率多数正常。

2.B超　可见甲状腺一侧叶局部、全部甚至整个甲状腺增大，边界模糊，无明显包膜回声，病变内回声减低，强弱不均，亦可为不均匀强回声，彩色血流信号稀少，周边无明显高速或彩色血流信号。

3.核素扫描显像　除甲状腺增大外，甲状腺内部的纤维组织在核素扫描时可见腺体内放射性分布不均，有片状放射性分布稀疏区，甲状腺组织对核素的摄取能力低于正常，代谢低下，表现为类似于多发性结节性的甲状腺肿或冷结节。

4.CT　甲状腺两侧叶和峡部弥漫性增大，无明显低密度结节及肿块，密度均匀性减低，接近周围肌肉的密度。肿大的甲状腺边缘模糊，与周围组织如血管、肌肉分界不清。增强扫描病变区内有高密度斑片及索条状影为其特征性征象。

5.核磁共振　表现为甲状腺增大，肿块取代正常甲状腺在T_1、T_2加权后均为低信号，而所有其他的甲状腺疾病均为高密度。

6.正电子发射计算机显像系统（PET）　利用18－氟－氟脱氧葡萄糖（fluorine－18－fluorodeoxyglucose，F－18－FDG）进行PET检查，无创性检测组织葡萄糖代谢状况，可用于诊断各种肿瘤。甲状腺检查中弥漫性F－18－FDG吸收可提示甲状腺炎，甲状腺的淋巴组织系统的活化可能是导致F－18－FDG吸收的原因。

7.针吸细胞学检查　细胞学检查对甲状腺炎的诊断具有决定性意义。但必须要取材合适、穿刺部位准确和具有丰富经验的细胞学专家读片。本病局部坚硬，临床上很难获得足够量的标本，故临床意义不大，但可通过获得的组织为排除亚急性甲状腺炎、桥本病及甲状腺癌提供一定的线索。

（五）诊断和鉴别诊断

主要依靠症状、体征及辅助检查进行诊断。具有下列表现时可诊断为 CFT：①大体标本可见到纤维炎症反应侵及整个或部分甲状腺。②肉眼和（或）组织学检查有侵及邻近组织的证据。③没有肉芽肿反应。④没有新生物。

CFT 诊断时应与下列疾病相鉴别：

1.甲状腺癌　二者均可表现为广泛浸润性病变，可导致气管、食管、喉返神经受压及甲减、甲旁减，局部表现为坚硬、固定的肿块。鉴别时部分甲状腺癌的基因检测阳性，而本病的病程进展较甲状腺癌缓慢，有时自限或突然增大，部分患者可有颈外全身纤维化的表现等。甲状腺癌的甲状腺肿大多为单侧，且进展快。常有局部淋巴结肿大，与皮肤粘连。就甲状腺质地而言，CFT 的质地比癌更硬。最终的鉴别诊断要依靠细胞学和病理学检查。

2.桥本甲状腺炎　与桥本甲状腺炎不同的是慢性纤维性甲状腺炎不只局限于甲状腺本身，常向周围侵犯，影像学检查显示肿大的甲状腺边缘模糊，与周围组织分界不清。

3.结节性甲状腺肿　结节性甲状腺肿除临床表现与 CFT 不同外，影像学检查具有明显特征，即肿大的甲状腺内可发现多个大小不等、低中等回声、低密度的结节。

（六）治疗

此病诊断确立后，治疗主要根据病变程度决定治疗方案。

一般无压迫症状者以保守治疗为主。主要以服用甲状腺素制剂和糖皮质激素治疗。甲状腺素不能解决 CFT 的纤维化过程，但可减轻甲状腺的肿大并作为甲状腺功能低下的替代治疗。糖皮质激素是治疗该病的首选药物，可使甲状腺变软，大多数学者认为开始应用大剂量类固醇治疗，以后予以低剂量类固醇维持，临床控制效果良好。三苯氧胺可抑制纤维组织的增生，并能够缓解患者的症状和体征，已在 CFT 的治疗中广泛应用；它的作用可能与促进 TGF－β，释放有关，而 TGF－β，可能抑制木样甲状腺炎时的纤维细胞浸润；开始时可 20mg，每日 2 次；2～4 周后甲状腺可较原来缩小 50%，甚至有完全恢复的报道，症状缓解后可改为 10mg，每日 2 次；其副作用主要有女性月经紊乱、一过性发热以及子宫内膜癌风险增加；男性患者主要会降低性欲。

手术治疗仅限于诊断性检查及解除压迫症状手术治疗原则：快速病理确诊为本病后，当病变为单侧时，可将病变的甲状腺组织切除，使正常甲状腺组织得以舒展，以解除压迫症状；当病变为双侧时，仅行峡部楔形切除以解除气管压迫无伴随症状者要尽量缩小手术范围，没必要切除所有病变组织，否则将导致甲状腺功能低下；癌变或合并恶性肿瘤时，则按相应肿瘤手术原则进行。

（七）预后

本病为良性自限性疾病，一般预后良好，但应强调对慢性纤维性甲状腺炎患者的随访、监测，了解疾病的发展情况，尽早发现其他器官、组织发生的纤维化病变，以便及时采取相应的治疗。手术后配合药物治疗，病变一般不再发展，基本上不需二次手术。

四、产后甲状腺炎

（一）概述

产后甲状腺炎（post－partum thyroiditis，PPT）指在分娩或流产 1 年内发生的甲状腺功能障碍综合征，是自身免疫性甲状腺炎的一个类型。组织学上以甲状腺弥漫性或局灶性淋巴细胞浸润为特点。

(二)临床表现

PPT 患者的甲状腺可轻、中度肿大,质地中等,但无触痛,伴甲亢或甲减,上述症状能够自动缓解。摄^{131}I 率降低。根据 PPT 发生甲状腺功能异常的类型,可将 PPT 分为甲状腺毒症甲减双相型、甲状腺毒症单相型、甲减单相型 3 个亚型,其中双相型是 PPT 典型的临床过程。根据 PPT 典型病程分为 3 个阶段:①甲状腺毒症期。PPT 的甲状腺毒症期常发生在产后 1～6 个月(产后第 3 个月最常见),持续仅 1～2 个月,产前患 Graves 病的妇女产后也可发生 PPT,因此此期对于 PPT 和产后 Graves 病复发的鉴别十分重要,部分 PPT 患者有甲亢的临床症状,如乏力、心悸、体重下降、不耐热、紧张焦虑、易激惹,但一般不伴突眼及胫前黏液性水肿等体征。②甲减期。PPT 的甲减期通常发生在产后 3～8 个月(产后第 6 个月最常见)。有40%～45%甲减单相型和 25%～35%的双相型的 PPT 患者会出现甲减的临床表现,双相型的 PPT 患者的甲减期较甲减单相型的 PPT 患者出现较早。乏力、注意力不集中、记忆力下降以及便秘是最常见的甲减症状。③恢复期:PPT 的恢复期通常在产后 6～12 个月,甲状腺功能逐渐恢复正常。

(三)病理

PPT 特征性的病理表现为甲状腺淋巴细胞浸润,但不形成生发中心,没有嗜酸性细胞(又称 Askanazy 细胞,为桥本甲状腺炎的病理特征),因此,其病理学变化为亚急性淋巴细胞性甲状腺炎。

(四)辅助检查

1. 甲状腺超声检查　可表现为低回声区或低回声结节,持续性低回声可能提示甲状腺自身免疫破坏过程持续存在。

2. 甲状腺功能检查及^{131}I 摄取率　甲状腺毒症阶段特征表现:血清甲状腺激素水平与^{131}I 摄取率呈现"双向分离"现象,即血清 TT_3、TT_4、FT_3、FT_4 升高,^{131}I 摄取率显著降低,血清 TSH 水平降低;甲减期 TSH 水平逐渐升高,血清甲状腺激素水平下降;恢复期甲状腺激素水平、TSH 和^{131}I 摄取率逐渐恢复正常。

3. 甲状腺抗体　血清甲状腺过氧化物酶抗体(TPOAb)和甲状腺球蛋白抗体(TgAb)均可阳性,且 TPOAb 滴度与病情的严重程度相关。TSH 受体抗体(thyroid stimulating hormone receptor antibody,TRAb)多为阴性,此点有助于与 Graves 病鉴别。

4. 甲状腺针吸活检　可见弥漫性或局灶性淋巴细胞浸润,但不形成生发中心

(五)诊断

产后甲状腺炎的诊断并不困难,结合临床实际,产前及产后筛查已成为诊断 PPT 的必要措施,可以提高检出率、诊断率。诊断要点除了询问是否有妊娠或流产病史外,还应包括:

1. 激素水平

(1)甲亢期:FT_3、FT_4 升高,TSH 降低,吸^{131}I 率显著下降;

(2)甲减期:FT_4 低或正常,TSH 升高;

(3)恢复期:吸^{131}I 率升高,以后 T_3、T_4、TSH 相继恢复正常。

2. 抗体　PPT 患者 TPOAb(＋),TgAb(±)。随疾病恢复,TPOAb 和 TgAb 滴度均下降,TgAb 可转阴,但 TPoAb 仍持续存在。

3. B超　甲状腺体积增大。

4.病理学检查　细针穿刺抽吸活检结果显示,甲状腺呈弥漫性或局灶性淋巴细胞浸润改变。

(六)鉴别诊断

PPT 的甲减期应与 Sheehan 综合征鉴别,PPT 为原发性(甲状腺性)甲减,血清 TSH 明显升高;而后者甲减为垂体性,血清 TSH 偏高,或正常,或降低;Sheehan 综合征常有产后大出血病史。

与亚急性肉芽肿性甲状腺炎(又称亚急性疼痛性甲状腺炎)的鉴别诊断要点是,后者发病前有明显上呼吸道感染史,甲状腺区疼痛和压痛,ESR 增快,白细胞计数及病毒抗体滴度升高,甲状腺自身抗体阴性,甲状腺病理显示肉芽肿改变。PPT 发病前无感染史,甲状腺无触痛,无白细胞计数、病毒抗体滴度及 ESR 的变化,但甲状腺自身抗体阳性,甲状腺病理显示淋巴细胞浸润,但不形成生发中心,没有嗜酸性细胞。

(七)治疗和预防

本病呈自限性经过。甲状腺毒症期一般不需要抗甲状腺药物治疗,对心慌、心悸症状明显的患者可适当应用 β 受体阻滞剂(心得安)10mg,每日一次或两次口服。一般不推荐使用糖皮质激素和抗生素治疗。甲减阶段与普通甲减相似,通常需要治疗。其治疗指征是 TSH 增高。临床给予左旋甲状腺素(L-T$_4$)或甲状腺素片治疗,常用优甲乐(25～50μg,每日 1 次口服)或甲状腺素片(10～20mg,每日 1 次口服),治疗至产后 1 年,并在服药期间定期复查甲状腺功能,一般推荐 1～2 个月复查一次甲状腺功能,以控制 TSH 在正常范围为宜。甲状腺功能恢复正常后(尤其是 TSH 恢复正常后),可考虑减量或停药。停药 4～6 个月后再次复查甲状腺功能,以评估甲状腺功能。若发生永久性甲减,则需终生服用左旋甲状腺素。

产后甲状腺炎不仅影响母体生活质量,也存在降低再次受孕率和增加流产率的可能,还有引起胎儿神经精神永久性、严重损害的潜在危险,需要引起足够重视。PPT 的预防包括孕期注意休息,避免受凉感冒,保持心情舒畅,避免情绪焦虑、抑郁或急躁;建议多食新鲜蔬菜和水果;完善 PPT 筛查也有利于早期防治,对有甲状腺疾病家族史者,建议孕期及产后查 TT$_3$、TT$_4$、FT$_3$、FT$_4$、TSH 及 TPOAb,以便早期发现、早期治疗。

五、甲状腺结核

甲状腺结核,又称结核性甲状腺炎,是全身结核的一部分,临床上罕见,国外发病率占整个甲状腺疾病 0.4%～1%,国内 0.4%～0.76%。女性多见,男：女=1：(3～4)。常缺乏特异性的体征、诊断方法和临床表现,所以误诊率较高。

(一)病因和发病机制

大部分甲状腺结核患者多有肺结核病史,也有部分患者没有任何结核病史。根据发病机制可分为原发性甲状腺结核和继发性甲状腺结核。原发性结核多是由于初次感染结核后,结核杆菌血型播散,潜伏于甲状腺组织内并在身体抵抗力降低的条件下发病;继发性甲状腺结核多继发于身体其他部位的结核,如肺结核、颈淋巴结核等通过血行、淋巴播散或者直接由颈部结核性淋巴结炎感染甲状腺等。

尽管近 20 多年来世界范围内结核病的发病率有增加趋势,但是甲状腺结核发病率却较低,其发病率水平较低可能与以下几个因素有关:①甲状腺组织血供丰富、含氧量高,不利于结核杆菌繁殖。②甲状腺缺乏易受结核菌侵袭的网状内皮细胞。③甲状腺组织对结核菌有较强的免疫力。④甲状腺的胶质对结核菌有拮抗作用。⑤对其他部位结核病及时抗痨治疗，减少了结核病的血源性播散。

（二）病理特征

病理特征多为由郎罕（Langhans）巨细胞、上皮样细胞、淋巴细胞和成纤维细胞所形成的结核性肉芽肿坏死，伴干酪样坏死物，抗酸染色可找到结核杆菌（图5-1）。病理学上常分为四型：

1.肉芽肿型　本型临床最多见。由上皮细胞肉芽肿构成，周围淋巴细胞包绕，可见朗罕巨细胞，甲状腺结节性肿大，质地坚硬。

2.干酪型　多为孤立性结节，有干酪样坏死和寒性脓肿。

3.弥漫型　甲状腺明显肿大，表面较硬小结节，不光滑，类似弥漫性甲状腺肿。

4.粟粒型　多在术后病理检查或尸检发现粟粒样结核结节，无特殊意义。

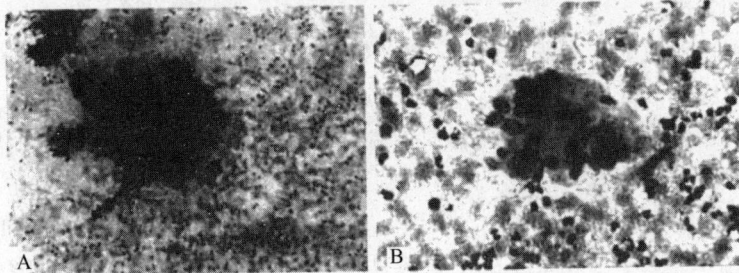

图5-1　甲状腺结核细胞学形态吉姆萨染色示上皮样细胞、
中心坏死和炎症细胞（A，×100倍），多核巨细胞（B，×400倍）

（三）临床表现

甲状腺结核可伴有全身结核中毒症状，如盗汗、乏力及消瘦等。局部可触及甲状腺肿大或结节，病灶多位于甲状腺右叶，单叶病灶为主。肿块质地较硬，结节状，无痛性，活动性差，偶有压痛，但肿块无明显的特异性，容易与甲状腺肿瘤相混淆。肿大的甲状腺可压迫周围器官产生吞咽困难、呼吸困难及声音嘶哑等。部分受结核侵袭的甲状腺可发生功能变化，表现为功能亢进或功能低下。

（四）实验室和其他检查

甲状腺结核不同时期的组织学改变不同，辅助检查还尚不能定性诊断，注意既往有无结核病史，有无结核中毒症状的存在，按程序选用血沉和结核菌素试验，进一步行同位素、B型超声和（或）CT检查，并注意与甲状腺腺瘤、结节性甲状腺肿、甲状腺癌等疾病相鉴别。

1.超声检查　表现为中低回声肿块，或不规则低回声暗区，其内可有强回声及声影，区别于边界清晰的甲状腺瘤和囊肿，但不易与甲状腺癌鉴别，因为二者均可出现钙化和颈淋巴结肿大。

2.CT检查　显示为密度不均匀的肿块，脓肿形成时中央呈水样密度区，若见散在钙化灶，则为结核的重要影像特点，应高度怀疑。

3.细针穿刺细胞学检查　对疑似本病的患者，可选用细针穿刺活检，必要时粗针穿刺；对＜2cm的甲状腺结节行B超引导下穿刺可提高诊断的准确性，减少假阴性；可反复多次穿刺检查。结果可见上皮样细胞、干酪样坏死物、淋巴细胞，多见郎罕巨细胞，偶见中性粒细胞。仅见郎罕巨细胞和结核性肉芽肿，尚不能排除亚急性甲状腺炎、桥本甲状腺炎、Riedel甲状腺炎和类肉瘤,但若并存干酪样坏死物和(或)结核杆菌,则可确诊。

4.核素扫描 腺叶形态不规则、腺体增大、核素分布不均匀,见到异常核素分布缺损区,即"冷结节"或"凉结节",证明病灶处为甲状腺无功能区,失去摄碘功能。

5.其他 血象、甲状腺功能、结核菌素实验等检查均可辅助诊断。

(五)诊断和鉴别诊断

甲状腺结核诊断比较困难,因其发病率低,大部分病例的症状不典型,导致误诊率较高。甲状腺结核的诊断主要依靠临床表现和辅助检查。其诊断要点首先要排除甲状腺功能亢进与急性甲状腺炎,其次要与甲状腺癌、Riedel 甲状腺炎及结节性甲状腺肿相鉴别。

甲状腺结核的诊断主要依据有以下3点:①甲状腺腺体组织内找到结核杆菌。②肉眼或组织学上可清楚看到结核结节、干酪样坏死组织与脓液,单凭结核结节尚不能肯定诊断,因为亚急性甲状腺炎同样有假结节与巨细胞而难以区分,但与结核无关。③并发粟粒结核或全身其他部位有原发性结核病灶存在。

(六)治疗

甲状腺结核治疗的总的原则是应用全身抗结核药物和外科切除结核累及的甲状腺部分或引流(同时应根据甲状腺结核的病理类型、临床表现、伴发疾病等决定治疗方案。

1.药物治疗 抗结核药物是急性甲状腺结核最重要的治疗手段,药物在肺结核治疗中的成功使肺外结核的手术适应证明显缩小,同时甲状腺血运丰富,药物容易达到与积累。通常选用利福平、异烟肼、乙胺丁醇三联方案或加吡嗪酰胺的四联方案,抗结核药物至少坚持6个月以上。

2.手术治疗 慢性甲状腺结核首选手术。优势在于见效快、疗程短;手术后再行抗结核治疗,疗效确切,预后更好;手术治疗可同时处理合并病,如结节性甲状腺腺肿、甲状腺癌等。

如有以下情况应积极选择手术治疗:

(1)对于有明显压迫症状的患者应进行手术解除压迫,同时尽量清除病灶;

(2)甲状腺结核合并肿瘤可疑者;

(3)伴有颈淋巴结结核者,病灶切除的同时应行颈淋巴结摘除;

(4)寒性脓肿形成应完整切除腺叶;

(5)合并非特异性感染,脓肿形成并浸润至肌肉、皮肤组织者应在联合抗生素的情况下仅行脓肿切开引流并视情况二期手术。同时手术治疗后应该进行正规药物治疗,以达到根治的目的。

(孙红艳)

第四节 甲状腺瘤

一、病因及发病机制

甲状腺腺瘤的病因未明,可能与以下因素有关。

1.性别 甲状腺腺瘤在女性的发病率为男性的4～6倍,提示可能性别因素与发病有关,但目前没有发现雌激素刺激肿瘤细胞生长的证据。

2.癌基因 甲状腺腺瘤中可发现癌基因 c—myc 的表达。腺瘤中还发现癌基因 H—ras

第12、13、61密码子的活化突变和过度表达。高功能腺瘤中还发现TSH－G蛋白腺嘌呤环化酶信号传导通路所涉及的突变,包括TSH受体跨膜功能区的胞外和跨膜段的突变及刺激型GTP结合蛋白的突变。上述发现表明腺瘤的发病可能与癌基因有关,但上述基因突变仅限于少部分腺瘤。

3.家族性肿瘤 甲状腺腺瘤可见于一些家族性肿瘤综合征中,包括Cowden病和Catney联合体病等。

4.外部射线照射 幼年时期头、颈、胸部曾经进行过X线照射治疗的人群,其甲状腺癌的发病率约增高100倍,而甲状腺腺瘤的发病率也明显升高。

5.TSH过度刺激 在部分甲状腺腺瘤患者可发现其血TSH水平增高,可能与发病有关。其机制可能是缺碘和致甲状腺肿物质的联合作用,导致甲状腺素的合成及分泌降低,反馈性地引起垂体分泌释放过高的TSH,甲状腺滤泡上皮长期在其作用下过度增生。试验发现,TSH可刺激正常甲状腺细胞表达前癌基因c－myc,从而促使细胞增生。

6.甲状腺自身免疫性疾病 桥本甲状腺炎和甲状腺功能亢进均较其他病变合并甲状腺癌的几率高,这可能与机体自身免疫功能紊乱有关。主要是与免疫系统对机体肿瘤细胞的免疫监视和杀灭功能减弱有关。

7.其他 高功能腺瘤的发病机制研究表明,腺瘤细胞上TSH受体基因不同位点发生突变,或刺激性G蛋白的α亚单位有点突变,损害了GTP酶的活性,导致GTP酶的活性降低,cAMP的产生增加,出现在没有TSH作用的情况下,受体持续性激活,产生过量的甲状腺激素,临床上出现甲状腺功能亢进。

二、病理

甲状腺腺瘤根据其组织来源可分为三类:来源于滤泡上皮细胞的肿瘤、来源于滤泡旁细胞的肿瘤和来源于间叶组织细胞的肿瘤。其中,来源于滤泡上皮细胞的称为甲状腺腺瘤(thyroid adenoma)。来源于滤泡旁细胞的称为滤泡旁细胞瘤或C细胞腺瘤(c－cell adenoma),很少见。来源于间叶组织细胞的肿瘤和其他器官一样,多种多样,良性肿瘤在其母组织名称后加瘤,如脂肪瘤、平滑肌瘤和血管瘤等。

1.来源于滤泡上皮细胞的肿瘤(甲状腺腺瘤) 根据细胞形态、结构及功能不同又分为滤泡状腺瘤、乳头状腺瘤、功能自主性甲状腺腺瘤、嗜酸性细胞腺瘤、腺脂肪瘤、玻璃样变性梁状腺瘤等。

(1)滤泡状腺瘤:滤泡状腺瘤是最常见的甲状腺瘤,腺瘤一般为单发,偶见一个以上。直径多在2～5cm,小者可＜1cm,大的可达10cm以上,表面被覆完整的包膜,切面实性,质细腻,颜色根据其是否有水肿、黏液变性、出血囊性变而不同。细胞丰富时,呈淡红色或灰红色鱼肉状,当细胞较少而胶质多时则呈浅棕红色带胶质光泽。较大的腺瘤常有出血囊性变,并有瘢痕组织从中心向外放射,偶有合并钙化。瘤组织由大小不等的滤泡构成,细胞呈单层立方形或扁平状,腔内有粉红色的胶状体,间质常有充血、出血或水肿,胶原纤维常伴透明化、钙化和骨化等。根据其腺瘤实质组织的构成分为:

1)胚胎型腺瘤(embryonal adenoma):由实体性细胞巢和细胞条索构成,肿瘤细胞分化较原始,类似胚胎期甲状腺组织,不形成滤泡,细胞呈小梁或条索状排列,无明显的滤泡和胶体形成。瘤细胞多为立方形,体积不大,细胞大小一致。胞浆少,嗜碱性,边界不甚清;胞核大,染色质多,位于细胞中央。间质很少,多有水肿。包膜和血管不受侵犯。

2)胎儿型腺瘤(fetal adenoma):亦称小滤泡腺瘤,肿瘤由类似胎儿甲状腺的小滤泡构成,主要由体积较小而均匀一致的小滤泡构成。滤泡可含或不含胶质。滤泡细胞较小,呈立方形,胞核染色深,其形态、大小和染色可有变异滤泡分散于疏松水肿的结缔组织中,间质内有丰富的薄壁血管,常见出血和囊性变。

3)单纯性腺瘤(simple adenoma):滤泡形态和胶质含量与正常甲状腺相似,又称为正常大小滤泡腺瘤(normofollicnilar adenoma)。肿瘤细胞分化良好,滤泡形态结构类似正常细胞滤泡,内含胶质,但滤泡排列较紧密,呈多角形,间质很少。

4)胶性腺瘤(colloidal adenoma):又称巨滤泡性腺瘤,最多见,瘤组织由成熟滤泡构成,细胞形态和胶质含量与正常甲状腺细胞相似,但滤泡的大小差异大,排列紧密,有时可融合成囊。

5)不典型腺瘤(atypical adenoma):很少见,发病率约占滤泡腺瘤的2%,肉眼见肿瘤体积较大,平均直径在5~6cm,腺瘤包膜完整,质地坚韧,切面实性灰白色,细腻而无胶质光泽。镜下细胞丰富,呈梭形、多边形或不规则形,密集,呈片状和弥漫性分布,结构不规则,不形成滤泡,间质甚少,核有异型,深染,染色质呈颗粒状,但核分裂象少见,间质少,无水肿。细胞虽然有异型,但无血管浸润和包膜浸润,无转移,呈良性。在处理这种腺瘤时,一定要仔细小心,多处取材,排除恶变。有专家称,至少取8~12块,没有发现包膜和血管浸润后才能做出非典型腺瘤的诊断。

6)透明细胞腺瘤(clear adenoma):是十分少见的滤泡腺瘤亚型,由透明细胞构成,瘤细胞呈巢状或片状排列,部分区域形成滤泡或不完整滤泡,缺乏胶质。电镜下可见瘤细胞胞浆富含糖原和呈囊泡状肿胀的线粒体,可能与细胞水肿和变性有关。免疫组化标记染色甲状腺球蛋白(Tg)染色阳性,可以与其他转移和原发的透明细胞形态的肿瘤进行鉴别。不过要特别注意,透明细胞变性在滤泡细胞癌中的发病率远远高于滤泡腺瘤,故发现透明细胞变性区要多取材,以便排除滤泡细胞癌。

进行这些亚型分类的目的在于,腺瘤内的细胞数越多,提示腺瘤发生恶变的机会越大,越应积极寻找恶变的依据,包括血管和(或)包膜的浸润等。

(2)乳头状腺瘤:良性乳头状腺瘤少见,多呈囊性,故又称乳头状囊腺病。乳头由单层立方或低柱状细胞覆于血管及结缔组织构成,细胞形态和正常静止期的甲状腺上皮相似,乳头较短,分支较少,有时见乳头中含有胶质细胞。乳头突入大小不等的囊腔内,腔内有丰富的胶质。瘤细胞较小,形态一致,无明显多形性和核分裂象。甲状腺腺瘤中,具有乳头状结构者有较大的恶性倾向。凡有包膜浸润或血管受侵犯现象,均应列为乳头状癌,如具有1~2级乳头分支,瘤细胞排列整齐,异形核很小,分裂象偶见,且包膜完整,可暂时按乳头状瘤处理,但手术后定期随访有无复发与转移。

(3)高功能甲状腺腺瘤:高功能腺瘤是一种少见的甲状腺腺瘤。腺瘤组织功能自主,不受垂体分泌的TSH调节。在腺瘤形成的初期,瘤体外的甲状腺组织仍能正常分泌甲状腺激素,保持正常的反馈调节,甲状腺功能正常。随着病情进展,分泌的甲状腺激素增多,出现甲状腺功能亢进的表现,垂体TSH分泌受到抑制。结节周围的甲状腺组织功能部分或完全被抑制。

(4)特殊的腺瘤

1)嗜酸性细胞腺瘤(oxyphil cell adenoma):又称Hurthle细胞瘤,绝大部分或全部肿瘤细胞由嗜酸细胞构成,瘤细胞体积大,呈多角形,细胞可分成梁索片状或实体片状分布,较少形成滤泡,即使形成滤泡,也很少含胶质,有时瘤细胞可围绕血管形成假菊形团。细胞排列呈条索状或腺泡状。偶成滤泡或乳头状。乳头结构有二级分支,要与乳头状癌鉴别。胞浆丰富,含有丰富的线粒体,核小深染,核仁突出,核异型性明显。虽然细胞学表现提示嗜酸细胞滤泡腺瘤有恶性的可能,但由于其生物学行为缺乏浸润性,提示为良性病变。

2)腺脂肪瘤(adenolipoma):是非常少见的良性肿瘤。肉眼见包膜完整,分界清楚。光镜下见分化成熟的脂肪组织中有小滤泡和呈单纯性结构的滤泡岛,或由分化成熟的滤泡和脂肪构成。有人认为是腺瘤间质的脂肪化生。

3)玻璃样变性梁状腺瘤(hyalinizing trabecular adenoma):也是一种少见的特殊类型的腺瘤,表现为包膜完整的肿块。细胞丰富,形成细胞柱,呈梁状条索状排列伴有突出的玻璃样变性,玻璃样变性可出现在肿瘤细胞的胞浆内,也可出现在细胞外间隙。小梁曲直不一,可形成特殊的"器官样"构象,与髓样癌、乳头状癌、副节瘤的图像相似,但为良性病变。有时可出现核沟和砂粒体,但很少见—免疫组化染色和甲状腺球蛋白总是阳性表达,可与其他肿瘤相鉴别。同时也出现局灶性的表达 NSE、嗜铬素 A。

2.来源于滤泡旁细胞的肿瘤 滤泡旁细胞,即 C 细胞,边界清楚的良性肿瘤称为 C 细胞腺瘤,部分不形成肿块的称为 C 细胞增生症。

(1)C 细胞增生症(C—cell hyperplasia):C 细胞增生,均认为是家族性髓样癌的前期病变,也可为反应性增生,其以两侧叶的中心部位较明显,呈弥漫性或结节性增生;常为多发性,结节多有明显的界限但结节中常有甲状腺滤泡的夹杂,无淀粉样物质沉积。弥漫性增生的 C 细胞可位于甲状腺滤泡内或滤泡旁,呈小叶分布。有学者认为,每个滤泡中 C 细胞数在 6 个以上或每个低倍视野内 C 细胞超过 50 个即可诊断为 C 细胞增生症。作为髓样癌的前期病变,增生的 C 细胞存在一定的异型性,如核大,深染,细胞大小稍不一致等。常见的继发于甲状旁腺功能亢进、桥本甲状腺炎、甲状腺肿瘤等的 C 细胞增生症,增生的 C 细胞无明显的异型性。C 细胞在 HE 切片上也很难辨认,常常需要做降钙素的免疫标记染色,增生的 C 细胞为强阳性。

(2)C 细胞腺瘤(C—cell adenoma):C 细胞腺瘤,是由 C 细胞发生的具有完整包膜包裹的良性肿瘤,极其罕见。镜下形态与透明变性的梁状肿瘤相似,鉴别的主要依据依然是降钙素的免疫组化标记,C 细胞腺瘤呈阳性反应而梁状腺瘤为阴性。C 细胞腺瘤与髓样癌的关系是否有别于髓样癌还有争议。有人提出 C 细胞腺瘤就是髓样癌的早期病变,与髓样癌无本质的区别,还有待进一步研究证实。

3.来源于间叶的肿瘤 原发性甲状腺的良性间叶性肿瘤如脂肪瘤、血管瘤、纤维组织细胞瘤等,均较少见。形态学表现和发生在其他器官的良性间叶性肿瘤相似,无特殊。

三、临床表现

甲状腺腺瘤可发生于任何年龄,好发于 20～40 岁女性,大于 40 岁发病逐渐减少,多数无自觉症状,绝大部分患者为偶然触及或他人发现颈部肿块。近年来部分患者常在体格检查时被医师发现。肿瘤常无痛,为单发、圆形或椭圆形,表面光滑,质地较韧,边界清楚,与皮肤无粘连,可随吞咽移动。增长缓慢,可长时间维持原状或不发生变化。一旦肿瘤内出血或囊变,体积可突然增大,且伴有疼痛和压痛,但过一时期又会缩小或囊性变,甚至消失。少数增大的肿瘤压迫周围的组织,引起器官移位,但气管狭窄罕见;患者会感到呼吸不畅,特别在平卧时为甚。胸骨后的甲状腺腺瘤压迫气管和大血管后可引起呼吸困难和上腔静脉压迫症。少数腺瘤可因钙化斑块使瘤体变得坚硬。少数病例在一定时候可出现甲状腺功能亢进症状,产生过量甲状腺激素可能是功能性腺瘤,但也可能由腺瘤周围的甲状腺组织增生引起当瘤体生长迅速,活动受限,质地硬,表面不平整,出现声音嘶哑,呼吸困难,颈部淋巴结肿大,应考虑有恶变可能高功能腺瘤临床上常先出现甲状腺结节,逐渐增大,数年后出现甲状腺功能亢进表现,但甲状腺功能亢进的临床表现比较轻,不伴突眼。

四、实验室及相关辅助检查

1.甲状腺功能检查　血清 TT_3、FT_3、TT_4、FT_4、TSH 均正常。高功能腺瘤血清甲状腺激素水平 T_4、FT_4、T_3、FT_3 升高,血 TSH 水平降低。

2.X 线检查　如腺瘤较大,颈胸部 X 线检查可见气管受压移位,部分患者可见瘤体内钙化等。

3.核素扫描　90%的腺瘤不能聚集放射性物质,核素扫描多显示为"冷结节",少数腺瘤有聚集放射性碘的能力,核素扫描示"温结节";自主性高功能腺瘤表现为放射性浓聚的"热结节";腺瘤发生出血、坏死等囊性变时则均呈"冷结节"。

4.B超检查　对诊断甲状腺腺瘤有较大的价值,超声波下腺瘤和周围组织有明显的界限,有助于辨别单发或多发,囊性或实性。

5.甲状腺穿刺活检(fine needle aspiration,FNA)　有助于诊断,特别在区分良恶性病变时有较大的价值。

五、诊断及鉴别诊断

甲状腺瘤的诊断可参考以下几点:①20～40 岁青壮年颈前单发结节,少数亦可为多发的圆形或椭圆形结节,表面光滑、质韧、随吞咽活动,多无自觉症状;颈部淋巴结无肿大。②甲状腺超声检查,多为单发实性结节,边界清楚,部分可为囊实性结节。③甲状腺功能检查正常;甲状腺抗体水平正常,肿瘤发生出血时,血清 Tg 水平可短期升高。高功能腺瘤血清甲状腺激素水平 T_4、FT_4、T_3、FT_3 升高,血 TSH 水平降低。④核素扫描多显示为"冷结节",少数腺瘤有聚集放射性碘的能力,核素扫描示"温结节";自主性高功能腺瘤表现为放射性浓聚的"热结节";腺瘤发生出血、坏死等囊性变时则均呈"冷结节"。⑤甲状腺 FNA 检查对诊断极有帮助。⑥服用甲状腺激素 3～6 个月后肿块不缩小或更明显突出。病理活检是确诊的主要手段,由于甲状腺瘤有恶变倾向,特别是乳头状腺瘤,诊断确立后应尽快治疗。

甲状腺腺瘤需要与以下疾病相鉴别:

1.结节性甲状腺肿　虽有单发结节,但甲状腺多成普遍肿大,在此情况下易于鉴别。一般来说,腺瘤的单发结节长期病程之间仍属单发,而结节性甲状腺肿经长期病程后多呈多发结节。腺瘤结节内外图像不一致而结节性甲状腺肿结节内外图像一致。腺瘤挤压包膜外围的组织形成挤压带而结节性甲状腺肿不挤压周围组织。另外,甲状腺肿流行地区多诊断为结节性甲状腺肿,非流行地区多诊断为甲状腺腺瘤。在病理上,甲状腺腺瘤的单发结节有完整包膜,界限清楚。而结节性甲状腺肿的单发结节无完整包膜,界限也不清楚。

2.甲状腺癌　可表现为甲状腺质硬,结节表面凹凸不平,边界不清,颈淋巴结肿大,并可伴有声音嘶哑、霍纳综合征等。病理鉴别的要点就是血管浸润和包膜浸润,有血管或包膜浸润者为微小浸润癌,无则为腺瘤。细胞的丰富程度及细胞的异型性并不是诊断的指标,对判断良恶性没有意义。

六、治疗

1.甲状腺激素治疗 能抑制垂体 TSH 对甲状腺腺瘤的刺激,从而使腺瘤逐渐缩小,甚至消失。从小剂量开始,逐渐加量。可用左甲状腺素 50～150μg/d 或干甲状腺片 40～120mg/d,治疗 3～4 个月。适于多发性结节或温结节、热结节等单结节患者。如效果不佳,应考虑手术治疗。高功能腺瘤有人建议随诊或试用甲状腺激素。随诊期间注意肿瘤大小的变化,如出现肿瘤逐渐增大,或出现周围浸润表现或压迫症状,须重复 FNA 检查,或手术治疗。

2.手术治疗 近年来研究证实,临床上诊断单发结节在手术切除后病理检查约＞10％是甲状腺癌,所以对单发结节最好是手术切除。

若有下列情况时,更应及时治疗:①年龄＜20 岁年轻人或＞40 岁成年人,尤其是男性患者。②患者在幼年时,因颈面部或纵隔某些疾病有过放射治疗史。③肿块迅速增大,质地坚硬,表面不平,活动受限,伴颈淋巴结肿大者。④同位素扫描为"冷结节"。⑤B 超检查证实为实质性肿块。⑥引起甲亢者。⑦年轻的高功能腺瘤患者。

目前多主张做患侧腺叶切除或腺叶次全切除而不宜行腺瘤摘除术。约有 25％的甲状腺瘤为多发,临床上往往仅能查到较大的腺瘤,单纯腺瘤摘除会遗留下小的腺瘤,日后造成复发。切除标本须立即行冷冻切片检查,以判定有无恶变。若证实为恶性病变,应进一步扩大手术范围。若证实为甲状腺瘤时,则可结束手术。

3.超导消融疗法 此法治疗甲状腺瘤效果也很满意,基本上达到手术治疗效果,颈部无瘢痕,安全无不良反应。

适应证:①肿瘤直径＜5cm。②年龄大,伴心、肺等器官疾病不能耐受手术者。③患者不愿或拒绝手术者。④双侧多发甲状腺瘤。

4.同位素[131]I 治疗 另外,也可以用同位素[131]I 治疗甲状腺腺瘤,但对于治疗高功能腺瘤使用[131]I 的剂量大于治疗 Graves 病的剂量。此法多用于年龄较大者。

(侯海涛)

第五节 甲状腺囊肿

甲状腺囊肿是指在甲状腺中出现的含有液体的囊状物。该囊状物可能很大(＞5cm 即为手术指证),也可能很小(＜1cm),小的甲状腺囊肿须经由彩超检查才能发现,较大的甲状腺囊肿则用肉眼观察即能发现,常常是患者自行发现,然后由医师触及结节,再经由彩超检查获得证实。本病女性发病率高于男性。临床上所见的甲状腺囊肿,大多数是假性囊肿,并不是一个单独的疾病。绝大多数囊肿系由单纯性甲状腺肿、结节性甲状腺肿、甲状腺腺瘤退变而来。临床上也有少数囊肿是由颈部外伤甲状腺内部血管损伤出血而引起血肿样囊肿。只有少数囊壁为鳞状上皮的囊肿,为真性甲状腺囊肿,系来源于化生或甲状舌骨管残余或第 4 腮裂残余,临床上极为少见。

一、病因与发病机制

甲状腺囊肿是甲状腺良性占位的常见病变之一。其病因目前尚不清楚。可能与碘代谢、性激素、地区性、饮食习惯及家族有关。多数学者认为甲状腺囊肿形成与碘缺乏有关，尤其在我国。甲状腺囊肿产生的原因多是由于患者身体吸收的碘量不足，血液中甲状腺激素浓度因此而降低，通过神经－体液调节使腺垂体分泌大量的 TSH，促使甲状腺肿大。初期，扩张的滤泡分布较均匀，散布在腺体内部周围，形成弥漫性甲状腺肿。如果未经治疗，形成结节性甲状腺肿，进而发生坏死而形成甲状腺囊肿。同时，越来越多的研究证实，高碘地区食盐加碘容易诱发甲状腺疾病。在一些含碘量高或不缺碘的地区，如果再食用含碘盐，就非常容易诱发甲亢和甲状腺疾病的发生，甚至使该地区的甲状腺囊肿发生率也增高。

二、病理

从病理来看，甲状腺囊肿可分为胶性囊肿、浆液性囊肿、出血性囊肿等。

1.胶性囊肿　主要来源于胶性甲状腺肿，巨大的含胶滤泡发生变性，若干个滤泡逐渐融合成一个囊肿，囊内胶质成分均系碘化的甲状腺球蛋白，黏稠，褐色，囊壁厚薄不一，系扁平滤泡上皮细胞。

2.浆液性囊肿　常发生于结节性甲状腺肿和甲状腺瘤、长期生长过程中，结节长大，压迫静脉血管造成供血不良，组织缺血，发生萎缩性变性，间质内淤血水肿，液体积聚而形成囊肿。

3.出血性囊肿　浆液性甲状腺囊肿囊液较稀薄，若在演变过程中组织发生缺血性坏死、周围血管失去支撑而破裂出血，则形成出血性囊肿。

诸囊肿壁均系纤维结缔组织，上皮细胞较少，当然在疾病的演变过程中常为结节或甲状腺瘤发生部分囊性变，故而临床上可见囊腺瘤的病例。甲状腺癌亦可发生坏死、出血、液化而形成囊肿。

三、临床表现

本病多发生于 20～40 岁女性。囊肿多为单发，也可多发，肿物呈圆形或类圆形，大小不等，小者如花生米大小，大者可如鸭蛋大小。表面光滑，边界清楚，质地软，随吞咽上下移动，无触压痛。囊肿内容物较多时，囊腔内压力较高，较坚实，质地较硬；若囊肿内容物不多，囊内压力不高，则肿块较柔软，伴囊性感。囊肿增大缓慢。通常不产生明显的自觉症状，偶可因囊肿内出血，肿物短期内迅速增大，局部出现疼痛及压迫症状，可伴有声音嘶哑及呼吸困难，甚至吞咽困难。颈部钝器外伤引起甲状腺出血性囊肿，有明显的疼痛感，颈部肿块迅速增大，疼痛加重。数日后颈部肿块停止增大或增大速度减慢，则疼痛好转。以后囊肿内血液吸收，肿块缩小，逐渐消失。

四、辅助检查

1.B超检查　可直接明确诊断，肿物为甲状腺内囊性变，多为单发，边界清楚。肿物有时可达锁骨下及胸骨后。

2.核素甲状腺扫描　如[131]I 等扫描示甲状腺内"凉"结节。

3.CT、MRI 检查　若肿物较大或伴有压迫症状，有必要进行 CT 或 MRI 检查，观察周围组织器官受压情况,一般指导治疗。

4.甲状腺功能 一般情况下 TSH、T_3、T_4 正常。

五、诊断及鉴别诊断

根据甲状腺出现无任何症状的肿物,表面光滑,质地软,随吞咽上下移动,无触压痛。核素扫描为甲状腺内"凉"结节;B超检查肿物为囊性,表面光滑,即可确诊。

鉴别诊断包括:

1.甲状腺腺瘤 一般均为甲状腺内单发的无任何症状的良性占位。腺瘤质地较韧,囊肿较软,B超检查可鉴别。

2.结节性甲状腺肿的单发结节 甲状腺囊肿患者,健侧甲状腺一般不大,仅患侧甲状腺叶增大;而结节性甲状腺肿的双侧甲状腺叶均增大,质地较韧,而且经过一定时间后单个结节可演变为多个结节。核素扫描和B超检查均有助于鉴别。

六、治疗

甲状腺囊肿虽然大多无任何临床症状,但因其持续增大,而且囊内有出血的危险,因此,对已确诊的甲状腺肿均应采取治疗措施。对浅表且直径<3cm 的小囊肿可用非手术疗法,硬化剂治疗,行局部穿刺抽吸后无水乙醇灌注冲洗,无水乙醇保留 1～2ml 即可。此法创伤小,痛苦少,疗效好,患者易接受,但有继发出血的风险。较大的囊肿以手术治疗为主。尤其直径>4cm 的甲状腺囊肿,恶变率增高,手术方式以单纯甲状腺次全切除为妥。

七、预后

甲状腺囊肿是甲状腺的良性病变,行穿刺抽吸后无水乙醇灌注后,若有复发,可再次行穿吸灌注,若灌注 3 次后囊肿复发或囊肿增大明显,即行手术治疗。手术预后良好。偶尔有复发再手术治疗。

(孙红艳)

第六节 甲状腺癌

一、甲状腺癌的临床表现

甲状腺癌占全身恶性肿瘤不到 1%,但在内分泌腺体恶性肿瘤中却属于常见的疾病。学者 Boone 统计发现,在美国 2002 年就有超过 2 万人被确诊患有甲状腺癌,其中 1.6 万人为女性,约有 1300 人死于甲状腺癌。在多数国家,甲状腺癌的年发病率为男性 0.9～2.6/10 万人,女性为 2.0～5.9/10 万人。根据上海市疾病预防控制中心统计:甲状腺癌的发病率呈逐年增加的趋势,尤其以女性明显。2008 年上海城市女性发病率高达 21.2 人/10 万人,2009 年发病率升至 25.03 人/10 万人。甲状腺癌的发病率已跃升至女性常见恶性肿瘤的第 5 位。2012 年北京发布的居民恶性肿瘤报告中显示,从 2000—2010 年甲状腺癌的发病率增长了 223.75%。

甲状腺癌因病理分型各异,临床表现不尽相同。腺癌的患者其甲状腺占位多逐渐出现。

未分化癌的患者短期内即可出现增大的甲状腺结节,质硬、随吞咽上下活动性减少,较早出现颈部淋巴结转移。甲状腺癌的特点是发病少见和预后良好。以下依据不同的病理分型阐述其临床特点:

（一）甲状腺乳头状癌（papillary thyroid cancer,PTC）

甲状腺乳头状癌属低度恶性肿瘤,病史一般较长。本病多见于 40 岁左右的青壮年,以女性为多,男女之比为 1：(1.5～3)。是甲状腺癌中最常见的病理类型,占成年人甲状腺癌的 60%～70% 和儿童甲状腺癌的 70% 左右。在外部射线所致的甲状腺癌中,85% 为乳头状癌。需要注意的是,男性甲状腺结节中癌的比例高于女性,儿童期的甲状腺癌绝大多数属本型。

PTC 的早期表现为逐渐肿大的颈部肿块,肿瘤多为单发,少数为多发或双侧发病,肿瘤大小不一,质地硬、不规则、活动差。肿块为无痛性,由于患者无明显的不适、肿瘤生长缓慢,特别是隐匿型和腺内型,可无任何不适。由于 PTC 多缺乏明显的恶性表现,就诊时间通常较晚,且易误诊为良性变。随着病程的进展,晚期癌组织侵犯周围软组织、神经或软骨时,可出现不同程度的声音嘶哑、发音困难、吞咽困难和呼吸困难等,这时通常已经伴有同侧颈部淋巴结转移。

颈部体检可触及质地较硬、边界不清、表面凹凸不平的非对称性的肿物。肿块可随吞咽活动说明仍然局限在甲状腺腺体内,较为固定则常为肿瘤侵犯了气管及周围组织。甲状腺乳头状癌在初诊时约 50% 以上的患者有淋巴结转移,多局限于甲状腺区域,另可通过淋巴结转移至颈部或上纵隔。只有约 5% 的患者发生血行转移,主要为肺部转移。甲状腺乳头状癌的肺部转移对肺功能影响少,患者可带瘤维持相对正常的肺功能 10～30 年。肺部转移灶逐渐发展可导致阻塞性和限制性肺病。由于肺部的转移病灶可有分泌甲状腺素的功能,故在行甲状腺切除术后成为了体内甲状腺素的来源另一个常见的转移部位为骨骼系统（颅骨、椎骨、胸骨、盆骨等）。

（二）甲状腺滤泡状癌（follicular thyroid cancer,FTC）

该病理类型可发生于任何年龄,以中老年人较多,是甲状腺第二位常见的恶性肿瘤。发病率女性多于男性,但与乳头状癌相比,男性患者相对较多。多数病程较长,肿块多单发,少数多发,生长缓慢,缺乏明显症状。早期可随甲状腺活动,当肿瘤侵犯邻近组织后,可出现如前所述的压迫症状。甲状腺滤泡状癌以血行转移为主,初诊时常伴有远处转移,骨、肺、脑为常见的转移部位,其次为肝脏、膀胱、皮肤等。骨骼的转移灶多为溶骨性改变,较少出现成骨性改变。少部分患者则以转移症状,如股骨、脊柱的病理性骨折为首发表现。滤泡状癌较少发生淋巴结转移,与甲状腺乳头状癌相比,发生颈部和纵隔区域的淋巴结转移较少,为 8%～13%。甲状腺滤泡状癌标本检查时,大多数为实性、肉样、质较软。肉眼可见完整包膜,但不易发现包膜浸润。也可发生出血、坏死、囊性变和纤维化等退行性变。

（三）甲状腺髓样癌（medullary thyroid cancer,MTC）

甲状腺髓样癌起源于分泌降钙素的甲状腺 C 细胞（即滤泡旁细胞,parafolliculay cell）。1959 年 Hazand 等首次提出髓样癌的概念,在此之前,它被归类于未分化癌。该病理类型临床较少见,占甲状腺癌的 5%～12%。甲状腺髓样癌分为遗传性和散发性两类:其中遗传性的甲状腺髓样癌属家族性的常染色体显性遗传,表现为多发性内分泌肿瘤（multiple endocrine neoplasia,MEN）系统的第 II 型,伴有嗜铬细胞瘤、甲状旁腺瘤或垂体瘤等。C 细胞起源于神经嵴,与肾上腺髓质细胞、十二指肠分泌肠促胰肽（secretin）的 S 细胞、分泌胃泌素的 G 细胞等属于同一起源。大部分甲状腺髓样癌与定位于第 10 号染色体 q11.2 的 RET 癌基因有关。本病多见于 30～40 岁的中年人，男女发病率无明显差异。根据遗传性特点和伴发的疾病，甲状腺髓样癌可分为四类：

1. 散发性 MTC　占甲状腺髓样癌的 75% 左右，非遗传型，一般单侧发病多见，无伴发其他内分泌腺病变。50 岁是散发性甲状腺癌的高发年龄，男女发病比例为 1∶1.3。

2. 家族非多发性内分泌腺瘤性 MTC　指有家族遗传倾向，但不伴有其他内分泌腺疾病的征象。在所有类型中恶性度最低，高发年龄在 40～50 岁。其基因突变模式与 MEN ⅡA 相同。

3. MEN ⅡA 型　在多发性内分泌腺瘤中与甲状腺髓样癌有关的是 MEN ⅡA 和 MEN Ⅱ B。MEN ⅡA 也称 Sipple 综合征，以伴有嗜铬细胞瘤和甲状旁腺功能亢进为特征。约有 30% 的 MEN ⅡA 型和家族性甲状腺髓样癌的基因携带者没有明显的临床表现。

4. MEN ⅡB 型　包括双侧甲状腺髓样癌、嗜铬细胞瘤（常双侧发病，且为恶性）、多发黏膜神经瘤，但很少累及甲状旁腺。本病男女发病率相似，高发年龄 30～40 岁。95% 的 MEN ⅡB 型病例可发现 RET 基因第 16 外显子（第 918 密码子）发生突变。特征性的临床表现为舌远端及其连接部位的黏膜神经瘤、嘴唇增厚、类马方体型（身体及其瘦长、上下肢比例失调、髋内翻、漏斗胸），以及整个胃肠道的多发黏膜神经瘤。

甲状腺髓样癌可有家族史，肿瘤恶性程度差别较大，一般呈中度恶性。大部分患者就诊时的主要表现为甲状腺的无痛性硬实结节，局部淋巴结肿大，有时淋巴结肿大成为首发症状。散发型患者多为一侧单发。家族型及 MEN Ⅱ 型的患者可为双侧甲状腺肿物。一般发展较慢，可在数年，甚至十数年内缓慢进展，少数发展急速，可短期内死亡。甲状腺髓样癌的临床表现有多样性的特点，如由于肿瘤可分泌前列腺素和 5—羟色胺，则可出现面部潮红和腹泻。腹泻出现较早，每日数次至十次不等，呈水样泻，常有腹痛和里急后重，饭后和夜晚加重，大便无脓血。患者一般仅有水及电解质丢失，营养障碍不明显。腹泻和肿瘤的演变有明显关系，一旦肿瘤切除即消失，如有转移或复发，腹泻再次出现。癌细胞分泌大量降钙素，血清降钙素水平明显增高，这是该病的最大特点。降钙素水平超过 600ng/L，应考虑 C 细胞增生或髓样癌。但临床上不出现低血钙，因降钙素对血钙水平的调节作用远不如甲状旁腺激素强大。若同时伴发嗜铬细胞瘤、甲状旁腺瘤或增生，以及神经节瘤或黏膜神经瘤，即为 MEN。

本病早期肿块活动度较好，晚期侵犯了邻近组织后则较为固定。此时可出现不同程度的压迫症状。甲状腺髓样癌的癌细胞转移较早，主要经淋巴转移。早期即侵犯甲状腺的淋巴管，并很快向腺体外的其他部位以及颈部淋巴结转移，也可通过血道发生远处转移，转移至肺、肝、骨和肾上腺髓质等。

家族性甲状腺髓样癌常合并其他系统肿瘤或细胞增生，出现相应的症状和体征。如 MEN Ⅱ 型伴发的嗜铬细胞瘤的临床表现包括头痛、心悸、焦虑、心动过速及阵发性或持续性高血压。血和尿中儿茶酚胺及其代谢产物增加。10%～25% 的 MEN Ⅱ 型基因携带者出现原发性甲状旁腺功能亢进症。有些可合并肾上腺皮质增生，出现库欣综合征。合并多发性神经纤维瘤者，出现口唇粗厚，眼睑、口唇和舌前部出现苍白带蒂的小结节。

（四）甲状腺未分化癌（anaplastic thyroid cancer，ATC）

甲状腺未分化癌为高度恶性肿瘤，男性发病较多，常见于老年人。部分未分化癌由分化型甲状腺癌（differentiated thyroid cancer，DTC）转化而来，也可在同一病例中同时存在分化型和未分化型癌。病前常有甲状腺肿或甲状腺结节多年,尤其是小细胞型的未分化癌,常发生在原有甲状腺肿或甲状腺结节的基础上,或由其他癌转化而来。绝大部分患者表现为进行性增大的颈部肿块。部分患者可追溯曾有颈部放射线照射史。患者肿块发展迅速,1~2个月可形成双侧甲状腺肿大伴疼痛。有的可形成巨大肿块,质地坚硬、固定、边界不清。病情发展非常迅速,特别常侵犯食管、气管,使之狭窄或溃破,也可累及颈部的神经和血管。甚至在气管与食管间隙形成肿块,导致声嘶、呼吸、吞咽障碍和明显的 Horner 综合征。未分化癌很早便发生颈淋巴结转移,首诊时已有颈部淋巴结转移的患者为 90%。常发生血行转移,近 30%的患者在初诊时已发生肺、骨等处的转移。本病转移快,死亡率高,常在半年内死亡。

(五)其他特异性的甲状腺恶性肿瘤

1.甲状腺鳞状细胞癌(squamous cell carcinoma of the thyroid,SCCT)　该类型可能为残余的甲状舌管或鳃裂上皮癌变而来,也可能在甲状腺肿瘤增生及炎症的基础上,发生鳞状上皮化生而来。SCCT 作为一种罕见的恶性肿瘤,具有较强的侵袭能力,恶性程度高,预后差。临床上患者常表现有肿块压迫症状。常伴有甲状腺周围淋巴结转移。强烈建议综合治疗,手术切除加术后放疗可能是主要的 SCCT 患者的治疗方案。

2.淋巴瘤　除了上皮性肿瘤之外,淋巴瘤是最常见的原发性甲状腺恶性肿瘤。原发性甲状腺淋巴瘤最常见的组织学类型为非霍奇金淋巴瘤,常发生于中老年人,女性多发。研究显示,该症 83%的患者同时合并慢性甲状腺炎。总体 5 年生存率为 46%~82%。

3.来源于甲状腺间质的恶性肿瘤　这些肿瘤好发于中老年女性,病理形态各不相同。甲状腺肉瘤(包括纤维肉瘤、淋巴肉瘤等)生长迅速,边界不清,易与周围组织粘连、固定。可侵犯相邻器官引起相应的临床表现。本病的恶性程度高,转移较早,主要表现为血行转移,淋巴转移很少见。

二、甲状腺癌的诊断

甲状腺癌常无明显临床症状,临床上有甲状腺肿大时,应结合患者年龄、性别、病史、体征及各项检查进行全面分析,诊断方面注意下述内容。

(一)病史及体检应注意的问题

儿童甲状腺结节患者约 50%为甲状腺癌,既往曾有颈部放射线暴露史,青年男性单发甲状腺实质性结节,既往曾患有的甲状腺结节短期内明显增大、并伴有压迫症状(持续性声音嘶哑、发音困难,吞咽困难,呼吸困难),体积较小而质地较硬的甲状腺单发结节,甲状腺结节活动受限或固定、坚硬、形状不规则,伴有颈部淋巴结肿大但无结核表现。

(二)影像学检查

1.超声检查　超声检查是目前诊断甲状腺疾病首选的影像学检查方法,具有简便、重复性好、无创、快捷、无电离辐射、价格便宜等优点。通过 B 超和彩色多普勒超声检查可以测量甲状腺的体积、结节的大小、有否钙化、质地(囊实性)、结构(弥散、单发或多发)、边界、回声特点(高回声、等回声和低回声)。同时可以评估颈部淋巴结的大小及结构特点。若甲状腺结节出现以下超声征象可提示为良性:①纯囊性结节;②由多个小囊泡占据 50%以上结节体积,呈海绵状改变的结节。

甲状腺癌超声显像下通常可出现以下征象:①低回声实质性结节;②结节内部可见丰富血流信号(TSH 正常情况下);③结节形态不规则、晕圈缺如;④结节内有微小钙化、针尖样弥散分布或簇状分布的钙化;⑤伴有颈部淋巴结超声影像异常,如淋巴结边界不规则、呈圆形、内部回声不均、出现钙化、皮髓质分界不清等。如超声影像中同时出现以上 5 项中的 3 项,则甲状腺癌可能性极大。

2.甲状腺核素显像 通过核素显像可以反映甲状腺局部代谢活性,作为超声形态学检查的补充,适用于评估直径>1cm 的结节。因甲状腺有吸碘和浓集碘的功能,放射线碘进入人体后大多数分布在甲状腺内,以此可观察甲状腺的形态以及甲状腺结节的吸碘功能,并可测定甲状腺的吸碘率。根据甲状腺结节显像情况并与周围正常甲状腺组织对比,可分为热结节、温结节、冷/凉结节。其中冷/凉结节部位无聚集显像剂的功能,图像表现为结节部位的放射性分布缺损,常见于甲状腺癌,但甲状腺囊肿、甲状腺腺瘤等良性病变亦可显示冷/凉结节。甲状腺成像图中热、温及冷结节分类,仅说明结节组织对^{131}I 和^{99m}Tc 摄取的功能状态,而与结节的良恶性无直接关系,不能作为甲状腺恶性肿瘤的诊断依据(表 5-2)。

表 5-2 结合超声及核素显像结果初步诊断判定

	热结节	冷结节
等回声/高回声	自主性高功能腺瘤	退行性结节
低回声、复合	自主性高功能腺瘤 滤泡状腺瘤	恶性肿瘤 甲状腺炎 出血
无回声	/	囊肿

3.CT 和 MRI CT、MRI 对于甲状腺结节的良恶性判断并不优于超声。甲状腺术前行颈部 CT 或 MRI 检查旨在观察邻近器官如气管、食管和颈部血管等受侵犯的情况,以及气管旁、颈部静脉周围、上纵隔有无肿大的淋巴结。另一方面,CT 和 MRI 主要用于甲状腺癌转移的发现、定位、诊断。发现晚期甲状腺癌转移至颅、肺及骨骼系统的病灶,为临床治疗及预后评估提供有价值的资料。详细了解纵隔情况,尤其是对于累及胸骨的巨大侵袭性甲状腺癌。同时 CT 检查对于多发性内分泌肿瘤(MEN)ⅡA 及ⅡB 型不但能进一步证实临床诊断,且可显示多发性内分泌肿瘤的位置、数目、大小等。

4.其他影像学检查 颈部正、侧位 X 线片:正常情况下甲状腺不显像,可以用来发现气管的移位和管腔受压。巨大甲状腺可以显示软组织的轮廓和钙化阴影。良性肿瘤钙化影边界清晰,呈斑片状,密度较均匀,恶性肿瘤常呈云雾状或颗粒状,边界不规则。

胸部及骨骼 X 线片:常规胸片检查可以了解有无肺转移,骨骼摄片观察有无骨骼转移,骨转移以颅骨、胸骨柄、肋骨、脊椎、骨盆、肱骨和股骨多见,主要是溶骨性破坏,无骨膜反应,可侵犯邻近软组织。

^{18}F-FDG PET 显像能反映甲状腺结节摄取和代谢葡萄糖的状态。考虑到并非所有的甲状腺恶性结节都能在^{18}F-FDG PET 中表现为阳性,良性结节也会摄取^{18}F-FDG,单纯依靠 PET 显像不能准确判断甲状腺结节的良恶性。

(三)细胞组织学检查

1.细针穿刺细胞学检查(fine-needle aspiration biopsy,FNAB) 方法简单易行,相比触诊下 FNAB,超声引导下 FNAB 的取材成功率和诊断准确率都更高。对于直径>1cm 的结节,可考虑行 FNAB 检查。但对于热结节,超声提示纯囊性的结节以及超声影像已高度怀疑恶性的结节则 FNAB 不作为常规。以下情况可考虑超声引导下 FNAB:①超声提示有恶性征象；②颈部淋巴结影像异常；③有颈部放射线照射史；④^{18}F—FDG PET 阳性；⑤血清降钙素水平升高；⑥甲状腺癌病史或家族史。

一般认为细针穿刺并不增加肿瘤种植及扩散的机会。细针穿刺活检虽然对于甲状腺占位是重要的评估工具，但对于散发性甲状腺髓样癌的灵敏度仍然较低，限制了最佳的术前评估。许多肿瘤体积较小，而且多表现为隐匿性或为多结节甲状腺肿，限制了细针穿刺活检所需的样品量。

2.手术活检　由于穿刺活检仍然有一定的假阴性或无效材料，故现有主张术中探查，获得足够的标本，行术中冰冻切片病理，若为恶性病变，即可进行手术治疗。

（四）分子生物学检查

1.甲状腺球蛋白（thyroglobulin，Tg）　作为甲状腺滤泡上皮细胞分泌的特异性蛋白，在分化型腺癌中其水平明显增高，是甲状腺特异性肿瘤标志物。然而由于在甲状腺良恶性疾病中都有升高，包括甲亢、损伤、甲状腺肿、亚急性甲状腺炎等。检测其水平变化往往不能为术前怀疑恶性的病例提供有力的证据。但对于行全甲状腺切除及放射性治疗后，测定其水平变化有临床意义。若经放射免疫测定，发现 Tg 水平超过 $10\mu g/L$，则应怀疑癌的复发或转移。从临床实用来看，Tg 检测可用于高分化甲状腺癌术后复发与否的追踪观察，另可作为简易手段鉴别颈部包块是否来源于甲状腺。

2.降钙素（calcitonin，CT）　由甲状腺滤泡旁细胞（C 细胞）分泌。正常人血清和甲状腺组织中降钙素含量甚微，放射性免疫测定降钙素的水平为 $0.1\sim0.2$。甲状腺髓样癌患者血清降钙素水平明显高于正常，大多数大于 $50\mu g/L$。测定其水平变化可用以筛查甲状腺结节患者中的散发性甲状腺髓样癌。术后监测血清降钙素，有助于及早发现肿瘤复发，提高治疗效果，增加存活率。同时降钙素还可作为患者家属的检查，作为家族遗传性的监测。

3.甲状腺癌分子标记物　传统以组织学标准进行区分甲状腺癌，现在也可基于特征性的基因改变，两者结合可以提高确诊率。目前存在四个突变与甲状腺癌的诊断、预后意义显著相关。这些点突变涉及 BRAF 基因（B—type rapidly growing fibrosarcoma kinase）、RAS 基因（rat sarcoma），以及 RET/PTC 重排（rearranged during transfection/papillary thyroid cancer）、PAX8/PPARγ 融合基因（paired box gene 8/peroxisome proliferator—activated receptor gamma）。已知大部分的甲状腺乳头状癌涉及了 BRAF、RAS 或 RET/PTC 遗传基因的改变。检测标本的 BRAF 突变情况还有助于对甲状腺乳头状癌的诊断和临床预后预测。另外，在病理检查中对于重叠的滤泡源性的病变常难以评判良恶性，故现有学者提出将滤泡细胞进行提取 RNA，然后行 RT—PCR 扩增并检测良性或恶性甲状腺疾病中特异性表达的mRNA。同时也可作为检测甲状腺癌基因突变的技术手段。

三、甲状腺癌的手术治疗

（一）概述

通常甲状腺手术，根据病变的范围及病变的性质不同，所选择的式式及手术范围也各不一样，包括：甲状腺叶部分切除、甲状腺次全切除、甲状腺腺叶切除、甲状腺癌改良根治术加颈中央区淋巴结清扫等，倘若肿瘤有颈侧区淋巴结的转移，则需行颈侧区淋巴结清扫。尽管甲状腺手术方案的各种不同，但是常规的术前检查和术前准备大体都一致，如下所述：

1.甲状腺手术术前检查　凡施行甲状腺手术，除进行如血、尿常规，肝、肾功能，心电图等

一般手术的常规术前检查外,还应常规进行下述检查:

(1)凝血功能:注意患者凝血功能是否正常,异常者应查明原因,待血凝功能正常后,再施行手术。

(2)电解质检查:电解质检查应特别注意血清钙、磷是否正常,判断是否存在甲状旁腺功能异常情况。

(3)甲状腺功能检查及抗体检查:应特别注意 FT_3、FT_4、TSH、TPOAb 和 TgAb 是否正常,判定是否存在甲减及甲状腺炎症等相关疾病,便于术前评估。

(4)甲状腺彩色 B 超检查:甲状腺彩色 B 超检查要了解甲状腺肿块的性质、数量、大小、位置(方便术中查找)及病变侧淋巴结情况。

(5)常规声带检查:检查患者声带情况,尤其对有甲状腺手术病史的患者,了解术前声带状况十分重要。

2.甲状腺手术术前准备

(1)体位:甲状腺手术,患者一般取仰卧位,肩下垫枕,颈部呈过伸位,双侧头部固定,充分暴露颈部(图5-2)。

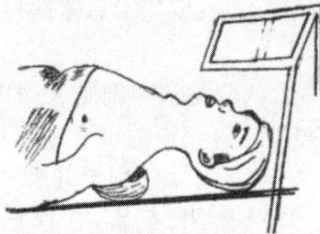

图5-2 甲状腺手术常规体位

(2)麻醉准备:现多在气管插管下行全身麻醉。

(3)消毒、铺单:在患者进入麻醉状态后,进行常规术前皮肤消毒。消毒范围上至下颌部,下平乳头平面,双侧至颈后线,包括双肩上臂上三分之一。皮肤消毒后,颈部双侧垫无菌纱布团,小器械台置于患者头部上方,相当于口唇水平,用无菌巾将手术区域与非手术区域隔开。

(4)切口选择:通常于胸骨柄上方2cm处做弧形切口,皮肤消毒前沿颈部皮纹方向可用记号笔标记切口线,并在切口线中点及预计切口两端标记与切口线垂直交叉的短线,作为手术结束时缝合皮肤的标记(图5-3),以确保皮肤准确对位缝合,切口长度随甲状腺肿块的大小而定,在不影响手术的情况下,尽量保证美观。

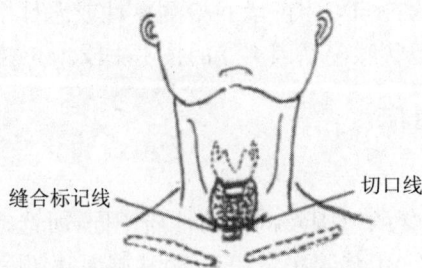

缝合标记线   切口线

图5-3 甲状腺手术切口标记

(二)甲状腺叶部分切除术

1.适应证 甲状腺腺瘤与甲状腺囊肿一般都是单发结节,有完整包膜,与正常甲状腺组织有明显分界。切除病变组织后行病理检查,达到排除癌症、治疗良性甲状腺肿瘤的目的。

2.手术步骤

(1)切口:主刀医师与助手分别用纱布紧压在拟切开的切口线两侧,一次性切开皮肤及皮下组织,保证切口上下缘平整。随后切开颈阔肌至肌下网状组织后,分离皮瓣。切开过程中,所有活动性出血均需止血,小的出血点可用电凝止血,稍大的出血点可先用止血绀夹住,待完全切开颈阔肌之后一并处理。

(2)游离皮瓣:Alice钳夹持颈阔肌切缘,在颈阔肌与颈前筋膜之间的网状组织层内潜行游离皮瓣,向上可至甲状软骨水平,向下可至胸锁关节水平。颈阔肌与颈前筋膜之间为无血管的组织间隙,先用电刀锐性剥离网状组织层,待一定程度后,可用手指向上推压网状组织行钝性分离(图5-4)。同理向下游离皮瓣至胸锁关节水平。

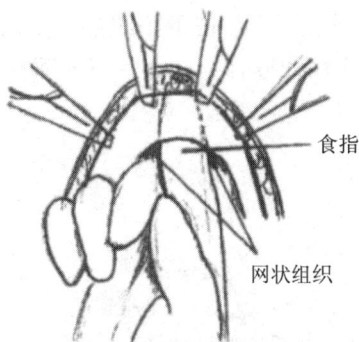

图5-4　钝性分离网状组织间隙

(3)显露甲状腺:拉开皮瓣,以肿物隆起处为中心,沿颈白线纵行切开颈前筋膜,注意避免损伤连接颈前静脉的颈静脉弓。在颈前肌群深面钝性分离,然后用小拉钩将两侧肌束拉开,止血钳提起并钝性分离覆盖在甲状腺上的疏松组织后,即可显露甲状腺(图5-5)。

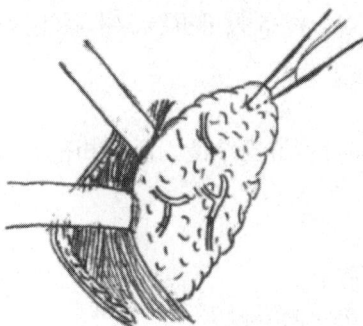

图5-5　甲状腺显露

(4)切除病变组织:检查已经显露的甲状腺,确定局部病变的大小、所在位置及深浅后,以肿块隆起最高处为中心,计划甲状腺的切除范围。用蚊式钳夹住肿块隆起最高点处,在计划切口外侧缘,依次用蚊式钳夹持所要切除的周围甲状腺组织,沿蚊式钳内侧缘方向一点点剪开,最后绕肿块一周,将连同肿块在内的甲状腺组织完整切除(图5-6)。将切除组织送病理冰冻检查,若病理报告证实为良性病变则缝合伤口;病理冰冻报告为恶性肿瘤时,需进一步行扩大切除术。

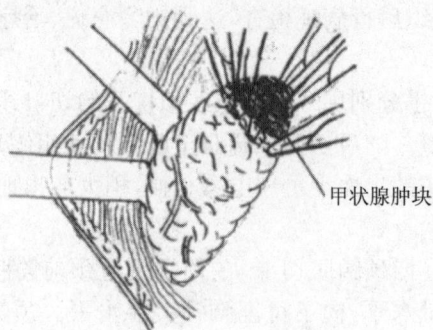

甲状腺肿块

图 5-6 甲状腺肿块切除术

(5)缝合切口:摘除肿块残腔彻底止血后,缝合残腔。残腔闭合后,创面若无渗血,则用温盐水冲洗切口,放置引流管,逐层缝合肌层、皮下组织层。随着近来对美观的要求,皮肤切口可采用 4-0 进口可吸收线行皮内埋线缝合。缝合后用无菌纱布包扎,上面覆盖无菌棉垫,防止感染,可采用"围巾"式包扎伤口(图 5-7)。

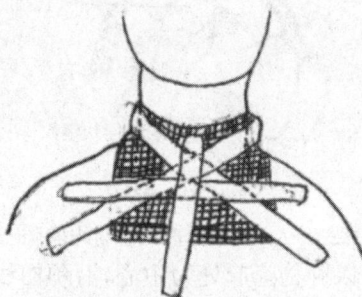

图 5-7 "围巾"式伤口包扎

3.术后处理 术后注意患者呼吸情况,待患者清醒后,取半坐位。术中放置的引流管在术后 24～48 小时内予以拔除,术后 4～5 天可拆线。术后当天可进食。

(三)甲状腺腺叶切除术

1.适应证

(1)甲状腺恶性肿瘤(是否加行颈淋巴结清扫及清扫范围视肿瘤病理类型决定)。

(2)甲状腺微小乳头状癌。

(3)甲状腺高功能腺瘤。

(4)局限于一侧的多发甲状腺瘤。

(5)多结节性甲状腺肿占据甲状腺一侧者。

2.手术步骤

(1)切口:主刀医师与助手分别用纱布紧压在拟切开的切口线两侧,一次性切开皮肤及皮下组织,保证切口上下缘平整。随后切开颈阔肌至肌下网状组织后,分离皮瓣。切开过程中,所有活动性出血均需止血,小的出血点可用电凝止血,稍大的出血点可先用止血钳夹住,待完全切开颈阔肌之后一并处理。

(2)游离皮瓣:Alice 钳夹持颈阔肌切缘,在颈阔肌与颈前筋膜之间的网状组织层内潜行游离皮瓣,向上可至甲状软骨水平,向下可至胸锁关节水平。颈阔肌与颈前筋膜之间为一无血管的组织间隙,先用电刀锐性剥离网状组织层,待一定程度后,可用手指向上推压网状组织行钝性组织分离。同理向下游离皮瓣至胸锁关节水平。

（3）显露甲状腺：拉开皮瓣，以肿物隆起处为中心，沿颈白线纵行切开颈前筋膜，注意避免损伤连接颈前静脉的颈静脉弓。在颈前肌群下钝性分离，然后用小拉钩将两侧肌束拉开，止血钳提起并钝性分离覆盖在甲状腺上的疏松组织后，即可显露甲状腺。

（4）切除甲状腺：切除甲状腺有囊内法和囊外法，现在大多数所采用的是囊内法、囊外法相结合的术式，即游离甲状腺上极，结扎、切断甲状腺上血管时，采用囊内法；游离甲状腺下极，结扎、切断甲状腺下动脉分支，显露喉返神经时采用囊外法。

1）甲状腺血管的处理

①甲状腺上极血管结扎、切断：良好显露甲状腺后，用血管钳在甲状腺上极向下、向外侧轻轻牵拉，尽量提起甲状腺上极。将喉头处甲状腺边缘的膜性组织钝性分离出一小口，伸入血管钳，在外科囊内将甲状腺从喉头处推开。向下、向外牵拉甲状腺上极，食指伸至甲状腺上极血管后方抵住甲状腺外侧缘，在靠近甲状腺腺体处用血管钳做血管与甲状腺的钝性分离，结扎、切断甲状腺上动、静脉（图5—8）。在剥离过程中，要做到精细被膜解剖，全程保证术野的清晰，不可连带其他组织剥离，防止造成神经及甲状旁腺损伤。为不伤及喉上神经外支，止血钳可置于甲状腺上端或夹在甲状腺上极的腺体实质内。

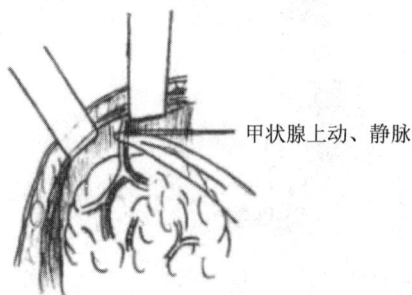

甲状腺上动、静脉

图5—8　甲状腺上极血管结扎、切断

②甲状腺中静脉结扎、切断：沿着剥离开的甲状腺上极，顺势剥离甲状腺的外侧。用血管钳夹持甲状腺外侧缘，将腺体轻轻向上、向前拉起，游离甲状腺外侧面，显露甲状腺中静脉，在紧靠腺体处将其结扎、切断（图5—9）。

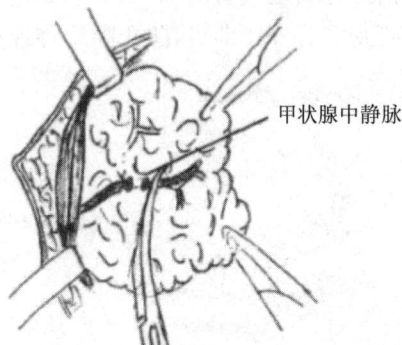

甲状腺中静脉

图5—9　甲状腺中静脉结扎、切断

③甲状腺下极血管结扎、切断：向上、向内牵拉甲状腺，以提起甲状腺下极，显露甲状腺下静脉，将其在远离甲状腺处结扎（图5—10）。继续向上，用蚊式钳在假被膜外显露甲状腺下极后方，可于甲状腺侧叶后缘中点或侧叶缘稍下方找到甲状腺下动脉。此处，甲状腺下极血管

分支多从这里进入甲状腺腺体,其下面便是气管,在结扎切断这些血管时,注意保护气管不受损伤。在处理甲状腺下极血管时,注意暴露甲状腺喉返神经,防止喉返神经的损伤(图5-11)。

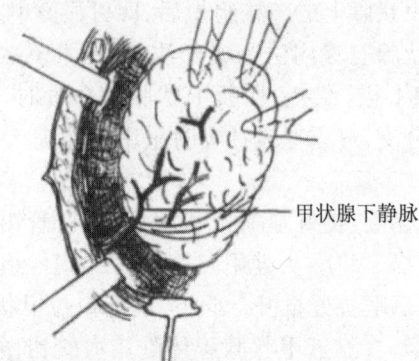

图5-10 甲状腺下静脉结扎,切断

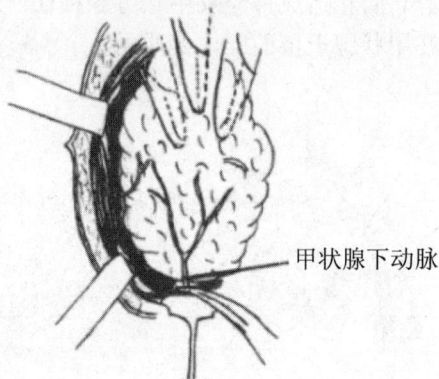

图5-11 甲状腺下动脉结扎、切断

2)切断峡部:将游离的甲状腺向外牵拉,游离甲状腺峡部。紧贴气管的下缘将峡部钳夹住并往上提拉,在气管和甲状腺后壁之间边分离边前进,逐步用超声刀分离和切断甲状腺峡部,在气管和甲状腺后壁之间稍作分离至气管侧缘(图5-12)。切断甲状腺峡部后,由内向外游离甲状腺不可太深,一般游离到气管外侧即可,防止喉返神经在游离过程中损伤。

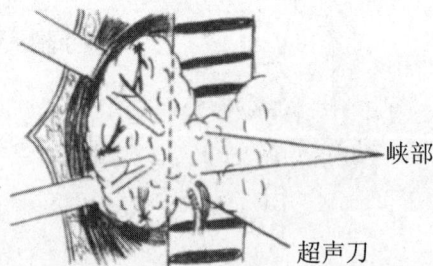

图5-12 甲状腺峡部切除

3)甲状腺腺叶切除:将游离的甲状腺一侧腺叶再翻向内侧,从后面逐渐向靠近气管方向剥离在直视下保护喉返神经和甲状旁腺,将甲状腺一侧腺叶完整的切除(图5-13)。在靠近气管游离甲状腺和游离峡部上血管绌时,一定注意用力的大小和方向,防止不慎刺入气管筋膜,增加患者术后不适。

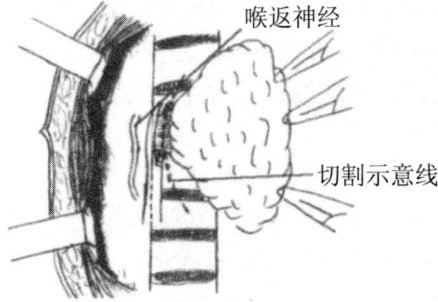

图5－13　甲状腺腺叶切除

(5)缝合切口:腺叶完整地切除后,关闭切口前,为谨慎起见,要再一次检查甲状旁腺及切下来的手术标本,确定甲状旁腺被保留;若不慎发现切除手术标本上有甲状旁腺附着,要做自体移植,将其移植至胸锁乳突肌处。用温盐水冲洗伤口,创面若无渗血,放置引流管,逐层缝合肌层、皮下组织层。皮肤切口采用4－0可吸收线行皮内埋线缝合。缝合后用无菌纱布包扎,上面覆盖无菌棉垫,防止感染,采用"围巾"式包扎伤口。

3.术后处理　患者取半卧位,颈部不能过伸,苏醒后密切观察患者生命体征的变化。病床旁常备气管切开包,以防止发生术后窒息。静脉输液直至患者能口服流质饮食。术后24小时后,视患者引流情况之后再决定是否拔除引流管。

4.术后并发症　甲状腺术后常见的并发症有大出血,喉上神经损伤、喉返神经损伤、甲状旁腺功能减退等,较少见但比较严重的并发症还有呼吸困难和窒息、气管损伤和食管损伤等。本书已有专门章节详细介绍术后并发症出现的原因及相应的处理措施,这里就不一一赘述。

(四)颈中央区淋巴结清扫

1.适应证　颈中央区淋巴结清扫,又称颈Ⅵ区淋巴结清扫(图5－14),其是甲状腺癌淋巴结转移的第一站,适用于临床颈侧区淋巴结阴性的甲状腺癌患者,清扫此区淋巴结可以减少甲状腺癌淋巴结转移的可能性。手术范围一般清扫上至甲状软骨,下至胸腺,外至颈动脉鞘,内至气管前的淋巴脂肪组织。甲状腺下极附近肿大的淋巴结常提示喉返神经就在附近位置。

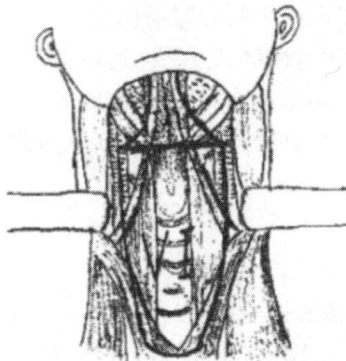

图5－14　颈中央区(Ⅵ区)图示

2.手术步骤　颈中央区淋巴结清扫通常在颈部肿块组织切除之后,经快速病理冰冻报告为甲状腺癌后,在原有基础之上,行甲状腺癌根治术。在甲状腺全部切除之后,将气管前及气管旁左右侧淋巴结彻底清除。

（1）右侧淋巴结清扫：于胸骨柄切迹处将气管与周围脂肪组织稍加剥离，用甲状腺拉钩将气管向左牵拉，注意动作轻柔，可见到气管与食管及颈椎之间隐藏的气管旁右侧淋巴结，进一步将右颈动脉前鞘切开，用肌钩将右侧颈动脉向外侧牵拉，可看到颈总动脉后方呈现搏动的甲状腺下动脉向气管方向走行。向气管旁追寻甲状腺下动脉，暴露到与喉返神经交叉附近为止。

紧接着暴露喉返神经。当进入喉头的喉返神经暴露出来，应用两把蚊式钳，在不触及神经本身，将神经周围含有淋巴结的脂肪组织向两侧游离。喉返神经与气管之间，可见到气管旁淋巴结，应予以切除。距离喉返神经的喉头进入部向下移 2cm 处，将甲状腺下动脉在喉返神经前方横断，弄清甲状腺下动脉上下走行，尽量保留供应甲状旁腺的分支游离喉返神经下方到颈总动脉后方消失的地方为止。在喉返神经后方，喉返神经与颈椎前面之间也有淋巴结，予以清除。清除淋巴结之后，将喉返神经完全暴露出来。下一步在右侧颈总动脉旁将含有淋巴结的脂肪进行剥离清除，进一步显露胸腺右外侧缘，游离气管旁右侧淋巴结。

（2）左侧淋巴结清扫：右侧淋巴结清扫完之后，转向清除气管旁左侧淋巴结，左侧喉返神经位于食管前方，通常较右侧淋巴结容易清除。将含有气管旁左侧淋巴结的脂肪组织游离到锁骨上缘高度，然后切除。接着剥离胸骨甲状肌与胸腺上部前面之间，可见到气管周围淋巴结和下甲状旁腺的脂肪组织与大部分胸腺连接在一起。于锁骨上缘高度用止血钳夹住含有胸腺与淋巴结的脂肪组织，小心剥离，将含有气管周围淋巴结的脂肪组织小心切除，结束气管旁左侧淋巴结清扫。在清扫过程中，全程注意保护喉返神经及下甲状旁腺，防止损伤和甲状旁腺的误切。

（3）切除标本检查：仔细检查手术切除标本，若发现有误切甲状旁腺，应在胸锁乳突肌内进行自体甲状旁腺的移植，以最大限度地保留甲状旁腺的功能。

3.术后处理　因颈中央区淋巴结清扫多是发生在术中病理冰冻报告为甲状腺恶性肿瘤之后所行的进一步手术，因而术后除密切观察患者生命体征之外，还应对症处理，如下所述：

（1）持续负压吸引

术后 2～3 日，视患者引流情况予以拔除。部分患者在颈部淋巴结清扫后可发生后可侧颌下部水肿，需 2 周左右消退。

（2）一旦发生手足抽搐，可能术中甲状旁腺损伤或者误切导致的钙磷代谢障碍，查患者电解质之后，口服乳酸钙片或肌内注射钙剂，以改善抽搐情况。

（3）术后 3 周左右，行甲状腺功能检查，以了解甲状腺功能情况。

（4）术后每日服用甲状腺激素，以维持日常功能活动所需，以及抑制促甲状腺激素的过度分泌，防止甲状腺癌复发。

（五）颈侧区淋巴结清扫术

1.DTC 颈侧区淋巴结清扫指征

（1）不行预防性颈侧区淋巴结清扫术：其主要理由是：①行预防性侧区淋巴结清扫与否对预后差别不大；②手术造成的创伤、畸形、功能障碍，严重影响患者生活质量；③术后出现颈淋巴结转移的机会很小，仅为 7%～15%，如果出现淋巴结转移再行手术并无困难，而且术后效果较好。

（2）常规行颈淋巴结清扫术：其主要理由是：甲状腺乳头状癌颈淋巴结转移率高达 40%～65%，颈淋巴结转移癌仍是致命的重要因素之一，一旦发展到 N_1，可能出现远处转移，会给根治带来困难,影响预后;功能性颈淋巴结清扫术对大多数患者手术损伤较轻,对生活质量影响不大。

(3)根据原发癌侵犯情况来决定是否行淋巴结清扫:年龄在45岁以上,肿瘤明显腺外侵犯,可考虑行颈淋巴结清扫术。其理由是:原发癌侵犯程度关系到淋巴结转移率,对预后有明显影响。颈淋巴结转移与否,10年无瘤生存率无显著性差异,而20年则有显著性差异。

(4)根据术中Ⅵ区淋巴结探查情况进行清扫,如果Ⅵ区淋巴结阳性,则行颈淋巴结清扫术;阴性则进行观察。其理由:Ⅵ区是最常见的转移部位;Ⅵ区转移与颈外侧淋巴结转移有明显相关性;以后颈侧区出现淋巴结转移,无须再清扫Ⅵ区;可以减少喉返神经及甲状旁腺损伤率。反对者认为:Ⅵ区淋巴结转移率不高,而清扫并发症发生率较高,对预后无帮助;N₀期患者允许发现可疑淋巴结后再进行处理。

(5)根据前哨淋巴结活检情况:目前已有学者根据术中对前哨淋巴结(Ⅵ、Ⅲ、Ⅳ区)的检测结果来决定颈部淋巴结的清除范围,如术中前哨淋巴结活检阳性,则行颈部淋巴结清扫术。但也存在着操作繁杂及假阴性等不足,临床评价有待更多病例资料的积累才能做出。反对者认为淋巴结转移可以发生在任何水平,跳跃转移并不少见,只有施行广泛的淋巴结清扫才能彻底清除转移灶。

DTC颈侧区淋巴结清扫的适应证:对术前临床体检、影像学检查、FNA活检证实颈侧区淋巴结存在转移者;对部分颈中央区淋巴结转移患者(淋巴结大于3枚阳性),建议行颈侧区淋巴结清扫术。一般不做预防性颈侧区淋巴结清扫术。

2.手术分类和方法　对有颈淋巴结肿大的甲状腺癌,应行淋巴结清扫术。选用何种术式进行淋巴结清扫,要以患者的具体情况、以期获得良好的疗效、尽量减少并发症以及术者的习惯为依据。以适应证划分可分为颈选择性清扫术和颈治疗性清扫术。按清扫范围可分为颈全清扫术、颈改良性清扫术和颈择区性清扫术。

(1)传统式(经典式)颈淋巴结清扫术:此术式系1906年由Crile首创,故又称Crile术式。我国最早由天津金显宅教授推广。此术式被广泛应用于头颈部转移癌的治疗,包括伴有颈淋巴结转移的甲状腺癌在内。由于它对头颈部转移癌疗效显著,迄今已被公认为是甲状腺癌根治性切除的经典手术方法。20世纪50年代美国一些头颈外科专家将此术式标准化。其清扫范围包括Ⅰ～Ⅵ区淋巴结,切除胸锁乳突肌、颈内静脉和脊副神经。最大特点是符合"颈大块切除"的原则,比较彻底、干净,疗效可靠,复发率低,但由于需切除副神经、胸锁乳突肌和颈内静脉,从而造成畸形和功能障碍。此术式较复杂,创伤大,并发症和手术死亡率都较高,且常可以出现脸肿、垂肩、肩痛等后遗症,使功能及美观方面均受影响,故难以被患者尤其是青年女性患者所接受。

(2)颈改良性淋巴结清除术:通过对颈淋巴结系统的组织胚胎学和解剖学的深入研究发现,颈淋巴结系统分布在颈部间隙与器官之间,相隔着胚胎时围绕血管和肌肉间组织分化而来的筋膜。正常情况下,这种筋膜很容易从被覆的肌肉、血管上剥离下来,而使淋巴组织与之分离,这就使完整切除淋巴结组织又保留周围器官成为现实。多年来,许多学者不断探求既彻底清除肿瘤又保全功能的新术式。20世纪50年代,有学者开始对传统的颈淋巴结清除术加以改良。Bocca等于20世纪60年代初开始对传统术式加以改进,提出保留颈内静脉、胸锁乳突肌和副神经的改良术式,称"保留(守)性颈淋巴结清除术"(conservative neck dissection),现称"颈改良性淋巴结清除术"(functional radical neck dissection)。其清扫范围包括Ⅰ

～Ⅵ区淋巴结,保留胸锁乳突肌、颈内静脉和脊副神经等。此术式操作时间比传统术式略长,但出血量、术后并发症比传统术式低,而其功能及美观方面都可为最佳。临床经验证明,切除一侧颈内静脉是安全的,极少出现并发症。双侧同时结扎的危险性却大大增加,安全的方法是分期进行,间隔时间以4～6周为宜。在实际操作中,胸锁乳突肌、颈内静脉、副神经均可以保留,也可以只保存1项或2项,主要根据颈淋巴结侵犯的范围和程度而灵活处理。选用此种术式,要严格掌握甲状腺癌的病理种类、临床分期,并结合患者年龄。本术式适用于甲状腺乳头状癌、甲状腺滤泡状癌及 N_0、N_1 和某些 N_2 的病例、青少年病例。国内有学者提出对分化型甲状腺癌侵及气管外膜者,钝性剥离便可达到根治目的;腔内或明确气管软骨受侵者,应切除受侵的气管壁,镜下残留癌细胞者,予以术后放射治疗,可达到较好效果。此术式目前常称"改良颈淋巴结清扫术"。

1964年我国头颈部肿瘤专家李振权对 Crile 术式进行改进,他根据颈深筋膜结构的特点,把手术步骤改良为由上而下,从外侧开始,由深至浅,沿深筋膜面进行剥离,先结扎颈内、外静脉上端和肿瘤供应血管,最后清除病灶。

(3)颈择区性淋巴结清扫术:根据肿瘤原发部位,清扫该区域淋巴结,保留胸锁乳突肌、颈内静脉和脊副神经等。

(4)颈扩大淋巴结清扫术:清扫Ⅰ～Ⅴ区或Ⅰ～Ⅵ淋巴结的同时切除被肿瘤侵犯的组织和器官,包括迷走神经、颈总动脉、椎旁肌肉等。该手术创伤大,并发症多,特别涉及颈总动脉有一定的死亡率,但随着血管外科的发展,目前手术风险大大降低。

3.改良式甲状腺癌颈淋巴结清扫术简介　根治性颈淋巴结清扫术完整地切除颈前后三角区,颌下区及颏下区内所有脂肪淋巴组织,以及胸锁乳突肌、肩胛舌骨肌、二腹肌、副神经、颈内静脉、下极及颌下腺,是为根治性颈淋巴结清扫术。近年来,有人主张行"改良的甲状腺癌颈部清扫术",其理由是:①保持颈部基本外形,满足患者在生活质量方面的要求。②避免标准根治术后所形成的皮肤直接覆盖颈总动脉的情况,防止皮瓣坏死,造成难以处理的颈总动脉裸露;再者,若患者术后放射治疗,表浅的颈总动脉在放射线的作用下很容易发生破裂,导致难以救治的大出血。

(1)适应证:分化型甲状腺癌合并颈淋巴结转移。

(2)禁忌证

1)甲状腺未分化癌。

2)分化型甲状腺癌局部广泛浸润、固定,或有气管、食管广泛受累者(相对禁忌证)。

3)颈部皮肤及软组织有严重放射性损伤者。

4)合并严重疾病无法耐受手术者。

(3)手术步骤

1)切口选择:一般选择弧形或"L"形切口,以弧形切口术后恢复快、瘢痕少、美学效果更好(图5-15)。

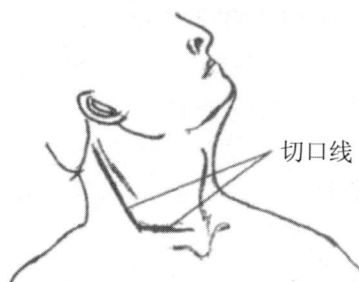

图 5-15　"L"形切口设计

2)游离皮瓣:切开皮肤、皮下、颈阔肌后,用电刀于颈阔肌下游离皮瓣,上至下颌骨下缘,下至锁骨水平,前方至对侧胸锁乳突肌内缘,后方至斜方肌前缘。分离后缘时注意保护副神经,分离上界时宜在下颌骨下缘 1cm 以下分离,且位置宜略深,避免损坏面神经下颌缘支。

3)寻找、游离副神经:于斜方肌前缘中、下 1/3 交界处切开颈深筋膜浅层,在软组织内寻找副神经入肌点,沿其表面向上游离至胸锁乳突肌后缘,继续游离直达二腹肌下方。术中注意动作轻巧,避免过度牵拉损伤神经。

4)游离胸锁乳突肌:沿胸锁乳突肌前、后缘锐性分离,游离时在其前、后缘切开肌膜,保留其浅面的颈外静脉、耳大神经和颈皮神经,注意不要伤及下方的颈内静脉。副神经常于中上 1/3 交界处穿行其中,要加以保护。

5)解剖颈内静脉:于颈内静脉表面锐性分离,贴近颈内静脉前缘,结扎、切断进入此静脉的甲状腺上、中静脉等属支,使其全长游离,切开动脉鞘,将筋膜及其他软组织与静脉壁分开,向深层达迷走神经。

6)清除颈内静脉外侧三角组织:分离、切断、结扎颈外静脉上、下两端,用拉钩将胸锁乳突肌拉向内侧,沿锁骨上缘向深层解离直达臂丛神经表面,于斜方肌后缘找到肩胛舌骨肌,颈横动、静脉分别切断、结扎。沿着颈总动脉表面自下而上切断第Ⅳ、第Ⅲ、第Ⅱ颈神经丛根部,术中注意保护前斜角肌表面的膈神经。复旦大学附属肿瘤医院对分化型甲状腺癌选择性进行保留颈丛的颈淋巴结清扫,最大限度地保留了颈丛功能,改善了患者的生活质量。肿瘤将颈内静脉外侧区软组织上自二腹肌后腹,下至锁骨上,外至斜方肌,内至颈内静脉这一区域内的脂肪组织及淋巴结等分离切除。

7)清除颈内静脉内侧三角组织:将颈内静脉、迷走神经及颈总动脉拉向外侧,进行解剖分离,上方直到颌下区,将颈内静脉气管侧软组织连同淋巴结一并切除。若为甲状腺癌联合根治术,则包括患侧气管食管沟淋巴结、脂肪组织、胸骨舌骨肌与胸骨甲状肌及甲状腺一起切除。术中注意暴露喉返神经至入喉处,全程加以保护。

8)彻底止血,放置引流管:创面仔细止血,同时观察有无乳糜漏现象,若存在乳糜漏现象,找到相应淋巴导管予以结扎。经检查无渗血、出血时,于切口外下方放置引流管,并接负压吸引。

9)缝合伤口:逐层缝合颈阔肌全层、皮下及皮肤。

(4)术后处理

1)术后密切观察患者生命体征变化,注意有无异常情况发生。

2)伤口处稍许加压包扎,引流管持续负压引流 3~4 天,使皮肤与创面充分贴附。

3)术后 24 小时引流液可为血性,但颜色随着时间会逐渐变淡,引流量约 200ml/d 以内,超过应仔细观察有无伤口内出血,原因不明时,需手术探查。

4)术后若出现乳糜漏,表现为术后 2～3 天引流量剧增,可达 600ml/d,甚至大于 1000ml/d 出现上述情况,可先加大负压吸引,禁食,静脉营养,若引流量持续增多或未见减少,应尽早行手术探查结扎相应淋巴导管。

5)术后 5～6 天,当引流量小于 10ml/d 时,可考虑拔出引流管。

6)伤口术后 2～3 天换药,6～7 天拆线。

7)术后予甲状腺激素治疗,定期随访。

(六)前哨淋巴结活检术

甲状腺乳头状癌是甲状腺常见的恶性肿瘤,占全部甲状腺恶性肿瘤的 60%～80%,常见颈部淋巴结转移,临床可确定的转移率为 15%～50%。据文献报道,平状腺乳头状癌颈部淋巴结隐匿性转移率为 50%～80%。目前,对于甲状腺乳头状癌患者颈部外科处理存在较大争议,大部分学者认为,颈部淋巴结转移不影响甲状腺乳头状癌患者的生存率,对 cN_0 甲状腺乳头状癌患者应进行观察,待颈部出现淋巴结转移后再行颈部淋巴结清扫术。少部分学者则建议,对甲状腺包膜外侵或者为腺外型患者行功能性颈部淋巴结清扫术,能明显提高患者的 10 年和 20 年生存率。至今,临床上尚无可靠有效的方法能检出 cN_0 患者是否存在隐匿性淋巴结转移。SLN 活检对预测 cN_0 甲状腺乳头状癌的颈部淋巴结转移和指导临床治疗有重要的意义。

Kelemen 等于 1998 年首次将 SLN 活检运用到甲状腺癌研究中。目前,SLN 活检采用的方法主要有染料法、核素法和联合法。Raijmakers 等研究分析显示,染料法的 SLN 检出率为 83%,核素法的 SLN 检测率为 96%,差异有统计学意义。染料法的优点是无需特殊的设备,操作简便,费用低廉,无放射性污染,对手术干扰小,染色后肉眼直观,可协助 γ 探针找到最热淋巴结。染料法的缺点是采用甲状腺低领式切口无法广泛暴露位于中央区(Ⅵ区)以外的 SLN,有遗漏颈侧区 SLN 可能;术中解剖甲状腺时使淋巴管破裂致蓝色污染,使 SLN 的确认难度增加;引流肺部的黑色淋巴结与蓝染淋巴结鉴别困难,操作有一定的盲目性;由于染料法显影速度快,有时颈部很多淋巴结染色,影响 SLN 的选择。以上缺点可能是染料法 SLN 检出率较低的原因。

核素法的显像原理是肿瘤内注射示踪剂后,示踪胶体借助淋巴管壁的通透性和内皮细胞的胞饮作用进入毛细淋巴管,局部动态显影观察,首先显像的淋巴结即为 SLM,并在图像上标记 SLN 大致位置。术中使用高灵敏的 γ 探针对淋巴结进行探测,计数最高,且超过本底计数 10 倍以上的淋巴结即为 SLN。核素法的缺点是需要注射放射性同位素,容易有放射性污染;手提 γ 探针价格昂贵,需要超声诊断科和核医学科医生配合;核素法中 SLN 定义的差别对也会对 SLN 的检出率产生影响;没有染料法直观因此,联合运用染料法和核素法可以提高 SLN 的检出率。

SLN 活检是一种靶向性淋巴结活检,cN_0 甲状腺乳头状癌患者通过 SLN 活检,检测淋巴结转移情况,可以更精确地设计手术范围;对 SLN 阳性部位进行区域淋巴结清扫,可明显减少手术并发症;颈部淋巴结无转移(pN_0)患者可以避免扩大手术范围,避免过度治疗。但由于甲状腺乳头状癌患者本身预后较好,SLN 活检能否提高甲状腺乳头状癌患者长期生存率以及减少颈部复发率,尚需大规模随机化前瞻性研究和长期的随访来证实。

(高广寿)

第六章　乳腺外科疾病

第一节　乳腺先天性疾病与发育异常

一、先天性乳房畸形

先天性乳房畸形的记载可以追溯到很古老的时代。首先在圣经里有这样的描述：我们有这样一个小妹妹，她讨厌没有乳房，我们能为她做点什么？她该怎么开口讲这件事。在古希腊神话和艺术画中记载图上描绘月神与狩猎女神有多个乳房。

乳房是女性的性征标志，无论是外形还是心理上乳房在女性的生活中都占有非常重要的地位。任何大小和形状的改变都会难以被接受，会给女性特别是青春期女性带来负面影响。她们会因乳房小或缺失，表现为缺乏自信，感到羞愧、压抑，喜欢独居，同样在性关系和文化信仰方面都会产生负面影响。由于乳房的畸形，在将来的哺乳功能方面同样也会产生障碍。

先天性乳房和胸壁畸形的分类：

1. 乳头、乳晕复合体的畸形　包括多乳头，乳头内陷；

2. 副乳腺；

3. 不对称畸形　包括无乳房畸形，乳腺发育不全，乳腺萎缩；

4. 乳房形状畸形　管状乳房畸形；

5. 胸壁的畸形　Poland 综合征，前胸壁发育不全。

（一）乳头、乳晕复合体的畸形

1. 多乳头畸形　多乳头畸形多发生于孕期的前三个月，当乳腺的边缘不能退化到正常时；同样，在泌尿系统和其他系统的发育异常时也会伴发。约占总人口 1%～5% 会出现副乳头畸形，男女发生比较一致。副乳头一般都沿乳头垂直线生长，90% 都在乳房下皱襞水平。它可以是单侧，也可双侧，在某些病例副乳头周围有乳晕。有证据表明，多乳头畸形可能有家族遗传性，可以同时伴有泌尿道的畸形、睾丸癌和肾癌。在匈牙利和以色列有至少两篇报道在儿童中发生肾的排泄系统发生阻塞性异常，分别为 23% 和 40%。但是，也有未发现两者联系的报道。因此，有泌尿专家提出，当出现多乳头畸形时，应检查是否有泌尿道畸形的发生。但是由于泌尿道畸形的表现明显，但发病率低，而多乳头畸形很常见，故临床实践中并没有采用该方案。

2. 乳头内陷　占总人口的 2%，50% 的患者有家族史。胎儿在子宫内发育过程中，由于乳腺导管和纤维束的发育不良，引起乳头形成过短，造成乳头内陷的形成。乳头内陷可以发生于一侧，可以发生于双侧。由于乳头内陷，使乳头发育不良，从而影响部分妇女的哺乳。但亦有部分妇女在产前通过外提乳头等，使乳头外翻，可以进行哺乳。也有部分患者，由于乳头内陷，造成乳管堵塞，引起乳腺的反复感染。乳头内陷一般不需要特殊处理，一般要求患者在孕前外提乳头，尽量使乳头外翻，但多数效果不佳。部分患者亦因美学要求，或乳头内翻后引起反复感染，可以行乳头外翻整形术，但应告知患者将来不能哺乳，乳头感觉障碍，以及乳头坏死等风险。

（二）副乳腺

副乳腺畸形的发生率为 1%～2%，女性多见，且某些有家族遗传性。1/3 患者是双侧发生，多见于腋窝。副乳腺多于青春期和妊娠时，由于卵巢雌二醇和胎盘雌三醇激素水平的增高，开始生长，增大，一般没有症状，但在妊娠和月经前可以有不适感和疼痛，哺乳时还可以有乳汁流出。副乳腺像正常乳房一样可以有乳头，乳晕，妊娠后副乳腺可以缩小，严重者哺乳后仍可见腋窝明显隆起的副乳腺。副乳腺可以发生与正常乳房一样的乳腺疾病，包括乳腺癌、纤维腺瘤、乳腺增生乳腺炎等。对于副乳腺的外科切除治疗，一般不推荐。因为该手术可以引起腋窝切口瘢痕，上肢的运动受限，损伤肋间臂神经引起上臂内侧感觉异常、疼痛、血清肿、切口裂开、切除副乳腺不全等并发症。对于部分患者，可以采用吸脂术。

（三）乳房不对称畸形

1.无乳房畸形　先天性一侧或双侧乳房缺失是在临床上非常少见的畸形。Froriep 在 1839 年首先描述了这一现象。1882 年，Gilly 报道一例双侧乳房缺失，同时伴有尺骨缺失和手的尺侧缺失的 30 岁女性患者。有关先天性畸形伴双侧乳头和乳腺组织缺失的病例少见。Trier 的总结发现有右侧胸肌萎缩，右侧尺骨和尺侧手的缺失等，单侧乳房缺失比双侧更常见，并多见于女性。这种缺失病变发生是由于胚胎第六周乳腺发育不全所致。Tier 发现乳房缺失与腭裂，宽鞍鼻，胸肌、尺骨、手、足、腭，耳，生殖泌尿系统缺失有关。有时，也可呈现家族遗传性。这种畸形的治疗可以采用扩张器，假体乳房重建或采用自体背阔肌肌皮瓣乳房重建。

2.乳腺发育不全，乳腺萎缩　乳腺发育不全，乳腺萎缩可发生于一侧或双侧，也可同时伴有胸肌的缺损。乳房双侧一定程度的不对称较常见；但是，还是以乳腺发育不全最突出。治疗主要通过小乳房一侧使用假体或大乳房侧缩乳固定术。近年，已开始使用脂肪填充术保持双侧乳房对称。

（四）管状乳房畸形

管状乳房畸形首先由 Rees 和 Aston 于 1976 年报道。形成管状乳房的基本原因是乳腺发育不全，这种通常在内下和外下象限发生。在形成乳晕周围的收缩性环的过程中，两层的乳腺带粘连引起了管状乳房的发生。这就造成疝样的腺体组织伸入到乳晕后间隙。这部分乳腺组织韧带松弛，缺乏阻力，因此引起乳晕过度肥大。

1.管状乳房畸形的分类（Groleau 等）

Ⅰ级：病变主要在下象限中份；

Ⅱ级：病变主要累及内下和外下两个象限；

Ⅲ级：病变主要累及全乳房。

2.管状乳房畸形的临床表现　管状乳房畸形常开始于青春期，因此往往会引起性心理问题。这种管状小乳房会严重的阻止这种女性接触社会。女孩对乳房感到羞愧的是怪异的乳房形状，而不是乳房大小本身。

常见的表现有它可发生于单侧，也可发生于双侧；可以有乳房皮肤的缺失，乳房不对称，乳腺发育不全，圆锥形乳房，狭窄形乳房基底，疝样乳头乳晕复合体，肥大的乳晕。

3.管状乳房畸形的处理　校正不正常的肥大乳晕和乳腺。正常的大小对促进女性正常的心理发育是一个重要的步骤，做一个校正手术即使是一个年轻女孩也是必要的。但是也应该强调外科干预对年轻患者应该尽量限制，对采用改变乳房体积和移位的外科手术应该尽量避免。

通常采用 Rees 的方法,切除肥大乳晕过多的皮肤,皮下分离乳腺,使乳腺基底部增宽。这种手术方式可以达到乳房形状有较好的美容效果,又没有改变腺体的完整性。

对已经发育好的乳腺,可以考虑切除肥大乳晕过多的皮肤和置入假体,以期有更好的美容效果;但是对于严重畸形的患者,由于没有足够的软组织覆盖,假体置入难以实施。采用 Muti 和 Ribeiro 的方法是恰当的,即:真皮层切除肥大乳晕过多的皮肤,充分皮下游离乳房下象限直到设计的新下皱襞;从乳晕开始达胸大肌分离乳腺,下部形成以下部腺体为基底的转移瓣,将该转移瓣折叠塑形放置于下部所形成的腔并固定于下皱襞。这种方法的缺点是由于中心部分已被游离瓣占据,再放置假体几乎不可能进行。

现在较流行的手术技术是,首先将扩张器放置于腺体后分,然后更换假体,将假体的 2/3 放置于胸大肌后分,下 1/3 以乳腺组织覆盖。这样可以扩展乳腺的基底部,与传统的方式即将假体完全放置于胸大肌后分相比,可以得到较好的美容效果。

脂肪填充术常被用于管状乳腺发育畸形的后期处理。多用于矫正术后乳腺边缘轮廓的修复,同时可以对不对称的小乳房体积进行补充。

(五)胸壁畸形

Poland 综合征

1. 流行病学特点　1841 年,Alfred Poland 首先在 Guy 医院报道 1 例患者表现为肩胛带胸大小肌肉缺失和上肢畸形,同时还伴有外斜肌缺失和部分前锯肌的缺失。既后,又有多位学者报道类似的发现,同时还发现伴有乳头萎缩或乳头,肋软骨,肋骨 2、3、4 或 3、4、5 缺失,胸壁皮下组织萎缩和短并指(趾)畸形。这种临床发现要么全部要么部分表现。现在把一侧胸壁的萎缩,加上同侧上肢畸形统称为 Poland 综合征,即:是一侧肢体胚芽的第五周胚胎发育的第二个阶段的基因变异综合征,由于接近乳腺嵴的形成,因此这种畸形可能发生在乳腺,胸壁,胸肌,上肢和手。该综合征病发病率低,为 1∶7000 到 1∶1000000,多见于男性。该病的病因不清楚,没有家族遗传性,可能因胚胎发育的 46 天,锁骨下轴的发育异常,造成锁骨下血管及其分支的血液供应阻挡,从而影响胚胎结构的发育。

2. 临床表现　Poland 综合征的临床表现各异,几乎很少在一个患者都表现出来。一般是单侧发生,常常发生于右侧。表现为乳房、乳头萎缩或缺失,胸肌缺失,胸壁畸形,上肢畸形,较常见的畸形是乳房外形的不全伴部分下分胸肌的缺损畸形。对于女性,由于部分或完全缺失胸大肌,表现为腋前皱襞的消失;这种非自然的外观要想隐藏是非常困难的。文献报道发现该综合征与黑素沉着斑有关。因为乳腺和黑素细胞都是来源于外胚层。乳腺异常萎缩和高色素沉着可能均来自于此胚芽层。表现为一侧胸壁和(或)乳腺萎缩,伴有高色素沉着斑,没有恶变倾向,故患者一般不要求对高色素沉着斑治疗。

尽管在 Poland 综合征的患者,乳腺发育不良,但仍然有文献报道发生乳腺癌。对于这种患者,虽然有解剖变异,但前哨淋巴结活检技术仍然可以采用。还有并发白血病的报道。

3. 治疗　由于这种疾病的表现各异,因此对这种患者的治疗往往会根据患者的不同表现采取不同的手术方式。多数患者对功能上的胸前肌肉缺乏和小乳房并不感到尴尬,只有一些严重的病例如胸廓或前肋缺失造成形态的畸形,表现为吸气时肺形成疝,呼气时胸壁形成深的凹陷腔,不论在形态和情感上都影响了患者的生活质量,才要求进行手术治疗。

手术目的包括以肌瓣覆盖的胸壁修复和乳房重建。常用的方法有假体,带蒂皮瓣和游离皮瓣,以及肌皮瓣都可以应用。

在制定手术方案中,Hurwitz 建议术前 CT 加三维重建对胸壁和乳房重建的手术方式选择有重要的帮助。

对该病的外科治疗程序应包括以下几个方面:

(1)带游离背阔肌或外斜肌瓣的骨膜下移植片;

(2)自体分离肋骨移植物;

(3)带骨膜的分离肋骨移植物;

(4)异种骨移植物;

(5)取对侧胸壁肋骨移植物用于患侧,再用金属网片固定;

(6)用常规乳房假体和胸壁假体修复困难病例。

Schneider 等推荐采用一步法修复 Poland 综合征的患者。他们采用背阔肌肌皮瓣修复胸壁和乳房的缺失,较以前传统方法,有明显的优势,并发症更低,美容效果更好的优势。近年,开始将内镜技术应用于该手术。

二、巨乳症(乳房肥大症)

乳房的发育受下丘脑—垂体—卵巢轴的影响。它们的生理和病理变化,影响促性腺激素释放激素、卵泡刺激素、黄体生成素、雌激素孕激素的变化,从而影响乳腺的增生,激素水平的过高可诱发乳房肥大。

乳房肥大的分类:①乳房早熟;②青春期乳房肥大;③药物性乳房肥大;④妊娠性乳房肥大。

(一)乳房早熟

乳房早熟是指 8 岁以下女孩在缺乏任何性成熟标志的情况下,乳房的单纯发育。关于其病因仍然存在争论。Wilkins 等推测乳房早熟与乳腺组织对雌二醇,雌酮的敏感性提高有关;也有研究认为与促黄体生成素和促卵泡雌激素的轻度增高有关,但也有研究未发现该现象,其下丘脑—垂体轴是正常的。对于该类患者,不需特殊处理,一般采取观察方法,检测其性激素水平至成年期,多数患儿激素水平可恢复正常水平。

(二)青春期乳房肥大

青春期乳房肥大是青年女性青春期发育后比较常见的表现。这种临床表现是由于这种女性乳房在青春期发育后,仍继续生长。多数为双侧,也有单侧报道。

1.病因 多数观点认为青春期乳房肥大是由于血浆雌酮或雌二醇水平增高所致,但是,通过各种催乳激素的检测,并没发现其与乳房肥大有关。有推论认为由于靶器官组织如导管上皮,胶原和基质有雌激素受体存在,对催乳激素如雌激素,孕激素高度敏感,继而促进乳房的发育。

2.治疗 由于乳腺肥大与激素的高敏感性有关。有学者推荐使用抗雌激素药物去氢孕酮和甲羟孕酮治疗青春期乳房肥大,但效果不佳。亦有报道认为使用雌激素受体拮抗剂他莫昔芬可能更有效,但 Bromocriptine 用于治疗青春期乳房肥大,亦未成功。

目前的观点认为乳房缩小整形术是青春期乳房肥大治疗的主要手段。乳房缩小整形术的适应证主要依据体格检查乳房肥大者,患者对肥大的乳房感觉不适,下垂感明显,慢性背部疼痛,颈部僵硬,乳房下皱襞反复糜烂,同时结合患者个体对美学的要求决定是否有手术指征。

（1）手术目前准备

1）术前常规乳房 X 线检查，超声检查，排除乳房肿瘤性病变；

2）整形外科医生与患者充分沟通，了解患者通过乳房缩小整形手术后，期望达到的效果，同时也要向患者介绍手术的目的，手术方式选择，手术后切口瘢痕的位置，需要多长时间恢复，手术中和手术后可能出现的风险和并发症，手术可能达到的预期效果等，使患者对本次乳房缩小整形手术有充分的理解；

3）对于正在服用抗凝剂的患者，要求至少停止服用 1 周以上。

（2）乳房缩小整形手术的方式：一个成功的乳房缩小整形手术应该包括以下几方面：①重新定位乳头乳晕复合体；②乳房皮肤，脂肪，腺体组织体积减少；③缩乳术后的乳房切口瘢痕应尽量小，隐蔽，形状稳定、持久。

乳房缩小整形术有多种方式，目前应用最多的是"T"切口的乳房缩小整形术和短垂直切口乳房缩小整形术。采用何种方式与乳房体积和乳房下垂的程度，以及整形外科医生对该项技术掌握的熟练程度密切相关。一般而言，乳房肥大中度以下，切除乳房组织体积不多，乳房下垂不严重者，可以选择短垂直切口乳房缩小整形术；如果乳房肥大中度以上，乳房下垂明显者，皮肤松弛者，或需切除上组织者，建议选用"T"切口的乳房缩小整形术。

1）短垂直切口乳房缩小整形术（Lejour 技术）：

手术步骤：外科标记－皮下注射浸润－去表皮化－吸脂－切除部分腺体，形成新的乳房。

①外科标记：A. 要求患者站立位，标记胸骨中线和乳房下皱襞；B. 确定术后乳头的位置，一般据胸骨上凹 21～23cm。注意：一定避免术后新乳头位置过高，因此在设计新乳头位置时要相对保守；C. 在乳房中份从乳房下皱襞垂直向下标记乳房中线；D. 根据缩乳的大小，标记乳晕两侧垂直线，并在乳房下皱襞上 2cm 汇合；E. 新的乳晕周径可依据公式计算：周径＝$2\pi r$，并利用 Lejour 技术在新的乳晕周围标记一个像清真寺顶的半弧形并于两侧垂直线交叉；F. 标记包括乳头、乳晕的上蒂；②皮下乳房注射浸润：全身麻醉后，取半卧位，消毒铺巾，除带蒂乳头瓣外，注射含肾上腺素的生理盐水，以利于手术剥离和减少术中出血；③去表皮化：去表皮化包括乳头晕上方和下方 5～6cm 范围；④吸脂术：主要针对那些脂肪多的病例，通过吸脂术，可以减少乳房体积，改善乳房外形，同时有利于蒂的包裹；⑤切除部分腺体，形成新的乳房：外科手术切除腺体包括乳房下分和乳房后分的组织，以达到双乳对称。

2）"T"切口的乳房缩小整形术：该手术有各种技术的带蒂保证乳头，乳晕复合体的血供，包括垂直双蒂，垂直单蒂，侧方单蒂等。垂直双蒂对乳房下垂，胸骨上凹与乳头距离大于30cm 以上患者更适用。多数情况下，采用上方单蒂就可达到较好的美容效果。

（3）并发症

1）近期并发症：①血肿或血清肿：血肿形成的原因包括：术前使用抗凝剂，如阿司匹林（建议术前 1 周要停药），手术剥离范围宽，切除组织量大，手术止血不彻底引流安置不当，致引流不畅等。血肿的表现：主要的症状是疼痛，体征为双乳房不对称，肿胀，触痛，乳房淤斑。时间超过 1 周者，多形成血清肿。血肿的处理：小血肿，在局部麻醉下，注射器抽吸。大的血肿，必须在手术室拆除缝线，清除血肿，止血，重新安置引流管引流。②切口裂开：发生率约为 10％～15％，切口裂开的原因包括：缺血，感染，皮肤张力过高，脂肪液化等。切口裂开的处理：创面换药，引流，如果是感染引起，全身和局部使用抗生素。创面小、浅，会在短期内愈合；如果创面大、深,可能换药时间长达数月。二期愈合后,瘢痕较大。③皮瓣缺血和坏死:主要与皮瓣的设计有关,手术时避免切口张力过大。如果关闭切口时,张力高,建议切除蒂部部分乳腺组织。通常外侧皮瓣由于供血距离远,更容易发生缺血。如果只是轻微的缺血,一般不需要特殊处理;皮肤的坏死多见于 T 型切口的三角部位和切口的边缘,因其张力大,距离供血最远。小的坏死,通过换药二期愈合,大的坏死则需要植皮处理。④急性蜂窝组织炎:感染致病菌多为肺炎链球菌和金黄色葡萄球菌,但也有院内感染所致的 G 阴性球菌或厌氧菌的感染。表现为红、肿、痛,发热、寒战等。如果有分泌物,应首先进行细菌培养,明确感染类型。在不能明确感染源时,使用一代或二代头孢菌素抗感染治疗。对于反复发生蜂窝组织炎患者,应注意是否有异物存在,不能通过临床体检发现者,建议做磁共振(MRI)检查,明确异物的部位,通过手术取出异物。⑤乳头乳晕复合体缺血,坏死:多数乳头乳晕复合体的缺血坏死是由于静脉回流障碍,静脉淤血造成,只有少数是由于动脉血供障碍所致。多数情况在术中就发现有静脉充血,这时应迅速松解,检查是否带蒂瓣扭转,是否蒂太厚,或是否有足够的空间容纳带蒂的瓣。通常静脉回流障碍表现为乳头乳晕复合体充血,暗红色的静脉血自切口边缘溢出,而动脉血供障碍,则表现为乳头乳晕复合体苍白,切口无出血,但这种在术中很难发现。如果发生手术后乳头乳晕复合体的坏死,就要仔细与患者沟通,告诉其可能需要的时间较长,需要多次换药,最后二期再次行乳头乳晕重建或采用文身的方式进行乳晕修复。

2)远期并发症:①脂肪坏死:脂肪坏死常由于某一区域缺血或手术所致。表现为乳房局部硬节或块状,可于手术后数周,数月后出现。范围小的可变软,不需特殊处理。对于质地硬或范围广者,建议做超声,乳腺 X 线检查或 MRI 检查,必要时做细针穿刺活检,以排除恶性病变,消除患者疑虑心理。如果患者焦虑严重要求切除者,应尽量选用原切口手术切除,范围大可能影响乳房外观,应在手术前告诉患者,以避免医疗纠纷的发生。②双侧乳房大小,形态不对称:事实上,对所有行乳房缩小整形手术患者术后都有不同程度的大小和形态不对称。如果是轻微的,绝大多数患者都能接受,因为多数乳房肥大患者,手术前就存在不同程度的双乳不对称,相比手术前肥大乳房带来的不便,手术后的一对大小适中的乳房,以及带来的愉快心理,即使有轻度大小,形态不对称,患者还是满意的。如果双侧乳房差异较大,会给患者带来烦恼,如果是大小不对称,多数可以通过吸脂或切除组织的方式解决。如果是形态不对称,需要用手术方式校正。③乳头乳晕不对称:乳头乳晕的不对称包括大小,形态,位置和凸度,以及颜色的不对称。常见的有乳头乳晕复合体被拉长或像水滴样,这在乳房缩小手术中并不少见,还可见乳晕变大,瘢痕呈星状,增大。这主要与手术切口的选择,缝合的方式以及上移乳头距离的多少等有关,一般这种情况必须等待水肿消退,术后 6 个月后再行处理。④乳头内陷:乳头内陷往往是由于乳头后方的组织太薄,不足以支撑乳头。处理的方法就是尽量保证乳头后分有足够的组织支撑。

(三)药物性乳房肥大

药物诱发的乳房肥大被报道与 D 青霉素胺有关,它发生于青春期或成熟的乳房。虽然病因清楚,但发病机制不清。Desai 推测 D 青霉素胺影响性激素连接蛋白,从而使血循环中游离雌激素水平升高,但对患者的月经功能没有影响。

Cumming 使用达那唑(具有弱孕激素、蛋白同化和抗孕激素作用)通过干扰乳腺实质的雌激素受体敏感性抑制乳腺的增长。Buckle 还将该药用于男性乳房肥大的治疗。

（四）妊娠性乳房肥大

1.病因和流行病学 妊娠性乳房肥大是一个非常少见的疾病,高加索白人妇女发病多见。目前病因不清楚,可能与激素的水平异常,组织的敏感性增高,自身免疫,恶性肿瘤等有关。文献报道认为与激素的变化有关,认为妊娠时,体内产生大量雌激素,同时,肝脏代谢功能的异常对雌激素的灭活能力下降可能是妊娠期乳房肥大的原因。

2.临床表现 该病发生于妊娠开始的几个月,多为双侧发生,亦有单侧发生的报道。乳房的增大达正常的数倍,患者往往难以承受。乳房变硬,水肿,张力高,静脉怒张,可出现橘皮样变病征。由于乳房迅速增大,皮肤张力增高,造成血供不足,引起乳房皮肤溃疡,坏死,感染,和血肿发生。

3.治疗 妊娠性乳房肥大是一个自限性疾病,多数不需治疗,一般在分娩后,乳房会缩小到正常乳房大小。因此建议这部分患者佩戴合适的乳罩,保持皮肤清洁。对于有严重疼痛症状,皮肤严重感染,坏死,溃疡无法控制者,可以采用缩小乳房手术或双侧乳房切除,行Ⅱ期乳房重建术。

三、男性乳房发育症

（一）流行病学

人类乳腺发生是从胚胎第6周或体长达11.5mm时开始,先在躯干腹面两侧由外胚叶细胞增厚形成乳腺始基,然后转向腹侧,除在胸部继续发育外,他处萎缩消失。出生后2～10天内,受母体与胎盘激素的影响,乳腺可以出现增大,甚至有类似母亲的初乳样乳汁泌出,但2～3周内消失,乳腺转入静止状态,在性成熟以前,男女乳腺均保持此种静止状态。在性成熟开始时期,女性乳腺开始继续发育,男子乳腺终生保持婴儿时期的状态,如果男子乳房持续发育不退,体积较正常增大,甚至达到成年妇女的乳房体积,被称为男性乳房发育症(gynecomastia,GYN),又称男性乳腺增生症或男子女性型乳房。GYN是男性乳房常见的病变之一,可发生于任何年龄组。Gunhan－Bilgen报告10年来收治的236例男性乳房疾病,GYN 206例,占87.3%。新生儿GYN发病率50%以上,青春期约为39%,也有高达50%～70%的报告,老年发生率较高,在50～69岁的住院男性中高达72%。

（二）病因

GYN可以分为生,理性乳房肥大和病理性乳房肥大,其中,生理性乳房肥大可以细分为新生儿乳房肥大、青春期乳房肥大和老年乳房发育症,它的病因不明,多数人认为与内分泌的不平衡、雌/雄激素比例失调,以及乳腺组织对雌激素的高度敏感有关。病理性乳房肥大多是因为睾丸、肾上腺皮质、脑垂体、肝脏、肾脏等部位的病变引起内分泌激素的失调或与激素有关的改变有关。但是,临床上大多数患者并无明确病因,被认为是特发性疾病。

（三）临床表现及分级标准

乳房增大为其特点。根据不同的病因,发育的乳房可以呈单侧增大、双侧对称性或不对称性增大。GYN的分级标准最常用的为Simon's分级标准,Ⅰ级,轻度乳房增大,没有多余皮肤;ⅡA级,中等程度的乳房增大,没有多余皮肤;ⅡB级,中等程度的乳房增大,伴有多余皮肤;Ⅲ级,显著的乳房增大伴明显的多余皮肤,类似成年女性乳房。根据此分类法,外科医生可以在术前决定手术应采取何种切口,以及术中切除乳腺后是否切除多余皮肤。对Ⅰ和ⅡA类患者去除乳腺组织后,无需切除皮肤。对ⅡB类患者,如果患者年轻且皮肤回缩性较好,在去除乳腺组织和脂肪组织后无需切除多余的皮肤;反之,如果患者年龄较大且皮肤回缩性较差,在去除乳腺组织和脂肪组织后就需要切除一定量的皮肤。对Ⅲ类患者在去除乳腺组织和脂肪组织后,需切除一定量的皮肤以保证患者术后胸部外形恢复良好。此外,按乳腺组织中乳腺实质与脂肪组织的比例分类,GYN可分为以下三种:①增大的乳房以乳腺实质的增殖为主;②增大的乳房以脂肪组织的增殖为主,多见于肥胖的男性减肥后出现的乳房增大;③增大的乳房中乳腺实质和脂肪组织均有增殖。根据此分类法,外科医生可以在术前决定患者需要采取何种手术方式。以乳腺实质增殖为主的GYN需要采用锐性切除的方法去除乳腺实质,再辅以吸脂术改善胸部外形;增大的乳房以脂肪组织增殖为主的,可采用吸脂加锐性切除的方法治疗,也可以单纯用吸脂的方法治疗。乳腺实质和脂肪组织均有增殖的GYN需要同时采用吸脂法和锐性切除的方法。因为单纯靠术前查体,难以准确区分乳腺实质和脂肪组织的确切比例,所以必须结合病史综合考虑,方可决定采取何种手术方式。

(四)治疗

对男性乳房发育症的治疗,首先要查明原因,对症治疗。部分患者不经治疗,增大的乳房可以自行消退,如特发性男性乳房发育、青春期男性乳房肥大,无需特殊处理。由药物引起者,只要停药也可以随之消退。

1.病因治疗 如已明确诊断,可除掉病因。营养缺乏引起者,可行补充营养的治疗。肝病引起的或各种内分泌紊乱所致者,可针对各种病因进行治疗。对肿瘤性男性乳房发育者,有效的肿瘤治疗才是关键。

2.激素治疗 对于睾丸功能低下者可试用睾酮治疗,肌注丙酸睾酮,每周2～3次,每次25～50mg,或甲睾酮舌下含用,每次10～15mg,每天2～3次。但是,激素治疗对于乳房明显增大者不易使其乳房恢复原状。多数学者认为此疗法效果不肯定,而且易引起副作用,主要是因为雄性激素在体内能够转化为雌激素,导致治疗失败,故不主张长期以此药为主的治疗。雌激素拮抗剂,如他莫昔芬对多数男性乳房肥大者有明显疗效,可以应用10mg,每日1～2次。

3.男性乳房发育症的手术治疗

(1)手术指征:多数患者通过性激素相关的药物治疗可以得到一定程度缓解,部分病例由于乳房较大、病期较长、药物治疗疗效不明显,以及肿大的乳房对患者造成了严重的心理负担,此类患者需要手术治疗。对于男性乳房发育症的手术指征,蔡景龙等总结为:①乳腺直径>4cm,持续24个月不消退者;②有症状者;③可疑恶性变者;④药物治疗无效者;⑤影响美观或患者恐惧癌症要求手术者。在我们的临床工作中发现,虽然多数青春期生理性男性乳房发育可自行消退,但部分患者随着病程的延长,增生腺体可被纤维组织和玻璃样变所替代,即使病因去除或予以性激素相关药物治疗后发育乳房也不能完全消退,此类患者需要手术治疗。

(2)传统手术方法:锐性切除法的切口多选择在乳晕内、乳晕周围、腋窝等瘢痕小而隐蔽的部位。但该法在手术后易出现皮下血肿、积液、乳头坏死及乳头感觉障碍等并发症。手术切口的部位或方式包括:①放射状切口:在乳晕上以乳头为中心作放射状切口。②经腋窝切口:在腋顶作一长约2cm的横行切口。此两种切口仅适合于乳房较小且无皮肤松弛的患者。③乳晕内半环形切口:在乳晕内设计乳头上方或乳头下方的半环形切口,具有暴露好、瘢痕小、可以去除多余皮肤等优点。④晕周(晕内)环形切口:在乳晕内或其周围作环形切口,用"剥苹果核"技术(applecoring technique)切除乳腺组织,仅在乳晕下保留一圆形乳腺组织,使乳头与胸壁相连,用剪刀同心圆修整多余的皮肤,重建乳房和胸壁外形。这种切口显露较好,去除乳腺组织彻底,较少发生乳头坏死等并发症,手术后瘢痕较小。⑤乳房双环形切口:乳房双环形切口线内环位于乳晕内,以乳头为中心作直径 2.0～3.0cm 的环形切口;外环在乳晕外乳房皮肤上,与内环平行,内环和外环之间的距离根据乳房的大小而定,一般 1～5cm。乳头乳晕真皮乳腺蒂位于乳头外上部,宽度为乳晕周径的 1/3～1/2,呈扇形,双环之间的部分应去表皮。术中除保留内环内的乳头、乳晕皮肤和 0.8～1.0cm 厚的乳头乳晕外上真皮乳腺蒂外,彻底切除乳腺组织,止血后在外环切口上对称性做多个小"V"形切口,对边缝合,或荷包缝合外环,缩小外环,并与内环缝合,重建新乳晕的边缘。该方法手术切除乳腺组织彻底,术后瘢痕小,乳头乳晕的血运和感觉保存好,胸部外形恢复好,适合于中重度的 GYN 患者。Coskun 等报告,Simon Ⅰ 级患者采用较低的半环形晕周切口,Simon Ⅱ 级患者部分采用上述切口,部分采用改良扩大的晕周切口,有较少的并发症和较好的美容效果。Persichetti 等采用晕周环形切口,乳头乳晕上方真皮乳腺蒂,去除过多的乳腺组织后,用 2-0 的尼龙线环形荷包缝合拉紧外环使之与内环等大,内外环之间用 5-0 的尼龙线间断缝合,对中重度 GYN 恢复了良好的胸部外形。Peters 等报告应用双蒂技术治疗青春期 GYN,无、无头乳晕坏死,效果较好。姚建民等采用乳晕下缘小切口分叶切除术治疗 GYN,外观美学效果好,但不适合乳房巨大的患者。

除了传统的手术切除方法以外,目前,有部分学者采用内镜辅助治疗 GYN,Ohyama 等报告内镜辅助经腋窝切口移除腺体组织治疗 GYN,适合于大多数需外科治疗的患者。此外,超声辅助吸脂技术也被用于治疗大多数的 GYN。Rosenberg 提出,单纯使用两种不同管径的吸管抽吸治疗 GYN,具体操作为:在乳晕边缘作 0.5cm 的小切口,先用一内径为 7mm 的吸管吸除乳腺周围的脂肪组织,然后从原切口伸入内径约 2.4mm 的吸管吸除乳腺组织。但抽吸法能否去除乳腺实质尚存在争议。Reed 等认为抽吸法对于以脂肪组织增殖为主的患者可达到治疗目的,主张单独使用抽吸法治疗此类 GYN。Walgenbach 等报道了乳腺组织的超声波辅助吸脂术治疗 GYN,对腺体无破坏性作用。抽吸加锐性切除法是近年来国外比较流行的治疗方法。具体的方法有吸脂加偏心圆切口和吸脂加乳晕半环形切口乳腺组织切除法。但事实上,单纯吸脂术去除腺体不充分,术后复发率 35%,同时合用腺体锐性切除后,复发率明显降至 10% 以下。Bauer 等提出对巨大的 GYN(Simon Ⅲ 级)采用吸脂和简单切除聚焦整形的方法,获得较好效果。Colonna 等比较了腺体切除、吸脂术和吸脂术联合腺体切除三种方法,认为联合方法最有效,美容效果最好。有作者认为采用先吸脂后小切口切除乳腺实质的方法,与肿胀局麻下锐性切除法相比,并不减少手术损伤。

(3)腔镜手术治疗:男性乳腺发育的标准手术为乳腺单纯切除术,该术式通常会在乳房表面遗留较为明显的瘢痕,严重影响美观;另外,如果考虑美观因素行乳晕切口,该切口势必破坏部分乳头乳晕周围血管网,影响乳头乳晕血供,增加乳头乳晕坏死几率。由于以上缺陷,使得部分患者担心手术效果甚至拒绝手术,这种矛盾的心理状况,对患者的身心势必造成严重的伤害。因此,设计一种微创且美容效果满意的手术方式对于男性乳腺发育症具有重要意义。腔镜下的乳房皮下腺体切除在溶脂吸脂的基础上建立操作空间,可应用于各种程度的男性乳房,切除腺体的同时可避免乳房表面的切口瘢痕,有良好的美容效果。

1)手术指征:对男性乳房发育症病例行腔镜下乳房皮下腺体切除手术选择标准是:①术前彩超检查发现乳房内有明确的腺体成分;②乳房最大直径>5cm,Simon's 分级 ⅡB 级以上,持续 1 年以上者;③术前检查未发现引起乳房发育的直接原因,或行抗雌激素药物及其他药物治疗 3 个月以上无明显疗效;④乳房表面无手术或外伤引起的较大瘢痕。

2)腔镜乳房皮下腺体切除术的麻醉及术前准备:术前准备无特殊要求,由于全腔镜下的乳房皮下切除需要用充气法建立操作空间,充气压力需要在 8mmHg 以上才能形成足够的气压以维持空间需要,局麻下多数患者不能耐受。在进行良性肿瘤的切除过程中对切除腔隙的充气观察表明,多数患者在局麻下不能耐受 7mmHg 以上的气压。因此全麻是腔镜下乳房皮下腺体切除最合适的麻醉方式。患者取仰卧位,患侧上肢外展,肩关节及肘关节各分别屈曲约 90°,并固定在头架上,调整手术台使手术侧抬高 15°~20°,可根据术中情况适当调整手术台倾斜度以利操作。

溶脂吸脂是乳房腔镜手术最重要的环节,充分的溶脂吸脂是建立足够的操作空间,完成手术的根本条件。手术开始前先用记号笔标记乳房的边界以及手术入路,标出 Trocar 进入的位置。在腋窝、平乳头水平的外侧边缘及乳房外下分别取 0.5cm 的切口 3 个,切口距乳房边缘约 2cm,经此切口采用粗长穿刺针在乳房皮下及乳房后间隙均匀注入溶脂液 500~800ml,良性疾病可适当按摩乳房,使溶脂液充分扩散,均匀分布。10~20mm 后用带侧孔的金属吸引管(也可直接用刮宫用吸头)经乳房边缘外侧切口插入,接中心负压(压力为 0.03~0.08MPa),在乳房皮下和乳房后间隙充分吸脂,皮下吸脂时要注意在乳房皮下和乳房后间隙吸脂时吸引头侧孔尽量朝向侧面或腺体方向,避免朝向皮肤和胸大肌表面,避免猛力或暴力吸刮,溶脂时间不足或过长均不利于充分抽吸脂肪。吸脂完成后可于腔镜下检查空间建立情况,如发现吸脂不够充分特别是在 Trocar 进入径路上空间建立不充分,可重复吸脂操作,直至达到形成满意的操作空间。充分的溶脂、吸脂可简化手术操作。溶脂不充分时会增加手术难度,延长手术时间。但是,过分的吸脂会导致术后胸壁塌陷,不利于美观,所以,在有利于操作的前提下,尽量保留脂肪也是必须的,手术医生要在两者之间寻求平衡。

溶脂液配制:灭菌蒸馏水 250ml+注射用生理盐水 250ml+2%利多卡因 20ml+0.1%肾上腺素 1ml,按以上比例配成溶脂液。

3)腔镜乳房皮下腺体切除术的手术步骤:经前述切口分别置入 3 个 5mm Trocar,充入 CO_2,建立操作空间,维持充气压力在 8~10mmHg 之间。腋窝 Trocar 为腔镜观察孔,其他两个为操作孔;切除外下部分腺体时为方便操作,可换乳房外下 Trocar 作为腔镜观察孔。经充分吸脂后腺体表面只有 Cooper 韧带和乳头后方的大乳管及腺体与皮肤和乳头相连,而乳腺后间隙只有 Cooper 韧带与胸大肌筋膜相连,另腺体边缘尚与周围筋膜有部分连接。

手术时先将腔镜置入皮下间隙,进行腺体前方的操作,在腔镜监视下用电凝钩切断腺体与皮肤相连的 Cooper 韧带;为避免破坏乳晕皮下的血管网,保护乳头乳晕血供,游离皮瓣到乳头乳晕后方时对于初学者可改用超声刀操作,并于乳晕处以粗线缝合一针,以该缝线垂直向上牵引乳头乳晕,以超声刀分次切断乳头后方与腺体连接的乳管及腺体,全部完成腺体与皮肤及乳头乳晕的游离;对于能熟练应用微创电钩操作技术的术者可采用电钩完成全部操作。完成皮下间隙的分离切割后,继续进行乳腺后间隙的解离,将腔镜置于乳房外下缘皮下间隙,找到吸脂时建立的后间隙入口,采用电凝钩先切断部分乳房外下缘腺体与边缘组织附着处的筋膜,扩大后间隙入口,于腔镜监视下充分游离乳房后间隙,用电凝钩切断连接腺体后方与胸大肌筋膜的 Cooper 韧带及连接腺体边缘与周围筋膜的组织,直至完成全部腺体与周围组织之间的游离。术中如遇有较大血管时用电凝或超声刀止血。容易出血的部位主要是乳房内侧腺体边缘,尤其是第二肋间常有较大的肋间血管穿支,此处时采用电凝操作时需小心止血。

切除腺体后延长腋窝切口取出腺体,在乳房残腔内皮下放置引流管一根自乳房外下切口引出并固定。对于原乳房体积较大者,因腺体切除后乳房皮肤较松弛易导致乳头偏移,术后应适当调整位置,适度包扎固定乳头以避免其偏离正常位置,并使两侧对称。敷料包扎应暴露乳头、乳晕,以利于术后观察乳头乳晕血供情况。

总结腔镜乳房皮下腺体切除技术要点为:①在腋窝和腋中线后方较隐蔽处做切口为 Trocar 入口,且要离开晕体边缘 1cm 以上,以方便进行外侧腺体边缘的游离;②3 个切口之间的距离应尽量取大一些,以避免腔镜手术器械术中的相互干扰;③建立良好操作空间是顺利完成手术的前提,因此必须通过充分的溶脂和吸脂以去除腺体表面和乳房后间隙的脂肪,且维持 CO_2 充气压力在 8~10mmHg 之间,以获得良好的操作空间;④切断乳头乳晕下方的腺体及大导管时应谨慎处理,必要时采用超声刀分次操作以避免破坏乳晕皮下的血管网,保护乳头乳晕血供。

4)术后观察和处理:术后 24h 内密切观察患者生命指征;引流管持续负压吸引,保持引流管通畅,定期观察并记录引流物的性质和引流量,引流量每日<10ml 后拔除引流管。术后适当补液并维持水、电解质和酸碱代谢平衡,根据病情需要围术期适当给予抗生素及止血药。同时注意术后不同时期双侧乳房正侧位照相并作为资料留存。

术后较常见的并发症包括:皮下气肿、高碳酸血症、术后出血、皮瓣和乳头、乳晕坏死、皮下积液、乳头功能障碍。当采用 CO_2 充气方式建立操作空间时,气腔压力过大可能造成手术区以外的皮下气肿,严重时皮下气肿可发展到颈部甚至发生纵隔气肿压迫静脉。动物实验和临床手术实践表明,皮下 CO_2 充气压力保持在 8~10mmHg 是安全的。手术时应随时注意充气压力以避免压力过高造成手术区以外的皮下气肿。良好的正压通气可保证体内过多的 CO_2 排出而不至于发生高碳酸血症。但目前乳腺腔镜手术仍需选择无严重心肺疾病、心肺功能正常患者,同时术中应常规监测,保持动脉血氧分压(PaO_2)及二氧化碳分压($PaCO_2$)等血气指标在正常范围,避免出现高碳酸血症。

术后出血是任何外科手术较常见的并发症。但由于腔镜皮下腺体切除术前应用了含肾上腺素的低渗盐水进行溶脂,术中主要采用电凝或超声刀操作,术中腔镜的放大作用也可及时发现并处理出血,避免遗漏活动性出血点。因此腔镜手术的术中出血量一般均少于常规手术,并很少出现术后出血的并发症。术后注意观察引流情况,如术后引流管内持续有鲜红血液渗出,并影响患者的血压时,应果断手术止血,可在原切口打开,插入腔镜,反复冲洗清除积血,找到出血点妥善止血。术后少量的出血可通过引流管注射肾上腺素盐水、加压包扎以及止血等措施得到有效处理。西南医院乳腺中心在 2003—2009 年完成的 500 余例腔镜皮下腺体手术中仅有 1 例术后出现较多的出血行二次手术止血。

皮下全乳腺切除术后发生乳头、乳晕坏死常是因血运障碍引起。术中要特别注意保护真皮下血管网。因此对于良性疾病的腔镜皮下腺体切除时要尽量保留较厚的皮瓣,在处理乳头乳晕后方的大乳管时应避免用超声刀或电刀在高功率状态下长时间持续操作,以免引起乳头乳晕部位组织或血管网的热损伤。

单纯腔镜乳房皮下腺体切除后皮下积液少见,其发生与乳房体积过大,腺体切除后皮肤冗余形成皱褶,引流管无负压、堵塞或过早拔除,术野有小出血点持续出血等原因有关。当乳房体积过大,术后有皮肤冗余形成皱褶时,应于包扎时适当调整并固定皮肤位置,并可于皮下放置双引流管。彻底止血,术后确保引流管负压及通畅,选择适当时机拔引流管均可预防术后皮下积液。

(五)预后

本病虽可以由多种病因引起,但预后都较好,恶变较少。青春期男性乳房肥大随着青春期的进展会自行消退。老年性乳腺肥大在药物治疗后,一般在 1 年内消退,少数患者乳内留有小的硬结,有疑癌变者可行切除。继发性乳房肥大者,多在病因去除后消退。

(侯海涛)

第二节　乳腺炎症性疾病

一、乳腺感染性炎症

乳腺炎是指乳腺的急性化脓性感染,是产褥期的常见病,是引起产后发热的原因之一,最常见于哺乳妇女,尤其是初产妇。哺乳期的任何时间均可发生,以哺乳的开始阶段发病最为常见。患有乳腺炎会导致一系列局部和(或)全身症状,若治疗不及时或治疗不当危害性更大,乳腺脓肿就有可能穿破胸大肌筋膜前疏松结缔组织,形成乳房后脓肿;或乳汁自创口处溢出而形成乳漏;甚者可发生脓毒败血症。

(一)乳腺炎的病因

1.多因排乳不畅、乳汁淤积,致病菌侵入乳管,进一步逆行侵犯乳腺小叶及淋巴管、乳腺周围结缔组织所致。

可能的原因包括:①乳头过小或内陷,妨碍哺乳,孕妇产前未能及时矫正乳头内陷,婴儿吸乳时困难;②乳汁过多,排空不完全,产妇没有及时将乳房内多余乳汁排空。③乳管不通,乳管本身的炎症,肿瘤及外在压迫,胸罩脱落的纤维亦可堵塞乳管。

2.细菌的侵入、乳头内陷时婴儿吸乳困难,易造成乳头周围的破损,是细菌沿淋巴管入侵造成感染的主要途径。另外婴儿经常含乳头而睡,也可使婴儿口腔内炎症直接侵入蔓延至乳管,继而扩散至乳腺间质引起化脓性感染。其致病菌以金黄色葡萄球菌为常见。

(二)乳腺炎的临床表现及分期

1.乳腺炎的临床表现　急性乳腺炎在开始时患侧乳房胀满、疼痛,哺乳时尤甚,乳汁分泌不畅,乳房结块或有或无,全身症状可不明显,或伴有全身不适,食欲欠佳,胸闷烦躁等。然后,局部乳房变硬,肿块逐渐增大,此时可伴有明显的全身症状,如高热、寒战、全身无力、大便干燥等。常可在 4～5 日内形成脓肿,可出现乳房搏动性疼痛,局部皮肤红肿,透亮。成脓时肿块中央变软,按之有波动感。若为乳房深部脓肿,可出现全乳房肿胀、疼痛,高热,但局部皮肤红肿及波动不明显,需经穿刺方可明确诊断。有时脓肿可有数个,或先后不同时期形成,可穿破皮肤,或穿入乳管,使脓液从乳头溢出。破溃出脓后,脓液引流通畅,可肿消痛减而愈。若治疗不善,失时失当,脓肿就有可能穿破胸大肌筋膜前疏松结缔组织,形成乳房后脓肿;或乳汁自创口处溢出而形成乳漏;严重者可发生脓毒败血症。急性乳腺炎常伴有患侧腋窝淋巴结肿大,有触痛;白细胞总数和中性粒细胞数增加。

2.临床将乳腺炎分为急性炎症期和脓肿形成期,两阶段特点如下:

(1)急性单纯乳腺炎初期主要是乳房的胀痛,局部皮温高、压痛,出现边界不清的硬结,皮肤红、肿、热、痛,可有患侧腋窝淋巴结肿大、压痛,全身发热等症状。辅助检查血常规见白细胞和(或)中性粒细胞计数升高。这种单纯性的乳腺炎若经过及时干预症状往往可以得到控制。

(2)脓肿形成期患者全身发热等症状进一步加重,局部组织发生坏死、液化,大小不等的感染灶相互融合形成脓肿。患侧乳房的肿胀疼痛加重,可出现跳痛;浅表脓肿可触及波动感,辅助检查血常规见白细胞和(或)中性粒细胞升高,乳腺B超检查可见脓肿形成,注射器穿刺抽吸待抽出脓液或涂片中发现白细胞来明确脓肿的诊断。亦有患者未能及时治疗,脓肿破溃后乳汁从疮口溢出,久治不愈形成乳漏,严重时可合并败血症。这种情况必须去医院进行抗感染治疗或脓肿切开引流。

(三)乳腺炎的早期治疗

早期乳腺炎,乳房有红、肿、热、痛但尚未形成脓肿时,可采取以下方法预防性治疗:

1.局部治疗

(1)手法排乳:急性哺乳期乳腺炎发生时乳汁淤积于整个乳房,尤其以肿块形成部位严重,而普通吸奶器只能吸空乳头、乳晕部位乳汁,对象限内淤积的乳汁及肿块无效,手法排乳可有效促进乳汁排出、促使肿块变软、缩小、消失,临床症状缓解迅速,且不必停止哺乳。具体方法:①术者洗净双手,患者清洗并可热敷患侧乳房5~10分钟;②患者取平卧位、暴露乳房,术者立于患乳一侧;③先轻挤乳头、乳晕,将挤出的少量乳汁涂抹于乳腺皮肤避免排乳时皮肤损伤;④术者双手交替,用手掌的大小鱼际肌及五指指腹以环行姿势轻揉按摩乳房,自乳房根部向乳头乳晕部按摩推拿,开始时手法轻柔,乳汁流出后稍加用力,肿块部位稍加用力,直至乳管通畅,肿块变软为止;⑤在肿块变软、缩小、消失后,无乳头破损、溃疡者应继续哺乳,而且哺乳时先吸吮患乳以保持乳汁通畅,避免炎症肿块复发,有乳头破损、溃疡者应暂停哺乳,给予局部治疗。

(2)局部TDP理疗等,可改善局部血液循环,减轻炎症反应。

2.全身治疗　抗生素的应用:由于急性哺乳期乳腺炎致病菌多为金黄色葡萄球菌,故首选抗生素为青霉素。急性炎症期症状轻者可口服每次0.5g,3次/日;急性炎症期出现全身症状及脓肿形成期应静脉滴注每次800万~960万U,1次/日,并与解热镇痛等对症处理及支持治疗。

3.乳腺炎的外科治疗

(1)注意清洁:早期注意休息,暂停患者乳房哺乳,清洁乳头、乳晕,促使乳汁排出(用吸乳器或吸吮),凡需切开引流者应终止哺乳。

(2)使用药物回乳:停止患侧哺乳,以吸乳器吸出乳汁。可适当使用回乳药物:如炒麦芽、维生素B$_6$片、己烯雌酚片或溴隐亭片等。

(3)使用抗生素:为防治严重感染及败血症,根据细菌培养及药敏结果选用抗生素治疗。哺乳期妇女是一类特殊人群,几乎所有药物都能够通过血浆乳汁屏障进入乳汁,因此应用抗菌药物时必须严格考虑对哺乳儿有无不良影响。

(4)热敷:局部热敷,或用鲜蒲公英、银花叶各60克洗净加醋或酒少许,捣烂外敷。用宽布带或乳罩托起乳房。

(5)口服止痛药物:对疼痛剧烈、痛觉耐受力低患者可在输注抗生素治疗同时给予对症镇痛处理,可以缓解患者紧张情绪,提高治疗依从性。

(6)切开排脓:已形成明确乳房脓肿者,应立即切开排脓,必要时放置外引流。切口应与乳头成放射方向,避开乳晕。乳腺后脓肿或乳房下侧深部脓肿,可在乳房下皱襞皮肤处作弧形切口或对口引流,以利脓液排出。

结合上述治疗方法,治疗过程中还应鼓励患者尽量保持良好的心态,以积极配合治疗,往往可以获得较高的治疗依从性,缩短总体治疗时间。

(四)乳腺炎的预防

预防急性哺乳期乳腺炎的发生应从妊娠后期开始,至整个哺乳期结束。

1.妊娠后期应每周清洗乳房、乳头至少 2～3 次,保持乳头清洁。

2.若有乳头内陷者,应提前向外牵拉,使之突出,情况严重者应在怀孕前行乳头、乳晕矫形手术。

3.哺乳期应保持心情愉快,合理进食、适量营养,充足睡眠。

4.哺乳应注意卫生,保持身体清洁,每次哺乳前后均应使用温热水洗净双手和乳房,尤其是乳头、乳晕,以免污染乳汁,防止细菌由乳头进入乳腺组织形成乳腺炎。

5.按需哺乳,形成规律,养成正确的哺乳姿势和哺乳习惯。哺乳时应让婴儿将乳头及大部分乳晕含吮在口内,使之有效地吸吮,充分吸空双侧乳腺各叶内的乳汁。若乳汁有剩余,可用吸奶器吸空乳房以避免乳汁淤积,不要让婴儿含乳头睡觉,要预防和及时治疗婴儿口腔炎症。

6.避免长时间婴儿含吮乳头,以免乳头皮肤发生破损、溃疡,若乳头已有破损、溃疡应暂停哺乳,并用吸奶器吸空乳汁,乳头可局部外涂红霉素软膏等治疗,创口愈合后继续哺乳。

7.睡眠时应采用仰卧或侧卧位,怀抱婴儿及其他物品时均应避免压迫乳房以免损伤乳腺导管以致排乳不畅,乳汁淤积。

8.佩戴合适胸罩,穿着松紧适度内衣。

二、乳腺炎症性疾病

乳腺炎症性疾病可是一种局部病变,也可是全身疾病的一种局部表现,常见的急性炎症较易诊断,某些少见炎症与炎性乳腺癌表现相似,表现为一种无痛的硬性肿块,有时容易造成误诊。目前乳腺炎症性疾病尚无规范的分类,为便于鉴别和治疗,通常分为哺乳期乳腺炎、非哺乳期乳腺炎、医疗相关性乳腺炎症、免疫功能低下患者乳腺炎症,特异性乳腺炎症和其他乳腺炎症。

(一)哺乳期乳腺炎

1.流行病学 哺乳期乳腺炎是由细菌感染所致的急性乳房炎症,常在短期内形成脓肿,多由金葡球菌或链球菌从乳头破口或皲裂处侵入,也可直接侵入引起感染。多见于产后 2～6 周及 6 个月后的婴儿萌牙期,尤其是初产妇更为多见,故又称产褥期乳腺炎。75％产后开始哺乳,大约 50％及 25％哺乳时间达 6 个月和 12 个月,哺乳时间达 6 个月的哺乳期乳腺炎的发生概率为 15％～20％,其中 53％发生在产后 4 周。国内报告发现初产妇的乳腺炎发生概率高于经产妇(98.8％ vs 1.2％),哺乳期 1 个月内多见(32％),大约 2.9％～15％哺乳期乳腺炎患者进展为乳腺脓肿。乳腺炎可能与乳头损伤、乳汁淤积、患者身体虚弱等有关。

2.病因

（1）致病菌：Goodman MA 等人报道哺乳期乳腺炎的致病菌主要是金黄色葡萄球菌，其中仅有 50％对青霉素敏感，而耐青霉素类金黄色葡萄球菌与乳腺脓肿有关。致病菌侵入主要有以下两种途径：

1）通过乳头破损或皲裂处侵入。婴儿吮吸乳头可能会导致乳头的皲裂、糜烂或细小溃疡，致病菌可经此侵入乳腺实质，形成感染病灶。

2）通过乳腺导管开口，上行到该导管附属的乳腺小叶区段，感染早期可能局限在该乳腺小叶区段，随着疾病进展扩散到邻近的乳腺小叶区段。

（2）乳汁淤积：乳头的内陷、皲裂，导管的先天性不通畅，产妇授乳经验不足等，使乳汁未能充分排空。乳汁是细菌理想的培养基，乳汁淤积为细菌的繁殖创造条件；哺乳期乳房实质较疏松，乳汁淤积致使管腔扩张，管内压力过大，细菌容易扩散至乳腺实质内形成乳腺炎。

（3）患者机体免疫力下降：产后机体免疫力下降为感染创造了条件，免疫力良好者，病变可以停留在轻度炎症或蜂窝织炎期，可以自行吸收；免疫力差者，易致感染扩散，形成脓肿，甚至脓毒血症。

3.临床表现　大部分患者有乳头损伤、皲裂或积乳等病史。早期表现为患侧乳房胀满、疼痛，哺乳时更甚，乳汁分泌不畅，局部可出现红、肿、热、痛，或伴有痛性乳房肿块，可伴有发热、寒战、全身无力等不适，白细胞增高等。感染严重者，炎性肿块继续增大，可有波动感，并可出现腋下淋巴结肿大、疼痛和压痛。不同部位的脓肿表现也不尽相同。浅表的脓肿常可穿破皮肤，形成溃烂或乳汁自创口处溢出而形成乳漏。深部的脓肿常无波动感，脓肿可深入到乳房后疏松结缔组织中，可穿向乳房和胸大肌间的脂肪，形成乳房后位脓肿，严重者可发生脓毒败血症。未给予引流的脓肿可以进入不同的腺叶间，穿破叶间结缔组织间隙，形成哑铃状脓肿或多发性脓肿。乳腺大导管受累者，可出现脓性乳汁或乳瘘。超声检查有液平段，穿刺抽出脓液。

经过抗生素治疗的患者，局部症状可被掩盖，或仅有乳房肿块而无典型的炎症表现。而乳腺脓肿好发于以下两个阶段：产后哺乳的第一个月，原因是哺乳经验不足，乳头经常被婴儿吮伤或乳头未能充分保持清洁，85％的哺乳期乳腺脓肿发生在这一时期；断奶期，这个时期乳房大部分胀满乳汁，而哺乳 6 个月后婴儿在长出牙齿增加乳头损伤的几率。

4.临床诊断　哺乳期乳腺炎的诊断主要靠临床表现，产后哺乳的女性如出现患侧乳房胀痛、压痛，局部红、肿、热、痛，或伴有可扪及痛性肿块，伴有不同程度的发热、乏力、头痛等全身性炎症反应表现，不难作出诊断。有波动的炎性肿块，用针刺获得脓性液体，即可明确诊断。超声检查对乳房炎性肿块及脓肿形成的诊断很有价值，且具有定位作用。

哺乳期乳腺炎的病理改变为软组织急性化脓性炎症。化脓性乳腺炎早期切面界限不清楚，暗红、灰白相间，质地软，有炎性渗出物或脓性液体流出，晚期可形成界限相对清楚的脓肿。病变早期乳腺小叶结构存在，乳腺及导管内有乳汁淤积，大量中性粒细胞浸润，此时病变范围一般较局限，及时治疗后炎症消退，一般不留痕迹。病变发展，局部组织坏死，形成大小不一的化脓灶，并液化，乳腺小叶结构破坏，如果病变继续发展，小脓肿互相融合，形成乳腺脓肿。随着炎症的局限，组织细胞聚集，成纤维细胞及新生血管增生，最后形成纤维瘢痕。

5.鉴别诊断

（1）乳房内积乳性脓肿：也多发生在哺乳期的妇女，表现为局部疼痛与肿块，但无局部红、肿、搏动性疼痛,也无发热、白细胞增高等全身表现,镜下乳腺导管扩张、积乳,伴有炎性细胞浸润,而乳腺结构破坏不明显或比较局限。

(2)乳房皮肤丹毒:比较少见,有局部皮肤的红、肿、热、痛,但病变沿浅表淋巴管分布,界限较清楚,疼痛较轻,而全身毒血症表现较为明显,乳房内一般无疼痛性肿块。

(3)炎性乳癌:也好发于妊娠或哺乳期女性,而且两者有相似的临床表现,如两者均有乳房的红、肿、热、痛等炎症表现,但急性化脓性乳腺炎的乳腺实质内肿块明显,皮肤红肿相对较局限,皮肤颜色为鲜红。而炎性乳癌时皮肤改变广泛,往往累及整个乳房,其颜色为暗红或紫红色。显微镜下,炎症处乳腺导管上皮细胞增生、变性,会出现一定程度的不规则性,但与乳腺癌的肿瘤性导管还是容易鉴别。

(4)浆细胞性乳腺炎:急性期病变乳房局部也出现红、肿、热、痛,全身体温升高,腋窝淋巴结肿大疼痛等症状。显微镜下,浆细胞性乳腺炎以淋巴细胞、浆细胞的浸润为主,一般不形成化脓性病灶。但有一部分浆细胞性乳腺炎患者可同时合并细菌性感染,造成乳房的蜂窝组织炎及脓毒血症,全身症状较明显。

6.治疗　治疗原则:控制感染和排空乳汁。但早期蜂窝织炎和脓肿形成的治疗是不同的,早期蜂窝织炎不宜手术治疗,脓肿形成后如果仅行抗菌治疗可导致更多的乳腺组织破坏。

(1)早期蜂窝织炎阶段的治疗:呈蜂窝织炎表现而未形成乳腺脓肿之前,用抗菌药可获得良好的效果。主要致病菌为金黄色葡萄球菌,可尽早用合理的抗菌药而不必等细菌培养结果。如果青霉素或红霉素治疗无效时,可能要用耐青霉素酶的氟氯西林 500mg 口服每日 4 次或头孢类抗生素治疗。如果病情不能改善,应行乳腺超声检查证明有无乳腺脓肿形成。如果经抗菌治疗后乳腺肿块无改善和反复穿刺证明无脓肿形成,根据 24 小时后细菌培养结果选择合理的抗菌药继续治疗。经抗菌药治疗后可控制感染的不需要进一步治疗。

部分抗菌药可分泌至乳汁,四环素类抗生素、氨基糖苷类抗生素、磺胺类抗生素、甲硝唑等对婴儿有不良影响,尽量避免使用这些抗菌药;而青霉素、红霉素、头孢类抗生素对婴儿副作用较小,故认为是相对安全的。大部分早期蜂窝织炎经抗菌治疗后疾病可得到控制,但仍有少部分可发展为乳腺脓肿。

(2)脓肿形成阶段治疗:一般在发病 48 小时后脓肿形成,如此时当用抗菌药治疗,可能暂时控制症状,但并不能消除脓肿,可导致更多的乳腺组织破坏。使用抗菌药可延迟脓肿的治愈,经常反对使用抗菌药,可导致形成慢性、厚壁脓肿,这种类型脓肿很难治愈。乳晕下的脓肿、其他部位经抗菌治疗无效厌氧菌感染的脓肿可增加这种慢性顽固性脓肿的发生概率。

1)细针穿刺抽脓:一旦有脓肿形成,目前细针穿刺抽脓(经常是在超声引导下)已取代切开排脓成为一线治疗方案。继续使用抗生素预防全身感染和控制局部蜂窝织炎。用细针穿刺抽脓方法治疗可使约 80%患者治愈而不需要手术切开排脓。如细针穿刺抽脓无效时,可进一步在超声引导穿刺所有的脓腔。反复细针穿刺抽脓不愈者也可采用经皮留置导管引流。70%患者对切开排脓后乳房的美观不满意,对于直径大于 5cm 的脓肿及形成时间较长的脓肿,细针穿刺抽脓治疗效果不佳。

2)切开排脓:对于那些经反复细针穿刺抽脓治疗失败、脓肿形成时间较长且表皮有坏死的需要切开排脓。在脓肿中央、波动最明显处作切口,但乳房深部或乳房后脓肿可能无明显波动感。进入脓腔后,用手指探查,打通所有脓肿内的间隔,以保证引流通畅。如属乳房后脓肿,应将手指深入乳腺后间隙,轻轻推开,使脓液通畅引流必要时可作对口引流。所有脓肿切开后应放置引流物,每日换药。脓液应常规作培养与药物敏感试验。抗生素的选用原则同早期蜂窝织炎阶段的治疗。

(3)排空乳汁:对于治疗哺乳期乳腺炎,排空乳汁很重要。可用吸乳器吸尽乳汁,虽然细菌会随乳汁分泌出来,但基本对婴儿无害,可继续哺乳。回乳药物,溴隐亭每日 5mg 服用 5～7 天;如己烯雌酚 5mg,口服,每日 3 次,共 3～5 天;或苯甲酸雌二醇 2mg,肌注,每日 1 次,直到泌乳停止。回乳后不能再吸乳,否则回乳不全。

7. 预防　哺乳期乳腺炎预防的主要措施是正确的哺乳方法,不能只吸乳头,避免乳汁淤积、保持乳头清洁、防止乳头损伤及细菌感染。在妊娠期及哺乳期要保持两侧乳头的清洁,如果有乳头内缩者,应将乳头轻轻挤出后清洗干净。养成定时哺乳的习惯,每次哺乳时应将乳汁吸净,不能吸净时可以用按摩挤出或用吸乳器吸出。如果乳头已有破损或皲裂时,应暂停哺乳,用吸乳器吸出乳汁,待伤口愈合后再行哺乳。

(二)非哺乳期乳腺炎

在现代的医院临床实践中,非哺乳期乳腺炎(nonlactational mastitis)患病率逐渐增高,甚至比哺乳期乳腺炎更为常见,但通常的调查哺乳腺期乳腺炎占乳腺感染的 80%,仍是最常见的。非哺乳期乳腺炎包括婴儿期、青春期、绝经期和老年期,以上每个时期均可发生乳腺炎症。婴儿期及青春期的乳腺炎常系体内激素的失衡所致,故多为无菌性炎症。本章节所述的非哺乳期乳腺炎则是指成人非哺乳期乳腺炎症,最常见的是导管周围乳腺炎(periductal mastitis,PDM)和肉芽肿性乳腺炎(granulomatous mastitis,GM)。

1. 导管周围乳腺炎　导管周围乳腺炎是乳头下输乳管窦变形和扩张引起的一种非哺乳期非特异性炎症,临床上常表现为急性、亚急性和慢性炎症过程,并常复发和治疗困难。过去也称乳腺导管扩张症和浆细胞性乳腺炎。

(1)流行病学特与:PDM 并不多见,但也不罕见,占乳腺疾病的比例在国外为 0.3%～2.0%,国内为 1.9%～5.0%,占乳腺良性疾病的比例为 3.2%。PDM 的发病年龄见于性成熟后各个年龄段,国外报道发病高峰年龄为 40～49 岁,国内报道平均年龄为 34～46 岁,40 岁以下患者占 64%,国外报告 40 岁以上患者占 2/3,男性也有发病。

(2)病因和发病机制:PDM 的始动原因尚不十分清楚,引起乳腺导管堵塞和扩张的主要原因包括:①先天性乳头内陷畸形或发育不良;②哺乳障碍、乳汁潴留或哺乳困难、哺乳卫生条件不良及乳管损伤等;③细菌感染,尤其是厌氧菌、外伤及乳晕区手术等累及乳管;④导管退行性病变致肌上皮细胞退化而收缩无力、腺体萎缩退化导致分泌物滞留等;⑤自身免疫性疾病;⑥吸烟、束乳损伤乳腺导管等;⑦维生素 A 缺乏以及相关的激素平衡失调。国外报道 PDM 发病与吸烟有关,认为乳房内积聚的类脂过氧化物、可铁宁、烟酸等代谢物激起局限组织损伤,让厌氧菌在乳管内滋生而引起的化脓性感染典型表现。

PDM 的发病机制尚不十分明确,主要与导管扩张和间质炎症相关,通常认为 PDM 是输乳管窦扩张伴分泌物积聚,扩张向下一级乳管推进(导管扩张期),这一病理过程临床表现为非周期性乳腺疼痛、乳头回缩以及乳晕下硬结;积聚分泌物导致导管内膜溃疡,引起乳头溢血,导管内分泌物通过溃疡渗漏,引起化学性炎症反应(非细菌感染期),这一病理过程临床表现为乳晕下肿块,这一环境为细菌的生长繁殖提供了条件,厌氧细菌或需氧细菌侵袭造成继发细菌感染形成乳晕下脓肿,并向下一级导管扩散至末梢导管,可发展为慢性易复发的瘘管或窦道;后期病变导管壁增厚,纤维化透明变性,导管周围出现脂肪坏死及大量浆细胞浸润,故也称浆细胞性乳腺炎;也可有泡沫状组织细胞、多核巨细胞和上皮细胞浸润形成肉芽肿;最后炎症可导致管壁纤维化,纤维组织收缩,引起乳头内陷。

(3)临床症状:PDM 自发病到就诊时间 3 天至 24 年,中位数 4 个月,73%在一年内就诊。PDM 的首发症状为乳房肿块/脓肿(67%~82%),乳头溢液(33%~57%),乳腺疼痛(13%),乳腺瘘或窦道(8%~9%);乳腺肿块伴乳痛 24%~45%,伴乳头溢液 15%~21%,伴乳头内陷 6%~25%,伴急性炎症 4%。

乳房肿块病变多位于乳晕 2cm 环以内,常合并乳头内陷。在某些病例中乳头溢液常为首发早期症状,且为唯一体征,乳头溢液为淡黄色浆液性和乳汁样,血性者较少。后期可出现肿块软化而成脓肿,可为"冷脓肿",久治不愈或反复发作形成通向乳管开口的瘘管,脓肿破溃或切开引流后形成窦道。

按临床过程 PDM 分为以下 3 期:①急性期,约 2 周,类似急性乳腺炎的表现,但一般无畏寒发热及血象的升高,一般抗生素治疗有效。②亚急性期,约 3 周,主要表现为局部肿块或硬结,红肿消退,一般抗生素治疗无效。③慢性期,肿块缩小,但仍持续存在,与皮肤粘连,呈橘皮样改变,或形成瘘管、窦道,经久不愈,可出现乳头回缩、内陷,一般抗生素治疗无效。

为便于分类治疗,可将 PDM 分为四型:①隐匿型:约 9.4%,以乳头溢液、乳房胀痛或轻微触痛为主要表现;②肿块型:约 74.0%,此型最常见,肿块多位于乳晕;③脓肿型:约 8.3%,慢性病变基础上继发急性感染形成脓肿;④瘘管或窦道型:约 6.3%,脓肿自行破溃或切开引流后形成瘘管或窦道,经久不愈。

(4)辅助检查

1)血常规:多数白细胞计数正常,伴急性炎症时白细胞计数可升高。

2)超声检查:PDM 的超声像图易与乳腺癌混淆。超声像图根据临床病理不同而表现得错综复杂,但仍与病理发展有密切关系。根据病变发展程度,PCM 超声图像分为四型:①低回声实质型:肿块表现为低回声,内部回声不均匀,边缘多毛糙不规则,可呈树枝状、哑铃状、梭形等,无明显包膜,但与周围正常腺体组织之间有一定的分界,彩色多普勒血流(CDFI)于包块内检出血流信号;②单纯导管扩张型:局部腺体层结构略显紊乱,但无明显团块回声,导管不同程度扩张,管腔内呈极低回声至无回声,CDFI 病灶内及周边无明显血流信号改变;③囊实混合型:肿块以低回声为主,可于实质性包块内或其旁出现液性小暗区,并可伴有强回声斑点,肿块后方可部分增强,部分衰减,CDFI 于实质部分内检出血流信号;④囊性型:表现为单个或多个大小不一的液性暗区,类似于蜂窝状,无规则聚集,后方回声增强,肿块无明显境界。

3)乳腺 X 线检查(mammography,MG):PDM 的 MG 表现不尽一致,直接征象包括:①乳晕后区腺体密度不均匀增高,边界不清,其中夹杂有条状或蜂窝状、囊状透亮影,此征象具有特异性;②中央区腺体密度不均匀增高其中夹杂有条索状致密影,病变边界模糊;③假毛刺状肿块,病变均为乳晕后区。间接征象包括:乳晕周围皮肤增厚,乳头回缩内陷,相应部位血管增粗,同侧腋下淋巴结增大,伴小圆形中空钙化。以上伴随 X 线征象,可交替或同时出现。

4)乳管镜检查:主要用于伴有乳头溢液的 PDM 患者,排除导管内乳头状瘤和导管原位癌。PDM 的镜下表现为导管呈炎症改变伴絮状物或纤维架桥网状结构。

5)细菌学培养:对溢液或脓液可进行细菌学培养,应提取两份细菌学化验标本,一份是厌氧培养,而另一份是需氧培养;一般培养结果常出现无细菌生长情况,但急性炎症期可培养出金葡菌、链球菌和厌氧菌等。

6)细针抽吸细胞学检查:涂片中见到成熟的浆细胞增多,占各类细胞的 50％以上,其次可见到淋巴细胞、中性粒细胞、嗜酸性粒细胞等。

目前尚无一种辅助检查有确诊价值,但有排除诊断的价值,最后确诊仍需病理检查确诊。

(5)诊断与鉴别诊断:PDM 的临床表现及辅助检查无特异性,故极易误诊误治,术前误诊率可高达 89％,术前误诊为乳腺癌者为 16％～33％,术前诊断的准确性(包括 PDM、浆细胞性乳腺炎和非哺乳期乳腺炎诊断名称)仅为 33％。所以,PDM 常需与肉芽肿性乳腺炎、乳腺癌、导管内乳头状瘤和乳腺结核等疾病鉴别,属一种排除性诊断。所幸的是,由于对本病的认识逐渐提高,其临床诊断率也不断提高。

PDM 的临床特点:①多发于 34～46 岁非哺乳期妇女,部分伴乳头内陷;②最多以乳晕下肿块/脓肿为首诊表现,急性期肿块较大,亚急性期及慢性期持续缩小形成硬结,为本病的特点;③乳头溢液可为首发早期症状,或唯一体征;④乳腺肿块可与皮肤粘连,但不与胸壁固定,可伴乳头回缩和局部皮肤橘皮样改变;⑤PDM 后期肿块软化形成脓肿,破溃或引流后排出脓液,常伴有奶酪样物排出,久治不愈或反复发作可形成通向乳头导管的瘘管或皮肤形成窦道;⑥同侧腋淋巴结可肿大,在早期可出现,其特点是质地较软,压痛明显,随病程进展可渐消退。病理学检查是 PDM 诊断的金标准,PDM 的早期病理表现为导管有不同程度的扩张,管腔内有大量含脂质的分泌物聚集,并有淋巴细胞浸润,脓肿时大量淋巴细胞、中性粒细胞浸润。后期病变可见导管壁增厚、纤维化,导管周围出现小灶性脂肪坏死,周围可见大量组织细胞、淋巴细胞和浆细胞浸润,尤以浆细胞显著。若泡沫状组织细胞、多核巨细胞和上皮细胞浸润可形成非干酪样坏死性肉芽肿(结核样肉芽肿),需与乳腺结核和肉芽肿性乳腺炎鉴别。

诊断流程:乳腺肿块、脓肿、窦道,先行超声检查和(或)MG,选择血常规检查、细菌培养、风湿因子检查等,确诊行手术活检(空芯针穿刺活检、窦道钳取活检和手术切除活检等)。

PDM 的鉴别诊断:①肉芽肿性乳腺炎:GM 的临床表现与 PDM 相似,需组织活检鉴别。②乳腺癌:PDM 以肿块为表现时需与乳腺癌鉴别,临床表现和辅助检查均无特异性,需组织活检鉴别。PDM 呈非脓肿性炎症改变时与炎性乳腺表现相似,需组织活检鉴别。③导管内乳头状瘤:以黄色浆液性或浆液血性溢液为主要表现,乳管镜检查可见导管内隆起性病变。④乳腺结核:临床表现与 PDM 相似,但部分患者伴有潮热、盗汗、颧红、消瘦等全身表现,主要靠组织活检鉴别,病灶中见典型结核结节、干酪样坏死,结节不以小叶为中心。⑤其他少见疾病如肉芽肿性血管脂膜炎、乳腺脂肪坏死、结节病、Avenger 肉芽肿和巨细胞动脉炎等,均需组织活检鉴别。

(6)治疗:根据 PDM 的临床分期和类型不同,各阶段的治疗方法亦不同。PDM 的治疗通常按分型进行处理,以外科手术治疗为主,是本病有效的治疗方法,但窦道型和脓肿型反复发作时治疗困难。

1)隐匿型:乳头溢液表现者首选 FDS 检查,排除其他病变后进行乳管冲洗治疗,经冲洗后非乳管内肿瘤引起的溢液 73.7％停止,多数情况下不用特别治疗。

2)肿块型:手术是有效的治疗方法。约 5.5％～8.2％的患者常因误诊为乳腺癌而行乳腺癌根治性手术或全乳切除术,或 FNA 查到癌细胞而行乳腺癌根治术。所以,本病一定要在术前有病理诊断情况下或术中冰冷切片检查监测下行手术治疗,以避免不必要的扩大手术。手术方法有:①乳管切除术:主要适用于乳晕下肿块及伴乳头溢液者,采用乳晕旁切口切除大导管及周围病变组织,有乳头溢液者需经溢液乳管开口注入亚甲蓝以引导手术切除范围,还常要切除乳头内乳管以免复发。②乳腺区段切除术:主要适用于周围型肿块,自乳头根部开始行大导管和病变区段切除。

3)脓肿型:急性炎症常有细菌感染,特别是厌氧菌感染,应用抗生素和其他抗炎治疗,甲硝唑类抗厌氧菌药物的效果较好。急性期(脓肿)采用穿刺抽脓,不宜切开引流,并用广谱抗生素+甲硝唑1~2周。有条件时可在脓肿基底行空芯穿刺活检确诊是 PDM 还是 GM,并作细菌培养。炎症消退后有基础病变者需行手术治疗,否则容易复发。脓肿破溃或切开引流后可导致瘘管或窦道形成。

4)瘘管或窦道型:乳腺瘘管或窦道形成者,常用瘘管切除术。经久不愈的慢性瘘管或窦道,瘢痕组织多、影响愈合者,行瘘管及周围瘢痕组织彻底切除,一期缝合。多个严重乳腺瘘或窦道,并与乳房皮肤严重粘连,形成较大肿块者,可作单纯乳房切除,但要慎重选择。

PDM 的治疗最近有重要进展,陆续有学者从 PDM 的脓肿和窦道中培养出非结核分枝杆菌(NTM),如海分枝杆菌,偶然分枝杆菌,脓肿分枝杆菌等,揭示反复脓肿、窦道形成或切口长期不愈的 PDM 患者存在 NTM 感染可能。中华医学会关于 NTM 感染临床诊断指南中,肺外软组织感染窦道形成或切口长期不愈者,可临床诊断 NTM 感染,确诊 NTM 需行分枝杆菌培养,基于这类病变有 NTM 感染可能,一般细菌培养阴性,对有病理检查确诊的 PDM 脓肿型和窦道型患者,采用抗分枝杆菌药物如利福平(0.45/d)、异烟肼(0.3/d)和乙胺丁醇(0.75/d)或吡嗪酰胺(0.75/d)三联药物治疗 9~12 个月常有显著效果,无基础病变者通常无需手术,而广泛病变者可避免全乳切除。

2. 肉芽肿性乳腺炎　GM 是一种少见的、局限于乳腺小叶的良性肉芽肿性病变,又称肉芽肿性小叶性乳腺炎、哺乳后瘤样肉芽肿性乳腺炎、乳腺瘤样肉芽肿等。1972 年由 Kessler 首先报道,国内 1986 年首先由马国华报道。本病虽属于良性疾病,但是由于缺乏对本病统一的认识,且该病与乳腺癌、PDM 及乳腺结核等较难鉴别,容易误诊误治,给预后带来一定的不良影响。

大部分学者认为 GM 是一种独立性疾病,但有时与 PDM 存在重叠,鉴别点大致包括:GM 多位于乳腺外周区域,病变持续或复发,小叶旁炎症。临床上两者很多方面都是相同,病理上两者均可有结核样肉芽肿形成,但 GM 炎症的位置主要在小叶旁而不是导管周围。也有学者认为肉芽肿性乳腺炎是一种多样性疾病。

(1)流行病学特点:本病好发于已婚、哺乳妇女,发病年龄在 17~52 岁之间,而以 30~40 岁为多见,于回乳后短时期内发病,部分患者有外伤、感染或应用避孕药物史。

(2)病因及发病机制:肉芽肿性乳腺炎的病因学至今尚不明确,一些报道显示可能与以下因素有关,包括局部自身免疫反应,乳汁超敏反应,以及口服避孕药等。

1)自身免疫反应:依据组织学变化类似于肉芽肿性甲状腺炎等自身免疫性疾病,提出此病属器官特异性自身免疫病。肉芽肿性乳腺炎可分为 IgG4 相关性和非 IgG4 相关性肉芽肿型小叶炎。免疫组织化学血清 IgG4 有助于 IgG4 相关性肉芽肿性小叶炎的诊断以及有助于避免过度治疗:比如过度切除。

2)棒状杆菌感染:临床病理回顾性研究发现肉芽肿性乳腺炎与棒状杆菌感染相关联。有学者曾在肉芽肿性乳腺炎的患者的乳腺肿块中分离出棒状杆菌。

3)炎性反应:局部感染、创伤以及各种理化刺激破坏导管及腺腔上皮,腺腔的分泌物、乳汁及角化上皮外溢于小叶间质,引起炎症反应,诱发肉芽肿形成。本病 PAS 染色显示腺泡及导管内可见阳性的均质状物质,推测这些物质可能引起局部炎症反应,导致肉芽肿的形成。

4)避孕药诱发:目前对于避孕药是否能引起本病尚存争议。有学者认为药物导致乳腺组织分泌旺盛,分泌物分解产生的化学物质进入周围间质,引起慢性肉芽肿反应。但发现仅有少数病例有口服避孕药史,且口服者并非完全引起乳腺肉芽肿反应,因此推测口服避孕药不是本病的主要致病因素。

(3)临床表现:病变常位于单侧,以乳腺外周部位特别是外上象限为多,肿块位于乳腺实质内,无痛或轻微痛,表面皮肤不红或微红,肿块质硬,边界不清,可与皮肤或周围组织粘连,伴同侧腋淋巴结肿大,但很少有恶寒、发热等全身症状;病程短,常见短期内增大迅速,治疗不当常反复发作,脓肿或窦道形成是常见并发症。手术或微创活检后均可能形成窦道,随着治疗的深入窦道可闭合,但停药后可能复发。

(4)辅助检查

1)超声检查:GM 超声像特点为低回声肿块,内部回声不均匀,边缘不清,包膜不完整,后方回声衰减,血流丰富。因其临床表现酷似乳腺癌,极易造成误诊,有学者报道误诊为癌性肿块,甚至有时误行乳腺癌根治术。GM 的声像图表现可分为 3 种类型,其中主要是实块型,其次为混合型及管状型,这些特征的出现应引起超声医师的高度重视,考虑本病的可能。实块型的声像图最为常见,且极易误诊为乳腺癌;混合型较易误诊为乳腺炎,声像图可类似乳腺脓肿,但乳腺脓肿有较厚的壁,囊内可有沉积物回声,而 GM 无此图像;管状型的声像图需注意与 PDM 的隐匿型相鉴别,超声像可表现为单个条索状暗区或多个条索状暗区无规则相连或聚集,后方回声一般无增强。

2)乳腺 X 线检查:GM 影像可为片状或结节状,不规则影,部分呈椭圆形。病灶表现为等密度或稍高于腺体密度,边缘多数不清,可有长毛刺或索条状影。有时与炎性乳腺癌的表现十分相似,鉴别困难。

3)磁共振检查(MRI):在区别乳腺炎症性疾病与乳腺恶性疾病中,MRI 成像时间信号强度弧线测量可以提供超声像和乳腺 X 线影像不能提供的发现,然而,组织活检仍然是唯一确切的诊断方法,当前 MRI 还不能确定炎性乳腺癌和乳腺炎。动态增强在拟诊乳腺炎的病例随访方面有一定价值,如果活检过后诊断仍不明确,MRI 仍有助于显示抗生素治疗效果以及共存或混杂的炎性乳腺癌。

4)细胞学及病理学检查:细胞学的特点是在大量炎症细胞,包括淋巴细胞、巨噬细胞和中性白细胞等背景的基础上,见多量类上皮细胞,类上皮样细胞核卵圆形或肾形,中等量胞浆,散在或聚集成肉芽肿和郎罕型或异物型多核巨细胞,而无坏死,浆细胞少见。但细胞学检查对本病诊断争论较大,多数学者对此持谨慎态度。病理学检查可见切面弥漫分布粟粒至黄豆大小的暗红色结节,部分结节中心可见小囊腔。镜下可见病变以乳腺小叶为中心,呈多灶性分布,小叶的末梢导管或腺泡大部分消失,并常见嗜中性粒细胞灶,即微脓肿。偶见小灶性坏死,但无干酪样坏死。抗酸染色不见结核杆菌,无明显的泡沫细胞、浆细胞及扩张的导管。

(5)诊断与鉴别诊断:病理学检查是 GM 诊断的金标准,GM 病变以乳腺小叶为中心的肉芽肿性炎症;多核巨细胞、朗格汉斯巨细胞、嗜酸性粒细胞等浸润,形成结核样肉芽肿性结节,但未见干酪样坏死,被认为是自身免疫反应性疾病。后期部分病灶由于细胞免疫反应形成肉芽肿,然后肉芽肿结节中央出现坏死和脓肿形成。

本病误诊率高,临床表现缺乏特征性,酷似乳腺癌,且影像学检查无特异性,是一种排除性诊断疾病,主要与 PDM、乳腺癌、结节病和乳腺结核等疾病鉴别。

1)乳腺癌:肿块大多质地坚硬,边界不清,活动度差,可与皮肤及周围组织粘连固定,皮肤呈现"酒窝征"或"橘皮样"改变。多伴有腋窝淋巴结肿大,甚至融合固定。晚期癌性溃疡呈菜花样或边缘高起基底凹陷;细胞学检查常可发现癌细胞;组织病理学检查可明确诊断。

2)PDM:常见于有生育哺乳史的中年妇女,可有乳头发育不良、哺乳不畅或中断史。PDM 常常以乳头溢液为初期表现,也有患者以肿块为始发症状。肿块常位于乳晕下,其长轴多与乳腺导管走行一致。多数肿块病史较长,变化缓慢,可持续静止在肿块期数月或数年,亦有突然增大或缩小者,但绝少有消失者。大部分患者局部会出现皮肤潮红,肿块软化、疼痛或隐痛,但化脓期无明显跳痛,破溃后脓液中常夹有粉刺样物,并形成通向输乳孔的瘘管,创口久不收敛或反复溃破,同侧腋下淋巴结可有肿大。确诊需组织活检,但应注意 PDM 也可有肉芽肿改变,并非有肉芽肿改变就是 GM。

3)结节病(sarcoidosis):结节病可发生在乳腺,与 GM 临床表现相似,但结节病是一种多系统多器官受累的肉芽肿性疾病,除侵犯乳腺外,常侵犯肺、双侧肺门淋巴结,临床上 90% 以上有肺的改变,其次是皮肤和眼的病变,浅表淋巴结、肝、脾、肾、骨髓(骨、关节)、神经系统、心脏等几乎全身每个器官均可受累。病理上见界限清楚的上皮样细胞结节且血管壁内有淋巴细胞浸润,无干酪样坏死,不见嗜中性白细胞浸润。本病为一种自限性疾病,大多预后良好,有自然缓解的趋势。

4)乳腺结核:是乳腺的一种慢性特异性感染,约占乳房疾病的 1%～2%,好发于青年哺乳期后的妇女,以 20～40 岁多见。乳腺结核分为原发性和继发性。前者可由乳腺局部创口感染或乳头感染经乳腺导管扩散至乳腺小叶引起;后者是身体其他部位的结核病灶通过血行播散或邻近组织直接延至乳腺所致,原发灶多为肺或肠系膜淋巴结结核,经血行播散至乳腺,并潜伏存在,在人体抵抗力下降时发病。需组织活检确诊,可见典型结核结节及干酪样坏死,周围未见扩张的导管,且病变结节不以乳腺小叶为中心。

5)其他疾病:①乳腺放线菌病:通常表现为瘘管形成的复发性肿块,有时也可表现酷似炎性乳腺癌的乳房团块。标本的组织病理学检查可以做出诊断,在检查中可以看到特征性的硫磺颗粒菌落,持久的青霉素抗感染治疗是首选的治疗方法。②肉芽肿性血管脂膜炎:此病为淋巴细胞性血管炎和非坏死性肉芽肿,主要累及乳腺皮下组织,但不影响小叶或导管。③脂肪坏死性肉芽肿:老年妇女多见,病变不以小叶为中心,脂肪坏死周围有泡沫样组织细胞浸润。④感染性肉芽肿:感染灶中可找到病原菌,而肉芽肿性小叶性乳腺炎无病原菌。⑤狼疮性乳腺炎:一种罕见的系统性红斑狼疮并发症,以皮下脂肪炎症为特征,可表现为单个或多个皮下或深部乳腺肿块,临床表现似恶性。尽管狼疮性乳腺炎临床上很罕见,但组织学表现很显著。常见的中位年龄为 40 岁,年龄范围 18～70 岁。狼疮性乳腺炎的典型组织学表现包括浆细胞浸润的淋巴细胞性小叶脂膜炎和玻璃样脂肪坏死;淋巴细胞浸润可以是结节状、弥散性、小管周围型或和小叶周围型,生发中心易于确认;淋巴细胞性脉管炎常见,免疫组化显示 T、B 淋巴细胞混合存在,主要是 $CD3^+$,$CD4^+$,混合 CD20 阳性 B 淋巴细胞和多克隆浆细胞。

(6)治疗:GM 经病理检查确诊,细菌培养阴性,结核菌素试验阴性,可试用皮质类固醇治疗,可使肿块缩小,促进伤口愈合,缩短治疗过程,缩小手术范围。常用泼尼松或甲基泼尼松龙六周疗法:泼尼松 60mg/d 两周,以后每周减 10mg/d 至停药;或甲基泼尼松龙 20mg/d 两周,以后每周减 4mg/d 至停药;若显效慢可延长用药时间。约 38% 患者可能复发,长期随访是必要的,手术切除病灶也是必要的,可减少复发。若形成脓肿或窦道,应先使用抗生素治疗,但不一定有效;有报道使用甲氨蝶呤治疗也可获得较好疗效。部分病例具有自限性,不主张全乳切除。

3. 医疗相关性乳腺炎症 非炎症性病变的乳腺手术通常是一类切口,但在整形外科手术中取得的乳腺组织标本进行严格的细菌培养,发现有 53% 的标本培养出表皮葡萄球菌及其他微生物,且不随活检距体表的深度而变化,常见的需氧菌还有:溶血性链球菌,乳杆菌属和肠球菌,培养出的厌氧菌有:痤疮丙酸杆菌,消化链球菌属,及梭状芽孢杆菌。这些活检组织中培养出的微生物与术后感染相关,这可以解释一些少见术后感染的原因,但不能解释常见的原因。乳腺术后感染并不少见,但感染起源和临床特征各有不同。

(1)乳房肿物切除术后和放疗后脓肿:乳房肿物切除术后和放疗后脓肿是常见的治疗并发症。脓肿发生在治疗后 1~8 个月,中位发病时间为 5 个月。脓肿的发生与预防性应用抗生素、辅助放疗和外科医生无关,但与活检腔大、活检前感染、皮肤坏死和反复抽吸血清肿相关。多数可培养出金黄色葡萄球菌。术后脓肿见于行腋窝淋巴结清扫术的肿块切除术,也见于未行腋窝淋巴结清扫术者。所有脓肿均行脓肿引流和抗生素治疗,但美容效果受到影响。

(2)假体周围乳腺感染:假体周围感染是假体植入手术的并发症,发生率约 1%,皮下植入物的感染率高于胸肌后植入物。最常见的致病微生物是金黄色葡萄球菌,还有铜绿假单胞菌、表皮葡萄球菌和分枝杆菌;分枝杆菌特别与假体有关,但需特殊培养才能鉴定。乳腺假体周围感染临床表现较典型,主要表现为乳房压痛、水肿和疼痛。CT 检查和 MRI 可发现感染的假体。

假体周围感染在一期重建中同时与其他乳腺手术操作时较常见,需要特别注意无菌技术。一旦发生感染,通常要取出假体,在感染控制数月以后可再重新植入假体,但不能保证不会再感染,尤其是金黄色葡萄球菌感染时。部分外科医生推荐保留假体,行脓肿引流和抗生素保守治疗,但只适用于少数特殊情况,而且效果并不佳。

(3)遗留异物相关性感染:许多不同种类的外科遗留物是导致迟发脓肿的原因,乳腺手术的遗留物包括引流管片、充填物等,可待 35~40 年后出现脓肿,有时表现似乳腺癌硬块。

(4)新生儿乳腺炎:新生儿乳腺炎并不常见,多数女孩患病,出生后 12~28 天发病,平均 13 天;约一半表现为脓肿,85% 是由金葡菌引起,50% 可单用抗生素治愈,脓肿穿刺抽脓或切开引流均有效,很少有复发。切口应避开乳头下方的乳芽,并避免切除组织,否则会造成继发性乳房缺失。

4. 免疫功能低下患者乳腺炎症 免疫功能低下患者乳腺炎症主要见于 HIV 感染者和服用免疫抑制剂患者,在非洲马拉维有 27% HIV 阳性妇女在哺乳期间至少一侧乳房患亚临床乳腺炎,其中 30% 患者会发生金葡菌感染。结核杆菌也是 HIV 感染者患乳腺脓肿的常见致病菌,表现为普通感染性脓肿,甚至成为 HIV 感染的首发症状。服用免疫抑制剂药物的患者与上述患者发病机制相似,诺卡菌感染在免疫功能不全的患者中并不少见,所以在乳房脓肿中发现诺卡菌生长也并不奇怪。治疗方面,对乳腺脓肿患者,应给予合理抗生素和脓肿引流治疗。

5. 特异性乳腺炎症

(1)乳腺结核:乳腺结核在临床上特别少见,临床表现复杂多样且缺乏特异性,各种检测方法也各有局限,极易造成误诊、误治,在国内其误诊率可达 57%~80%。

1)流行病学特点:乳腺结核主要发生于结核病仍然流行的非发达国家,如非洲国家和印度地区,我国边远及贫困地区也见不少病例报道。在世界范围内,乳腺结核患病率约占乳腺外科疾病的 0.1%~3%,西方发达国家 0.1%,而在非洲等结核病流行区,乳腺结核占所有乳腺疾病的 4%~6%。由于该病多为继发性,故患者多有结核接触史或感染史。女性为主要患病群体,男性患者也有少量报道。乳腺结核多发生于 20~40 岁之间的经产、多产及哺乳期女性,主要是由于其乳腺导管处于扩张状态,易被外界结核杆菌感染。

2)病因和发病机制:乳腺结核是结核分枝杆菌感染引起的慢性特异性感染性疾病。根据发病原因可分为原发性与继发性两种,乳腺结核多继发于肺结核、肠结核等部位的结核病灶,故若在其他部位发现结核感染,则认为乳腺结核为继发性病变,感染途径包括直接扩散、血行播散和淋巴途径传播(顺行或逆行),主要经淋巴途径传播;原发性乳腺结核相对更为少见,多是由于结核杆菌通过乳腺皮肤破溃处或乳腺导管开口处入侵形成,目前多认为与免疫功能低下有关。

3)临床表现:乳腺结核的临床表现复杂多样,在疾病发展不同阶段也各有差异。患者多有乳房疼痛肿胀,局灶,化脓感染和窦道;有结核病史者会出现体重下降、长期低热、盗汗等表现,体检发现乳头凹陷、乳房局部化脓灶、乳腺可触及多发小结节、腋窝触及肿大淋巴结等。乳腺结核 60% 表现为乳房孤立性肿块,26% 表现为乳腺肿块合并腋窝淋巴结肿大,8% 为乳腺弥漫性肿胀及腋窝淋巴结肿大,4% 表现为乳腺脓肿,2% 表现为乳腺肿块和窦道。64% 的患者有结核病史。

根据临床与病理,乳腺结核可分为以下三种类型:结节型、弥散型与硬化型。三种类型的临床表现均与乳腺癌鉴别困难。结节型病变表现为乳房疼痛性肿块,逐渐累及皮肤并形成窦道和溃疡;弥散型病变表现为多处病变融合而成的多个脓肿病灶,并形成干酪样坏死、皮肤溃疡并腋窝淋巴结肿大;硬化型病变中纤维化比干酪样变性更常见,乳头内陷常为硬化型病变的最终发展结果。

4)辅助检查:①免疫学:结核菌素皮肤试验作为结核的常规检测方法,也可用于乳腺结核,其检测敏感度因试剂、使用方式及机体免疫状态不同而各异,且并非高度特异,因其与NTM、诺卡菌、棒状杆菌等有共同的细胞壁抗原。②乳腺超声检查:乳腺结核的临床表现无特异性,其超声声像图也因病变发展时期不同,表现类型不一,所以超声诊断特异性不高,易误诊为乳腺癌。声像图表现分为五型:实质肿块型—表现为低回声或强回声区,边界尚清,似见部分包膜回声;脓肿型—显示肿块边界尚清,内为强弱不等的密集光点及暗区,探头加压时可见光点漂浮,后方效应增强;混合型—示实质部分呈低回声,肿块内见大小不一的不规则暗区,有部分包膜,后方回声增强;弥漫型—整个乳房呈弥漫型肿块状改变,明显增大,超声示回声低,可见小暗区及强光团强光点;溃疡窦道型—表现为乳腺内混合性回声肿块并向皮下突破,瘘口向外开放,挤压时可见干酪样物流出。③MG:乳腺结核的 MG 虽有一定特征表现,但误诊率较高。根据临床分型不同,MG 表现也各有不同:结节型—其病灶为致密圆形或椭圆形肿块影,单发或多发,边界不清,与恶性肿瘤难以鉴别;弥散型—病灶常为多个边缘模糊病灶影相连或融合成片,乳腺皮肤影弥漫性增厚,与炎性癌非常相似,同侧腋窝常可见肿大淋巴结影;硬化型—病灶纤维化引起病灶处腺体密度均质增加,从而导致患侧密度高于健侧;同时纤维化继发 Cooper's 韧带回缩及乳头内陷征象。④CT 检查:CT 检查对鉴别原发性与继发性乳腺结核有指导意义,并可更广泛地显示胸壁、胸膜及肺部的相关性病变。⑤细菌学:组织或脓液中找到结核菌是确诊乳腺结核的主要依据。但细菌学诊断阳性率较低,临床医生需注意对疑似病例进行有计划的细菌学研究,抗酸染色阳性可见于结核分枝杆菌和NTM,且有乳腺癌并发乳腺结核的情况发生,故抗酸染色阳性并不能确诊。⑥病理学检查:病理学检查确诊是非常必要的,甚至在多数情况下,病理学检查更有价值。空芯针穿刺活检,若乳腺标本病理检查显示坏死性肉芽肿并伴有下列至少1项,乳腺结核便可确诊:发现干酪样坏死;组织学检测抗酸杆菌阳性;抗酸杆菌涂片或培养阳性;结核菌素试验阳性或在其他器官发现结核灶。

5)诊断与鉴别诊断:乳腺结核的临床表现复杂多样,且缺乏特异性,诊断应以临床表现结合流行病学资料、影像学、细菌学、病理学与免疫学诊断等检查方法,确诊需病理检查。在临床和影像学检查中,乳腺结核与乳腺癌、乳腺纤维腺瘤及各种急、慢性乳腺炎相似,应予以鉴别。在病理学检查时,乳腺结核也表现为肉芽肿性炎性病变,需与肉芽肿性乳腺炎、PDM、肉瘤状病、韦格纳肉芽肿病和放线菌病等其他类型感染相鉴别。特别需要注意的是,乳腺结核也可能与乳腺癌并存。

6)治疗:应遵循抗结核化疗药物的治疗原则。乳腺结核的控制需要长时间的抗结核化疗药物治疗,采用联合用药(异烟肼、利福平、乙胺丁醇或吡嗪酰胺或链霉素等),降低疾病复发率,建议治疗疗程为12个月,绝大多数可获得完全缓解。手术治疗要慎重,特别是全乳切除,仅在患者对抗结核药物治疗反应较差时,可采用保守的外科治疗。

(2)乳腺梅毒感染:乳腺梅毒非常罕见,乳腺曾被认为是生殖器外下疳的常见部位,表现为乳头下疳,三期梅毒累及乳腺时表现为弥散性纤维化反应,给予抗梅毒治疗后肿块消失。目前,乳腺梅毒虽是罕见疾病,但临床有类似病史者应考虑到早期下疳的可能性,早期治疗非常重要。

(3)乳腺放线菌病和布鲁氏菌病:放线菌病偶发于乳腺,乳腺放线菌病与其他部位放线菌病的临床表现相同,均以硬结、窦道形成和硫磺色颗粒分泌为特征。乳腺放线菌病通常合并其他部位的放线菌病,有时乳腺为首发部位或仅为乳腺发病。乳腺布鲁氏菌病罕见,但布鲁氏菌病可引起乳腺脓肿和肉芽肿性乳腺炎,需注意鉴别。

(4)乳腺真菌感染:哺乳期间乳头疼痛应考虑到与鹅口疮感染相关,假丝酵母菌较常见于未曾哺乳的女性,复杂乳房成形术也可发生真菌感染,乳房下皱襞,尤其在下垂乳房也是假丝酵母菌感染的常发部位,其他真菌感染的更罕见。酵母菌病相对多见,可以通过细针抽吸细胞学得出诊断,通常表现为疑似乳腺癌的乳房肿块,其他真菌感染也会有同样临床表现。适当的抗真菌治疗可取得良好治疗效果,但部分病例仍需手术治疗。

(5)乳腺寄生虫病:乳腺寄生虫病临床上很少见,其中以乳腺丝虫病相对多见。乳腺寄生虫病表现多为乳腺肿块,由于对其认识不足,临床上常被误诊甚至误治。在诊断其他常见乳腺炎性病变时,应注意鉴别,询问病史时,应特别注意疫情接触史。

(侯海涛)

第三节　乳腺增生性疾病

乳腺增生症是女性最常见乳房疾病,在专科门诊就诊的乳腺疾病患者中,乳腺增生症占80%以上,是明显影响女性健康的疾病。但是,目前关于乳腺增生症的诊断、治疗和监测还存在很多未解决的问题,相关研究滞后的矛盾突出。诸如,①在我国该病的发病率如此之高,而病因尚不十分明确。与节育、生育、哺乳等的关系不清楚,相关女性激素变化情况缺乏大规模流行病学调查;②临床诊断标准不明确。临床表现为一组以乳房疼痛、乳腺张力增高、乳腺局限性增厚、结节等改变为主的综合征,但发病年龄跨度很大,不同年龄组的发病原因和发病特点有无区别不清楚;③相应的临床病理过程研究较少。在病理学上该病有多种相关的组织形态学改变,临床症状、体征与这些组织形态学改变的相对应关系不清楚;④缺少辅助检查的诊断标准。如X线、超声等常规检查的特征性表现及其临床意义尚未达到共识;⑤已有明确的资料表明乳腺增生症上皮不典型增生属癌前病变,与部分乳腺癌发生相关,对其发生癌变的特点和规律认识不清,缺少大规模的研究。目前临床上缺乏监测疾病进展的有效方法,可能造成患者的心理恐慌;⑥针对该病的治疗方法很多,没有明确的治疗指导方案和治愈标准,治疗方法及疗效判断缺乏共识。临床上同时存在重视不够和治疗过度情况;⑦2003年WHO关于乳腺肿瘤组织学分类中对乳腺增生症的分类有明显的变化,如何用以指导临床诊断、治疗和监测尚无完善的方法。在我国综合医院中,乳腺疾病属于外科诊疗范围,但乳腺增生症绝大多数患者不需要外科手术治疗,面对如此大量的患者,哪些患者需要临床干预,哪些患者可能存在癌变风险需要密切随访等尚不明确,是造成该病诊疗无序的原因。有鉴于此,本病应该引起临床医生高度的重视,开展相应基础和临床研究,并适时制定出适合我国患者情况的相关标准和规范。

一、乳腺增生症的定义和命名

乳腺增生症是指妇女内分泌功能失调所致的乳腺上皮、间质增生和复旧不全引起的一组非炎症性非肿瘤性疾病。乳腺腺泡、导管和间质呈现不同程度的增生及退行性改变,由于性激素不平衡的长期作用,增生和复旧性变化可同时存在,在疾病的不同时期其组织学改变可能不同,临床表现亦有差别。由于对其本质、病理变化、病理诊断标准、临床转归及其与乳腺癌的关系等尚有诸多问题不明确或未能达到共识,因此本病的命名较多,国外多称之为乳腺纤维囊性病(Fibrocystic disease FCD)或乳腺囊性增生病(Breast cystic hyperplastic disease)。1981年世界卫生组织国际肿瘤组织学分类中沿用乳腺结构不良症(mammary dysplasia)这一名称,并注明与纤维性囊性乳腺病为等义词。国内阚秀等病理学者推荐采用乳腺增生症(hyperplastic disease of breast),认为这一名称既反映了该病的本质,也符合基本病理变化,同时也提示了与乳腺癌发生的某些关系。指出该病是内分泌功能紊乱引起的乳腺小叶或导管的瘤样增生性病变,本质与前列腺增生症相同,后者已统一名称为前列腺增生症,因此建议将该病也正式命名为"乳腺增生症"。此外,阚秀等提出,中国妇女患此病者囊肿出现率极低,较欧美妇女为少。在近万例乳腺增生症材料中,出现肉眼囊肿不过3%,显微镜下囊肿不过20%,以囊肿为主要病变表现的乳腺增生症不过9%。显然反复强调"囊肿"或"囊性"这一变化,并不适宜中国妇女。但我国普通高等教育"十五"国家级规划教材《外科学》第六版中所载本病,为方便国际间交流,仍采用"乳腺囊性增生病"的命名。

2003年版WHO乳腺肿瘤组织学分类中,在"乳腺良性增生与DIN分级"章节中回避了1981年版中的"纤维囊性乳腺病"及"乳腺结构不良"名称,仅将乳腺良性上皮增生性病变分成为:小叶内癌,导管内增生性病变,导管内乳头状肿瘤,良性上皮增生(包括各型腺病及各型腺瘤)和肌上皮增生性病变等。同时将乳腺小叶原位癌及导管内癌划作癌前病变范围内。重点强调这一组织学改变与乳腺癌的关系,是一值得注意的明显变化。可反映出该分类的注意力主要集中在对可能发生癌变患者的筛选方面,目前已经明确这一组良性乳腺疾病的组织形态学变化是通过乳腺上皮增生和不典型增生过程癌变的,因此,该分类希望在组织学分类上能够体现乳腺良性疾病与乳腺癌发生之间的联系。但在临床工作实践中发现,该分类法在临床疾病命名、指导临床诊断和治疗等方面尚不够和谐。如我们不能把一个有乳房疼痛、腺体增厚的门诊患者诊断为"导管内增生性病变"或"良性上皮增生";乳腺 X 线检查或超声检查等常用乳腺疾病检查方法也不能根据其影像学特征做出类似诊断。对如此大量的患者目前不可能,也没有必要一一活检做出病理组织学诊断。而且,如前所述,这些组织学诊断尚难以指导临床治疗实践。因此,应该认识到,2003 年版 WHO 乳腺肿瘤组织学分类中的"乳腺良性增生与 DIN 分级"章节是在乳腺肿瘤组织学分类背景下的一种有特定含义的补充分类,与非肿瘤疾病的临床命名并不矛盾,也不应因此而排斥临床和病理学对该类疾病的必要命名和分类的进一步研究。

　　显然,如果把这一组具有发病原因(尽管病因尚不完全明确)、有特定临床症状和体征、有相应组织学改变的情况称为某种"疾病",应该有统一的疾病命名,便于临床诊断和治疗工作的开展和进一步的研究,也有利于与 WHO 乳腺肿瘤组织学分类相衔接。因此,我们赞同使用"乳腺增生病"(hyperplastic disease of breast)的命名,该名称能体现绝大多数患者的临床表现,且 2003 年版 WHO 乳腺肿瘤组织学分类中的"乳腺良性增生与 DIN 分级"章节所述的组织学分类除"导管内乳头状肿瘤"外均可是该疾病不同发展阶段的组织学改变形式。在临床上"导管内乳头状肿瘤"是以乳头溢液和乳房包块为主要临床表现、病理形态学有特定特征的疾病,一直以来在乳腺疾病的临床命名上均作为一种特指的疾病,在目前国内外临床医生亦均把"乳腺增生病"和"导管内乳头状肿瘤"作为两种不同的疾病看待。只是在乳腺上皮经不典型增生癌变这一过程上具有共同性。因此在临床疾病命名上应将两者分开。

二、乳腺增生症的病因和病理生理

　　正常妇女乳腺的发育及变化受性激素调节,其腺体和间质随女性周期(月经周期)的性激素变化而重复增生和复旧过程。在卵泡期,雌激素作用使乳腺腺体的末端导管和腺泡上皮细胞增生,DNA 合成及有丝分裂增加,间质细胞增生、水分潴留;在黄体期,雌激素和孕激素共同作用,促进正常乳腺小叶中导管、腺泡结构生成,同时孕激素调节和拮抗部分雌激素的作用,抑制细胞的有丝分裂、减轻间质反应,通过抵消醛固酮在远端肾单位的作用,促进肾脏的水、盐排出;黄体期末,腺泡上皮细胞高度分化,在基础水平催乳素的作用下,腺小叶可生成和分泌小量液体;在月经期,由于下丘脑—垂体—卵巢轴的反馈抑制作用,性激素分泌降低,伴随着月经期开始,乳腺导管—腺泡结构由于失去激素支持而复旧。如此循环往复,维持着乳腺的正常结构和功能。

　　国外已有临床研究显示,在育龄妇女各种原因引起的卵巢分泌功能失调,导致在月经周期中雌激素占优势,孕激素绝对或相对不足,或黄体期缩短,乳腺组织长期处于雌激素优势的作用,使之过度增生和复旧过程不完全,造成乳腺正常结构紊乱即导致本病发生。患者可在卵泡期血浆雌二醇含量明显高于正常,在黄体期血浆孕酮浓度降低,雌激素正常或增高而黄体期孕酮浓度低于正常,可减低至正常的 1/3 或出现黄体期缩短。部分患者可伴有月经紊乱或既往曾患有卵巢、子宫疾病。第三军医大学西南医院单组样本临床研究亦证实本病症状明显时确有女性内分泌激素不平衡,雌激素优势明显、孕激素相对不足或黄体期缩短等,临床常见表现为月经紊乱、不规则或月经期缩短等。但尚缺乏大样本或随机对照研究证实。在绝经期后,卵巢分泌激素锐减,乳腺小叶腺泡结构萎缩,代之以脂肪和结缔组织,仅较大的导管保留。此时患者的雌激素可来源于脂肪组织、肝脏、肌肉和大量再生器官的组织,将卵巢和肾上腺上皮细胞生成的雄烯二醇转化为雌醇。另外绝经后应用雌激素替代治疗亦是导致本病的原因之一,而因缺乏孕激素的协调作用,易导致乳腺导管上皮细胞增生。

三、乳腺增生症的发病过程与病理组织学改变

乳腺增生病在疾病的不同时期其病变特征不同,使病理组织学改变形态多样。其基本病理过程为:

（一）初期

首先引起上皮下基质反应,结缔组织水肿、成纤维细胞增生,在典型病例黄体末期乳房实质体积可增加 15％,患者出现月经前期乳房胀痛。继之乳腺小叶内腺上皮细胞增生,导管分支增多,腺泡增生并可有分泌现象,有将此类形态学变化称为"乳腺小叶增生",如卵巢功能失调恢复,组织学改变可完全恢复正常。

（二）进展期

乳腺小叶增生进一步发展,小叶内导管和腺泡及纤维结缔组织呈中度或重度增生,腺小叶增大,甚至相互融合,致使小叶形态不规则、变形。部分腺小叶因纤维组织增生原有结构紊乱,部分区域导管增多、密集、受压,并有纤维组织增生,呈现腺瘤样改变,其间可有多少不等的淋巴细胞浸润。因此有称之为纤维性乳腺病、乳腺结构不良症或乳腺腺病伴腺瘤样结构形成等。

由于间质纤维化及导管上皮细胞增生,腺泡分泌物滞留导致末端导管、腺泡扩张,可形成大小不等的囊状改变,囊内液中含有蛋白质、葡萄糖、矿物质和胆固醇等。在囊肿形成过程中,可因无菌性炎症反应及囊内成分分解和降解导致囊肿内液体颜色变化,水分被逐渐吸收后内容物浓集成糜状,并有吞噬性细胞(巨噬细胞和吞噬脂类物质后形成的泡沫细胞)集聚,部分患者可见囊内容物钙化。称为囊性增生病或纤维囊性增生病。长期雌激素作用和分泌物滞留的刺激可致导管、腺泡上皮细胞增生、增生上皮细胞向管腔内生长呈乳头状、筛状或实性,部分可发生不典型增生或大汗腺样化生。

（三）慢性期

因纤维组织增生压迫血管,乳腺小叶呈退行性改变,导管—腺泡系统萎缩、硬化,间质透明变性,存留的导管或腺泡可扩张。常见纤维组织包绕的扩张导管内上皮细胞增生。

由于乳腺组织的增生和复旧过程失调,可在病灶中同时存在进行性和退行性变化,纤维组织增生、小叶增生、导管扩张、囊肿形成、上皮细胞增生和间质淋巴细胞浸润等可同时存在,呈现出组织学的多形性改变。

四、乳腺增生病与乳腺癌发生的关系研究进展

已有的临床、病理和流行病学研究表明,乳腺良性疾病癌变是乳腺癌发生的重要原因之一,其机制尚不清楚。乳腺上皮细胞在致癌剂作用下的癌变过程可能通过启动期、促进期和进展期等不同阶段,发生一次或多次突变,经历一系列变化的过程。其间可能有很多内、外因

素促进或干扰癌发生的过程。其中很多机制仍有待进一步阐明。乳腺增生病是最常见的乳腺良性疾病之一,它与乳腺癌的关系一直为人们所重视。早在 20 世纪 60 年代以前就有很多学者通过对乳腺癌旁病变共存性研究和临床回顾性调查的结果,提出乳腺囊性增生病与乳腺癌相关。20 世纪 70 年代以后,大量的临床和流行病学研究以普通人群乳腺癌发生率为对照标准,对活检明确的乳腺增生病患者经长期随访研究证实乳腺增生病与乳腺癌发生的关系。其中最重要的文献包括 Duppont 和 Page 等 1985 年在新英格兰医学杂志发表了超过 1 万例随访 17.5 年的结果。其结论明确提出:①下列病变癌变的机会甚少,如囊肿病、导管扩张、硬化腺病、硬化病及纤维腺瘤变等;②活检发现轻度上皮增生症及大汗腺化生,在 45 岁以下无明显意义;③乳腺不典型增生癌发生率较对照组增加 4.7 倍,如有乳腺癌家族史,乳腺癌发生率增加近 10 倍。证实了乳腺上皮增生和不典型增生与乳腺癌发生的关系。此后又进一步将活检明确的不同病理形态学病变妇女与同年龄未取乳腺活检妇女比较,以随访 10～20 年发展成乳腺浸润癌的比率作为危险度。把乳腺囊性增生病按组织学类型分为囊肿、大汗腺化生、腺病、硬化性腺病、炎症、钙化、导管内乳头状瘤和(或)上皮增生,经随访发现非增生性病变,如囊肿、大汗腺化生、腺病、硬化性腺病或炎症等与普通人群比较,乳腺癌发生危险并不增加;有乳腺导管上皮增生无不典型增生者包括一般性、中度增生或旺炽型增生,危险性轻度增加(发生乳腺癌的危险为对照组的 1.5～2 倍);有上皮不典型增生者,包括导管不典型增生和小叶不典型增生,危险性中度增加(发生乳腺癌的危险为对照组的 4～5 倍);而原位癌包括小叶原位癌和导管原位癌,发生浸润性癌的危险性高度增加(发生乳腺癌的危险为对照组的 8～10 倍)。明确了乳腺良性疾病癌变与不典型增生的关系,其发展过程为正常乳腺上皮细胞→一般性增生上皮细胞→不典型增生上皮细胞→原位癌→浸润性癌。经过反复研究论证 Page 等将乳腺增生性病变分为 4 类:非增生性病变、一般性上皮增生、上皮不典型增生和原位癌。用以指导临床治疗和随访监测。

国内很多学者也针对中国人的情况对乳腺增生病癌变开展研究。第三军医大学西南医院对 1976—1996 年间 614 例明显乳腺囊性增生病表现经反复药物治疗后增生性病灶消退不明显者进行手术活检,发现不同程度的不典型增生 135 例(22%),早期癌变 41 例(6.7%)。对原有上皮不典型增生者随访 2～10 年后又出现增生性包块而再手术 48 例,发现不典型增生程度加重 13 例、癌变 14 例。发现乳腺增生病局限性增厚不随月经周期改变同时经系统药物治疗不能改善者,40 岁以上出现乳腺增生病症状者不典型增生发生率明显增高。将乳腺增生病病理组织学变化分为小叶增生、导管扩张、硬化性腺病、大汗腺样化生、乳腺腺病伴腺瘤样结构形成、小叶内淋巴细胞浸润和导管或腺泡上皮细胞增生七种类型进行分析,仅上皮细胞增生尤其是不典型增生与乳腺癌发生有关,癌变均在Ⅲ级不典型增生的基础上发生,其他 6种组织学类型中无不典型增生者与早期癌变间无明显关系。随访发现,从第一次手术发现有乳腺上皮不典型增生至再次发现乳房包块或局限性增厚而第二次手术病理证实乳腺上皮不典型增生程度加重为期 2～7 年,发现乳腺早期癌变间隔时间为 2～10 年。对乳腺导管上皮细胞不典型增生病变的细胞超微结构、受体状态、增殖特点、癌基因产物和肿瘤相关抗原表达的变化等几个方面初步研究提示:不典型增生在一定程度上可以代表癌变的起始和过渡阶段,乳腺上皮不典型增生向癌转变包括了一系列能够辨认的过程,从一般性增生经不典型增生到乳腺癌乳腺上皮细胞发生了一系列变化,包括细胞结构、功能及表型的各种改变。动物乳腺癌及癌前病变模型和临床研究显示乳腺增生病癌变的可能过程是:乳腺在疾病因素和性激素的共同作用下导管或腺泡上皮细胞增生,增生上皮细胞的雌激素受体含量增加。增生性上皮细胞的结构、功能和代谢特点均发生变化,发展成为不典型增生细胞。在促进因素作用下不典型增生逐渐加重最终可发生癌变。不典型增生向乳腺癌发展的过程中可能存在不同的演变过程,不典型增生进一步发展,部分发展成为乳腺癌并保留雌激素受体,成为激素依赖性乳腺癌;部分的发展过程中出现去分化而失去雌激素受体,发展为激素非依赖性乳腺癌。这些改变的基础是细胞核 DNA 含量的异常及基因改变导致某些癌基因和抑癌基因表达产物增加,其结果使部分异常细胞具有癌变倾向的表型变化不断积累,可能使其在内外促进因素的参与下最终发生癌变。对这些变化的进一步深入研究有助于阐明在部分乳腺癌发生过程中癌前阶段的一些变化规律及其机制。该系列研究得出初步结论是:乳腺癌前阶段上皮不典型增生细胞可检测到部分细胞生物学变化,部分癌前病变发展过程可监测。但是,目前尚未能发现乳腺癌发生过程的基因改变规律。乳腺良性疾病癌变的病因学的最终结果等待突破。乳腺癌的发生是一个复杂过程,临床研究和实验观察所见乳腺不典型增生细胞的细胞生物学和分子生物学改变的多样性反映了乳腺癌发生可能并非以单一的程序发展。为什么组织形态学相同的不典型增生病变经长期随访,仅部分发生癌变?对其中的各种动态变化和体内、外因素影响的作用目前所知甚少。尚缺乏能用于所有乳腺癌前病变临床监测的可靠标志物,均值得进一步深入研究。乳腺癌前病变的治疗研究亦值得重视。

2003 年版 WHO 乳腺肿瘤分类为使国际间医学文献统计统一,刊出了肿瘤的国际疾病分类及医学系统命名形态学编码(Morphology code of the International Classification of Disease for Oncology and the Systematized Nomenclature of Medicine),简称 ICD-O 编码。对肿瘤性病变 ICD-O 编码均标明生物学行为分级:ICD-O 的 0 级为良性;ICD-O 的 1 级为交界性或生物学性质未定;ICD-O 的 2 级为原位癌和上皮内瘤 3 级;ICD-O 的 3 级为恶性肿瘤。2003 年版 WHO 分类中将乳腺导管内增生性病变分成 4 型:①普通型导管增生;②平坦型上皮不典型性增生;③导管上皮不典型性增生;④导管原位癌。4 型病变中,除普通型外,将②~④型统称为导管上皮内瘤(Ductal Intraepithelial Neoplasia,简称 DIN)。普通型导管上皮增生 ICD-O 分级为 0 级;平坦型上皮非典型性增生为 DIN 1A 级(导管上皮内瘤 1A);导管上皮不典型性增生为 DIN 1B 级(导管上皮内瘤 1B);导管原位癌 1 级为 DIN 1C(导管上皮内瘤 1C);导管原位癌 2 级为 DIN2(导管上皮内瘤 2);导管原位癌 3 级为 DIN3(导管上皮内瘤 3)。新版分类同时明确规定,诊断 DIN3 时,一定注明传统名称,即小叶原位癌(LCIS)或导管原位癌(DCIS)。而 2012 年第 4 版《WHO 乳腺肿瘤组织学分类》将乳腺肿瘤单独归为一本,不再与女性生殖道肿瘤合本,内容更为丰富。在新的版本中,在导管内增生性病变中,去除导管上皮内肿瘤(ductal intraepithelial neoplasia,DIN)的概念和导管内原位癌,增设柱状上皮病变(columnar cell lesions,CCL)这一新的分类。其中,CCL 包括 2003 年版本的平坦型上皮非典型性增生病变。这些规定和规范具有普遍指导意义,值得临床医生和病理医生重视。

五、临床表现

患者多为育龄女性,以 30~40 岁发病率较高。初期病变可表现在一个乳房,仅乳房外上象限受累,但常发展成多灶性,半数以上为双侧同时发病。其自然病史较长,一般为数月至数年以上。主要表现为乳房疼痛、压痛、腺体局限性增厚或形成包块。40%~60%伴有月经不规则、经期提前、痛经、月经过多或有卵巢囊肿。

（一）乳房疼痛

多为胀痛或针刺样痛，重者可向腋下及患侧上肢放射，影响工作和生活。早期乳房疼痛是由于结缔组织水肿和分泌物潴留，增加了末端导管和腺泡的压力，刺激神经所致。在进展期，因乳腺小叶增生、囊肿形成及纤维化和硬化性病变挤压神经，在纤维囊性变周围炎性细胞反应刺激神经可产生针刺样疼痛，或因肥大细胞释放组胺等引起疼痛。同时乳房的敏感性增强，触摸、压迫等均可加重疼痛。病变后期疼痛的规律性消失。有 $10\%\sim15\%$ 的患者，尽管临床和乳腺 X 线摄片、B 型超声检查等证实有乳腺囊性增生病，但很少或无乳房疼痛，仅以乳房包块就诊，其原因尚不清楚。

（二）乳房包块

可限于一侧或为双侧，常呈多发性。早期外上象限最常受累，主要表现为乳腺组织增厚，触诊乳腺腺体可呈条索状、斑片状、结节状或团块状等不同改变。部分患者乳房张力增加，整个或部分腺体呈大盘片状，腺体边缘清楚、表面呈细颗粒状或触之厚韧，压痛明显。在月经期后可伴随乳房疼痛的缓解而乳房包块缩小或消失。在进展期乳房可扪及边界不清的条索状或斑片状增厚腺体，部分呈弥散性结节状，大小不一，质韧可推动，与深部和皮肤无粘连。部分出现斑片状或囊性肿块，与乳腺组织无明显界线，而不易与乳腺癌或其他病理性肿块鉴别。

（三）乳头溢液

部分乳腺囊性增生者有乳头溢液，多为双侧多个乳腺导管溢液，溢液可为水样、黄色浆液样、乳样或呈浑浊状，需与乳腺癌或乳腺导管内乳头状瘤所致的乳头溢液鉴别。后两者多表现为一侧乳腺单个乳管溢液，可伴有乳房包块。乳管镜检查、选择性乳腺导管造影和溢液脱落细胞学检查有助于鉴别诊断。

绝经期后乳腺腺体萎缩，逐渐被脂肪组织所代替，多数患者的症状、体征缓解。但部分患者原有的乳腺导管扩张、囊肿和上皮增生等变化未能消失。临床上，$40\%\sim80\%$ 的绝经期后患者因乳腺导管扩张、囊肿、包块或疼痛就诊，此时乳腺导管内上皮细胞增生和不典型增生的比例增加。

六、诊断方法评价

乳腺增生症的临床诊断尚不统一，虽然国内不同的学术组织曾制定过各种诊断标准，但缺乏广泛认同性和可操作性。目前，临床上一般将女性有明显乳房疼痛、乳房团块样增厚或伴有多导管乳头溢液者诊断为乳腺增生症。辅助检查是进一步明确诊断的手段，乳腺影像学诊断方法均可用于乳腺增生病的诊断，常用的乳腺影像检查方法包括彩色超声检查、乳腺 X 线钼靶摄片和选择性乳腺导管造影 X 线检查，对有乳头溢液者还可进行纤维乳管镜检查。乳腺增生病影像学等辅助诊断的目的包括：①明确病灶部位、性质和数量，为进一步检查和治疗作指示或参照。②评价治疗效果。③排除乳腺癌。乳腺超声检查通过显示增生病变区和其他部分的声像差异了解乳房内部变化，尤其对囊性病灶可清楚显示是其独特的优点。为了能够较好显示乳腺不同层次尤其是乳腺腺体内的细微变化，应使用超高频超声仪检查乳腺疾病。乳腺 X 线钼靶摄片通过对比乳腺组织局部密度和形态改变进行诊断，尤其便于显示乳腺内的微小钙化，但对致密型乳腺 X 线钼靶摄片的对比性较差。对有乳头溢液者，选择性乳腺导管造影 X 线检查和乳管镜检查常可做出病因诊断。选择性乳腺导管造影 X 线检查可显示单个乳腺导管树状结构改变以及导管周围情况,而乳管镜检查可直观检测乳腺导管内的真实情况。既往多用于单个导管的乳头溢液者的检查,但对乳腺增生症有多个导管溢液者乳管造影和乳管镜检查亦有一定诊断价值。其他乳腺辅助检查方法用于乳腺增生症的诊断意义尚不明确。因此,可以根据不同目的选择不同的辅助检查方法。通过不同诊断方法的联合检查综合分析,有利于明确病变的性质及程度,选择治疗和确定需要活检的患者。对乳腺增生症病理形态学诊断仍然是临床诊断的金标准。鉴于目前对乳腺增生症临床表现、影像改变与病理形态学的联系缺乏足够的认识,推荐扩大活检范围,开展相关临床研究,进一步提高对本病的认识和诊断水平。

七、治疗方法介绍与评价

(一)药物治疗

基于前述认识,临床上应针对不同情况对乳腺增生病患者给予有针对性的积极治疗,并密切监测随访,以预防和早期发现乳腺癌。常用药物包括以下几类:

1. 激素类药物

(1)他莫昔芬:具有雌激素样活性,作为雌二醇的竞争剂竞争靶细胞的雌激素受体,从而使雌激素对靶细胞失去作用,而不影响血浆雌激素水平。实验观察发现对乳腺不典型增生细胞生长有抑制作用。临床上应用他莫昔芬对缓解乳腺增生病的症状较其他药物更显著。但因其对子宫等有雌激素受体的器官、组织均有影响,可引起月经紊乱和阴道分泌物增多,应在医生的指导和观察下使用。常用剂量为10mg,日2次。

(2)溴隐亭:是半合成的麦角生物碱衍生物,有多巴胺活性。作用于下丘脑,增加催乳素抑制激素的分泌,抑制催乳素的合成和释放,并可直接作用于垂体前叶,解除催乳素对促性腺激素的作用而促使黄体生成激素的周期性释放等,故有将其用于治疗乳腺增生病。但本药副作用较大,常引起恶心、呕吐等胃肠道症状,严重者可发生体位性低血压。需用时应在专科医生指导下用药。不推荐作为一线治疗药物。

(3)雄性激素:既往有利用其对抗雌激素、抑制卵巢功能的作用治疗本病。口服有甲基睾酮,肌内注射有丙酸睾酮。但长期使用可引起女性内分泌紊乱、女性男性化和肝功能损害。因此不推荐该类药物用于治疗乳腺增生病。

2. 维生素类 维生素A、B、C、E能保护肝脏及改善肝功能,从而改善雌激素的代谢。另外维A酸是上皮细胞的生长和分化的诱导剂,试验研究证实对预防乳腺癌发生有一定作用。维生素E可防止重要细胞成分过氧化,防止毒性氧化产物生成,对维持上皮细胞的正常功能起重要作用。目前维生素类常用作乳腺增生病治疗的辅助药物。

3. 其他药物

(1)天冬素片:原由鲜天冬中分析提取,后经人工合成,有效成分为天冬酰胺,临床验证对部分乳腺增生病有治疗作用。常用剂量:0.25g,日二次。

(2)碘制剂类:其作用是刺激垂体前叶,产生黄体生成激素以促进卵巢滤泡囊黄体素化,调节和降低雌激素水平。常用药物为10%碘化钾10ml,日三次,对乳房疼痛有较好疗效,但对口腔有刺激作用。

4. 用药方法及应注意的问题

(1)联合用药:乳腺增生病的治疗一般首选中药,可根据病情特点选用单独用药或不同作用机制的药物联合治疗,辅以维生素类药物。应用他莫昔芬需掌握指征,一般用于雌激素水平过高,女性周期明显失调且其他药物治疗无效者,有严重乳腺增生用其他药物治疗增生性病变无改善者,病情反复发作且增生性病变逐渐加重者。因已有资料证实他莫昔芬有预防乳腺癌的作用,因此对40岁以上发病患者、有乳腺癌家族史和其他高危因素、已活检证实有乳腺上皮细胞不典型增生者应首选他莫昔芬,辅以其他药物。

(2)长期用药:由于本病发生的基础是激素分泌功能紊乱,而女性每月一个性周期(月经周期)。所使用的各种中西药以调整机体的周期性激素平衡为主要目的之一,希望能同时收到改善症状和组织学变化的效果。最终达到机体自身内分泌的平衡,防止增生性病变的发展。因此用药时间一般应以2~3个月为一个疗程,连续用药,待症状完全缓解、乳腺增生主要体征消失、辅助检查提示病变好转或消退方可停药。同时患者可因各种原因再度导致女性内分泌系统紊乱而疾病复发,因此所选治疗药物应具有疗效较好、副作用较少,可较长期和反复安全使用者。

(二)手术治疗

目前根据治疗目的不同,有3种手术。

1.空芯针活检术 如前所述,乳腺增生病导管上皮经一般性增生、不典型增生癌变是乳腺癌发生的原因之一。虽然本病实际癌变率不高,但因临床上不能根据症状和体征确定不典型增生和早期癌变,为了进一步提高对本病的认识,提高乳腺不典型增生和早期癌变的诊断,应注重空芯针活检诊断。已有研究证实,乳腺增生病局限性增厚不随月经周期改变同时经系统药物治疗不能改善者,40岁以上出现乳腺增生病症状者,有乳腺癌家族史等易感因素者,辅助检查发现可疑病灶等情况均是乳腺不典型增生和癌变的高危因素。对这些患者应行影像检查引导下的空芯针活检。空芯针活检方便、快捷,在超声或X线引导下空芯针活检对微小病灶诊断的准确性可明显提高。

2.包块切除术 对乳腺增生病有一般药物治疗无效或经治疗其他增生性病变已改善而有孤立的乳腺肿块不消失者,合并有单个乳腺导管的乳头溢液不能除外其他疾病者,更年期以后又出现症状和体征的单个病灶,超声或X线检查有瘤样病灶或不能除外癌变者应予病变区手术切除。对孤立性病灶的手术切除和病理检查有助于简化治疗程序,减少对早期乳腺癌的漏诊和误诊。

3.乳房切除术 对活检证实有多灶性Ⅱ级以上不典型增生者,伴有乳腺导管内乳头状瘤病者和发病早、症状明显、药物治疗效果欠佳同时证实有乳腺癌易感基因(BRCA1/2)突变者应行乳房切除术。目前,乳房切除术是预防此类高危癌前病变的有效方法。经腋窝入路行腔镜皮下乳腺切除加一期假体植入术可在切除病灶的同时恢复女性乳房完美形态,且胸部无切口。对于治疗乳腺癌前病变是一种较好选择。

(三)随访观察

对乳腺增生患者,尤其是有高危因素的患者,在积极治疗的同时应注重长期随访、定期复查。观察研究疾病复发和病情进展的原因。制定实用有效的方法监测病情变化,警惕乳腺癌发生。

(孙红艳)

第四节　乳腺良性肿瘤

乳腺是体表器官，表面覆盖皮肤、皮下脂肪，腺体本身由导管上皮、腺上皮、小叶间纤维组织及脂肪组织构成。其中任何一种组织都可能发生良性肿瘤。如皮肤乳头状瘤、皮脂腺腺瘤、皮下脂肪及小叶间脂肪发生的脂肪瘤、乳腺导管上皮或腺上皮增生引起导管内乳头状瘤及腺瘤、上皮组织和纤维组织同时增生形成的纤维腺瘤。这些乳腺良性肿瘤均是女性常见的肿瘤，据统计乳腺良性肿瘤的发生率仅次于乳腺增生症和乳腺癌，占第三位。

一、乳腺纤维腺瘤

乳腺纤维腺瘤(fibroadenoma of breast)是由纤维组织和上皮组织异常增生所致的良性肿瘤。是青年女性中最常见的乳腺良性肿瘤，约占乳腺良性肿瘤的 3/4，多发生在卵巢处于功能活跃时期的 20～35 岁青年女性，绝经后女性少见。

（一）病因及病理

乳腺纤维腺瘤的发生与机体雌激素水平过高及局部乳腺组织对内分泌激素（雌激素）反应过于敏感有关，故常伴有乳腺小叶的其他增生性变化。大体观察：肿瘤多呈圆形或椭圆形，有完整包膜。直径约 1～3cm，也可大于 10cm。表面光滑、结节状、中等硬度、质韧、与周围乳腺组织分界清楚。切面质地均匀，灰白或淡粉色，稍外突。当其上皮成分丰富时，切面呈淡粉红色，质地偏软；镜下观察：根据肿瘤中纤维组织和腺管结构之间的关系，一般将乳腺纤维腺瘤病理类型分为以下五型：①向管型（管内型）：主要为腺管上皮下结缔组织增生形成的肿瘤，上皮下平滑肌组织也参与肿瘤的形成，但无弹性纤维成分。②围管型（管周型）：病变主要为腺管周围弹力纤维层外的管周结缔组织增生，弹力纤维参与肿瘤形成，但无平滑肌成分，亦不成黏液变性。③混合型：同时存在向管型及围管型两种病变者。④囊性增生型：腺管上皮和上皮下或弹力层外结缔组织增生而形成。⑤分叶型：基本结构似向管型纤维腺瘤，上皮下纤维组织从多点突入高度扩张的管腔，但不完全充满，因此无论用肉眼观察及镜下检查均呈明显分叶状。

（二）临床表现

患者常无意中发现乳房肿块，无疼痛、压痛及乳头异常分泌物。肿块好发于乳腺外上象限。常为单发，亦有多发者。肿块多成圆形、卵圆形或扁形，表面光滑，质地坚韧，边界清楚，与表皮或胸肌无粘连，活动度大，触之有滑动感。腋下淋巴结无肿大。肿瘤增长速度很慢，数年或数十余年无变化。如果静止多年后肿瘤突然迅速增大，出现疼痛及腋窝淋巴结肿大，要高度怀疑恶变。根据肿瘤临床表现又可分为：①普通型纤维腺瘤：此型最多见，瘤体小，生长缓慢，一般在 3cm 以下。可发生于乳腺各个部位，以外上象限为主。大多为单发，也可多发。②巨纤维腺瘤：此型多见于青春期和 40 岁以上女性。特点是生长迅速，短时间可占据整个乳房。肿块直径一般超过 5cm，最大可达 20cm，边界清，表面光滑，活动度良好，与表皮无粘连。乳房皮肤紧张，发红。③青春型纤维腺瘤：临床上较少见。发病于月经初潮前，在初潮后数月及 1～2 年瘤体迅速增大，病程约 1 年瘤体即可占满全乳房，肿块最大径为 1～13cm。由于瘤体快速膨胀生长，使乳房皮肤高度紧张，致使乳房表浅静脉曲张，此体征易被误诊为恶性肿瘤。

（三）诊断

有典型的临床表现，并结合辅助检查即可作出诊断。辅助检查主要为：

1.乳腺彩超 瘤体多为圆形或卵圆形暗区，边界清晰，形态规则，包膜回声完整，呈均匀的中低回升。彩色多普勒表现为以周边性为主的血流信号，体积较大者，血流信号较丰富。频谱多普勒表现为 RI≤0.7 作为纤维腺瘤的诊断标准。

2.乳腺钼靶 X 线摄影 X 线下肿块表现为等密度，边缘光滑，边界清楚的肿块，有时伴有良性钙化灶，但比较少见。

3.针吸细胞学检测 针感介于韧与脆之间，针吸细胞量较多。涂片常见三种成分：导管上皮细胞片段、裸核细胞和间质细胞片段，诊断符合率达 90% 以上。

（四）鉴别诊断

1.乳腺囊性增生病 好发于 30~50 岁。表现为单侧或双侧乳腺腺体增厚，肿块以双侧多发者较为常见，可呈结节状、片块状或颗粒状。肿块常有明显压痛，双侧或单侧乳房疼痛，且与月经有明显关系。经前整个乳房常有胀感，经后可缓解。必要时可行有关辅助检查予以鉴别，如钼靶 X 线摄片等。病理检查可确诊。

2.乳腺癌 乳癌肿块可呈圆形、卵圆形或不规则形，质地较硬，表面欠光滑，活动度差，易与皮肤及周围组织发生粘连，肿块生长迅速，同侧腋窝淋巴结常有肿大。乳癌肿块介于 0.5~1.0cm 时，临床酷似纤维腺瘤。如发现肿瘤与表皮或深部组织有部分粘连者，应首先考虑乳腺癌。必要时行针吸细胞学检查及病理检查可提供组织学证据进行鉴别。

3.乳腺囊肿 多见于绝经前后的中老年女性。乳腺囊肿的肿块较纤维腺瘤有囊性感，活动度不似纤维腺瘤那样大。此外，可行肿块穿刺予以鉴别，腺瘤为实性肿块，无液体，而囊肿则可抽出乳汁样或浆液性的液体。

（五）治疗

1.药物治疗 药物治疗纤维腺瘤效果不好。因此临床主张："一旦确诊，均应手术"的治疗原则。未婚女性一旦发现此病，应在婚前，至少妊娠前切除肿瘤。孕后发现肿瘤，可在妊娠3~4 月时切除肿瘤。乳腺纤维腺瘤虽属良性肿瘤，但少数也有恶变可能，因此术后均应将切除的组织标本送病理检查，以明确肿块性质。

2.开放手术 多采用以乳头为中心的放射状切口，不致损伤乳管；切口应尽量小而美观，使愈合后的瘢痕能缩小到最小程度。当肿瘤位于乳晕旁时，可在乳晕边缘作一弧形切口。当肿瘤位置较深、较大或多发时，可在乳腺下方作弧形切口，经乳腺后间隙切除肿瘤。由于该病有时包膜不完整，应作包括肿瘤及其周围至少 0.5cm 正常组织在内的局部切除术。

3.超声引导下 Mammotome 微创旋切术 适用于小于 2.5cm 的乳腺良性肿物以及病理性质不明、需要进行切除活检的乳房肿物。对可疑乳腺癌患者可进行活检，但应避免行肿块旋切手术。有出血倾向、血管瘤及糖尿病患者为手术的禁忌证。对于肿块较大且血流丰富以及肿块位于乳晕且直径＞2.5cm 者，仍然选择外科手术传统切除。

与传统手术相比，超声引导下的 Mammotome 微创旋切技术的优点有：①精确定位，准确切除病灶：传统手术方式为凭手感盲切，Mammotome 微创旋切术在高频 B 超精确定位下完整切除病灶，其过程为实时监控，因此其精确度较高；②切口微小，美容效果好：传统开放手术，切口较多、术后瘢痕明显。Mammotome 微创旋切术手术切口只有 3~5mm，无须缝合、不留瘢痕。而且同一侧乳房多个病灶，可以通过一个切口切除，避免了切开皮肤、皮下组织和正常腺体。组织损伤小,恢复快。

（六）预后

纤维腺瘤经手术切除,多可治愈。但由于致病的内分泌因素（雌激素）持续存在,少数患者在术后可在同侧或对侧乳房中复发。极个别患者可在原肿瘤切除的瘢痕处发生复发。如有多次复发者,应提高警惕,以免发生恶变。

二、乳腺导管内乳头状瘤

乳腺导管内乳头状瘤（breast intraductal papilloma）是发生于乳腺导管上皮的良性肿瘤,大多发生在乳晕下方的输乳管内,肉眼可见导管内壁有米粒大小的乳头状结节突入管腔。其瘤体较小,直径仅数毫米,带蒂及绒毛,瘤体血管丰富,易出血。根据其病灶的多少及发生部位可将其分为单发性、大导管内乳头状瘤和多发性、中小导管内乳头状瘤两种类型。前者源于输乳管的壶腹部内,多为单发,位于乳晕下区,恶变者较少见;后者源于乳腺的末梢导管,常为多发,位于乳腺的周边区,此类较易发生恶变。此病发生于青春期后任何年龄的女性,以经产妇多见,尤其多发于 40～50 岁妇女。本病有一定的恶变率。一般认为本病与雌激素的过度刺激有关。

（一）病理改变

1. 大体形态　大导管内乳头状瘤类型的瘤体位于乳头或乳晕下的大导管内,肿瘤直径一般为 0.5～1.0cm,边界清楚,无纤维性包膜,多数为单发,少数可同时在几个大乳腺导管内发生,瘤体自导管腔内突出,由许多细小的树枝状或乳头状突起粘连在一起而形成"杨梅样"结节。结节常有粗细、长短不同的蒂,亦可无蒂。一般粗短的乳头状瘤纤维成分较多,切面呈灰白色,质韧。细长且顶端呈颗粒状鲜红的乳头状瘤,质脆,容易出血,易恶变。瘤体所在的部位导管扩张,内有浅黄色或咖啡的液体残留,有时可伴有黏液或血性液体。中小导管内乳头状瘤类型位于中小乳腺导管内,瘤体呈白色半透明小颗粒状,无蒂,附着于管壁上,质韧,上皮生长旺盛,属癌前病变,癌变率达 5%～10%。

2. 组织形态　由导管上皮细胞及间质增生形成的乳头状肿物突入由扩张导管围成的腔内,在以纤维组织和血管构成乳头的轴心外覆盖 1～2 层柱状上皮细胞。根据乳头状瘤细胞分化的程度及间质细胞的多少,可将其分为以下 3 种类型。①纤维型管内乳头状瘤:其特点为乳头粗短,间质内纤维组织层丰富,乳头的表面被覆的多为立方上皮或柱状上皮,也可为上皮与肌上皮双层细胞。细胞排列整齐,分化良好,无异形性。由于瘤体内纤维组织成分较多,故称纤维型管内乳头状瘤,是临床上较为常见的一种。②腺型管内乳头状瘤:导管增生的上皮细胞构成细小的乳头,反复分支,相互吻合形成不规则的腺样结构,间质内纤维组织较少,常呈细条索状夹杂在上皮细胞之间。③移行型管内乳头瘤:其特点为导管上皮高度增生,形成乳头,突入管腔。增生的上皮为立方或低柱状上皮细胞,细胞排列均匀一致,无异形性,排列类似移行上皮。

（二）临床表现

乳腺导管内乳头状瘤以间歇性、自主性乳头溢液为主要临床表现,溢液可为黄色、暗棕色或血性液体。也可在挤压乳晕区或乳头时,从乳头溢出液体。部分患者在乳晕下方可触及小结节,质地较软,可推动。绝大多数为单侧乳房发病。①单发性大导管内乳头状瘤:该类型肿瘤组织比较脆弱,血管丰富,导管内积血积液,轻微的挤压即可引起出血或分泌铁锈色液体,这是本病呈血性溢液的最常见的原因。在乳晕下或乳晕边缘部位能触及到长约 1cm 的索状肿块，或扪及枣核大小结节，本病常为间歇性自发溢液，或挤压、碰撞后溢液。多数患者以发现内衣上留下棕黄色的污迹而就诊。当肿瘤阻塞大导管时，可有乳头、乳晕区胀痛，并发现乳晕下或乳晕附近小肿块，一旦积血、积液排出后，肿块即变小或消失，疼痛缓解，该症状可反复出现，此类型恶变较少见。②多发性、中小导管内乳头状瘤：此类型源于末梢乳腺导管，是由于中小导管内的腺上皮增生而形成。乳头溢液较少见。此时患者多无特殊不适感。体检时，约 2/3 患者不能触及肿块，仅在压迫乳晕区附近某处时，可见血液或浆液血性液从乳头相应乳管溢出。1/3 患者可扪及乳晕区小肿块，约 1～2cm 大小、圆形、质韧、光滑、活动度好，压迫该肿块时上述液体可溢出，随即肿块变小或消失。腋窝淋巴结通常不肿大。部分有溢液症状，溢液呈血样、黄色水样、咖啡样。本病恶变率可达 5%～10%，为癌前病变，诊断时应予以高度重视。

（三）诊断

在乳晕下方或周边扪及一小肿块或结节，轻压时有血性或浆液性液体溢出，即可作出诊断。如未能扪及肿块，以示指尖围绕乳头按压乳晕区，如见到乳头乳腺导管口有溢液，也可作出诊断。部分病例虽可触及结节，但按压时乳头无溢液。乳腺 X 线钼靶摄影检查、乳腺导管造影可显示肿瘤所在部位及大小。乳腺导管内镜检查可以对乳管内乳头状病变作出明确诊断和定位，是乳头溢液病因诊断的有效方法。乳头溢液细胞学检查亦可明确诊断。凡发现乳头有血性溢液者，应先明确出血导管的部位和性质，再根据具体情况确定手术方案。术前准确定位是手术成功的关键。

（四）鉴别诊断

1.乳腺导管内乳头状癌　本病与乳腺导管内乳头状癌均可见到自发的、无痛性乳头血性溢液，均可扪及乳晕部肿块，且按压该肿块时可自乳管开口处溢出血性液体。由于两者的临床表现及形态学特征都非常相似，故两者的鉴别诊断十分困难。一般认为，乳腺导管内乳头状瘤的溢液可为血性，亦可为浆液血性或浆液性。而乳头状癌的溢液则以血性者为多见，且多为单侧单孔。乳头状瘤的肿块多位于乳晕区，质地较软，肿块一般不大于 1cm，同侧腋窝淋巴结无肿大。而乳头状癌的肿块多位于乳晕区以外，质地硬，表面不光滑，活动度差，易与皮肤粘连，肿块一般大于 1cm，同侧腋窝可见肿大的淋巴结。乳腺导管造影显示导管突然中断，断端呈光滑杯口状，近侧导管显示明显扩张，有时为圆形或卵圆形充盈缺损，导管柔软、光整者，多为导管内乳头状瘤；若发现断端不整齐，近侧导管轻度扩张、扭曲、排列紊乱、充盈缺损或完全性阻塞、导管失去自然柔软度而变得僵硬等情况时，则多为导管内癌。溢液涂片细胞学检查乳头状癌可找到癌细胞。最终确立诊断则以病理诊断为准，而且应做石蜡切片，避免因冰冻切片的局限性造成假阴性或假阳性结果。

2.乳腺导管扩张综合征　两者在溢液期均可以乳头溢液为主要症状，但导管扩张综合征常伴有先天性乳头凹陷，溢液多为双侧多孔，性状可呈水样、乳汁样、浆液样、脓血性或血性。乳头状瘤与导管扩张综合征在肿块期均可见到乳晕下肿块，但后者的肿块常较前者为大，且肿块形状不规则，质地硬韧，可与皮肤粘连，常发生红肿疼痛，后期可发生溃破和流脓。导管扩张综合征还可见患侧腋窝淋巴结肿大、压痛。乳腺导管造影显示导管突然中断，有规则的充盈缺损者，多为乳头状瘤。若较大导管呈明显扩张，导管粗细不均匀，失去正常规则的树枝状外形者，则多为导管扩张综合征。必要时可行肿块针吸细胞学检查或活组织病理检查。

（五）治疗

手术治疗：手术治疗是本病的首选治疗方法。通常认为乳管内乳头状瘤属良性,但6%~8%的病例可发生恶变,尤其对起源于小乳管的乳头状瘤应警惕其恶变的可能。故应在早期手术治疗。对单发的乳管内乳头状瘤应切除病变的乳管系统。术前需正确定位,可先循乳头溢血口插入细探针,尔后沿探针切开乳管,寻找肿瘤,予以切除;或可经探针注入少许亚甲蓝注射液,然后依染色所示的乳管分布范围和方向作腺体的楔形切除,切除部位包括病变乳管及其周围组织。年龄较大的患者,可考虑行患乳单纯切除。切除标本应送常规病理检查,如有恶变应施行乳腺癌根治术。对年龄较大、乳管上皮增生活跃或渐变者,可行单纯乳房切除术。

（六）预后

虽然导管内乳头状瘤是一种良性疾病,是否会发生恶变尚有争议,但临床确有发现,管内乳头状瘤无论发生于大、中、小导管内,都有一定的恶变几率。一般认为多发性导管乳头状瘤病理生物学特性倾向恶变,故称癌前病变,乳头状瘤癌变一般恶性度较低,生长缓慢,但因处理不当而致复发或转移,造成不良后果并不少见。因此,及早就诊、慎重采取治疗措施甚为重要。有少数患者,由于致病内环境存在,手术后仍可在其他导管内新生导管内乳头状瘤,应视为多发性而非原肿瘤复发。

三、乳腺其他良性肿瘤

（一）乳腺脂肪瘤

乳腺脂肪瘤同身体其他部位脂肪瘤一样,其肿块较软,边界清楚,生长缓慢无特殊不适,极少恶变。

1.临床表现　本病可发生于任何年龄,多见于40~60岁妇女,好发于脂肪丰富的肥大乳房内。本病发病率低,多为圆形、椭圆形,质地柔软,有分叶,直径多在5cm以下,也有达10cm者。根据肿瘤在乳房内位置不同分为:①乳房皮下脂肪瘤;②乳房内脂肪瘤;③乳腺外脂肪瘤。

2.病理改变

（1）大体所见:肿物质地软,有完整包膜,呈结节状或分叶状,形态不规则,多为圆形或椭圆形,瘤组织与正常乳腺内脂肪极为相似。其颜色较正常脂肪黄。脂肪瘤组织有包膜与乳房皮下脂肪组织及乳房脂肪小叶不同。

（2）镜下:瘤体由分化良好的成熟脂肪组织所构成。有时混有少许幼稚的脂肪细胞,细胞核小且位于细胞中央,细胞质内充有丰富的脂滴,瘤细胞间有少许纤维组织及小血管。根据肿瘤组织的所含成分,乳房脂肪瘤可分为:乳腺单纯性脂肪瘤、乳腺内血管型脂肪瘤、乳腺纤维型脂肪瘤、乳腺腺脂肪瘤。

3.X线表现　可行X光照片鉴别肿瘤的性质。恶性者,在肿块周围有毛刷状阴影出现,良性则无此现象。脂肪瘤的X射线表现为边界清楚、密度较低的肿块阴影,呈圆形或卵圆形,也有呈分叶状的。有时病变位居皮下,其密度与脂肪组织相似,因此往往不能在X片上显示。位居乳房内的脂肪瘤,可显示乳腺内占他性病变。边缘呈现薄层纤维脂肪包膜的透亮带,将邻近的乳腺条索状结缔组织推开,以此作为诊断参考。

4.治疗　乳房的脂肪瘤,与其他部位的脂肪瘤一样,为良性肿瘤,很少发生恶变,且生长缓慢,对机体的危害不大。若瘤体不大,无须处理。对于乳腺间脂肪瘤,因手术探查遇到本病可随即摘除。位于乳房后的脂肪瘤,如诊断清楚,瘤体又不大,不影响其乳房功能者,不必手术。而对瘤体较大,明显压迫周围组织,甚至影响乳腺功能者,或继发癌变者,以手术切除为原则。

(二)乳房血管瘤

乳房血管瘤发生在乳腺的很少,主要见于乳房皮肤或皮下,病变处皮肤呈青紫色,或皮肤正常少有隆起,以及皮肤的毛细血管样红色小结节。可单发也可多发,肿物大小、深浅不定,没有包膜,质地柔软有弹性可以压平。无明显症状。血管瘤大多数为先天性,生长缓慢,很少有恶变。病因与雌激素增高有关。发生在乳腺上的血管瘤,依其组织结构、形态特点可分为:毛细血管瘤和海绵状血管瘤。根据临床症状和体征诊断本病不难。

1.乳房毛细血管型血管瘤

(1)临床表现:毛细血管型血管瘤又称莓状痣。是一种良性自限性病变,可发展为海绵状血管瘤。呈鲜红色,高出皮表,也可为紫红色或青紫色,界限清楚,表面为细颗粒状或皱襞状,压迫退色,生长缓慢。有报道其发病率为乳房疾病的 1.2% 左右。

(2)病理改变

1)大体所见:血管瘤多发生在乳腺的真皮内,大小不定,表皮隆起,质地柔软无包膜,呈暗紫红色,切面暗红有血液渗出。

2)镜下所见:镜下见大量排列方向不一的细胞,在血管之间有少量的疏松纤维组织增生。

(3)治疗:毛细血管瘤是一种自限性病变,一般不需治疗,但要密切观察。如病变小还是以手术切除为最好,但幼儿时不宜手术。也可用 X 射线或低电压 X 射线超短距离照射,一般一次 $2.58\times10^{-2}C/kg$,每周 2 次,$0.2\sim0.26C/Kg$ 为一疗程。放射性 32P 贴敷,一疗程成人可 $0.9C/kg$,必要时间隔 3 个月后再贴敷 1 次,均可收到明显效果。

2.乳房海绵状血管瘤　本病除在体表及四肢多见外,肝脏也可见到,乳房内则少见,常与乳房毛细血管瘤混合存在。

(1)临床表现:乳房海绵状血管瘤位于皮下,瘤组织软,多为稍隆起的圆形,边界不太清楚,状如海绵有压缩性。病变处表皮正常,对于表浅的海绵状血管瘤,可以透过皮肤看到蓝色团块状瘤,亦可呈青紫色,常与毛细血管瘤并存,构成混合性血管瘤。穿刺有血抽出,最大者可达 6cm×8cm,X 线偶尔见成人血管瘤内血管腔钙化。

(2)病理改变

1)大体所见:海绵状血管瘤可见于乳腺皮下或深层组织。瘤组织大小不一,质地柔软。切面紫红色可见有大小不等的血管腔,管壁厚薄不均,内含较多的血液。

2)镜下特点:瘤组织由大小不等、形态不规则的血管构成。管腔内有较多的血液,管壁仅有一层内皮细胞,无平滑肌,血管间可见有不等量的纤维间隔。

(3)治疗

1)治疗原则

①因乳房血管瘤为良性肿瘤,可呈浸润性生长,但有的可停止生长或缩小,一些幼儿的血管瘤经过一段时间可以自行消退。故对婴幼儿,此病可以观察,不宜过早处理。

②血管瘤对放疗也很敏感,有些可以完全治愈,但对婴幼儿身体及乳腺都有损害,甚至乳腺终生不发育,故应慎重应用或不过早使用。

③海绵状血管瘤手术切除时,须小心谨慎逐一结扎外围血管以防出血过多。

④海绵状血管瘤须硬化治疗者,也宜在少年时为宜,但必须根据肿瘤生长状况而定。

⑤对生长迅速的血管瘤以尽早处理为宜,以手术切除为主。

2)具体方法

①X射线放射治疗:海绵状血管瘤对X射线颇为敏感,一般常用浅层X射线治疗机,每周照射 1~2 次,每次(1.29~2.58)×10^{-2}C/kg,总量可达 0.2~0.26C/kg,有条件者可用镭盒接触治疗。

②硬化剂:硬化剂注射,可用 5%~10%高渗盐水或 5%色肝油酸钠等,注入肿瘤下方及周围。切勿注入瘤内或上方,否则可引起破溃。剂量一般不超过 0.5~1.0ml,每周 1 次,数次后可见效果。

③手术切除:手术治疗时要注意止血,术后效果良好,但能在硬化后尽量少切乳房或部分切除乳房,也不作乳房全切以作整形基础。

(三)乳房皮脂腺囊肿

乳腺皮脂腺囊肿是由于某些原因造成皮脂腺管闭塞,使皮脂不能泌出而淤积在皮脂腺内,并使其扩张成囊。皮脂腺囊肿可单发也可多发。常见于成人头面部、肩颈部,偶尔见于乳腺乳晕部皮内。临床上将本病和表皮囊肿统称皮脂腺囊肿,或称粉瘤。

1.临床表现　在乳房的乳晕皮内可见 1 个或数个高出皮面约 1cm 左右、直径 2cm 大小的微隆起结节,一般呈圆形或椭圆形,与皮肤粘连甚紧,与皮下组织不粘连。肿物中等硬度,推之可动,边界清楚,有柔软感,无压痛,有时有感染症状。

2.病理改变

(1)大体所见:囊肿为灰白色圆形或椭圆形,表面光滑,包膜完整,切面为实性,内容物为油脂状,囊壁菲薄。

(2)镜下特点:囊肿壁由鳞状上皮细胞组成,没有细胞间桥,也没有角化,不分层。囊壁周围可见发育成熟的皮脂腺,囊内可见破碎的皮脂腺细胞。

3.治疗　包括囊壁在内的完整切除是其根治方法。如有感染,可在感染控制后再行切除,如囊壁残留还会复发。

(四)乳房表皮囊肿

乳房表皮囊肿常见,与乳房皮脂腺囊肿不易区分,无明显的临床症状和体征。

1.病因

(1)外伤时将表皮种植于真皮内。

(2)皮脂腺囊肿的鳞状上皮过度增生形成,及皮脂腺细胞萎缩后而形成。

(3)皮肤附件中较为原始的上皮细胞长出。

2.临床表现　在乳房皮肤表面可见隆起皮肤的肿物,多呈椭圆形,界限明显,不与深层组织粘连,一般情况下无明显临床症状。触诊时,可于皮下或皮内触及 1 个或数个较硬的,明显隆起的肿物,表皮无改变。如合并感染,局部皮肤红肿甚至化脓。

3.病理改变

(1)大体所见:囊肿为圆形或椭圆形肿物,灰白色,表面光滑,包膜完整。切面可见囊内充满灰色或灰白色豆腐渣样物,或银灰色鳞片状物,有时可见钙盐沉着。

(2)镜下所见:囊壁由鳞状上皮所组成,最外层为基底层,依次向内,最内层为角化细胞层。囊内角化物 HE 染色为一致性粉红色物,有时可伴有异物巨细胞和胆固醇结晶。

4.治疗和预后 治疗原则同皮脂腺囊肿。手术切除后可获痊愈。手术时未能将囊壁完整切除,术后有复发的可能。

(五)乳房平滑肌瘤

乳腺的平滑肌瘤来源于乳腺的平滑肌组织。可见于乳头、乳晕区内的平滑肌及腺内血管平滑肌组织。乳腺平滑肌瘤生长缓慢,可对瘤周围组织产生压迫,阻碍乳腺的正常功能。如果生长迅速者,应考虑平滑肌瘤恶变或是平滑肌肉瘤。发生于乳腺上的平滑肌瘤可分为乳头平滑肌瘤和乳腺平滑肌瘤。乳腺平滑肌瘤又可分为 3 型:即浅表型、血管型和腺型。浅表型平滑肌瘤来自乳腺区真皮内的平滑肌;血管型平滑肌瘤来源于乳腺本身血管壁上的平滑肌;腺型平滑肌瘤来自深层血管的平滑肌,也可能来源于管周平滑肌。

1.乳头平滑肌瘤 源自乳头的平滑肌细胞(乳头及乳晕处无皮下组织,而主要是平滑肌构成)。一般肿物不超过 1cm。发病年龄为 20～40 岁女性,多数单发,偶尔见多发者。

(1)临床表现:肿物位于乳头内,直径一般不大于 1cm。触之较硬,富于弹性,活动性差,时而疼痛,生长缓慢,可有局部压迫症状,如在哺乳期可影响哺乳,肿瘤压迫乳管使乳汁流出不畅。可继发乳腺炎,使乳腺出现红肿、疼痛等炎性表现。

(2)病理改变

1)大体所见:乳头内有平滑肌瘤生长,使其肿胀增粗,触之呈结节状,质地坚实,体积不大,直径一般均小于 1.0cm,切面隆起,呈灰红色。如果瘤内含纤维成分增多则呈乳白色,包膜可有可无。

2)镜下所见:平滑肌瘤由分化比较成熟的平滑肌细胞所构成。瘤细胞呈长梭形、胞浆丰富,红染,边界清楚。细胞核呈杆状,两端钝圆,位于细胞中央,少见或不见核分裂。瘤细胞排列成束状或编织状,有时可见瘤细胞呈栅栏状排列,间质为少量的纤维组织。

2.乳腺内平滑肌瘤

(1)临床表现:乳腺内平滑肌瘤罕见,有些特点与乳头平滑肌瘤相似,不同的是它可以发生在乳头以外的乳腺任何部位,呈圆形或椭圆形,有时扁平,直径为 0.5～2.5cm,生长缓慢,无疼痛。由于生长部位及来源和结构不同,可分为三型:①浅表型平滑肌瘤:本瘤发生于乳晕区真皮内,与皮下组织无关,皮肤包膜隆起呈结节状,大量分化良好的平滑肌细胞呈编织状排列。②血管型平滑肌瘤:起源于乳腺血管平滑肌细胞,肿瘤边界清楚,有完整包膜,间质略软,大小不超过 2.5cm。③腺样型平滑肌瘤:此型肿瘤由平滑肌细胞和上皮细胞构成,肿瘤大小不定,一般直径在 3cm 以下。

(2)诊断:乳腺内平滑肌瘤少见,早期患者无症状,瘤组织生长缓慢,多见于乳头、乳晕区。1 个或数个 1～3cm 大小的圆形或椭圆形肿块,质地硬韧,有弹性,周界清楚。由于肿瘤呈膨胀性生长,压迫乳腺导管,使乳汁潴留可继发乳腺炎。少数患者主诉乳腺有阵痛。

1)表浅型平滑肌瘤

①肿瘤生长在乳头内,使乳头变粗变硬。

②瘤细胞呈梭形,胞浆丰富而红染,核呈杆棒状,平直而两端钝圆,位于细胞中央。

2)血管型平滑肌瘤

①瘤组织由平滑肌和厚壁的血管构成。

②血管大小不等。

3)腺型平滑肌瘤

①肿瘤较大,直径可达 3cm,在乳腺皮下较深处。

②肿瘤由平滑肌和腺胞或腺上皮细胞所构成。

(3)X 射线摄片:可见有边界清楚、整齐、锐利、瘤体直径 1~3cm 的高密度阴影区。

(4)鉴别诊断

1)平滑肌瘤与平滑肌肉瘤相鉴别:①平滑肌肉瘤一般体积较大,无完整包膜,侵犯周围组织,切面呈鱼肉状。②平滑肌肉瘤的瘤细胞间变明显,每高倍视野可见 1 个以上核分裂。平滑肌瘤几乎不见核分裂现象。③平滑肌肉瘤可发生转移,术后易复发。

2)平滑肌瘤与皮肤纤维瘤相鉴别:①皮肤纤维瘤细胞界限不清,常见胶原成纤维细胞。②皮肤纤维瘤细胞核两端尖锐呈枣核状。③Masson 染色,胶原纤维染成绿色,平滑肌细胞呈红色。vangison 染色,纤维组织呈红色,而平滑肌细胞呈黄色。

(5)治疗:乳腺的平滑肌瘤是良性肿瘤,手术切除预后良好。如果瘤体较大,生长迅速,疼痛加剧,说明有恶变的可能,则应及早做乳腺单纯切除或区段切除。平滑肌瘤恶变最重要的指征是瘤细胞的核分裂数量,对决定其良、恶性有极为重要的意义。一般认为高倍视野(×400)能找到一个肯定的病理性核分裂,即可作出低度恶性的诊断;如果查到 5~25 个核分裂,可以认为是中度恶性平滑肌瘤;若 25 个以上核分裂,可定为高度恶性肿瘤。

(六)乳房神经纤维瘤

乳腺神经纤维瘤是周围神经发生的一种良性肿瘤,发生在乳腺组织不常见。发生在乳腺皮肤或皮下的神经纤维瘤,有一大部分是神经纤维瘤病。

1.临床表现　任何年龄均可发生,乳腺的神经纤维瘤常位于乳晕区附近的皮下组织中,呈圆形或椭圆形结节状。境界清楚,活动性好,一般仅 1~2cm。可有压痛,偶尔有放射样痛,很少恶变。常为多发,也可单发。

2.病理改变

(1)大体所见:①神经纤维瘤一般坚实,富有弹性。切面观:灰白色,细嫩,实性,肿瘤血管丰富。②神经鞘瘤呈球形或圆形,表面光滑,包膜完整,切面为灰黄色、黄白色或灰褐色、半透明、细嫩脆弱的质块。

(2)镜下特点:①神经纤维瘤的瘤细胞呈长棱形,细胞核细长或椭圆,胞浆呈丝状伸出,相互连接成疏松旋涡状或波浪状或细网状无核分裂象。②神经鞘瘤:瘤细胞呈长横形,细胞质浅染边缘不清,瘤细胞往往呈行排列,似波浪状、旋涡状、细胞核呈棱形或椭圆形,有些核在同一水平线上,排列呈栅栏状。

3.诊断　乳腺神经纤维瘤多见于女性,生长缓慢,早期无自觉症状,肿瘤常位于乳晕区或附近的皮下组织中。触诊时可触及一个或数个直径不大于 3cm 质稍软的肿块。边界清楚,可有压痛或阵发性疼痛,偶尔也会有放射样疼痛。而神经纤维瘤病可在表皮出现大小不一的咖啡牛奶斑,也可出现神经纤维瘤结节隆起于皮肤,质较硬,直径 1~2cm,可单发也可多发,后期可有疼痛。

4.鉴别诊断

(1)与神经纤维肉瘤相鉴别:如果切除后复发,肿瘤细胞丰富,有明显间变,核分裂多见,则是神经纤维肉瘤。

(2)与神经鞘瘤相鉴别:神经纤维瘤无包膜、神经鞘瘤可有完整的包膜。神经鞘瘤内血管扩张,管壁增厚,可放射透明变性,而神经纤维瘤内血管很少。

5.治疗 对肿瘤体积较小者可作完整切除,一次治愈。如果肿瘤体积较大,与周围组织粘连,特别是神经纤维瘤无完整包膜,与周围组织的界限不清,连同肿物周围的部分乳腺组织一并切除是主要治疗原则,术后很少复发。

(七)乳腺错构瘤

乳腺错构瘤是一种由乳腺组织、脂肪组织、纤维组织混合在一起的乳房良性肿瘤。以乳房肿块为临床特点,多见于35~45岁的妇女,很少恶变。手术切除可达治疗目的。

1.病因及病理改变 有学者认为本病的发生与妊娠和哺乳等激素变化有一定关系,且认为是发生本病的主要因素。从发病机制上看,是由于乳腺内的正常组织错乱组合,即由残留的乳腺管胚芽及纤维脂肪组织异常发育而构成瘤样畸形生长。

病理可分3个类型:①以乳腺的小叶为主者:腺性错构瘤;②以脂肪组织成分为主者:脂肪性结构瘤;③以纤维组织为主者:纤维性错构瘤。

(1)大体所见:首先乳腺错构瘤具有包膜,切面见脂肪和纤维成分混合存在的病灶脂肪组织特别丰富,肉眼观察类似脂肪瘤。

(2)镜下所见:显微镜下根据见到发育良好的乳腺小叶或有异常增生的乳腺组织病灶,导管和小叶结构常有不同程度的改变,但仍清晰可见。另外,同时又有成熟的脂肪组织和纤维组织,3种成分不同比例混合存在,即是确诊本病的组织学依据。如缺乏对该病的认识,未重视观察包膜或因取材不当,在切片上仅看到类似增生的乳腺小叶,可伴导管扩张,易误诊为小叶增生性腺病;仅看到脂肪组织时,易误诊为脂肪瘤;看到小叶增生紊乱伴固有纤维组织增生未注意其他成分时,易误诊为纤维腺瘤。乳腺错构瘤以脂肪组织为主时,要注意从切面呈星芒状灰白色区取材,找到少量腺体方可确诊。以腺纤维组织为主时,虽然乳腺小叶增生紊乱,与纤维瘤相似,但仔细观察其仍具有小叶结构并有少量脂肪成分时,即可确诊。该瘤中导管上皮可有增生,或伴导管扩张,长期带瘤者,腺导管上皮增生能否癌变有待进一步观察。

2.临床表现

(1)发病年龄:本病多发生在中青年妇女,目前未见有男性发病的报道。多发生在25~35岁之间,也有文献报道在32~42岁之间多发病,另有文献报道在绝经后妇女常见。

(2)临床特点:本病最突出表现为,乳房无任何不适的、圆形或椭圆形、质地柔软、边界清楚、活动度大的肿物。常在无意中发现,直径多在2~8cm之间。

3.辅助检查 X线检查:在X线片上可见肿物处乳腺组织密度增高,瘤体的结构和形态清晰,呈圆形或椭圆形,边缘光滑。界限清晰,肿物密度不均,外有紧密的包裹,乳腺组织失去指向乳头的5角形结构,瘤体将正常的乳腺组织推向一边。X线片呈现密度不均的低密度区是本病的特点。

4.临床诊断

(1)无明显症状:无明显症状的乳房肿块,圆形或椭圆形,软硬不均,活动度大,无粘连,同时也可触及表面凸凹不平、软硬不均的肿块,乳头无溢液,腋下无肿大的淋巴结。

(2)X射线特点:瘤体结构和形状清晰,呈圆形或椭圆形,边缘光滑,界限清楚,肿物密度不均是其特点。

5.治疗 本病是良性肿瘤,药物治疗及放疗无效。手术切除肿物是该病治疗的首选方法。切除肿物应严格止血,术后可不放引流条,均可一期缝合。所要提及的是,应根据肿瘤位置及患者年龄选择不同的既能方便切除肿块又能使乳房外形不破坏的切口。切口可为放射状或弧形状。

6.预后 乳腺错构瘤为良性肿瘤,手术后无复发也不影响乳房的功能。

（八）乳房汗腺肌上皮瘤

本病为皮内孤立性肿瘤,偶尔为多发。可发生在乳房任何部位的皮肤上,瘤体质坚硬,表面皮肤正常,或轻微发红,直径多为0.5～2cm,往往易误诊为乳腺癌。该病的组织学检查,可见肿瘤为包膜完整的界限清楚的实体瘤,其肿瘤的大多数细胞为肌上皮细胞,排列成带状或团块状,多位于边缘部分,可呈现不规则增生,向周围基质突入。其次为分泌细胞,位居中央,排列成团,细胞团块中间出现小管腔,有时肿瘤呈小叶结构。小叶中间有管腔,腔壁为分泌细胞,其余多为肌上皮细胞,此瘤位于皮内,易与癌区别。该病行局部病变切除,即可达治疗目的。

（九）乳头的乳头状瘤

乳头的乳头状瘤很少见。是乳头表皮鳞状上皮细胞呈乳头样增生,多个增生的乳头状物聚积在一起,看起来似菜花状,与乳腺鳞状细胞癌相似。

1.临床表现 成年女性的乳头表面,可见凸凹不平的暗棕色状或菜花状肿物,单个或多个,呈丛状,长期存在,生长缓慢,无特殊不适。

2.病理改变

（1）大体所见:鳞状细胞增生成乳头状,构成本病的主体。

（2）镜下所见:由纤维和脉管所组成的中轴,外被鳞状上皮细胞,可发生过度角化,胞浆略呈碱性,细胞核深染。瘤体的基底部几乎在一个平面上,不向深层发展。

3.鉴别诊断 与乳头的鳞状细胞癌鉴别见表6-1。

表6-1 乳头状瘤与鳞状细胞癌的鉴别要点

鉴别点	乳头状瘤	鳞状细胞癌
上皮角化	无	不全角化
细胞间变	似正常鳞状上皮细胞	明显
上皮顶突	顶突平,不成杆状	成杆状,伸入生长密集不规则
核分裂	无或少	棘细胞层核分裂多
间质	无上皮细胞	鳞状癌细胞散入间质
脉管侵犯	无	有

4.治疗 本病的根治性措施是手术,非手术治疗不能彻底治愈,术后预后好,不复发。

（十）乳房淋巴管瘤

发生于乳房的淋巴管瘤甚为少见,大多数为先天性。胚胎时遗留下来的淋巴管组织,后天生长成良性肿瘤。初期淋巴管可以发生扩张,一段为1～3cm大小,念珠状小球囊内含淋巴液。生长在乳腺真皮内的淋巴管瘤与周围组织边界不清、大小不定、质地柔软、无包膜、生长缓慢或停止生长。

根据淋巴管瘤的特征可分为:单纯性淋巴管瘤（又称毛细淋巴管瘤）、海绵状淋巴管瘤、囊性淋巴管瘤、又称囊性水瘤;混合型淋巴管瘤。

1.病理改变

（1）大体所见:①单纯性淋巴管瘤发生在真皮表面,呈疣状小颗粒。②海绵状淋巴管瘤可隆出于皮肤表面形成畸形,切面见有许多小囊腔状似海绵。③囊状淋巴管瘤,由多房性的囊腔构成,体积较大,不能压缩。

(2)镜下所见:①淋巴管瘤组织由许多管腔大小不等、管壁薄厚不一的淋巴管构成,其腔内含有淋巴液。②毛细淋巴管瘤,腔隙小,肿瘤位于真皮的上部。③海绵状淋巴管瘤,由大而薄的淋巴管及丰富的纤维间质构成。④囊性淋巴管瘤,多位于真皮的深部,可有大的囊腔,囊壁较厚,含有胶原,有时还可见断续的平滑肌。

2.治疗　淋巴管瘤并非无害,可以生长很大,造成畸形。也可发生感染、破溃、肿胀等。单纯性淋巴管瘤,可用冷冻疗法(液氮)或用激光治疗。对 X 射线也比较敏感。其余 2 型对射线不敏感,应进行手术治疗。海绵状淋巴管瘤切除范围应大(包括一部分正常组织在内),否则易于复发。

(十一)乳房骨瘤

骨瘤是骨组织常发生的一种良性肿瘤,发生于乳腺内罕见。一般患者于无意中发现乳房内有坚硬的肿块,体积不大。可以活动,界限清楚,表面光滑,不痛,生长缓慢。X 射线检查显示乳内肿块为不与骨连接的骨组织。

1.病理改变

(1)大体所见:瘤组织为椭圆形或结节状、包灰白、质坚硬、表面光滑如骨组织。

(2)镜下所见:骨外膜可分为 2 层,外层为致密的胶原纤维,内层纤维少,细胞多。在骨膜小梁周围可见少数成骨细胞和小血管。在骨松质内有数量不等、粗细不均、排列紊乱的成熟板状骨小梁,但无哈氏系统。

2.治疗及预后　乳腺骨瘤是良性肿瘤。由于生长缓慢或停止生长,对身体无明显危害。对体积小或对乳腺功能无影响者,可以不必治疗。

(十二)乳腺颗粒细胞瘤

乳腺颗粒细脑瘤又称作颗粒细胞肌母细胞瘤。好发全身各部位,尤其舌部居多,占全部病例的 1/3,发生在乳房者占全部病例的 5%。其他部位如皮下、软组织、子宫、胃肠道等多处都有不同程度的发生。有文献报道至今不足 1000 例。发病年龄年轻于乳腺癌,为 20～50岁,女性多于男性。近年来经过组织培养、组织化学和电子显微镜观察研究证明,是来自神经鞘的施万细胞。乳腺的颗粒细胞瘤是源自乳腺区的软组织,而不是来自乳腺本身。

1.临床表现　临床症状不明显,多在无意中发现乳腺皮下肿物。多见于乳腺的内上象限。触诊时可触及到 0.5～2.0cm 质硬、圆形、较固定的无痛性结节。受累皮肤下陷,易与乳腺癌相混淆。

2.病理改变

(1)大体所见:乳腺部的颗粒细胞瘤,直径一般不超过 2cm,无包膜或有假包膜,与周围组织界限不清。切面观为均质,呈浅黄色或灰白色,分叶状,中心有条索状结构,质地较硬,有时可见受累区皮肤凹陷,常误诊为癌。

(2)镜下特点:瘤细胞体积较大,呈多边形、椭圆形或圆形。通常边界清楚,胞浆丰富,并有均匀分布的嗜伊红颗粒。PAS 染色颗粒呈阳性反应。细胞核较小呈圆形或椭圆形,较一致。着色或深或浅,可有 1～2 个核仁,核分裂象很少。常见瘤细胞与外围神经密切相关,常围绕神经鞘或在神经鞘内生长。排列紧密的瘤细胞,被结缔组织分割成大小不一的巢状、条索状。受累皮肤出现鳞状上皮假瘤样增生,并伴在角化过度及角珠形成。易诊为高分化鳞状细胞癌。尤其冰冻切片时要注意与浸润性乳癌鉴别,此两点应引起注意。

(3)电镜所见:肿瘤细胞内有丰富颗粒,表现为界膜状的自噬空泡,空泡内充满颗粒,同时可见髓质样物质及线粒体,粗面内质网及微丝,胞浆内颗粒 PAS 阳性。免疫组化:S－100阳性。

3.诊断与鉴别诊断 无任何症状的乳腺上出现的质地坚实,呈结节状或分叶状肿物。一般不超过 2cm 的肿块,界限不清,较为固定。大多为孤立性结节。组织学所见:瘤细胞较大,呈多边形或椭圆形,胞浆内均匀分布着 PAS 染色阳性颗粒。瘤细胞与外围神经密切相关。

本病应与恶性颗粒细胞瘤相鉴别。恶性颗粒细胞瘤,尤其临床表现为恶性,组织学所见似良性者,与本瘤很相似。只是细胞核略有增大,核分裂偶见。瘤体积较大,可超过 5cm。鉴别诊断对本瘤来说更要密切结合临床,以免作出错误诊断。

4.治疗 乳腺颗粒细胞瘤为良性肿瘤,仅行肿块切除或乳房区段切除后不复发不转移,可一次性治愈。对临床上有转移、浸润生长怀疑恶性者,可根据具体情况按恶性肿瘤处理。

(1)乳腺颗粒细胞瘤,不是发生于乳腺本身,而是发生于乳腺邻近的软组织。

(2)乳腺颗粒细胞瘤良、恶性有时不易鉴别。病理改变呈良性肿瘤特性,而临床上有侵犯、转移等恶性肿瘤的特征,应按恶性肿瘤处理。

(3)良性乳腺颗粒细胞瘤,只做肿物切除或区段切除即达目的,术后不复发不转移。

(孙红艳)

第五节 乳腺癌的手术治疗

一、乳腺癌根治术

(一)乳腺癌根治术的适应证和禁忌证

1.适应证 符合国际临床分期 0、Ⅰ、Ⅱ期及部分Ⅲ期而无以下禁忌证的患者。

2.禁忌证

(1)有远处转移者。

(2)机体健康状态不佳,不能耐受根治性手术者。

(3)Ⅲ期患者有下列情况之一时。

1)橘皮样变范围超过乳房面积 1/2。

2)皮肤上出现卫星结节。

3)肿瘤侵犯胸壁而固定者。

4)胸骨旁淋巴结被证实发生了转移。

5)锁骨上淋巴结肿大,病理证实为转移。

6)患侧上肢水肿。

7)炎性乳腺癌。

(4)出现以下情况中的任何 2 项以上者。

1)癌肿破溃。

2)橘皮样变超过全乳面积 1/3。

3)癌肿与胸大肌固定。

4)腋窝淋巴结最大直径超过 2.5cm。

5)腋窝淋巴结相互粘连或与周围组织粘连。

（二）乳腺癌根治术的术前准备

1.必须经病理学检查证实为乳腺癌。

2.血、尿、粪三大常规检查及心、肺、肝、肾功能检查。

3.与患者及其家属说明手术可能造成的身心健康问题及克服方法。

4.手术区及需植皮时供皮区的皮肤准备。

5.对有冰冻条件者，尽可能在手术中行快速冰冻检查，对结果阴性患者，常规结果如为癌者，可在 1 周内行根治手术，不会影响预后。

（三）乳腺癌根治术的手术原则

1.原发灶及区域淋巴结应整块切除。

2.切除全部乳房组织及广泛切除其表面的皮肤（肿瘤切口边缘距正常皮肤不小于 3cm）。

3.切除胸大肌、胸小肌。

4.彻底清除腋窝淋巴结。

（四）乳腺癌根治术的麻醉

1.高位硬脊膜外麻醉。

2.高血压、精神紧张者或硬脊膜外麻醉失败者，可采用全身麻醉。

（五）乳腺癌根治术的手术步骤

1.体位　仰卧位，患侧肩背部垫高 10°～15°，上肢外展 90°～120°，消毒包裹后固定。

2.皮肤消毒范围　包括整个胸壁，上至颈部，下至脐部，外至上肢肘关节，后方至腋后线，对侧至腋前线。

3.皮肤切口　根据肿瘤的位置，选择切口，应便于肿瘤的彻底切除，便于清除腋窝淋巴结，便于术后上肢功能恢复，利于伤口愈合，利于手术后美容，可采取不同的梭形切口或横行切口。用墨水在皮肤上划出切口及皮瓣剥离界限，以便准确观察皮瓣剥离范围，切除皮肤的范围应距肿瘤 3～5cm。

（1）Halsted－Meyer 纵形切口：Halsted（1882）的切口以癌肿为中心包括乳头和乳晕向上、下两方延伸，近似于圆形或椭圆形，上面的延长切口大概沿着肩部前面的凹陷，直到锁骨下缘，下面的延长切口达肋缘以下，到剑突和脐的中点为止。Halsted 的圆形或椭圆形切口比较简单，它在肩部前面的延长切口大致沿着裤子吊带或其他背带的挂线，通常不会影响上肢的活动；但对所造成的创面不适于一期缝合，多需植皮才能使之闭合；对腋窝的暴露也不够充分。

Meyer 的原切口是梭形的，也以肿块为中心包括乳头和乳晕，它向上的延长切口是沿胸大肌前缘到上臂前面。Meyer 切口易于暴露腋窝，皮瓣多能一期缝合，不需植皮；它形成的瘢痕有碍观瞻，且术后常会影响上臂的外展活动。

总的说来，纵向切口有一定优点：不论癌肿是乳腺的中央区或稍偏内、外侧，除位于乳腺外上方、靠近腋窝的肿块以外，这个纵向切口都能很方便地将它包括在内，这个切口能良好的暴露腋窝和锁骨下区。因此，纵向切口是临床上应用较普遍的一种切口。Halsted 和 Meyer 两者的原切口各有利弊，有学者将两者综合，即按 Meyer 法做梭形切口，但其上端的延长切口应指向肩部凹陷的内侧，这样在解剖腋窝时既可以有良好的暴露，术后又不致因瘢痕收缩而影响手臂的活动。这样的纵向切口称之为 Halsted－Meyer 切口。

（2）Rodman－Greenough 斜向切口：Rodman（1908）和 Greenough（1935）先后倡行的斜切口能很好地将位于乳腺内侧、中部或外侧的癌肿包括在内。

这个切口有一条从腋中线横过腋窝到肩部内侧凹陷的交叉切口，突出优点是既便于解剖腋窝，又不影响上臂活动。手术结束时如皮瓣一期缝合有困难，可在两侧创缘上作若干交叉切口，这样缝合后创口便呈若干"Z"形切开之连续缝合，可以减少张力而有利于皮瓣之愈合。

（3）Stewart 横行切口：Stewart（1915）主张在乳腺癌根治切除时用横向梭形口。他认为横切口术后瘢痕较小，不致影响上臂活动。但这种切口的缺点是对腋窝和锁骨区解剖颇为不便。只适用于癌肿位于乳腺中部偏下缘且乳腺肥大下垂的妇女。现在有人将 Stewart 切口加以改良，切口上起腋前部胸大肌外缘，然后向下向内以肿块为中心包括乳头乳晕区做横向月牙形切口，切口线可根据肿瘤部位不同调整，一般距癌缘约 5cm。皮瓣剥离范围及手术切除范围与常规根治术相同。对于癌肿位于乳腺组织上下象限交界处内侧或外侧的边缘，采用改良的 Stewart 切口比采用常规的纵形切口优越，因纵切口所造成的皮肤缺损往往过大，需植皮来修复创面。

以上 3 种手术切口可根据手术医师掌握程度和患者的具体情况作出不同的选择。其中以 Halsted－Meyer 纵形切口和 Stewart 横行切口最为临床常用。下面将以 Halsted－Meyer 纵形切口为基础加以叙述。

4. 分离皮瓣　临床惯用的是 Haagersen 提倡的薄皮瓣。

（1）在皮肤和浅筋膜层之间进行解剖分离，浅筋膜表面的毛细血管丛应保留在皮瓣上，以防术后皮瓣坏死，但浅筋膜内静脉则应留在标本上。

（2）皮瓣分离范围：向内至胸骨缘，外达背阔肌前缘，上至锁骨，下达肋弓处腹直肌上端。

（3）分离皮瓣厚度：应从切缘至基底部逐渐增厚，范围以 0.3～0.5cm 为宜，一般将皮瓣剥至 4～5cm 之后，可少许保留脂肪，近终点时，皮瓣上可保留全层脂肪组织，所剥皮瓣应为斜形，近肿瘤处薄，远离肿瘤处渐厚的斜形状。

（4）分离皮瓣的具体操作，减少分离皮瓣出血的方法：在所划的皮瓣剥离范围内用 1：1000 的肾上腺素生理盐水 200～300ml，用长的麻醉针头均匀地注射到所要游离的皮下组织区，造成分离皮瓣区的皮肤与皮下之间一个重度水肿区，使此区中的组织密度减少，形成一个类似的潜在的腔隙，便于分离皮瓣，而且由于肾上腺素的局部作用，可以减少游离皮瓣时的出血，在应用此法时应注意以下几个方面。

①有高血压或心脏病及明显的心律失常者禁用肾上腺素，可单纯用生理盐水皮下封闭。

②为防肿瘤扩散，对有肿瘤破溃或皮肤改变者及炎性乳腺癌，禁用皮下生理盐水封闭。

③注射肾上腺素生理盐水，应在手术切线上进行，禁在保留的皮肤上注射，防止医源性肿瘤细胞扩散，最好在切开皮肤后，深筋膜下进行。

④在全部注射肾上腺盐水过程中，应始终按无瘤技术进行，笔者习惯于在切口皮肤处深筋膜与脂肪组织间，常规用 1～2 点进行，扇面向外注射。剥离皮瓣的具体方法：剥离皮瓣可用普通手术刀、电刀，为减少皮瓣坏死机会，切口Ⅰ期愈合，皮瓣分离应平而均匀。先做外缘切口，再切内缘。切皮时，仅切开皮肤层，勿过深，以便于剥离皮下脂肪。用皮肤镊提起外侧皮瓣，右手操刀沿脂肪组织浅层进行锐性分离。边分离边用手指扪测皮瓣的厚度，使皮瓣上不保留脂肪组织。皮瓣分离至 4～5cm 之后，可保留少许脂肪组织。腋窝部皮瓣不应保留脂

肪。由于腋窝部皮肤松弛，且皮肤与皮下脂肪连接紧密，分离皮瓣至腋窝时，注意勿割破皮肤。可用手将皮肤绷紧进行分离，边剥离边结扎止血，用同法剥离内侧皮瓣。分离范围，上至锁骨，下到肋弓下缘，内到胸骨中线，外达背阔肌前缘。

干纱垫填塞止血法：游离皮瓣时，边游离边向皮瓣下填塞干纱垫以起止血作用，皮肤的出血点，尽量不用或少用结扎止血而用电凝止血，以免术后线结所致的硬结难以与复发病灶区别。

(5)牵开皮瓣暴露全部手术野：游离皮达所预定界限后用 7 号线，将皮瓣缝牵至皮瓣牵开架上，以充分暴露手术野，以便手术操作。

(6)切开乳房周围胸壁的脂肪结缔组织，分别显露出胸大肌胸骨缘的附着处，胸大肌的锁骨与胸骨部背阔肌前缘、腹直肌前鞘上端的解剖间隙。

5.切断胸大肌、胸小肌 提起创口上端，沿锁骨下切开胸大肌浅面脂肪组织，显露胸大肌。此时，应注意避免损伤胸大肌、三角肌之间的头静脉。在锁骨下方约一横指宽处，沿肌纤维方向由内向外钝性分开胸大肌，直至止点处（肱骨大结节嵴），以食指挑起完全分离的胸大肌腱，靠近肱骨大结节嵴切断其肌腱。需注意的是，在切断胸大肌的附着点时，用左手食指插在胸大肌的近肱骨结节处，然后用刀在肱骨的附着处切断，一般不会出血，在切断肌腱时有"沙沙"的响声，说明切在肌腱。分离与初步结扎自深部进入胸大肌的胸肩峰动、静脉的胸肌支。然后，沿胸大肌纤维方向分离至锁骨附着部并将其切断。保留这束胸大肌可防止损伤头静脉，并有助于术后恢复上肢的功能。向下牵拉胸大肌断腱，显露胸小肌。沿胸小肌上、下缘分别切开喙锁筋膜，用手指伸到胸小肌的后面，充分游离该肌。用手指垫在胸小肌的后面，靠近喙突切断其肌腱。一般不会出血，如有出血，可行结扎止血。初步结扎走行在胸小肌下缘的胸外侧动、静脉，将胸小肌翻转向下。

6.解剖腋静脉和清扫腋窝 腋静脉起始于大圆肌下缘，向内侧走行，在锁骨内侧段下缘与锁骨下静脉相接，有腋鞘将其与腋动脉及臂丛包被。腋静脉位于腋动脉的前内侧，上肢外展时基本上将后者覆盖。极个别患者中，腋静脉呈音叉状分为两支，两支均须保留。在腋静脉中段的前面有一片薄的脂肪结缔组织包埋在腋鞘内。在臂丛平面横行切开腋鞘，向下轻轻拔开该脂肪结缔组织，就可显露出腋静脉。从中段部分开始解剖腋静脉，依次解剖外侧段及内侧段。将位于腋静脉腹侧及内侧的腋动、静脉各个分支和属支逐一分离、钳夹、切断并结扎之。腋静脉内 1/3 段的内侧，为锁骨下区，又称腋顶。解剖腋静脉内侧段时，将该处脂肪结缔组织与胸壁分离，分离、切除过程中，应仔细钳夹与结扎，再切断、结扎胸外侧血管（沿胸壁外侧下行达前锯肌）及肩胛下血管（沿肩胛骨腋前缘下行在肩胛下肌与前锯肌之间）。将上述分离的组织与乳腺、胸肌连成一大块准备切除。清除腋窝后，位于腋后壁的肩胛下肌、大圆肌及背阔肌，以及位于腋内侧壁的前锯肌将完全裸露。操作过程中应注意保护胸长神经和胸背神经。

7.切除标本 提起胸大、小肌、乳房与腋窝处分离的组织，从胸锁关节处开始依次从上、内、外、下向中心做整块切除。将胸肌向下牵拉，用利刀或电刀与胸壁呈切线方向切断胸大肌、胸小肌在肋骨及胸骨附着处。切除过程中，刀尖不要与胸壁垂直，以免损伤肋间肌及胸膜；同时注意结扎乳腺内血管及肋间血管向胸肌的穿支。遇此血管时，应先钳夹后切断，以防止血管回缩引起出血，如血管断端已回缩，可行缝合结扎止血。整个标本切除后，以温盐水冲洗创面，对清洗后所见到的出血点应严密止血。此时，腋窝仅留有腋动静脉主干、臂丛神经、胸长神经及胸背神经。

8.冲洗手术野　大量生理盐水冲洗术野,恶性肿瘤时采用无菌蒸馏水→化疗药液(生理盐水 500ml＋CT×2.0g 或氮芥 50mg,浸泡 10min)→无菌蒸馏水→生理盐水顺序冲洗。

9.缝合切口与放置引流　为了减少手术后皮瓣的坏死,缝合时注意将皮瓣与胸壁做适当的固定,使皮瓣紧贴于胸壁。缝合时皮肤应基本无张力,稍有张力时,可行减张缝合。皮瓣太多或张力过大都可能引起皮瓣坏死,缝合完毕后,在缝合的创口上面先用凡士林油纱条覆盖,然后再用 6～8 层普通 8cm 宽的纱布加压外面,腋窝及其他凹陷处应用碎纱布填塞,而后用绷带或胸带适当加压包扎,术后一般可以用负压吸引,使皮瓣和胸壁间减少积液及积血,以利于新生血管的建立。引流管一般放置 2 根,以内径 0.6～0.8cm 的乳胶管为好,其中一根剪 2～3 个侧孔,置于腋下,腋中线第 4 肋间引出固定,引流腋窝、肱骨头部及上臂外侧部、胸大小肌区域,持续负压吸引。另一根剪 6～8 个侧孔,置于锁骨内 1/3 及胸骨旁,剑突下引出固定,引流锁骨下区及胸骨旁区域,持续负压吸引。胸骨旁引流管一般放置 72h 左右可拔除。腋下吸引管一般留置 5～7 天或每天引流量在 10ml 以下时拔除。拔除后注意有无腋部或皮下积液,如有积液应及时用注射器抽出,这样防止皮下、腋窝积液,减少皮瓣坏死,有利于伤口愈合。皮肤缝线在术后 10～14 天拆除。

二、乳腺癌扩大根治术

(一)乳腺癌扩大根治术的适应证和禁忌证

1.适应证

(1)非特殊型乳腺癌。

(2)癌肿位于乳房内侧或中央区有明显腋窝淋巴结转移的Ⅱ、Ⅲ期乳腺癌。

(3)患者术后因某些原因,不能接受内乳区放疗者。

(4)术前有关检查提示有内乳淋巴结转移者。

(5)患者无严重的心肺疾病,能耐受开胸手术者。

2.禁忌证

(1)全身状况欠佳者。

(2)有严重心肺疾病不能耐受开胸手术者。

(二)乳腺癌扩大根治术的麻醉

因术中有损伤胸膜的可能,选用气管插管,静脉复合麻醉。

(三)乳腺癌扩大根治术的术前准备

体位、切口等同乳腺癌根治术。但尽量避免横过 2～5 肋软骨处的切口。

(四)乳腺癌扩大根治术的手术步骤

1.胸膜外扩大根治术(系按 Margottini 及 Brinier 演变而来)

(1)以肿瘤为中心取梭形切口,但内侧要较一般乳腺癌根治术略为偏近胸骨,以利胸骨旁的显露。内侧皮瓣分离要超过胸骨的对侧边缘,因内侧皮瓣的游离度较大,手术终了缝合切口时易使胸壁切除肋骨处得到妥善的覆盖。

(2)顺序切断胸大、小肌以及清除腋窝静脉周围的脂肪淋巴组织与一般乳腺癌根治术相同。不同之点是,为达到将胸骨旁淋巴结和乳腺做整块切除的目的,在进行上述步骤时,暂不切断胸大肌的肋软骨、胸骨止点,在清除腋窝后应接着先从胸壁外侧沿背阔肌前缘分离胸大肌,并切断胸小肌的肋骨附着点,然后将整个乳腺联同胸大肌、胸小肌和腋窝脂肪淋巴组织向内侧翻到胸骨前面,仅在创口内侧缘保留胸大肌与肋软骨、胸骨的联系。

(3)在完成上述步骤后,即可结扎胸骨旁的乳内动、静脉。一般先结扎上端:在第1肋间离胸骨边缘1～1.5cm处切开肋间肌,显露其深面的脂肪组织及其中的乳内动、静脉,再深面是极薄的胸膜,用小弯血管钳在脂肪组织中小心分离,即可找到并行的小血管即乳内动、静脉,分离时必须注意勿伤及胸膜,万一戳破胸膜可立即用小块肌肉组织填塞破口,并加缝补,此时注意患者的呼吸情况。乳内动、静脉分离出后可一并结扎,近端双重,远端一道。

继此即可处理乳内血管的下端,结扎点通常是在第4肋间。此处在胸膜与乳内动、静脉之间,常有胸横肌,胸横肌的肌束与肋间外肌走行相同,由外上方向内下方行走,切开肋间肌时要切记这个特点,避免切开过深误伤胸膜。而第4肋骨与胸骨呈锐角,胸骨旁的间隙很小,寻找乳内动、静脉常有困难,为增宽此肋间隙,可先将第4肋软骨外端切断,用纱布条向上牵拉胸骨侧肋软骨,就可增加暴露,较方便找到乳内动、静脉,用食指将胸横肌同胸膜一起推开,找到乳内动、静脉以上法结扎、切断。

(4)可以先将胸膜自第4到第1肋间,从肋软骨到胸骨的范围内,用手指或小弯钳夹着小纱布球轻轻加以推开、保护。小心切断第2、3肋软骨的外侧端,因乳内动、静脉和淋巴结是紧贴肋软骨内侧端的,因而在切断第2、3肋软骨内侧端时,可先将肋软骨内侧端翻转折断,然后沿胸骨边缘直视下将胸大肌止点和肋软骨内侧端切断,这样可避免切入淋巴结。最后即可将第2、3、4各肋软骨,以及附在肋软骨内侧端上的乳内动、静脉和淋巴脂肪组织连同乳腺和胸大肌、胸小肌等一并整块切除。

(5)检查创面,彻底止血,切口缝合同一般根治术,但内侧皮瓣应固定在胸壁缺损处的四周,以免发生皮瓣坏死和反常呼吸;切口引流同根治术,为减少反常呼吸,术后用多头胸带加压包扎胸壁缺损处。

在操作的过程中胸膜有破损,如为小的破损,不必修补,只用肌肉填塞修补即可;缺损较大者,手术后用负压吸引,在彻底止血后不必修补。有时小的不易修补,反可引起张力性气胸,此时可以将破损部稍予以扩大,如为全麻可以做辅助性呼吸,硬外麻醉时可用氧气面罩加压给氧。

2.胸膜内扩大根治术　目前,该术式已很少应用。

应用患者自己阔筋膜修补胸膜缺损,则手术操作分两部分,即胸膜内扩大根治术和阔筋膜的切取,这两部分可同时进行,也可由一组医师由先切取阔筋膜后再行扩大根治术,但应注意器械的消毒隔离,以防肿瘤的种植及交叉感染的发生。

乳腺癌的胸膜内扩大根治术,在下述步骤与胸膜外扩大根治术相同:①皮肤切口;②皮瓣分离;③切断胸大肌的肱骨止点,保留其锁骨部和头静脉;④切断胸小肌的喙突止点;⑤清除腋静脉周围的脂肪淋巴组织;⑥沿背阔肌前缘从胸壁外侧面上分离胸大肌,再切断胸小肌的肋骨附点,将整个乳腺连同胸大肌、胸小肌和腋窝的脂肪淋巴组织内翻到胸骨前面,仅保留胸大肌与肋软骨和胸骨的联系。有些学者在清除腋窝以后,先切断胸大肌的锁骨胸骨附着,将标本翻向外侧亦可在完成上述步骤后,即可切开胸壁,清除胸膜内的乳内淋巴链。

(1)先在第1肋骨下缘,距胸骨边缘3～4cm处切开肋间肌和胸膜;再沿第1肋骨下缘向着胸骨将肋间肌、胸膜前脂肪组织和胸膜全部切断,同时用手指从胸腔内扪清乳内动、静脉,并加以结扎、切断;再在第4肋间近第5肋骨上缘部切开肋间肌、胸膜,同样沿第5肋切断肋间肌,结扎乳内动、静脉下端。

(2)将第2、3、4各肋软骨外侧端切断,从第1肋间至第4肋间纵行劈开约1cm宽胸骨(有的学者认为劈开胸骨不必要),然后将整块胸壁(包括一片胸膜、第2、3、4肋软骨,一段乳内血管淋巴链),连同胸大肌、胸小肌和乳腺以及腋窝脂肪淋巴组织整块切除。

(3)检查上纵隔、锁骨下静脉周围和第4肋间以下各肋间有无肿大淋巴结,如有可个别予以摘除。在第8肋间腋中线部做一戳孔,插一支引流管做闭式胸腔引流。

(4)将胸壁缺损处的胸膜缘外翻缝合固定在肋间和胸骨前,以遮盖胸骨的粗糙面和肋软骨的断端。然后用预先切取的阔筋膜(也可用不锈钢网、白纺绸等),按缺损大小修整成行盖在缺口上。并将其周边用间断褥式缝合固定在胸壁软组织上;阔筋膜的边缘还可以与胸壁表面组织作若干间断缝合,以进一步固定阔筋膜,缝合时应尽量使阔筋膜保持紧张,以防胸壁软化和反常呼吸的发生。

(5)皮肤创缘缝合后,其内侧皮瓣应与胸壁缺损的周围组织作若干间断缝合,因外侧皮瓣游离度较大,易发生缺血坏死,也须广泛的与肋间组织作若干固定缝合,皮瓣下放置橡皮管引流,以备术后负压吸引。

(五)术中注意事项及并发症防治

1.胸膜外扩大根治术

(1)剥破胸膜的患者,如术后呼吸、循环无变化,说明胸腔内气体较少,可自行吸收,不必处理。如有呼吸困难,应将患者置于半坐位,于锁骨中线第2肋间作胸腔穿刺排气,术后鼓励患者咳嗽,以利肺部早期膨胀。

(2)采用综合疗法,防止血行播散。

(3)其他处理与乳腺癌根治术相同。

2.胸膜内扩大根治术

(1)多头胸带包扎胸部,胸壁缺损处应多垫纱布包扎,以防发生反常呼吸。

(2)胸腔的闭式引流,注意引流管的通畅,3～4天胸腔引流液明显减少甚至消失后拔除引流管。

(3)负压吸引皮下引流管,1～2天拔除。

(4)注意患者呼吸情况,鼓励咳嗽、排痰及下床活动,如呼吸特殊困难应查明原因对症处理。

(5)术后如仍有大量胸腔积液可穿刺抽液。

三、乳腺癌改良根治术

(一)乳腺癌改良根治术的适应证和禁忌证

1.适应证 改良根治的手术适应证,Urban等认为,最理想的是微小癌、非浸润性管内癌或浸润性癌在1cm以下,肿瘤位居外侧面,腋窝无淋巴结转移者,以及未转移的特殊型癌,尽管这类乳腺癌可能为多中心性,但淋巴转移较少。Wanebo报道改良根治术治疗微小癌,10年生存率为95%,非浸润性癌10年生存率97%,小叶浸润性癌86%,Namoto等认为Ⅰ、Ⅱ期患者此术式与根治有相同的效果,故改良根治术适用于以下两大类。

(1)非浸润的导管癌,原位癌。

(2)临床Ⅰ、Ⅱ期乳腺癌,肿瘤未累及胸肌筋膜。

2.禁忌证 胸肌受侵或腋窝淋巴结转移较多者不宜采用该术式。

乳腺癌改良根治术又分为保留胸大肌,切除胸小肌的改良根治术(Patey 手术,改良根治Ⅱ式);保留胸大肌、胸小肌的改良根治术(Auchineoss 式,改良根治Ⅰ式)。

(二)保留胸大肌,切除胸小肌的改良根治术(Patey 手术,改良根治Ⅱ式)

1.手术前的麻醉及体位 一切准备工作均与根治术相同,但术时患侧上肢用消毒巾包扎,而不固定,为了移动上肢位置,便于解剖腋窝淋巴结及脂肪组织。

2.切口和皮瓣分离 与一般乳腺癌根治术相同。皮肤切口可选择直式或斜式两种。切口的位置同样须随癌肿的部位而有所变动,切线距癌瘤边缘一般也需 3～5cm,皮瓣分离也必须在皮肤与浅层筋膜之间进行,且一般须先从乳腺内侧开始。

3.乳腺切除 自内侧开始将整个乳腺连同其深面的胸大肌筋膜自胸大肌上分离,直到胸大肌外侧缘。必要时可将癌肿深面的胸大肌切除一部分肌纤维,乳腺外侧部需与腋窝组织相连,不必完全切断。

4.保留胸大肌,切除胸小肌 先将胸大肌与其深面的胸锁筋膜和胸小肌分离,将胸大肌牵向内上方。仔细分离并保留附着于胸大肌背面的胸肩峰动脉的胸肌支,以及胸前神经的外侧支,随同胸大肌将它们一起拉开,不要损伤;切断穿过胸小肌的胸前神经内侧支。此时便可把胸小肌于喙突止点切断,使之下翻,暴露出腋静脉。

5.廓清腋窝 与乳腺癌根治术同样方法廓清腋静脉周围的脂肪与淋巴组织。自内方的腋尖组开始,由内向外,依次廓清中央组、外侧组、前组与后组淋巴结。应注意保留胸长神经、胸背神经和肩胛下动、静脉。然后,将胸小肌的肋骨止点予以切断,这样整块切除乳腺、胸小肌以及腋静脉周围的脂肪淋巴组织,使胸大肌得以保留。

6.放置引流,缝合皮肤。

7.术中注意事项及异常情况的处理。

(1)切口除采用纵行的梭形切口外,还可行横切口。

(2)在切除胸小肌过程中,可能损伤胸外侧神经,造成胸大肌部分萎缩,故在术中应注意胸小肌要在紧靠喙突的止点处切断,将其断端用 Kocher 钳钳住轻轻向前牵拉,用食指在胸小肌后方触诊,则能触及如琴弦般的胸外侧神经。

胸外侧神经常以 2～3 个分支穿胸小肌后支配胸大肌,但有时可出现不穿过胸小肌,只紧靠其外缘绕过后直接分布到胸大肌的一个分枝。对此分枝在廓清外侧组淋巴结时,应给予注意,防止误伤。

8.术后处理同乳腺癌根治术。

(三)保留胸大肌、胸小肌的改良根治术(Auchineoss 式,改良根治Ⅰ式)

1.术前准备、麻醉、手术体位、切口、皮瓣分离、乳房切除、胸大肌筋膜的切除以及将患侧上肢牵向对侧等步骤均与 Pateys 手术相似。

2.切除乳腺 自内侧开始,将乳腺连同胸大肌筋膜与胸大肌分离,在牵开胸大肌,显露胸小肌后,只将胸小肌前面的胸锁筋膜连同胸肌间淋巴结(Rotter 结)从胸小肌上分离出来,使这些筋膜组织及其上的淋巴结连同标本一并切除,而保留胸小肌。之后将胸小肌和胸大肌一同向内上牵开,以显露腋静脉。

3.廓清腋窝 与乳腺癌根治术同样方法廓清腋静脉周围的脂肪与淋巴组织,保留胸长神经时最好将前锯肌筋膜与前锯肌分离;保留胸背神经时最好将肩胛下肌、背阔肌在腋窝部的筋膜也分离出。最后可将乳腺连同腋静脉周围的脂肪、淋巴组织以及上述各肌群的筋膜一并整块切除。

4.放置引流、缝合切口同乳腺癌根治术。

5.术中注意事项及异常情况处理。

在皮瓣游离后,将皮下脂肪连同胸大肌肌膜一并切除达胸大肌外缘时,再延续转向胸大肌后方,助手将胸大肌拉起后可将胸大、小肌间的脂肪组织全部清扫,从而可彻底廓清肌间淋巴结。

在清扫腋窝(Ⅱ、Ⅲ)水平淋巴结时,将患者术侧前臂屈曲,放置于患者的前额,使胸大肌放松以利于助手钩起胸大肌,容易进行腋窝廓清,这是使腋顶淋巴结得以彻底廓清的关键。

四、单纯乳房切除术

(一)乳房单纯切除术的适应证

1.极早期乳腺癌(包括原位癌),尚未出现区域淋巴结转移者(术后视情况辅以放射治疗)。

2.患者年龄过高、全身情况不佳、难以接受根治术者。

3.乳腺肉瘤及晚期乳腺癌的姑息治疗。

4.某些特殊型乳腺癌,如乳头湿疹样癌、乳头状囊腺癌等。

5.乳腺多发性或弥漫性恶性病变者。

6.具有某些恶性倾向的巨大良性肿瘤。

(二)手术步骤

手术方式分为单纯乳房切除及皮下全乳切除术,后者是在皮下切除乳房全部组织,保留了乳房的皮肤及乳头、乳晕。良性多采取皮下切除,恶性多采取全乳切除。

1.乳腺皮下腺体切除术

(1)在乳腺皮肤下皱襞处做半圆形切口,将切开的皮肤和皮下脂肪向上翻转,在浅筋膜浅层下面进行充分的皮瓣分离,上至乳腺的上界,内侧到胸骨旁,外侧达腋前线,边分离边止血,一侧皮瓣分离完后,先用热盐水纱布填塞,再分离另一侧皮瓣,然后自乳腺的尾部将整个乳腺自上而下,由外向内,沿胸大肌筋膜前面切下。

(2)切除乳腺后应检查创面有无渗血,彻底止血后,于创面放一橡皮引流条。要注意引流腋窝部位,皮肤与皮下组织分层间断缝合,这样便于保留乳头和乳晕的外观。

2.乳腺单纯切除术

(1)切口:以乳头为中心环绕乳腺做棱形切口,可选用横向或斜向。横切口形成的瘢痕较纤细,尤其适用于乳腺较大且下垂的患者;斜向切口的优点在于能较好地暴露乳腺尾部,并有利于术后创口的引流。如为乳腺癌患者,切口至少须距肿瘤边缘5cm,斜向切口的上端须至锁骨下近腋前线处。

(2)游离皮瓣:切开皮肤和皮下组织,并潜行分离皮下组织。游离范围,上起第2或第3肋骨,下至第6或第7肋骨,内侧达胸骨旁,外侧达腋前线。皮瓣游离的平面也应在浅筋膜浅层的深面。如为恶性肿瘤,皮瓣不应保留脂肪。一侧皮瓣分离完毕后,用热盐水纱布填塞,压迫止血,再进行另一侧的皮瓣游离。

(3)切除乳腺:皮瓣游离后,沿胸大肌筋膜前自乳腺尾部由上而下将整个乳腺及周围脂肪组织切除。如为乳腺癌或肉瘤,应同时切除胸大肌筋膜。遇有胸壁穿出的血管,应钳夹,切断并结扎。用温盐水冲洗创面,查无出血后,在皮下组织内放置橡皮引流管,要伸至腋前线。

(4)创口缝合:皮肤1层缝合(或2层缝合),固定橡皮引流管。创口覆盖敷料,加压包扎。

(三)术后处理

视病情给予抗生素,24～72h拔除引流,7～9天拆除缝线。

五、乳腺癌的保乳手术

(一)Ⅰ、Ⅱ期乳腺癌保留乳房治疗的适应证

1.最佳适应证

(1)肿瘤大小:中等大小的乳房,原发肿瘤直径≤3cm。

(2)肿瘤不是多中心病灶:单一孤立的肿瘤,X线示局限性细小簇状钙化灶。

(3)肿瘤分期:N分期的 $N_0 \sim N_{1a}$。

(4)肿瘤的部位:肿瘤距乳晕>2.0cm,乳腺区段切除可获镜下切缘癌阴性者及广泛导管内癌(EIC)阴性者。

(5)肿瘤组织分型:组织学为高分化型癌或癌分级为Ⅰ～Ⅱ级者。

(6)患者自愿保留乳房,年龄35～60岁者。

(7)无胶原血管性疾病。

(8)有条件进行放疗及长期随访者。

2.相对禁忌证

(1)过大而悬垂的乳房。

(2)原发瘤直径>3cm,而乳房过小。

(3)单一孤立的肿瘤,X线示区域性云雾状钙化灶。

(4) N_{1b} 而怀疑与深筋膜固定者,肿瘤距乳晕≤2cm,但无侵犯乳头的临床征象。

(5)组织学分化不良或核分化Ⅲ级者,伴周围淋巴管浸润(PBLI)阳性或者其他组织学、分子生物学明显不利因素者,有乳腺癌家族史者。

(6)患者合作困难或者有妨碍复查的因素。

(7)年龄≤35岁或妊娠、哺乳期患者。

3.绝对禁忌证

(1)原发瘤浸润胸肌。

(2)多发瘤灶,X线示弥漫性星状钙化灶。

(3) N_2 或与深筋膜固定者,肿瘤原发于乳晕区域,累及乳头或广泛的Paget病,有肉眼癌残留或EIC重复切除镜下切缘癌阳性者。

(4)既往有血管胶原病史者。

(5)不接受保留乳房治疗者。

(二)手术步骤

1.术前准备　手术体位、麻醉同改良根治术。

2.皮肤切口　原则是不论肿瘤部位,均采取弧形切口。但可根据肿瘤部位选择不同部位弧形的切口。

(1)肿块位于乳房外上及内侧,可选择弧形切口,下侧可做乳腺底部胸乳皱褶处皮纹

切口。

(2)近乳晕的肿块可选择乳晕切口,但注意切口不要超过乳晕的1/2,以免影响乳晕及乳头的血供。

(3)在肿瘤切除不能达切缘的无肿瘤细胞者,必须行全乳切除时,两边切口皮肤要能吻合上为度。

3.切除1/4乳腺或扩大的肿瘤切除术　切开皮肤后,用电刀在距肿瘤边缘2~3cm的正常乳腺组织内,将肿瘤连同周围部分正常乳腺组织及部分胸大肌筋膜在内一并切除。然后用线标记出切除肿块的各边界的方位,送病理科做冰冻病理检查,标记的目的是为了解镜下切缘有无癌细胞残留。肿瘤切除后,创腔要严密止血,乳腺边缘的缝合视乳腺的厚度做1层或2层缝合,然后缝合皮肤。

4.腋窝淋巴结的清扫　可与原发灶一并或分开切除,做腋淋巴结清扫时,应更换在切除肿瘤时所有使用的手术器械。

(1)腋窝切口选择,一般情况下,腋窝淋巴结清扫另做切口,可做腋前线与腋后线间的弧向上的横弧形切口,长5~6cm。若肿瘤位于乳腺外上象限,位置靠近腋窝时,做原切口的延长切口。

(2)切开皮肤后,用电刀在皮下分离皮瓣,皮瓣可以保留少量的脂肪及血供,皮瓣上、下分离5cm。

(3)用电刀分离胸大肌前的脂肪至胸大肌下,然后向内分离出胸小肌,再沿胸小肌向上到腋静脉,沿腋静脉下缘切开喙锁筋膜,将腋静脉周围的脂肪、淋巴组织分离,保留胸长神经及胸背神经,同时清除胸大肌与胸小肌间肿大淋巴结。

(4)将整块组织送病理检查,若病理检查在7个淋巴结以上均无淋巴结转移,清扫中低位组淋巴即可;若淋巴结有癌肿侵犯,应进一步探查高位组淋巴结。

腋淋巴结侵犯与否是乳腺癌重要的预后因素,准确了解腋窝淋巴结情况不仅是提供预后的依据,也是确定是否辅助化疗的参考指证。一般认为临床检查腋淋巴结的假阴性率为20%~40%,假阳性率为25%~30%。因此,全腋淋巴结清除,无疑是最准确了解腋淋巴结受侵的最好方法。然而术后上肢水肿等并发症会明显增加,而取样活检,很难反映淋巴结受累的全貌。

(5)腋窝放置负压引流管,另戳口引出,缝合皮肤,引流管术后24~48h拔出。术后注意点同一般改良根治术。

(6)术后10~14天起给予放射治疗,在放疗前考虑需化疗,可先行1个或几个疗程化疗后再放射治疗。放射治疗,用内外2个切线野投照,剂量45~50Gy,手术切口处增量照射10Gy。

(三)乳腺癌的保乳手术后放射治疗原则

目前各家多采用双切线位全乳放疗,先给予45~50Gy的中等剂量,然后肿瘤床缩野照射追加15~20Gy,使瘤床总量达60~65Gy。Harris报道局部追加放疗者,局部复发率仅为6%,而未追加者为12%。放疗争议的是区域淋巴结是否常规给予术后放疗,Fisher等认为无论腋窝淋巴结阳性与否,区域淋巴结放疗均是有益的。而Sarrazin,Jewell及Veronesi等资料表明,全腋清除后腋区放疗,未改善预后并增加了上肢水肿等并发症,目前大多数接受Danoff的观点,即当肿瘤位于外侧且腋淋巴结阴性仅行乳腺放疗;而肿瘤位居中央或内侧,腋淋巴结阴性可另加内乳区放疗;乳腺任何部位的原发肿瘤伴有腋淋巴结转移时,放疗包括内乳、腋区及锁骨上全部区域淋巴结。应注意到以下几点。

1.腋窝淋巴侵犯与否是决定预后因素之一,也是确定化疗的依据。

2.临床检查腋窝淋巴结的假阴性率为 20%～40%,假阳性率为 25%～30%。

3.术中寻找腋 7 枚淋巴结,其中有转移时,即行全腋清扫。

4.腋淋巴结的转移阳性率,随淋巴结的数目增加而增加,1～5 枚,其阳性率为 17%,而 5 枚以上则为 26%。

5.放疗前行中位腋淋巴结的清除为妥。

6.肿瘤位居外侧,腋淋巴结阴性,仅行乳腺放疗。

7.肿瘤位居内或中央,腋淋巴结阴性,可加内乳区放疗。

8.乳腺任何部位的肿瘤,伴腋淋巴结转移者,放疗应包括内乳区,腋窝及锁骨上各区。

(四)特殊乳腺癌的保乳治疗

1.乳腺导管原位癌的保乳问题　保乳手术在浸润性乳腺癌应用的成功,促使人们考虑将此术式用于导管原位癌患者。根据美国国家肿瘤数据库资料统计,在全部乳腺癌患者中,保乳手术由 1985 年的 31.3%上升至 1996 年的 61.2%。毫无疑问,并非全部导管原位癌均适合保乳手术,确定适合此术式的患者及相应的指标显得尤为重要。导管原位癌行保乳手术的适应证为普查或临床检查确诊的患者,病变局限(无证据表明为多中心或存在弥漫性恶性钙化),病变范围最好在 4cm 以内,切缘保证阴性。

日本学者采用三维重建研究认为:导管原位癌起源于终末导管—小叶单位,解剖学上定位于终末导管—小叶单位的正常乳腺上皮显示与癌变有关的生物学改变,尤其在后来发展成浸润性癌的标本更是如此。导管上皮非典型增生和导管原位癌均表达乳腺癌相关抗原,为终末导管—小叶单位的非典型增生病变是癌前病变的理论提供了进一步的依据。癌的导管内播散表现为导管原位癌病变明显超出了终末导管—小叶单位和主要出现在大导管。该研究认为象限切除是去除全部原发癌细胞的一种根治性手段。

腋窝淋巴结清扫目前资料证实,导管原位癌的腋窝淋巴结转移率为 0～2%,故无须行腋窝淋巴结清扫。如伴有肿块并可疑有镜下浸润者,腋窝淋巴结清扫术有一定作用,这只占导管原位癌的很小一部分。腋窝淋巴结清扫与上肢淋巴水肿的发生率密切相关,一旦发生,处理颇为棘手。

2.老年人的保乳问题　实际上,保乳手术并不存在年龄的限制,年龄越大,保乳手术后局部复发的机会越小。Deutsch 等对 47 例 80～89 岁女性的 48 个乳腺癌进行局部切除(31 个)或局部切除加腋窝淋巴结清扫(17 个),均加术后放疗,其中 42 例浸润性癌,5 例导管原位癌。经平均 43 个月的随访,无 1 例局部复发。对于部分老年早期乳腺癌,缩小手术范围并不影响术后生存。1988—1993 年美国肿瘤监测、流行病学调查与最终结果(surveilrance,epidemiology and endresults,SEER)研究机构和 1991—1993 年 SEER 医疗资助机构的资料中,25 岁以上的早期乳腺癌行保乳手术过程中有 27%未行腋窝淋巴结清扫,其中 74%为 65 岁以上的老年患者。尽管总体上保乳手术行腋窝淋巴结清扫者比未行腋窝淋巴结清扫者的 7 年乳腺癌特异性病死率低(危险比 HR=0.53),但对老年患者,保乳手术行腋窝淋巴结清扫或术后放疗,与两种手段同时应用者相比生存率无差异,而既不行腋窝淋巴结清扫又不做术后放疗者生存率下降(HR=1.76)。Shah 等的报道也强调 65 岁以上的老年乳腺癌患者可行保乳手术。TAM 能进一步降低手术及放疗后的复发率。乳腺癌的保乳治疗,除美容等心理因素的考虑之外,手术创伤小,对患者的打击小也十分重要,从这一点考虑更适于老年患者。

3.局部进展期乳腺癌辅助化疗后的保乳问题　根据乳房的大小,一般保乳手术选择肿瘤在 4cm 以下的患者施行。对于 4cm 以上的肿瘤,若患者选择保乳手术,可先行化疗,新辅助化疗的主要作用之一即"降期保乳"。已有多篇文章报道应用新辅助化疗使原本不适合保乳的患者成功实施保乳,且未影响其生存率。2002 年,日本学者 Inaji 等报道 86 例 3.1～6.0cm的乳腺癌应用以表柔比星为主的新辅助化疗,最后为 64 例(74.4%)患者成功进行了保乳手术,切缘阳性率只有 14.1%(9/64)。平均随访 30 个月,只有 3 例局部复发,与早期患者相当。美国国家乳腺癌肠癌外科辅助治疗研究项目(National Surgieal Adjuvant Breast and Bowel Projeet,NSABP)B-18 试验中,新辅助化疗使 22%的 T_3 肿瘤可行保乳手术。NSABP B-27试验中的保乳率略低于 B-18 试验,但 B-27 的肿瘤更大。密执根大学 Merajver 等报道 89例临床Ⅲ期乳腺癌,保乳手术率达 28%。法国 Touboul 等报道 97 例临床Ⅱ～Ⅲ期乳腺癌经新辅助化疗保乳手术率达 62%。

2002 年,美国北卡罗来纳大学报道局部进展期乳腺癌新辅助化疗及保乳手术的长期结果令人鼓舞。该研究所选择的患者共 62 例,51 例(82%)为临床Ⅲ期(其中 34 例ⅢA 期,17 例ⅢB 期),3 例Ⅳ期,13 例炎性乳腺癌(T_{4d})。新辅助化疗方案,无论剂量和时间均为加强型(dose and time intense),多柔比星 90mg/m^2,每周期 2 周半,连用 4 个周期。化疗后若肿瘤缩小至 4cm 以下可试行保乳手术。手术后 2～3 周开始强化 CMF(环磷酸胺、甲氨蝶呤、氟尿嘧啶)方案辅助化疗。结果临床完全缓解(cCR)为 22%,部分缓解(PR)为 62%,总有效率为84%。在 49 例非炎性乳腺癌中,28 例(57%)患者符合保乳条件,22 例(45%)保乳成功。手术后病理学检查,9 例(15%)完全缓解(pCR),其中 6 例为保乳手术后。经平均 70 个月的随访观察,除去 3 例Ⅳ期患者,总局部复发率为 14%,其中保乳手术为 10%(2/21),改良根治手术为 16%(6/38);对侧乳腺癌发生率为 12%(7/58),其中保乳手术 1 例,改良根治手术 6 例;远处转移率为 32%,病死率为 30%。全组 5 年总生存率为 76%。非炎性乳腺癌保乳手术组 5年总生存率高达 96%;改良根治手术组 5 年总生存率为 51%;12 例炎性乳腺癌的 5 年总生存率达 67%。尽管该项研究的病例数不多,但至少可以提示新辅助化疗对局部进展期乳腺癌的"降期保乳"作用。另外,该项研究中对炎性乳腺癌的良好效果,也为肿瘤医生治疗此型病变增强了信心。

4.乳头佩吉特病的保乳问题　乳头佩吉特(Paget)病是一种生物学行为较好的恶性疾病,占全部乳腺癌的 2%～3%,以乳头皮肤腺癌细胞浸润为特征,导致乳头乳晕区湿疹样渗出。大多数患者为导管原位癌,临床检查无可触及肿块。Bijker 等报道 1987—1998 年欧洲癌症研究与治疗组织(European Organization for Research and Treatment of Cancer,EORTC)10573 试验组的 61 例乳头佩吉特病行保乳手术的结果,其中 97%未触及肿块,93%乳晕下有导管原位癌,手术包括乳头乳晕区的锥形切除,四周切缘阴性,手术后全乳外照射 50Gy。经平均随访 6 年 4 个月,5 年局部复发率仅为 5.2%。

但 2002 年英国学者 Kothari 等的报道与以上结果完全相反。文献回顾分析了 70 例临床确诊的乳头佩吉特病,1/3 有可触及的肿块,58%有浸润性癌,病变范围常较广泛,局限于乳晕者仅占 25%,43%的患者乳房 X 线照相低估病变的范围。96.5%导管原位癌病例细胞核分级高,100%浸润性癌为高分级核,83%的患者存在 c-erbB-2 基因过表达。乳头佩吉特病的预后明显差于其他类型的对照组,该研究的结果认为,乳头佩吉特病常病变广泛,乳头乳晕区的锥形切除会造成 75％的患者切除不彻底,加之预后不佳,局部治疗应更为积极。

对乳头佩吉特病的研究为何会出现截然不同的结果有待更为深入的研究,可能与病例选择差异和地域发病差异有关。

5.乳腺癌保乳手术局部复发后的再保乳问题　乳腺癌保乳手术后若出现局部复发,再手术的术式选择成为人们关注的焦点。一般而言,出于美容方面的考虑(再次保乳的美容效果可能欠佳)以及患者对再次复发的恐惧心理,大多数会选择全乳腺切除术;但对于某些有保乳要求且乳房较大的患者,再次保乳仍有可能。既往已行乳房放疗的患者也不应成为再次保乳的禁忌。美国匹兹堡大学医学院放射肿瘤中心的 Deutsch 报道:39 例乳腺癌保乳手术加全乳放疗后局部复发的患者,行复发灶局部切除并再次对手术区外照射 50Gy(分 25 次)。复发灶浸润性癌 31 例,原位癌 8 例,首次放疗结束至复发的时间为 16～291 个月(平均 63 个月)。结果全部患者对二次放疗均能很好耐受,除照射局部皮肤色素沉着之外,无后期并发症发生。经 1～181 个月(平均 51.5 个月)随访,76.9％的患者乳腺内无再复发,5 年总生存率和无病生存率分别为 77.9％和 68.5％。

(高广寿)

第七章 胃、十二指肠疾病

第一节 胃损伤

一、诊断依据

（一）临床表现

1.明确的腹部创伤史，多见穿透性腹部伤（如刀刺伤、枪弹伤）。

2.腹痛、腹胀。

3.伤员呕吐时可有血性液体或从胃管内引流出血性胃液。

4.腹肌紧张，全腹压痛，反跳痛，移动性浊音阳性，肝相对浊音可缩小或消失，肠鸣音减弱或消失。

5.胃壁血液供应丰富，破裂后容易发生较大量的出血，加之腹膜炎，故出血性、低血容量休克发生率高。

（二）辅助检查

1.腹腔穿刺阳性。

2.X线检查可见膈下游离气体。

3.胃管置入胃中可吸出血性液体。

4.必要时术中自胃管内注入气体或亚甲蓝溶液，有助于术中定位诊断。

二、治疗方法

1.防治休克。

2.抗感染。

3.纠正水、电解质紊乱。

4.手术治疗　一旦确诊，应及时手术治疗，术中注意不要遗漏胃后壁、胃底、贲门部损伤，并探查有无其他合并伤。尽可能做局部清创、缝合，术时注意管腔通畅。幽门部损伤，应做横向缝合，防止术后幽门管狭窄。尽可能不做胃切除术。

（1）单纯胃破裂时，清创止血后，双层缝合裂口是基本治疗方法，一般不做胃切除术。

（2）对完全横断的胃，可行胃切除和胃十二指肠吻合术，也可行胃空肠吻合术。

（3）对前后穿通的胃损伤，应切开胃结肠韧带，观察胃后壁有无损伤，而后行修补术。因火器伤造成的胃损伤，单纯清创的范围是不够的，切除范围应稍大，而后缝合。

（4）关闭腹腔前，应用大量盐水冲洗腹腔。

（5）胃肠减压持续到胃肠功能恢复正常。

（6）术后使用广谱抗生素，输液，必要时输血。直到胃肠功能恢复正常。

三、好转及治愈标准

（一）治愈

经手术后，症状体征消失，伤口愈合，无并发症。

（二）好转

经手术后，症状体征基本消失，伤口感染或窦道形成者。

（三）未愈

手术后遗留腹腔严重感染或胃肠道外瘘，需 2 期手术处理者。

（吴宪）

第二节　十二指肠损伤

一、诊断依据

十二指肠损伤少见。除穿透伤外，在腹部挤压伤或碾轧伤时，外力可将其水平段紧压在脊柱上而致伤。十二指肠损伤属腹内脏器的严重伤，诊断和处理上都有许多困难，病死率高。

（一）临床表现

1. 外伤史，上腹、下胸或腰背部外伤史。

2. 腹痛或腰背部剧痛，可伴有呕吐血液、胃液或胆汁。

3. 腹膜刺激征，腹腔十二指肠损伤时明显，腹膜后十二指肠损伤时不明显，腹膜后破裂，直肠指检骶前可扪及捻发音。因十二指肠除第一部外均处在腹膜后，故十二指肠破裂常造成后腹膜间隙严重感染，疼痛涉及腰背区。当肠溢出液刺激腹膜后睾丸神经和伴随精索动脉的交感神经，可引起睾丸痛和阴茎勃起。

4. 可有内出血或出血性休克表现。

5. 有时因十二指肠壁挫伤、血肿，从受伤到出现明显疼痛，可有一段间隔时间，有些是迟发破裂或穿孔，应予以警惕。

（二）辅助检查

1. 腹腔穿刺或灌洗术　十二指肠损伤腹腔穿刺或灌洗多为阴性，偶可抽出淡黄色胆汁性液体。

2. X 线胸腹部平片　若发现左膈下或右肾周围积气、腰大肌阴影消失或模糊、脊柱侧凸，则有助于诊断。消化道钡剂造影检查可发现由于十二指肠壁内血肿所致的高位肠梗阻。值得指出的是，部分病例开腹探查时仍有可能漏诊，造成严重后果，文献报道漏诊率可达 25％左右。因此，手术探查时应高度注意以下 5 点：

（1）凡严重腹部创伤，必须仔细探查腹内各器官，不可因发现一两处损伤而忽略十二指肠和胰腺等深部器官的检查。

（2）十二指肠周围严重水肿或该处浆膜、后腹膜黄绿色染色，则十二指肠后壁或胆总管胰腺段损伤的可能性很大，务必切开十二指肠外缘或十二指肠空肠曲部位的后腹膜，细心检查十二指肠有无损伤。

（3）开腹后发现游离气体或混有胆汁性黄色腹腔液时必须认真检查胆管和十二指肠。

(4)胰头、腺体部位损伤容易同时损伤十二指肠,应注意探查。

(5)十二指肠附近腹膜后血肿,常为十二指肠或胰腺损伤的征象,亦应按上法探查确诊。

二、治疗方法

1. 防治休克。

2. 抗生素治疗。

3. 纠正水和电解质紊乱。

4. 诊断明确或有探查指征时,应尽快开腹探查。手术原则:仔细探查,以免遗漏腹膜后十二指肠破裂和邻近脏器损伤的诊断。对十二指肠损伤可供选择的术式如下。

十二指肠壁内血肿清除术:适用于不能吸收的十二指肠壁内血肿。具体方法是,切开血肿部位的浆肌层,勿损伤黏膜。清除血块、止血、缝合浆肌层。鼻胃管置入十二指肠,十二指肠旁置双套管引流。

十二指肠破裂缝合术:适用于十二指肠破裂口较小、肠壁无缺损、伤后时间短、水肿轻、缝合后不会狭窄或形成肠瘘者。对破裂口应采用双层缝合,第1层为全层缝合,第2层为浆肌层缝合。胃管置入十二指肠内,十二指肠旁放置双套管引流。胃肠道内外减压,保证缝合口愈合。以下各种术式亦然。

十二指肠吻合术:在十二指肠球部附近的十二指肠断裂,可切除幽门,行胃十二指肠吻合术。对十二指肠3、4段断裂者,清创后游离部分肠段减少张力,行十二指肠近远端吻合术,或十二指肠空肠吻合术。若欲防止术后十二指肠狭窄,还可选用断端关闭、行肠侧侧吻合术。

补片术:若十二指肠破口大,组织破坏严重,清创后十二指肠缺口较大,可选用补片术。一般选用临近的空肠,切断一段带血管蒂,切开肠管,用此修剪后的肠片缝在十二指肠缺损处,空肠行端端吻合术。也有人选用胃壁或回肠做补片术的材料。

十二指肠空肠 Roux—en—Y 吻合术:是补片术的另一种选择,适合于十二指肠有大片缺损或十二指肠断裂者。在屈氏韧带下 20cm 切断空肠,空肠近端像栽葱样与十二指肠行端侧吻合术,近侧空肠断端与空肠行端侧吻合术。

胃大部切除,胃空肠吻合术:适用于十二指肠损伤广泛严重,在修补后为了防止十二指肠狭窄或瘘形成,行胃大部切除、十二指肠端缝合关闭、胃空肠吻合术。为了保证十二指肠愈合良好,除了放置胃管外还应行十二指肠造瘘管减压和肠外双套管减压。若为十二指肠降部损伤,还应行胆总管引流或胆囊引流。

胰十二指肠切除术:适用于十二指肠和胰头有广泛严重损伤者。这类伤员本身伤情重,加之手术大,术后发生并发症的概率高,病死率也高。

十二指肠修补,胃造瘘术:为了保证十二指肠破裂修补后的良好愈合,长时间的胃肠减压是不可避免的。胃造瘘可达到减压目的,也可避免鼻胃管长期放置的痛苦,还可取得患者的配合。为此,胃造瘘术适用于上述各种术式。

5. 术后营养维持和对症治疗　禁食及胃肠减压1～2周。为保证十二指肠创面的愈合,无论何种修补后,均应安放有效的十二指肠减压装置,包括鼻胃管减压、胃造瘘、十二指肠造瘘插管、经空肠造瘘插管和胆总管插管等。其间应用全静脉胃肠营养、抗生素防治感染及维持水、电解质平衡、严密观察病情变化。

三、好转及治愈标准

（一）治愈

经手术治疗后，症状体征消失，伤口愈合，无并发症。

（二）好转

经手术后，一般情况好转，伤口感染或窦道形成。

（三）未愈

遗留十二指肠瘘、腹腔严重感染等，需 2 期手术处理者。

（吴宪）

第三节　胃十二指肠溃疡

胃十二指肠黏膜的局限性圆形或椭圆形的全层黏膜缺损，称之为胃十二指肠溃疡，近 20 余年来对该病的治疗已发生根本性改变。由于强力胃酸分泌抑制药—质子泵抑制药的出现，对幽门螺杆菌（Hp）在胃十二指肠溃疡致病机制中作用的认识，以及内镜技术的发展等原因，内科治疗的效果大为改观，需要手术处理者减少，基本仅限于并发症的处理，即溃疡穿孔、出血及幽门梗阻；或一些特殊情况如胰源性溃疡、胃溃疡发生恶变等。以往所谓的"难治性"溃疡、巨大溃疡（≥2cm）等作为外科适应证的病例已经越来越少。胃大部切除、各种形式的迷走神经切断术治疗胃十二指肠溃疡也已很少采用，而代之以更加微创、保守而合理的手术方式。

一、病因病理

（一）胃酸

胃酸分泌异常与胃十二指肠溃疡发病关系密切。1910 年，Shmart 提出"无酸无溃疡"的观点，十二指肠溃疡患者的基础和餐后胃酸分泌均高于正常人。胃液酸度过高、胃蛋白酶原激活、黏膜产生自体消化是胃十二指肠溃疡的主要发病机制。

胃酸分泌受迷走神经和促胃液素的调控，即所谓的神经性胃酸分泌和体液性胃酸分泌。①神经性胃酸分泌：迷走神经兴奋时通过两种机制刺激胃酸分泌，一是通过释放乙酰胆碱直接刺激胃壁细胞，二是作用于胃窦部黏膜促其释放促胃液素。所以切除胃窦部不仅可以消除体液性胃酸分泌，也可以降低部分神经性胃酸分泌。对视觉、嗅觉和味觉的刺激、胃的膨胀以及血糖降低到 2.8mmol/L 等都可刺激迷走神经中枢兴奋，引起胃酸分泌的增加。②体液性胃酸分泌：进食后胃窦部黏膜受食物刺激产生促胃液素，促胃液素经血液循环作用于胃壁细胞并促其分泌胃酸。促胃液素的分泌和释放受胃液酸度的调节，pH 降低到 3.5 以下时，促胃液素分泌释放减少；pH 达到 1.5 以下时，则完全不释放。食物进入空肠上段后也可促其释放肠促胃液素刺激胃酸分泌，但这种作用较小。

胃蛋白酶是胃液中的主要作用酶。当胃液 pH>4.5 时，胃蛋白酶处于非激活状态，而当胃液 pH 达到 1.5～2.5 时，胃蛋白酶消化蛋白质作用最强。

（二）胃黏膜屏障

由胃黏液和黏膜柱状上皮细胞的紧密连接构成。胃黏液除具有润滑作用外，还有中和、缓冲胃酸的作用。胃的黏膜上皮细胞能够阻止 Na^+ 从黏膜细胞内扩散入胃腔以及胃腔内的

H^+逆流入黏膜细胞内。非甾体性抗炎药、肾上腺皮质类固醇激素、胆汁酸盐、酒精类均可破坏胃黏膜屏障,造成H^+逆流入黏膜细胞,引起胃黏膜水肿、出血、糜烂,甚至溃疡。机械性损伤、缺血性病变、营养不良等因素都可减弱胃黏膜的屏障功能。

(三)幽门螺杆菌

Hp与胃十二指肠溃疡形成之间的关系已得到公认。在我国胃十二指肠溃疡患者的检出率分别为70%和90%。Hp属于革兰氏阴性杆菌,呈弧形或S形。可产生多种酶类,重要的有尿素酶、过氧化氢酶、磷脂酶和蛋白酶。Hp菌株还能产生细胞空泡毒素和毒素相关蛋白,可能参与损伤胃十二指肠黏膜和黏膜屏障,导致H^+内渗,影响碳酸氢盐、促胃液素及胃酸分泌,改变胃血流等。Hp被清除后,胃炎和胃十二指肠溃疡易被治愈且复发率低,也能降低胃十二指肠溃疡大出血患者的再出血率。

二、十二指肠溃疡的外科治疗

(一)发病机制

迷走神经张力过高引起胃酸分泌增多是十二指肠溃疡形成的主要原因。十二指肠溃疡患者基础与最大胃酸分泌分别是正常人的2.2和1.6倍。造成胃酸分泌过多的主要原因有:迷走神经过度兴奋、壁细胞较正常人多,以及胃排空过快致酸性胃液损伤了十二指肠球部黏膜。临床治疗消化性溃疡的手术均以减少胃酸分泌为主要目的。

Hp感染与十二指肠溃疡的形成相关。

(二)临床表现

十二指肠溃疡为我国常见病,可见于任何年龄,但多见于中青年男性。临床表现为上腹部或剑突下烧灼样或钝性痛,疼痛多在进食后3～4h发作。饥饿痛和夜间痛与基础胃酸分泌量过高有关。服用抗酸药物或进食能使疼痛停止或缓解。体检可有右上腹压痛。十二指肠溃疡为慢性过程,呈反复发作,病史可达几年甚至十几年。腹痛有周期性发作的特点,好发季节为秋冬季,可因不良情绪或解热镇痛药等药物诱发。

(三)辅助检查

X线钡剂和纤维胃镜检查可帮助确诊。

1.龛影　龛影为诊断十二指肠球溃疡的直接征象,多见于球部偏基底部。正位,龛影呈圆形或椭圆形,加压时周围有整齐的环状透亮带,称"日晕征"。切线位,龛影为突出球内壁轮廓外的乳头状影。

2."激惹征"　钡剂于壶腹部不能停留,迅速排空,称为"激惹征"。

3.十二指肠球畸形　为十二指肠球溃疡常见的重要征象。表现为球一侧出现指状切迹,后者不恒定,随蠕动而变浅、消失,球外形呈山字形、花瓣形及小球状等畸形。

4.假性憩室　其形态大小可改变,尚可见黏膜皱襞进入憩室内,而龛影形态不变。

5.黏膜皱襞改变　黏膜皱襞增粗、平坦或模糊,可呈放射状纠集到龛影边缘。

6.球后溃疡　球后溃疡较常见,大小不一,多位于肠腔内侧,外侧壁常有痉挛收缩或瘢痕形成,使管腔狭窄,多呈偏心性。凡十二指肠降段上部发现痉挛收缩,应考虑球后溃疡的可能。

(四)治疗

随着消化性溃疡与Hp感染有关的发现,绝大多数十二指肠溃疡患者得到了有效的内科治疗,只有在十二指肠溃疡并发各种严重合并症,如急性穿孔、急性大出血和瘢痕性幽门梗阻时才选择手术治疗。经内科治疗无效的十二指肠溃疡,即顽固性溃疡,可根据病情行壁细胞迷走神经切断术。但外科治疗越来越少。

三、胃溃疡的外科治疗

（一）发病机制

胃溃疡的患者胃酸常正常或低于正常,胃黏膜屏障功能减弱、H^+逆向扩散或胃潴留则是胃溃疡形成的主要原因。

1. 胃潴留　胃内容物的滞留刺激胃窦黏膜分泌促胃液素,或胃内的低酸环境减弱了对胃窦黏膜分泌促胃液素的抑制作用,使胃溃疡患者血促胃液素水平较正常人增高,刺激了胃酸的分泌。临床上复合性溃疡的患者95％左右是先有十二指肠溃疡,幽门痉挛或球部狭窄致胃潴留时,胃溃疡就易于发生。

2. 十二指肠液反流　反流液中的胆汁、胰液等既能直接损伤胃黏膜细胞,又能破坏胃黏膜屏障功能,促进H^+的逆向扩散,导致黏膜出血、糜烂与溃疡形成。临床上发现胃溃疡多合并胃窦炎,且越靠近幽门,炎症越重,也说明胃溃疡的发生与十二指肠液反流有关。

3. 壁细胞功能异常　分泌的胃酸直接排入黏膜内,造成了胃黏膜的损伤。

Hp感染与胃溃疡的形成有一定的关系。

（二）分型

虽然胃溃疡可以发生在胃的任何部位,但大部分在小弯切迹处。约60％的为Ⅰ型溃疡,与过多的胃酸分泌无关,相反可能是低胃酸状态。大部分位于胃体与胃窦黏膜过渡区的1.5cm范围之内,与十二指肠、幽门等黏膜异常无关。Ⅱ型胃溃疡(15％)是指溃疡位于胃体和十二指肠溃疡,与高胃酸有关。Ⅲ型溃疡位于幽门前,占20％,与高胃酸有关。Ⅳ型溃疡是高位近贲门溃疡,小于10％,与高胃酸无关。另外,有一些大弯溃疡,但是发生率小于5％。

（三）临床表现

胃溃疡发病年龄一般较十二指肠溃疡发病年龄高,在50岁左右,以男性多见。胃溃疡腹痛没有十二指肠溃疡腹痛那样有规律。腹痛多发生在餐后0.5～1h,持续1～2h。进食不能缓解疼痛,甚至加剧疼痛。压痛点多在剑突与脐之间的正中线或略偏左。抑酸药物疗效欠佳,不如十二指肠溃疡好,治疗后易复发,原因可能与发病机制不同有关。

胃溃疡常易引起大出血、急性穿孔等并发症。胃溃疡约有5％癌变,因此对于年龄较大,典型症状消失,呈不规则持续腹痛或症状日益加重,伴体重减轻、消瘦乏力、贫血等表现的患者,应引起注意。

（四）辅助检查

X线钡剂和纤维胃镜检查确诊。胃溃疡可见于胃的任何部位,但以胃窦部最为多见,约占90％,大多数胃溃疡位于胃体与胃窦交界处胃窦一侧的小弯侧和近幽门前方。较少见的有高位溃疡、后壁溃疡和复合性溃疡。

1. 龛影为溃疡病的直接征象　切线位,龛影凸出于胃内壁轮廓之处,呈乳头状或半圆形;正位,龛影为圆形或椭圆形,其边缘光滑整齐。

2. 龛影周围黏膜纹　切线位,龛影与胃交界处显示1～2的透明细线影,见于龛影的上缘或下缘,或龛影的整个边缘。

3. 狭颈征 切线位,龛影口部与胃腔交界处有 0.5～1cm 一段狭于龛影的口径,称为狭颈征。

4. 项圈征 在龛影口部有一边缘光滑细线状密度减低区,如颈部戴的项圈称"项圈征"。

5. 龛影周围的"日晕征" 正位,龛影周围有宽窄不一致的透亮带,边缘光滑,称"日晕征"。

6. 以龛影为中心的黏膜皱襞纠集 呈放射状分布,其外围逐渐变细消失,为慢性溃疡的另一征象。

7. 溃疡病的其他 X 线征象

(1)胃大弯侧指状切迹。

(2)胃小弯侧缩短。

(3)胃角切迹增宽。

(4)幽门管狭窄性梗阻,胃内滞留液体。

(五)治疗

胃溃疡外科手术绝对适应证有:急性穿孔,形成弥漫性腹膜炎者;急性大出血,或反复呕血,有生命危险者;并发幽门梗阻,严重影响进食及营养者;有恶变的可疑者。手术相对适应证:经内科系统治疗 3 个月以上仍不愈合者;经 X 线钡剂或胃镜检查证实溃疡直径超过 2.5cm 或高位溃疡者;曾并发过急性穿孔、急性大出血或溃疡已穿透至胃壁外者。

胃溃疡常用的手术方式是远端胃大部切除术,胃肠道重建以胃十二指肠吻合(比尔罗特Ⅰ式吻合术)为宜。Ⅰ型胃溃疡通常采用远端胃大部切除术,胃的切除范围在 50% 左右,行胃十二指肠吻合;Ⅱ、Ⅲ型胃溃疡宜采用远端胃大部切除加迷走神经干切断术,比尔罗特Ⅰ式吻合术吻合,如十二指肠炎症明显或是有严重瘢痕形成,则可行比尔罗特Ⅱ式吻合术胃空肠吻合;Ⅳ型,即高位小弯溃疡处理困难。根据溃疡所在部位的不同,可采用切除溃疡的远端胃大部切除术,可行比尔罗特Ⅱ式吻合术胃空肠吻合,为防止反流性食管炎也可行鲁氏 Y 形胃空肠吻合。溃疡位置过高可以采用旷置溃疡的远端胃大部切除术或近端胃大部切除术治疗。术前或术中应对溃疡做多处活检,以排除恶性溃疡的可能。对溃疡恶变病例,应行胃癌根治术。

四、胃十二指肠溃疡急性穿孔

急性穿孔是胃十二指肠溃疡的严重并发症,也是外科常见的急腹症之一。起病急、病情重、变化快是其特点,常需紧急处理,若诊治不当,可危及患者生命。

(一)病因及发病机制

胃十二指肠溃疡穿孔发生在慢性溃疡的基础上,患者有长期溃疡病史,但在少数情况下,急性溃疡也可以发生穿孔。下列因素可促进穿孔的发生:

1. 精神过度紧张或劳累,增加迷走神经兴奋程度,溃疡加重而穿孔。

2. 饮食过量,胃内压力增加,使溃疡穿孔。

3. 应用非类固醇抗炎药(NSAIDs)和十二指肠溃疡、胃溃疡的穿孔密切相关,现在研究显示,治疗患者时应用这类药物是主要的促进因素。

4. 免疫抑制,尤其在器官移植患者中应用激素治疗。

5. 其他因素包括患者年龄增加、慢性阻塞性肺疾病、创伤、大面积烧伤和多器官功能障碍。

（二）临床表现

1.症状　患者以往多有溃疡病症状或肯定溃疡病史，而且近期常有溃疡病活动的症状。可在饮食不当后或在清晨空腹时发作。典型的溃疡急性穿孔表现为骤发腹痛，十分剧烈，如刀割或烧灼样，为持续性，但也可有阵发加重。由于腹痛发作突然而猛烈，患者甚至有一时性昏厥感。疼痛初起部位多在上腹或心窝部，迅即延及全腹面，以上腹为重。由于腹后壁及膈肌腹膜受到刺激，有时可引起肩部或肩胛部牵涉性疼痛，可有恶心感及反射性呕吐，但一般不重。

2.体征　患者仰卧拒动，急性痛苦病容，由于腹痛严重而致面色苍白、四肢凉、出冷汗、脉率快、呼吸浅。腹式呼吸因腹肌紧张而消失。在发病初期，血压仍正常，腹部有明显腹膜炎体征，全腹压痛明显，上腹更重，腹肌高度强直，即所谓板样强直。肠鸣音消失，如腹腔内有较多游离气体，则叩诊时肝浊音界不清楚或消失。随着腹腔内细菌感染的发展，患者的体温、脉搏、血压、血常规等周身感染中毒症状以及肠麻痹、腹胀、腹腔积液等腹膜炎症也越来越重。

溃疡穿孔后，临床表现的轻重与漏出至游离腹腔内的胃肠内容物的量有直接关系，亦即与穿孔的大小，穿孔时胃内容物的多少（空腹或饱餐后），以及孔洞是否很快被邻近器官或组织粘连堵塞等因素有关。穿孔小或漏出的胃肠内容物少或孔洞很快即被堵塞，则漏出的胃肠液可限于上腹，或顺小肠系膜根部及升结肠旁沟流至右下腹，腹痛程度可以较轻，腹膜刺激征也限于上腹及右侧腹部。

（三）辅助检查

如考虑为穿孔，应做必要的实验室检查，检查项目包括血常规、血清电解质和淀粉酶，穿孔时间较长的需检查肾功能、血清肌酐、肺功能并进行动脉血气分析、监测酸碱平衡。常见白细胞升高及核左移，但在免疫抑制和老年患者中有时没有。血清淀粉酶一般是正常的，但有时升高，通常小于正常的3倍。肝功能一般是正常的。除非就诊延迟，血清电解质和肾功能是正常的。

胸部X线片和立位及卧位腹部X线片是必需的。约70%的患者有腹腔游离气体，因此无游离气体的不能排除穿孔。当疑为穿孔但无气腹者，可做水溶性造影剂上消化道造影检查，确立诊断腹膜炎体征者，这种X线造影是不需要的。

诊断性腹腔穿刺在部分患者是有意义的，若抽出液中含有胆汁或食物残渣常提示有消化道穿孔。

（四）诊断和鉴别诊断

1.诊断标准　胃十二指肠溃疡急性穿孔后表现为急剧上腹痛，并迅速扩展为全腹痛，伴有显著的腹膜刺激征，结合X线检查发现腹部膈下游离气体，诊断性腹腔穿刺抽出液含有胆汁或食物残渣等特点，正确诊断一般不困难。在既往无典型溃疡病者，位于十二指肠及幽门后壁的溃疡小穿孔，胃后壁溃疡向小网膜腔内穿孔，老年体弱反应性差者的溃疡穿孔及空腹时发生的小穿孔等情况下，症状、体征不太典型，较难诊断。另需注意的是，X线检查未发现膈下游离气体并不能排除溃疡穿孔的可能，因约有20%患者穿孔后可以无气腹表现。

2.鉴别诊断

（1）急性胰腺炎：溃疡急性穿孔和急性胰腺炎都是上腹部突然受到强烈化学性刺激而引起的急腹症，因而在临床表现上有很多相似之处，在鉴别诊断上可能造成困难，急性胰腺炎的腹痛发作虽然也较突然,但多不如溃疡穿孔者急骤,腹痛开始时有由轻而重的过程,疼痛部位趋向于上腹偏左及背部,腹肌紧张程度也略轻。血清及腹腔渗液的淀粉酶含量在溃疡穿孔时可以有所增高,但其增高的数值尚不足以诊断。急性胰腺炎 X 线检查无膈下游离气体,B 超及 CT 提示胰腺肿胀。

(2)胆石症、急性胆囊炎:胆绞痛发作以阵发性为主,压痛较局限于右上腹,而且压痛程度也较轻,腹肌紧张远不如溃疡穿孔者显著。腹膜炎体征多局限在右上腹,有时可触及肿大的胆囊,Murphy 征阳性,X 线检查无膈下游离气体,B 超提示有胆囊结石、胆囊炎,如血清胆红素有增高,则可明确诊断。

(3)急性阑尾炎:溃疡穿孔后胃十二指肠内容物可顺升结肠旁沟或小肠系膜根部流至右下腹,引起右下腹腹膜炎症状和体征,易被误诊为急性阑尾炎穿孔。仔细询问病史当能发现急性阑尾炎开始发病时的上腹痛一般不十分剧烈,阑尾穿孔时腹痛的加重也不以上腹为主,腹膜炎体征则右下腹较上腹明显。

(4)胃癌穿孔:胃癌急性穿孔所引起的腹内病理变化与溃疡穿孔相同,因而症状和体征也相似,术前难以鉴别。老年患者,特别是无溃疡病既往史而近期内有胃部不适或消化不良及消瘦、体力差等症状者,当出现溃疡急性穿孔的症状和体征时,应考虑到胃肠穿孔的可能。

(五)治疗

对胃十二指肠溃疡急性穿孔的治疗原则首先是终止胃肠内容物继续漏入腹腔,使急性腹膜炎好转,以挽救患者的生命。经常述及的三个高危因素是:①术前存在休克;②穿孔时间超过 24h;③伴随严重内科疾病。这三类患者病死率高,可达 5%～20%;而无上述高危因素者病死率<1%。故对此三类患者的处理更要积极、慎重。具体治疗方法有三种,即非手术治疗、手术修补穿孔以及急症胃部分切除和迷走神经切断术,现在认为后者(胃部分切除术和迷走神经切断术)不是溃疡病的合理手术方式,已很少采用。术式选择主要依赖于患者一般状况、术中所见、局部解剖和穿孔损伤的严重程度。

1.非手术治疗 近年来,特别是在我国,对溃疡急性穿孔采用非手术治疗累积了丰富经验,大量临床实践经验表明,连续胃肠吸引减压可以防止胃肠内容物继续漏向腹腔,有利于穿孔自行闭合及急性腹膜炎好转,从而使患者免遭手术痛苦。其病死率与手术缝合穿孔者无显著差别。为了能够得到满意的吸引减压,鼻胃管在胃内的位置要恰当,应处于最低位。非手术疗法的缺点是不能去除已漏入腹腔内的污染物,因此只适用于腹腔污染较轻的患者。其适应证:①患者无明显中毒症状,急性腹膜炎体征较轻,或范围较局限,或已趋向好转,表明漏出的胃肠内容物较少,穿孔已趋于自行闭合。②穿孔是在空腹情况下发生的,估计漏至腹腔内的胃肠内容物有限。③溃疡病本身不是根治性治疗的适应证。④有较重的心肺等重要脏器并存病,致使麻醉及手术有较大风险。但在 70 岁以上、诊断不能肯定、应用类固醇激素和正在进行溃疡治疗的患者,不能采取非手术治疗方法。

因为手术治疗的效果确切,非手术治疗的风险并不低(腹内感染、脓毒症等),一般认为非手术治疗要极慎重。在非手术治疗期间,需动态观察患者的全身情况和腹部体征,若病情无好转或有所加重,即需及时改用手术治疗。

2.手术治疗 手术治疗包括单纯穿孔缝合术和确定性溃疡手术。

(1)单纯穿孔缝合术:单纯穿孔缝合术是目前治疗溃疡病穿孔主要的手术方式,只要闭合穿孔不至引起胃出口梗阻,就应首先考虑。缝闭瘘口、中止胃肠内容物继续外漏后,彻底清除腹腔内的污染物及渗出液,术后须经过一时期内科治疗,溃疡可以愈合。缝合术的优点是操作简便,手术时间短,安全性高,一般认为,以下为单纯穿孔缝合术的适应证:穿孔时间超过8h,腹腔内感染及炎症水肿较重,有大量脓性渗出液;以往无溃疡病史或有溃疡病史未经正规内科治疗,无出血、梗阻并发症,特别是十二指肠溃疡;有其他系统器质性疾病而不能耐受彻底性溃疡手术。单纯穿孔缝合术通常采用经腹手术,穿孔以丝线间断横向缝合,再用大网膜覆盖,或以网膜补片修补;也可经腹腔镜行穿孔缝合大网膜覆盖修补。一定吸净腹腔内渗液,特别是膈下及盆腔内。吸除干净后,腹腔引流并非必须。对所有的胃溃疡穿孔患者,需做活检或术中快速病理学检查,若为恶性,应行根治性手术。单纯溃疡穿孔缝合术后仍需内科治疗,Hp 感染者需根除 Hp,以减少复发的机会,部分患者因溃疡未愈合仍需行彻底性溃疡手术。

以下情况不宜选择腹腔镜手术:①存在前述高危因素(术前存在休克、穿孔时间>24h 和伴随内科疾病)。②有其他溃疡并发症如出血和梗阻。③较大的穿孔(>10mm)。④腹腔镜实施技术上有困难(上腹部手术史等)。

(2)部分胃切除和迷走神经切断术:已经很少采用。

五、胃十二指肠溃疡大出血

胃十二指肠溃疡患者有大量呕血、柏油样黑粪,引起红细胞、血红蛋白和血细胞比容明显下降,脉率加快,血压下降,出现为休克前期症状或休克状态,称为溃疡大出血,不包括小量出血或仅有大便隐血阳性的患者。胃十二指肠溃疡出血,是上消化道大出血中最常见的原因,占 50% 以上。

(一)临床表现

胃十二指肠溃疡大出血的临床表现主要取决于出血量及出血速度。

1. 症状 呕血和柏油样黑粪是胃十二指肠溃疡大出血的常见症状,多数患者只有黑粪而无呕血症状,迅猛的出血则为大量呕血与紫黑血粪。呕血前常有恶心症状,便血前后可有心悸、眼前发黑、乏力、全身疲软,甚至晕厥症状,患者过去多有典型溃疡病史,近期可有服用阿司匹林或 NSAIDs 药物等情况。

2. 体征 一般失血量在 400mL 以上时,有循环系统代偿的现象,如苍白、脉搏增速但仍强有力,血压正常或稍增高。继续失血达 800mL 后即可出现明显休克的体征,如出汗、皮肤凉湿、脉搏快弱、血压降低、呼吸急促等。患者意识清醒,表情焦虑或恐惧。腹部检查常无阳性体征,也可能有腹胀、上腹压痛、肠鸣音亢进等。约半数的患者体温增高。

(二)辅助检查

大量出血早期,由于血液浓缩,血常规变化不大,以后红细胞计数、血红蛋白值、血细胞比容均呈进行性下降。

为了正确诊断出血的来源,必须施行上消化道内镜检查。内镜下胃十二指肠溃疡出血病灶特征现多采用 Forrest 分级:FⅠa,可见溃疡病灶处喷血;FⅠb,可见病灶处渗血;FⅡa,病灶处可见裸露血管;FⅡb,病灶处有血凝块附着;FⅢ,溃疡病灶基底仅有白苔而无上述活动性出血征象。根据上述内镜表现,除 FⅢ外,只要有其中一种表现均可确定为此次出血的病因及出血部位。

选择性腹腔动脉或肠系膜上动脉造影也可用于血流动力学稳定的活动性出血患者,可明确病因与出血部位,指导治疗,并可采取栓塞治疗或动脉内注射垂体加压素等介入性止血措施。

（三）诊断和鉴别诊断

1.诊断　有溃疡病史者,发生呕血与黑粪,诊断并不困难。10%～15%的患者出血无溃疡病史,鉴别出血的来源较为困难。大出血时不宜行上消化道钡剂检查,因此,急诊纤维胃镜检查在胃十二指肠溃疡出血的诊断中有重要作用,可迅速明确出血部位和病因,出血24h内胃镜检查检出率可达70%～80%,超过48h则检出率下降。

2.鉴别诊断　胃十二指肠溃疡出血应与应激性溃疡出血、胃癌出血、食管静脉曲张破裂出血、贲门黏膜撕裂综合征和胆管出血相鉴别。

（四）治疗

治疗原则是补充血容量,防止失血性休克,尽快明确出血部位,并采取有效的止血措施,防止再出血。总体上,治疗方式包括非手术治疗及手术治疗。

1.非手术治疗　主要是针对休克的治疗,主要措施如下:①补充血容量,建立可靠畅通的静脉通道,快速滴注平衡盐液,做输血配型试验。同时严密观察血压、脉搏、尿量和周围循环状况,并判断失血量,指导补液。失血量达全身总血量的20%时,应输注羟乙基淀粉、右旋糖酐或其他血浆代用品,用量在1000mL左右。出血量较大时可输注浓缩红细胞,也可输全血,并维持血细胞比容不低于30%。输注液体中晶体与胶体之比以3∶1为宜。监测生命体征,测定中心静脉压、尿量,维持循环功能稳定和良好呼吸、肾功能十分重要。②留置鼻胃管,用生理盐水冲洗胃腔,清除血凝块,直至胃液变清,持续低负压吸引,动态观察出血情况。可经胃管注入200mL含8mg去甲肾上腺素的生理盐水溶液,每4～6h 1次。③急诊纤维胃镜检查可明确出血病灶,还可同时施行内镜下电凝、激光灼凝、注射或喷洒药物等局部止血措施。检查前必须纠正患者的低血容量状态。④止血、制酸、生长抑素等药物的应用:经静脉或肌肉注射巴曲酶;静脉给予 H_2 受体拮抗药(西咪替丁等)或质子泵抑制药(奥美拉唑等);静脉应用生长抑素(善宁、奥曲肽等)。

2.手术治疗　内镜止血的成功率可达90%,使急诊手术大为减少,且具有创伤小、极少并发穿孔和可重复实施的优点,适用于绝大多数溃疡病出血,特别是高危老年患者。内镜处理后发生再出血时仍建议首选内镜治疗,仅在以下患者考虑手术处理:

(1)难以控制的大出血,出血速度快,短期内发生休克,或较短时间内(6～8h)需要输注较大量血液(>800mL)方能维持血压和血细胞比容者。

(2)纤维胃镜检查发现动脉搏动性出血,或溃疡底部血管显露再出血危险很大。

(3)年龄在60岁以上,有心血管疾病、十二指肠球后溃疡以及有过相应并发症者。

(4)近期发生过类似的大出血或合并穿孔或幽门梗阻。

(5)正在进行药物治疗的胃十二指肠溃疡患者发生大出血,表明溃疡侵蚀性大,非手术治疗难以止血。

手术介入的方式,经常采用的有:①单纯止血手术。②部分胃切除术。③(选择性)迷走神经切断＋胃窦切除或幽门成形术。④介入血管栓塞术。

六、胃十二指肠溃疡瘢痕性幽门梗阻

胃十二指肠溃疡瘢痕性幽门梗阻是指幽门附近的溃疡瘢痕愈合后,造成胃收缩时胃内容物不能通过,并因此发生呕吐、营养障碍、水电解质紊乱及酸碱平衡失调等一系列改变的情况。

（一）临床表现

1.症状　多数患者有长时期溃疡症状多次发作的病史。在幽门梗阻发生后,症状的性质和节律逐渐改变。原有的空腹疼痛为上腹部膨胀或沉重感所代替,后又可出现阵发性胃收缩痛,进食后反而加重。患者常自己诱发呕吐以缓解症状。经过一段时期后,呕吐成为突出的症状,为自发性,多在下午或晚间出现,呕吐物量很大,多为积存的食物,甚至有前一两天所进食物,并含大量黏液,且有酸臭味,一般无血液或胆汁,呕吐后上腹膨胀感即显著减轻。在此时期腹痛消失,但全身情况变差,出现消瘦、便秘、尿少、无力、食欲缺乏等症状。

2.体征　体检时所见为营养不良(皮肤干燥松弛,皮下脂肪消失),上腹隆起,有时可见自左肋下至右上腹的胃蠕动波,手拍上腹部时有振水音。有碱中毒低血钙时,耳前叩指试验和上臂压迫试验可呈阳性。

（二）辅助检查

清晨空腹置入胃管,可抽出大量有酸臭味的液体和食物残渣。胃液分析一般为胃酸过多,但在已有长时期幽门梗阻的患者,胃酸常减少。

血液化学检查可发现血清钾、氯化物和血浆蛋白低于正常,非蛋白氮增高,血气分析发现代谢性碱中毒。

X线钡剂检查不仅证明有幽门梗阻存在,并可确定梗阻是否为机械性,以及原发病的性质。

（三）诊断及鉴别诊断

1.诊断　根据长期溃疡病史、特征性呕吐和体征,结合生化及X线钡剂检查即可诊断幽门梗阻。

2.鉴别诊断　需与痉挛水肿性幽门梗阻、十二指肠壶腹部以下的梗阻性病变、胃窦部与幽门的癌肿、成人幽门肌肥厚症相鉴别。

（四）治疗

溃疡病并发瘢痕性幽门梗阻后即需要进行手术治疗,治疗的目的首先是解除梗阻,使食物和胃液能进入小肠,从而矫正水、电解质及酸碱失衡,改善营养。与此同时,减少胃酸以去除胃溃疡的成因。

术式以胃大部切除术为主,也可采用迷走神经切断加胃窦切除术。对胃酸低、溃疡已愈合的患者,特别是老年或全身健康状况差的患者,可以仅做胃空肠吻合术以解除梗阻,或同时加做迷走神经切断术。

七、手术原则与手术方式

胃十二指肠溃疡最常用的手术方式包括胃大部切除术及迷走神经切断术两种。

（一）胃大部切除术

胃大部切除术包括胃切除及胃肠道重建两大部分。胃切除可分为全胃切除、近端胃切除和远端胃切除。后者即胃大部切除术,在我国是治疗胃十二指肠溃疡首选术式。

1.切除原则

（1）胃切除的范围:胃切除的范围和表面的解剖一致,远端胃部分切除的范围以切除的百分比表示可分为 4 类,①胃次全切除,80% 的胃切除。②胃部分切除,65%~70% 的胃切除。③半胃切除,50% 的胃切除。④胃窦切除,30%~40% 的胃切除,胃小弯侧进一步向近端切除舌形胃小弯组织 3~5cm。胃切除量大,溃疡的复发率低,但术后并发症率高。一般来讲,切除要求高泌酸的十二指肠溃疡与Ⅱ、Ⅲ型胃溃疡切除范围应不少于胃的 60%,低泌酸的Ⅰ型胃溃疡则可略小(50% 左右)。胃切除范围的解剖标志是从胃小弯胃左动脉第一降支的右侧到胃大弯胃网膜左动脉最下第一个垂直分支左侧的连线,按此连线大致可切除胃的 60%。

(2)溃疡病灶的处理:胃溃疡病灶应尽量予以切除,十二指肠溃疡如估计溃疡病灶切除很困难时则不应勉强,可改用溃疡旷置术(Bancroft 术式)。比尔罗特Ⅱ式吻合术胃切除后,酸性胃内容物不再接触溃疡病灶,旷置的溃疡可自行愈合。

(3)吻合口的位置与大小:胃切除后,胃空肠吻合可置于横结肠前或横结肠后。食物通过的速度主要取决于吻合口与空肠肠腔的口径,胃空肠吻合口的以 3~4cm(2 横指)为宜,过大易引起倾倒综合征,过小可能增加胃排空障碍。

(4)近端空肠的长度与走向:越靠近十二指肠的空肠,黏膜抗酸能力越强,日后发生吻合口溃疡的可能性越小。在无张力和不成锐角的前提下,吻合口近端空肠段宜短。结肠后术式要求从 Treitz 韧带至吻合口的近端空肠长度为 6~8cm,结肠前术式以 8~10cm 为宜。近端空肠与胃大小弯之间的关系并无固定格式,但要求近端空肠位置应高于远端空肠,以利排空;如果近端空肠与胃大弯吻合,应将远端空肠置于近端空肠前,以防内疝。

2.吻合方式 胃大部切除后胃肠道重建基本方式是胃十二指肠吻合或胃空肠吻合。

(1)比尔罗特Ⅰ式吻合术胃大部切除术:远端胃大部切除后,将残胃与十二指肠吻合。

(2)比尔罗特Ⅱ式吻合术胃大部切除术:即切除远端胃后,缝合关闭十二指肠残端,残胃和上端空肠端侧吻合。

(3)胃空肠鲁氏 Y 形吻合:即远端胃大部切除后,缝合关闭十二指肠残端,在距十二指肠悬韧带 10~15cm 处切断空肠,残胃和远端空肠吻合,距此吻合口以下 45~60cm 空肠与空肠近侧断端吻合。

(二)胃迷走神经切断术

迷走神经切断术治疗十二指肠溃疡在国外应用广泛,通过阻断迷走神经对壁细胞的刺激,消除神经性胃酸分泌;消除迷走神经引起的促胃液素分泌,减少体液性胃酸分泌。胃迷走神经切断术按照阻断水平不同,可分以下三种类型。

1.迷走神经干切断术 在食管裂孔水平切断左、右腹腔迷走神经干,又称为全腹腔迷走神经切断术。

2.选择性迷走神经切断术 此类型又称为全胃迷走神经切断术,是在迷走神经左干分出肝支、右干分出腹腔支以后再将迷走神经予以切断,切断了到胃的所有迷走神经支配,减少了胃酸的分泌。

上述两种迷走神经切断术,术后均可引起胃蠕动减退,仍需同时加做幽门成形、胃空肠吻合术、胃窦切除等胃引流手术。

3.壁细胞迷走神经切断术 此类型又称胃近端迷走神经切断术。方法是自幽门上 7cm 起紧贴胃壁小弯切断迷走神经前、后支分布至胃底、胃体的分支,向上延伸至胃食管连接部。保留迷走神经前后干、肝支、腹腔支及分布到胃窦的"鸦爪"神经支。为减少术后溃疡复发,确保迷走神经切断的彻底性,应注意在食管下段切断迷走神经后干于较高处分出的胃支(Grassi

神经)。

（三）手术疗效评定

各种胃切除术与迷走神经切断术的疗效评定,可参照 visick 标准,从优到差分为四级。Ⅰ级:术后恢复良好,无明显症状;Ⅱ级:偶有不适及上腹饱胀、腹泻等轻微症状,饮食调整即可控制,不影响日常生活;Ⅲ级:有轻到中度倾倒综合征,反流性胃炎症状,需要药物治疗,可坚持工作,能正常生活;Ⅳ级:中、重度症状,有明显并发症或溃疡复发,无法正常工作与生活。

八、术后并发症

（一）术后早期并发症

1. 术后胃出血 术后胃出血多可采用非手术疗法止血,必要时可做纤维胃镜检查或行选择性血管造影,明确出血部位和原因,还可局部应用血管收缩药或栓塞相关的动脉止血。当非手术疗法不能止血或出血量大时,应手术止血。

2. 胃排空障碍 术后拔除胃管后,患者出现上腹持续性饱胀、钝痛,并呕吐带有食物和胆汁的胃液。多数患者经非手术治疗,禁食、胃肠减压、营养支持、给予胃动力促进药等多能好转。

3. 壁缺血坏死、吻合口破裂或瘘 胃穿孔是发生在壁细胞迷走神经切断术后的严重并发症。由于术中切断了胃小弯侧的血供,可引起小弯胃壁缺血坏死。缺血坏死多局限于小弯黏膜层,局部形成坏死性溃疡的发生率为 20% 左右,溃疡大于 3cm 时可引起出血,导致胃壁全层坏死穿孔者少见。术中缝合胃小弯前后缘浆肌层,可预防此并发症。术后若发现胃小弯有缺血坏死应禁食、严密观察,有穿孔腹膜炎时应再次手术,修补穿孔,引流腹腔。

吻合口破裂或瘘常在术后 1 周左右发生。原因与缝合技术不当、吻合口张力过大、组织血供不足有关,在贫血、水肿、低蛋白血症的患者中更易出现。术后发生吻合口破裂患者有高热、脉速、腹痛以及弥漫性腹膜炎的表现,须立即手术修补、腹腔引流;症状较轻无弥漫性腹膜炎时,可先行禁食、胃肠减压、充分引流、肠外营养、抗感染等综合措施,必要时手术治疗。

4. 十二指肠残端破裂 发生在比尔罗特Ⅱ式吻合术胃切除术后早期的严重并发症。临床表现为突发上腹部剧痛,发热、腹膜刺激征以及白细胞计数增加,腹腔穿刺可有胆汁样液体。一旦确诊,应立即手术。

5. 术后梗阻 包括吻合口梗阻和输入袢、输出袢梗阻,后两者见于比尔罗特Ⅱ式吻合术胃大部切除术后。

（1）输入袢梗阻:有急、慢性两种类型。急性输入袢梗阻多发生于比尔罗特Ⅱ式吻合术结肠前输入段对胃小弯的吻合术式。临床表现为上腹部剧烈疼痛、呕吐伴上腹部压痛,呕吐物量少,多不含胆汁,上腹部有时可扪及包块。急性完全性输入袢梗阻属闭袢性肠梗阻易发生肠绞窄,病情不缓解者应行手术解除梗阻。慢性不全性输入袢梗阻,表现为餐后 0.5h 左右上腹胀痛或绞痛,伴大量呕吐,呕吐物为胆汁,几乎不含食物,呕吐后症状缓解消失。由于消化液潴积在输入袢内,进食时消化液分泌增加,输入袢内压力突增并刺激肠管剧烈收缩,引发喷射样呕吐,也称输入袢综合征。不全性输入袢梗阻,应采用禁食、胃肠减压、营养支持等治疗,若无缓解,可行空肠输出、输入袢间的侧-侧吻合或改行鲁氏 Y 形胃肠吻合解除梗阻。

（2）输出袢梗阻:比尔罗特Ⅱ式吻合术胃切除术后吻合口下方输出段肠管因术后粘连、大网膜水肿、炎性肿块压迫形成梗阻,或是结肠后空肠胃吻合,将横结肠系膜裂口固定在小肠侧,引起缩窄或压迫导致梗阻。临床表现为上腹部饱胀,呕吐含胆汁的胃内容物。钡剂检查可以明确梗阻部位。若非手术治疗无效,应手术解除病因。

(3)吻合口梗阻:吻合口太小或是吻合时胃肠壁组织内翻过多而引起,也可因术后吻合口炎症水肿出现暂时性梗阻。吻合口梗阻若经非手术治疗仍无改善,可手术解除梗阻。

(二)远期并发症

1.碱性反流性胃炎 多在胃切除手术或迷走神经切断加胃引流术后数月至数年发生,由于比尔罗特Ⅱ式术后碱性胆汁、胰液、肠液流入胃中,破坏胃黏膜屏障,导致胃黏膜充血、水肿、糜烂等改变。临床主要表现为上腹或胸骨后烧灼痛、呕吐胆汁样液和体重减轻。抑酸药治疗无效,较为顽固。治疗可服用胃黏膜保护剂、胃动力药及胆汁酸结合药物考来烯胺(消胆胺)。症状严重者可行手术治疗,一般采用改行鲁氏Y形胃肠吻合,以减少胆汁反流入胃的机会。

2.倾倒综合征 系由于胃大部切除术后,原有的控制胃排空的幽门窦、幽门括约肌及十二指肠球部解剖结构不复存在,加上部分患者胃肠吻合口过大(特别是比尔罗特Ⅱ式吻合术),导致胃排空过速所产生的一系列综合征。根据进食后出现症状的时间可分为早期与晚期两种类型,部分患者也可同时出现。

(1)早期倾倒综合征:发生在进食后0.5h内,患者可出现心悸、心动过速、出汗、无力、面色苍白等一过性血容量不足表现,并有恶心、呕吐、腹部绞痛、腹泻等消化道症状。治疗主要采用饮食调整疗法,即少量多餐,避免过甜食物、减少液体摄入量,并降低渗透浓度常可明显改善。饮食调整后症状不能缓解者,以生长抑素治疗,常可奏效。

(2)晚期倾倒综合征:在餐后2~4h出现症状,主要表现为头晕、苍白、出冷汗、脉细弱甚至有晕厥等。采取饮食调整、食物中添加果胶以延缓糖类吸收等措施可缓解症状。严重病例可用生长抑素奥曲肽0.1mg皮下注射,每日3次,以改善症状。

3.溃疡复发 胃切除术后可形成吻合口溃疡,临床表现为溃疡病症状再现,有腹痛及出血。可采用制酸药、抗Hp感染非手术治疗,无效者可再次手术,行迷走神经干切断术或扩大胃切除手术。二次手术有一定难度,应当做好术前评估与准备。为了排除胃泌素瘤引起胰源性溃疡的可能,应测血促胃液素水平。

4.营养性并发症 由于胃大部切除术后,胃容量减少,容易出现饱胀感,使得摄入量不足,引起体重减轻、营养不良。术后饮食调节十分重要,应给予高蛋白、低脂饮食,补充铁剂与足量维生素,通过食物构成的调整结合药物治疗,情况可获改善。胃大部切除术后患者,约1/3术后晚期可有钙、磷代谢紊乱,出现骨质疏松、骨软化。增加钙的摄入,补充维生素D,可以预防或减轻症状。

5.迷走神经切断术后腹泻 腹泻是迷走神经切断术后的常见并发症,发生率在5%~40%。以迷走神经干切断术后最为严重多见,壁细胞迷走神经切断术后较少发生。与肠转运时间缩短、肠吸收减少、胆汁酸分泌增加以及刺激肠蠕动的体液因子释放有关。多数患者口服洛哌丁胺(易蒙停)、考来烯胺能有效控制腹泻。

6.残胃癌 胃十二指肠溃疡患者行胃大部切除术后5年以上,残余胃发生的原发癌称残胃癌。随访显示发生率在2%左右,大多在手术后20~25年出现。可能与残胃常有萎缩性胃炎有关。患者有上腹疼痛不适、进食后饱胀、消瘦、贫血等症状,胃镜及活检可以确诊。一旦确诊应采用手术治疗。

(乔文辉)

第四节　良性十二指肠淤滞症

良性十二指肠淤滞症是十二指肠水平部或升部受肠系膜上动脉或其分支(结肠中动脉)压迫导致的肠腔梗阻,也称为肠系膜上动脉综合征,亦称十二指肠血管压迫综合征、Wilke综合征、石膏背心综合征、慢性间歇性肠系膜动脉性十二指肠闭塞征、肠系膜动脉性十二指肠梗阻、慢性十二指肠淤滞征等。本综合征首先由 von Rokifansky 于1842年报道,但迄今尚无确切的发病率统计。此征并非临床罕见疾病,如不给予恰当治疗可导致营养不良,影响发育。且可出现一些因十二指肠高压而引起的急性胃扩张、急性胰腺炎等并发症。

一、病因与病理

十二指肠水平部在第3腰椎水平横行跨越脊柱和腹主动脉。肠系膜上动脉恰在胰腺颈下缘,从腹主动脉发出,从十二指肠第三部前面越过。在正常人,腹主动脉与肠系膜上动脉的夹角为 $40°\sim60°$,当两动脉之间形成夹角变小,肠系膜上动脉将十二指肠水平部压向椎体或腹主动脉,造成肠腔狭窄和梗阻。临床上有梗阻症状的患者,这个角度为 $15°\sim20°$。发生淤滞症的原因与肠系膜上动脉起始点位置过低,十二指肠悬韧带过短牵拉,脊柱过伸,体重减轻或高分解状态致腹主动脉与肠系膜上动脉间的脂肪垫消失等有关。瘦长无力体型或精神、神经不稳定者,容易发生此综合征。

二、临床表现

良性十二指肠淤滞症常呈间歇性发作,表现为十二指肠通过障碍。症状多在30岁以后出现。呕吐是主要症状,常发生在餐后数小时,呕吐物为含胆汁的胃内容物,伴上腹饱胀不适。取俯卧位、胸膝位或呕吐后可使症状缓解。体检见上腹饱满,可有胃型,无明显腹部压痛。缓解期有非特异性上消化道症状,如食欲缺乏、饱胀等。长期反复发作者可出现消瘦、营养不良、贫血和水电解质代谢紊乱。肠系膜上动脉压迫引起的急性梗阻,可在脊柱过伸位的躯干石膏固定后突然发生。在烧伤、大手术后体重明显减轻又需长期仰卧的患者中亦可出现。

三、诊断和鉴别诊断

有反复发作呕吐胆汁与胃内容物的患者,特别是体位改变症状减轻的患者,应考虑本病的可能。X线钡剂的特征性表现有:①钡剂在十二指肠水平部脊柱中线处中断,有整齐的类似笔杆压迫的斜行切迹("笔杆征"),钡剂在此处通过受阻。②近端十二指肠及胃扩张,有明显的十二指肠逆蠕动。③切迹远端肠腔瘪陷,钡剂在 $2\sim4h$ 内不能排空。④侧卧或俯卧时钡剂可迅速通过十二指肠水平部进入空肠。超声检查测量肠系膜上动脉与腹主动脉之间的夹角,正常为 $40°\sim60°$,有淤滞症者<20%;夹角内肠系膜上动脉压迫处十二指肠腔前后径<1.0cm,而近端十二指肠腔前后径>3.0cm。CT结合动脉造影或螺旋CT三维图形构建可以显露肠系膜上动脉与十二指肠之间的关系以及在这一水平上的梗阻。

鉴别诊断包括引起十二指肠水平部或升部排空障碍的其他病变,如肿瘤、结核、肠炎等,但这些病变的钡剂检查所见与肠系膜上动脉压迫的X线特征明显不同。

四、治疗

梗阻发作时应禁食、胃肠减压、纠正水电解质平衡和肠外营养支持。针对病因治疗,如因石膏固定后脊柱过伸引起的,可去除石膏。也可留置鼻空肠管在透视下推送过梗阻点,行肠内营养支持。缓解期宜少量多餐,以易消化食物为主,餐后左侧卧、胸膝位或俯卧位可预防发作,下床活动时,可用围腰或腹带防止内脏下垂,并改善营养,加强腰肌锻炼,校正脊柱前凸。

手术疗法虽可使部分患者解除梗阻,获得良好疗效;但仍有一部分效果不理想,术后症状不能解除。因此做出手术决定必须谨慎。严格掌握手术适应证。术前行胃肠造影、胃十二指肠镜和心理学检查,证实诊断并排除其他疾病,尤其是心理障碍,这样才能提高本病疗效。

1.手术适应证

(1)男性患者,梗阻症状明显,有典型 X 线血管压迫征象者,特别是 45 岁以上的中老年人,宜采用手术疗法。

(2)出现十二指肠高压引起的并发症者,宜在并发症缓解后,择期行手术治疗。

(3)对症状反复发作,影响营养发育者,宜手术解除机械性梗阻,术后仍有症状者,再配合其他综合性非手术疗法。

(4)年轻女性患者,病史短,或并有其他神经官能症者;或虽然反复发作,但对营养发育影响不大,均宜先采用非手术综合治疗。

2.注意事项　术中应详细探查,确定下述几点。

(1)梗阻是否由于肠系膜上动脉压迫所致及压迫程度,为此要仔细探查肠系膜根部、十二指肠空肠曲附近的腹膜后,以排除肿瘤或肿大淋巴结压迫十二指肠。术中可经胃管注气,当十二指肠扩张到 3～4cm 时可明确显露十二指肠受压情况。

(2)是否合并胃十二指肠溃疡、胆石症或慢性胰腺炎。

(3)十二指肠悬韧带是否过短。

(4)十二指肠周围是否易于显露和操作。

3.常用术式　手术治疗目的在于彻底解除机械性梗阻因素,故凡能达此目的而又无其他弊端的术式均可采用。

(1)十二指肠悬韧带切断术:适用于悬韧带过短、十二指肠空肠曲悬吊拉置过高,呈锐角者。手术方法简单,仅切断十二指肠悬韧带和切开该处部分后腹膜,游离十二指肠升部和十二指肠空肠曲,使之下移 3～4cm,肠系膜上动脉与十二指肠间无张力,肠系膜上动脉起始点与十二指肠上缘间能从容通过两横指时,压迫即可解除。

(2)胃空肠吻合术:不能有效解决十二指肠滞留,胆汁、胰液和十二指肠液经十二指肠逆蠕动进入胃后,再经吻合口排入空肠,因此术后仍常有上腹胀、呕吐胆汁等症状,目前已不被采用。

(3)十二指肠空肠侧－侧吻合术:1908 年,Stavely 首先报道应用十二指肠空肠侧－侧吻合术治疗本病。目前仍是较常用的方式,方法简单,能较好转流十二指肠内容物。

(4)十二指肠复位术:手术游离右半结肠至横结肠,再游离十二指肠自降部直至升部的外侧腹膜,切断十二指肠悬韧带,将十二指肠、小肠在肠系膜上动脉后方移至右侧腹腔,将盲肠、升结肠移至左侧腹腔。据报道,此术式症状缓解率达 89%,但由于游离肠管范围广,腹腔内剖面大,术后易发生粘连性肠梗阻。且肠管位置处于非正常解剖位置,国内尤其是成人少采用此术式。

(5)十二指肠血管前移位术：可用于症状较轻，胃肠造影显示十二指肠扩张不重，无强烈频繁性逆蠕动，术中十二指肠内注气后近侧十二指肠直径在 7.5cm 以下者。游离十二指肠水平部和升部。在肠系膜上动脉侧方切断十二指肠，在动脉前方重新行十二指肠端端吻合术。本法优点是从解剖上解除了血管对十二指肠的压迫，肠道的延续性无改变，不出现转流手术，亦不影响十二指肠蠕动功能。缺点是十二指肠水平部与胰腺关系密切，血管分支多，游离十二指肠时易损伤肠壁营养血管和胰腺，导致术后十二指肠瘘和胰瘘发生，十二指肠切断后再吻合的手术操作困难。因此，尽管手术设计合理，亦不宜作为首选术式或常规术式。肠系膜上动脉综合征的术式颇多，疗效均不完全令人满意，且术中、术后可能出现较严重的并发症。因此，应针对引起梗阻的解剖原因和病理变化，选择恰当术式。目前国内较普遍认为，除适宜于行十二指肠悬韧带切断的病例外，首选术式应是较简单的十二指肠空肠侧一侧吻合术。

（丁建）

第五节　十二指肠憩室

十二指肠憩室是部分肠壁向腔外凸出所形成的袋状突起。直径从数毫米至数厘米，多数发生于十二指肠降部，可单发也可多发。75％的憩室位于十二指肠乳头周围 2cm 范围之内，故有乳头旁憩室之称。

一、流行病学调查

因十二指肠憩室患者绝大多数无症状，故其患病率难以精确估计，十二指肠憩室为相对多发病，国外报道发生率为 1％～2％，尸检中十二指肠憩室的发生率可高达 22％，上消化道钡剂检查发现率为 6％，ERCP 检出率为 9％～23％。其发生率仅次于结肠憩室，男女发病率无差异，本病可发生于任何年龄，其发生率随年龄的增长而增高，多见于年龄 50～60 岁或以上者。张克俭等报道不同年龄组的憩室发生率有别，82 例患者中 40 岁以下者仅占 11％，而60 岁以上者高达 50％，可见年龄因素的确与憩室的发生关系密切。

二、病因及病理

绝大部分十二指肠憩室是由于先天性十二指肠局部肠壁肌层缺陷所致，憩室壁由黏膜、黏膜下层与结缔组织构成，肌纤维成分很少，称为原发性或假性憩室。由于十二指肠乳头附近是血管、胆管、胰管穿透肠壁的部位，肌层薄弱，肠腔内压力增高，黏膜可通过薄弱处向外突出形成憩室，而高压的产生与憩室远端的肠管运动过激或不协调蠕动有关，近来的研究发现，这一现象可能是由迷走神经退化造成的。对于 95 例患者的分析表明，2/3 的憩室位于壶腹周围，发生于球部的十二指肠憩室很少，因周围组织炎症粘连，瘢痕牵拉十二指肠壁而形成的憩室称为继发性或真性憩室。当憩室颈部狭小时，食物一旦进入，不易排出，憩室内可形成肠石；因引流不畅、细菌繁殖可引起憩室炎，形成溃疡，导致出血甚至穿孔。壶腹周围憩室患者胆管结石发生率高，可致胆管炎、胰腺炎发作。

十二指肠憩室好发于十二指肠降部乳头旁，还可能与下列因素有关：①从胚胎发生学来看，乳头部是前肠和后肠的结合部，为先天性薄弱区。②肝胰壶腹括约肌收缩牵拉十二指肠壁对乳头旁憩室的形成有一定的作用。

三、分型

十二指肠憩室按其囊带膨出方向可分为腔内憩室和腔外憩室,按病变形成可分为先天型和后天型,按病理检查肠内有无肌层可分为真性和假性憩室,按 X 线表现又可分为内压性和牵引性憩室。

关于十二指肠憩室的分型和命名,临床报道尚未统一,龚建平等将其分为乳头外型(Ⅰ型)、乳头内型(Ⅱ型),包家林等(1996 年)则分为乳头上型(Ⅰ型)、乳头下型(Ⅱ型,最少见)、憩室内乳头型(Ⅲ型)。而钟大昌等(1998 年)将十二指肠憩室称为壶腹部周围憩室,并根据其与壶腹的关系分为壶腹旁、壶腹内和壶腹膨大等。卢生等(1996 年)将这类憩室根据其开口位置分为 4 型:乳头旁型(Ⅰ型)、壶腹型(Ⅱ型)、异位型(Ⅲ型,乳头开口于憩室内)、混合型(Ⅳ型)。

四、临床表现

十二指肠憩室大多数无临床症状,临床上仅 10% 左右的患者出现症状,有无症状与憩室大小、开口大小、发生部位以及憩室与周围脏器的关系有关。憩室直径超过 1.5cm 的患者 80% 以上有不同程度的胆胰疾病的临床表现。症状包括憩室本身的症状和并发症引起的症状。憩室本身的症状是由于食物在憩室腔内潴留,导致憩室膨胀、炎症或并发出血、穿孔等所出现的临床症状;并发症引起的症状是由于憩室压迫胆管及胰管所导致的胆管及胰腺疾病的症状。表现为上腹饱胀不适或疼痛,偶有恶心,饱食后加重;若憩室并发炎症、溃疡及结石,则症状较重而持续,疼痛可向背部放射;憩室内潴留食物残渣的腐败与感染可致腹泻;大而膨胀的憩室压迫胆管及胰管,或憩室的炎症波及乳头及壶腹部可出现胆管炎、胆结石、胆管梗阻及急慢性胰腺炎等相应的症状;压迫胆总管下端,引起阻塞性黄疸。乳头旁憩室合并胆管结石,临床则会出现腹部绞痛、黄疸及发热等胆管结石的症状。临床观察发现,在乳头旁憩室同时有胆管症状的患者中,有不少患者的胆管和胰管正常,这种暂时性胆管症状和肝功能的改变可能是由于乳头旁憩室引发的肝胰壶腹括约肌功能障碍、轻度的胆管炎以及食物进入憩室所致。

五、诊断

X 线钡剂检查特别是低张性十二指肠造影,可见圆形或椭圆形腔外光滑的充盈区,立位可见憩室内呈气体、液体及钡剂三层影。纤维十二指肠镜检查诊断率比较高。螺旋 CT 对十二指肠憩室的发现率较低,有报道 65 例患者的 80 个十二指肠憩室中螺旋 CT 共检出 15 个,检出率为 18.75%。胰头后方半圆形气体影是十二指肠憩室的典型表现。当十二指肠肠腔内出现局限性偏心性或肠外出现局限性气体影需考虑十二指肠憩室可能。对比剂进入囊袋状结构时诊断可明确。十二指肠憩室需与腹膜后腔局限性积气相鉴别,后者发生于十二指肠球部溃疡后壁穿孔或外伤性十二指肠腹膜后段破裂。位于胰腺实质内的十二指肠憩室,因憩室内常含气体、液体与食物碎屑,有时会误诊为胰腺假性囊肿或脓肿。

在十二指肠憩室的诊断工作中,以下几点尤应引起注意,能为合理治疗提供帮助:①无法用溃疡病解释的消化道症状和黑便史。②胆囊切除术后症状仍存在,反复发作的胆管炎而无残留结石复发者。③反复发作的慢性胰腺炎。④无原因的胆管感染。

六、并发症

当胆总管直接开口于憩室,可引起十二指肠乳头水肿和逆行性胆管炎,憩室压迫胆总管会造成胆汁淤积和胆石症,同时憩室亦可压迫胰管使之排空不畅和使肝胰壶腹括约肌功能失调,造成急慢性胰腺炎。若合并憩室炎症,炎症反应波及周围组织,更易加重上述损害,长期炎性刺激还可引起慢性缩窄性乳头炎,加重胰、胆系的损害。降部憩室与原发性胆总管结石或胆管术后胆总管结石复发相关,但与胆囊结石无关,降部憩室患者单纯胆囊切除术后的胆管疾病仍有较高的发生率。

七、治疗

无症状者不需治疗。有憩室炎症状可行抗炎、制酸、解痉等治疗。由于憩室壁薄、周围粘连致密,剥离时易撕裂,尤其是嵌入胰头部时,并发症发生率高且严重,病死率高达5%~10%,故应严格控制指征。手术适应证为:内科治疗无效的憩室炎;有穿孔、出血或憩室内肠石形成;因憩室引发胆管炎、胰腺炎;憩室内有异物或憩室巨大造成十二指肠完全或不完全梗阻者;症状明显,憩室颈部狭小,引流不畅,钡剂进入6h以上仍未排空者等。手术治疗的术式主要分为憩室切除和转流手术两大类。

憩室切除术仅适用于十二指肠降部、球部外侧,以及横、升部容易显露及游离的憩室,对位于降部、球部内侧及伸入胰腺实质内的或切除难度大的憩室,应谨慎从事。术前必须观正位和左、右、前斜位钡剂X线片,或行内镜对憩室准确定位,以明确其部位及与乳头的关系。理论上憩室切除术在纠正憩室异常病理解剖的同时,保留了消化道正常的解剖生理功能,避免了转流手术后胃排空障碍、反流性胃炎、吻合口溃疡以及残胃癌等远期并发症的发生。但在实践中常遇到困难,十二指肠降部憩室可能伸入胰腺的背侧、腹侧或深埋于胰腺实质内,术中寻找困难;反复的炎症还可能与周围发生粘连,切除亦十分困难,强行分离易导致胆管、胰管损伤,出现严重并发症。憩室内翻缝合术是憩室切除的一个补充应变措施,直径<1.0cm,或远离十二指肠乳头和胰腺实质,或切除憩室有损伤胆总管、胰管开口时,或当憩室完全位于胰实质内,勉强剥离时易致严重出血或胰瘘可采用该术式。术式较为简单,但不能去除可能存在于憩室腔内的异位胃黏膜或胰腺组织,可能导致日后的出血或穿孔;同时大的憩室内翻缝合势必影响肠道通畅,存在引起十二指肠梗阻的危险。

转流术式目的是旷置十二指肠,使食物不经过十二指肠,可防止食物进入憩室内滞留,有利于憩室炎的治疗和防止逆行胆管感染。此种术式的适应证包括憩室切除困难、手术本身可能损伤胆管和胰管者,多发性憩室,胆、胰管直接开口于憩室者等。憩室旷置、胃部分切除、BillrothⅡ式吻合术,适用于切除困难、多发性、胰腺组织内憩室和(或)并发胰腺炎、乳头直接开口于憩室内以及憩室穿孔伴腹膜后严重感染者,同时也特别适用于无胆、胰、十二指肠手术经验者。胃—空肠、十二指肠—空肠鲁氏Y形吻合术,前者仅适用于发作频繁的胆管炎或合并复发性胰腺炎,胆、胰管直接开口于憩室者,或憩室距乳头近难以切除或内翻包埋及十二指肠多发憩室者;后者仅适用于十二指肠憩室伴有胰腺、胆管并发症或手术本身可能损伤胆管或胰腺者。转流术治疗较大的憩室存在一个明显的不足,即对憩室本身未行处理,对胆管、胰管的压迫并未根本解除。

其他术式:胆总管—空肠鲁氏Y形吻合术仅适用于憩室并发胆总管结石并有肝胰壶腹括约肌狭窄、胆管扩张者。肝胰壶腹括约肌切开成形术,适用于反复发作的憩室炎导致肝胰壶腹括约肌出口狭窄或伴有胆总管出口狭窄,使胆汁、胰液排出受限或有结石不能排出者。胰十二指肠切除术仅适用于憩室癌变,或并发壶腹周围癌,或憩室并发严重出血而又无法切除时,或在切除憩室中见其突入胰腺实质较深,造成胰腺损伤,出血又难控制者。

近年来,有报道通过十二指肠镜用医用胶填塞、黏合治疗十二指肠憩室的新方法,将医用胶填塞于憩室内,达到封闭憩室和黏合憩室的目的。该方法不需要全身麻醉及开腹手术,不改变十二指肠正常的生理结构,风险小,但远期疗效有待观察。

(丁建)

第六节　十二指肠血管压迫综合征

一、诊断

(一)症状

长期反复发作性呕吐,多在饭后2～3h或夜间出现,呕吐物含胆汁及所进食物。呕吐后腹胀减轻,症状可因体位改变而减轻。病史长时可伴消瘦、脱水及营养不良。

(二)体检

呕吐时可见胃蠕动波,振水音阳性。

(三)辅助检查

X线钡餐示十二指肠降部扩张或胃扩张,造影剂在十二指肠水平部远侧脊柱中线处中断,通过受阻,钡剂在2～4h内不能从十二指肠内排空,俯卧位或左侧卧位钡剂可迅速通过水平部。

(四)鉴别诊断

应于引起十二指肠梗阻的其他疾病进行鉴别,如十二指肠肿瘤、憩室,炎症以及十二指肠肠外病变,如环状胰腺、肿瘤压迫、粘连等。

二、治疗原则

(一)非手术治疗

急性梗阻发作期应采用禁食、胃肠减压、解痉药物、静脉内营养支持及合适体位(俯卧或左侧卧)进行对症治疗。

(二)手术治疗

非手术治疗无效应采用手术治疗,常用方法为十二指肠空肠吻合术,若Treitz韧带过短,可行Treitz韧带松解术。

(乔文辉)

第七节 先天性肥厚性幽门狭窄

一、诊断

（一）症状

出生后第2～3周，喂食后进行性、渐进性、喷射状呕吐，无胆汁。

（二）体检

上腹部可见胃蠕动波，幽门部可触及橄榄状肿物，

（三）实验室检查

可出现低钾低氯性碱中毒。

（四）辅助检查

B超示幽门肌层厚度≥0.4cm、幽门管长度≥1.8cm、幽门管直径≥1.5cm。X线钡餐示幽门管腔增长、狭细、胃扩张、幽门口呈鸟喙状、胃蠕动增强、排空延迟。

二、鉴别诊断

通过其典型症状及辅助检查，与伴呕吐症状的有关婴儿疾病进行鉴别诊断，如：伴颅内压增高的中枢神经系统疾病、肠梗阻、食管裂孔疝、胃肠炎等。

三、治疗原则

1. 术前准备　应充分纠正低钾低氯性碱中毒、改善营养不良。
2. 术式选择　幽门环肌切开术。

（乔文辉）

第八章 小肠疾病

第一节 小肠损伤

一、诊断依据

小肠在腹腔中分布较广,相对表浅,又无骨骼保护,受伤机会较多。在开放性损伤中,常为多发伤。除由外力引起外,腹肌的猛力收缩也有引起肠道损伤。

(一)临床表现

1.明确的腹部创伤史。

2.腹痛、腹胀、恶心、呕吐、发热。

3.腹肌紧张,全腹压痛、反跳痛,有移动性浊音,肠鸣音减弱或消失。

4.严重者可伴有休克表现。

(二)辅助检查

1.腹腔穿刺或灌洗检查 可抽到血性或含肠内容物的液体,或腹腔灌洗液中发现有血液等,

2.腹部 X 线检查可见气腹征,有膈下游离气体。

(三)注意事项

1.对多发性创伤患者,由于病情复杂和危重,往往仅注意腹部以外的明显损伤,如骨折、颅脑损伤,或合并休克、昏迷等掩盖了腹部损伤的表现。此类患者应在积极抗休克的同时处理其他合并伤,并密切观察腹部体征变化。

2.详细询问受伤经过,如受伤部位、外力大小、方向、伤后患者的反应;进行全面仔细地查体,对腹部压痛部位、范围、肝浊音界的变化、是否有移动性浊音、肠鸣音改变要逐一检查。对一时不能明确诊断者,要特别注意第一印象,动态观察、反复对比,观察期间原则上应留院,不应用麻醉止痛药物。

3.正确利用和分析辅助检查。腹腔穿刺术是一简单安全的早期诊断手段之一,阳性率可高达 80%～97%,对一次穿刺阴性者,必要时在不同部位不同时间重复穿刺,或选用腹腔灌洗术,腹部 X 线检查发现气腹征,对诊断空腔脏器破裂是可靠依据之一,但对阴性者亦不能排除空腔脏器破裂的可能,特别是伤后早期或下消化道的破裂。

4.开腹探查术既是诊断手段,又是治疗手段,对部分患者诊断难以确定而又具备开腹指征者,应积极开腹探查,以便早期明确诊断,同时获得早期治疗。

二、治疗方法

1.防治休克。

2.抗感染。

3.纠正水和电解质紊乱。

4.手术治疗 怀疑或确诊有小肠损伤者应尽早手术,开腹探查,对全部小肠检查一遍,当

然也不要遗漏其他内脏伤。小肠外伤的手术方式有：①对单纯的小肠穿孔，进行缝合修补术。②肠切除吻合术：适用于各种类型的小肠断裂和严重挫伤、小肠多处穿孔、肠系膜血管损伤所致的小肠血运障碍、小肠坏死等。

肠系膜断裂出血时，行止血修补术。为了保证手术顺利和防止手术后并发症的发生，应做到以下 6 点：①充分冲洗腹腔，清除腹腔异物，这是减少术后膈下、肝下、肠间隙、盆腔感染形成脓肿、造成中毒性休克、减少术后肠粘连、防止切口感染等并发症的重要步骤。②肠系膜裂孔应予缝合，以防内疝形成。③胃肠减压持续至胃肠功能恢复正常后。④全身使用广谱抗生素和甲硝唑。⑤注意保持水、电解质和酸碱平衡。⑥给予全胃肠外营养支持，对增强抵抗力、防治腹腔感染、肠内外瘘等具有一定意义。

三、好转及治愈标准

（一）治愈

经手术治疗后，症状体征消失，伤口愈合，无并发症。

（二）好转

经手术治疗后，一般情况好转，伤口感染或窦道形成。

（三）未愈

术后遗留有肠瘘，腹腔严重感染等，需 2 期手术者。

（吴宪）

第二节　小肠炎性疾病

一、克罗恩病

克罗恩病又称 Crohn 病、节段性肠炎，是一种原因未明的、以回肠末段为主要病变的肉芽肿性炎症病变，但也可侵犯胃肠道的任何部分，包括口腔到肛门，合并纤维化与溃疡。转移的病变可侵及肠道以外，特别是皮肤。多见于青年人。临床表现决定于病变的部位和病变的范围。全身合并症可有发热、营养不良、贫血、关节炎、虹膜炎及肝病等。

（一）病因

确切的病因至今仍不清楚。可能与病毒感染、免疫异常和遗传有关。

（二）病理

1.病变部位　Crohn 病可累及胃肠道从口腔到肛门的任何部位。以末端回肠及右半结肠最常见。

2.肉眼所见

（1）典型改变是病肠较正常增厚 2～3 倍并呈皮革样。

（2）病变肠系膜淋巴结肿大，直径可达 3～4cm。

（3）病肠可与其他肠曲或器官粘连，甚至粘连成团。可因内瘘互相沟通，或构成脓肿的壁。

（4）病变可单发或多发，跳跃式分布。

（5）急性 Crohn 病肠壁病理改变稍轻，主要改变为肠壁明显充血、水肿、增厚、浆膜面色暗红且呈颗粒状,黏膜呈鹅卵石状。

3.镜检　病变见于肠黏膜层、黏膜下层和浆膜层。有淋巴细胞聚集,可见生发中心。还可见到浆细胞、多核细胞和嗜酸性粒细胞。

(三)临床表现

克罗恩病起病隐袭,早期常无症状,或症状轻微,易被忽略。从有症状到确诊一般平均1～3年,有些患者发展到症状明显时才就医。

1.全身表现　体重下降,日渐消瘦为常见症状。约1/3患者有低热或中等度发热,不伴发冷,此时常为活动性病变。

2.腹痛　约占95%,常位于右下腹或脐周围,多为痉挛性痛,可因饮食诱发,排便后能缓解。

3.腹泻　腹泻是主要症状。约占92%,多为间歇性发作,大便次数与病变范围有关。可有脓血便。

4.便血　约占15%,结肠病变的患者可达40%,

5.腹部包块　约占20%,常在右下腹触到,有压痛。

6.肛门和直肠周围病变　以慢性、易复发的肛裂、溃疡、复杂肛瘘、直肠周围脓肿为特征。

7.腹腔脓肿、腹壁外瘘极个别并发肠道穿孔。

8.营养缺乏　肠道的广泛病变,吸收面积减少,菌群失调,以致发生腹泻。厌食、食物摄入减少,因而出现不同程度的营养不良。

9.急性发作　远端回肠的急性病变导致急性阑尾炎样表现。

(四)并发症分肠道和肠外两类。

1.肠道并发症

(1)肠梗阻。

(2)瘘管。

(3)肛裂。

(4)肠出血。

(5)肠穿孔。

(6)癌变。

2.肠外并发症　发生率为5%～10%,有结节性红斑、虹膜炎、口腔和生殖器浅小溃疡、多发性关节炎、脊椎炎等。30%广泛回肠病变患者可发生胆结石。还有尿石症、蛋白尿等。

(五)辅助检查

1.实验室检查　70%的患者有不同程度的贫血。活动性病变时末梢白细胞可以增高,约半数患者血沉增快,大便潜血阳性,血清免疫球蛋白增多。

2.X线检查　钡剂胃肠造影是诊断的重要依据,肠系造影显示小肠末端最有价值,结肠病变则行钡灌肠。造影片中可见肠壁增厚、狭窄(线样征),15%的患者呈跳跃式多发病变,病变处还可见到纵行溃疡及裂隙,鹅卵石征。

3.内镜检查　纤维结肠镜检显示50%以下慢性患者直肠无异常。末端回肠及结肠可以见到斑片状分布的口疮样小溃疡,黏膜深溃疡,纵裂鹅卵石征等特征性表现。

(六)诊断和鉴别诊断

对有上述病史和典型X线征象者,一般可明确诊断。但须注意与急性阑尾炎、溃疡性结肠炎、肠结核、结肠肿瘤、小肠淋巴瘤、肠阿米巴、放线菌病等鉴别。

（七）治疗

本病无根治疗法，且于术后复发率高，所以除非发生严重并发症，一般宜行内科非手术治疗。对不能除外阑尾炎而剖腹探查的患者，一旦发现为本病，应禁止行阑尾切除术。

1. 非手术疗法

（1）支持疗法：①卧床休息，消除紧张情绪。②饮食少渣，无刺激性，富于营养的食物，酒、茶、咖啡、冷食或调味剂不宜食用。③适当补充维生素，纠正水电解质紊乱。④低蛋白血症或贫血明显者适量输血。

（2）药物治疗：主要是对症治疗。

①解痉剂：腹泻、腹痛时，除注意食用少纤维素的食物外，可适当给以抗胆碱能药物，如在饭前给以阿托品或颠茄等。也可给以复方苯乙哌啶片（地芬诺酯 2.5mg、阿托品 0.025mg）1～2 片，3/d，对止泻效果较好。

②抑制炎症及免疫反应药：柳氮磺吡啶（水杨酸偶氮磺胺吡啶，SASP）一般维持量 0.5g，4/d，必要时可增加到 4g/d，分次服用。应注意白细胞减少等副作用。甲硝唑（灭滴灵）0.4g，2/d。ACTH 和肾上腺皮质激素，可有暂时效果，使食欲增加，体温下降，精神改善，但可引起副作用，加重肠出血、肠穿孔、肠坏死以及精神反应等，应慎重使用。免疫抑制药物如硫嘌呤，亦可应用环孢素（环孢霉素 A），但价格昂贵，不宜普遍应用。

2. 手术治疗　患者大多为慢性，病程长，易反复发作，70%～75% 的患者因其合并症而最终需要外科手术治疗。

（1）手术适应证：①肠梗阻。②肠瘘（包括内瘘）。③游离穿孔。④腹腔脓肿。⑤慢性反复出血和肛门病变等（内科治疗无效时）。⑥癌变。⑦严重的全身并发症（如关节炎、肝脏损害、脓皮病、虹膜睫状体炎）内科治疗无效者。

（2）手术方法：有 3 种方式，即短路手术、短路加旷置术和病变肠管切除端端吻合术。术式的采用根据病情而定。

①短路手术：是将不能切除的肠段近远段肠管进行吻合。此种术式仅用于十二指肠克罗恩病引起梗阻者。

②短路加旷置术：是在病变近侧肠管横断，远侧断端内翻缝合近侧肠管与远侧肠管行端侧吻合术，此种手术适用于患者情况差，粘连广泛，或腹腔内感染不宜行肠切除者。但复发率高，易引起盲袢综合征，还有癌变的可能。可作为临时性措施，待情况好转后，再行二期病变肠管切除术。

③病变肠管切除端端吻合术：是最常用的一种术式。切除边缘应距离病变肠管 5～10cm，不宜过近或过远。过近易致肠瘘，切除过多并不能降低复发率。

术后要坚持长时间内科治疗，尤其是血沉快、体温高、有慢性出血等存在活动性病变的患者，更要重视。因本病具有一定的癌变发生率，故应尽可能切除病灶。

二、急性出血性肠炎

急性出血性肠炎是一种病因不明的肠管急性炎性病变，好发于小肠，以限局性病变较为多见，偶见全小肠受累甚至波及胃或结肠；起病急、进展快是本病的特点之一。

（一）病因

急性出血性肠炎的病因至今不明确，目前认为感染和过敏发挥作用的可能性较大。急性出血性肠炎发病的地域性和季节性倾向、部分患者发病前存在肠道或呼吸道感染史、患者粪便中细菌培养阳性结果（大肠埃希菌或产气荚膜杆菌等）以及发病时出现发热和白细胞计数增高等一系列特点均提示感染可能是重要的发病因素。但多数急性出血性肠炎病例无法分离出单一致病菌，并且病理检查可以发现病变肠壁内大量嗜酸性粒细胞浸润和小动脉纤维蛋白性坏死，提示本病有可能是变态反应的结果。

（二）临床表现

急性出血性肠炎缺乏特异性症状，主要临床表现包括腹痛、腹泻、发热等。根据患者的临床特点和病程演进不同，可归纳为血便型、中毒型、腹膜炎型和肠梗阻型等四种临床类型。

急性出血性肠炎起病急骤，脐周或上中腹出现急性腹痛，疼痛多呈阵发性绞痛或持续性疼痛阵发加剧，严重者蔓延至全腹，常伴有恶心、呕吐。随之出现腹泻症状，由稀薄水样便发展至血水样或果酱样便，偶有紫黑色血便或脓血便，部分病例以血便为主要症状。多数病例体温中等程度升高，至 $38\sim39℃$，可伴有寒战；重症患者、部分儿童和青少年患者体温可超过 $40℃$，并出现中毒症状，甚至发生中毒性休克。

腹部查体有不同程度的腹胀、腹部压痛、腹肌紧张。肠鸣音通常减弱或消失，部分病例可以触及炎性包块；肠管坏死穿孔时，可有明显的腹膜刺激征。行腹腔穿刺可抽到浑浊或血性液体。

（三）诊断及鉴别诊断

1. 诊断　在多发地区和高发季节，结合年龄、病史和腹痛、腹泻、血便、发热等症状，应考虑急性出血性肠炎的诊断。腹腔穿刺检查获得血性穿刺液者提示肠坏死的可能。实验室检查常有血白细胞计数升高，大便隐血试验阳性。粪便普通培养可有大肠埃希菌、副大肠杆菌或铜绿假单胞菌生长，厌氧菌培养可有产气荚膜杆菌生长。腹部 X 线片具有一定的诊断价值，早期病例可见到小肠积气扩张、肠间隙增宽和气液平面存在，病程进展后可见到肠壁内气体，X 线片出现不规则的致密阴影团提示发生肠段坏死，出现膈下游离气体时则表明并发肠穿孔。

2. 鉴别诊断　急性出血性肠炎应与细菌性痢疾、肠套叠、急性阑尾炎、急性肠梗阻、克罗恩病、中毒性菌痢等相鉴别。

（四）治疗

急性出血性肠炎的治疗以内科治疗为主，$50\%\sim70\%$ 的病例经非手术治疗后可以治愈。内科治疗的主要措施包括：加强全身支持，纠正水、电解质与酸碱平衡紊乱；积极预防休克的发生，对已经出现中毒性休克的患者积极行抗休克治疗；禁食并放置胃肠减压；抗感染治疗，应用广谱抗生素和甲硝唑等以抑制肠道细菌特别是厌氧菌的生长；如便血量较大导致血容量不足，在静脉补液的基础上可以采取输血治疗；应用肠外营养支持治疗等。

急性出血性肠炎由于病情严重、发展迅速、内科治疗无效而持续加重或出现严重并发症时需考虑实施手术治疗，其指征为：①经腹腔穿刺检查发现脓性或血性液，考虑发生肠坏死或肠穿孔。②怀疑发生肠穿孔或肠坏死，导致明显腹膜炎。③经非手术治疗无法控制的消化道大出血。④经非手术治疗肠梗阻不能缓解、逐渐严重。⑤腹部局部体征逐渐加重。⑥全身中毒症状经内科治疗仍继续恶化，出现休克倾向者。⑦诊断不明确，无法排除需手术处理的其他急腹症。

剖腹探查明确为急性出血性肠炎的病例,应根据病变的范围和程度选择不同的手术方式。对于病变肠段尚未发生坏死、穿孔或大量出血的病例,可应用普鲁卡因做肠系膜根部封闭以改善肠段血液供应,不做其他外科处理,术后继续内科治疗。对于已经发生坏死、穿孔或大量出血的病例,则应切除病变肠段;如病变较局限,可行肠管的切除吻合手术;病变广泛者可行肠管切除,近侧和远侧肠管外置造口,以后再行二期吻合。由于急性出血性肠炎的黏膜病变通常超过浆膜病变范围,手术切除的范围应达出现正常肠黏膜的部位才可行一期吻合。

三、肠结核

结核杆菌在肠道所引起的慢性特异性感染称肠结核。多见于青壮年,女性患病略多于男性。肠结核所致的肠管狭窄、炎性肿块以及肠穿孔需外科治疗。肠结核多继发于肺结核,不少病例与腹腔结核、肠系膜淋巴结结核并存。肠结核好发部位为回肠末段和回盲部。肠结核在病理学上可分为溃疡型、增生型和溃疡增殖型。

(一)诊断依据

1.临床表现

(1)合并有活动性肺结核时,多有食欲缺乏、体弱、消瘦、午后低热、乏力、盗汗等全身症状。增生型者全身症状较轻。

(2)腹痛为隐痛或阵发性绞痛,以右下腹和脐周为著,常于进食后加重而排便后减轻。

(3)排便习惯改变,排便以腹泻多见,为水样便,很少有血便,典型的腹泻与便秘交替出现已少见。

(4)病变侵及结肠后大便含黏液及脓血。

(5)发展至肠梗阻时,阵发性绞痛较前剧烈;肠穿孔时有相应的急性腹膜炎症状。

(6)右下腹轻度压痛,肠鸣音活跃,增生型者多可在右下腹扪及固定的有轻度压痛的包块;合并肠梗阻时右下腹可有肠型、肠鸣音高亢等体征。如形成肠瘘可在前腹壁或侧腹壁出现瘘口。

2.辅助检查

(1)血常规示贫血,红细胞沉降率增大,痰及便的结核杆菌检查多呈阳性。

(2)胸部 X 线片有否肺结核。

(3)钡剂小肠造影及钡灌肠造影见相应肠腔狭窄变形、黏膜紊乱、充盈缺损等征象。小肠运动过快,回盲部有激惹现象,晚期可看到扩张的肠管并可看到"线样征"。

(4)结肠镜检查可明确回盲部或结肠结核的诊断。

(5)OT 试验阳性。

(二)治疗方法

1.内科抗结核治疗　常用药物有异烟肼,日剂量 0.3～0.4g;利福平,日剂量 0.45～0.6g;乙胺丁醇,日剂量 0.75～1.0g;对氨水杨酸,日剂量 8～12g;链霉素,日剂量 0.75～1.0g。采用二联或三联用药,除 PAS 宜分次口服外,其余口服药均可 1 次顿服。疗程 6 个月至 1 年。同时注意支持疗法及护肝治疗。

2.外科治疗

(1)适应证:①回盲部增生型结核包块。②瘢痕形成引起肠梗阻。③发生溃疡急性穿孔合并急性腹膜炎。④非手术治疗无效的大出血。⑤形成局限性脓肿或肠外瘘。

(2)术前准备:对有活动性肺结核或其他肠外结核者应进行一定疗程的抗结核治疗;加强支持治疗,改善全身情况。

(3)手术原则:原则上应彻底切除病变并行肠吻合术。术中视病变部位及局部病理学改变做相应的肠段切除、右半结肠切除或引流术等。术后继续抗结核治疗。

四、肠伤寒穿孔

肠穿孔是伤寒病的严重并发症,发生率为 $2\%\sim3\%$,病死率较高。伤寒病是由伤寒杆菌引起的,肠伤寒病变最著部位为末段回肠。肠壁的淋巴集结发生坏死,黏膜脱落形成与肠纵轴相平行的溃疡。穿孔与溃疡形成的期间一致,多在伤寒病程的 $2\sim3$ 周,80% 的穿孔发生在距回盲瓣 50cm 以内;多为单发,多发穿孔占 $10\%\sim20\%$。

(一)诊断依据

1.临床表现

(1)伤寒病的临床表现:①持续性高热。②表情淡漠。③相对缓脉。④脾大。⑤皮肤玫瑰疹。

(2)急腹症表现:①突然发生的下腹痛。②恶心、呕吐。③腹肌紧张。④腹部压痛、反跳痛;肠鸣音减弱或消失。⑤严重患者可有中毒性休克。

2.辅助检查

(1)实验室检查:WBC 计数迅速升高;血清肥达反应阳性;大便培养阳性;伤寒杆菌培养。

(2)X 线检查:腹部平片或透视约 2/3 病例可发现气腹。

(3)腹腔诊断性穿刺。

(二)治疗方法

伤寒肠穿孔确诊后应及时开腹手术。手术原则为穿孔修补缝合术,并应对术中发现的其他肠壁接近穿孔病变的其他肠壁处——做浆肌层缝合,以防术后新的穿孔。对病变严重或多发穿孔,可考虑缝合穿孔后加做病变近侧回肠插管造口术。肠切除应严格限制于穿孔过多、并发肠道大出血、患者全身情况允许等少数病例,术后均应放置引流,术后继续伤寒病的治疗。

(乔文辉)

第三节 肠梗阻

一、概述

肠梗阻是一种常见的外科急腹症,凡肠内容物不能正常运行或通过发生障碍时称为肠梗阻,一旦肠管发生梗阻不但可以引起肠管本身解剖和功能上的改变,并可导致全身性生理紊乱。在临床上以腹痛、呕吐、腹胀及便秘为主要表现。肠梗阻具有病因复杂、病情多变、发展迅速等特点,若处理不当,后果严重。

按病因分为:机械性肠梗阻、动力性肠梗阻、血动性肠梗阻。按梗阻有无血运障碍分为:单纯性肠梗阻、绞窄性肠梗阻。根据梗阻的部位可分为高位和低位肠梗阻两种,根据梗阻的程度可分为完全性和不完全性肠梗阻,按发展过程快慢可分为急性和慢性肠梗阻。若一段肠管两端均受压且不通畅者称闭襻性肠梗阻,闭襻肠管中的气体和液体无法减压,易发生血运障碍。

(一)诊断

1. 症状

(1)腹痛:询问腹痛初起的准确时间、腹痛性质、间隔期和持续时间的长短、变化程度与进食和排便的关系、缓解因素、伴发症状等,从中找到确定病因的证据。

(2)腹胀:询问腹胀程度、感觉、位置及变化等。

(3)呕吐:询问呕吐出现的时间、次数、频度、内容物的量和性质,以及呕吐时与吐后的感觉。

(4)排便、排气情况:询问肛门是否停止排便排气、最后一次排便排气的时间及肛门是否有血性或其他色泽粪便排出。

2. 体征　早期单纯性肠梗阻一般无明显全身症状,随病情进展可出现口唇干燥、皮肤无弹性、眼窝凹陷、少尿或无尿等脱水表现。发生绞窄时可表现为烦躁不安、发热、脉率快、血压下降、休克等。腹部检查时要显露充分,上自乳头水平,下至股部均应仔细检查。

(1)腹部视诊:可见到腹胀及肠蠕动波。

(2)触诊:单纯性肠梗阻可有轻度压痛,绞窄性肠梗阻可有固定压痛和腹膜刺激征。

(3)叩诊:绞窄性肠梗阻时可出现移动性浊音。

(4)听诊:肠鸣音亢进,可闻及气过水声或金属音,麻痹性肠梗阻时肠鸣音减弱或消失。应常规进行直肠指检。直肠指检若触及肿块,则可能为直肠肿瘤或低位肠腔外肿瘤甚至为肠套叠,若指套染血,应考虑结肠套叠、肠肿瘤、肠绞窄或肠系膜血管栓塞的可能。

3. 检查　直肠指诊应作为常规检查不能忽略。如触及肿块,可能为直肠肿瘤所引起的结肠梗阻、极度发展的肠套叠的套头或低位肠腔外肿瘤。

实验室检查中,血红蛋白及红细胞压积可因脱水、血液浓缩而升高,白细胞计数和中性粒细胞明显增加,多见于绞窄性肠梗阻。全血二氧化碳结合力和血清 Na^+、K^+、Cl^- 的变化,可反映酸碱失衡和电解质紊乱的状况。呕吐物和粪便检查有大量红细胞或隐血阳性,应考虑肠管有血运障碍。

X 线检查:一般在肠梗阻发生 4~6h 后,即显示出肠腔内气体;立位或侧卧位透视或拍片,可见多数液平面及气胀肠袢。但无上述征象,也不能完全排除肠梗阻的可能。由于肠梗阻的部位不同,X 线表现也各有其特点。如在高位小肠梗阻时,空肠黏膜环状皱襞可显示出"鱼肋骨刺状",回肠黏膜则无此表现;结肠胀气位于腹部周边,显示结肠袋形。当怀疑肠套叠、乙状结肠扭转或结肠肿瘤时,可行钡剂灌肠以助诊断。在小肠梗阻时,忌用胃肠造影的方法,以免加重病情。在病情严重、低血压、休克患者,有时立位平面相可造成直立性虚脱,值得临床医师注意。

4. 诊断要点

(1)腹痛、呕吐、腹胀、肛门排气和排便停止几大症状和腹部可见肠型或蠕动波,肠鸣音亢进,压痛和腹肌紧张。

(2)机械性肠梗阻具有上述典型临床表现,早期腹胀可不显著。麻痹性肠梗阻无阵发性绞痛等肠蠕动亢进的表现,相反肠蠕动减弱或消失,腹胀显著,而且多继发于腹腔内严重感染、腹膜后出血、腹部大手术后等。

(3)有下列表现者,应考虑绞窄性肠梗阻的可能。

①发病急,开始即为持续性剧烈腹痛,或在阵发性加重之间仍有持续性疼痛。有时出现腰背部痛,呕吐出现早、剧烈而频繁。

②病情发展迅速,早期出现休克,抗休克治疗症状改善不显著。

③明显腹膜刺激征,体温上升、脉率快、白细胞计数增高。

④腹胀不对称,腹部有局部隆起或触及有压痛的肿块。

⑤呕吐物、胃肠减压抽出液、肛门排出物为血性,或腹腔穿刺抽出血性液体。

⑥经积极非手术治疗而症状体征无明显改善。

⑦腹部 X 线检查见孤立、突出胀大的肠袢、不因时间而改变位置,或有假肿瘤状阴影;若肠间隙增宽,提示有腹腔积液。

(4)高位小肠梗阻的特点是呕吐发生早且频繁,腹胀不明显。低位小肠梗阻的特点是腹胀明显,呕吐出现晚而次数少,可吐粪便样内容物。

(5)完全性梗阻呕吐频繁,如为低位梗阻腹胀明显,完全停止排气、排便。

5.鉴别诊断 鉴别诊断主要在于区分肠梗阻的部位、性质与是否存在绞窄病因。疼痛的性质为阵发性伴肠鸣音亢进多提示为机械性梗阻;腹胀明显且肠鸣音减弱提示为麻痹性梗阻;呕吐频繁为高位肠梗阻的表现;病情发展迅速、出现腹膜刺激症状、血流动力学不稳等说明肠绞窄的可能性较大,应引起重视。

(二)治疗

肠梗阻的治疗在于缓解症状,恢复肠道的通畅,包括非手术治疗与手术治疗。值得注意的是对患者生命的威胁主要在于肠梗阻带来的全身病理生理变化。因此不论是否采取手术治疗,首先应给予非手术治疗以纠正肠梗阻带来的全身性病理生理紊乱,为手术治疗创造条件。

1.非手术治疗 主要包括以下措施。

(1)胃肠减压:肠梗阻诊断明确后,应立刻进行胃肠减压,以减轻腹胀。胃管保留在胃内,可吸出由肠管逆流到胃内的液体与气体,更主要是可将吞咽带进的气体抽出,减轻肠管膨胀的程度。腹胀减轻后还有利于改善呼吸和循环功能。应用胃肠减压后 12h,重复进行 X 线检查,若小肠内充气减少,结肠充气时,证明肠梗阻有所缓解。

(2)纠正水和电解质平衡:根据肠梗阻的部位、梗阻时间的长短以及实验室检查的结果来补充水和电解质。由于呕吐与胃肠减压所丢失的液体与细胞外液相似,需补充的液体以等渗液为主。绞窄性肠梗阻或晚期的单纯性肠梗阻患者,常有大量血浆和血液的丢失,还需补充血浆和全血。

(3)抗生素:单纯性肠梗阻一般不需使用抗生素。绞窄性肠梗阻时则需使用,可减少细菌繁殖,预防切口及肺部感染。

(4)对症治疗:单纯性肠梗阻患者可经胃管注入石蜡油、花生油或通便泻下的中药,疼痛剧烈患者可应用解痉剂。

2.手术疗法 绞窄性肠梗阻、肿瘤及先天性肠道畸形引起的肠梗阻,以及非手术治疗无效患者均应手术治疗。手术的原则和目的是:在最短的时间内,以最简单的方法解除梗阻或恢复肠腔的通畅。手术方式的选择应根据病因、病理变化、梗阻部位、梗阻程度和患者全身情况而定。手术可归纳为如下 4 种。

（1）解除引起梗阻的原因：如粘连松解术、肠套叠整复或肠扭转复位术等。

（2）肠切除吻合术：如肠管因肿瘤、炎症性狭窄等，或局部肠袢坏死，应行肠切除吻合术。梗阻原因解除后，判断肠管有无生机至关重要。如果肠壁已呈暗红色，失去光泽和弹性，无蠕动能力，对刺激无收缩反应，肠系膜终末动脉无搏动，则表示已发生肠坏死，应行肠切除。如有可疑，可用 0.5% 普鲁卡因或 0.5% 利多卡因肠系膜根部封闭，温盐水纱布热湿敷，将其放入腹腔 20~30min，若见肠壁颜色和光泽好转，肠系膜终末动脉搏动出现，则说明肠管仍有生机。否则，即表明肠管已坏死。

（3）短路手术：当引起梗阻的原因既不能简单解除，又不能切除时，可行梗阻近端与远端肠袢的短路手术。

（4）肠造口或肠外置术：如患者病情危重，不能耐受复杂手术，可用此类术式解除梗阻，该手术主要适用于低位肠梗阻，如急性结肠梗阻，一般采用梗阻近侧肠造口，以解除梗阻；也适用于麻痹性或痉挛性肠梗阻，蛔虫或粪块堵塞引起的肠梗阻，炎症引起的不完全性肠梗阻，肠套叠早期等。在治疗过程中，应严密观察，如症状、体征不见好转或反而加重，应改为手术治疗。除前述基础疗法外，还包括中药治疗、口服或胃肠道灌注植物油、针刺疗法，以及根据不同病因采用低压空气或钡灌肠，经乙状结肠镜插管，颠簸疗法等各种方法。

二、粘连性肠梗阻

粘连性肠梗阻比较常见，占全部肠梗阻病例的 40%~50%。其中先天性腹腔内粘连（如美克耳憩室的系带、胎粪性腹膜炎）所致者极少，而以后天性腹腔内粘连为最多，好发于腹腔内手术、感染、肿瘤、腹部损伤，腹内出血或异物残留最多见。

（一）临床表现

粘连性肠梗阻大多有腹部手术史，发生时间可以在术后几周到数年之久，有的甚至数十年。可有多次反复发作。大部分粘连性肠梗阻发生在回肠且为单纯性，临床表现同一般小肠梗阻。

（二）诊断要点

①多有腹腔手术、创伤或感染病史。②以往有慢性肠梗阻症状和多次急性发作史。③突发性典型的机械性肠梗阻表现。

值得注意的是，手术后早期（5~7d）即可出现粘连性肠梗阻，应与术后肠麻痹恢复期的肠蠕动功能失调相鉴别。其鉴别要点：①术后肠麻痹是术后的持续表现，多在术后 3~4d 内恢复，当自肛门排气排便后，症状便自行消失。而粘连性肠梗阻则常常先有肛门排便排气后又停止，并伴有绞痛和肠鸣音亢进。②腹部 X 线，肠麻痹时全部肠道均有积气，而粘连性梗阻积气积液仅限于梗阻以上的肠管。

（三）治疗

粘连性肠梗阻应尽量避免反复手术治疗。若是单纯性梗阻，应首先选择基础治疗，如基础治疗无效或怀疑有绞窄时，宜及时做手术探查。

①全面探查，不满足于一处或几处梗阻的发现。②以钝性分离为主，减少损伤。③对于粘连广泛，分离后有较多粗糙面者，可行部分或全部小肠排列术。

手术方式可根据病变情况采用粘连松解或束带切断术，有肠坏死者，应行肠切除吻合术。

（四）注意事项

1.粘连性肠梗阻　多数为单纯性肠梗阻，一般采用禁食、胃肠减压、输液、防治感染等非手术方法，尽可能避免手术治疗，以减少手术后再粘连。

2.腹腔内粘连　腹腔内粘连是浆膜对损伤和炎症正常生理反应，故在腹腔手术中采用一些方法尽可能减少损伤和炎症，以减少粘连性肠梗阻的发生。手术中仔细止血，不做大块结扎，防止浆膜面暴露干燥和异物残留等。

3.使用抗粘连药物或材料　如胰蛋白酶、右旋糖酐、透明质酸酶等。

4.加强术后处理，促使肠功能恢复　如早期下床活动，使用促进肠蠕动药物。

三、肠扭转

肠扭转是一段肠襻沿其系膜长轴旋转而造成的闭襻型肠梗阻。由于肠系膜血管受压，因而也属于绞窄性肠梗阻。常常是因为肠襻及其系膜过长，系膜根部附着处过窄或粘连收缩，并因肠内容重量骤增，肠管动力异常，以及突然改变体位等诱发因素而引起。扭转程度轻者在360°以下，严重的可达2~3转。常见的扭转部位有部分小肠，全部小肠和乙状结肠。

（一）临床表现

肠扭转表现为急性机械性肠梗阻，但部位不同，临床特点各异。

1.小肠扭转　多见于青壮年。常有饱食后剧烈活动等诱因。发生于儿童者多与先天性肠旋转不良等有关。表现为突然发生的剧烈腹部绞痛，阵发性加重，常牵涉腰背部，患者喜蜷曲卧位，不敢仰卧；呕吐频繁，腹胀不显著或某一部位特别明显。腹部有时可扪及扩张肠襻，病情发展迅速，易发生休克。腹部平片可见到闭襻的肠管，空肠、回肠换位或排列成多种形态的小跨度蜷曲肠襻等特有征象。

2.乙状结肠扭转　多见于男性老年人，常有便秘习惯或以往有多次腹痛发作经排便、排气后缓解的病史。临床表现为腹痛、腹胀、呕吐一般不明显。低压灌肠时进入液体量往往不足500mL。钡剂灌肠造影可明确诊断，在扭转部位钡剂受阻，钡影尖端呈"鸟嘴"状改变。

（二）治疗

肠扭转可在短期内致肠绞窄、坏死，病死率为15%~40%，应及时手术治疗。

1.扭转复位术　将扭转的肠管复位，并解决引起扭转的解剖学异常。

2.肠切除术　适宜肠坏死的病例。

（三）注意事项

1.肠扭转早期除一般治疗外，可行手术复位。

2.肠扭转是一种闭襻性肠梗阻，易引起绞窄，造成肠坏死、肠穿孔，宜早期手术较为安全。

3.早期乙状结肠扭转可行肛管复位，在乙状结肠镜下插入细肛管，排出扩张肠曲内气体，并保留3~4d，以利于肠功能恢复。

四、肠套叠

一段肠管套入邻近的肠腔内称为肠套叠。多为近侧端套入远侧端。根据套入部位可分为小肠—小肠型、回肠—结肠型和结肠—结肠型。

临床上将肠套叠分为儿童型和成人型两大类。儿童型肠套叠占儿童肠梗阻的首位，多发生于2岁以内的肥胖婴儿，男孩多于女孩，与肠功能失调，蠕动异常有关。成人型肠套叠多为继发性,可继发于肠息肉、肠肿瘤等,两类肠套叠在临床表现及治疗上均有显著不同。

（一）临床表现

儿童型肠套叠,是小儿肠梗阻的常见病因,80%发生于2岁以下儿童。最多见的为回肠末端套入结肠。

1.腹痛 患儿常突然发作剧烈的阵发性腹痛,阵发性哭闹,反复发作后出现精神萎靡、嗜睡。如不及时治疗可进一步出现休克。

2.呕吐 早期为胃内容物,继之有胆汁或肠内容物。

3.血便 呈果酱样。

4.腹部肿块 大多数患儿可在腹部扣及腊肠样肿块,表面光滑,稍可活动,稍有压痛,位于脐右上方。

成人型肠套叠多表现为慢性反复发作,其发生原因常与肠息肉、肿瘤等病变有关。主要症状是阵发性腹痛,在腹痛发作时约60%的患者可扣及腹部肿块,并有不完全性肠梗阻表现,但往往可自行缓解。

（二）诊断要点

1.儿童型肠套叠 根据三大典型症状,腹痛、血便和腹部肿块等表现,一般可明确诊断,如有怀疑可做诊断性空气灌肠或钡剂灌肠造影。X线下可见到套叠的肠管钡影呈"杯口"状,甚至呈"弹簧状"阴影。

2.成人型肠套叠 成人中发现质硬、光滑、稍能推动的腹部肿块,伴有不完全性肠梗阻表现要考虑本病。应做钡灌肠造影或钡剂上消化道造影检查,可明确诊断并了解所发生的原因。

（三）治疗

1.儿童型肠套叠,以非手术疗法为主

(1)空气灌肠:适用于病程在48h以内,腹不胀、腹肌不紧张的回肠－结肠型套叠。应用此法有近90%的患儿可获得复位。方法是将气囊导尿管插入肛门,让气囊充气堵住肛门,然后向肠腔内充气,压力为8~13kPa,在X线透视下,可见到套叠的肠管逐步消失,有空气进入回肠。

(2)手术治疗:适用于空气灌肠复位失败、并发肠穿孔腹膜炎或病程超过48h者。术时注意将套入的肠管轻轻挤出,避免直接牵拉。如肠管已有坏死或手法不能复位宜做肠切除吻合。

2.成人型肠套叠 由于成人肠套叠多属继发,原则上应手术治疗,根据病变情况做相应的手术处理。

（四）注意事项

1.儿童型肠套叠早期可采用非手术疗法,如禁食、输液、控制感染。

2.行空气灌肠疗法时,应在X线透视下严密观察肠套叠复位全过程。术者可用手轻轻按摩套叠部位以利复位。复位后,腹部变软无压痛,肿块消失,小儿常安静入睡。继而可排气排便,便色渐变成正常。

3.行空气灌肠疗法前,需皮下或肌肉注射阿托品0.3~0.5mg,以解除痉挛镇痛;个别异常躁动患儿,可用基础麻醉。

（乔文辉）

第四节　短肠综合征

短肠综合征系指小肠广泛切除后的严重吸收不良(腹泻、脂肪泻、体重减轻、营养不良等)综合征。一般认为小肠切除 70％以上,或切除小肠 50％且同时切除回盲瓣,或成人保留小肠不足 120cm 谓之小肠广泛切除。小肠大量切除常见的病因有急性肠扭转、坏死性肠炎、绞窄性疝、肠系膜上动脉栓塞、肠系膜上静脉血栓形成、肿瘤、Crohn 病、外伤等。

一、诊断

(一)临床表现

短肠综合征患者的临床表现和严重程度随残留肠管的部位、长度及有无回盲瓣的存留而异,主要有以下几方面表现。

1.严重的腹泻和脂肪泻。

2.水、电解质平衡失调、酸中毒、多种维生素缺乏。

3.严重营养不良、疲乏无力、体重下降、手足搐搦、骨痛、骨软化、紫癜及周围神经病变,乃至精神症状。

4.免疫功能低下。

5.胃酸分泌亢进表现,胃部烧灼感、恶心、呕吐。

6.短肠综合征患者后期可出现泌尿系结石、胆系结石等。

(二)辅助检查

1.血液检查　可有贫血和血清 K^+、Na^+、钙离子、镁离子、清蛋白、胆固醇等浓度降低,以及凝血酶原时间延长。

2.小肠功能检查　粪脂定量测定、血清胡萝卜素测定、维生素 B_{12} 吸收试验、D一木糖吸收试验等。

3.小肠液细菌培养　一般超过 $1×10^8$/L,为细菌生长过度。

4.胆盐浓度测定　血中结合胆盐浓度下降甚至缺乏。

5.X 线小肠钡剂造影　可估计和观察剩余小肠的长度及代偿功能,

二、治疗方法

(一)非手术治疗

1.第 1 期治疗

(1)禁食、全肠外营养治疗,纠治水、电解质和酸碱平衡失调。补充必需的营养物质,使肠道得到充分的休息。

(2)抑制高胃酸分泌:可静脉滴注法莫替丁、奥美拉唑等。用碳酸钙中和胃酸和游离脂肪酸。

(3)抑制肠蠕动、减轻腹泻:可酌情选用洛哌丁胺、思密达、考来烯胺每次 4～5g,每日 3 次。

(4)消胆胺:结合胆盐,消除胆盐对结肠的刺激。

2.第 2 期治疗　为防止肠黏膜萎缩,宜早期开始肠内营养治疗。应给予碳水化合物、高蛋白、低脂肪及含有充分的微量元素和维生素的要素饮食。同时根据口服营养的情况,继续给予静脉营养支持补充。暂禁用乳糖制品。有高草酸尿患者,可限制水果、蔬菜入量。如残肠内有过多细菌生长者,可用氨苄西林、甲硝唑等抗生素治疗。

3. 第 3 期治疗 经口摄入的食物以患者可以耐受的程度进行调整。既要保证热量和营养充分,而又不引起腹泻为原则。饮食以高糖、高蛋白、低脂半流或软食为主。避免高渗饮料,补充矿物质和维生素。患者终身需小心调节饮食并置于医师的监护之下。

(二)手术治疗

术后持续吸收不良而严格非手术治疗效果不佳时,可考虑手术。应当指出,不应在广泛小肠切除的同时做短肠的补救性手术,因对残存小肠的代偿功能难以足够估计,且在肠切除时做这类手术将会抑制小肠的适应性改变。一般宜在前次手术 6~12 个月以后再考虑。手术方式分延缓小肠排空、增加吸收面积及小肠移植 3 类。小肠延长术、肠黏膜替补术等增加吸收面积的术式尚处于研究阶段,小肠移植也远非确切的治疗手段。目前临床多用且有效的为多种延缓小肠排空手术。

1. 逆蠕动小肠段间置术 取带蒂残肠末段 10cm,反转后吻合。

2. 小肠人工瓣膜成形术 利用肠管自身套叠或制作残端乳头形成一抵挡肠内容通过的瓣膜样结构。

3. 顺蠕动结肠段间置术 切取带蒂结肠段 15~20cm,按顺蠕动方向间置于小肠中。

(乔文辉)

第五节 黑斑息肉病

黑斑息肉病是一种少见的家族性疾病。其特点是口腔黏膜、口唇、双侧手掌和足底有色素沉着以及胃肠有多发息肉。是一种显性遗传病,有很高的外显率,男性和女性都可携带基因。肠息肉和黑斑由单一的多显性基因所引起,临床上仅半数患者有家族史。

一、病理

1. 息肉为错构瘤。

2. 组织学上除正常的肠黏膜腺体外,可见到腺瘤性息肉中所没有的平滑肌成分。

3. 从黏膜肌层分叉如树枝样长入息肉内。

4. 黑斑最常见于唇部、口腔黏膜和手指,足趾、肛周、手掌和足底也可见到。

5. 息肉可发生在胃至直肠的任何部位。以空回肠最多见。

二、临床表现

1. 反复发作腹部绞痛,为肠息肉引起肠套叠所致。

2. 便血,为息肉糜烂引起出血。

3. 部分患者可扪及肿块。

4. 唇、口腔黏膜、手掌、足底多发性黑斑为本病特征。

三、诊断

（一）X 线检查

可行胃肠道钡餐或小肠灌钡法证实胃肠道有无息肉。

（二）纤维内镜检查

对结肠直肠或胃息肉可行纤维结肠镜或胃镜检查以了解息肉的大小、分布、数目，并可做病理检查。

四、治疗

（一）观察

由于息肉分布较广泛，难以将息肉全部切除，而且极少癌变，故对没有明显症状的患者可以长期观察。

（二）手术治疗

手术的目的是解除临床症状而不是根治。

1.手术适应证

（1）肠套叠合并有明显的肠梗阻。

（2）反复出现较大的肠道出血。

（3）发现有个别孤立较大的息肉或多发性息肉密集于某一肠段，且有反复发作腹部剧烈疼痛。

2.手术方式

（1）并发肠套叠急诊手术如无肠坏死可行肠套叠复位术，尽可能做息肉切除，已有肠坏死者则行肠切除吻合术。

（2）出血较大的息肉应予以摘除。

（3）息肉大于 2cm 者，手术探查，分别切开息肉段肠壁摘除息肉。

（三）内镜治疗

对于胃、大肠的息肉，可用内镜在检查的同时予以摘除或电灼。

（四）黑斑的治疗

唇部黑斑有碍美容，如患者要求手术，可以刮除。其他部位黑斑可以不治。

（乔文辉）

第六节　小肠良性肿瘤

较为常见的小肠良性肿瘤包括平滑肌瘤、脂肪瘤、腺瘤、纤维瘤和血管瘤，而神经纤维瘤、黏液瘤与囊性淋巴管瘤则更为少见。据统计小肠良性肿瘤约占原发性小肠肿瘤的 18％～25％，占全部胃肠道肿瘤的 0.5％～1％。小肠良性肿瘤可见于任何年龄组，多见于 30～60 岁之间，男女比例在发病学上无意义。由于不同的小肠良性肿瘤在临床上并无特征性表现，故术前正确诊断极为困难。

一、病理

（一）平滑肌瘤

为小肠良性肿瘤中最常见的一种，可见于小肠的任何部位，但以空、回肠较为多见。肿瘤多为单发，瘤体圆形或椭圆形，多数在 8cm 以下，超过 8cm 多为恶性。根据瘤体与小肠间的关系可将小肠平滑肌瘤分为肠内型、壁间型、肠外型和混合型四种。瘤体一般质地韧性硬，但较大者可因变性与坏死而变软。部分病例可恶变。

（二）脂肪瘤

位于小肠黏膜下，形成大小不一的单发或多发性肿瘤，切面与体表脂肪瘤无异，很少有恶变。

（三）血管瘤

源于黏膜下血管，可分为海绵状血管瘤、毛细血管瘤和蔓状血管瘤，以前二种多见。因瘤体膨胀性生长易致肠黏膜溃疡、急性消化道出血与肠穿孔。

（四）纤维瘤

源于小肠壁组织中的纤维细胞，常与其他组织成分一同构成混合瘤，如腺纤维瘤、肌纤维瘤等，有恶变倾向。

（五）腺瘤

源于黏膜或腺体上皮，外观呈息肉状，数毫米至数厘米不等，也有恶变之可能。

二、临床表现

小肠良性肿瘤早期症状不明显，偶因其他疾病手术时发现，也有部分患者因合并症就诊，术前正确诊断率仅 20％左右。常见症状可归纳如下。

（一）腹部不适或腹痛

是最常见和最为早期出现的症状，占 63％。引起腹痛的原因多数为肠梗阻，也可因肿瘤的牵伸、瘤体坏死继发炎症、溃疡和穿孔。疼痛部位与肿瘤发生部位有关，但大多数位于脐周及右下腹。疼痛性质可为隐痛且进食后加重，呕吐或排便后减轻，也可为阵发性绞痛、胀痛等。

（二）肠梗阻

急性完全性或慢性进行性小肠梗阻是小肠良性肿瘤常见症状之一。肠梗阻的主要原因为肠套叠，占 68％，少部分为肠扭转与肠腔狭窄。临床表现为机械性小肠梗阻：反复发作性剧烈绞痛、腹胀伴肠鸣音亢进等。部分患者可触及腹部包块。平滑肌瘤、脂肪瘤、腺瘤、纤维瘤等都可致肠梗阻。临床上若遇到无腹部手术史，反复发生肠梗阻且渐加重或成年人肠套叠患者时应考虑小肠肿瘤的可能。

（三）消化道出血

9％～25％的小肠肿瘤患者有消化道出血表现，多见于平滑肌瘤、腺瘤和血管瘤。大多数患者表现为间断性柏油便或血便，但发生于十二指肠的腺瘤和平滑肌瘤以及部分空、回肠肿瘤由于肠黏膜下层血管丰富，在炎症或瘤体活动过度牵拉基底时可发生消化道大出血，表现为呕血或大量血便，此时行常规胃镜或结肠镜检查不易发现病变所在。慢性失血的患者常被误诊为缺铁性贫血。

（四）腹部包块

腹部包块的发生率各家报道不一，在 30%～72% 之间。包块可为肿瘤本身，也可为套叠之肠袢。包块多位于脐周和右下腹，移动度大、边界清楚、表面光滑、伴有或不伴有压痛。

（五）肠穿孔

多由肠平滑肌瘤所致，原因是肿瘤生长较大，瘤体中心缺血坏死，肠壁溃疡形成，最终引发肠穿孔。

三、诊断

除依据前述临床表现外，可根据病情和医院条件选用以下检查，

（一）非出血患者的检查

1. X 线检查

（1）腹部平片：可用于观察肠梗阻征象及有无膈下游离气体等。

（2）普通全消化道钡剂造影：可能发现的影像包括肠腔内充盈缺损与软组织阴影、某段肠腔狭窄伴其近侧扩张、肠壁溃疡性龛影（常见于肠平滑肌瘤）等，但实际上由于小肠较长，影像常因小肠迂曲重叠以及检查间隔期长而致效果不十分理想。

（3）气钡双重造影，可提高阳性发现率。

（4）低张十二指肠造影。

2. 纤维内镜

（1）纤维胃十二指肠镜：可直接观察十二指肠内病变，超声内镜更可显示出肿瘤的原发部位及侵犯肠壁的层次。

（2）小肠镜：理论上讲可观察小肠内病变，但实际上成功率较低。

（3）纤维结肠镜：可对小部分患者回肠末端的病变进行观察与活检。

3. 其他影像学检查　对表现为腹部包块或疑有腹部包块的患者可根据情况选用 B 超、CT 或 MRI 等项检查，以确定包块的位置并估计其来源。

（二）出血患者的检查

1. 除外胃和结、直肠出血　引起消化道出血的疾病多在消化道的两端，故遇消化道出血患者应先选用内镜法以除外之。急性消化道出血不是内镜检查的禁忌证，因此宜尽早进行以提高诊断符合率。

2. 小肠气钡造影　经十二指肠内导管注入气体与钡剂进行气钡双重造影，其诊断率高于普通全消化道钡餐检查。

3. 小肠镜与小肠钡灌联合检查　最近 Willis 等人采用推进式电子小肠镜结合小肠钡灌检查小肠出血原因，证明二者有明显互补作用，检出阳性患者占 57%。

4. 选择性内脏血管造影　当出血速度大于 0.5mL/min 时，外渗到肠腔内的造影剂可显示出出血部位及病变性质。对初次血管造影未能做出诊断而仍有出血的患者可于次日及出血停止后 4 周再行血管造影检查，可提高诊断率。有条件者可采用数字减影技术，据报道定性与定位率都很高。

5. 同位素扫描　常用的有 ^{99m}锝硫化胶体和 ^{99m}锝标记红细胞。前者在静脉内迅速被肝脾清除，同时外渗到出血部位形成焦点。动物试验证明该法可发现出血速度 0.1mL/min 的出血点。后者衰变比前者慢，限制了这一方法的应用，动物试验证明 30～60mL 的血液外渗才

能获得阳性结果。同位素扫描可反复使用。

6.术中内镜检查　术前全肠道灌洗,术中取截石位,内镜医生经肛门插入纤维结肠镜,外科医生引导前进,除个别肥胖患者,镜子很容易达到十二指肠,然后关闭室内照明退镜观察出血部位。一般需 30min 即可完成检查,无合并症发生。

7.术中注射亚甲蓝显示病变　利用选择性动脉插管术中注射亚甲蓝可较好地显示病变的肠管。也可将 10mL 亚甲蓝稀释液直接注射到供应可疑病变血管内,根据病变部位清除亚甲蓝较其他部位迅速的原理找出出血部位。

小肠出血定位诊断较难,常需联合几种方法反复检查,方能做出正确诊断。

四、治疗

小肠良性肿瘤可致肠套叠、肠穿孔、消化道出血等严重合并症,部分有恶变的可能,因此无论腹部手术中偶然发现还是患者就诊时发现都应手术治疗。根据病情可行小肠局部切除或小肠部分切除术。对发生在十二指肠乳头周围的腺瘤如无法行局部切除,也可行胰头十二指肠切除术。

(乔文辉)

第七节　小肠恶性肿瘤

一、病理

(一)恶性淋巴瘤

主要有淋巴肉瘤、网织细胞肉瘤和霍奇金病三类,国内统计三类分别占 52.7%、36.5%和 10.8%。由于远端小肠有丰富的淋巴组织,故恶性淋巴瘤以回肠最为多见。约 40%的病例为多发,多发灶可能为转移性,也可能为多源性病变。恶性淋巴瘤大体上可分为扩张、缩窄、溃疡与息肉四种类型,以前二者多见。恶性淋巴瘤早期即可发生区域性淋巴转移,晚期可转移至肝、脑等器官,也可直接侵犯邻近器官。

(二)小肠癌

小肠癌大体上可分为息肉型、溃疡型和缩窄型。按发生部位可分为十二指肠癌和空、回肠癌。十二指肠虽其长度不到小肠的 10%,但却占全部小肠癌的 33%～48%。十二指肠癌以十二指肠乳头为标志可进一步分为乳头上部癌(多为息肉型)、乳头周围癌(多为息肉型与溃疡型)和乳头下癌(多为缩窄型),由于癌的生长常引起十二指肠狭窄和梗阻性黄疸。镜下小肠癌主要为腺癌,少数为未分化癌与黏液癌,腺棘皮癌与鳞状细胞癌也有报道。小肠癌转移方式以淋巴、血行转移及局部浸润为主。常见受累组织为局部淋巴结、肝、胰、腹膜、卵巢和肺脏等。小肠癌 5 年生存率较低,据国内外二位学者统计分别为 29%和 60%。

(三)平滑肌肉瘤

和小肠平滑肌瘤一样,小肠平滑肌肉瘤也分为肠内、外型、肠壁间型和混合型四型,以肠内、外型多见。瘤体直径在 8～25cm,平均 9.5～10cm。由于瘤体大、生长快往往伴有中心部坏死,肠黏膜由于坏死形成溃疡,可并发出血或穿孔,也有穿透至肿瘤中心形成脓腔。镜下见瘤细胞呈多形性,胞核大小不一、形态不规则,瘤细胞核浆比例增大、胞浆相对减少,有时可见怪形瘤巨细胞。因诊断不易,故手术时 33%～39% 的患者已有转移。转移方式以血行为主,也可见淋巴转移。常见的受侵器官有肝脏、腹腔、肿瘤邻近器官,肿瘤自发破裂也较多见。小肠平滑肌肉瘤术后 5 年生存率较低,仅为 20%～30%。

二、临床表现

进展期小肠恶性肿瘤也具有腹痛、肠梗阻、消化道出血、腹部包块与肠穿孔这五项主要临床表现。除此外,由于恶性肿瘤生物学特性所致,小肠恶性肿瘤还具有以下临床特点。

(一)消瘦、乏力

这是小肠恶性肿瘤最常见的临床表现之一。一般说来腺癌发展速度较快,上述症状出现的早且重,而恶性淋巴瘤患者则出现的相对晚一些。当患者出现消瘦、乏力、呕吐与腹痛等症状,而不能用其他消化系统疾病解释时,应怀疑小肠恶性肿瘤的可能并择法检查之。

(二)梗阻性黄疸

发生于十二指肠乳头周围的腺癌、恶性淋巴瘤或平滑肌肉瘤可压迫阻塞胆总管下端引起梗阻性黄疸。化验检查血清总胆红素值升高,以直接胆红素为主。

(三)腹部包块

与小肠良性肿瘤相比较,小肠恶性肿瘤的包块一般质地相对较硬,表面呈结节状,肉瘤长径较大可达 20cm 以上,多伴有压痛,移动度较小或发现时已固定不动。

(四)肠梗阻、肠穿孔

十二指肠内恶性肿瘤由于肿瘤浸润可致高位小肠梗阻,致患者出现上腹痛、恶心与呕吐等。空、回肠梗阻主要原因为肠腔狭窄与肠套叠。肠梗阻临床表现与一般机械性肠梗阻无异。由于肿瘤生长速度快肠穿孔的发生率远较小肠良性肿瘤高。

(五)其他

过大的肿瘤偶可致瘤体破裂而引发急性腹膜炎与内出血。

三、诊断

(一)十二指肠恶性肿瘤的诊断

1. 十二指肠低张造影　通过双重对比检查可较详细观察病灶。恶性淋巴瘤主要所见为黏膜增粗、紊乱或消失,肠管变形,宽窄不一,肠壁变硬、边缘不规则。腺癌多表现为龛影或充盈缺损。平滑肌肉瘤则表现为充盈缺损或外压性缺损。

2. 十二指肠镜　恶性淋巴瘤可见局部或多发性浸润性黏膜下肿块,黏膜表面常有糜烂、出血或坏死,此时选择恰当部位活检阳性率可达 70%～80%。腺癌和平滑肌肉瘤也可见到溃疡、肿块等,也可进行活检。超声内镜还有助于观察黏膜下病变与周围组织器官受累及淋巴转移情况。

3. 其他影像学检查　包括 B 超、CT 以及 MRI 等项检查。可用于观察:①梗阻性黄疸征象:主要有胆囊增大、肝内外胆管扩张以及主胰管扩张等梗阻性黄疸的间接影像。②消化道梗阻征象:梗阻以上肠管扩张、积气及积液等。③病变周围征象,可见有无周围脏器受累及淋巴结转移。④超声引导下肿块穿刺活检。

(二)空、回肠恶性肿瘤的诊断

诊断较难,常用方法包括小肠气钡造影、小肠镜检查及 B 超、CT 等,请参考小肠良性肿瘤诊断方法。

（三）小肠出血患者的诊断

诊断程序及方法与小肠良性肿瘤致出血患者相同，请参考前述内容。

四、治疗

（一）恶性淋巴瘤

手术仍为主要的治疗手段并可为术后进一步放、化疗创造条件。手术应切除病变肠段及所属淋巴结，断端距肿瘤边缘应在 10cm 以上。位于十二指肠恶性淋巴瘤可行胰头十二指肠切除术。若手术时已属晚期无法切除，可行胃空肠吻合，也能改善患者生存质量延长寿命。术后可辅以病变区与区域淋巴结放疗。化疗对局部的有效性与放疗相似，医生可根据病变恶性程度、患者条件选择不同化疗方案。

（二）腺癌

十二指肠腺癌应行胰头十二指肠切除术，术式可采用传统的 Whipple 术式或保留幽门胰头十二指肠切除术，根治术后 5 年生存率可达 60％。对于癌肿较小的十二指肠乳头癌患者或患者为高龄体弱者也可行乳头局部切除术。空、回肠腺癌应切除病变及所属淋巴结，断端距肿块也应在 10cm 以上。术后化疗与其他消化道癌大致相同。

（三）平滑肌肉瘤

平滑肌肉瘤对化疗和放疗均不敏感，治疗应以手术切除为主。切除范围多数作者认为距肿瘤 2～3cm 即可，无需行淋巴结清扫术。位于十二指肠的平滑肌肉瘤若不宜行局部切除可行胰头十二指肠切除术。

除手术、放疗与化疗外，上述三种肿瘤均可辅以免疫治疗及中药治疗。

（乔文辉）

第八节　小肠类癌

其他类型的小肠肿瘤中，类癌较为多见。

一、临床表现

（一）消化道反应

早期小肠类癌无症状，随着病情进展可出现上腹部不适、隐痛、饱胀、恶心、呕吐、黑便和贫血等非特异性消化道症状。十二指肠类癌可表现为消化性溃疡；空、回肠类癌可能出现肠痉挛、肠绞痛和肠梗阻症状。

（二）类癌综合征

主要表现包括：①面部潮红：表现为类癌综合征的患者绝大多数有此症状且为首发。情绪激动、饮酒及喝咖啡等可诱其发生。②腹痛、腹泻：约半数类癌综合征患者有腹痛，近 4/5 患者有腹泻。③心肺症状：表现为哮喘、呼吸困难、心内膜下纤维化、瓣膜功能不全、右心衰及缩窄性心包炎等。④其他表现：烟酸缺乏症（糙皮病）、关节痛、阴茎海绵体硬化、抑郁症等，出现类癌综合征提示肝已有转移，病情已至晚期。

（三）类癌危象

类癌危象是类癌综合征患者最为严重的合并症，表现为严重而顽固的低血压、激烈而弥漫的面部潮红、心动过速、重度腹泻、中心静脉压下降、昏迷等。全麻与化疗是类癌危象的促发因素。

二、诊断

（一）24h 尿 5－羟吲哚醋酸测定（5－HIAA）

5－羟吲哚醋酸为 5－羟色胺的代谢产物，正常值为 2～8mg/d，如超过 30mg/d 时诊断类癌较为可靠。

（二）内分泌激素测定

测定血清 5－羟色胺、P 物质、神经降压素、缓激肽、胰多肽、生长抑素等对诊断有所帮助。

（三）放射性核素扫描

1. ^{111}铟－DTPA－phe－Octretide 扫描。

2. ^{131}I－MIBG 可被嗜铬细胞摄取并贮存，从而使肿瘤显影。

（四）X 线造影

可发现小息肉样充盈缺损，以及肠管僵直、扭曲、粘连及梗阻等相关病变。

（五）内镜检查

对十二指肠类癌诊断有一定帮助。可取活检以确定诊断。超声内镜还可对肿瘤大小、浸润深度以及有无周围淋巴结转移作出判断。

（六）CT 与 MRI

对肝转移的类癌有诊断价值。

三、治疗

（一）手术治疗

术式的选择应根据原发肿瘤的大小、部位、区域淋巴结受累情况及有无肝转移等情况来定。

（二）化学疗法

可选用 5－FU、阿霉素、甲氨蝶呤等联合化疗。

（三）免疫疗法

主要应用 α 干扰素（IFN－α），通过 IFN－α 的抗增殖、调节自然杀伤细胞的杀伤活性及抑制癌基因表达等发挥抗肿瘤作用。可使患者症状改善、肿块缩小，平均生存率达 80 个月，较化学治疗效果明显。IFN－α 与 Octertide 联合用药效果更佳。

（乔文辉）

第九章　阑尾疾病

第一节　慢性阑尾炎

慢性阑尾炎大多为急性阑尾炎经非手术治愈的病例或有反复发作史,但有部分患者可无急性发作过程,而一开始就是慢性过程。

一、分类

临床上将慢性阑尾炎大致分为两种类型:

（一）原发性慢性阑尾炎

其特点为起病隐匿,症状发展缓慢,病程持续较长,几个月到几年。病初无急性发作史,病程中也无反复急性发作的现象。

（二）继发性慢性阑尾炎

特点是首次急性阑尾炎发病后,经非手术治疗而愈或自行缓解,其后遗留有临床症状,久治不愈,病程中可再次或多次急性发作。

二、病理学分析

慢性阑尾炎肉眼观察可有各种表现,镜下可见阑尾各层有淋巴细胞浸润。

1.阑尾细长呈卷曲、折叠及纠搭状,使阑尾的排空受阻。阑尾及其系膜与周围组织和器官有不同程度之粘连。

2.阑尾壁增厚,管径粗细不均匀,部分管腔呈狭窄状,有时相当一段远端管腔完全闭塞而呈条索状。

3.阑尾腔内有粪石、异物阻塞,阑尾浆膜血管明显增多而清晰。

三、诊断依据

（一）临床表现

1.腹部疼痛　主要位于右下腹部,其特点是间断性隐痛或胀痛,时重时轻,部位比较固定。多数患者在饱餐、运动和长时间站立后,诱发腹痛发生。病程中可能有急性阑尾炎的发作。

2.胃肠道反应　患者常觉轻重不等的消化不良、食欲不佳。病程较长者可出现消瘦、体重下降。一般无恶心和呕吐,也无腹胀,但老年患者可伴有便秘。

3.腹部压痛　压痛是唯一的体征,主要位于右下腹部,一般范围较小,位置恒定,重压时才能出现。无肌紧张和反跳痛,一般无腹部包块,但有时可触到胀气的盲肠。

4.间接体征　各种特定的压痛点如马氏点、兰氏点及腰大肌征、罗氏征,在慢性阑尾炎的诊断中无意义。

（二）辅助检查

胃肠钡剂造影和纤维结肠镜检查有一定帮助。回盲部钡剂造影如出现显示的阑尾有压痛、阑尾呈分节状、阑尾腔内的钡剂排空时间延长及阑尾未显影等,均为慢性阑尾炎的特征。纤维结肠镜可直接观察阑尾的开口及其周围的黏膜的变化和活检,尚可对阑尾腔进行造影,对鉴别诊断有一定意义。

X线钡剂造影检查有如下特征。

1.阑尾充盈后有明显压痛,当移动阑尾时,压痛点也随之有相应的移位。

2.阑尾虽未见充盈,但多次检查盲肠内侧有局限性压痛。

3.阑尾充盈不规则。

4.阑尾充盈后,隔48h以上仍未见钡剂排空,有的排空延迟到2~3周。

5.阑尾本身有固定或纠结的现象或盲肠和末端回肠有变形的表现,提示阑尾周围有粘连。

(三)诊断

慢性阑尾炎的确诊有时相当困难,国内统计慢性阑尾炎手术后症状未见减轻者高达35%,其主要原因是诊断上的错误。应该对每一个慢性阑尾炎的诊断高度认真,用"排除法"来逐个除外容易与它相混淆的有关疾病。其中主要有回盲部结核,慢性结肠炎,慢性附件炎,胃肠神经官能症及结肠恶性肿瘤等。

总之,慢性阑尾炎的诊断相当困难,最后确诊慢性阑尾炎的标准如下,除曾有典型的急性发作史、右下腹有经常存在和位置固定的压痛点、有X线钡剂造影的佐证外,阑尾切除后临床症状应消失。

四、治疗方法

手术治疗是唯一有效的方法,但在决定行阑尾切除术时应特别慎重。

1.慢性阑尾炎确诊后,原则上应手术治疗,切除病变阑尾,特别是有急性发作史的患者,更应及时手术。对诊断可疑的患者或有严重并存病的高龄患者,应暂行非手术治疗,在门诊追踪观察。

2.手术中如发现阑尾外观基本正常,不能轻易只切除阑尾后即刻关腹,应仔细检查阑尾附近的组织和器官如回盲部,回肠末段100cm,小肠系膜及其淋巴结。女性患者还应仔细探查盆腔及附件,以防误诊和漏诊。

3.手术后应对每一个患者进行一段时间的随访,以了解切除阑尾后的实际效果。慢性阑尾炎的最后诊断不是病理学诊断,而是手术后症状的完全解除。术后仍有症状的患者,应做全面的检查,找出真正的病因,不能轻易地按术后肠粘连治疗。

五、治愈标准

治愈:手术切除阑尾后,症状及体征消失,切口愈合佳,无并发症。

(乔文辉)

第二节　急性阑尾炎

急性阑尾炎是腹部外科中最为常见的疾病之一,大多数患者能及时就医,获得良好的治疗效果。但是,有时诊断相当困难,处理不当时可发生一些严重的并发症。到目前为止,急性阑尾炎仍有 0.1％～0.5％的病死率,因此如何提高疗效,减少误诊,仍然值得重视。

一、诊断

（一）临床表现

大多数急性阑尾炎患者不论病理学类型如何,早期的临床症状都很相似,诊断并无困难,大都能得到及时和正确的处理。

1.症状 主要表现为腹部疼痛,胃肠道反应和全身反应。

(1)腹痛:迫使急性阑尾炎患者及早就医的主要原因就是腹痛,除极少数合并有横贯性脊髓炎的患者外,都有腹痛存在。

(2)胃肠道的反应:恶心、呕吐最为常见,早期的呕吐多为反射性,常发生在腹痛的高峰期,呕吐物为食物残渣和胃液,晚期的呕吐则与腹膜炎有关。约 1/3 的患者有便秘或腹泻的症状,腹痛早期的大便次数增多,可能是肠蠕动增强的结果。盆位阑尾炎时,阑尾的尖端直接刺激直肠壁也可伴便次增多,而阑尾穿孔后的盆腔脓肿,不仅便次多,甚至会出现里急后重。

(3)全身反应:急性阑尾炎初期,部分患者自觉全身疲乏,四肢无力,或头痛、头晕。病程中觉发热,单纯性阑尾炎的体温多在 37.5～38℃,化脓性和穿孔性阑尾炎时,体温较高,可达 39℃左右,极少数患者出现寒战高热,体温可升到 40℃以上。

2.体征 急性阑尾炎腹部检查时,常出现的体征有腹部压痛,腹肌紧张和反跳痛等,这些直接的炎症的体征是诊断阑尾炎的主要依据。另外在一部分患者还会出现一些间接的体征如腰大肌征等,对判断发炎阑尾的部位有一定的帮助。

(1)步态与姿势:患者喜采取上身前弯且稍向患侧倾斜的姿势,或以右手轻扶右下腹部,减轻腹肌的动度来减轻腹痛,而且走路时步态也缓慢。这些特点,在患者就诊时即可发现。

(2)腹部体征:有时需连续观察,多次比较才能做出较准确的判断。

①腹部外形与动度:急性阑尾炎发病数小时后,查体时就能发现下腹部呼吸运动稍受限,穿孔后伴弥漫性腹膜炎时,全腹部动度可完全消失,并逐渐出现腹部膨胀。

②腹膜刺激征:包括腹部压痛,肌紧张和反跳痛。尽管各患者之间腹膜刺激征在程度上有差异,但几乎所有的患者均有腹部压痛。

右下腹压痛:压痛是最常见和最重要的体征,当感染还局限于阑尾腔以内,患者尚觉上腹部或脐周疼痛时,右下腹就有压痛存在。感染波及到阑尾周围组织时,右下腹压痛的范围也随之扩大,压痛的程度也加重。穿孔性阑尾炎合并弥漫性腹膜炎时,虽然全腹都有压痛,但仍以感染最重的右下腹最为明显。盲肠后或腹膜后的阑尾炎,前腹壁的压痛可能较轻。

腹肌紧张:约有 70％的患者右下腹有肌紧张存在。一般认为腹肌紧张是由于感染扩散到阑尾壁以外,局部的壁层腹膜受到炎症刺激的结果,多见于化脓性和穿孔性阑尾炎,是机体的一种不受意识支配的防御性反应。腹肌紧张常和腹部压痛同时存在,范围和程度上两者也大体一致。肥胖者、多产妇和年老体弱的患者,因腹肌软弱,肌紧张常不明显。

反跳痛:急性阑尾炎的患者可出现反跳痛,以右下腹较常见,如取得患者的合作,右下腹反跳痛阳性,表示腹膜炎肯定存在。当阑尾的位置在腹腔的深处,压痛和肌紧张都较轻时,而反跳痛却明显者,也表示腹腔深部有感染存在。

③右下腹压痛点:传统的教材上,对急性阑尾炎的局部压痛点的具体位置都进行了介绍,并把局部压痛点阳性列为阑尾炎的体征之一。虽然各位学者提出的阑尾炎压痛点都是以阑

尾根部在体表的投影为基础,由于总结的资料不尽相同,所推荐的局部压痛点的位置也不完全一致。临床实践证实,各压痛点的阳性率差异很大,因此仅靠某一压痛点的有无来确诊急性阑尾炎是不切实际的。更多的医师相信,右下腹部固定压痛区的存在,要比压痛点的阳性更有诊断价值。现介绍常见的压痛点如下(图9-1)。

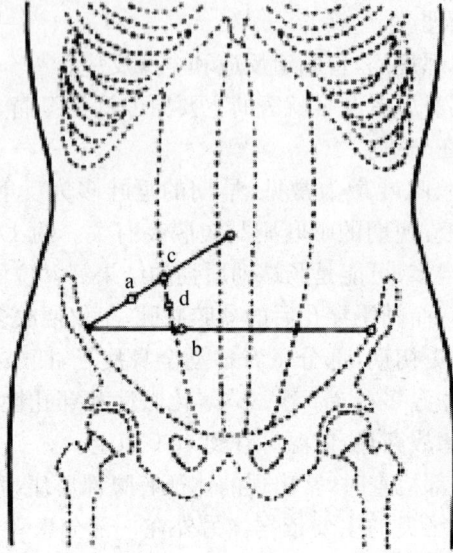

a.马氏点;b.兰氏点;c.苏氏点;d.中立点

图9-1　阑尾根部体表投影点

a.马氏点(Mc Burney's point):在脐与右侧髂前上棘连线的中外 1/3 交界处。

b.兰氏点(Lanz's point):在两侧髂前上棘连线的中、右 1/3 交界处。

c.苏氏点(Sonmeberg's point):在脐和右髂前上棘连线与右侧腹直肌外缘相交处。

d.中立点:在马氏点和兰氏点之间的区域内,距右髂前上棘约 7cm 的腹直肌外侧缘处。

e.腹部包块:化脓性阑尾炎合并阑尾周围组织及肠管的炎症时,大网膜、小肠及其系膜与阑尾可相互粘连形成团块;阑尾穿孔后所形成的局限性脓肿,均可在右下腹触到包块。炎性包块的特点是境界不太清楚,不能活动,伴有压痛和反跳痛。深部的炎性包块,在患者充分配合下,仔细触摸才能发现。包块的出现表示感染已趋于局限化,发炎的阑尾已被大网膜等组织紧密的包绕,此时不宜于急诊手术。

3.间接体征　临床上还可以检查其他一些体征如罗氏征等,只要手法正确并获得阳性结果,对阑尾炎的诊断有一定参考价值。

(1)罗氏征(又称间接压痛):患者仰卧位,检查者用手掌按压左下腹部,或沿降结肠向上腹用力推挤,如右下腹疼痛加重即为阳性;或用力的方向是朝右下腹部,出现同样结果时也为阳性,迅速松去按压力量的同时疼痛反而加重,更能说明右下腹有炎症存在。关于阳性结果的机制,目前的解释是:前者是因压力将左结肠内的气体向右结肠传导,最后冲击到盲肠,并进入发炎的阑尾腔,引起疼痛加重;后者是借助于下腹部的小肠襻将压力传导到右下腹,使发炎的阑尾受到挤压。关于罗氏征的临床意义,阳性结果只能说明右下腹部有感染存在,不能判断阑尾炎的病理学类型和程度。当右下腹疼痛需要与右侧输尿管结石等疾病鉴别时,罗氏征的检查可能有一定的帮助。

(2)腰大肌征:让患者左侧卧位,检查者帮助患者将右下肢用力后伸,如右下腹疼痛加重即为阳性。腰大肌征阳性,提示阑尾可能位于盲肠后或腹膜后,当下肢过伸时,可使腰大肌挤压到发炎的阑尾。

(3)闭孔肌征:患者仰卧后,当右侧髋关节屈曲时被动内旋,右下腹疼痛加重即为阳性,表示阑尾位置较低,炎症波及到闭孔内肌的结果。

(4)皮肤感觉过敏区:少数患者在急性阑尾炎的早期,尤其是阑尾腔内有梗阻时,右下腹壁皮肤可出现敏感性增高现象。表现为咳嗽、轻叩腹壁均可引起疼痛,甚至轻轻触摸右下腹皮肤,也会感到疼痛,当阑尾穿孔后,过敏现象也随之消失。过敏区皮肤的范围是三角形分布,其边界由右侧髂棘最高点、耻骨嵴及脐三点依次连接而构成。皮肤感觉过敏区不因阑尾位置而改变,故对不典型患者的早期诊断可能有帮助。

4.肛门指诊检查　非特殊情况,肛门指诊检查应列为常规,正确的肛门指诊有时可直接提供阑尾炎的诊断依据。盆位急性阑尾炎,直肠右侧壁有明显触痛,甚至可触到炎性包块。阑尾穿孔伴盆腔脓肿时,直肠内温度较高,直肠前壁可膨隆并有触痛,部分患者伴有肛门括约肌松弛现象。未婚女性患者,肛门指诊检查还能除外子宫和附件的急性病变。

(二)辅助检查

1.血、尿、便常规化验　急性阑尾炎病的白细胞总数和中性白细胞有不同程度的升高,总数大多在1万～2万,中性为$80\%～85\%$。老年患者因反应能力差,白细胞总数增高可不显著,但仍有中性白细胞核左移现象。尿常规多数患者正常,但当发炎的阑尾直接刺激到输尿管和膀胱时,尿中可出现少量红细胞和白细胞。

如尿中有大量异常成分,应进一步检查,以排除泌尿系疾病的存在。盆位阑尾炎和穿孔性阑尾炎合并盆腔脓肿时,大便中也可发现血细胞。

2.X线检查　胸腹透视列为常规,合并弥漫性腹膜炎时,为除外溃疡穿孔、急性绞窄性肠梗阻,立位腹部平片是必要的,如出现膈下游离气体,阑尾炎基本上可以排除。急性阑尾炎在腹部平片上有时也可出现阳性结果:$5\%～6\%$的患者右下腹阑尾部位可见一块或数块结石阴影,1.4%患者阑尾腔内有积气。

3.腹部B超检查　病程较长者应行右下腹B超检查,了解是否有炎性包块存在。在决定对阑尾脓肿切开引流时,B超可提供脓肿的具体部位、深度及大小,便于选择切口。

(三)病理学类型

急性阑尾炎在病理学上大致可分为三种类型,代表着炎症发展的不同阶段。

1.急性单纯性阑尾炎　阑尾轻度肿胀,浆膜充血,附有少量纤维蛋白性渗出。阑尾黏膜可能有小溃疡和出血点,腹腔内少量炎性渗出。阑尾壁各层均有水肿和中性白细胞浸润,以黏膜和黏膜下层最显著。阑尾周围脏器和组织炎症尚不明显。

2.急性蜂窝织炎性阑尾炎　或称急性化脓性阑尾炎,阑尾显著肿胀、增粗,浆膜高度充血,表面覆盖有脓性渗出。阑尾黏膜面溃疡增大,腔内积脓,壁内也有小脓肿形成。腹腔内有脓性渗出物,发炎的阑尾被大网膜和邻近的肠管包裹,限制了炎症的发展。

3.急性坏疽性阑尾炎　阑尾壁的全部或一部分全层坏死,浆膜呈暗红色或黑紫色,局部可能已穿孔。穿孔的部位大多在血运较差的远端部分,也可在粪石直接压迫的局部,穿孔后或形成阑尾周围脓肿,或并发弥漫性腹膜炎。

（四）鉴别诊断

急性阑尾炎临床误诊率仍然相当高，国内统计为 4％～5％，国外报道高达 30％。需要与阑尾炎鉴别的疾病很多，其中最主要的有下列十几种疾病。

1. 需要与外科急腹症鉴别的疾病

（1）急性胆囊炎、胆石症：急性胆囊炎有时需和高位阑尾炎鉴别，前者常有胆绞痛发作史，伴右肩和背部放射痛；而后者为转移性腹痛的特点。检查时急性胆囊炎可出现莫菲征阳性，甚至可触到肿大的胆囊，急诊腹部 B 超检查可显示胆囊肿大和结石声影。

（2）溃疡病急性穿孔：溃疡病发生穿孔后，部分胃内容物沿右结肠旁沟流入右髂窝，引起右下腹急性炎症，可误为急性阑尾炎。但本病多有慢性溃疡病史，发病前多有暴饮暴食的诱因，发病突然且腹痛剧烈。查体时见腹壁呈木板状，腹膜刺激征以剑突下最明显。腹部透视膈下可见游离气体，诊断性腹腔穿刺可抽出上消化道液体。

（3）右侧输尿管结石：输尿管结石向下移动时可引起右下腹部痛，有时可与阑尾炎混淆。但输尿管结石发作时呈剧烈的绞痛，难以忍受，疼痛沿输尿管向外阴部、大腿内侧放射。腹部检查，右下腹压痛和肌紧张均匀不太明显，腹部平片有时可发现泌尿系有阳性结石，而尿常规有大量红细胞。

（4）急性梅克尔憩室炎：梅克尔憩室为一先天性畸形，主要位于回肠的末端，其部位与阑尾很接近。憩室发生急性炎症时，临床症状极似急性阑尾炎，术前很难鉴别。因此，当临床诊断阑尾炎而手术中的阑尾外观基本正常时，应仔细检查距回盲部 100cm 远的回肠肠管，以免遗漏发炎的憩室。

2. 需要与内科急腹症鉴别的疾病

（1）急性肠系膜淋巴结炎：多见于儿童，常继于上呼吸道感染之后。由于小肠系膜淋巴结广泛肿大，回肠末端尤为明显，临床上可表现为右下腹痛及压痛，类似急性阑尾炎。但本病伴有高热，腹痛和腹部压痛较为广泛，有时尚可触到肿大的淋巴结。

（2）右下肺炎和胸膜炎：右下肺和胸腔的炎性病变，可反射性引起右下腹痛，有时可误诊为急性阑尾炎。但肺炎及胸膜炎常常有咳嗽，咳痰及胸痛等明显的呼吸道症状，而且胸部体征如呼吸音改变及湿啰音等也常存在。腹部体征不明显，右下腹压痛多不存在。胸部 X 线检查，可明确诊断。

（3）局限性回肠炎：病变主要发生在回肠末端，为一种非特异性炎症，20～30 岁的青年人较多见。本病急性期时，病变处的肠管充血，水肿并有渗出，刺激右下腹壁层腹膜，出现腹痛及压痛，类似急性阑尾炎。位置局限于回肠，无转移性腹痛的特点，腹部体征也较广泛，有时可触到肿大之肠管。另外，患者可伴有腹泻，大便检查有明显的异常成分。

3. 需要与妇产科急腹症鉴别的疾病

（1）右侧输卵管妊娠：右侧宫外孕破裂后，腹腔内出血刺激右下腹壁层腹膜，可出现急性阑尾炎的临床特点。但宫外孕常有停经及早孕史，而且发病前可有阴道出血。患者继腹痛后有会阴和肛门部肿胀感，同时有内出血及出血性休克现象。妇科检查可见阴道内有血液，子宫稍大伴触痛，右侧附件肿大和后穹隆穿刺有血等阳性体征。

（2）急性附件炎：右侧输卵管急性炎症可引起与急性阑尾炎相似的症状和体征。但输卵管炎多发生于已婚妇女，有白带过多史，发病多在月经来潮之前。虽有右下腹痛，但无典型的转移性，而且腹部压痛部位较低，几乎靠近耻骨处。妇科检查可见阴道有脓性分泌物，子宫两侧触痛明显,右侧附件有触痛性肿物。

(3)卵巢滤泡破裂:多发生于未婚女青年,常在行经后2周发病,因腹腔内出血,引起右下腹痛。本病右下腹局部体征较轻,诊断性腹腔穿刺可抽出血性渗出液。

(4)卵巢囊肿扭转:右侧卵巢囊肿蒂扭转后,囊肿循环障碍、坏死、血性渗出,引起右腹部的炎症,与阑尾炎临床相似。但本病常有盆腔包块史,且发病突然,为阵发性绞痛,可伴轻度休克症状。妇科检查时能触到囊性包块,并有触痛,腹部B超证实右下腹有囊性包块存在。

二、治疗方法

(一)治疗原则

1.急性单纯性阑尾炎　条件允许时可先行中西医相结合的非手术治疗,但必须仔细观察,如病情有发展应及时中转手术。经非手术治疗后,可能遗留有阑尾腔的狭窄,且再次急性发作的机会很大。

2.化脓性、穿孔性阑尾炎　原则上应立即实施急诊手术,切除病理性阑尾,术后应积极抗感染,预防并发症。

3.发病已数日且合并炎性包块的阑尾炎　暂行非手术治疗,促进炎症的尽快吸收,待3~6个月后如仍有症状者,再考虑切除阑尾。保守期间如脓肿有扩大并可能破溃时,应急诊引流。

4.高龄患者,小儿及妊娠期急性阑尾炎　原则上应和成年人阑尾炎一样,急诊手术。

(二)非手术治疗

主要适应于急性单纯性阑尾炎,阑尾脓肿,妊娠早期和后期急性阑尾炎,高龄合并有主要脏器病变的阑尾炎。

1.基础治疗　包括卧床休息,控制饮食,适当补液和对症处理等。

2.抗菌治疗　选用广谱抗生素和抗厌氧菌的药物。

(三)手术治疗

1.手术指征

(1)脉搏加快,体温升高,白细胞计数较前增高。

(2)腹痛加剧,压痛、反跳痛及腹肌紧张范围扩大及程度加重。

(3)反复呕吐不止。

(4)已经较为局限的肿块,在治疗过程中又逐渐增大。

(5)有连续多次腹泻,粪便内含有大量黏液,表示已有盆腔脓肿形成,应予引流。

2.术前准备　术前4~6h应禁饮食,确定手术时间后可给予适量的镇痛药,已化脓和穿孔者应给予广谱抗生素。有弥漫性腹膜炎者,需行胃肠减压,静脉输液,注意纠正水和电解质紊乱。心和肺等主要脏器功能障碍者,应与有关科室协同进行适当处理。

3.手术方法　以局部麻醉下经右下腹斜切口完成手术最为适宜,少数患者也可选择硬脊膜外麻醉和全身麻醉经右下腹探查切口完成。主要方式为阑尾切除术(有常规法和逆行法)。粘连严重者也可行浆膜下切除阑尾。少数阑尾脓肿保守无效时可行切开引流,腹腔渗出多时,放置引流物。

4.术中注意事项

(1)采用右下腹斜切口(麦氏切口),视腹壁厚薄和病变情况决定切口长短。若诊断不太肯定时,取右下腹直肌旁切口为宜。

(2)寻找阑尾,沿盲肠前壁上结肠带追溯寻找。

(3)阑尾系膜处理,提起阑尾尖端,逐步贯穿缝合结扎切断系膜,遇有动脉出血时,应吸除积血,看清出血点后重新钳夹,必要时扩大切口,切忌用血管钳盲目钳夹,以免损伤肠壁。

(4)阑尾坏死或已穿孔,有较多脓性渗出液,在相应部位应放置烟卷引流条,必要时可放置双套管负压引流管,在切口外另戳口引流。

5.术后处理 继续支持治疗,包括静脉输液、止痛镇静及抗感染等。引流物要及时拔除,切口按时拆线,注意防治各种并发症。

6.术后并发症的防治 术后并发症与阑尾的病理学类型和手术时间的迟早有密切关系,阑尾炎阑尾未穿孔的阑尾切除术,并发症发生率仅 5%,而阑尾穿孔后的阑尾切除术的术后并发症则增加到 30% 以上,发病后 24h 和 48h 以后的手术者,阑尾穿孔率分别为 20% 和 70%,所以发病 24h 内,应及时切除阑尾,以降低并发症的发生率。

(1)内出血:术后 24h 的出血为原发性出血,多因阑尾系膜止血不完善或血管结扎线松脱所致。主要表现为腹腔内出血的症状如腹痛、腹胀、休克和贫血等,应立即输血并再次手术止血。有时出血可能自行停止,但又继发感染形成脓肿,也需手术引流。

(2)盆腔脓肿:穿孔性阑尾炎术后,腹腔脓汁吸收不完全,可在腹腔的不同部位形成残余脓肿。盆腔脓肿最常见,大多发生在术后 7～10 天,表现为体温再度升高,大便次数增多,伴里急后重,肛门指诊检查可见括约肌松弛,直肠前壁隆起。应及时抗感染,物理治疗,无效时切开引流。

(3)粘连性肠梗阻:阑尾术后肠粘连的机会较多,与手术损伤、异物刺激和引流物拔出过晚有关。

(4)粪瘘:可发生在处理不当的阑尾残端,也可因手术粗暴误伤盲肠和回肠而引起。主要表现为伤口感染久治不愈,并有粪便和气体逸出,由于粪瘘形成时感染已局限于回盲部周围,体液和营养丢失较轻。可先行非手术治疗,多数患者粪瘘可自行愈合,如病程超过了 3 个月仍未愈合,应手术治疗。

(5)手术切口的并发症:包括切口感染,慢性窦道和切口疝,三者有一定的内在联系。切口感染多发生在术后 4～7 天,也有在 2 周后才出现者。主要表现为切口处跳痛,局部红肿伴压痛,体温再度上升。应立即拆除缝线,引流伤口,清除坏死组织,经敷料更换促使其愈合,或待伤口内肉芽新鲜时 2 期缝合至愈。如伤口内异物(如线头)清除不干净,引流不畅,可长期不愈,遗留有一处或几处深而弯曲的肉芽创道,即为慢性窦道。病程可持续数月,有的甚至 1 年以上,伤口时好时坏。如经非手术治疗 3 个月仍不愈合者,可再次手术切除窦道,重新缝合。感染的伤口虽已愈合,但腹膜和肌层已裂开,小肠襻和网膜可由切口处突出于皮下瘢痕组织处,称为切口疝。如有明显症状,影响劳动,应行手术修补。

三、好转及治愈标准

(一)治愈

1.手术切除阑尾,症状、体征消失,切口愈合,无并发症。

2.非手术治疗后,症状、腹部体征消失,体温、白细胞计数恢复正常。

（二）好转

1.阑尾未能切除，症状减轻，有待手术治疗。

2.非手术治疗后，症状、体征减轻，右下腹有深压痛或触及条索状肿物，有轻度腹胀、腹痛等自觉症状。

（三）未愈

治疗后，症状和体征无减轻甚至加重者。

（吴宪）

第三节　阑尾腺癌

阑尾腺癌又称阑尾结肠型腺癌，是阑尾较少见的肿瘤，约占胃肠道恶性肿瘤的 0.2%～0.5%。发病年龄多在 40 岁以上，男性患者较多。病变多数发生在阑尾远端 2/3 处，伴有炎症反应和区域淋巴结转移。大多数的阑尾腺癌表现为急性阑尾炎、慢性阑尾炎、阑尾脓肿，或在行其他手术时切除阑尾发现。故诊断很难。在行 X 线钡餐检查时，偶尔发现回肠末段和盲肠有不规则的占位性病变，病变的位置与阑尾的黏液囊肿相同。

一、诊断依据

（一）临床表现

1.病史临床表现多为阑尾梗阻的并发症，如急性阑尾炎约占半数，阑尾脓肿或慢性阑尾炎仅占 25%，少数可无症状。

2.查体右下腹阑尾区有固定性压痛点，少数患者可触及肿块。

（二）辅助检查

钡剂胃肠造影显示盲肠内侧壁偏右有不规则的充盈缺损或见回肠末段和盲肠内侧间距离增大。

二、治疗

很早期的癌，包括原位癌，切除阑尾已足够。腺癌达浆膜和系膜淋巴结时，宜行右半结肠切除术，切除区域的转移癌。

（乔文辉）

第四节　阑尾类癌

类癌又称嗜银细胞瘤。阑尾最常见的肿瘤是类癌，人体约一半的类癌发生在阑尾。阑尾类癌在未产生梗阻前，由于没有症状和体征。临床上常不能得到诊断。阑尾类癌没有类癌综合征。类癌产生梗阻时一般表现为阑尾炎。阑尾类癌瘤体直径约 1cm 时，基本不扩散，直径达 2cm 时，可有转移，但极少。

一、诊断

（一）病史

以 20～35 岁多见，男女之比为 1：3。临床表现有 3 种类型：①急性阑尾炎型约占 10％，可能因肿瘤而发病。②慢性右下腹痛。③类癌综合征，可分泌血管活性物质（5－羟色胺、组胺、缓激肽等）引起面部潮红、腹泻、哮喘和发绀等症状。

（二）体征

因肿瘤小，临床常无体征。

二、治疗

以阑尾切除为主，术后类癌不复发。阑尾切除后是否再行右半结肠切除术，来治疗阑尾浆膜淋巴管浸润的阑尾类癌，尚存在分歧。

（乔文辉）

精编临床外科学

（下）

张　睿等◎主编

吉林科学技术出版社

第十章　肝胆外科疾病

第一节　肝胆外伤

一、肝胆外伤概述

（一）发生率和致伤原因

肝外伤在战争时期占腹部外伤的 20% 左右。在战争时期最常见的腹部外伤中，其发生率仅次于小肠和大肠损伤而位居第三。在和平时期，肝外伤约占腹部外伤的 20%。从 20 世纪 60 年代末，美国的肝外伤大多数为刀刺伤和枪伤，可达到 90% 以上，近年来有所下降，而闭合性损伤则明显增多。国内以肝闭合性损伤居多，占 74.5%。战争时期肝外伤的常见原因，绝大多数是弹片伤和枪弹伤。肝的弹片伤比枪弹伤多，是因为弹片的穿入力通常比枪弹小，对肝组织和血管的破坏程度亦较轻，所以，弹片伤的伤员立即死于战场上的较少。和平时期肝外伤的原因，除刃器伤、火器伤之外，钝性伤占很大的比例，其中又以交通事故所致损伤最为常见。占 52.9%～67%。此外，由于母体难产，或因挤压或因助产损伤可致新生儿肝外伤。有时胎儿出生后窒息，行人工呼吸复苏等措施时方法不当，亦可致肝外伤。一般情况下，单独造成肝损伤的概率较小，这类伤员多合并有其他的损伤，常见有合并肋骨骨折、月扁肌裂伤、上腹部的胃及十二指肠损伤、结肠等损伤、骨盆骨折、四肢骨折等多发损伤。一般而言，单独肝外伤或开放性肝外伤的死亡率较低，重度肝外伤合并多处复合伤与闭合性肝外伤的死亡率较高，最高可达 50% 以上。

（二）肝外伤的分类

肝损伤的分类在临床上很重要，因为肝脏受损原因不同，损伤范围、深度，裂碎伤或贯通伤是否损伤大血管，有无合并伤等，其伤情、表现、处理原则以及预后都有很大不同。

1.开放性损伤　由锐性外力如穿刺伤、弹片伤和枪弹伤等所致。战争时期以开放性损伤为多。

2.闭合性损　伤由钝性外力如打击、挤压、爆震伤和坠落伤等原因使肝脏直接遭到冲击或受到间接对冲力量而破裂，例如车祸、机械挤压、高空坠落等。腹壁并无伤口沟通。平时生活中以闭合性损伤多见。上述因素的判断，提供正确的治疗措施。

（三）Moynihan 闭合性肝外伤分类

1.肝包膜下血肿肝表面实质破裂，但包膜完整，血液积聚在包膜下，使之与肝实质分离，可形成肝包膜下巨大血肿。

2.肝破裂伴肝包膜撕裂（真性破裂）是最常见的一种类型。血液和胆汁自破裂处流入腹腔。

按损伤程度可再分为：①肝实质挫裂伤，可有单纯性肝裂伤、多发性肝裂伤和星形肝裂伤等;②肝实质离断伤;③肝实质毁损伤。

3.肝中央破裂肝中央实质受损破裂,常伴有肝动脉、门静脉、肝静脉或肝内胆管损伤,发生出血、胆汁渗出、继发血肿等可造成更广泛的肝组织坏死。也可造成胆道出血。有时肝中央破裂可以很严重,而肝表面的裂伤却很小或包膜完整(图10-1)。

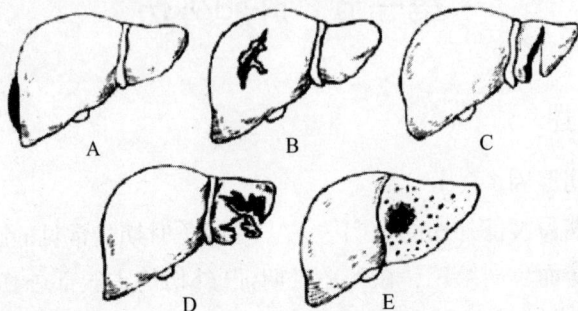

图10-1 肝外伤的类型

A.肝包膜下血肿;B.肝实质挫伤;C.肝实质离断伤;D.肝实质毁损伤;E.肝中央破裂

(四)Moors肝外伤分类

该项分类法是根据肝包膜撕裂、肝实质损伤的程度,以及是否伴有腔静脉或主肝静脉的损伤等进行分类。此分类法在临床上使较广泛(表10-1)。

表10-1 肝外伤五级分类

分级	损伤情况
I	包膜撕脱,肝实质裂伤深度<1cm
	肝实质裂伤深度1~3cm
II	包膜下血肿直径<10cm
	肝周边穿透伤
	肝实质裂伤深度>3cm
III	包膜下血肿直径>10cm
	肝中央穿通伤
	肝叶组织损伤
IV	巨大中央型血肿
V	肝后下腔静脉损伤

当肝脏损伤相当于Moore分级的III级以上,临床上称为严重肝损

(五)美国创伤外科协会(AAST)分类法

近年,由Moore医生的研究小组改进制定的AAST六级分类法多被临床采用,此分类法较全面地反映了肝脏损伤的状况,为肝外伤的治疗提供了较客观的依据,是一种值得临床使用的分类方法(表10-2)。

表10-2　肝外伤分级

分级*		损伤情况
I	血肿	肝包膜下、非扩展性、<10%肝表面积
	裂伤	薄膜撕裂、无出血、肝实质深度<1cm
II	血肿	肝包膜下、非扩展性、10%～50%肝表面积
		肝实质内、非扩展性、直径<2cm
	裂伤	包膜撕裂、活动性出血、深度1～3cm、长度<10cm
III	血肿	肝包膜下、扩展性或>50%肝表面积
		肝包膜下血肿破裂并有活动性出血
		肝实质内、扩展性或直径>2cm
	裂伤	肝实质内深度>3cm
IV	血肿	肝实质内血肿破裂并有活动性出血
	裂伤	肝实质破裂累及肝叶的25%～50%
V	裂伤	肝实质破裂累及肝叶>50%
	血管伤	近肝静脉损伤(肝后下腔静脉、主肝静脉)
VI	血管伤	肝脏撕脱

*肝脏有多处伤时提高1个级别

AAST分类III级以上之肝脏损伤即为严重肝外伤

二、肝外伤的病理及其预后

（一）肝外伤的病理生理改变

肝外伤的病理生理改变以出血、失血性休克和胆汁性腹膜炎为主。渗漏的胆汁不仅引起细胞外液的过多丢失，加重休克，还可引起继发性感染、出血、电解质紊乱、代谢性酸中毒、肾功能衰竭或 ARDS 等严重并发症。战时肝外伤主要是以弹片伤、枪弹伤为主的开放性损伤，平时则多为闭合性损伤。

开放性损伤的伤情取决于肝脏损伤的部位和飞行物体的飞行速度。刃器伤造成的肝实质损伤一般较轻。肝门部的大血管、肝后段下腔静脉、肝静脉等损伤，肝组织损伤虽然不重，但由于出血速度快，出血量大，常常在短时间内即可导致伤者死亡。弹片伤或枪弹伤所致肝组织损伤的程度与飞行物体传至组织的动能直接相关。动能与速度的平方成比例，表明肝外伤时组织破坏的程度与范围，主要由致伤物的速度决定，而质量的增减影响较小。形状不规则的弹片，由于其将更多的能量传递至弹道周围组织。其所致的组织损坏较火。有时可因损伤部位肝组织的延迟性坏死出血而致组织损坏。损坏部位的血供障碍亦增加了厌氧菌感染的机会。开放性损伤的组织破坏，主要是在伤道周围，距离伤道较远的肝组织多保持正常。这种情况和肝闭合性损伤者不同，后者可发生肝脏的多处裂伤，成肝脏的表层组织保持完整，但其内部损伤严重，常可引起肝坏死、延迟出血、胆汁渗漏、感染等并发症。

（二）影响肝外伤预后的因素

除了损伤的种类、伤情以外，合并伤是影响肝外伤死亡的又一重要因素。合并损伤的脏器数目和伤处越多，则死亡率越高。其他脏器的合并损伤除其本身的正常功能受到影响外，势必进一步加重创伤后脏器功能和代谢方面的障碍，延缓伤者的恢复过程。如同时伴有颅脑、肺部、胰腺等其他重要脏器的损伤，则影响更为明显，增加了病情的复杂性和治疗的难度，并发症多，常可引起病情的不可逆性发展而致死。

肝外伤时的出血是肝外伤致死的主要原因。第一次世界大战期间，因受到当时外科学发展水平的限制，肝外伤的死亡率甚高，总死亡率超过 60％。第二次世界大战期间，由于抗休克和外科手术技术的进步，肝外伤的死亡率下降至 27％。朝鲜战争和越南战争期间，美军肝外伤的死亡率再次降到 14％和 8.5％，这与及时后送（用直升飞机等工具）和早期手术有直接关系。和平时期肝外伤的总死亡率在 10％左右。

三、肝外伤的诊断

肝外伤的诊断主要依靠临床表现和综合判断，有时尚需要结合影像学检查。对于肝外伤的诊断，临床医生的思维常需涉及以下几个方面：①是否存在肝外伤；②腹腔内出血是活动的还是已停止；③肝外伤严重程度的判断；④是否存在合并伤。根据检查结果，综合分析病情，从而采取相应的治疗措施。

（一）是否存在肝外伤

1.外伤史　右上腹部或右下胸部的外伤都有发生肝外伤的可能。对于开放性损伤，根据伤口的部位及伤道的方向，诊断肝外伤多无困难。但对于闭合性肝外伤，诊断有时比较困难。特别是有合并伤时，应注意腹部体征的表现，以免延误诊断和处理时间。

2.临床表现　肝脏表浅裂伤一般仅有右上腹部疼痛，腹部体征亦较轻微，可有轻度腹膜刺激征。肝脏全层破裂主要表现为腹腔内出血和腹膜刺激征。此类损伤出血量往往较多，常合并有休克。血液和胆汁刺激膈肌可引起呃逆和右肩牵涉性痛；刺激腹膜可引起剧烈腹痛。体格检查患者可表现为脉快、低血压、脉压小、皮肤苍白湿冷等，腹部有明显的触痛和腹肌紧张，并有反跳痛。可有移动性浊音。当肝破裂损伤较大，特别是肝破裂伤并涉及肝后腔静脉破裂时，迅猛的内出血，伤员会迅速出现失血性休克的症状，腹部迅速膨胀，有明显的腹膜炎体征。若血肿与胆道相通，可表现为胆道出血的症状与体征，即上腹间歇性绞痛、呕血，黑便及黄疸等。肝内血肿感染可形成脓肿，表现为高热、寒战等肝脓肿的症状和体征。肝包膜下及中央破裂因未引起明显的血容量减少，故临床表现经常不典型。患者通常仅有右上腹痛，无明显休克症状。体征一般较轻，有右上腹部压痛，腹膜刺激征轻或无，有时可触到肿大的肝脏和包块。

3.腹腔穿刺　腹腔穿刺对诊断肝破裂是一项有价值的检查方法。此法安全简便，不受治疗条件的限制，并可反复进行。无论是成人还是小儿肝外伤。其腹腔穿刺阳性率均可达 94％以上。特别是有多处伤而腹部体征尚不够明显时，腹腔穿刺可帮助做出腹腔内出血的诊断。如能抽出不凝固的血液，即为阳性。腹部四个象限及腹直肌中点外侧 2cm 处均可穿刺。在局部麻醉下缓缓刺入，进入腹腔后即行抽吸，如腹内液体较多，此时即可获阳性结果。因肝破裂之后出血可沿升结肠旁沟流至右下腹部，如出血量不大，采取腹部右下象限穿刺。可提高穿刺的阳性率，且不易发生误损伤。如腹腔内积血量少，一次抽吸不一定有阳性结果，这时应改变方向抽吸或变更穿刺部位重新穿刺，切忌在同一部位反复穿刺。亦可采用套管针，穿刺后向腹腔内置入塑料管，变换患者的体位并定时抽吸，可提高穿刺的阳性率。对肝包膜下或肝实质内血肿，腹腔穿刺可能无血液，应加以注意（图 10－2）。

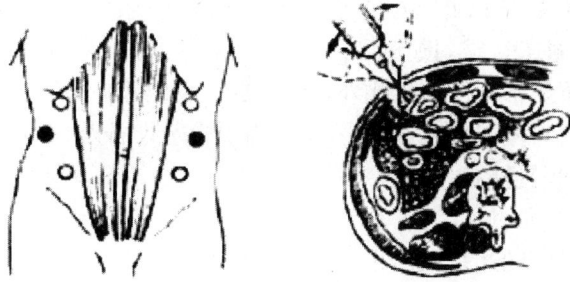

图 10-2　腹腔穿刺部位和变换穿刺方向

4.诊断性腹腔灌洗　腹腔内出血量少时,腹腔穿刺往往为阴性。采用诊断性腹腔灌洗,能做到较好的确定诊断。其方法是在腹腔穿刺椎管的基础上,用 500~1000ml 无菌等渗盐水注入腹腔,2~3min 后将空的灌洗瓶放在比患者低的位置上,观察有无血性液体流入瓶内(图 10-3)若流出液完全澄清,则表明腹腔内脏器无损伤。当流出液体为血性液,则证明腹腔内出血存在。

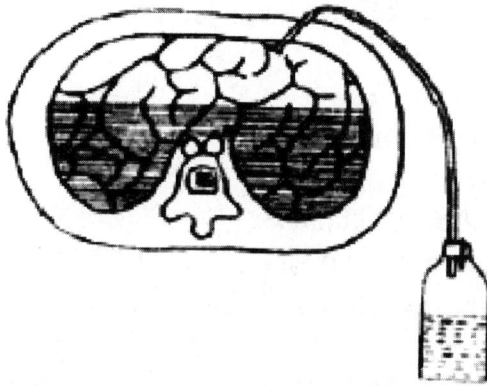

图 10-3　腹腔灌洗示意图

5.X 线平片检查　胸部 X 线平片发现下列情况提示有肝外伤可能:①右膈抬高,肝脏阴影不清;②右侧胸腔积液或右侧气胸;③右下肺挫伤;④右下胸部肋骨骨折;⑤右肠下积液。腹部 X 线平片发现下列情况亦应高度怀疑肝破裂:①肝影增大;②右结肠旁沟扩大,③侧腹部有不规则的条状阴影;④盆腔内有液体贮留;⑤腹腔内有弥漫性阴影;⑥右上腹有金属异物存在。

6.超声检查　目前超声检查常作为首选的影像学检查方法,因其无损伤且易重复检查,病情较重不宜搬动时还可在床旁进行检查,故能做出迅速准确的诊断,其诊断准确率在 95% 以上。肝外伤超声检查的主要表现为:①肝包膜的连续性消失,断裂处回声增强;②肝包膜下或肝实质内有无回声区或低回声区;③腹腔内有无回声区提示腹腔内积血。超声检查的优势在于:①可明确肝外伤的病理类型;②大概估计腹腔内积血量,③简便易行,敏感性高;④可引导腹腔穿刺,提高其阳性率;⑤有助与脾,肾及其他内脏破裂相鉴别。

7.CT 检查　应用 CT 诊断肝外伤有较高的准确性,国内齐生伟等对 98 例肝外伤,行 CT 与手术所见对比研究,认为 CT 诊断肝外伤的准确率可达 98%,CT 图像上可显示:①肝包膜下血肿、肝内血肿;②肝实质及肝包膜的连续性发生断裂;③腹腔内积血,并可估计失血量。

但CT检查需要搬动患者,所以此项检查常用于全身情况稳定并需要做进一步分析处理的患者。CT能准确显示肝破裂部位,损伤程度,有无其他实质性脏器损伤、对伤情判断以及对非手术治疗的监测都有重要参考价值。此外,DSO可显示肝出血部位,同时可行肝动脉注入血管收缩剂和(或)栓塞材料控制出血,但这一检查需要特殊设备及技术熟练等条件。对于高度怀疑有肝破裂出血症状明显的患者,若病情或条件不允许做反复辅助检查时,应及时行剖腹探查。

（二）腹腔内出血是活动还是已停止

对于肝外伤明确腹内出血明显并伴血红蛋白快速下降和明显休克体征的患者,无疑内出血在发展加重,应立即选择手术探查口而对于上述症状不严重或开始较重而随时间推移病情逐渐趋于平稳的是否还要选择立即手术,这往往是一个困难的选择。其重要指征是判断患者腹内是否存在活动性出血。腹腔内活动性出血可有以下表现。

1.临床表现　下腹部疼痛的范围随时间推移而扩大,腹部膨隆逐渐加重,并出现面色苍白、脉速、低血压,腹膜刺激征逐渐加重、肠鸣音减弱或消失,并可出现移动性浊音。

2.实验室检查　血红蛋白和血细胞比容呈动态下降趋势。

3.超声检查　超声检查显示腹腔内积血量增多,或肝包膜或肝实质内无回声区或低回声区增大。

4.CT检查

（1）静脉内注入血管造影剂后,可见其流至肝实质外;

（2）腹腔内积血量增多;

（3）肝包膜下血肿或肝内血肿体积增大;

（4）肝门区的肝裂伤常累及较大血管和胆管,在增强CT扫描图像上,表现为肝内血管走行的延续性中断,而撕裂的低密度线条状影横贯肝内血管和胆管,此种出血和胆汁外渗常难以自行停止。

5.选择性肝动脉造影术　选择性肝动脉造影可显示肝破裂处有造影剂外溢,可了解出血的来源和部位;肝内血肿表现为肝内血管分支被推挤移位,血肿为充盈缺损。但由于其检查过程较复杂,须具备特殊的设备与技术,需要搬动患者,其检查结果一般对手术治疗无更大的帮助,故一般不作为急症患者的手术前检查项目。

肝外伤后有上述表现者,表明肝破裂处有活动性出血,笔者的经验是只需临床表现和实验室检查,即可判断腹内出血是否在加重。此外,有人采用放射性核素腹部血池显像技术,对家兔肝破裂继续出血和停止出血进行对比研究,发现放射性核素腹部血池显像及定量分析可较准确地判断肝破裂是否继续出血,但其临床应用价值还需做进一步观察。

（三）肝外伤严重程度的判断

1.表浅裂伤　肝脏表浅裂伤出血和胆汁外渗都不多。常在短期内自行停止,故其临床表现往往较轻,出血量少,故很少影响循环血量而发生休克。一般仅有右上腹部疼痛,腹部体征亦较轻微,可有轻度腹膜刺激征。腹痛范围可随时间的推移而逐渐缩小。

2.中央型肝挫裂伤或贯通伤　因常有广泛的肝组织碎裂和肝内较大血管、胆管断裂,腹腔内出血与胆汁渗漏量大,患者主要表现为剧烈腹痛和休克,常伴有恶心、呕吐等消化道症状。体格检查可有面色苍白、脉速低血压、腹部明显压痛、腹肌紧张和反跳痛、肝区叩击痛,以及肠鸣音减弱或消失等。如腹腔内大量积血时,可有明显的腹部移动性浊音。伤后如未得到及时救治,则病情随时间推移而加重。

3.严重破裂伤并大血管破裂　肝脏严重破裂或合并肝门部大血管、一下腔静脉破裂者,出血迅速且出血量大,患者往往在伤后短时间内即出现严重休克,可有脉搏细速、呼吸困难、意识障碍、腹部逐渐隆起等表现。由于病情在短时间内迅速恶化,患者往往来不及救治而死亡。

4.肝包膜下血肿或肝实质内血肿　肝外伤限于肝实质内,肝包膜仍完整,未引起腹腔内出血,故临床表现可能不典型。但其仍具有以下一些特点:①在较轻的损伤后有较轻但持续的上腹部疼痛;②右上腹部有轻度或中度的压痛,反跳痛和肌紧张不明显。③经过一般处理或保守治疗后,病情可能一度好转,但仍可持续存在;④腹腔穿刺可能无血液;⑤多数肝包膜下血肿于数小时或数天后,血肿增大或穿破至腹腔内;⑥血肿的部位多发生于肝右叶的前外侧,临床上可触及右上腹部的痛性包块;⑦肝实质内血肿还可穿破至肝内胆管发生胆道出血。

5.Moore肝外伤分类法和AAST　分类法判断伤情程度其有具体的量化指标。较为全面地反映了肝外伤的状况,Ⅲ级以上均为严重肝外伤为肝外伤的诊断及治疗提供了较客观的依据。

(四)是否存在合并伤

1.肝脏开放性损伤的其他伴随损伤　多达63%,多数为胃肠道损伤,后者可有以下表现:

(1)诊断性腹腔灌洗液肉眼可见消化道内容物;

(2)X线检查可见膈下游离气体;

(3)CT检查显示十二指肠附近有腹膜后血肿、气肿。

2.肝脏闭合性损伤的伴随损伤　达4%～15%,以膈肌破裂多见,以下表现有助于其诊断:

(1)外伤后出现呼吸困难,CT及超声检查显示胸腔积液或气胸。

(2)腹腔灌洗液由胸腔引流管流出。

3.脾破裂　可有以下表现:

(1)左上腹疼痛。

(2)X线检查可见左膈肌抬高,活动受限;腹部X线平片有时可显示肿大、变形、轮廓模糊的脾脏,或脾脏影消失;胃泡向右向前推移,胃大弯呈锯齿样受压。

(3)超声或CT检查显示脾结构破坏,脾实质内或脾周围有液体积聚。

(4)选择性脾动脉造影可见脾脏与侧腹壁间距增大,脾动脉分支受压,以及造影剂经血管外溢等。

4.肾损伤　可有以下表现:

(1)腰背部疼痛;

(2)伤侧脊肋角有叩击痛;

(3)腹部X线平片显示肾区阴影增大;

(4)超声或CT检查显示肾结构破坏,局部区域淤血影;

(5)选择性肾动脉造影显示造影剂外溢。

5.肝外伤伴肝胆管损伤　严重肝外伤伴肝胆管损伤临床并不多见,但也非罕见。国内的文献报道为3.1%～5.6%,2008年国内一组220例肝外伤中,合并肝胆管损伤12例,占5.45%。主要表现为胆汁漏、胆道感染,部分病例伴阻塞性黄疸,可有周期性腹痛、上消化道出血和黄疸。

6.其他　腹腔灌洗液由导尿管流出,则表示有膀胱破裂;合并胸心外伤,可有窒息、开放性或张力性气胸引起的呼吸衰竭、合并有挤压伤常易发生急性肾功能衰竭;伴有多发伤或人管状骨骨折时还可并发急性呼吸窘迫综合征。

四、肝外伤的治疗

(一)非手术治疗

1.概述　肝外伤的非手术治疗主要是针对闭合性肝外伤而言。近20年来,以非手术疗法处理闭合性肝外伤取得可喜成绩,无疑是肝外科的一大进步。从历史上看,手术是被普遍接受的肝损伤治疗方法。然而在临床实践中,时常在手术中发现肝创伤很小,50%～80%的病例无活动性出血,非治疗性剖腹术率达60%～85%。而在手术中对肝裂伤的创缘加以单纯对拢缝合及引流腹腔。常常是因手术医生出于即已开腹及保险的心理,似无十分必要。上述情况启发人们重新评估肝外伤特别是闭合性损伤的处理方法。在20世纪70年代初期,Hichie等首先报道了非手术治疗的成功结果,但至80年代才被普遍认同。近年来采用非手术治疗的患者比例渐趋增多,已占闭合性肝外伤的50%左右,并已超越Ⅲ级伤的范畴,治疗效果良好,成功率达90%以上。1995年,Pachter复习文献495例非手术治疗肝外伤的报道,治疗成功率为94%,无一例因肝外伤而死亡。Crace等对136例闭合性肝外伤患者进行了前瞻性的研究分析,结果显示非手术治疗的患者输血量及腹部并发症均明显降低,认为非手术治疗对血流动力学稳定的患者是安全有效的。国内近年来也多有肝外伤后非手术治疗成功的报道。一组267例外伤性肝破裂中,34例采用非手术治疗,成功率为88.2%。另一组244例肝外伤,其中29例轻度肝外伤患者行非手术治疗,治愈率为86.2%。小儿肝外伤行非手术治疗效果更佳,成功率高。王岐宏等报道小儿肝外伤20例,腹腔穿刺阳性率92.9%,肝包膜下血肿12例,肝破裂、实质内血肿8例,平均输血量20ml/kg以下,行非手术治疗均获成功。因此,肝外伤的治疗观点较前有了明显的革新,如何掌握非手术治疗的指征,这是必需提出的首要问题。非手术疗法对于闭合性肝外伤,尤其是判断伤情较轻、血流动力学稳定、腹膜刺激征不明显或仅局限于右上腹部,检查证实没有其他合并伤的肝外伤,在细致的观察下,应是安全的。在具有一CT检查条件、不伴随其他腹腔脏器损伤、输血量不超过1000ml即可维持稳定的血压等情况下,亦手术治疗可以替代手术治疗。

2.一般急救措施　肝外伤患者应避免过多的搬动,以免增加失血量,加重休克。保持呼吸道通畅,必要时可行气管插管或气管切开,注意保暖,但不加温,以免皮肤血管扩张而影响生命器官的血流量和增加氧的消耗。保持充分供氧,吸氧可增加动脉血含氧量,有利于减轻组织缺氧状态,给氧量为每分钟6～8L,并可适当应用镇静药,保持患者安静。

3.迅速建立输液通道　肝外伤患者应保持有数条(至少2条)良好的输液入路,且均需出入下腔静脉属支分布区。通常选用下肢静脉、锁骨下静脉或颈内静脉,后两者输液通道口径大,能保证抢救时所需的输入量,而且可作为抗休克治疗过程中测量中心静脉压之用。输液部位忌用下肢静脉,因肝外伤可能合并有下腔静脉损伤;手术时搬动肝脏或压迫肝脏裂伤出血等,可能压迫下腔静脉;在处理大血管时,往往需暂时阻断下腔静脉。这些原因均妨碍下腔静脉的同心血流,或致输入的液体漏至血管外,影响输血、输液的治疗效果。

4.抗休克治疗　肝外伤的失血量大,快速及时地输血、输液以补充血容量,经常是成功治疗严重肝外伤患者的关键性因素。在失血性休克时，不仅仅是血容量的减少，同时亦有功能性细胞间液减少及水向细胞内转移。在抗休克时，及早快速输入含碳酸氢钠的平衡盐液，不仅能迅速扩张有效循环血容量，为紧急情况下的抗休克治疗争取时间，而且对机体能量转移肌肉运动和心血管功能维持具有重要生理意义，可直接纠正休克时代谢性酸中毒术前输入量以不超过 50ml/(kg·d) 为宜。在手术过程中可再适当补充，以补偿术中的损失和渗至创伤处组织间隙的液体。补充的血液和液体量有时会很大，常超过根据临床表现所估计的液体损失量。一般可根据监测指标来估计血容量和微循环情况，以调节补液的量和速度。以中心静脉压的变化来调节补液量则更为可靠。

5. 防止肾功能衰竭　严重肝外伤可引起急性肾功能衰竭，这是由于肝破裂出血量大，血容量减少，心排血量不足，又未得到及时处理，导致长时间的低血容量性休克及肾脏的血流量急剧减少，因而发展成急性肾小管坏死。肝外伤时合并存在的广泛创伤、手术的附加创伤及感染等，亦是导致急性肾功能衰竭的因素，积极的预防措施是及早补充血容量、纠正休克；应用血管活性药物时，不宜用易致肾血管收缩的升压药如去甲肾上腺素等，而应使用不易引起肾血管收缩的多巴胺；发现患者出现少尿，则可适当应呋塞米（速尿）或甘露醇，等改善脏器微循环的药物，以保护，肾脏功能。

6. 非手术治疗的指征　肝外伤时采用非手术治疗方法应经过严格的选择，其适应证为：①轻度肝实质裂伤；②患者血流动力学稳定，血压（收缩压）＞13.3kPa（100mmHg），心率低于120/次；③入院时检查如有休克，但经一般处理后易纠正，血压稳定 4～6h 以上，说明无活动性出血；④腹腔内积血量＜500ml；⑤因肝外伤本身需要输血量不超过 800～1000ml，血红蛋白及血细胞比容不持续下降；⑥无弥漫性腹膜刺激征象；⑦不存在需要剖腹处理的其他腹内损伤；⑧动态 CT 检查提示肝外伤伤情稳定成好转。年龄偏大的患者亦可采用非手术疗法。如患者需继续输血成其生命体征恶化，应及时改行手术治疗。

7. 非手术治疗方法

(1)绝对卧床休息 1 周。

(2)持续有效胃肠减压。

(3)快速补液扩容，早期可给予含碳酸氢钠的平衡盐液，必要时给予输血。

(4)适量应用止血药。

(5)适当应用广谱抗生素以预防用代血浆制品，因其缺乏携氧能力、凝血物质及蛋白质。同时还要注意输入大量库存血后可能发生的凝血功能障碍。

(6)密切观察患者的生命体征和腹部体征、实验室检查（如血红蛋白血细胞比容等）、B 超及 CT 的动态变化。

(7)治疗观察过程中虽血流动力学稳定，但影像学检查显示肝外伤程度加重，可采用经肝动脉栓塞治疗。观察期间如病情无好转或趋于恶化，应及时进行手术治疗。严重肝外伤患者经非手术疗法治愈出院后，仍应在短期内做定期随访。肝外伤后治疗选择见（图 10—4）。

```
        轻度肝外伤                    重度肝外伤
           │                           │
        普通病房                       ICU
           │                           │
       血细胞比容下降 ◄─────────────────┤
           │                           │
       复查CT、B超                      │
        ┌──┴──┐                        │
     病情加重  病情无加重 ──────────► 1周后复查CT、B超
        │        │                    ┌──┴──┐
      手术 ◄─ 肝动脉栓塞治疗      小部分吸收或无变化   大部分吸收
           不成功                      │              │
                │                   普通病房          出院
               成功              1周后复查CT、B超    1周后复查CT、B超
                │
              继续观察          根据病情再做处理
```

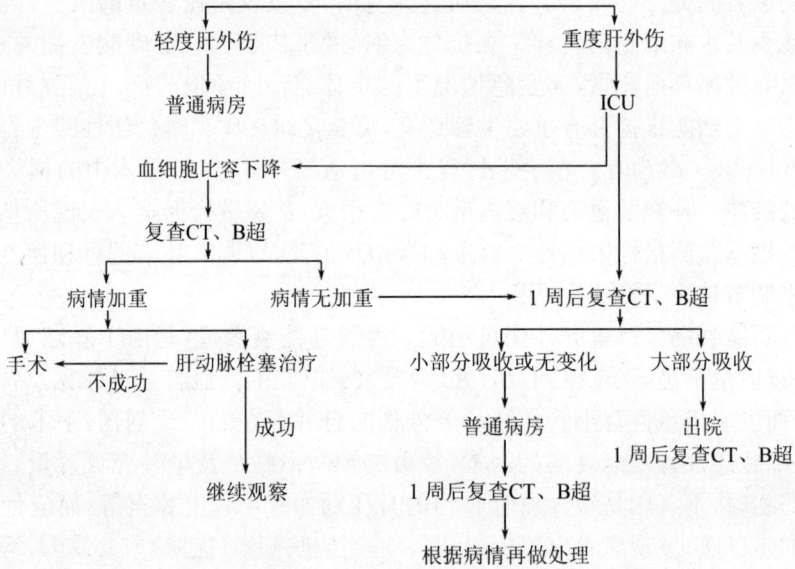

图 10-4 肝外伤后治疗选择

8.CT 与非手术治疗的关系 肝脏闭合性损伤后,CT 检查是选择非手术治疗的重要依据,它能勾画出创伤的解剖范围,提供有关腹腔内出血量和腹腔内伴随损伤的重要信息。手术前肝脏 CT 检查对损伤程度的评估虽与手术中的发现时有出入,但并不妨碍 CT 对伤情总体评估的价值,特别是治疗过程中的动态 CT 观察,更具有重要意义。CT 检查发现为 Maore Ⅰ、Ⅱ级肝损伤,或为稳定的包膜下血肿和肝内血肿时,一般无立即手术的必要。甚至Ⅲ~Ⅳ级的肝损伤,亦可采用非手术治疗方法。腹部 CT 尚可大致评估腹腔内的出血量。Federle 将腹腔分为七个间隙(右腹下、右肝下、左膈下、左结肠旁、石结肠旁、膀胱周围、肠系膜内),每一个间隙当在 CT 图像上能看山含有血液时,其含血量最少为 125ml。当出血发生在 1~2 个间隙内,估计出血量约为 250ml,2~4 个间隙出现时,则估计出血量为 250~500ml,当 4 个间隙以上有血液时表明出血量较大,估计量>500ml。

9.正常体力的恢复 一般认为,肝外伤患者在经非手术治疗后应限制体力活动。Karp 认为肝修复需经过血液吸收、裂伤处融合、缺损减小和 3~4 个月后肝均匀性恢复等四个过程,故在此期间应避免运动和重体力活动,以防延迟性出血的发生。

10. 并发症

(1)遗漏损伤肝脏闭合性损伤不行剖腹探查,遗漏损伤率为 13%~35%,经腹部 CT 检查后可降至 0.5%~12%。

(2)延迟性出血如严格掌握非手术治疗的适应证,延迟性出血率约在 0.5% 以下,不到 20% 的患者需输血,最多也不超过 4 个单位。该并发症主要与治疗和判断不当,或与腹部 CT 图像的错误读片有关。半数患者可继续采用非手术疗法而获得治愈。肝动脉栓塞疗法亦可获得良好效果。

(3)胆道出血和胆血症肝脏创伤或感染腐蚀形成胆管和血管之间的通道,则可发生血液流入胆管,即为血胆症,临床上常称为胆道出血。如胆汁流入血管,则为胆血症。胆管和血管间的流动方向取决于两系统之间的压力差。由于血压一般超过胆管压力,故临床上以胆道出血多见。患者可出现上腹部绞痛、黄疸、呕血及便血。非手术治疗后的胆道出血发生率约

1%。一旦确诊,可行经皮选择性肝动脉栓塞治疗。

胆血症罕见,其流动方向与常见的形式相反,致使胆汁流入肝静脉或门静脉,多由于胆道梗阻所致。胆血症具有重要临床意义,大量胆汁进入血流,可以引起肺肾栓塞,严重威胁患者生命。迄今文献上已报道50例,25例死亡。胆血症的临床表现为黄疸迅速加重,血胆红素值增高,但肝酶不升高。胆血症最好的诊断方法是做内镜逆行性胆管造影,动脉造影无诊断意义。治疗主要在于解除胆道梗阻,如做胆管扩约肌切开术、经皮经肝或鼻胆管引流,有望暂时缓解,甚至可使瘘管自行闭合,也可通过内镜放置支撑管。作为治愈性疗法,可切除受累肝脏部分或血管造影时闭塞。

(4)并发症发生率为0.5%～20%,以经皮穿刺引流,同时给予抗生素治疗。多数可获治愈。如胆汁流出量多,经久不愈,或在此基础上并发感染,形成脓肿,须采取手术治疗。

(二)手术治疗

1.手术时机和处理原则　应根据肝外伤的情况、有无合并伤和休克程度等决定手术时间。出现以下情况时应及时手术:①诊断明确,肝外伤较重,但在病程早期,患者休克程度较轻,经适当输液或输血后病情较稳定即可手术;②经抗休克治疗,短时内输全血1000～2000ml后,休克仍不能纠正,说明肝脏损伤出血严重,此时须在加紧抗休克的同时立即手术;③非手术治疗过程中,一旦出现病情变化,如血压不稳定、心率加快、腹胀和腹膜刺激征加重,提示腹内有活动性出血,应立即改行手术治疗;④合并有腹腔其他脏器损伤。

肝外伤的手术处理原则包括对受创肝脏的清创、止血、消灭死腔、缝合创缘和充分引流,部分患者尚需进行肝动脉结扎、肝部分切除术、胆道减压、肝静脉和(或)下腔静脉的处理,甚至肝移植。

2.麻醉和切口　采用全身麻醉最为合适,不仅能保证呼吸道的通畅,而且能满足在术中对复杂病情处理的切口要求,如开胸、向下腹部延伸切口等。通常采用经右侧腹直肌切口和下腹正中切口,或右肋缘下切口,必要时做右侧胸腹联合切口。

3.腹腔积血回输　血源缺乏时,术中将积存在腹腔内的肝破裂出血回输有一定价值。回输血量以1000～1500ml为宜,并必须是无污染和损伤时间短的血液。伤及大血管的肝脏闭合性损伤,或虽属枪弹伤,但因其污染轻微且未合并空腔脏器穿孔者,腹腔内的大量出血经过二次过滤后可用以自身输血。对于大多数肝脏开放性损伤,因为污染一般较为严重,并常合并有多脏器伤,故不宜用作自身输血。若有肝胆道、胃肠道.或泌尿系损伤,亦不宜回输腹内积血。

4.手术方法　止血是肝外伤治疗的核心问题,不能控制的出血是肝外伤患者早期死亡的最主要原因。打开腹腔后,可有大量的血液涌出,还由于腹内压降低,肝创面出血可能激增,此时应快速吸尽腹腔内积血,用纱布垫压迫肝创面暂时压迫止血,也可用手指捏住或用橡皮管阻断肝十二指肠韧带以暂时控制出血。如阻断肝门不能控制动脉性出血,则可能有肝动脉变异存在。肝创面出血用局部压迫和肝门阻断都不能有效控制时,应考虑有主肝静脉或肝后下腔静脉损伤,此时常需扩大手术切口,暂时阻断肝上和肝下的下腔静脉,以便控制出血,探明血管破裂部位并予以修补。若在技术和条件受限制情况下,出血难以控制时,则应纱垫填塞压迫止血后停止探查、立即关腹,急送上级医院或请有经验医生会诊手术。

目前使用的手术方法有下述几种:

(1)单纯缝合法适用于轻型肝外伤:其优点在于止血确实,创面整齐,手术操作简单。对于此类肝外伤,局部血肿最好不要打开,尤其是没有继续扩大的肝右后叶血肿尽量不要去开放处理。但对深部出血难以控制,并可留下死腔和失活肝组织,致使术后造成积血、积液、脓肿,甚至并发胆道出血。因此仅适用于1~2级浅表性肝外伤(图10—5)。

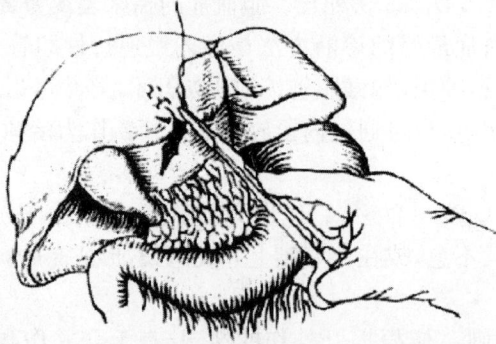

图10—5　缝合法处理整齐的浅面肝裂伤

(2)肝填塞分为肝内填塞和肝周填塞:肝内填塞选用可吸收材料,如明胶海绵、纤维蛋白合剂,也可用自体大网膜等,将其填入肝组织缺损处,再行缝合,可起到止血和防止胆汁渗漏的作用。大网膜填塞通常采用带蒂大网膜。在填塞之前,应在直视下对肝彻底清创、严格止血,稳妥缝扎处理胆汁渗漏。如果肝组织缺损形成的空腔不大,也可行创缘对拢缝合,缝线一定要穿过裂伤基底,暂不打结,然后将带蒂大网膜填入空腔,再打结使创面壁靠拢或保持一定的张力。如果形成的空腔过大,难以缝合或缝合线不能保证通过伤口基底部,可将大网膜折叠填塞于空腔,保持一定的压力,填满后将大网膜固定于肝包膜上。应用带蒂大网膜填塞能较快地与肝脏裂缘愈合,还可让新生的血管长入缺血的肝实质,建立侧支循环,可减少术后继发感染和出血等并发症。肝周填塞以不吸收材料纱布垫为主要填塞物。纱布填塞治疗肝外伤已有多年历史,由于纱布填塞止血可引起肝坏死、感染、继发性出血、胆漏等并发症,故曾一度摒弃。然而从临床经验看,纱布填塞往往是肝外伤止血的最有效的方法。由纱布填塞所引起的并发症对肝外伤死亡率并无明显影响。

近十多年来,肝周填塞用于严重肝外伤及分期性手术处理又得到重视和肯定。纱布填塞是用通常的剖腹术纱布垫,干的要比湿的效果好。纱布垫填充在肝前面与膈肌之间,亦可在肝后面再加充填,纱布垫与肝创面之间应放置一层明胶海绵或大网膜等,以防止移除纱布垫时由于粘连撕裂继发出血。纱布垫旁放置一双腔引流管持续吸引,以使纱布垫保持在较干的状态。由于肝外伤患者在短期内病情尚不稳定,过早取出填塞物又容易引起再出血,故一般在填塞后3~5d开始逐步拔除。填塞物全部拔除后视病情处理肝外伤、冲洗腹腔和放置腹腔内引流。肝周填塞的指征是:①大量输血导致凝血障碍,不适合做复杂手术;②两侧肝叶广泛损伤,出血难以控制;③广泛肝包膜下血肿或肝包膜撕脱;④病情危重不能耐受较大手术;⑤受血源条件和医疗条件限制不能进行复杂的肝脏手术;⑥肝外伤出血不能控制,需转院治疗,作为权宜措施。填塞法的禁忌证是肝后腔静脉或主肝静脉破裂以及肾功能损害。

(3)肝切开选择性血管结扎:当深度肝裂伤广泛出血、弹道伤或刀刺伤等看不到出血的血管时,可采用指捏切肝法,切开肝实质成通过肝撕裂伤口用手指分裂肝实质,直至创伤底部,显示损伤的血管或胆管,钳夹后结扎或缝扎,或直接在肝创面上缝扎止血。由于止血确切可靠,极大地减少了肝叶切除术。此法适合有活动出血的深层穿透伤或中央型肝破裂。

(4)清创切除术:清创切除术对预防感染、促进创伤愈合有决定性的作用。

伤处周围肝组织的坏死、液化、感染是手术后并发症的主要原因,失活的肝组织在腹腔内起高热、感染、中毒性休克等。因此,对于不整齐的肝撕裂伤、创面大而深、有较大血管或胆管破裂、失去生机的肝组织碎片、碎块、撕脱组织、血运障碍的肝缘、肝裂伤成弹道伤的伤道周围组织等,必须彻底切除清创,但同时注意保存健康的肝组织。术中对于损伤肝组织的活力要进行判定。坏死的肝组织颜色比较深暗,略发硬,部分可脱落。较深的裂伤可用手指较轻地沿伤道伸入肝实质内探查,了解其内部情况,有无腔隙。要注意伤道周围及远侧肝脏色泽的改变,注意伤道与肝叶主要血管、胆管走向的关系。有时肝表面的伤口不大,但可能切断了某一叶的主要血管和胆管。伤及肝叶的主要血管,远端的肝组织颜色发绀,与正常肝组织间有时存在一条较明显但不整齐的分界线。在闭合性挫裂伤时,肝组织损伤范围远远超过裂伤的边缘,如单纯从肝外伤的表面,很难判断其内部损伤的程度及范围。此时应结合术前 B 超、CT 等影像学检查及术中探查情况加以判断。肝损伤区表面的失活组织切除后,损伤的血管或胆管予以钳夹结扎。对于缩入肝实质内的损伤血管需做"8"字缝扎,并可用带蒂大网膜填塞肝深部裂口内。在施行本术式时,应先以 Pringle 法阻断第一肝门,单次阻断时间在 15～20min。清创切除术适合于多数肝裂伤和复杂严重的肝外伤,在临床上应用广泛,使规则的肝叶切除或半肝切除大为减少。

(5)规则性肝切除术:规则性肝切除术是指按解剖分叶施行的肝切除术。临床多用于整个肝段、肝叶或半肝的毁损,深部肝外伤或贯通伤伴肝内大血管断裂而无法修补,局部肝组织失去血供或修补后无法控制的大出血等。由于切除了毁损或坏死的肝组织,止血彻底,可以防止手术后出血、感染等并发症。但对其存在的问题不容忽视:①典型的肝叶切除术本身是一个很大的手术,出血多。附加创伤大,手术时间长,对较重肝外伤的患者来说,手术本身就是个威胁,死亡率也高,在急诊条件下施行规则性肝切除术,手术死亡率可高达 43%～59%。②肝外伤范围往往不受肝叶或肝段解剖所限制,有时还是多发性的,规则性肝叶切除术往往牺牲过多的健康肝组织。因此,对于规则性肝切除术的指征应严格掌握。目前多倾向于采用肝清创切除术。

(6)肝动脉结扎术和选择性肝动脉结扎术:难以制止的肝实质伤出血,出血多来源于肝动脉损伤。采用肝动脉结扎术能迅速控制肝外伤引起的动脉性出血,并能减轻或避免大量输血造成的凝血功能障碍。但因其可引起再出血和肝脓肿,亦不能明显降低肝外伤患者的死亡率,故近年很多学者对肝外伤采用单纯的肝动脉结扎治疗持十分谨慎的态度。选择性肝动脉结扎主要是指结扎肝叶动脉。

该法亦称复苏性开胸术或急诊室开胸术。经左侧第 5 肋间进胸,暂时阻断降主动脉血流,一方面可维持上半身循环血量,以改善心、脑血供,另一方面可避免进行性失血,还可提供无血的手术野,便于显露破裂的血管。阻断降主动脉的同时,应快速补充血容量,直至血压回升。尽管经胸阻断降主动脉和肝、腔静脉系统,治疗严重腹部外伤患者的存活率较低,但多数学者仍肯定它对于出血性休克的价值,尤其对于送至诊室时尚有生命体征的患者,救活的机会较之无生命体征者显然为高。

(7)肝固有动脉损伤的处理:用手指捏住或用橡皮管阻断肝十二指肠韧带,即可使肝固有动脉损伤之出血得到控制,亦使诊断明确。

肝固有动脉损伤后,应尽量争取进行血管修补、吻合或血管移植。倘若肝动脉损伤严重,保留肝动脉有困难,或病情危重,不允许做更多的复杂处理,可将其结扎。一般在门静脉供血良好的情况下很少引起肝坏死。

(8)门静脉损伤的处理:门静脉主干损伤出血量多,病势凶险,应立即阻断破裂处近端血管,显露损伤部位,尽量做修补或吻合,或行血管移植。有时门静脉损伤处理很困难,破裂口还可延长至肝门部位,采用上述方法常难奏效,或术中病情不稳定,患者不能耐受较长时间的手术,此时,在明确肝动脉供血无疑问的情况下,可行门静脉主干结扎,再行门-腔静脉吻合术。

(9)主干静脉与肝后下腔静脉损伤的处理:主肝静脉与肝后下腔静脉由于解剖部位特殊,损伤后处理困难,迄今仍为肝脏外科领域中最棘手的问题之一。主肝静脉与肝后下腔静脉损伤在肝外伤中仅占 10%,这些人静脉壁薄,而且有的部分被肝组织包绕。损伤后亦可引起致命性大出血,手术与修补均很困难,其死亡率高达 60%～100%,加之肝后的解剖位置不易显露,若行直视下手术有时可造成更凶猛的出血,并有发生气栓的危险。而盲目止血,则更可能加重损伤。主肝静脉损伤中以肝右静脉损伤最为常见,其发生率约为 85%,肝中静脉次之,肝左静脉损伤发生概率最小。肝后下腔静脉损伤多因主肝静脉的撕裂伤而被累及。手术探查中,当用纱布垫局部压迫或肝门阻断仍不能控制肝脏创面大出血时,提示有肝静脉主干或肝后下腔静脉的撕裂,迅速有效控制大出血是尽量减少失血、保持手术野清晰和便于修补损伤血管的关键。此外还可采用以下止血方法。

1)全肝血流阻断:全肝血流阻断是指在常温下顺序阻断四个部位的血流,即膈下腹主动脉、肝十二指肠韧带、右肾静脉肝下下腔静脉和肝上下腔静脉,从而使肝脏血流与肝周血流处于隔离状态,这样可以在无血的手术野内处理损伤部位。开放血流的顺序与阻断顺序相反,即肝上下腔静脉、肝下下腔静脉、肝十二指肠韧带和腹主动脉。由于膈下腹主动脉长度甚短,分离常费时较多,故目前临床多采用不阻断腹主动脉的改良全肝血流阻断,从容修补裂口,最后置腹腔引流。

2)紧急开胸直视下缝合修补法:缝合修补法是处理主肝静脉与肝后下腔静脉损伤最常用且简单有效的方法。先行肝后填塞压迫止血,立即采用胸腹联合切口,剪开膈肌达下腔静脉,充分显露第二肝门及肝裸区,在直视下控制大血管裂口,用指压法或 Satinsky 钳夹闭裂口后进行修补。大多采用 3～5 个"0"无损伤针单丝尼龙线直接修补损伤血管可获成功(图 10-6)。若血管壁严重挫裂或缺损,可采用自体大隐静脉、颈内静脉或人造血管行血管成形术。

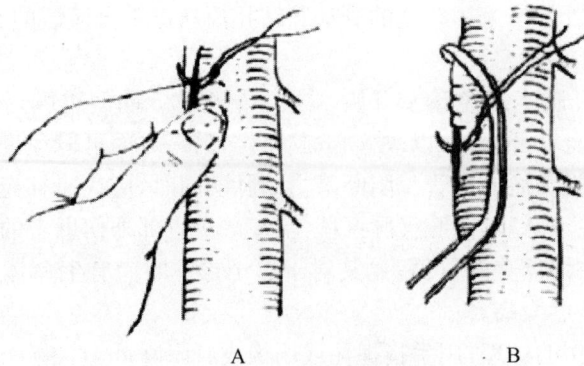

A   B

图 10-6 肝后下腔静脉破裂的处理

(A 指压法;B 钳历法)

3)肝静脉结扎:单支主肝静脉损伤,若修补失败可行结扎术,而勿需切除相应肝段。结扎后肝静脉压力可短暂升高,使肝段静脉间的交通支开放,相应肝段从而获得引流。

4)腔静脉内分流:该方法是采气囊分流导管,经股静脉或右心房插入下腔静脉,将肾上肝下和膈上的气囊充气,或将肝上、肝下的下腔静脉用阻断带环绕后阻断,肾及下半身血流直接经分流导管流入心脏。使出血大为减少,在清晰的手术野下更加容易修补损伤的血管(图10—7)。然而腔静脉内分流的效果不甚理想,手术操作也较复杂,但对于填塞止血直接修补措施失败者,内分流仍不失为一种试行的方法。

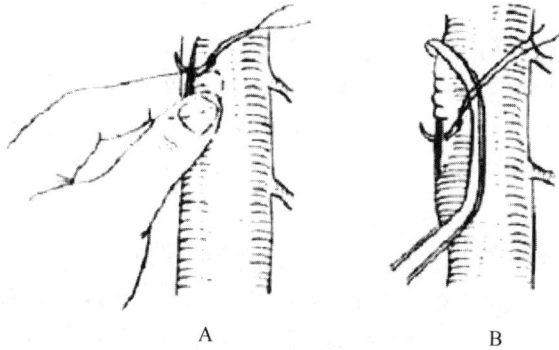

图10—7　几种腔静脉内分流示意图
(A. 经右心房途径;B. 经下腔静脉途径;C. 经股隐静脉途径)

5)临时性止血与计划性再手术:对于严重损伤大量出血致血流动力学不稳定的患者,开腹后可暂时纱布填塞,或利用一种特制的肝罩即一种网状的兜袋,对破损肝脏进行包裹对整个肝脏加压以控制出血,而不立即行复杂的手术。再经过积极输血、输液补充血容量、纠正酸中毒和凝血障碍等治疗。病情有所好转后行栓塞治疗。后来再按术前制定的各种抢救方案进行手术治疗,这种治疗方法可降低肝外伤总死亡率,但可能会使并发症发生率上升。

(10)胆管损伤的处理:肝外胆管损伤可根据损伤情况予以修补或吻合,放置 T 形管支撑并引流。T 形管需放置较长时间,一般在 3 个月以上以防止胆管狭窄。有时胆管缺损可以使用其周围脏器组织如胆囊作为修复材料。如果肝外胆管离断、缺损而无法修复时,可行胆管空肠 Roux—Y 形吻合术。

(11)甲肝移植 B 前肝移植技术已经成熟,1987 年首次报道 2 例肝移植术治疗严重肝外伤成功。当肝外伤严重,绝大部分肝实质已损毁,又无法做到有效止血和修补时,采用肝移植术可能会挽救患者生命。近年来,国外陆续有严重肝外伤应用肝移植获得治疗成功的报道。在施行肝移植前,应充分利用已确定的外科止血技术如填塞止血等方法,只有在按常规方法无法控制出血及修复时,才考虑应用肝移植。急诊肝移植时对于供肝的要求可适当放宽。目前由于供肝较少、免疫抑制药费用昂贵和手术时机与条件把握等因素,肝移植的应用受到限制。

5.腹腔引流的应用　充分引流是减少肝外伤手术后并发症及死亡率的重要措施。即使肝脏损伤轻,或伤处缝合严密,看似无渗出,亦应放置腹腔内引流,以防止发生腹腔内感染、胆汁性腹膜炎等。腹腔引流必须保持通畅,便于直接观察引流物的量和性状,做到对病情详细监视,还可依此决定放置引流的时间。腹腔内引流物一般多采用烟卷引流、橡皮管引流和双套管引流。双套管引流因有进气通道,空气流入而打破了腹腔内的真空状态,可避免引流管附近的脏器和组织因吸引而粘附于引流管孔,从而保持良好的引流效果。尤其是有大量消化液渗漏的情况,如胆汁漏、胰漏、胃肠吻合口漏等,效果较好,可以避免液体在腹腔内滞留。吸引过程中,可用生理盐水或抗生素溶液滴入冲洗,以保持管道通畅和引流区域的清洁。引流管不宜过硬,一般采用硅胶管或乳胶管作其外套管,以防止因压迫肝脏及其他脏器引起坏死。引流管放置的部位一般在膈下及肝下区域,在腹壁另作切口引出体外,并用缝线暂加固定。术后,当引流物减少时,将引流管逐渐拔除。若引流物较多,则引流管可保持在2周或以上,使其形成窦道后再拔除。

五、肝外伤术并发症及其防治

肝外伤的儿发症与肝外伤类型、程度、合并损伤和处理方式等有关。如果肝外伤同时合并有其他脏器损伤,则并发症发生率明显提高。就肝脏而言,常见的手术后并发症有创面出血、感染、胆道出血、胆瘘等。肝外伤并发症发生率为17.3%~22.2%,死亡率为8.7%~9.6%。

(一)出血

出血是肝外伤术后常见的并发症之一。出血有原发性和继发性两种,原发性出血多因止血不彻底,或因严重的肝外伤用填塞治疗未能达到止血的目的,或因大量输入凝血因子已被破坏的库存血。因此,在术中对分离的肝周韧带应仔细,肝切除后,肝断面上的出血点必须彻底缝合结扎,如将肝断面做对拢缝合,则对肝断面的止血更为牢靠。采用纱布填塞治疗出血时。应尽可能先将较大的血管加以结扎或缝扎。术中出血量大时,应尽量输给新鲜血液,同时给予凝血酶原复合物、纤维蛋白原以及其他止血药物。继发性出血则多因失去活力的肝组织坏死脱落或继发性感染引起,常在术后1周左右发生,也可发生在拔除填塞纱布时。不论是原发性出血抑或继发性出血,均应立即进行止血处理,除了出血处行手术止血以外,还可做肝动脉结扎、填塞压迫止血或经皮肝动脉栓塞,以及改善凝血功能等治疗。

(二)胆道出血

胆道出血常与肝中央破裂或深部残留死腔有关。由于肝实质内感染,感染物又不能引出,从而引起感染部位胆管与血管的溃烂,往往受侵蚀血管破裂出血形成血肿,然后再破溃至附近胆管内,引起胆道出血。侵蚀的血管多为肝动脉或门静脉分支。临床上表现为周期性上腹部绞痛(血块堵塞胆道)、呕血、黑便及黄疸等典型症状,结合肝外伤史或肝脏手术史,诊断多能确定。如诊断有困难,可借助于超声检查、CT检查或选择性肝动脉造影等可明确诊断。于术中尽可能消灭肝实质内死腔。肝中央破裂较大时手术止血力求彻底并给予引流,应用广谱抗生素等,有助于防止发生外伤性胆道出血。胆道出血的处理以手术为主:①对于较为局限、表浅的包膜下或肝实质内血肿,行血肿切开,结扎相应的动脉和胆管,必要时加以纱布填塞;②对限于半肝范围内的较大血肿或肝中央血肿,疑为肝动脉分支破溃出血,并经肝动脉造影加以证实者,可行同侧肝动脉结扎或用动脉栓塞术;③肝叶或肝段切除术。不论采取以上哪种方式止血,均应同时行胆总管T形管引流术。

(三)膈下感染

膈下感染是肝外伤后常见的并发症。由于在解剖学上存在膈下间隙,血液、坏死组织、渗出液等易滞留在该处。如果引流不畅,就容易引起感染,形成膈下脓肿。开放性损伤时,细菌往往被直接带进体内。闭合性损伤,则常由于合并伤的污染或细菌经血路侵入引起感染。膈下脓肿多发生在右肝上间隙和右肝下间隙。右肝上间隙脓肿引起腹部与胸部的临床表现主要有呼吸增快、呼吸困难、刺激性咳嗽、下胸部呼吸音减弱,可有支气管呼吸音,肋间饱满并有压痛,在压痛区常有皮下水肿。右下腹部常有压痛、肌紧张、一定程度的腹胀及肠麻痹征,并可出现轻度至中度的黄疸。X线检查右膈肌升高,膈肌活动度受限制,常有胸腔积液存在。右肝下间隙脓肿的主要表现在腹部,甚少引起胸部的症状和并发症。根据发病的临床过程和体格检查,结合超声检查下积液,一般可获得正确诊断。在超声引导下做穿刺抽得脓液即可确定诊断。穿刺抽吸的脓液应做细菌培养和药物敏感试验,以帮助选择细菌敏感的抗菌药物。膈下脓肿在其形成阶段,在大量有效的抗生素治疗下,炎性渗出物可逐渐被吸收消失。但在脓肿形成后,可在超声引导下行脓肿穿刺并置管引流,通过该引流管反复用抗生素溶液冲洗脓腔,可获得较好的治疗效果。必要时可行手术引流。

(四)胆漏

胆漏也是常见的并发症之一。其原因主要是由于肝脏创面上较大胆管破裂,清创时遗漏而未予结扎,或局部感染,又未能做到较好的引流,导致创面上较大的胆管支溃破,胆汁外溢。因此,正确处理肝脏创面,加强引流,严重肝外伤加做H总管T形管引流,有助于防止胆漏的发生。胆漏发生后,如胆汁流出量少、无胆道梗阻,经持续引流,常可使其逐渐愈合。如流出量多,或伴有胆道下端引流不畅者,常形成经久不愈的胆瘘,需采取手术治疗。术前经瘘管T形管做胆道造影,或行MHCP,以了解肝内外胆管的情况。ERCP不仅能清楚地了解肝内外胆管的情况,还可同时置入引流管,起到良好的引流治疗作用,如破溃的胆管局限于肝的一叶或一段,可行肝部分切除或肝叶切除术,并做胆总管引流。

(五)创伤性肝囊肿

肝实质破裂损伤,如局部形成之血肿与肝胆管相通,日久可形成含有血液和胆汁的创伤性肝囊肿,感染后便形成肝脓肿。主要临床表现为上腹痛,常并有右肩背部放射痛。有时上腹部可扪及肿大的肝脏或包块,可能出现黄疸。X线检查可见患侧膈肌抬高,邻近器官受压移位。CT检查可发现边界整齐的肝内占位性病变。超声检查显示肝内病变为一液性暗区。创伤性肝囊肿可在超声引导下经皮肝穿刺抽吸或放置导管引流,必要时可行手术引流,极少数需做肝切除术治疗。

(乔文辉)

第二节 胆结石

胆石症是胆道系统的常见病。本病的病因和发病机理尚未完全明了,一般分为胆固醇结石及胆色素结石两种。胆固醇结石发病部位多在胆囊,胆色素结石发病部位多在肝胆管,以胁下疼痛为主要临床表现者,常伴有胆囊炎。严重时可引起急性化脓性胆管炎、胆管休克或胆管出血、急性胰腺炎、败血症等并发症,以发作性胆绞痛、消化不良,易合并黄疸与感染为本病的主要特点。在我国,胆石症随着年龄的增长,发生率可达7%~12%,为临床所常见。代谢性结石(胆固醇石)其发病率在西方国家较高,尤好发于多次妊娠或肥胖的中年妇女;在我国胆色素结石农村发病率高于城市,发病年龄与性别差异不大。近年来国内各大城市胆石症发病率明显增高,这与国人生活水平提高,生活习惯改变有关。

一、病因

本病的病因很复杂,目前尚未有明确的结论。一般认为胆汁的物理化学因素的改变,胆汁的郁积,以及胆道系统的感染是发病的主要因素。这些因素不是孤立的,它们之间又有内在联系。而结石的形成过程,则基本上以"核心学说"来解释。就是说,胆石症的形成要先有胆汁成分中产生物理和化学的某些变化,使胆汁中的胆固醇等沉淀下来,这种沉淀作为核心物,慢慢形成结石。此外同时又必须有梗阻的条件,使胆汁处于停滞状态,这样才能使核心和刚形成的微小结石,不易被胆汁的流动所冲走。另外患者长期反复的感染(主要指胆系感染),也是结石形成的一个重要条件。

1. 胆汁的成分比例失调　　胆汁内有机物有胆盐占 $50\%\sim70\%$,磷脂占 $25\%\sim30\%$(主要是卵磷脂),胆固醇和胆色素约占 $3\%\sim5\%$,胆固醇不溶于水,能溶解在胆盐中,但其溶解度可大大提高,胆固醇若与胆盐和卵磷脂结成微胶粒则可溶于水,当胆固醇在胆汁中的含量过高时,超过了胆盐和卵磷脂所能溶解的限度,则胆固醇在胆汁中形成饱和状态,胆固醇发生沉淀形成结石。

2. 感染细菌　　可使胆汁变为酸性,使胆固醇在胆汁中容易沉淀,感染时大肠杆菌可产生大量的 β 葡萄糖醛酸苷酶,使结合胆红素变为不溶于水的非结合胆红素,后者与钙结合成为难溶的胆红素钙而沉淀下来,这是形成肝内外胆管结石的主要原因,其成分往往是以胆红素钙为主。

在胆道发生炎症和梗阻时胆汁中钙含量增高,胆汁中胆红素和糖蛋白生成的沉淀也增多,提示胆红素和糖蛋白之所以发生沉淀可能是与钙离子形成了难溶的化合物的结果,糖蛋白可在其糖链的羟基上与钙离子结合,说明金属离子除能与胆红素结合形成难溶的化合物外,还能与胆汁中异常的糖蛋白结合而沉淀,而形成结石。急性炎症时胆囊或胆管分泌的黏液和脱落的上皮细胞以及肠道蛔虫进入胆道,其虫体或虫卵往往是形成结石的核心,蛔虫将肠道的细菌带入胆道又可产生大量的 β 葡萄糖醛酸苷酶,造成胆红素钙石;结石又可使炎症加重,形成恶性循环。

3. 胆管系统的梗阻　　不论是何种原因引起胆囊管或肝内外胆管的梗阻(包括结石、先天性畸形或炎症导致疤痕形成,或胆管周围淋巴结肿大),总之胆管系统受到了压迫,均可导致胆汁排空受阻,胆汁郁滞变稠,这也是造成炎症和结石的重要原因。

4. 溶血　　大量红细胞的破坏,造成胆汁中非结合胆红素的增加,后者与钙结合,形成胆红素钙结石。

5. 胆囊本身的因素　　有的学者认为胆囊有选择性地吸收胆汁酸和卵磷脂,因此胆囊是形成饱和或过饱和胆汁的场所,胆囊在急性炎症时,对胆汁酸和卵磷脂的吸收增加,使胆汁成分比例失调;此外胆囊收缩不良,造成胆汁郁滞,又是形成结石的因素。

6. 神经机能紊乱　　植物神经的机能紊乱引起奥狄括约肌和胆囊管痉挛,使胆汁不易排出,滞留在胆总管或胆囊的胆汁,浓缩后成分改变,易沉积而形成结石。

二、临床表现

1. 症状

(1)腹痛:腹痛是胆石症的主要临床表现之一。胆石症发作时多有典型的胆绞痛,为上腹部和右上腹阵发性痉挛性疼痛,持续性加重,常向右肩部或肩中部放射。90％以上的胆绞痛为突然发作,常在饱餐、过劳或剧烈运动之后。除剧烈胆绞痛外,患者常表现坐卧不安,甚至辗转反侧,心烦,大汗淋漓,面色苍白,恶心呕吐。每次发作持续时间可以数十分钟到数小时。如此发作往往需持续数日才能完全缓解。由于结石所在部位的不同,腹痛的具体表现形式也有所不同。

1)胆囊结石:胆囊内结石(尤其是较大结石)不一定均产生绞痛,有的可以终身无症状,称为隐性胆囊结石。胆囊颈部结石极易引起急性梗阻性胆囊炎。除肌绞痛外,还出现恶寒、发热等感染症状,严重病例由于炎性渗出或胆囊穿孔可引起局限性成弥漫性腹膜炎,因而出现腹膜刺激症状。部分病例可在腹部检查时触及胀大的胆囊。如结石不大或胆囊管直径较粗时,从胆囊排出的结石进入胆总管,但可能嵌顿在壶腹部,引起胆绞痛、梗阻性黄疸、化脓性胆管炎,甚至出现急性出血性坏死性胰腺炎。

2)胆总管结石约75％的患者出现黄疸,黄疸的深浅随结石嵌顿的程度而异,且有波动性升降。如胆石阻塞胆道合并感染时,可同时出现腹痛、高热与黄疸三联症。病变在胆总管时,疼痛多局限在剑突下区,如感染已涉及肝内小胆管时,可出现肝区疼痛与叩击痛。

3)肝内胆管结石:常缺乏典型的胆绞痛,发作时常有患侧肝区持续性闷胀痛或叩击痛,伴有发热、寒战与黄疸。一侧肝内结石多无黄疸。如结石位于肝右叶疼痛可放散至右肩及背部;左侧肝胆管结石放散至剑突下、下胸部。如结石梗阻于肝左、右胆管成二、三级胆管,亦可引起高位梗阻性化脓性胆管炎的表现。

(2)胃肠道症状:胆石症急性发作时,继腹痛后常有呕吐、恶心。呕吐为胃内容物,此后腹痛并不缓解。急性发作后常有厌油腻食物、腹胀和消化不良等症状。

(3)发热与寒战:与胆道感染程度有关。胆囊炎多继发于胆囊结石;它们之间互为因果,可出现不同程度的发热,梗阻性坏疸性胆囊炎可有寒战及高热,胆管结石常并发急性胆管炎。而出现腹痛、寒战高热和黄疸三联症。当胆总管或肝内主要胆管由于结石、蛔虫和胆管狭窄造成胆管急性完全梗阻时,胆管扩张,胆管内压升高,管腔内充满脓性胆汁,大量细菌和内毒素滞留于肝内,通过肝窦状隙进入血液循环而导致败血症和感染性休克,此种病变称为急性梗阻性化脓性胆管炎(AOSC)。典型的 AOSC 除上述三联症外,还可出现血压降低(四联症),如再出现神志障碍则称之为 Reynald 五联症。

(4)黄疸胆囊结石:一般不出现黄疸,但有30％的患者可以出现一过性黄疸。在胆总管结石时,约70％以上的患者可出现黄疸,黄疸呈波动性升降,如不清除结石或解除梗阻,虽经各种药物治疗亦消退很慢,迁延日久可引起胆汁性肝硬化。

2.体征　在发作期呈急性病容,感染严重者有体温升高及感染中毒征象,如伴有呕吐或进食困难可有脱水、酸中毒表现,当引起胆管梗阻时巩膜与皮肤黄染。胆囊结石的腹部压痛多局限于右上腹胆囊区,胆囊复发性梗阻时可触及胀大的胆囊,随着炎症加重,也可出现腹肌紧张与反跳癤。墨菲征在胆囊石引起的肥囊炎多呈阳性。胆管结石的腹部压痛多在剑突下偏右侧,位于肝内胆管的结石压痛在右肝区,常有肝肿大;左肝管结石压痛位于剑突或左上腹部。

3.常见并发症

(1)胆总管炎:这是由于有病的胆汁排出污染胆总管并刺激奥狄括约肌,使之发生痉挛或狭窄,会引起胆总管炎,或由于结石嵌顿使胆总管内膜突然水肿变厚,如炎症加重、上行感染可引起化脓性胆管炎。

(2)胆囊穿孔:急性炎症水肿,使胆囊壁的血管受压,导致局部缺血坏死,引起胆囊穿孔,若未能被周围包裹,甚至可导致胆汁性腹膜炎。血液进入肠道,胆内压下降,疼痛即可缓解。

(3)急性胰腺炎:腹痛往往较胆囊炎更为剧烈,伴剧烈呕吐发热,吐后腹腹痛不减轻为其特点,常由于胰胆管梗阻,主胰管内压上升,胰腺肿胀,胰腺被膜被牵扯所致。查血清及尿淀粉酶均明显上升,一般超过50苏氏(Somogyi)单位。血淀粉酶3～6小时后升高,20～30小时达到高峰,约在3～4天内恢复正常。尿淀粉酶较血清淀粉酶增高得慢,但持续时间长。

(4)肝脓肿:由于胆管的炎症更进一步向上蔓延到达肝脏引起脓肿,可有寒战、高热、右上腹疼痛,肝肿大,其疼痛多为持续性胀痛,检查时肝胆区有触痛和叩痛,重者有黄疸,X线检查见右侧膈肌升高。

三、肝胆管结石手术

(一)概述

肝胆管结石是位于肝内胆管,即结石在左、右肝管接合部以上的胆管内。由于肝胆管结石分布在肝内胆道系统,其发病和临床表现与一般胆石有所不同,且其诊治措施也有特殊性,因此,它是一个区别于胆囊结石病的独立的病种。

1. 病因学 肝胆管结石的病因,至今尚未阐明,因为它涉及多学科的问题。近几年来,随着医学科学的进步和基础研究的深入,对肝胆管结石的成因,提出了很多理论。

(1)低蛋白与肝胆管结石:低蛋白高碳水化合物饮食,β－葡萄糖醛酸酶抑制物的含量减少,有利于β－葡萄糖醛酸酶使结合胆红素水解为游离胆红素,不溶于水,发生沉淀,是形成结石的基础。饮食结构与肝胆管结石的形成有关。

(2)胆道感染与肝胆管结石:普遍认为胆道感染,特别是大肠杆菌感染,产生细菌源β－葡萄糖醛酸酶,使结合肌红素水解为游离胆红素。在胆道感染时,胆管炎性黏液物质增加,凝聚作用增强,加上钙离子等金属离子的参与,形成以胆红素钙为主的胆管结石。

(3)糖蛋白黏液物质是肝胆管结石形成的基质:1959年King和Boyce报道胆石中含有有机基质,1963年Womack等提出胆石中的有机质是黏多糖。1977年Soloway对胆石的研究证实基质是顺磁性非硫酸化糖蛋白。我们对胆石间质的研究,也证实胆石间质是以糖蛋白为主的黏液物质,是黏合胆石各种成分形成胆石的框架。

(4)胆汁动力学改变:由于胆管狭窄、胆道梗阻或胆管囊状扩张,从而发生胆汁动力学改变。涡流、淤滞和细菌感染,游离胆红素沉淀,以及黏稠脓性物的参与,形成褐黄色胆泥,进一步加重胆道梗阻,促使胆石的形成。

(5)胆道梗阻时胆汁中自由基活性增强,产生胆红素钙沉淀增多:近年研究表明,氧自由基与胆色素结石的形成有关。

(6)原发性肝胆管胆固醇结石的研究:原发性肝胆管胆固醇结石与胆管炎症和胆管旁黏液腺过度炎性分泌无关,而是在胆固醇成核的抑制因子活性降低,它可能是一种与基因缺陷有关的疾病。

(7)背景疾病与肝胆管结石:肝胆管结石往往在一些疾病基础上发生,或与某些疾病有密切关系,这些疾病成为肝胆管结石的背景疾病。例如肝硬化时胆汁中未结合胆红素水平增高,胆汁酸组分异常,具有成石倾向,易发生胆色素结石。

总之,肝胆管结石的病因十分复杂,是多因素形成的病理状态,是一个全身性疾病导致胆道内环境紊乱的结果。

2.临床表现 肝胆管结石的临床表现决定于肝胆管结石的部位、梗阻范围和程度、并存病与其并发症。

(1)肝胆管结石不出现胆道梗阻或感染时,可无明显或特殊症状。

(2)肝胆管结石最主要的症状是复发性化脓性胆管炎。

(3)肝胆管结石造成的胆管梗阻和严重感染,胆血屏障破坏,容易发生肝脓肿。如穿破,可发生肝周围脓肿或胆道瘘。

(4)长时间的胆道慢性炎症,肝局灶纤维化萎缩,呈自身切除。

(5)有90%患者存在低蛋白血症,1/3有明显贫血。

(6)反复发作梗阻性黄疸及肝组织受损,后期患者可有肝硬化和门脉高压表现。

3.诊断 对肝胆管结石的诊断要全面,它是区别于胆囊结石的另一病种,不能按照胆囊结石的思路去认识肝胆管结石。诊断是否全面和对其病理复杂性认识的深度,直接影响着肝胆管结石治疗方法的选择和治疗效果。

(1)详细的病史和全面的查体:首先了解患者的发病经过,饮食习惯,营养状态,有无胆道蛔虫史。注意化脓性胆管炎的发病过程和具体表现,腹痛、发热、黄疸等症状和频度。既往的治疗情况,有无手术史,具体的手术方法和遗留的问题。现在存在的主要疾病和主要矛盾是什么。

(2)影像学检查:肝胆管结石的诊断,多方面的影像学检查十分必要。它不仅可以提供有关胆管结石的具体形态、部位,并且还可了解结石与其他组织的病理关系,可以动态地观察疾病的发展变化,指导治疗实践和判断治疗效果。

1)B超检查:B型超声检查是肝胆管结石的首选方法,可以见到肝胆管内有强光团、声影、结石远端胆管扩张。

2)CT检查:肝胆管结石的诊断,CT影像检查非常重要。可见肝内胆管扩张和结石强光影像,注意有无肝组织变形、肝脓肿或合并其他病变。

3)PTC、ERCP检查:对肝胆管结石严重梗阻性黄疸病例,或已多次手术患者,特别是急性胆管炎情况下,其他检查不能确定肝胆管梗阻病因,需配合施行经皮肝穿刺肝胆管引流时,适宜做PTC检查及胆管引流。ERCP对于肝胆管结石检查,主要是了解十二指肠乳头、胆胰管开口、胆总管、肝总管以及肝内胆管的形态、狭窄和扩张,了解结石的大小、形状和部位。

肝胆管结石的影像学检查中,由于肝胆管的解剖关系和各种检查方法都有其不足的地方,因此在影像检查时有一些盲区,不能正确反映出来,临床上应加注意。

4.治疗 肝内胆管结石的治疗,是外科临床上的一个难题。由于认识上、解剖上、病理上、技术上等多方面的原因,致使肝内胆管结石的治疗还存在很多问题,影响治疗效果。所以,要特别予以重视和认真对待。

(1)肝内胆管结石外科治疗的难点:由于肝胆管结石的病理十分复杂,在思想认识上它是区别于胆囊结石的另一病种。不能按照治疗胆囊结石的原则和方法来处理肝胆管结石,肝内胆管结石目前尚无理想的溶石药;肝内胆管结石不能广泛切除胆管,加以肝内胆管结石肝内外病灶分散,往往合并肝内外胆管狭窄和扩张,从技术上讲难以一次在手术中完全予以处理。有时患者处于急性胆管炎、休克等危重状态,急症手术、术前情况不清或仅允许进行应急措施,遗留肝内病变。肝胆管结石合并肝硬化、门脉高压症,手术治疗非常困难,致使肝胆管结石的外科治疗经常发生术后残余结石和胆管狭窄。

(2)肝内胆管结石外科治疗的原则:随着医疗实践的提高和诊疗技术的进步,提高了处理肝胆管结石的水平,必须坚持整体性、综合性与辩证性思维。影像学检查和肝门解剖立体成像的进展,使肝外手术转为肝内手术成为可能。对肝内胆管结石的治疗,运用肝胆外科技术,处理肝门部和肝内大胆管,达到良好的显露形成了比较完整的肝胆管结石外科治疗原则。既要取净结石,去除病灶,矫治胆管狭窄,恢复和建立胆道的生理功能与通畅胆流;也要避免和防止胆道感染及结石的复发。

(3)做好术前准备,避免急症手术:按照治疗原则进行系统规划与整体设计。对肝内胆管结石患者,尽量不在急症时,特别是病理情况不甚清楚情况下进行手术。术前积极治疗各种并发症,诊断清楚胆石部位、胆管狭窄的部位及程度、肝内外胆道的病理状况、肝功能及全身情况。

(4)组合手术与后续治疗

1)组合手术:肝胆管结石外科治疗的要求,很难用某一手术方式,在一次手术中彻底解决。必须采取多种手术方式组合起来,进行互补,以满足治疗的需要。

2)后续治疗:即在手术中置入肝内或肝外胆管内导管,这种导管可以是单纯导管,也可以是气囊导管。导管置入的位置根据肝内外有无残留结石、有无胆管狭窄和导管的功能而定。

(二)胆总管探查术

1.适应证

(1)急性梗阻性化脓性胆管炎。

(2)胆源性胰腺炎患者或慢性复发性胆管炎,胆总管明显扩张或胆管壁增厚,或疑有结石者。

(3)胆总管内有结石、蛔虫、肿瘤或扪及异物者。

(4)肝内胆管结石。

(5)严重肝外伤缝合或切除,以及肝外胆管修复或吻合术后,应行胆总管切开引流。

(6)有梗阻性黄疸病史或存在梗阻性黄疸者。

(7)胆囊内有多发性细小结石或多个结石伴胆囊管扩张短缩,有可能降至胆总管者。

2.术前准备 对术前有黄疸的患者必须行超声、CT、ERCP 或 PTC 检查,以明确黄疸的性质、阻塞部位及程度。其他同胆囊造瘘术。

3.手术步骤

(1)切口:取右上腹经腹直肌或肋缘下斜切口。

(2)采用顺行性胆囊切除术:同样方法暴露肝十二指肠韧带,文氏孔塞小纱布,切开胆总管前面的腹膜。

(3)切开胆总管:暴露胆总管后,于距十二指肠上缘 1cm 处,常规进行试穿,于穿刺针眼两侧各缝一条牵引线,提起牵引线,用尖刀沿纵轴切开胆总管前壁约 2cm。

(4)用胆石钳或胆道刮匙取出胆总管和左右肝管内的结石:用胆道探子或导尿管探查左、石肝管及胆总管末端是否通畅。

(5)将导尿管依次插入左、右肝管及胆总管:用生理盐水反复加压冲洗。

(6)放置 T 形管:将 T 形管送入胆总管后结节缝合胆总管前壁,再由 T 形管慢慢注入生理盐水,检查胆总管缝合处有无液体漏出。也可再经 T 形管做术中胆道造影。

(7)冲洗腹腔:于文氏孔另置一枚乳胶管引流,于右腹壁另戳口将两者引出体外。将大网膜包绕于肝下胆总管周围,逐层缝合腹壁切口。

4.术中要点

(1)胆总管穿刺时,如抽得胆汁,确定为胆总管。观察其性状、颜色,做常规细菌培养和药敏试验,亦可测量胆道内压力及胆道造影。

(2)胆总管切开引流同时需要切除胆囊者,应先做胆总管切开引流,后切除胆囊。

(3)胆总管前有血管解剖变异有的胆囊动脉、肝右动脉或门静脉于胆总管前方横跨,注意勿使损伤。

(4)肝内胆管结石,由胆总管切口取石较困难时,可行扩大的胆总管切开术,切开胆总管前面的腹膜直至左、右肝管分叉部,取净左、右肝管一级分支内结右后,进而探查右前叶、右后叶、左内叶以及左外叶胆管内有无结石及狭窄。

(5)探查胆总管下端有无狭窄时,应先用导尿管试探。如能顺利通过 10F 导尿管,则示下端无明显狭窄;如不能通过 8F 导尿管,则说明下端有狭窄。此时更换 5 号胆道探子,如稍加压力后可通过狭窄段,并有阻力突然消失之感,多为乳头部的膜样狭窄。可逐次更换 6 号、7 号探子进行扩张。如 5 号探子不能通过,可更换 3 号探子,若仍不能通过,表示胆管远端有严重瘢痕性狭窄。应用胆道扩张器探查胆管下端时,切忌强行扩张和使用暴力,否则易造成十二指肠内壁损伤或胆道下段假道形成。

(6)对于难以取出的胆石,或判定为胆管局限狭窄的原因,可使用胆道镜或带气囊胆道导管。

(7)胆管 T 形引流管应根据不同要求、不同引流部位而裁剪成不同形状。一般短臂两端各留 1.5~2cm,长臂对侧中央剪一小孔。在胆管较细、泥沙样结石的患者,可将短臂对侧纵行剖开并剪除部分管壁。为了从胆总管引流双侧肝内胆道,亦可用 Y 形引流管。

5.术后处理

(1)如术后胆汁引流量突然减少患者右上腹疼痛、发热,多为 T 形管被胆石、胆汁、脓块所堵塞,可用生理盐水反复抽吸,多能恢复通畅。

(2)T 形管拔管指征

①患者一般情况好转,体温正常,黄疸消退,胆汁澄清,量逐渐减少。

②术后 2 周闭管,3~5 天无不良反应。

③术后 3 周经 T 形管造影证明窦道形成完全,肝内、外胆管及 Oddi 括约肌通畅者。需要注意的是对急性梗阻性化脓性胆管炎患者,其胆管引流时间应长一些,拔除 T 形管时间应根据胆管炎严重程度适当延迟。

(3)严重胆道梗阻:患者因肝细胞长期受胆管内高压影响停止分泌,有时术后 1~2 天内胆汁分泌量很少,不必特殊处理。

(4)如 T 形管不慎脱落,应立即导尿管由原孔插入引流。

(5)对于肝内外胆管残留结石,可于手术后 4 周,通过 T 形管,放入纤维胆道镜取出。

(三)肝胆管内结石取石术

1.适应证

(1)复发性肝内外胆管炎病史,影像学检查提示肝左右管及肝内胆管扩张、结石者。

(2)合并肝外胆管结石梗阻。

(3)胆源性败血症、胆道出血、肝脓肿。

(4)肝内结石手术后仍有症状反复发作。

(5)有反复发作的肝胆管梗阻、感染症状。

(6)肝脏不对称性肿大,肝门移位者。

(7)外伤后反复出现化脓性胆管炎,或出现胆漏者。

(8)胆囊切除术后出现梗阻性黄疸,影像学证实肝内胆管扩张。

2.禁忌证

(1)影像学检查提示肝内结石、钙化,不作有症状。

(2)肝细胞性黄疸者。

(3)合并重症门静脉高压症,未有效纠正者。

(4)患者一般情况差,不能耐受手术者。

3.麻醉　全麻或硬膜外麻醉。

4.手术步骤

(1)多取石上腹经腹直肌切口,如伴有肝胆管狭窄,须行肝叶切除术者,宜采用右肋缘下斜切口,依需要可向右侧延长至第11肋前端或斜向右第10肋间隙,切开肋缘及部分肋间隙,可切断第9、第10肋骨前端而不必进入胸腔。

(2)进腹后注意探查肝脏表面纤维粘连部位。肝不对称肿大的萎缩肝叶部位、肝内可扪及结石处和肝门移位侧即是病变所在之处。

(3)按前述胆总管探查术的方法。沿其切口向上切开肝总管及左右肝管汇合部,直至左右肝管开口部。切开的胆(肝)管壁出血点以3—0丝线缝扎止血。丝线缝合牵开,在直视下探查左右肝管及左右肝管分叉部后壁的尾叶肝管,以胆石匙探查其中有无结石、狭窄及其部位与范围。

(4)以胆石钳取出其中结石。左肝内胆管探查中应注意双肝左管即肝左外叶上、下段肝管分别开口于肝总管起始部,探查时防止遗漏,以免造成结石残留。如术中配合B超、胆道镜、肥道造影,能提高探查效果。当肝左叶代偿增大时,肝左管探查难度大,有时须切开左叶间裂右侧或行肝方叶部分切除,以显露肝左管横部,达到肝左管探查取净结石的目的。如沿肝左管横部切口向右延长,同时切开肝总管,即可显露右肝管开口,利于右肝管探查取石。当肝左外叶肝实质病变重、已萎缩、肝左管明显狭窄、肝内胆管结石较多时,宜行肝左外叶切除术。如局限于肝段内亦可行肝段切除术。由于肝右叶体积大、较厚,肝右管变异亦多,使右肝内胆管探查较为复杂,容易遗漏,造成结石残留。故在探查石肝管时,应通过已发现的肝管开口放入胆道探子,确定其在肝内可到达的部位,如只能通向一处而不能到达其他分支,即表明其他肝管的开口未被发现,应将胆管切口向右延长距肝管分叉部约1cm范围内,常可发现其他肝管开口,放入探子后可在相应部位肝表面扪及之。由于右后叶肝胆管与肝右管方向一致,故其中结石易于取出,其他肝右管分支内结石常须配合术中纤维胆道镜、B超、选择性肝管造影,有助于取净结石。

(5)取右后可在该肝管放入细导尿管予以低压冲洗,以排出小碎石。

(6)肝胆管探查结束后,依需要胆管切口可作为胆肠吻合的吻合口,否则,应在胆总管内量入管径适中的T管,1—0丝线缝胆管切口。

(7)如术前影像学检查提示肝内胆管结石同限于某段肝管或其分支内,术中亦证实如此,经肝表可扪及结石。亦可切开局部肝实质,切开此肝管探查。取净结石、无狭窄者可放入 T 形管,3-0 至 5-0 线缝合胆管切口,再缝合肝实质切口,但术后易复发结石,故如局部肝管狭窄或肝纤维化应行肝段切除术。

5.术中注意事项

(1)肝胆管探查时注意其可能存在的变异,一定要直视下逐一探查各肝管开口,且应确定探子在肝内可到达的位置,防止遗漏肝管分支未被探查。

(2)对肝管的探查、取石应轻柔,避免盲目操作,防止损伤肝管,以致形成假道或出血。

(3)导尿管冲洗时忌高压冲洗,以免造成胆道逆行感染,急性期胆道感染者,忌置管冲洗或注药造影。

6.术后处理 参照胆总管探查术。保持胆道引流及腹腔引流的通畅至关重要。

(四)腹腔镜胆道探查术

1882 年瑞士 Langenbuch 成功施行了首例开腹胆总管切开取石术,从此开腹胆总管切开取石术一直作为治疗胆总管结石的标准术式。1 个世纪以后,1990 年 4 月首例腹腔镜胆总管探查术(LCBDE)获得成功,1991 年 Jacobs、Petelin 及 Philips 等先后报道了开展 LCBDE 的经验,1992 年国内张诗诚及胡三元等亦先后开展了 LCBDE。LCBDE 一般分为经胆囊管胆总管探查术(LTCBDE)和腹腔镜胆总管切开术(LCD)两大类。由于 LTCBDE 较多地受胆囊管解剖变异及技术设备等诸多因素的限制,因此国内大多采用 LCD,故本节不对 LTCBDE 作详细介绍,将重点介绍 LCD。

1.适应证

(1)胆总管直径>10mm。

(2)原发性或继发性胆总管结石,全身情况良好者。

(3)胆总管结石继发急性梗阻性化脓性胆管炎,通过经皮肝穿刺胆道引流(PTBD)或内窥镜括约肌切开术(EST)及鼻胆管引流,全身情况好转者。

(4)胆道蛔虫。

(5)简单的左右肝管结石或肝总管结石。

(6)经胆囊管胆总管探查术失败者。

(7)EST 失败者。

2.禁忌证

(1)胆总管直径<10mm。

(2)胆总管结石合并急性梗阻性化脓性胆管炎,全身情况差不能耐受手术者。

(3)复杂的肝胆管结石。

(4)先天性胆道畸形。

(5)胆道肿瘤。

(6)重要脏器功能不全或凝血功能障碍,不能耐受手术者。

(7)既往有上腹部手术史,估计腹腔粘连严重者。

3.术前准备

(1)术前检查:了解全身及重要脏器情况,以正确选择手术适应证。

(2)控制感染:对胆总管结石合并胆道感染的患者,应根据胆道感染致病菌特点,合理选择敏感抗生素;对没有合并胆道感染的患者,也应常规给予预防性抗生素;对合并急性梗阻性化脓性胆管炎的患者,可通过 PTBD 成 EST 并放置鼻胆管引流紧急处理,待感染控制、全身情况好转后再行 LCD。

(3)合并症治疗:纠正贫血及低蛋白血症,纠正水、电解质紊乱及酸碱平衡失调。

(4)护肝利胆:静脉滴注 GIK 溶液及支链氨基酸,补充维生素 B、维生素 C 及维生素 K,口服护肝利胆药物。

(5)交叉配血,放置胃管及尿管。

4.麻醉　一般采用气管插管全身麻醉。

5.体位　患者取反 Trendelenburg 位(头高足低仰卧位),稍向左倾斜。

6.手术步骤

(1)切口:人工气腹及"四孔法"放置套管、器械与 LC 基本相同。

(2)切开胆总管:先切除外取出胆囊,亦可先不切除胆囊以留作牵引。穿刺胆总管抽出胆汁或穿刺孔有胆汁溢出即确认为胆总管。解剖胆囊管直至胆总管,用电钩切开胆总管前壁浆膜 1～2cm,电凝胆总管前壁小血管。在胆总管前壁缝吊两针作为牵引线,以钩状胆总管切开刀或微型尖刀挑开胆总管前壁,用微型剪刀纵向延长其切口。

(3)胆总管探查及取石:位于胆总管切口附近的结石,可用抓钳挤压胆总管,并直接取出,或用吸引器直接吸出。依次向胆总管上下段插入尿管或气囊导管探查,注入生理盐水反复冲洗胆道,可将大部分小结石冲出。采用纤维胆道镜探查及网篮取石同前述。

(4)胆总管缝合及 T 形管引流:根据胆总管直径的大小选择口径合适的 T 形管,T 形管的短臂宜修剪成较短的沟槽状,经剑突下套管将 T 形管放入腹腔,将 T 形管的两短臂耐心地依次放入胆总管切口的上下两端。以带细针的 1 号丝线或 4-0 可吸收缝线(缝线宜剪短至 10～15cm),间断缝合胆总管切口,边距及针距分别约 1mm 及 3mm,腹腔内器械打结。可经 T 形管注入生理盐水,检查胆总管缝合处有无渗漏。T 形管长臂自右肋下锁骨中线之戳孔引出,文氏孔置腹腔引流管自右肋下腋前线之戳孔引出。冲洗腹腔并清点器械后,拔除各套管结束手术。

7.注意要点

(1)切开胆总管:胆总管切口至能够置入胆道镜取出结石为度,切口过长易造成出血、缝合困难及术后胆漏、胆管狭窄等并发症。

(2)避免误伤:胆总管壁多因炎症充血水肿,当切开其前壁时,应注意避免用力过度,伤及后壁和门静脉。

(3)取净胆总管结石:检查取出结石的大小及数量,与术前、术中胆道造影及 B 超所显示的结果是否符合。

(4)胆道造影:腹腔镜胆道造影不仅有利于发现胆道解剖异常及 LC 术中胆管损伤,而且有助于诊断隐匿性胆总管结石。

(5)腹腔镜 B 超:腹腔镜 B 超在胆总管结石的诊断方面扮演着与腹腔镜胆道造影同样重要的角色,初步报道结果显示,其特异性高达 96% 以上。腹腔镜 B 超操作简便、安全、省时,可作为术中常规检查。

(6)缝合胆总管及放置 T 形管:引流为简便操作,Phlips 主张将 T 形管放置于胆总管切口的最远端,在 T 形管近端紧贴 T 形管缝合 1 针固定,在胆总管切口的最近端缝合 1 针,然后在两针牵引线之间间断缝合胆总管切缘;Hunter则主张将腹腔镜置于剑突下套管,而将持针器置于脐下套管,持针器与胆总管方向平行易于缝合胆总管切口。

8.术后处理

(1)观察:注意观察生命体征、腹部体征及引流管情况。术后24h内禁食、胃肠减压、静脉补液,维持水、电解质及酸碱平衡。对于合并胆道感染的患者应根据胆汁培养的结果选用抗生素,对于合并黄疸的患者应加强护肝利胆、营养支持及制酸剂保护胃黏膜等治疗。

(2)胃管及尿管的管理:由于麻醉、手术时间较长,术中胆总管切开及胆汁污染腹腔等因素,一般术后需要胃肠减压,待有肛门排气且无腹胀、呕吐即可拔除胃管,给予流质饮食,并逐步恢复普通饮食。术毕患者清醒后即可拔除尿管。

(3)腹腔引流管的管理:注意保持引流管通畅,观察引流管的性质和引流量。一般术后48~72h引流量逐渐减少至数毫升,可拔除腹腔引流管。如引流量多应尽快查明原因,如为腹腔活动性出血应开腹探查处理。

(4)T形管的管理:术后7~10d,若T管造影显示胆管无梗阻,则可间歇性夹闭T形管,以利于患者术后恢复。T形管引流不畅时应通过T形管造影,查明原因加以处理:T形管堵塞应予冲洗,T形管折叠应予重新调整。由于腹腔镜手术损伤小,不利于腹腔粘连,影响T形管周围窦道形成,因此T形管的拔除时间相应延迟,一般在术后1到2个月。

9.并发症

(1)出血:术中止血不严、损伤变异的胆囊动脉及肝右动脉等是造成出血的主要原因,因此术中解剖细致以避免损伤上述结构及彻底止血,是防止出血的基本措施。腹腔如有活动性出血应尽快开腹止血处理。

(2)胆漏:由术中缝合胆总管不严、损伤胆管及拔除T形管过早所致。术中应避免过度解剖及电凝胆总管壁,经T形管注入生理盐水检查胆总管缝合处有无渗漏,术后应适当延迟拔除T形管的时间。小流量胆漏通过充分的腹腔引流多能自愈,大流量胆漏可通过内镜胆管内支架引流或鼻胆管引流处理,必要时须开腹处理。

(3)胆管残留结石:术中应检查取出结石的大小和数目,与影像学检查结果是否一致,尽量彻底取出结石。胆管残留结石可留待术后EST取石或6周后经T形管窦道胆道镜取石。

(乔文辉)

第三节 肝胆外科感染性疾病

一、肝脏感染性疾病

肝脏感染都是继发性的,肝脏受到感染后,因未能及时或正确的处理而形成脓肿,称为肝脓肿,在临床上表现为发热、肝区疼痛和肝脏肿大。临床上最常见的肝脏感染为细菌性肝脓肿和阿米巴肝脓肿,另外结核性肝脓肿也经常见到。

(一)细菌性肝脓肿

1.概述 细菌性肝脓肿是指由化脓性细菌引起的肝内感染,因为肝脏有丰富的血液供应,并有强大的单核巨噬细胞吞噬系统,因此发生肝脓肿的机会比较少。但由于肝脏接受肝动脉和门静脉的双重血液供应并通过胆管和肠道相通,在身体抵抗力下降的时候,入侵的化脓性细菌会引起肝脏的感染而形成脓肿,常见的致病菌是大肠杆菌和金黄色葡萄球菌,其次为链球菌等。

2.病因

(1)胆管系统:胆源性肝脓肿是引起细菌性肝脓肿最常见的原因,胆管梗阻引起的化脓性胆管炎,细菌可以沿胆管上沿,感染肝脏而形成脓肿。常见的胆管疾病如胆囊炎、胆管炎、胆管结石、胆管蛔虫等都可以引起胆管梗阻而导致肝脏的逆行感染而引起肝脓肿。

(2)门静脉系统:门静脉主干是由脾静脉、肠系膜上、下静脉汇合而成,腹腔感染、肠道感染,如坏疽性阑尾炎、痔核感染、菌痢等都会引起门静脉属支的血栓性静脉炎,脱落的细菌性栓子会进入肝内引起肝脓肿。

(3)肝动脉:体内任何部位的化脓性感染引起的菌血症,特别是发生脓毒血症,细菌可经肝动脉进入肝脏,如患者的全身抵抗力下降,细菌可以在肝脏内繁殖而引起多发性肝脓肿。

(4)淋巴系统:肝脏毗邻部位的感染病灶的细菌,可通过淋巴系统侵入肝脏而导致肝脓肿,如化脓性胆囊炎、消化道穿孔、膈下脓肿等都可以经过淋巴系统进入肝脏。

(5)肝创伤后继发感染:开放性肝损伤时细菌可从伤口直接进入肝脏发生肝脓肿,闭合性肝损伤形成肝内血肿,特别是伴有肝内小胆管破裂时,更易发生细菌感染形成肝脓肿。内小胆管破裂时,更易发生细菌感染形成肝脓肿。

(6)某些疾病引起的全身抵抗力下降时也可导致肝脓肿如糖尿病,使用免疫抑制剂,AIDS 等均有可能引起肝脓肿。

3.病理生理　化脓性细菌侵入肝脏后,发生炎症改变,形成许多小脓肿,在脓肿形成发展的过程中,由于肝脏的血运丰富,大量毒素被吸收入血,出现比较严重的毒血症,患者出现高热、寒战,甚至感染性休克。当脓肿进入慢性期后,脓肿四周肉芽组织增生,纤维化后毒素入血减少,感染症状缓解。脓肿经过适当的治疗,散在的小脓肿可以被吸收机化,但密集的脓肿可以融合成一个较大的脓肿。肝脓肿可向膈下、腹腔、胸腔穿破引起严重的并发症。

4.临床表现　肝脓肿通常继发于某种感染性先驱疾病,一般起病较急,但有少数发生于健康人的隐匿性肝脓肿起病比较缓慢,在数周后方才出现发热等症状。典型的肝脓肿临床症状表现为寒战、高热、右上腹疼痛、全身酸胀不适以及贫血、体重下降等,还有部分患者出现黄疸。但是大多数患者不一定具有上述所有症状,尤其是已经引了抗生素治疗的患者。

(1)症状

1)寒战和高热:为最早也是最常见的症状,肝脓肿患者发热可以是间断性、反复性或持续性的,也有 $10\% \sim 20\%$ 的患者不发热,但多数患者表现为寒热交替,反复发作,多呈一日数次的弛张热型,体温可高达 $39 \sim 41\,^\circ\!\mathrm{C}$,伴有大汗、脉率增快。

2)肝区疼痛:肝区疼痛多表现为钝痛或胀痛,为持续性疼痛。是由于肝肿大引起的肝包膜急性膨胀而致。当炎症刺激横膈或穿破胸腔时,可出现右肩部的牵涉痛或下胸部的疼痛,并引起刺激性咳嗽和呼吸困难。

3)全身表现:主要是全身中毒性反应和消耗的结果,患者在早期内可出现重症表现,部分患者可出现腹泻、腹胀以及难以耐受的呃逆症状。

(2)体征:大多数患者都有右上腹压痛或叩击痛,肝脏肿大。部分患者可出现右侧反应性胸膜炎和胸腔积液。如脓肿位于肝的浅表部位,其相应的部位可有皮肤红肿、水肿的表现,左肝脓肿的体征常局限于剑突下。有胆管感染的患者常有黄疸,而其他原因引起的肝脓肿一旦出现黄疸,常为预后不良的征兆。少数情况下,胆源性肝脓肿穿破胆管后可引起大量出血,表现为上消化道出血。

5. 检查

(1)实验室检查:血常规表现为白细胞计数增高,核左移,可有贫血。

(2)X 线检查:提示有右膈肌抬高,肝阴影增大或局限性隆起。

(3)B 超检查:可以明确肝脓肿的部位、大小和数目,其阳性诊断率可达 95％,为首选检查方法。

(4)对于诊断困难或不易鉴别的疾病,可以行 CT 或 MRI 检查。

6. 诊断

(1)病史上常有肠道、胆管感染或其他化脓性感染疾病。

(2)临床表现为肝区疼痛、寒战、高热、黄疸、肝脏肿大,且有触痛和叩击痛。

(3)白细胞计数增高、核左移,总数在 $15×10^9/L$ 左右,中性在 90％以上,肝功能检查血清转氨酶、碱性磷酸酶升高。

(4)B 超提示肝脏单发或多发低回声或无回声肿块,脓肿壁表现为强回声、厚薄不等,脓肿周围显示低回声的水肿带,组成"环中环征",CT 平扫显示肝实质圆形或类圆形低密度肿块,中央为脓腔,密度高于水而低于肝,增强扫描提示脓肿壁强化而脓肿腔无强化。MRI 提示在 T_1WI 呈低信号,在 T_2WI 呈高信号。

(5)肝脏穿刺抽出黄白色脓性液体,涂片和培养发现细菌,即可明确诊断。

7. 诊断标准

(1)起病急,常伴发于某种病以后。

(2)寒战、高热,多为弛张热,体温在 38～40℃。

(3)伴乏力、纳差、恶心、呕吐。

(4)肝区持续性钝痛。

(5)肝肿大伴触痛。

(6)辅助检查:①白细胞升高,可达$(20～30)×10^9/L$,中性粒细胞增多伴核左移或有中毒颗粒;②B 型超声检查可见肝内液性暗区,并可显示脓腔大小、部位等;③X 线检查可示肝脏阴性增大,右膈升高,活动受限;④CT、放射性核素扫描及选择性肝动脉造影,有助于定位和鉴别诊断。

8. 鉴别诊断　本病应与膈下脓肿、肝囊肿合并感染和巨块型肝癌中心液化坏死鉴别。

(1)阿米巴肝脓肿:二者临床表现相似,但病因不同,故在治疗原则上有着本质的区别,因此二者鉴别诊断至关重要。阿米巴肝脓肿常有阿米巴痢疾史,起病比较缓慢,病程长,肝肿大显著,可有局限性隆起,脓腔大,多为单发,肝右叶常见,穿刺脓液呈巧克力色,无臭味,可找到阿米巴滋养体,如无混合感染,细菌培养多为阴性,粪便检查常可发现阿米巴包囊或滋养体,抗阿米巴治疗有效。一般来说,二者鉴别比较容易。

(2)原发性肝癌:巨块型肝癌合并中心区液化坏死、继发感染,临床表现和肝脓肿相似,在 B 超上表现上也相似,不易鉴别。肝癌患者常有原发肝脏疾病史,血清 AFP 升高,增强 CT 具有造影剂"快显快出"的表现,可以明确诊断。

(3)右膈下脓肿:两者不易鉴别,一般膈下脓肿常有先驱病变,如消化道穿孔、化脓性阑尾炎以及上腹部手术史等,肝脏常无肿大,实验室检查肝功能正常,B 超检查对诊断帮助较大。

(4)肝囊肿合并感染:肝囊肿合并感染的临床表现和肝脓肿相似,不易鉴别,肝囊肿病史较长,常在体检中即可发现有囊肿的存在,脓肿的部位常在原来肝囊肿的部位,因此详细的病史询问是诊断的要点。

(5)胆囊炎、胆石症:胆石症常有反复发作、全身反应轻微,胆囊区压痛,墨菲征阳性,B超即可明确诊断。

(二)阿米巴肝脓肿

1. 概述　阿米巴肝炎和阿米巴肝脓肿合称阿米巴肝病,阿米巴肝脓肿是肠阿米巴最常见的并发症,多见于温、热带地区,热带和亚热带国家特别常见。我国发病率较高的地方在南方,一般农村高于城市,其中男性发病率要高于女性,发病年龄在 30~40 岁。肠阿米巴病并发肝脓肿者占 18%~20%,最高可达 67%。

2. 病因　溶组织阿米巴是人体唯一的致病型阿米巴,传播途径为消化道传染。但阿米巴包囊随被污染的食物或水进入肠道,经过碱性肠液消化,包囊破裂,囊内虫体经过二次分裂变成 8 个滋养体,在机体或肠道局部抵抗力下降时,阿米巴滋养体就可以经过肠壁的小静脉或淋巴管进入肝脏,少数存活的滋养体在门静脉内迅速繁殖阻塞门静脉分支,造成肝组织局部坏死,加之阿米巴滋养体不断分泌溶组织酶,使变形的肝组织进一步坏死形成肝脓肿。

3. 病理生理　阿米巴肝脓肿并非真性脓肿,而是阿米巴滋养体溶组织酶等引起的肝组织液化性坏死。多发生于肝右叶,早期为小的病灶,以后逐渐发展成一个单一的大脓腔,内含咖啡色半液性状态的果酱样液化坏死组织。脓肿分三层,外层早期为炎性肝细胞以及纤维组织增生形成的纤维膜,中间为间质,内层为脓液。在镜下,在坏死与正常组织交界处,有较多的阿米巴滋养体以及少量单核细胞,炎症反应轻微。

4. 临床表现　多数患者的临床表现类似细菌性肝脓肿,但阿米巴肝脓肿的患者症状较轻微,发展缓慢。主要表现为发热、肝区疼痛和肝肿大。一般无特征性表现,通常为原因未明的持续发热,其特点为起病无寒战,一般为中等度的弛张热,在肝脓肿后期,体温可正常或低热。较大的肝右叶脓肿可出现右上腹部隆起,肋间隙爆满,局部皮肤水肿与压痛,肋间隙增宽。肝脏弥漫性肿大,边缘变钝,触痛明显。

5. 诊断

(1)有慢性痢疾病史,大便中查到阿米巴包囊、滋养体或乙状结肠镜检查看到结肠黏膜有溃疡面,自溃疡面上找到阿米巴滋养体。

(2)有长期不规则发热,肝区疼痛,肝肿大伴压痛和叩击痛者。

(3)B超检查可见肝右叶不均质的液性暗区,和周围组织分界清楚,在超声定位穿刺中抽得果酱样无臭脓液,即可明确诊断。

(4)血清学检查阿米巴抗体,阳性率在 90% 以上,且在感染后多年仍然为阳性。

(5)诊断性治疗对于不能确诊而有高度怀疑本病者,可使用抗阿米巴药物治疗,如治疗一周后临床症状改善,可确诊本病。

6. 诊断标准　世界卫生组织提出关于阿米巴肝脓肿的 5 条诊断标准。

(1)肝脏肿大和触痛。

(2)右侧横膈抬高的 X 线证据。

(3)肝脓肿穿刺有阿米巴脓液。

(4)肝扫描有冷区。

（5）发热和多形核白细胞增多。

7.鉴别诊断

（1）细菌性肝脓肿：细菌性肝脓肿起病急骤，临床症状明显，脓肿以多发为主，全身感染症状明显，鉴别要点如下表（表10－3）。

表10－3　阿米巴性与细菌性肝脓肿鉴别要点

	阿米巴肝脓肿	细菌性肝脓肿
病史	有阿米巴痢疾史	常继发于胆管感染或其他化脓性疾病
症状	起病比较缓慢，病程较长	起病急骤，全身中毒症状明显，有寒战、高热等感染症状
体征	肝肿大明显，可有局限性隆起	肝肿大不显著，多无局限性隆起
脓肿	较大，多数为单发性，位于肝右叶	较小，常为多发性
脓液	呈巧克力色，无臭，可找到阿米巴滋养体，若无混合感染，脓液细菌培养阴性	多为黄白色脓液，涂片和培养大都有细菌
血象	白细胞计数可增加	白细胞计数及中性粒细胞计数明显增加
血培养	若无混合感染，细菌培养阴性	细菌培养可阳性
粪便检查	部分患者可找到阿米巴滋养体或包囊	无特殊发现
诊断性治疗	抗阿米巴药物治疗后症状好转	抗阿米巴药治疗无效

（2）原发性肝癌：肝癌常有肝炎后肝硬化病史，肝脏质地硬，甲胎蛋白（AFP）高于正常，结合B超、CT等检查可资鉴别。

（三）肝结核

1.概述　肝结核比较少见，此病多是继发于全身结核的一种并发疾病。近年来由于抗结核药物的不断发展，结核病的治愈率在不断提高，因此肝结核就更加少见。肝结核常缺乏特征性的临床症状和特异的检查手段，故临床诊断比较困难，往往发现于尸检或因结核瘤诊断为肝占位病变于手术中发现。本病以青年为多，男女的发病率无明显差异。

2.病因　肺和肠道的结核杆菌可以经过肝动脉、门静脉和淋巴系统或者邻近的脏器结核病灶的直接侵犯到达肝脏。

（1）肝动脉途径：全身粟粒性肺结核及活动性肺结核，结核菌可进入血液循环，通过肝动脉侵入肝脏而获得。

（2）门静脉途径：肠道的结核病灶，结核菌可通过门静脉进入肝脏。

（3）淋巴途径：腹腔淋巴丛感染结核后，结核菌可通过淋巴途径或直接侵犯到达肝脏而引起肝结核。

3.病理生理　进入肝脏的结核菌如果侵犯肝脏的包膜，肝包膜可呈现广泛的增生性改变，肝脏的被膜出现肥厚并有粟粒样结节，类似于结核性腹膜炎的改变。肝实质的结核病变常见的有肝脏粟粒样结节，遍布全肝。粟粒样结节融合后形成单个或多个大结节。中心发生干酪样坏死，色黄如奶酪。在干酪样变的过程中，有纤维膜形成，同时可能出现钙化，临床表现为结核瘤，结核瘤可长期不液化吸收，在一定条件下液化，并形成结核性脓肿，巨大的脓肿可以破溃入胸腔或腹腔，也可合并细菌感染。

4.分类　肝结核属于继发型结核，按发病的部位分为肝浆膜结核和肝实质结核两类。

（1）肝浆膜结核：即结核性肝浆膜炎，属结核性腹膜炎的一部分。肝包膜被结核菌侵犯，虽广泛肥厚性改变，形成所谓的"糖皮肝"或在肝包膜上发生粟粒样结核病灶。

（2）肝实质结核：又分为肝粟粒性结核、肝结核瘤和肝内胆管结核。

5.临床表现　结核性肝脓肿的临床表现以结核中毒症状为主，表现为畏寒、午后低热、夜间盗汗、乏力、纳差等，和全身结核症状相似。并有肝区肿大，右上腹疼痛，肝区疼痛，肝脏质地变硬，表面布满结节。当肝内结核阻塞较大的胆管时，可出现黄疸，也有部分患者没有任何临床表现，仅在体检时发现。临床化验室检查结果常有血沉增快，血红蛋白降低，肝脏酶学检查异常，这些检查没有特异的临床意义，结核菌素试验对诊断有意义。B超、CT检查对肝脏病变的定位有价值，但对定性检查没有意义。

6.诊断标准

（1）本病无特异的症状及体征。

（2）详细了解病史常发现既往有肝外结核病史，反复核实症状及体征。

（3）寻找其他部位结核灶，体检发现身体其他部位有结核病灶。

（4）青年患者不明原因的发热、盗汗。

（5）肝因痛，肝肿大有触痛。

（6）同时伴有肺结核、肠结核、结核性腹膜炎者，应想到本病可能。

（7）实验室检查可见红细胞沉降率快，肝功能轻度异常，结核菌素试验强阳性。

（8）肝穿刺活检对诊断意义较大，阳性率可达 $4.5\% \sim 16\%$。

（9）超声波对较大肝结核有定位价值。

7.鉴别诊断

（1）原发性肝癌：特别是肝实质粟粒性结核不易和弥漫性肝癌相鉴别，但原发性肝癌病情严重，病程发展快，甲胎蛋白阳性。

（2）细菌性或阿米巴性肝脓肿：三种肝脓肿的性质仅依靠临床症状和影像学检查鉴别非常困难，最有效的鉴别手段是B超引导下肝脏诊断性穿刺，鉴别点主要有脓液的性质，细菌性肝脓肿的脓液色黄，黏稠，有臭味，阿米巴肝脓肿的脓液是咖啡色或巧克力色，黏稠，无臭味；结核性肝脓肿有干酪样坏死。细菌性肝脓肿培养有细菌生长，阿米巴性和结核性肝脓肿均无细菌生长。

（3）肝囊肿继发感染：肝脏的囊性病变在继发感染之前往往都已有明确的诊断，继发感染后常有明显的化脓性炎症的临床表现，因此详细地询问既往史对诊断有重要意义。

二、胆管感染

（一）急性非结石性胆囊炎

1.概述　急性非结石性胆囊炎，其病理过程与一般急性结石性胆囊炎不同。当急性胆囊炎合并胆管结石、胆管感染、胆管寄生虫病时，胆囊内不含结石，胆囊的病理只是继发于胆管系统的改变而非原发于胆囊，不包括在急性非结石性胆囊炎之内。继发于胆管系统肿瘤梗阻者也不应包括在内。急性非结石性胆囊炎之所以引起临床上的重视是因为其诊断不易、严重并发症率高、病死率高。当前，合并于手术后、创伤、烧伤急性胆囊炎的报道已较为普遍。从所报道的材料看来，急性非结石性胆囊炎好发于严重创伤和烧伤之后，创伤患者多个是年轻男性，故创伤后急性非结石性胆囊炎多发生在男性患者。急性非结石性胆囊炎亦可以合并在一些危重患者，因而使病情复杂化，病死率高。合并于全身脓毒症感染、多器官功能障碍等情况下的危重患者，急性非结石性胆囊炎像应激性溃疡出血一样，被作为评定多器官衰竭的一个指标,反映消化道系统的功能衰竭。

2.病因 急性非结石性胆囊炎开始引起临床注意是由于 1844 年的 1 例个案报道:一女性患者施行股疝修补手术后死于胆囊坏疽,尸检发现胆囊及胆管内均无结石。之后,有关此类病例报道多发生在创伤、与胆管无关的手术之后、危重、老年患者中。近年来把急性非结石性胆囊炎作为多系统器官衰竭的一部分。此病在男性多见,平均年龄均在 60 岁以上。从美国麻省总医院报道的 40 例急性非结石性胆囊炎,36 例无以往的胆囊疾病史;45％发生在手术或创伤之后;37％合并有严重的内科疾病。急性非结石性胆囊炎可合并于严重而复杂的手术之后,如发生在主动脉瘤手术之后,此时特别多发生于腹主动脉瘤破裂的手术之后,患者常有低血压和全身脏器低灌流。心脏手术、心脏移植术后亦可并发急性非结石性胆囊炎,如在一组收集 31710 例心脏手术中,急性胆囊炎并发率为 0.12％,其中为非结石性者占 42％,死亡率为 45％;在进行换瓣手术的患者,此并发症率较高。因此,心血管手术时合并急性非结石性胆囊炎的原因可能与低血压、休克阶段的组织器官低灌流和换瓣手术左心室功能不全时内脏器官低灌流状态有关。

急性非结石性胆囊炎亦可合并其他全身性疾病,如糖尿病、全身性感染、病毒性感染,儿童期的急性胆囊炎约 70％是属非结石性的。急性非结石性胆囊炎的发病机制尚未阐明,不过此等患者有感染、饥饿、失水、长期未进食和胆囊内浓缩、胆汁滞留的历史。近来对多器官衰竭病因的研究,提示此等患者均可能有过感染、组织低灌流的阶段,胆囊黏膜的能量代谢匮缺、炎症介质释放和胆囊中高浓度的胆汁酸的组织损害作用,可能是急性非结石性胆囊炎发病的基础。值得重视的是胆囊的低灌注与发生急性非结石性胆囊炎的关系,因此可将此症作为评定多器官功能衰竭时胃肠功能衰竭的一个指标。急性非结石性胆囊炎时的病理发现是胆囊黏膜坏死较为严重;胆囊黏膜缺血、胆囊内压升高、浓缩的胆囊内胆汁的作用,可能是导致急性非结石性胆囊炎的因素。肠源性内毒素的作用也正受到重视。

3.临床表现 急性非结石性胆囊炎的症状有时不典型,故使临床诊断延迟。一般患者表现有右上腹痛,但有的老年患者开始时腹痛并不明显,或由于创伤、手术后疼痛、止痛剂使用等使疼痛感受到抑制;有时自开始时便有寒战、高热、菌血症。有的患者可能只表现为不明原因的发热。白细胞计数一般是升高的。约 50％的患者可能有轻度黄疸。确诊急性非结石性胆囊炎依靠临床医生对此病的注意。当有明显的右上腹部疼痛和扪到肿大而有触痛的胆囊时,诊断比较容易。以下的一些诊断要点对临床有帮助。

(1)年龄 50 岁以上,特别是老年男性患者,手术或创伤,或原有严重的内科病,发生右上腹痛。

(2)B超显像的特点为:①胆囊内无结石;②胆囊膨胀;③胆囊壁增厚>3mm;④胆囊周围液体存积;⑤用超声探头向胆囊加压引起疼痛。

(3)胆管核素显像:Tc 标记的亚胺二醋酸衍生物如 TcHIDA,静脉内注射后,肝脏显影迅速,10～15 分钟达到示踪剂摄取高峰,10～20 分钟左右,肝内胆管显像,60 分钟内大多数胆囊充盈完全。准确率达 82％～97％。当有正常的肝脏显影和经胆管排至肠道内的影像,而胆囊持续不显示时,可诊断胆囊管阻塞。急性非结石性胆囊炎时,胆囊管阻塞,胆囊不显影。但是胆管核素显像在实际上使时由于患者的严重情况和设备的关系,仍然难于普遍使用,何况此项检查有时亦会出现假阳性结果:当患者有肝脏病,在全肠道外营养时,因胆囊内胆汁积存,含示踪剂的胆汁不能进入胆囊内,致使胆囊核素显像呈现假阳性结果。

(4)CT：CT 扫描对诊断急性非结石性胆囊炎准确率较高。诊断的依据基本与 B 型超声相同,不过,因检查时需要搬动患者,不利于创伤后和危重患者使用,不如实时超声检查时那样方便。CT 诊断依据除包括超声的诊断标准外,胆囊壁增厚是较可靠的征象,当厚度＞3.5mm 时,则诊断准确率大为增加。83％～100％的急性非结石性胆囊炎患者,以往无胆囊疾病史,对此病的诊断主要依靠医生对此病的警觉性、体征及床旁实时超声检查。但由于受原发病、创伤等多种因素的影响,所以常因诊断不清而延误治疗。

4.诊断与诊断标准

(1)国内诊断标准:近年来,由于对急性非结石性胆囊炎提高了认识,引起了广大临床医师的重视,特别是在有下列情况时更应警惕。

1)创伤和手术。

2)应用麻醉性镇痛药。

3)术后禁食,腹胀,恢复期延长。

4)输血超过 10 个单位。

5)呼吸末正压机械性通气(PEEP)。

6)有感染病灶存在。

7)长期静脉高营养。因此,凡创伤或手术后患者,如有右上腹痛和发热者,应考虑到有发生本病的可能。

(2)Mirvis(1986)提出下列超声断层和 CT 诊断标准

1)胆囊壁厚≥4mm。

2)胆囊肿大,胆汁淤积。

3)胆囊周围有液体或浆膜下水肿而无腹水。

4)胆囊壁内有气体。

(二)急性结石性胆囊炎

1.概述　急性结石性胆囊炎是指由胆囊内结石梗阻所致的急性胆囊炎以便和非结石引起的急性胆囊炎区别。急性结石性胆囊炎多半是指胆囊炎是原发的,急性胆囊炎继发于胆管感染、原发性胆管结石、胆管蛔虫病者亦很常见,此时胆囊的改变只是胆管系统改变的一部分。

2.病因　急性结石性胆囊炎由结石在胆囊颈和胆囊管处嵌顿阻塞所致,故属于胆囊梗阻性病变,有时亦称为急性梗阻性胆囊炎,胆囊管梗阻是本病的必备条件。胆囊管突然受阻后,囊内浓缩的胆汁对胆囊黏膜的刺激,可导致急性炎症改变。开始时,急性胆囊炎属于化学性炎症改变,此时胆囊内胆汁的细菌培养,可能无细菌生长,随后,发生细菌感染。如果胆囊结石原合并有细菌感染,则在开始时细菌感染便已明显。胆囊是一个"盲袋",胆囊管梗阻后,胆囊内炎性渗出、水肿、分泌增多而使胆囊内压力升高。细菌感染在急性胆囊炎的病理发展过程中起有重要作用,感染多是继发于胆囊管梗阻及胆汁滞留。若胆囊原有慢性感染,胆囊管梗阻后,感染的症状则出现较早且很突出。细菌种类多为肠道细菌,以大肠杆菌最常见,其他有链球菌、葡萄球菌、伤寒杆菌、粪便链球菌产气杆菌等,有时亦可以发生产气夹膜芽胞杆菌感染,使胆囊内积气。

3.病理　急性胆囊炎的病理改变有时与临床表现并不符合。急性胆囊炎一般可分为 4 种类型,但胆囊上的病理改变常不是均匀单一的,胆囊上不同部位的改变亦常不一致。

(1)单纯性急性胆囊炎：多见于炎症的早期，胆囊呈充血、水肿、急性炎症细胞浸润，有时亦可以明显的组织水肿为主。

(2)急性化脓性胆囊炎：乃是急性胆囊炎并发细菌感染及胆囊积脓，胆囊呈明显的急性炎症，有多量的中性多核白细胞浸润或伴有广泛的充血。

(3)坏疽性胆囊炎：除表现为急性炎症改变外，主要由血循环障碍而致胆囊壁出血及组织坏死。

(4)胆囊穿孔：常继发于胆囊坏疽的基础上。显微镜下观察，急性胆囊炎早期，主要是胆囊壁组织明显水肿、充血、单核细胞浸润，继发细菌感染者，可有多量的中性多核白细胞浸润，片状出血亦比较常见。出血、坏死改变有时可能只局限于胆囊壁一个区域。胆囊壁一般同时有不同程度的慢性炎症改于胆囊壁一个区域。胆囊壁一般同时有不同程度的慢性炎症改变，如纤维组织增生及慢性炎症细胞浸润，说明急性胆囊炎通常是在慢性炎症的基础上发作。胆囊为一盲袋，胆囊管梗阻后，胆囊黏膜的分泌增加，吸收功能丧失，胆囊内压力增高，结果影响胆囊壁的血液及淋巴循环，在黏膜上形成溃疡及坏死区，渗出增加；亦可能因血循环障碍和囊内结石压迫，发生大片的坏疽。有动脉硬化的老年患者，更容易发生胆囊的微循环障碍、坏疽及穿孔。一般说来，急性胆囊炎穿孔不像急性阑尾炎穿孔那样常见，并且胆囊被网膜和周围脏器包围，所以穿孔后导致急性弥漫性腹膜炎者亦较少见。

4.临床表现

(1)症状：急性胆囊炎多见于中年以后的女性，经产妇较多，与胆囊结石病的高峰年龄相平行。患者多有胆管疾病的历史。多见于每年秋冬之交。起病前常有一些诱因，如饮食不当、饱食、脂餐、过劳、受寒、精神因素等。起病时多有胆绞痛。绞痛过后，有上腹痛持续加重，间有恶心、呕吐，但不如胆总管结石、胆管蛔虫时那样剧烈；一般有低度至中度发热。当发生化脓性胆囊炎时，可有寒战、高热，约有 1/3 的患者出现黄疸。当有胆囊周围及胆囊坏疽时，病情明显加重；腹痛增剧、范围扩大，呼吸活动及改变体位时均使腹痛加重，同时有全身感染症状。若有胆囊穿孔，则表现为有上腹部及全腹性腹膜炎。然而，穿孔的发生有时与患者的全身或局部情况并不一定吻合，在少数情况下，经过治疗后，虽然全身及局部症状有所减轻，但由于胆囊壁坏死，仍可发生胆囊穿孔。

(2)体征：腹部检查可发现右上腹饱满，呼吸运动受限，右上腹部触痛，腹肌紧张，有 1/3～1/2 的患者，在右上腹可扪到肿大的胆囊或由胆囊与大网膜粘连形成的炎性肿块。肿大的胆囊在肋缘下里椭圆形，随呼吸上下移动，并有明显绞痛。其他一些内科疾病如肾盂肾炎、右侧胸膜炎、肺炎等，亦可发生有上腹痛症状，若对临床表现注意分析，一般不难获得正确的诊断。

(三)急性梗阻性化脓性胆管炎

1.概述　急性梗阻性化脓性胆管炎是急性化脓性胆管炎的严重阶段，此症多发生于有较完全的胆管梗阻和有较重的胆管感染，特别是当同时有厌氧菌的混合感染时。亦常发生于当患者的全身抵抗力降低，如在老年、肿瘤晚期的患者。急性梗阻性化脓性胆管炎亦可发生于主要肝胆管的梗阻及感染，此时常称为急性梗阻性化脓性肝胆管炎。

2.病因　引起急性梗阻性化脓性胆管炎的原发性疾病多为胆管结石及胆管感染，少数胆管癌患者晚期时可合并急性梗阻性化脓性胆管炎，此病在原发性胆管结石及胆管蛔虫病较多的地区亦较常见。由于胆结石的种类及其分布在不同的地区中有所不同，所以诱发急性梗阻性化脓性胆管炎的原因亦可因不同地区而异。除胆管结石外，肝内、外胆管的炎症性狭窄亦是导致发生急性梗阻性化脓性胆管炎的重要因素。炎症性的胆总管及肝胆管狭窄常合并于原发性胆管结石，狭窄有时是多发性的，因而有时肝外胆管虽经引流，感染的症状仍未能缓解。原因是在肝内胆管可能仍有狭窄。在此种情况下，胆管系统有分级狭窄并引起症状的现象。最常遇见的情况是用胆总管、十二指肠吻合术治疗胆管下端梗阻时，若肝胆管仍有狭窄及梗阻，手术后可迅速发生严重的急性化脓性肝胆管炎。引起急性梗阻性化脓性胆管炎的细菌种类与一般胆管感染相同，主要为革兰氏阴性细菌，如大肠杆菌、变形杆菌、绿脓杆菌等，其中以大肠杆菌最多见。胆汁细菌培养的阳性率为 95%～100%。厌氧性细菌感染较多见，胆汁的厌氧培养阳性率可达 80% 以上。当有厌氧菌及需氧菌的混合感染时，其临床过程加重。厌氧菌中以类杆菌多见。在原发性胆管结石患者，以及曾经做过胆管手术的患者，胆管内经常带有大量的细菌，故易发展成为重症的急性胆管炎。

3.病理 急性梗阻性化脓性胆管炎的基本病理改变是胆管的梗阻及感染。胆总管常呈显著扩大、壁厚、黏膜充血水肿，黏膜面常有溃疡。胆管内压升高，装满臭味的脓性胆汁。肝脏虽充血、肿大，镜下见肝细胞肿胀、胞浆疏松不均，肝细胞索紊乱，肝窦扩张，胆管壁及周围有中性多核白细胞及淋巴细胞浸润，胆汁淤滞；较晚期可有大片的肝细胞坏死以及多发性肝脓肿。临床上一些表现和大量的肝细胞坏死有关。当梗阻发生于一侧的肝胆管时，则往往肝脏的一侧呈较严重的改变，而对侧的改变比较轻。晚期患者，由于胆管梗阻而致胆管内压力升高，细小胆管溃破，含大量游离胆红素颗粒的胆汁可经坏死的肝细胞而进入肝窦，形成胆小管－肝静脉或门静脉分支瘘，含胆红素颗粒的混合性血栓（胆汁性血栓）可见于肝中央静脉、小叶旁静脉、肝静脉及其分支，并可经下腔静脉进入肺循环，发生肺动、静脉内的胆汁性血栓栓塞，造成肺局灶性梗死。严重的急性梗阻性化脓性胆管炎的死亡原因，多与大量的细菌及细菌毒素从胆汁进入血循环有关，此等患者做血培养时多有与胆汁中相一致的细菌生长。细菌入血与胆管内高压有关。胆管系统与血循环的联系甚为密切，当胆管内的压力超出肝胆汁的分泌压力时，胆管的内容物便可通过毛细胆管与肝脏血窦间的沟通逆流至血循环内。

4.分级 华西医科大学根据对 1635 例急性梗阻性化脓性胆管炎的分析，将病情分成四级：

一级：单纯 AOSC。

二级：感染性休克。

三级：肝脓肿。

四级：多器官衰竭。

病情分级可以有利于对情况的判断和在不同组别之间治疗效果的比较。

5.临床表现 急性梗阻性化脓性胆管炎患者常表现有上腹痛、寒战、高热、黄疸、低血压，甚者更可以有发绀、昏迷乃至死亡。阵发性上腹痛、寒战、高热、恶心、呕吐继而出现黄疸的一系列临床症状见于绝大多数患者，腹痛的性质可因原有的病变不同而各异；如胆总管结石、胆管蛔虫多为剧烈的绞痛；肝管狭窄、胆管肿瘤梗阻等则可能为右上腹、肝区的剧烈胀痛。黄疸随病程的长短和胆管梗阻的部位而异，病程长者，多有明显的黄疸。黄疸来源于胆管的梗阻及肝细胞的急性损害；病程短者，黄疸可能较轻或暂未出现；由一侧肝胆管阻塞引起的急性梗阻性化脓性肝胆管炎，可能不表现黄疸或黄疸较轻。高热亦常是此症的特点，体温一般在39℃以上。不少患者达到 40～41℃，有时每日可能有不止一次的寒战和弛张高热。低血压是此症的一个重要表现，多发生于病程的晚期，多发生于病程的晚期。在腹痛、寒战高热以后出现,病情严重者亦可在发病早期数小时后出现。出现低血压之前,患者常有烦躁不安、脉搏增快、呼吸迫促,有时血压可一度略呈升高,随后很快地下降,严重者出现中毒性休克,脉搏弱而快,神志恍惚,烦躁不安,继之可发生发绀、昏迷,严重者可在数小时内死亡。患者多有程度不同的黄疸,约 20%的患者亦可未有明显的黄疸。腹部检查发现主要为右上腹及剑突下区有明显压痛、肌肉紧张、肝脏肿大、肝脏压痛及叩击痛等。位于肝总管及胆总管的梗阻,肝脏多呈一致性的肿大并有压痛。有时胆囊亦呈肿大,若梗阻位于一侧的肝管,则肝脏常呈不均匀的肿大,以病侧肿大显著,并有明显的触痛,常难与肝脓肿区分。

6.诊断 可根据急性梗阻性化脓性胆管炎患者的临床表现做出初步诊断,同时可做下列检查:

(1)白细胞计数常显著增高,其上升程度常与胆管感染的严重性成比例。

(2)部分患者血培养有细菌生长。

(3)肝功能常呈损害。

(4)尿中常有蛋白及颗粒管型。

(5)代谢性酸中毒及低钾血症均较常见。

(四)慢性结石胆囊炎

1.概述 慢性胆囊炎时,胆囊壁增厚,呈纤维组织增生及慢性炎性细胞浸润,胆囊黏膜破坏,黏膜下有免疫复合物沉积;胆囊的肌肉纤维萎缩,故收缩功能减退;病变严重者,胆囊萎缩,胆囊腔内充满结石,胆囊与周围组织有紧密粘连;结石致胆囊管梗阻时,亦可致胆囊肿大,内为无色透明液体,称为胆囊积水。

2.临床症状 有胆绞痛和慢性消化道症状。腹部不适常位于上腹部,故常误认为是胃病。

3.检查

(1)实时 B 型超声常是临床上的第一线检查方法,可以发现胆囊内结石、胆囊壁增厚、胆囊缺乏收缩。

(2)X 线照片检查能显示含钙量高的胆囊结石影只是很少数。

(3)胆囊功能严重受损时,口服法胆囊造影胆囊不显示。

4.诊断标准

(1)上腹或右上腹部隐痛、胀痛,或右腰背部不适,可有餐后上腹饱胀、嗳气、消化不良等,常误为"胃病"。多在进油腻食物后症状明显,可有胆绞痛及急性胆囊炎发作史,亦可无症状。

(2)胆囊区可有压痛,可能扪及肿大之胆囊。

(3)B 超检查正确率为 90%～98%。

(4)十二指肠引流可有胆汁浓缩不良,镜检有较多脓细胞、胆石结晶,培养可有致病菌。

(5)必要时可行 ERCP(内镜逆行胰胆管造影)检查,有助于诊断。

(6)手术及病理检查确诊。

(五)慢性非结石性胆囊炎

1.概述 慢性非结石性胆囊炎时胆囊的病理改变也可以和结石性胆囊炎相类似,从轻度的慢性炎性细胞浸润到胆囊黏膜的严重破坏、纤维化、萎缩。引起此病理改变的原因可能是多方面的,例如胆囊管的部分梗阻、胆囊的长时间胆汁停滞、细菌或病毒感染(如病毒性肝炎时的胆囊改变)、浓缩胆汁的刺激、胰液反流、胆管的霉菌及寄生虫感染、变态反应等。

非结石性胆囊炎一般具备两个特点：①不含有结石，这就区别于一切有结石的胆管疾病，如结石性胆囊炎、胆总管结石、结石性化脓性胆管炎等；②胆囊必须有急性或慢性炎症表现，这就不同于胆管的功能性疾病、胆囊的增生性疾病等。在我国情况下，胆管感染、胆管的寄生虫性疾病亦是特殊情况。从慢性非结石性胆囊炎的发病机制、临床表现、X线表现、病理改变等方面来看，它和结石性胆囊炎有许多共同点，客观检查中的阳性发现较少，容易与其他非结石性胆囊疾病相混淆，在诊断和鉴别诊断时有一定困难，治疗效果亦往往不像结石性胆囊炎那样令人满意。

2. 病因

(1)梗阻性因素：在胆囊管有部分梗阻的情况下，胆囊多发生慢性炎症改变；胆囊管过长、扭曲、狭窄、粘连、纤维化、Heister瓣异常，或由于肿瘤、异位血管的压迫等，都可以造成胆囊管的慢性阻塞，使胆囊排空障碍，胆汁滞留，成为化学性刺激及细菌感染引起胆囊进一步发生炎症反应的重要条件。另外，一部分患者是原有胆囊结石，结石排除后遗留胆囊的慢性炎症改变。

(2)化学性因素：最常见的化学性因素是胰液的反流。在正常情况下，胰管内的压力较胆管高，当胆管与胰管开口间有一共同通道时，胰液可以反流入胆囊，测定胆囊胆汁中淀粉酶的活性增高。在没有梗阻的情况下，未被激活的胰蛋白酶原在胆囊内不引起明显的炎症变化但当有胆汁滞留时，激活的胰酶，特别是胰蛋白酶、磷脂酶 A_2 等，可使胆囊发生明显病理变化。临床上患急性胆囊炎患者，常可以发现胆囊内胆汁的胰淀粉酶活性升高，说明急性胆囊炎时，胰液反流是存在的。慢性、长期的胰液向胆管内反流，可引起胆囊和胆管的慢性炎症改变，胆囊壁增序、黏膜吸收功能丧失；胆管也常呈管壁增厚的表现；胆汁中的淀粉酶活性增高。在临床上所见到的慢性非结石性胆囊炎中，有多少是由于胰液反流所致，尚不得而知。

(3)感染性因素：一般说来，感染性因素在胆囊炎的发病原因中，多属继发性，但在胆囊炎发展中，却占有重要地位。在全身败血症时，胆囊炎可成为全身严重感染的一部分；一些特殊感染如结核、伤寒、放线菌病等，亦可合并有胆囊的病变。

(4)过敏性因素：一些动物实验和临床观察都曾证明，有些胆囊炎是与某些过敏性因素（如食物等）有关。

(5)其他因素：某些全身性疾病如糖尿病结节性动脉周围炎、恶性贫血、红斑狼疮等，在胆囊炎发病中有一定影响。

3. 生理病理　慢性非结石性胆囊炎胆囊壁呈慢性炎症改变，增厚、胆囊腔缩小，甚至呈萎缩状。由于长期的慢性炎症，胆囊黏膜可呈增生或息肉样变，胆囊壁纤维化。在一些病例中，可发现胆囊管的病理变化较胆囊本身更为明显，呈增生肥厚，或呈纤维性狭窄。胆囊淋巴结常肿大，有时可压迫胆囊管造成部分梗阻。慢性非结石性胆囊炎有时亦可是急性发作，此时胆囊除有充血、水肿、中性多核白细胞浸润等急性炎症改变外，亦可见黏膜表面的多数溃疡、黏膜下的多数局灶性坏死和小脓肿形成，甚至穿孔和造成胆囊周围脓肿。

4. 临床表现　临床表现常不典型，平时多为不同程度的右上腹成上腹部疼痛，可以同时感到右侧肩胛下区疼痛；腹痛可为刺痛或隐痛，呈间歇性发作，一般发作的时间不长，但发作过后仍有右上腹的不适感。如有胆囊管阻塞和胆囊排空障碍，可出现胆绞痛，与结石性胆囊炎的症状相似，但很少出现黄疸和发冷、发热。当脂肪食物吃得过多，或身体劳累之后，症状可加重，并感有上腹饱胀、嗳气，有时恶心、呕吐等消化不良症状。若有胆囊周围炎并影响十二指肠成饥饿时常有上腹不适,并常认为是"胃病"。检查时可发现有上腹压痛,墨菲征轻度阳性,或右上腹部无特殊发现。当合并急性胆囊炎发作时,则呈急性胆囊炎的体征,临床上很难与急性结石性胆囊炎区分。

5.诊断与诊断标准

(1)详细分析病史和排除腹内脏器的其他慢性病灶和功能性疾病。

(2)B型超声是第一线的检查,可以发现胆囊壁增厚,腔内无结石,胆囊的排空功能差,但这些发现通常并非特异性。

(3)进一步检查可用口服法胆囊造影,在X线照片上胆囊可能不显示或显影浅淡,对脂肪餐的反应差,收缩功能丧失。

(4)ERCP胆管造影则可以进一步显示胆管系统形态的改变。

(六)原发性硬化性胆管炎

1.概述　原发性硬化性胆管炎又称狭窄性胆管炎,实质上不是化脓性疾病。病因不明,以肝内、外胆管的慢性纤维化狭窄和闭塞为其特征。由Delbet于1924年首次报告,其自然病史表现为进行性胆管炎症闭塞,不规则狭窄,肝内胆小管消失,狭窄区近端胆管扩张。缓慢进展,导致门静脉高压、胆汁性肝硬化和肝衰竭。自从ERCP广泛应用后,本病的报道增多。

2.流行病学　原发性硬化性胆管炎是一种少见的进行性胆管病变。它不同于胆管结石、肿瘤或胆管损伤后继发的硬化性胆管炎(或称为继发性胆管狭窄)。原发性硬化性胆管炎一般无胆石,亦无胆管手术史,不少病例同时伴有溃疡性结肠炎。少数人还伴有纤维性甲状腺炎及后腹膜纤维化等疾病。发病年龄多数为30~50岁,男性多于女性。

3.病因　原发性硬化性胆管炎的病因尚不清楚,理论上致病因素包括毒物、感染因素或免疫紊乱。虽然肝内铜含量增加,但用青霉胺治疗并无明显降低,说明肝内铜含量增加是一种继发现象(正如在原发性胆汁性肝硬化时),尽管巨细胞病毒和Ⅲ型呼吸肠道病毒对肝内胆管有影响,但患原发性硬化性胆管炎的患者很少有上述病毒感染的证据;免疫功能失调可能是主要的病因,常见于自身免疫性疾病的HLA－B8,HLA－DR3与原发性硬化性胆管炎的发病有关,已证实免疫系统调控失调及T淋巴细胞参与了胆管的破坏。

4.病理　80%的病变累及包括胆囊在内的整个胆管系统,20%仅局限于肝外胆管系统。一般以肝管汇合部受累最为严重。受累的肝外胆管的外径变化不明显,但由于胆管壁增序,管腔明显狭小,其内径可小于2mm,但胆管内胆汁仍澄清;肝内胆管可产生类似变化,后期可发生胆汁性肝硬化和门脉高压症。

5.临床表现　该病多见于年轻男性,主要是梗阻性黄疸,而且往往与炎性肠病,尤其是溃疡性结肠炎有关。其起病一般呈隐匿性,可有渐进性加重的乏力、瘙痒和黄疸,以右上腹疼痛和发热为表现的进行性胆管炎发作不常见,一些患者可有肝脾肿大或有肝硬化的表现。该病后期呈门脉高压、腹水、肝衰竭等肝硬化失代偿期表现。

6.检查　白细胞检查见淋巴细胞和嗜酸性细胞增多,血清胆红素、碱性磷酯酶和γ－谷氨酰转肽酶值均有升高,谷丙转氨酶轻度增高,IgM高于正常。部分患者的抗核抗体和平滑肌抗体为阳性,抗线粒体抗体为阴性,肝和尿含铜量增高。

7.诊断　多数原发性硬化性胆管炎患者有碱性磷酸酶增高并伴有轻度转氨酶升高,血清胆红素也可有不同程度的升高,线粒体抗体阴性,而不像原发性胆汁性肝硬化那样为阳性。原发性硬化性胆管炎易由直接胆管造影,特别是ERCP做出诊断。肝内、外胆管多发性狭窄和囊性扩张使胆管树呈不规则的串珠状,肝活检有助于确诊,肝活检可发现胆管增生,胆管周围纤维化和炎症,胆管缺失。随着病情进展,纤维化可从门脉区扩展而最终发展为胆汁性肝硬化。

8.诊断标准

(1)进行性梗阻性黄疸及胆管炎。

(2)45%患者有 IgM 升高,75%有血浆铜蓝蛋白增多,嗜酸球及抗核抗体增高。

(3)PTC、ERCP 等显示肝内外胆管不规则缩窄。

(4)术中见胆管增厚,条索感,内径狭窄,病理检查为纤维化性炎症,无癌细胞。

(5)无胆结石。

(6)无胆管手术史。

9.诊断鉴别 以往仅在手术探查时见到胆管呈硬索状改变才得以确诊。术中胆管造影显示胆管呈弥漫性不规则狭窄,胆管壁活检排除胆管癌肿存在。结合有进行性梗阻性黄疸表现,无胆石和无胆管手术史,即可确诊为原发性硬化性胆管炎。但最终诊断还必须经过至少 5 年时间的随访,如无胆管恶性肿瘤出现,才能最后确诊。由于胆管癌与原发性硬化性胆管炎鉴别诊断困难,即使活检无癌肿,有时也难以完全除外胆管癌。近年来,ERCP 和 PTC 的广泛应用已有可能在术前做出诊断。在梗阻性黄疸患者,特别是伴有溃疡性结肠炎者,要考虑本病的可能性,通过 ERCP 检查,能显示出肝内外胆管呈弥漫性串珠样带状狭窄改变。

(七)Oddi 括约肌狭窄和缩窄性 Vater 乳头炎

1.概述 Oddi 括约肌狭窄和缩窄性 Vater 乳头炎是指发生在十二指肠乳头的炎症纤维化狭窄,两者间的确切界限尚不清楚,国内比较常用的名词是 Oddi 括约肌狭窄。乳头部的病变是所谓"胆囊切除术后综合征"的主要原因。

2.解剖生理 胆总管在胰头后下行,斜向十二指肠第二段中部的内侧。胆总管末端与十二指肠壁间所成的角度,因人而异;多数情况下,当胆总管尚未穿过十二指肠壁之前,二者常并行一段很短的距离(8~22mm),外为纤维组织膜所包绕,其间无胰腺组织相隔。胆总管与主胰管末端连接,共同斜行穿过十二指肠降部的内侧壁,开口于十二指肠大乳头(Vater 乳头);胆胰管结合部形成的腔,称 Vater 壶腹(胆胰管壶腹),包绕在壶腹和胆总管末端的括约肌,称 Oddi 括约肌(胆胰管括约肌)。这一段胆总管是属于十二指肠壁内部分,它主要起着调节胆管系统内压力及胆汁排泄的流量作用。胆总管和主胰管末端可以不同的方式汇合并开口于十二指肠,主要是结合后共同开口,而分别开口者约占 20%。共同开口者,有壶腹;分别开口者,没有壶腹。胆胰管的汇合部在外观上呈膨大部分,但内部共同管管腔呈扩大者却极罕见。实际上,胆总管上段壁薄,管腔大;胆总管下端接近胆管十二指肠连接点管壁逐渐增厚,在胆胰管汇合部管腔狭窄,胆总管上段直径平均为 65mm,下段为 33mm,胆胰管共同通道为 29mm,十二指肠乳头开口为 21mm,胆胰管汇合处最窄,平均为 19mm。因此,胆总管可以分为两个段,即薄壁段和厚壁段,Oddi 括约肌切开术时只是切开胆总管的厚壁段,此段长 11~27mm,平均为 16mm。在壶腹内,胆、胰管借中间隔不同程度地分开;中间隔由两部分组成,上份由两管之管壁相邻而成,称肌性隔;下份是黏膜皱襞构成的瓣膜样隔,称膜性隔。壶腹并不是一个僵硬的过道,而是有不断收缩与舒张交替的蠕动。括约肌收缩与舒张的时限,以及肝脏分泌胆汁的压力,决定胆汁排至十二指肠的流量。Oddi 括约肌被切断后,胆汁便不间断地从胆管流入十二指肠内;当胆管系统失去了括约肌对压力的调节作用时,胆管内压力降低,由于胆管内压力降低,胆囊不能充盈,失去其对胆汁贮存及排出的调节作用。故广泛的括约肌切开术,实际上相当于一低位的胆总管－十二指肠吻合术,术后肠液可以反流至胆管内。

3.病因 Oddi 括约肌纤维性狭窄勾 Vater 乳头炎可总称为缩窄性乳头炎,其病因在某些环节上尚未完全清楚,主要与胆石有关,约 90% 的此症患者,合并有胆囊结石或胆总管内结石,其余的在胆囊及胆管内并未能发现有关的病理改变。胆囊结石患者的 Vater 乳头炎病变,很可能是细小的胆囊结石通过胆总管排出时,引起括约肌强烈痉挛,结石对 Vater 乳头黏膜的创伤,导致持续的慢性炎症、水肿,最终导致纤维组织增生及括约肌狭窄。不合并胆管疾病的 Vater 乳头狭窄,又称为原发性缩窄性乳头炎,临床上较少见,其原因尚不清楚,症状亦往往不典型。

4.病理 缩窄性乳头炎的病理改变,在不同患者间有一定差异。距离急性发作期较短者,乳头肿大比较突出,黏膜呈增厚、充血、水肿,炎症改变可影响括约肌的全部。若在慢性期,乳头处则是慢性炎症改变及纤维化,有时黏膜上皮呈息肉样改变。由于炎症的影响,乳头上的胆总管开口在手术时常难于辨认。显微镜下观察,在急性及亚急性期可见水肿及中性白细胞浸润;慢性期的主要改变是纤维组织增生及圆形细胞浸润。增生的纤维组织可深入至括约肌纤维间,肌纤维呈肥厚,并可有退行性变。晚期病例,细胞浸润成分减少,括约肌处可成为一坚韧的纤维性狭窄环。从手术角度考虑,缩窄性乳头炎可分为两种主要类型:

(1)局限于乳头黏膜上的粘连性狭窄。括约肌纤维未受炎症及纤维化的影响,所以仍能保持正常的收缩及舒张功能,手术时别扩张器扩大黏膜开口后,可以治愈。

(2)括约肌纤维化、狭窄。此时,炎症及纤维化侵及括约肌,形成纤维瘢痕性狭窄,括约肌功能受到损害,常需做括约肌切开成形术。

5.症状 胆总管开口狭窄及失去调节功能,使在单位时间内胆汁的流通量受限制,胆管内压力升高,是引起种种临床症状的基本原因。胆管开口狭窄可细如针尖,但极少完全闭锁:因此在间歇期时患者一般没有黄疸,在消化间期的症状亦较轻;进食后,由于胆汁分泌增多和胆囊收缩,但胆管开口狭窄,限制了在一定时间内胆汁的通过量,因而出现症状。此等患者多有长时间的上腹痛史,疼痛常为持续胀痛,于饭后一定时间内加重,并牵涉至胸背部第 12 胸椎及第 1 腰椎平面,故患者常主诉为上腹部的"对穿"性疼痛。疼痛多于下午至夜间 12 时以前加重,至清晨则有减轻,进油脂食物后则更加重。急性发作时常伴有恶心、呕吐;急性发作过后,可出现黄疸,但不经常。伴有胆管结石者,黄疸出现率较高,并且黄疸比较持续不易消退;胆管内无结石者,则黄疸往往较轻或没有黄疸。实验室检查可有血清胆红素及碱性磷酸酶升高。有些患者因胆囊结石行胆囊切除术后,起初可能有一段时间的缓解,但症状并未完全消失,随后症状逐步加重。患者的主诉往往是上腹部疼痛,与饮食有一定关系,但其性质不同于手术前的胆石绞痛,此种情况常被笼统地称为"胆囊切除术后综合征"。其中有很大一部分患者,是由于 Oddi 括约肌狭窄引起。有少数患者,Oddi 括约肌纤维化狭窄不伴有胆囊及胆管结石,但同时引起胆管和胰管开口狭窄和阻塞,主要表现为慢性胰腺炎和急性胰腺炎的反复发作,有时合并有胰管的多处狭窄,其原因尚不清楚。

6.诊断

(1)静脉法胆管造影:胆管显影剂(胆影葡胺)静脉注射后从胆汁中排出,是有力的利胆剂,使胆汁分泌量大为增加。当有乳头部狭窄时,胆管开口不能随需要而开放,以增加单位时间内胆汁的通过量,胆汁的通过仍保持在一固定的速度,因此,由 X 线照片上可见含造影剂的胆汁排空延迟。静脉内注射造影剂后,120～180min 的 X 线照片上,胆总管和肝胆管的显影密度不是变浅而是加深,即所谓滞留密度增加征,说明胆总管下端有梗阻。同时,X 线照片上可见胆总管扩张、胆管末端呈一定的病理改变的征象。

(2)手术中诊断:Oddi 括约肌狭窄的标准是 F10 号橡胶导尿管不能通过括约肌进入十二指肠,或不能通过直径 3mm 的胆管探子。检查时应该首先用橡胶导尿管试探,用金属胆管探子探查时,应注意避免因过分用力而将胆管开口狭窄扩张,造成假象。

(钟岳)

第四节　原发性硬化性胆管炎

一、概述

原发性硬化性胆管炎是一种特发性淤胆性疾病。胆管弥漫性炎症、广泛纤维化增厚和狭窄是本病的特征。可呈节段性(segmental type)或弥漫性(diffused type)类型,病变可累及整个胆道系统,以肝外胆管病变明显,常以肝门部胆管分叉处的狭窄最为显著。病因未明,表现为肝内外胆管呈弥漫性、不规则狭窄或节段性狭窄,伴狭窄以上胆管扩张,胆管壁增厚、管腔狭窄,常呈进行性发展,持续黄疸、肝功能损害。表现为上腹痛、发冷发热、黄疸,少数可合并肠道慢性炎症性疾病,如溃疡性结肠炎。肝损害是进行性的,发生肝纤维化、肝萎缩,持续性梗阻性黄疸。胆管造影显示肝内胆管多处扩张和不规则的狭窄,肝内胆管的分支减少、管壁僵硬增厚,扩张的胆管呈串珠样改变,如"枯树枝"状。狭窄以上胆管扩张,继发感染后积脓,或有结石。胆管病变可为均一性、节段性或不规则性。

治疗:内科治疗目的是减轻黄疸,控制感染和保护肝脏。包括使用肾上腺皮质激素、免疫抑制剂、考来烯胺(消胆胺)和抗生素等。手术治疗外科手术的目的是引流胆汁、胆管减压以减轻肝损害。手术方式的选择应个体化。对肝外胆管节段性或局限性狭窄,可行狭窄段胆管切除,将狭窄以上的扩张胆管与空肠行 Roux－en－Y 吻合术,或于胆管内置入金属支撑架。对弥漫性狭窄者,可于胆管内置 T 形管引流,并通过 T 形管局部滴注药物;或将肝外胆管或肝管分叉部切除,通过逐步扩张左、右肝管后,置入适当粗细的 U 形管,再行肝管空肠 Roux－en－Y 吻合术。对持续黄疸合并胆汁性肝硬化,或弥漫性病变不能用常用手术方法矫正者,可选用肝移植术。应解除尾叶肝管梗阻,以保存尾状叶,维护全肝功能。

二、病因及病理

(一)病因

PSC 的确切病因尚不清楚,普遍认为与免疫和非免疫的因素均有关。由于对细菌、毒素、病毒感染以及基因和免疫因素与 PSC 关系的深入研究,使我们对这一疾病有进一步的认识。

1.细菌和毒素　临床观察发现,65％～85％的 PSC 患者合并有溃疡性结肠炎,而溃疡性结肠炎患者中,有 2％～6％的患有 PSC。门静脉菌血症肝肠循环中多种毒素可能是 PSC 的发病原因。肠道感染所造成的少量、低毒的门静脉菌血症,细菌经门静脉系统不断进入肝脏,再排入胆汁内,长期的污染和刺激胆道,最终形成胆道的慢性炎症。

2.自身免疫异常 由免疫机制引起的胆管损伤是 PSC 发病机制中最具吸引力的假说。认为 PSC 的发生是起因于胆道系统对某些因素或刺激源的免疫学反应。临床观察发现,PSC 患者可有血清免疫球蛋白升高和淋巴细胞亚群分布异常等,或同时伴有 Reidel 甲状腺肿或后腹膜纤维化症等自身免疫疾病,表明它们之间存在着某些联系。

3.病毒感染因素 病毒感染胆道内皮细胞是 PSC 的一个发病原因,巨细胞病毒(MV)和与 PSC 有类似症状的人类免疫缺陷病毒感染有关,且可导致小叶内胆管破坏。业已证明,甲肝、乙肝和丙肝病毒不是引起 PSC 的原因。

4.恶变倾向性 PSC 具有恶变倾向性。在 PSC 的发展过程中可发现胆管癌而引起死亡,故认为 PSC 是一种发展缓慢的胆管癌。

5.综合性因素 根据临床观察 PSC 并非一种因素所引起,而是多种因素致病的结果。

(二)病理

局部病理改变大致有三种情况,即:①胆管壁的慢性炎症;②纤维组织增生与硬化;③管腔狭窄变细如索条状,从而导致胆汁淤积并可出现泥沙样胆色素结石,与此同时,还可出现胆管周围炎、门静脉炎性细胞浸润和纤维组织增生,后期可出现胆汁性肝硬化和肝功能衰竭。

1.肉眼观察剖腹探查 肉眼可见胆管壁弥漫性增厚、管腔明显狭窄造成不完全性梗阻,常累及肝内、外胆管,以肝门分叉部为甚。肝胃韧带弥漫性纤维化,其中可见肿大淋巴结。胆总管内胆汁呈褐色、淤泥状。胆囊通常受累。

2.光镜观察镜下见胆管黏膜完整 黏膜下层及浆膜下层有明显淋巴细胞和浆细胞浸润、纤维化、腺体增生。晚期病例可有肉芽肿形成,与胆管癌难以区别。90%的患者有肝细胞学异常改变,多表现为肝细胞淤胆,有时尚可见到胆管周围纤维化,肝内阻塞性胆管炎。

3.组织学分级 PSC 患者首次检查时,组织学的表现有很多差异,患者从正常到出现胆管硬化,各阶段的各种情况均可发生。组织学上的典型标志为同心圆或洋葱皮样外周胆管纤维化,但这种表现不是经常见到的。组织学改变分级方法为:Ⅰ级,病理改变局限于肝门部,如胆管炎或肝门部肝炎;Ⅱ级,病变在肝门周围区域,如肝门周围纤维化或肝门周围肝炎;Ⅲ级,间隔的纤维化、桥接坏死或两者兼有;Ⅳ级,肝硬化。本病的主要病理变化是胆管(主要见于肝外胆管,有时也可累及肝内胆管)管壁的极度纤维化和管腔的极度狭窄,有时管腔内径细如铅笔芯,直径不超过 2mm,在胆道造影片上胆树分支极少,形如枯树枝。多数病例伴有慢性胆囊炎和肝十二指肠韧带硬化、粘连现象,同时有胆汁性肝硬化和门静脉高压现象。但胆管中的胆汁大多澄清而不混浊,既无细菌,也不含色素结石。

三、发病机制

PSC 易感性的相关基因主要为 HLA-B8 及 HLA-DR3,它们是众所周知的致自身免疫疾病的基因,这提示 PSC 的发病机制是由自身免疫介导的肝内、外胆管损伤,其体液免疫与细胞免疫均呈异常。

(一)体液免疫

1.体液免疫异常 PSC 患者血清中可检出自身免疫性抗体,但大多为非特异性,出现的频率亦较低,特异性抗体尚待进一步鉴定。体液免疫异常表现如下:

(1)高 γ-球蛋白血症:主要成分为 IgM。

(2)多种自身抗体:抗平滑肌抗体(SMA),抗核抗体(ANA),抗线粒体抗体(AMA),抗结肠抗体(anti—cololic),抗门脉抗体(anti—portal),抗内皮细胞抗体等,出现频率均低。

(3)抗嗜中性粒细胞核周胞质抗体阳性率高达80%。

(4)补体系统激活:血清及胆汁中循环免疫复合物的水平升高;免疫复合物清除异常。

2.血清标志抗体问题　PBC患者血清中的标志性抗体为AMA,在PSC患者是否存在类似的标志性抗体,一直是学者们热衷探讨的问题。在结肠及胆管上皮细胞表面,有特异性抗原表型的表达,2/3的PSC患者血清中可检出针对特异性表型的抗体。PSC患者无论伴有或不伴有CUC,约2/3患者血清中可检出pANCA,由于方法学的不同,有关pANCA的敏感性与特异性的报道也不一致,但有学者提出pAN—CA的滴度波动很大,缺乏诊断的特征性;pANCA的滴度与疾病的活动性、生化异常及肝组织学改变均无相关性;在肝移植后及直肠结肠切除术后,pANCA的滴度可持续异常;鉴于以上原因,直到目前pANCA仍示能作为筛选PSC的血清学标志。关于PSC患者出现pANCA的意义,认为可出现更为广泛的胆道疾病,至于与pANCA相关的抗原,已报道的为组织蛋白酶(cathepsin)、糜蛋白酶样蛋白酶以及杀菌性/通透性增加的蛋白,一种多形粒细胞的内毒素结合蛋白,但PSC患者血清中pANCA的相关抗原决定簇仍有待进一步加以鉴定。

(二)细胞免疫

1.细胞免疫异常

(1)循环中T细胞数量及功能改变主要是CD8(抑制性/细胞毒性)不成比例减少,致使CD4/CD8比值增加及T细胞总数明显减少。

(2)有肝硬化者较无肝硬化者循环中CD4/CD8比值增加更明显。

(3)循环中B细胞的绝对数与百分数均升高。

(4)外周血及汇管区T细胞的绝对值与百分数均升高。

(5)T细胞受体$V\beta_3$基因段显性等位基因表达,见于T淋巴细胞浸润的肝内变化区。以上改变提示PSC患者的免疫调节紊乱。

2.细胞免疫的靶抗原—胆管上皮细胞

(1)PSC患者早期或肝外胆道阻塞后,胆管上皮细胞HLA—Ⅱ类抗原表达增加,提示其成为能对自身或成外源性抗原的提呈细胞(APC),以激活宿主淋巴细胞的自身免疫活性。

(2)细胞间黏附分子—1(ICAM—1)是淋巴细胞功能相关性抗原—1(LFA—1)黏附受体的配体,促进淋巴细胞与APC之间的紧密接触,在PSC患者肝硬化期时,胆管上皮细胞的ICAM—1表达增加,循环中的含量亦升高。

(3)前炎性细胞因子(proinflammory cytokines)诱导胆管上皮细胞HLA—Ⅰ类及HLA—Ⅱ类抗原的表达,它在PSC发病机制中所起的作用尚待阐明。

四、临床表现

(一)症状

PSC起病隐匿,可有很长的临床潜伏期,多无诱因,最常见的症状为黄疸、右上腹痛、瘙痒等。起病初黄疸呈间歇性,继而呈进行性,常随病情变化而起伏,伴有皮肤瘙痒,间歇性右上腹钝痛。可伴有食欲缺乏、消化不良、恶心呕吐、体重减轻、怠倦乏力,偶有间歇性发冷、发热、或腹泻、脓血便等表现。部分患者可无明显临床症状,部分患者则以进展期肝病而就诊。多数患者因炎性肠病检查时发现血清ALP明显增高,进而行影像学检查检出本病。

（二）体征

体检时很少发现特异的临床体征，约70％的患者可有肝病的相关体征出现，如肝脾大、黄疸、慢性胆管狭窄等表现。随病程进展，可发现皮肤脱屑、黄色瘤和睑黄斑病，提示已有继发性胆汁性肝硬化。晚期病例常伴有门静脉高压症、腹水、上消化道出血、肝昏迷等征象。约10％的患者发生癌变而具胆管癌的临床征象。

五、实验室检查

（一）常规检查

1.粪便检查　伴有 IBD/CUC 时，粪便常规出现相应改变。

2.血常规　白细胞计数升高，以淋巴细胞计数升高为主，可出现异常淋巴细胞，部分患者（5％）嗜酸性粒细胞计数增多。

（二）生化检查

1.血清碱性磷酸酶（ALP）　在无症状的患者，血清 ALP 常升高，至少高于正常上限2倍，常提示本病；但 ALP 并无特异性，需进一步检查；另外，有些 PSC 患者特别是晚期患者，ALP 可在正常范围内，往往因此延误诊断。

2.血清转氨酶（ALT、AST）　呈轻度升高，一般升高幅度低于正常值3倍；但有部分患者血清 ALT/AST 水平呈明显升高，高于正常5倍，尤多见于小儿，其组织学呈慢性活动性肝炎改变，极易误诊。

3.血清胆红素/胆汁酸　血清胆红素水平升高，呈波动性变化，结合胆红素占总胆红素70％以上；血清胆汁酸浓度明显升高。

4.血脂　血清总胆固醇、磷脂水平明显升高。

5.血清白蛋白/凝血酶原时间（PT）　在诊断 PSC 时，约17％患者有低白蛋白血症，约6％的患者 PT 延长。

（三）免疫学检查

1.高 γ-球蛋白血症　见于30％的患者，其中40％～50％患者以 IgM 增高为主。

2.传统的非特异性自身抗体　其出现的频率相当低，例如：ANA：6％；SMA：1％；AMA：5％；且呈低滴度，在儿童则相对较高。

3.血清 pANCA　见于80％PSC 患者，直到目前尚未作为筛选 PSC 的血清标志抗体。

（四）放射学检查

显示肝内、外胆道系统的形态外观是最主要的检查，常首先内镜逆行性胰胆管造影（ERCP），或经肝穿刺胆管造影（PTC）。PSC 胆管造影所见：胆道系统呈多灶性狭窄，常累及肝内、外胆道系统，单纯累及肝内或肝外者亦有发生，但相对少见。狭窄呈节段分布，在狭窄上端的胆管呈扩张，因而影像学上呈串珠状排列。胆囊管受累者为15％。胆管或胆管节段性显著扩张时，若在胆管内显示息肉样肿块，这高度提示同时并发胆管癌，可在造影的同时，做活组织学及刷洗细胞学检查，约40％的胆管癌可获确诊。

六、诊断与鉴别诊断

（一）诊断

1.诊断依据　对 PSC 的诊断必须建立在对其临床特征、胆道阻塞的生化学指标，典型的胆道造影异常征象和肝脏组织学检查等,进行综合分析,方能做到诊断的准确无误。目前多数学者认为,PSC诊断必须具备以下特点。

(1)无胆管手术史。

(2)无胆总管结石病史。

(3)胆管壁增厚和硬化。

(4)出现进行性梗阻性黄疸。

(5)长期随访排除胆管癌。

(6)无先天性胆管异常。

(7)无原发性胆汁性肝硬化。

2.PSC的特点　根据前述的病因、病理及临床表现等,PSC的特点可归纳如下。

(1)患者多为年轻男性。

(2)胆道狭窄性肝病。

(3)起病缓慢。

(4)胆管造影显示肝内外胆管多发性狭窄,不规则和"球形"征象。

(5)肝组织学检查显示胆管周围纤维化、炎症及可见的胆汁淤积。

(6)与炎性肠病,尤其是溃疡性结肠炎有关。

(7)与 HLA、AIB8-DR3 相关。

(8)有发生胆管癌的高度危险。

3.诊断标准

(1)具有 PSC 特征的异常胆道造影征象(节段性或广泛性的胆道改变)。

(2)异常的临床表现、生化学和肝脏组织学发现(虽常为非特异性的)。

(3)排除以下情况:胆道钙化(排除处于静止期的情况);胆道手术(不含单纯胆囊切除术);先天性胆道异常;获得性免疫缺陷综合征(AIRS)相关的胆道病变;缺血性狭窄;胆道肿瘤;暴露于具有刺激性化学物质之下(如甲醛);其他肝病(如原发性胆管硬化或慢性活动性肝炎)。

4.临床分类

(1)Thompson 按部位将其分为四型:Ⅰ型:胆总管远端硬化性胆管炎。Ⅱ型:继发于急性坏死性胆管炎的硬化性胆管炎。Ⅲ型:慢性弥漫性硬化性胆管炎。Ⅳ型:合并有肠道炎性疾病的慢性弥漫性硬化性胆管炎。

(2)根据硬化性胆管炎病变范围又分为:①弥漫型,遍及肝内、外胆管。②肝外胆管节段型。③肝内、外胆管硬化伴有肝硬化。

(二)鉴别诊断

PSC须与慢性活动性肝炎、继发性硬化性胆管炎、原发性胆管癌、原发性胆汁性肝硬化及自身免疫重叠综合征等相鉴别。

1.慢性活动性肝炎　早先曾有将 PSC 诊断为慢性活动性肝炎的报道。主要原因是在这些患者的组织学检查中发现碎片状坏死,这一现象现被认为是 PSC 的一个特征。靠胆道造影可以解决两者鉴别诊断的困难。此外,慢性活动性肝炎患者多有急性肝炎病程,常有肝炎接触史,或输血、注射污染等,发病年龄较轻,一般在发病 2~3 周后黄疸逐渐消退,血清 ALT 明显升高而 GGT 与 ALP 不增高或仅轻度增高等特点,可资鉴别。

2.继发性硬化性胆管炎　该病多有胆管疾病反复发作史或胆管手术史,胆管的炎性狭窄多为环状,狭窄部位短,胆管黏膜上皮损伤明显,可有糜烂、溃疡和肉芽肿形成,常伴有结石。而 PSC 的胆管狭窄部较长,且病变主要在黏膜下层,呈纤维化改变,胆管黏膜完好无损,是两者主要鉴别点。

3.原发性胆管炎　少数 PSC 病例发病前仅为肝内或肝外的胆管,当仅有肝内胆管病变时,则应注意与原发性胆管炎相鉴别。原发性胆管炎是一种多发于年轻女性的疾病,组织学上表现为非化脓性胆管炎,血清中含有高滴度的抗体,在肝外胆管不发生病变。而 PSC 大多发生于男性,许多患者伴有溃疡性结肠炎,无血标记出现或抗体滴度较低可资鉴别。

4.原发性胆管癌　该病发病年龄通常在 40～50 岁,常有体重减轻或消瘦,手术探查及组织学检查可以确诊。对于节段性或弥漫性胆管狭窄的 PSC 病例,由于胆道的广泛狭窄及胆管树的广泛纤维化,将其与胆管癌区别开来较为困难,尤其是当肝内胆管未被侵及时,肝内胆管广泛性扩张更常见于胆管癌而不常见于 PSC。但有肝外胆管狭窄者,一定要考虑胆管癌的可能,必要时可行细胞学或活检,以排除胆管癌。

5.原发性胆汁性肝硬化　该病发病年龄以 20～40 岁多见,病程徐缓,黄疸有波动,伴肝脾大,血清抗线粒体抗体阳性,免疫球蛋白明显增高,诊断、鉴别诊断不困难。

6.自身免疫重叠综合征(AIH/PSC)　该综合征具有自身免疫性肝炎(AIH)和 PSC 症状,同时符合二者的诊断标准,即高球蛋白血症,抗核或抗平滑肌抗体阳性,肝活检证明有胆道改变,并具有肝门区域坏死、炎症活动的自身免疫性肝炎患者,应考虑并发 PSC(AIH/PSC 重叠综合征)的可能。这时需行胆道造影,以确诊或排除自身免疫重叠综合征。

七、治疗

PSC 的治疗必须考虑到破坏的胆管并不能像肝细胞那样有再生的可能性。因此,PSC 宜在其病程的早期即给予治疗。治疗目的是为了防止胆道的进一步损伤和破坏。治疗方法有:①对其症状和并发症的处理;②对潜在疾病进程的特异疗法。

(一)药物治疗

药物治疗主要目的是减轻黄疸、控制感染、保护肝脏。早期 PSC 仍以药物治疗为主。

1.皮质类固醇　皮质类固醇不仅能抑制炎症反应,减轻胆管纤维化,而且具有直接利胆、降低血胆红素,从而减轻黄疸的作用。泼尼松 40～60mg/d,连服数周至数月后疗效明显,但长期药可延迟胆管炎存在或形成肝脓肿。尤其对已处于骨质疏松病危险边缘的 PSC 患者,应特别注意该药的长期不良反应,促使骨质疏松症的发作及发展,增加自发性骨折的几率。

2.利胆剂

(1)考来烯胺:是一种非吸收性树脂,因具有胆盐结合作用而被用于治疗 PSC,4g/次、每日 3 次。只要有足够的胆汁流量,服用 2～3 日后,即能缓解患者的瘙痒症状,但不能改变PSC 病程。

(2)熊去氧胆酸(HCDA):是一种亲水胆酸,除抑制胆固醇生物合成外,还可与磷脂酰胆碱结合形成一种混合晶体,使过饱和的胆固醇可溶性增加,从而增加胆汁的流动性,用于治疗PSC。一般剂量 12～15mg/(kg·d),最大剂量可达 20mg/(kg·d),可显著改善碱性磷酸酶(ALP)和 γ 谷胺酰转肽酶(GGT)水平。

3.脂溶性维生素　PSC 病程后期,可能有脂肪泻和脂溶性维生素缺乏。据报道,80% 以上的晚期患者维生素 A 缺乏；40％～50％维生素 D、维生素 E 缺乏。除在饮食上注意给予高蛋白、低脂肪、多维生素外，应注意给予脂溶性维生素的补充。

4.广谱抗菌药物 对于出现发热、腹痛的 PSC 患者，可短期应用广谱抗菌药物，以控制胆道感染，防止发生上行胆管炎或复发性胆管炎。一般不宜长期应用，预防发生耐药性，增加以后处理的难度。卷曲霉素具高胆道穿透性，曾被推荐用于细菌性胆管炎的治疗和预防，其代表药物有阿莫西林、甲氧氨苄嘧啶。这些药物能够减少细菌性胆管炎发作频率和严重性。

5.抗纤维化药 有研究表明，秋水仙碱对肝硬化有较好的疗效。该药物具有抗纤维发生、抑制胶原合成的作用，故可用于 PSC 的治疗。

6.联合药物治疗 由于单用一种药物常因疗效较差而需加入剂量带来的毒性作用，使其使用受到限制。采用联合用药，则不同的药物通过不同的机制同时或先后作用，相加或协同作用达到提高疗效的目的。又由于每种药物的剂量有所减少，它们的毒性作用也相应降低。联合药物治疗已被推崇为药物治疗 PSC 的未来方向。目前已有熊去氧胆酸与泼尼松，熊去氧胆酸与 BUD（budesonide，二代皮质类醇），秋水仙碱与泼尼松，甲氧蝶呤与熊去氧胆酸等联合用药的试验和报道。应用药物联合作为新的治疗方法，包括熊去氧胆酸、甲氨蝶呤、抗菌药物及其他免疫调节药物进行联合治疗，是今后最有前景的治疗方案。

（二）内镜治疗

1.胆管球囊扩张 许多治疗中心在行内镜诊断的同时对胆管狭窄进行治疗，利用内镜下行球囊扩张或支撑来缓解 PSC 患者的胆道梗阻。先在内镜下行胆总管括约肌切开，高压球囊扩张后，然后酌情采取定期反复扩张，或放置胆管支撑管。经扩张后胆道造影检查，一部分患者显示狭窄部位的改善。扩张后的 1、3、5 年生存率分别为 91％、80％和 68％。可见，通过向胆管插入气囊导管扩张狭窄，至少可以暂时缓解胆管梗阻或感染，尤其适合远端狭窄的患者。该法没有穿刺性的肝创伤，也不需长期的外流。但是，由于狭窄再生较快，且操作复杂，即使对于肝外胆管较长的狭窄经内镜插入球囊导管往往较困难甚至是不可能的。因此，务必注意适应证的选择，仅适用于高度狭窄的患者作为暂时解除胆管梗阻的措施。

2.经皮肝穿扩张或支撑 对不能经内镜方法扩张的肝内胆管狭窄（近端的主要狭窄），可经皮穿刺途径扩张狭窄的胆管。经皮途径扩张具有可多次连续扩张和支撑的优点。无论是术前或是术后切除肝外胆管的患者，经皮穿刺都是有益的。方法是将导管行单侧、双侧或右三叶置入，也可通过经皮穿刺导管对主要狭窄部位行球囊扩张/每 2～3 个月更换 1 次支撑管（若出现导管阻塞、胆管炎或导管周围胆漏，则需及早换管）。接受长期置管支撑患者从第 1 次接受治疗时计 1、3、5 年生存率分别为 84％、79％和 60％。值得注意的是，该方法属有创的治疗手段，操作的并发症包括胆道出血、胆漏，以及长期置管引流导致肝功能衰竭等，需认真加以防范。

（三）手术治疗

手术治疗的主要目的是胆管减压、保护肝脏。术中准确的临床分型判断和正确的手术方式选择至关重要。原则上对不同的临床类型宜采取不同的手术方式，方能达到较好的疗效。

1.弥漫性硬化性胆管炎 此类患者胆管病变遍及整个肝外胆管及主要胆管，手术可在切开胆总管后，以胆管扩张器尽可能的将其逐步扩张，然后放置"T"形管引流。术后辅用抗菌药物、利胆剂、肾上腺皮质激素治疗，或中西医结合治疗。但是经数月后，"T"形管被胆泥堵塞，将进一步加剧胆管阻塞、胆管炎，甚至发生败血症，需认真加以防范。少数患者肝胆管和肝脏病变呈进行性,可迅速发展成胆汁性肝硬化、门静脉高压和肝功能衰竭或上消化道出血,此乃以肝移植治疗为适宜。在弥漫性肝管狭窄的患者,其左、右肝管分叉部的狭窄更为显著。因此,治疗上可将肝外胆管及其分叉部切除,通过左、右肝管逐渐扩张,置入相应较粗的硅橡胶管或聚乙烯管,以"U"形管的形式引出体外,再行 Roux－en－Y 肝管空肠吻合。为方便手术操作,术前先行经皮穿刺,于左、右肝管分别置管,有助于术中肝管分叉部的分离。在胰腺上缘水平分离出胆总管,将胆总管自近端从门静脉上分离出来,直至肝管分叉水平。再将左、右肝管自近端分离至分叉处,把 Ring 导管换为更大的 Silastic 导管,在支撑管的支持下行左、右肝管与 Roux－en－Y 空肠祥的胆肠吻合。

2.节段性硬化性胆管炎　这类患者胆管的硬化性节段,可能发生在肝外胆管,如肝总管及胆总管的狭窄;或发生在左、右肝管与肝总管分叉部的狭窄。对肝总管及胆总管的狭窄,可切除部分肝外胆管,并在狭窄以上的扩张胆管空肠 Roux－en－Y 吻合或间置空肠胆管十二指肠吻合。对左、右肝管与肝总管分叉部的狭窄,此种情况下肝内胆管多呈扩张,则宜早期行肝门部胆管引流,或扩张部胆管与空肠 Roux－en－Y 吻合,以减少胆管梗阻对肝脏的损害。

3.晚期硬化性胆管炎　晚期 PSC 患者常合并胆汁性肝硬化,有时出现门静脉高压症和上消化出血,肝功能明显损害等,治疗上较为困难,唯肝移植术是其适应证。在缺乏肝移植条件时,可采取以下方案处理,以挽救患者。对胆道梗阻及感染较重,肝功能损害也较明显者,宜首先行胆管引流。经胆管引流后,患者的门静脉高压症可能部分缓解(一般很难完全消退),待肝功能好转后,行脾肾静脉分流或肠系膜上静脉下腔静脉分流术,以降低门静脉系统压力。再经 3～6 个月后行胆管空肠吻合,以解决胆管狭窄。

4.肝移植术　关于肝移植指征,从理论上说肝脏疾病已达晚期,患者可能在短期内丧失生命而条件具备时,均可为肝移植的指征。总之,对于 PSC 患者的治疗,需要多学科共同参与,包括消化科、介入科、肝胆外科和移植外科医生。治疗方案的确定必须建立在胆道造影征象,肝活检的组织学分级,以及临床症状表现为基础,早期表现可以非手术治疗为主,达到减轻黄疸,控制感染和保护肝脏的目的,可采取中西医药物对症治疗。对于组织学Ⅰ和Ⅱ级肝外或肝门周围为主要狭窄部位,以及具有显著症状如胆管炎、黄疸或瘙痒患者,应选择肝外胆管切除术。若活检证明肝脏重度纤维化,则应行肝移植术,对于这种患者,内镜球囊扩张可能使症状减轻,但致死率可增高。对于有症状但不能行内镜治疗的患者可行经皮穿刺扩张或放置支撑管治疗。

(钟岳)

第五节　胆道出血

肝胆病变导致的胆道出血,速度缓慢者排入十二指肠降部后可能仅表现为黑便,严重者则不仅有黑便,且可有呕血,因此,胆道出血常是上消化道出血的一个重要的鉴别内容。其发生频率虽各地有所不同,在胆道蛔虫病和胆石症的好发地区,由胆道病变引起的出血在上消化道出血中所占的比例,往往继溃疡病、食管胃底静脉曲张和胃癌之后居第四位,较急性胃黏膜糜烂(应激性溃疡)和慢性出血性胃炎为多见。由于胆道出血无论在病因和病理或诊断和治疗方面都有一定的特殊性,因此临床上有其相当的重要性。

一、病因及病理

(一)病因

除感染外,肿瘤是胆道出血的第二个主要原因,无论是肝脏的血管瘤或肝癌、胆道的乳头状瘤或胆总管、壶腹部周围癌,除阻塞性黄疸外都可伴有胆道出血现象,或者并无前驱症状而突然以出血为其第一症状或唯一症状。外伤也可以引起肝内胆道出血,大概外伤先引起肝脏包膜下或中心部的血肿,以后血肿逐渐机化而血块则逐渐液化成为血性囊肿,最后才破入肝内胆管引起出血。此外,随着PTC的普遍开展,亦不乏因此而导致肝内胆道出血者。

(二)病理

胆道出血是一种临床综合征,其具体的发病原因很多,大致可分为肝内和肝外两型。

1.肝内型　有肝内胆道蛔虫病、肝内胆管结石、肝脓肿、肝外伤、肝血管瘤和肝动脉破裂以及肝癌破裂出血等。

2.肝外型　有胆总管或肝总管黏膜溃疡、出血性胆囊炎、胆总管或肝胆管的蛔虫病和结石症、胆总管或壶腹部的良性肿瘤(乳头状瘤、息肉)或恶性肿瘤(癌)、肝动脉或胆囊动脉瘤破裂,以及门静脉的海绵状病变和曲张破裂等。

二、临床表现

临床表现取决于基础疾病、创伤史及出血量和出血速度。大量出血会出现胆绞痛、呕血或黑便,黄疸,即所谓胆道出血的三联征。

1.胆绞痛　突发性剑突下或右上腹阵发性绞痛或刺痛,牵涉右肩背部酸痛。由于迅速大量出血引起胆道过度膨胀,反射性引起Oddi括约肌痉挛,血液在胆道内滞留,形成血凝块堵塞胆道,胆道内压力急剧升高,从而出现胆绞痛。当凝血块或积血从胆道排出,疼痛则缓解或消失。

2.呕血或黑便　大多数为黑便,出血量较多时可出现呕血。常在外伤后4d至2周左右发生,突然出现成在剧烈腹痛后出现,具有周期性、反复出血的特点,炎症性胆道出血多在蛔虫感染或胆石症发作后出血。周期性反复多次出血的特征是由于胆道出血后胆道内压升高,出血处血块阻塞,或大出血后血压下降,血管压力降低,可暂时止血,经5～14d后血块被溶解或胆汁淤积使胆管内压力增高血块被冲开排出胆道或坏死组织脱落可再次出血。

3.黄疸　多为阻塞性黄疸,轻重不一,系胆道受阻,胆汁淤积所致。可伴有皮肤瘙痒、尿色深、粪色淡。黄疸多呈间歇性及周期性。伴发热时,常提示胆道感染合并出血。

4.肝和胆囊肿大　50%～60%胆道出血患者可有肝脏和胆囊肿大,且有触痛。与胆道、胆囊的积血量及感染程度有关。出血停止及感染控制后,肿大的肝、胆囊又可缩小。

三、辅助检查及诊断

如患者以往有胆道病史,出血又属周期性或反复性者,可明确诊断。但是,临床诊断一般只能确定是胆道出血,不能确定胆道出血的部位或病灶所在。不过近年来通过一些新的检查方法,无论是术前或术中的定位诊断已有很大提高。

1.B型超声检查　凡发现一侧肝胆管内有蛔虫声影,或肝胆管中有光团可见,或肝实质中有异常的液性暗区者,均表示该侧是病变所在。

2.肝脏 CT、核磁共振检查肝脏 CT、核磁共振检查可发现肝脏小脓肿、胆道蛔虫等导致胆道出血的病变,MRCP 可发现胆道本身病变,如胆道肿瘤。

3.内镜胆管造影　内镜胆管造影可以通过胆道插管造影获得较前者更清晰的胆道图像,已经做过手术并有"T"形引流管留置者,做"T"形管造影也可获得同等价值的诊断依据。

4.选择性肝动脉造影　用 Seldinger 经股动脉做高选择性肝动脉造影,对确定胆道出血部位更有巨大价值。

(1)可见造影剂从病变血管中外溢。

(2)造影剂聚集在肝实质的某个腔隙中。

(3)有假性动脉瘤可见。

(4)有肝动静脉分流(瘘)现象。

此种检查可在术前进行,否则在术中直接穿刺肝动脉注入造影剂,常可获得较高的确诊率(确诊率大于 90%);如在确诊后立即注入血管栓塞剂,还应同时有效的制止出血。

5.手术探查　若各种术前检查仍不能确定出血部位,则必须等到下次再出血时立即剖腹探查,才能决定病灶所在并进行相应的处理。

(1)若为急性胆道出血,则剖腹时常见胆囊中充满血液,且胆总管中也有血液存在;此时,可以立即切除胆囊和切开胆管探查;但除非确实见到胆囊或胆管的黏膜上有糜烂溃疡,且该处有结石嵌顿或"T"形管压迫,否则不能认为是单纯的肝外胆管黏膜出血,而必须进一步设法确定肝内出血的部位。

(2)分别观察左、右肝管开口,必要时可加压冲洗以除去血块和激发出血,从而确定出血来源。

(3)也可以把 1 根带气囊的细导管插入一侧肝管中,将气囊充血使肝管闭塞,如导管口中血液不断流出者即证实为该侧胆道出血。用同样方法还可以检测另一侧胆管是否有出血,以决定是单侧或双侧胆管出血。对少数出血部位仍难确定或手术时已无出血的病例,可将两根细导管分别插入左、右肝管中并引出体外,以待出血时进一步观察出血来自哪侧。

(4)对可疑的肝区,仔细进行双合扣诊(拇指放在肝脏下面,余指放在膈面),如发现病灶还可进行穿刺,抽出陈旧血液或脓性胆汁,即可确定为病灶所在。

(5)若以上检查仍无结果,可在手术台上于洗净血块后,做术中胆道造影或胆道镜检查。

(6)若术前无条件做高选择性动脉造影者,可在术中直接穿刺肝动脉做选择性动脉造影。

(7)若动脉造影仍无结果,鉴于有相当部分病例的出血可能来自门静脉,还可在术中通过脐静脉插管做门静脉造影。

(8)如通过以上各种检查仍无结果,则很可能出血病灶已经愈合,可在除去胆道蛔虫或胆道结石后中止治疗,做随访观察。

四、治疗

目前对胆道出血的治疗,究竟非手术与手术治疗以何者更为合适,常有不同看法;即使采取手术治疗,对手术的时机和术式的选择也有分歧意见。然而,对一般的胆道出血无机械的或简单的规律可循,必须要根据患者的具体情况,结合出血的不同病理特点,选择相应的治疗方法,才是合理而且可以提高疗效的正确途径。

（一）非手术治疗

不少胆道出血的患者在保守疗法下可以自动止血，甚至有经过手术治疗（如肝动脉结扎）后仍然出血而经非手术疗法治愈者。但这并不说明任何病例都可适用于保守治疗，因手术的目的有时并不单纯在于止血，胆道的急性梗阻和严重感染，也是需要手术治疗的指征。下列情况可以视为非手术治疗的指征。

1.出血肯定来自胆道，性质不甚严重，亦不存在急性胆道梗阻和感染者。

2.入院时已出血3～5日以上，一般情况尚属良好，估计可自行止血者。

3.虽经合理的手术治疗后仍有小量的继续出血，病情不允许再行更积极的手术治疗者。

（二）手术治疗

虽然小部分胆道出血的患者可以通过非手术疗法获得止血的效果，但大多数患者却必须通过手术才能取得满意的疗效，因为手术的目的不仅在于止血，而且可从根本上治愈引起出血的基本病变。在手术前或手术中必须解决以下几个问题。

1.手术的指征　下列情况应考虑手术治疗：

（1）诊断不明确，疑有溃疡病、胃癌、憩室等病变存在者；

（2）已行非手术治疗24～48小时以上，仍然出血不止者或显然是急性大出血，不宜再继续做保守治疗者；

（3）除出血外尚有腹膜炎现象，疑有某种实质脏器破裂或空腔器官破裂者；

（4）出血虽已停止，但患者寒战、高热或并有明显黄疸，表示胆道有急性梗阻和严重感染，急需手术解除者。其原病变除胆道蛔虫、结石外，胆道中的凝血块有时也可导致相似症状，应考虑手术引流；

（5）经保守治疗后出血已经停止，又再度出血者，亦应及时改用手术治疗。

2.手术的方式　处理胆道出血的术式有多种。一般进入腹腔后应先确定诊断，排除溃疡病、食管静脉曲张、胃癌、憩室等出血的可能性；其次应探查胆道以确定出血的部位和引起出血的原因，然后根据不同情况采取不同手术。原则上应以最简单有效者为佳，即单纯做胆总管引流有效者不应做肝动脉结扎，而肝动脉成门静脉结扎有效者不应贸然做肝叶切除。各种可行的术式可依次序考虑如下几种。

（1）胆囊切除＋胆总管切开引流：在胆囊管平面以上的胆道出血，均可能导致胆囊中充满血液，但充满血液或血块的胆囊却未必意味着是胆囊出血，故剖腹后如发现胆囊中有血液、血块者，均应进行胆囊切除，切下的胆囊则应立即剖开检查，确定胆囊黏膜是否有明显的溃疡或出血灶。然而无论胆囊检查结果如何，一般仍需再切开胆总管检查，因胆囊无出血病灶者固然需再探胆道，发现胆囊有出血病灶者也难免已有血块流入胆总管未能排出，都须再做胆总管切开探查＋"T"形管引流。如果胆总管切开后发现有胆管本身的黏膜出血，则在取出结石、蛔虫，解除梗阻后，可对出血黏膜用肾上腺素或孟氏液直接涂抹止血，再置"T"形管引流。所以不论胆道的出血病灶在何处，以及最终做了何种手术，胆囊切除＋胆总管探查引流均为处理胆道出血的必要步骤或重要组成部分。

（2）肝动脉结扎或选择性肝动脉栓塞：对于一般的肝内胆道出血、非单纯引流所能奏效者，过去常做肝动脉结扎术。肝动脉结扎的指征具体有以下几种情况：①肝动脉出血，检查可触及肝动脉有震颤，试行肝动脉阻断时出血能立即停止；②双侧性肝内胆道出血，而肝内无明显病灶可见；③肝癌、胆管癌引起的出血，而肿瘤已不可能切除或不能耐受手术切除的患者；

④手术中出血已停止，未能查明病灶，亦无法做其他更合理处理者。

（3）门静脉左支或右支的结扎或栓塞术：肝内胆管出血仅少数是由于肝动脉的破裂，这部分患者能扪及肝动脉震颤，结扎后能立即止血，而累及肝汇管区的胆管炎以导致胆管门静脉瘘者居多。尸检可见门静脉有直接穿破或在切片上见门静脉中有胆栓。对于切片上见门静脉有胆栓的患者，做肝动脉结扎的疗效可能仅是间接的，即通过肝动脉结扎能使肝汇管区的门静脉压适当降低，从而有助于止血；而如门静脉的破溃较大者，结扎肝动脉则可能无效。据此，对于肝同有动脉结扎后不能有效止血的病例，结扎门静脉分支似有其指征，且较结扎肝同有动脉更为合理。若结扎门静脉分支有困难，亦可通过脐静脉插管做门静脉栓塞，可取得与门静脉结扎相似的疗效。

（4）肝叶切除术：因肝血管瘤、肝癌、肝外伤引起的胆道出血，做肝叶的规则性切除成失活部分的不规则切除，外在切面上将血管、胆管分别结扎是唯一合理的疗法。对于肝内结石成胆道蛔虫病造成的肝脓肿，而导致胆道出血且非其他疗法所能奏效者，肝组织切除可为最后一种治疗方法，既能切除胆内感染病灶，又能控制胆道出血。此手术缺点是手术创伤较大，严重大出血和休克患者不易耐受。

（钟岳）

第六节　门静脉高压症

一、肝硬化门静脉高压症

在我国，常见的肝硬化有两种，一种是肝炎（主要为乙肝）后肝硬化，全国各地均多见；另一种是血吸虫性肝硬化，主要见于长江中下游地区。西方国家主要为酒精性肝硬化和丙型肝炎后肝硬化。

（一）病理生理

血吸虫性肝硬化引起门静脉阻塞的部位在窦前。血吸虫在门静脉系内发育成熟、产卵，形成虫卵栓子，顺着门静脉血流抵达肝小叶间汇管区的门静脉小分支，引起这些小分支的虫卵栓塞、内膜炎和其周围的纤维化，以致门静脉血流受阻，门静脉压力增高。窦前阻塞继续发展，引起肝细胞营养不良和肝小叶萎缩。

肝炎后肝硬化引起肝窦和窦后阻塞，主要病变是肝小叶内纤维组织增生和肝细胞再生。由丁增生纤维素和再生肝细胞结节（假小叶）的挤压，使肝小叶内肝窦变窄或闭塞，以致门静脉血不易流入肝小叶的中央静脉或小叶下静脉，血流淤滞，门静脉压力升高。又由于很多肝小叶内肝窦的变窄或闭塞，导致部分压力高的肝动脉血流经肝小叶间汇管区的动静脉交通支而直接反注入压力低的门静脉小分支，使门静脉压力更加增高。另外，在肝窦和窦后阻塞，肝内淋巴管网同样地被增生纤维素和再生肝细胞结节压迫扭曲，导致肝内淋巴回流受阻，肝内淋巴管网的压力显著增高，这对门静脉压力的增高也有影响。

（二）病理

门静脉高压症时，压力大都增至 $25\sim50cm\ H_2O$，并会引起下列变化：

1. 脾大、脾功能亢进　门静脉系压力增高，加之其本身无静脉瓣，血流淤滞，可出现充血性脾大。长期的充血引起脾内纤维组织增生和脾组织再生，继而发生不同程度的脾功能亢进。长期的充血还可引起脾周围炎,发生脾与膈肌间的广泛粘连和侧支血管形成。

2.交通支扩张　为了疏通淤滞的门静脉血到体循环去,门静脉系和腔静脉系间存在的交通支逐渐扩张,形成曲张的静脉。临床上特别重要的是胃冠状静脉、胃短静脉与奇静脉间的交通支(即食管胃底静脉丛)的曲张。这一交通支离门静脉主干最近,离腔静脉主干也较近,压力差最大,门静脉高压时其受影响最早、最大,食管下段和胃底黏膜下层发生静脉曲张后,其表面的黏膜因静脉曲张而变薄,易被粗糙食物所损伤;又由于胃液反流入食管,腐蚀已变薄的黏膜;当发生恶心、呕吐、咳嗽等使腹腔内压突然升高的情况时,门静脉压力随之突然升高,导致曲张的静脉破裂,发生急性大出血。

其他的交通支也可以发生曲张,如直肠上、下静脉丛的曲张可引起继发性痔。脐旁静脉与腹壁上、下深静脉吻合支的扩张,可引起腹壁脐周静脉曲张,所谓海蛇头征(caput medusae)。腹膜后静脉丛也明显扩张、充血。

3.腹水　门静脉压力增高,使门静脉系毛细血管床的滤过压增高,组织液回收减少并漏入腹腔而形成腹水。特别在肝窦和窦后阻塞时,肝内淋巴的产生增多,但输出不畅,因而促使大量肝内淋巴自肝包膜表面漏入腹腔,是形成腹水的另一个原因。但造成腹水的主要原因还是肝功能损害,血浆白蛋白的合成减少,引起血浆胶体渗透压降低。而促使血浆外渗。肝功能损害时,肾上腺皮质的醛固酮和神经垂体抗利尿激素在肝内分解减少,血内水平升高,促进肾小管对钠和水的再吸收,因而引起钠和水的潴留。以上多种因素的综合,就发生腹水。

(三)临床表现

门静脉高压症多见于中年男性。病情发展缓慢。症状因不同病因而有所差异。但主要是脾大和脾功能亢进、呕血或黑便、腹水。

1.脾大、脾功能亢进　所有患者都有不同程度的脾大,大者脾下极可达盆腔。早期,脾质软、活动;晚期,由于纤维组织增生而脾的质地变硬,如脾周围发生粘连可使其活动度减少。脾大常伴有脾功能亢进,白细胞计数降至 $3×10^9/L$ 以下,血小板计数减少至 $(70～80)×10^9/L$ 以下,渐出现贫血。

2.呕血和(或)黑便　半数患者有呕血或黑便史。出血量大且急。由于肝功能损害使凝血酶原合成发生障碍,加上脾功能亢进使血小板减少,以致出血不易自止。患者耐受出血能力远较正常人差,约25%的患者在第一次大出血时可直接因失血引起严重休克或因肝组织严重缺氧引起肝功能急性衰竭而死亡。在部分患者,出血虽然自止,但常又复发;在第一次出血后1～2年内,约半数患者可发生再次大出血。

3.腹水　约1/3的患者有腹水。呕血后常引起或加剧腹水的形成。有些"顽固性腹水"甚难消退。此外,部分患者还有黄疸、肝大等症状。

需要指出,血吸虫性肝硬化引起的门静脉高压症主要是窦前阻塞。因此,患者的肝功能尚好,临床表现主要是脾大和脾功能亢进。肝炎后肝硬化引起的门静脉高压症主要是肝窦和窦后阻塞。所以患者的肝功能都较差、而脾大和脾功能亢进则不甚显著。

(四)诊断和鉴别诊断

临床上有脾大和脾功能亢进、呕血或黑便、腹水等表现者,结合肝病病史可做出诊断。在多数患者,上述情况冲不一定同时出现。下列辅助检查可帮助诊断。

1.血液学检查　脾功能亢进时,白细胞、血小板或红细胞数减少;肝炎后肝硬化患者,HBV 或 HCV 常为阳性;肝功能检验并进行分级(表10-4),可评价肝硬化的程度和肝储备功能。

表 10-4 肝脏储备功能 Child-Pugh 的评判标准

临床与检测项目	肝功能评分		
	1	2	3
脑病(分级)	无	1 或 2	3 或 4
腹水	无	轻度	中度
胆红素(mg/dl)	1~2	2.1~3	≥3.1
白蛋白(g/dl)	≥3.5	2.8~3.4	≤2.7
凝血酶原时间(延长,s')	1~4	4.1~6	≥6.1

A 级,5~6;B 级,7~9;C 级,10~15 s':秒

2.食管 X 线吞钡检查 食管充盈时,曲张静脉使食管的轮廓呈虫蚀状的改变;食管排空时,曲张静脉表现为蚯蚓样或串珠状负影,阳性发现率为 70%～80%。

3.胃镜检查 能确定静脉曲张的程度,以及是否有胃黏膜病变或溃疡等。

4.B 超和多普勒超声 可帮助了解肝硬化的程度、脾是否肿大、有无腹水以及门静脉内有无血栓等。门静脉高压时,门静脉内径通常≥1.3cm,半数以上患者肠系膜上静脉和脾静脉内径≥1.0cm。通过彩色多普勒超声测定门静脉血流量。是向肝血流还是逆肝血流,对确定手术方案有重要参考价值。

5.CT、MRI 和门静脉造影(portal venography) 如病情需要,患者经济情况也许可,可选择这些检查:

(1)螺旋 CT 可用于测定肝的体积,肝硬化时肝体积明显缩小,如小于 750cm³,分流术后肝性脑病发生率比肝体积大于 750cm³ 者高 4.5 倍;

(2)MRI 不仅能重建门静脉、准确测定门静脉血流方向及血流量,还可将门静脉高压患者的脑生化成分做出曲线并进行分析,为制订手术方案提供依据。

(3)门静脉造影及压力测定,经皮肝穿刺门静脉造影,可以确切地了解门静脉及其分支的情况,特别是胃冠状静脉的形态学变化,并可直接测定门静脉压力。经颈内静脉或股静脉穿刺,将导管置入肝静脉测定肝静脉楔入压(WVHVP),同时测定下腔静脉(IVP),计算肝静脉压力梯度(HVPG)。由于肝窦和门静脉均无瓣膜,因此肝静脉 WHVP 可以较准确地反映门静脉压力,而 HYPG 则反映门静脉灌注压。

食管胃底静脉曲张破裂出血时,需与胃十二指肠溃疡和出血性胃炎的急性大出血鉴别。

(五)治疗

肝硬化患者中,约 40% 出现食管胃底静脉曲张;其中 50%～60% 可能发生过大出血。也就是说,有些患者并不一定会发生大出血。鉴于肝炎后肝硬化患者的肝功能损害多较严重,任何一种手术对患者来说都有伤害,甚至引起肝衰竭,因此,对有食管胃底静脉曲张,而没有出血的患者,原则上不做"预防性手术",重点应放在护肝治疗方面。

1.非手术治疗 适应证:①对于有黄疸、大量腹水、肝功能严重受损(C 级)的患者发生大出血,如果进行外科手术,死亡率可高达 60%～70%,应采用非手术疗法;②上消化道大出血一时不能明确诊断者,要一边进行积极的抢救,一边进行必要的检查,以明确诊断;③作为手术前的准备工作。非手术疗法主要措施如下:

(1)输血:严密观察血压、脉搏变化。如果收缩压低于 80mmHg,估计失血量已达 800ml

以上,应立即快速输血。

(2)注射血管加压素:血管加压素促使内脏小动脉收缩、血流量减少。从而减少了门静脉血的回流量,短暂地降低门静脉压力,使曲张静脉破裂处形成血栓,达到止血作用。对高血压和有冠状血管供血不足的患者不适用。如必要,可加用硝酸甘油以减轻副作用。

(3)应用生长抑素(奥曲肽):能选择性地减少内脏血流量,尤其是门静脉系的血流量,从而降低门静脉压力,有效地控制食管胃底静脉曲张破裂大出血,生长抑素对心搏量及血压则无明显影响。首次剂量为 $250\mu g$ 静脉冲击注射,以后 $250\mu g/h$,持续滴注,可连续用药 $3\sim5$ 天。生长抑素的止血率($80\%\sim90\%$)远高于血管加压素($40\%\sim50\%$),副作用较少,是目前治疗食管胃底静脉曲张破裂出血的首选药物。

(4)三腔二囊管压迫止血:利用气囊(balloon tamponade)分别压迫胃底和食管下段破裂的曲张静脉,以达到止血目的,该管有三腔,一通圆形气囊,充气 $150\sim200$ml 后可压迫胃底;一通圆柱形气囊,充气 $100\sim150$ml 压迫食管下段;一通胃腔,经此腔可行吸引、冲洗和注入药物、饮料等。

放置三腔二囊管前要耐心说服患者,并轻轻较将管经鼻孔放入。直至插入 $50\sim60$cm,抽出胃内容为止。先充气胃囊,然后轻轻拉管,感到不再被拉出时,即悬以 0.25kg 重的物品作牵引压迫。或固定在鼻孔下方。接着经第三腔注入冷盐水洗胃,如无继续出血就不需再充气食管囊,否则要再充气食管囊,以压迫食管下段。放置时间一般为 $24\sim72$ 小时,放置过久可使食管或胃底黏膜发生溃烂、坏死。因此,在放置 24 小时后,可先排空食管气囊,后排空胃气囊,观察一段时间,如又出血,则再向气囊充气。这样,间断地排空和充气气囊来观察出血和压迫止血,在不少患者可将三腔二囊管放置 $7\sim10$ 天,最终可达到止血的目的。重要的是,在行三腔二囊管压迫止血期间,要加强护理,经常吸尽患者咽喉部分泌物,防止发生吸入性肺炎和肺脓肿,还要严密观察,慎防气囊上滑,堵塞咽喉,甚至引起窒息。

(5)内镜治疗(endoscopic treatment):内镜采用双极电凝、微波、激光、注射硬化剂和套扎等方法止血。

经内镜将硬化剂直接注入曲张静脉内疗法:纤维内镜检查时,可以见到不同程度的食管静脉曲张。曲张静脉表面黏膜极薄、有多个糜烂点处极易发生破裂大出血。硬化剂的注射可在急性出血期或在出血停止后 $2\sim3$ 天内进行。注射后如出血未止,24 小时内可再次注射。注射疗法只有短暂的止血效果,近期效果虽较满意,但再出血率较高,可高达 45%,且多发生在治疗后 2 个月内。主要并发症有食管溃疡、狭窄或穿孔,应予以注意。

经内镜食管曲张静脉套扎术(图 10-8):操作相对简单、安全。经内镜将严重曲张的静脉吸入到结扎器中,用橡皮圈套扎在该曲张静脉的基底部。最近发现,此法治疗后近期再出血率也较高。还有,硬化剂注射疗法和套扎术对胃底曲张静脉破裂出血无效。

经内镜喷洒组织粘合剂止血。

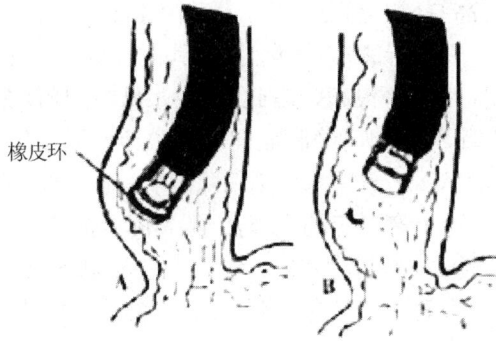

图 10－8　经内镜食管曲张静脉套扎术

2.手术治疗　对于无黄疸和明显腹水的患者(肝功能 A、B 级)发生大出血,应争取即时手术;或经非手术治疗 24～48 小时无效者即行手术。因为,食管胃底静脉曲张一旦破裂引起出血,就会反复出血,而每次出血必将给肝带来损害。积极采取手术止血,不但可以防止再出血。而且是预防发生肝性脑病的有效措施,手术方式分为两类:一类是通过各种不同的分流手术,来降低门静脉压力;另一类是阻断门奇静脉的反常血流,达到止血的目的。

(1)分流手术(shunt operation):手术方式很多,全口径门体分流术,因术后肝性脑病发生率高达 30％左右,早已弃用;现在常用的有(图 10－9):①脾肾静脉分流术:脾切除后,将脾静脉断端和左肾静脉的侧面做吻合;②"限制性"侧侧门腔静脉分流术:将门静脉直接和下腔静脉行侧侧吻合(分流口径为 0.8～0.9cm);③肠系膜上、下腔静脉间桥式"H"形分流术:即在下腔静脉和肠系膜上静脉之间用人造血管或自体静脉(一段右侧颈内静脉)架桥吻合。

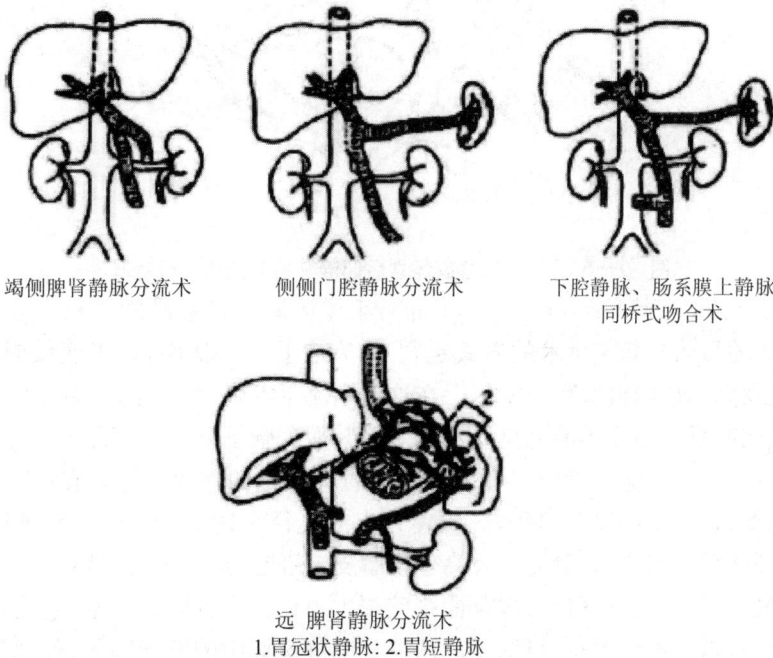

竭侧脾肾静脉分流术　　　侧侧门腔静脉分流术　　　下腔静脉、肠系膜上静脉
　　　　　　　　　　　　　　　　　　　　　　　　　　同桥式吻合术

远　脾肾静脉分流术
1.胃冠状静脉;2.胃短静脉

图 10－9　分流手术

上述任何一种分流术,虽然一方面降低了门静脉压力,但另一方面也会影响门静脉血向肝的灌注。术后肝性脑病的发生率仍达 10％左右。现已明确,肝性脑病与血液中氨、硫醇和

γ—氨基丁酸等毒性物质升高有关。例如,分流术后由于肠道内的氨(蛋白质的代谢产物)被吸收后部分或全部不再通过肝进行解毒,转化为尿素,而直接进入血液循环,影响大脑的能量代谢,从而引起肝性脑病,且死亡率很高。因此,有主张做"选择性分流术",即选择性地降低食管胃底静脉曲张的压力,而不影响门静脉血向肝的灌注。属于这种选择性分流术的有:①选择性远端脾肾静脉分流术(Warren 手术):不切除脾脏,而将脾静脉的远端和左肾静脉的侧面做吻合。此种分流术在理论上有一定的合理性,但实际上分流术后约 60% 的患者只有很少或无向肝血流,失去其选择性。②冠腔静脉分流术:是将冠状静脉的食管支主干(胃左静脉)直接或中联一段自体静脉吻合到下腔静脉,即直接引流食管胃底静脉曲张。因手术失败率较高,现已很少使用。

TIPS 的分流口径(内支架直径)一般为 8～10mm(图 10—10),能显著地降低门静脉压力,控制出血,特别对顽固性腹水的消失有较好的效果。TIPS 存在的问题:①需要特殊的设备和熟练的技术,不易推广;如果操作不当,可引起腹腔内出血或胆道出血;②TIPS 虽然维持了门静脉进肝血流,但仍属于限制性门腔静脉分流。肝性脑病的发生率为 10%～20%;③由于支架周围组织增生或支架壁内内皮细胞的过度增生,肝内分流通道阻塞发生率高达 40%～50%。由于上述问题,目前 TIPS 主要应用于肝功能较差的患者,或断流术、分流术等治疗失败者,或作为肝移植前的准备,以预防再次发生食管胃底静脉曲张破裂大出血。

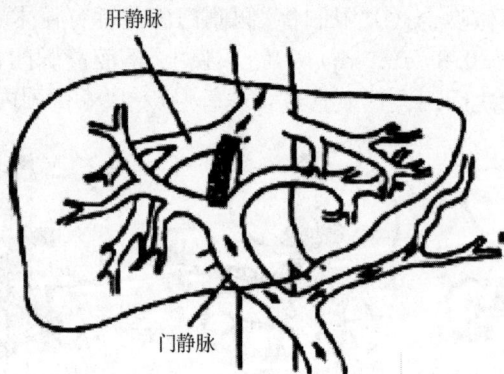

图 10—10 肝内门通道建立后门静脉血分流进入肝静脉

(2)断流手术(devascularzation operation):手术阻断门奇静脉间的反常血流,同时切除脾,以达到止血的目的。断流手术的方式也很多,有食管下端横断术、胃底横断术、食管下端胃底切除术以及贲门周围血管离断术等。在这些断流手术中,食管下端横断术、胃底横断术,阻断门奇静脉间的反常血流不够完全,也不够确切;而食管下端胃底切除术的手术范围大,并发症多,死亡率较高。断流手术中以贲门周围血管离断术的疗效较好。在门静脉高压症时,冠状静脉的胃支、食管支都显著曲张,高位食管支的直径常达 0.5～0.8cm,只要在脾切除后彻底结扎、切断曲张的胃支、食管支以及高位食管支,就能达到即刻而确切的止血目的。

处理门静脉高压并发食管胃底静脉曲张破裂大出血。究竟行分流术,还是行断流术? 现在意见基本一致,认为断流术更合理;①已认识到门静脉血中的营养因子,如胰岛素和胰高血糖素等,对维持正常肝组织结构和生理功能有极其重要的作用。而分流术必然会影响肝的门静脉血供,从而影响肝的营养。这就是分流术后肝功能继续变坏、肝性脑病发生率高的主要原因。肝硬化时,门静脉压力的升高应该看做是机体一种代偿功能的表现。是机体维持门静脉血向肝灌注的重要保证。②门静脉循环系在功能上有分区现象,有"肠系膜区"和"胃脾区"的功能分区。两个区域间存在"屏障",胃脾区压力高于肠系膜区,而在胃脾区内胃左静脉和胃短静脉的作用又有不同;胃左静脉(冠状静脉食管支)压力的升高是形成食管胃底静脉曲张的根本原因。基于这两个基本观点,既要保持肝的门静脉血供,又要确切地控制食管胃底静脉曲张破裂出血,看来,能够满足这种要求者是断流术而不是分流术。因为:①离断了贲门周围血管后,门静脉压力不是减低了,而是更高了;正因为门静脉压力的进一步升高,保证了入肝门静脉血流量的增加,从而有利于肝细胞的再生和其功能的改善;②贲门周围血管离断术是一种针对胃脾区,特别是胃左静脉高压的手术,目的性强,止血作用即刻而确切。此外,贲门周围血管离断术还具有创伤较小、手术死亡率低,以及操作较简便和易于在基层单位推广等优点。

贲门周围血管离断术(图10—11)的手术要点:切除脾脏,同时也就离断了所有的胃短静脉。结扎切断冠状静脉,注意寻找高位食管支。特别是异位高位食管支。高位食管支来自冠状静脉的凸起部,距贲门右侧 3～4cm,沿食管下段右后侧向上行走,于贲门上 3～4cm 处进入食管肌层;管径约为 5mm。异位高位食管支可与高位食管支同时存在,起源于冠状静脉主干,有时直接起源于门静脉左干。距贲门右侧更远,在贲门以上 5cm 或更高处才进入食管肌层。这两支曲张静脉位置深而隐蔽,手术时分离食管下段长度至少要达 5cm 以上,才不致遗漏这两支极为重要的侧支。胃后静脉位于贲门后方膈胃韧带网膜囊后壁,一般起始于胃底后壁偏小弯侧,多注入脾静脉。胃后静脉是构成胃底黏膜下静脉曲张的侧支之一。将胃向上翻起显露胃底后壁,就可找到胃后静脉。左膈下静脉可单支或分支进入胃底或食管下段左侧肌层,管径为 3～5mm。结扎切断上述的静脉支,同时也结扎切断与静脉伴行的同名动脉。才能使食管下段 6～8cm 及上半胃完全分离出来,才能消除门静脉高压症在胃脾区所存在的高血流量,从而使食管胃底静脉曲张的消失或改善率达 85％～90％,而远期再出血率降低到10％左右。

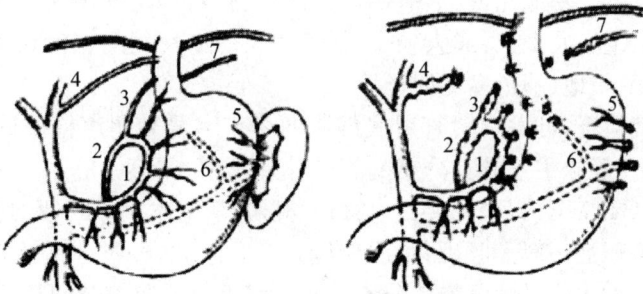

图 10—11　贲门周围血管离断术示意图

左:贲门周围血管局部解剖;右:离断贲门周围血管

1.胃支;2.食管支;3.高位食管支;4.异位高位食管支;5.胃短静脉;6.左膈下静脉

如果贲门周围血管离断术后发生再出血。主要原因有两点:首先是由于出血性胃黏膜糜烂引起。这种患者,大多都有门静脉高压性胃病。手术后患者处于应激状态,导致胃黏膜的缺血、缺氧、胃黏膜屏障破坏,门静脉高压性胃病加重,发生大出血。对于这一类的出血,原则上采用非手术疗法止血。其次是第一次手术不彻底,遗漏了高位食管支或异位高位食管支,又引起了食管胃底静脉的曲张破裂。对于这种情况要争取早期手术。重新离断遗漏了的高位食管支或异位高位食管支。

在选择手术方式时要考虑到每个患者的具体情况。例如,①患者肝功能分级属于 C 级,门静脉内径明显增宽,压力增高,并保持向肝血流,这种病例做断流术;如果门脉血为逆肝血流,可做断流术,也可做分流术;②有严重门静脉高压性胃黏膜病变的患者,断流术可以使胃黏膜病变加重,导致广泛的胃黏膜出血。对于这种患者,一般主张做限制性分流术联合小范围的断流术(分流术+断流术)。手术只离断胃冠状静脉的食管支和高位食管支,并切除脾脏。此外,手术医生的经验和习惯也很重要。

关于脾大合并脾功能亢进的外科治疗:最多见于晚期血吸虫病。这种患者肝功能多较好,单纯脾切除的效果良好。如果晚期血吸虫病伴有明显的食管胃底静脉曲张。无论是否发生过大出血,都应考虑在脾切除的同时行脾门周围血管离断术。

肝硬化并发顽固性腹水的外科治疗:有报道采用胸导管与左侧颈内静脉的端端吻合成侧侧吻合来治疗顽固性腹水,但疗效不够满意。采用 TIPS 治疗,近期效果较好,远期效果不够理想。也有行腹腔-颈内静脉转流术者。

肝移植治疗中晚期肝硬化长期生存率 70%,效果较好。由于供肝缺乏,费用昂贵,因此应严格把握病例选择标准。

二、肝前型门静脉高压症

肝前型门静脉高压症常见的原因有:①先天性畸形,如门静脉主干闭锁、狭窄或门静脉血管瘤样变;②新生儿脐静脉炎;③腹腔内的感染。如阑尾炎、胆囊炎等。或门静脉、脾静脉附近的创伤都可引起门静脉主干的血栓形成,门静脉闭塞或血栓形成后,在肝门区形成大量侧支循环血管丛,加之门静脉主干内的血栓机化、再通。状如海绵,因而称为门静脉海绵样变(cavernous transformation of the portal vein);④肝动脉与门静脉系统之间动静脉瘘形成;⑤脾静脉栓塞可引起脾胃区门静脉高压症(gastrosplenic venous hypertension)。

临床上,除有脾大、脾功能亢进、上消化道大出血、腹水等与肝硬化门脉高压症相似的表现外,尚有以下特点:①小儿多见,成人较少;②患者虽然有反复的上消化道大出血和腹水病史,但肝功能、肝体积、质地、颜色多无明显异常。

X 线钡餐或胃镜检查,可发现食管胃底静脉曲张。多普勒超声检查确诊率可达 95% 以上。主要特征为:①门静脉主干或其分支的管腔显示不清;②第一肝门处呈现蜂窝状无回声区,内有血流信号。CT、MRI 以及间接或直接门静脉造影对本病诊断帮助较大。

肝前型门静脉高压症一般无肝硬化,肝功能正常。因此,经过合适治疗后大部分患者能取得较好效果。常用的术式是脾肾静脉分流和肠系膜上与下腔静脉间桥式"H"形分流术,远期效果满意。如果呕血严重,可做分流联合贲门周围血管离断术。肝动脉与门静脉系统间有动静脉连接者,应消除动静脉瘘的瘘口,恢复肝动脉和门静脉的正常血流。

三、肝后型门静脉高压症

肝后型门静脉高压症,又称巴德-古亚利综合征,由先天性或后天性原因引起肝静脉和(或)其开口以上的下腔静脉段狭窄或阻塞所致。

在欧美国家,多因血液高凝状态导致肝静脉血栓形成所致,常不涉及下腔静脉。在亚洲国家,则以下腔静脉发育异常为多见。其他原因尚有真性红细胞增多症、非特异性血管炎腔外肿瘤、肥大的肝尾叶压迫等。我国河南、山东两省发病率较高,个别地区高达 6.4/10 万人。

本病分为三种类型:Ⅰ 型,约占 57％,以下腔静脉隔膜为主的局限性狭窄或阻塞;Ⅱ 型,约占 38％,下腔静脉弥漫性狭窄或阻塞;Ⅲ 型,仅占 5％,主要为肝静脉阻塞。以男性患者多见,男女之比约为 2:1。单纯的肝静脉阻塞者,以门静脉高压的症状为主;如同时有下腔静脉阻塞,可出现双侧下肢静脉曲张、色素沉着,甚至经久不愈的溃疡;严重者双小腿皮肤里树皮样改变,下腔静脉阻塞可发生,胸、腹壁及腰部静脉扩张扭曲,以部分代偿下腔静脉的回流,晚期患者出现顽固性腹水、食管胃底静脉曲张破裂出血或肝衰竭、肾衰竭。

有上述临床表现者,应高度怀疑为巴德－吉亚利综合征,并做进一步检查。B 超或彩色多普勒检查。诊断准确率达 90％以上。近年来多采用 CT 或 MRI 静脉和腔静脉成像,可清楚地显示病变部位、梗阻的程度、类型及范围,对治疗具有指导意义。经皮肝穿刺肝静脉造影和下腔静脉造影仅在必要时采用。

治疗:如果同时有下腔静脉阻塞,原则上应同时治疗。当二者不能兼顾时,则首先治疗门静脉高压症,然后再解决下腔静脉阻塞问题。治疗方法,现在主张首选介入法,成介入法与手术联合治疗。例如,对于下腔静脉局限性阻塞或狭窄者,可做经皮球囊导管扩张,如有必要,可同时安置内支撑架。当阻塞不能通过介入法穿破时,不要强行穿破,应联合手术方式经右心房破膜。

治疗本病常用的手术有:①贲门周围血管离断术;②脾肺固定术;③肠系膜上静脉和(或)下腔静脉与右心房之间的转流术;④局部病变根治性切除术等。终末期病例可考虑行肝移植。

(韩光宇)

第七节　肝良性肿瘤

肝良性肿瘤在肝肿瘤中比较少见,其发病率占肝原发肿瘤的 5％～15％。随着影像学技术的发展,无症状的肝良性肿瘤的检出率在升高。肝良性肿瘤可以源自肝的各种组织,包括肝细胞、胆管上皮、血管、其他间质。另有一些良性肿瘤来源于肌肉、骨骼及其他原始胚层,这是由于某些组织器官在胚胎发育过程中异味所致。

一、肝海绵状血管瘤

（一）流行病学

肝血管瘤是一种较为常见的肝良性疾病,包括肝海绵状血管瘤、毛细血管瘤、血管内皮细胞瘤。肝海绵状血管瘤主要见于成人,很少引起症状,有自发破裂的可能。国外报道尸检中肝海绵状血管瘤的检出率为 0.35％～7％,在肝活检中发现率为 2％,占良性肿瘤的 41.6％～70％。肝海绵状血管瘤可发生于任何年龄,但以 30～50 岁多见,男女比例 1:(1.25～6),但是也有男性发病率高的报道。上海第二军医大学东方肝胆外科医院报道 371 例肝海绵状血管瘤,占肝良性肿瘤的 74.2％,男女比例为 1:1,平均年龄为 45 岁。

（二）病因

确切发病原因不明,有以下几种学说。

1.发育异常学说　目前普遍认为在胚胎发育过程中,由于血管发育异常,引起肿瘤样增生而形成血管瘤。有些在出生时即存在，或在出生后不久即能看到，亦说明为先天发育异常。

2. 其他学说 毛细血管组织感染后变形，导致毛细血管扩张；肝组织局部坏死后血管扩张形成空泡状，其周围血管充血、扩张；肝内区域性血循环停滞，致使血管形成海绵状扩张；肝内出血后，血肿机化、血管再通后形成血管扩张。

（三）病理

肝海绵状血管瘤一般边界清楚，大小不一，最小直径者仅为数毫米，大者可超过 20cm。90％为单发，以肝右叶居多。少数为多发，可占据整个肝，又称肝血管瘤病。肝海绵状血管瘤肉眼观为紫红色或蓝紫色，可呈不规则分叶状，质地柔软，有囊性感，亦可坚实较硬。一般位于肝包膜下，也可深居于肝实质内。常与 Glisson 鞘紧密相连，肝表面可呈凹陷或隆起。与周围肝实质分界明显。肝海绵状血管瘤一般不伴有肝硬化。切面呈蜂窝状，内充满血液。显微镜下可见到大小不等的囊状血窦，窦壁内衬有一层成熟的内皮细胞，血窦内常充满红细胞，有时有血栓形成。血窦之间为纤维组织分隔，偶见被压缩的细胞索，大的纤维分隔内有小血管和小胆管，纤维分隔可发生钙化。

（四）临床表现

本病的临床表现随肿瘤大小、发生部位、生长速度、患者全身情况及肝组织损害程度不同而异。本病发展缓慢，病程可达数年至数十年之久。肿瘤小时毫无症状，多在体检时被发现或因其他疾病行剖腹术时发现。当肿瘤逐渐增大压迫邻近脏器时，可出现上腹部不适、腹胀、上腹隐痛、嗳气等症状。有时可因血管瘤破裂大出血而发生急腹症者，儿童患者的破裂倾向要高于成人。也有因肿瘤巨大，在肝内形成动静脉瘘，因回心血量增多，引起充血性心力衰竭者。巨大血管瘤患者少数会因血管瘤内凝血或纤溶亢进出现消耗性凝血障碍，包括血小板减少症和纤维蛋白原较少症，即 Kasabach—Merritt 综合征。体检时，大的血管瘤可触到随呼吸运动的腹部包块，与肝关系密切，肿瘤表面光滑、质软或中等硬度，有压缩感、弹性感，可能有轻压痛，偶尔能听到血管杂音。

（五）辅助检查

1. 实验室检查 检查结果多数在正常范围，有部分巨大肝海绵状血管瘤患者可出现红细胞、白细胞、血小板计数减少或纤维蛋白原减少。

2. 影像学检查

（1）B超：直径在 4cm 以下的肝小血管瘤可表现为①高回声型，最常见的类型，约占 80％，此型血管窦壁厚，间隔主要是纤维组织，血窦减少，反射界面多，故出现密集的高回声结节，结节呈圆形或椭圆形，边界清楚，中心有间隔，内部回声均匀。②低回声型，约占 11％。血窦壁薄，血窦稍大，反射界面相对少，多呈低回声肿瘤。③混合型，约占 9％，其内部为高和低回声不规则的混合，光点较粗糙，有明确的边界，多见于稍大的血管瘤。直径大于 4cm 的中等大的血管瘤倾向于混合型，无明确的边界，期间有多个网眼状或蜂窝状低密度透声区。巨大的肝海绵状血管瘤在表现为实质性不均匀的强回声条索和斑片，有形态不规则和大小不等的液性区与之混杂存在。

（2）CT：平扫图像上呈现密度均匀一致的低密度区，在快速注入造影剂做增强显像时则出现由瘤体周边向中心逐渐密度增高，可形成"环形""斑片状"高密度区，这些高密度区逐步弥散、扩大、融合。延迟扫描可见肿瘤完全填充，由高密度逐步变为等密度。

（3）MRI：据统计，MRI 对肝良、恶性占位性病变的鉴别诊断正确率超过 90％。通常在 T_1

加权像,肝血管瘤为低信号,稍大的血管瘤信号可有稍有不均匀,在 T_2 加权像上,肝血管瘤则具有非常高的信号强度。此点与肝癌的表现不同,后者在 T_1 加权像上信号中等偏低,而在 T_2 加权像上在呈中等偏离。

(4)血管造影:由于海绵状血管瘤是肝动脉末梢的畸形,其结构由"海绵状"的血窦组成,其中无正常血管、胆管及肝细胞,无动静脉瘘的特点,促使造影剂进入瘤体较快,而弥散慢,排除时间长,及所谓"快进慢出"征。在小于 10cm 的肝血管瘤常表现为"爆米花状",由于肿瘤中心血流缓慢而呈"C"或"环状";巨大血管瘤供应动脉较粗,动脉期表现为"血树枝"或"腊梅花"状,实质期呈"雪片状",大结节呈"米花团"状。

(六)诊断及鉴别诊断

由于存在着内出血的危险,经皮穿刺是极为危险的。运用影像学检查方法,可诊断绝大多数的肝海绵状血管瘤。主要与肝癌或其他良性病变相鉴别。

1.原发性肝癌　原发性肝癌 AFP 阳性者不难与血管瘤相区别,但对 AFP 阴性的原发性肝癌,特别是小肝癌(直径≤5cm),因其临床症状不明显,有时很难与小血管瘤鉴别,值得重视一般肝癌患者多有肝炎、肝硬化史。腹部能触及肿块者其肿块质地较硬,表面高低不等,无压缩性。影像学检查有助于两者的鉴别(表 10-5)。

表 10-5　肝海绵状血管瘤与原发性肝癌的鉴别

	肝海绵状血管瘤	原发性肝癌
性别	女性多见,约占 60%	男性多见,约占 80%
病程	较长	较短
合并肝硬化	极少	常见,占 80% 以上
B 超	回声增强的光团密度均匀,边界清楚无声晕	不均匀低回声区,多有声晕
CT	平扫为均匀一致的低密度肿块,增强扫描后肿块迅速由周边强化且持续时间较长	平扫为不均匀的低密度肿块,增强后虽有增强,但仍为相对低密度灶
肝动脉造影	显影早,消失慢	可见肿痛血管及肿瘤染色,可出现肿瘤包绕动脉征

2.肝非寄生虫性囊肿　孤立单发肝囊肿易于肝海绵状血管瘤鉴别,只有少数多囊肝可能与肝海绵状血管瘤混淆。多囊肝 50% 以上合并多囊肾,病变大多遍布肝,B 超、CT 示病变为大小不等、边界光滑、完整的囊腔,可能有家族遗传因素。

3.肝包虫病　患者多有牧区生活史或羊、犬接触史,肝包虫皮内试验(Casoni 试验)阳性,血嗜酸性粒细胞计数增高。

(七)治疗

目前大多数学者认为对肝血管瘤行外科治疗应慎重。因大多数肝血管瘤是良性的,在确诊为较小的和多发的血管瘤,且无临床症状者,可暂时不作处理,仅需定期 B 超随访。对存在以下情况时应考虑手术:不能排除恶性病变者;有明显症状者;肿瘤迅速增长者;剖腹术中同时处理肝血管瘤估计能耐受者;出现以消耗性凝血障碍或血管瘤破裂导致瘤内或腹腔内出血者。也有人认为肝海绵状血管瘤直径大于 10cm 者;直径 5~10cm 有破裂出血危险者;直径小于 5cm 但诊断不明,不能除外恶性者应考虑手术治疗。总之,肝海绵状血管瘤的治疗方案取决于肿瘤的大小、部位、生长速度和诊断准确性。

1.肝动脉结扎术及肝动脉栓塞术　适用于血管瘤病变范围广泛,已累及大部分肝组织或大血管;一般情况差不适合行肝切除等复杂手术;肿瘤周围无正常肝组织,不适合做捆扎术。

根据病变部位可选择结扎肝固有动脉、肝左、肝右动脉,结扎后大部分肿瘤可变软缩小,该法对血管瘤疗效甚为满意。在肿瘤缩小的基础的上,术后加用放射治疗可促使肿瘤机化变硬,对改善症状、控制肿瘤生长有一定作用。随着微创外科的发展,现已有腹腔镜下行肝动脉结扎的报道。在不适合行手术切除的患者,还可行股动脉栓塞术,亦能达到控制血管瘤发展的目的,以免除手术痛苦,一般无不良反应,术后大部分患者可见肿瘤缩小。

2. 血管瘤捆扎术 适用于肿瘤在肝稍浅表部位,血管瘤直径在 15cm 以下,肿瘤四周有正常的肝组织,经阻断肝十二指肠韧带后肿瘤明显缩小变软者,可采用血管瘤捆扎术。术中首先阻断第一肝门,使血管瘤尽量缩小后,用长弯针穿以粗丝线从靠近血管瘤一侧的正常肝组织处进针,并经过肿瘤基底部,再从肿瘤另一侧正常肝组织出针,暂不结扎,依血管瘤大小,用同样方法再缝合数针,然后逐一收紧打结。捆扎时应注意进针,不可穿过瘤体,以免放松肝门阻断后,从针眼处发生大量出血。这种方法能很好地控制血管瘤的发展,并使血管瘤机化达到治疗血管瘤的目的。

3. 肝切除术 为肝海绵状血管瘤的根治方法。但因血管瘤血供丰富,术中极易出血,手术难度大,应严格掌握手术适应证。根据血管瘤的大小、部位,选择具体术式:可选择局部切除、肝叶、段切除或半肝切除;如病变已超过半肝范围,余肝明显代偿增大,无肝硬化,肝功能正常者,可行三叶切除术或超过半肝的不规则切除。近年报道采用腹腔镜行肝血管瘤切除术,但术后常有复发,不宜常规实施。

4. 冷冻疗法 对既不能手术切除,又不适合其他方法治疗的肝海绵状血管瘤,可试用冷冻疗法,一般用液氮,可使温度降至-196℃。冷冻方法大致有 4 种。

(1)接触冷冻:将圆盘形冷冻头置于组织表面加压冷冻,可产生半球形冰冻块,冷冻深度约为冷冻面积的半径;

(2)插入冷冻:用针形冷冻头插入血管瘤内,以达到较深部位的治疗;

(3)液氮直接喷冻:适用于表面积较大的弥漫性浅表病变;

(4)液氮通过漏斗灌入。冷冻时间取决于冷冻方法、病灶大小和深浅度。通常冷冻 15min 可达 80%～90%最大冷冻效应,故一般单次冷冻 15～30min,在快速冷冻、缓慢自然溶解过程中,能使冷冻区产生凝固坏死。

5. 微波固化治疗 适用于不能做肝切除的较大的肝海绵状血管瘤。将微波天线插入瘤体内,接上频率为 2450MHz、输出最大功率为 180W 的微波治疗机,然后加温凝固。肿瘤即刻明显缩小,如肿瘤较大需多个加温凝固点。固化效应使血管瘤逐渐纤维化,最终得到治愈。一般出血少,尤其适合多发血管瘤。

6. 放射治疗 单纯放射治疗效果多不满意,一般是作为肝动脉结扎或栓塞术后的辅助治疗,或手术时已切除主瘤,尚有残存少量血瘤组织的情况下行放射治疗。术中可对残留血管瘤组织行银夹定位,术后行小视野放射治疗,效果较好。对单纯放射治疗者,多有肝损害,预后不良。

7. 硬化剂治疗 常用的硬化剂有鱼肝油酸钠、车前子素、明矾及胶体^{32}P 等。对于体外浅表的海绵状血管瘤疗效较好,对肝海绵状血管瘤,因肿瘤较大,血供丰富,难以获得理想的效果。只有对切除后尚残留一小部分的血管瘤可以试用。但应注意一次注射剂量要适当,以免溃烂发生意外。

（八）预后

本病为良性病，发展缓慢，且无恶变倾向，一般预后良好。但由于某种原因，如妊娠或剧烈运动等促使瘤体迅速增大，或因外伤可使肿瘤破裂，危及生命。带蒂的肝海绵状血管瘤可发生蒂部扭转，引起肿瘤坏死、疼痛等。也有个别患者因血管瘤巨大发生血小板减少、纤维蛋白原减少而导致凝血功能障碍，引起出血性疾病死亡；或血管瘤有动、静脉瘘，因回心血量增多和心脏负担加重导致心力衰竭而死亡。

二、肝腺瘤

（一）流行病学

腺瘤是一种少见的肝良性肿瘤，病理上分为肝细胞腺瘤、胆管细胞腺瘤（包括胆管腺瘤及胆管囊腺瘤）、混合腺瘤。约占肝良性疾病的19%。绝大多数患者为女性，偶见于儿童和老年男性。大部分女性患者的年龄在20～39岁，平均年龄为30岁。此处仅介绍肝细胞腺瘤。

（二）病因

肝细胞腺瘤与女性口服避孕药有关，包括黄体酮和人工合成雌激素。偶尔也与男性应用糖皮质激素有关。据统计，大约有60%的患者与单纯接触美雌醇有关，约有80%患者与接触美雌醇类产品有关。有人认为这与美雌醇在肝细胞滑面内质网无法去甲基化可导致大量致瘤性代谢产物集聚有关。资料显示：一半以上的患者曾经应用避孕药物超过5年，并且85%的妇女接触避孕激素类药物超过4年。文献报道绝经后妇女接受激素替代治疗可引起肝腺瘤。且使用口服避孕药物的患者比未使用患者其肝细胞腺瘤更易于发生坏死和破裂。

（三）病理

肝细胞腺瘤多见于右叶，70%为单个结节，直径一般大于10cm，最大为20～30cm。偶尔肿瘤可呈多个结节。肿瘤边界清楚，常有不完整的纤维包膜。切面上肿瘤稍隆起，质地与周围肝组织相近但颜色稍浅，可见出血或梗死。镜下肿瘤呈索状排列，细胞索由1或2排肝细胞组成，这些细胞较正常肝细胞稍肥大，但异型性不明显，核分裂象偶见或缺乏。这种情况常见于长期使用类固醇或口服避孕药者。有时瘤细胞呈腺管样排列，管腔可见胆栓。瘤内常见扩张呈囊状的血窦，当出现大量囊状血窦时形成肝紫癜症。

（四）临床表现

本病女性多见，临床表现随肿瘤大小、部位及有无并发症而不同。早期可无任何症状，待肿瘤长大到一定程度时，才会出现下列临床征象。

1.腹块型　此型较多见，患者除发现上腹包块外常无任何症状。体检时可扪及肿瘤，其表面光滑、质硬、多无压痛，肿块随呼吸上下移动。如为囊腺瘤，触诊时可有囊性感。当肿块逐渐增大而压迫邻近脏器时，可出现上腹部饱胀不适、恶心、上腹隐痛等症状，B超或肝CT检查，可发现肝占位性病变，边界较清楚，多有包膜。

2.急腹症型　腺瘤由单独动脉供血，动脉一般没有结缔组织支持，瘤内出血经常出现，有时会导致包膜破裂，在一项研究中表明50%的患者经历过腺瘤内急性出血，病死率6%，大的病灶比小的病灶具有更高的出血危险性。瘤内出血时，患者可有突然发作性右上腹痛，伴有恶心、呕吐、发热等，体检时可有右上腹肌紧张、压痛及反跳痛，往往误诊为急性胆囊炎而行手术，术中才发现肝腺瘤；肿瘤破裂引起腹腔内出血，患者可出现右上腹剧痛，腹部有压痛和反跳痛等腹膜刺激症状，严重者可因出血过多造成休克。

（五）辅助检查

1.B超　可见边界清楚的病灶,回声依周围肝组织不同而不同。

2.CT　增强CT示腺瘤为等密度或轻度低密度,因腺瘤富含血管,在造影的动脉期获得CT影像更容易发现腺瘤。伴有糖原贮积病或其他致脂肪浸润的患者,肿瘤可以表现为高密度。中心坏死、钙化偶尔也很明显。肿瘤内出血在平扫CT上表现为高密度,造影后增强不均一。

3.MRI　T_1像表现为均一的增强信号肿物和边界清楚的低信号包膜,这种影像也可出现在肝细胞癌和局灶性结节性增生。亚急性出血可在T_1、T_2像上表现为增强的局灶区域。因缺少特异征象故需结合临床。

（六）诊断及鉴别诊断

右上腹出现缓慢增大的肿块,平时无症状,全身情况较好。体检时肿块表面较光滑,质硬无压痛,随呼吸上下移动,应考虑本病可能。对右上腹有长期肿块存在的患者,突然发生右上腹剧痛或有腹腔内出血症状时,应考虑腺瘤破裂的可能。对出现上述表现的已婚女患者,且有长期口服避孕药史,则对本病的诊断有参考价值。结合超声、CT及MRI等辅助检查可作出诊断。应与以下疾病相鉴别。

1.原发性肝癌　多有慢性肝炎、肝硬化病史,伴有肝功能异常和AFP升高。肝腺瘤多不具备以上特点,且有口服避孕药病史者应怀疑本病。

2.局灶性结节性增生　彩色多普勒示血流增强,可显示从中心动脉放射向周围的血管。病理肉眼可见中心星状瘢痕。

（七）治疗

因肝腺瘤有出血、破裂的危险,在个别病理尚有癌变可能。因此凡拟诊为肝腺瘤者均应争取及早手术治疗。

1.肝叶切除术　肿瘤侵犯一叶或半肝,可做局部、肝叶或半肝切除。由于肿瘤有包膜,可沿包膜切除肿瘤,疗效满意。对于多发性肝腺瘤,可将大的主瘤切除,小瘤可逐一剜除,疗效亦较满意。

2.囊内剜除术　腺瘤位于第一、第二肝门或紧邻大血管,不能将肿瘤完整切除时,可做肿瘤囊内剜除术。手术简单、安全、出血少,近期疗效满意。

3.肝动脉结扎或栓塞术　腺瘤位于第一、第二肝门,位置深在或邻近大血管、胆管,或腺瘤与邻近脏器有紧密粘连不易分开时,可结扎肝左、右动脉,亦可在肝动脉结扎同时用明胶海绵等行肝动脉栓塞。对控制肿瘤生长、防止腺瘤破裂起到一定作用。

（八）预后

手术切除,预后良好,但也有报道腺瘤恶变或术后复发者。故若为预防术后复发,应争取彻底切除,包括切除部分正常的肝组织。

（乔文辉）

第八节　肝恶性肿瘤

一、原发性肝癌

(一)流行病学

肝细胞肝癌的发病率呈逐年上升趋势。国外报道肝细胞肝癌在所有恶性肿瘤发病率中列第 6 位,每年新发病例 626000 例。世界范围内肝癌高发于东亚、东南亚、东非、中非和南非等,低发区有英国、美国(阿拉斯加除外)、北欧地区、加拿大、澳大利亚等。通常,高发区肝癌中位年龄低,低发区则高。我国的肝癌发病率和死亡率均居世界首位,发病率在所有恶性肿瘤中列第 3 位,男女之比为(3~6):1;每年有 11 万人死于肝癌,占全世界肝癌死亡人数的 45%。

(二)病因和预防

肝细胞肝癌的主要病因有以下几方面:病毒性肝炎、化学致癌物、饮用水污染、烟酒以及遗传因素等。其中慢性乙型肝炎(hepatitis B viral,HBV)感染是亚洲(除日本)和非洲肝细胞肝癌发生的主要危险因素;慢性丙型肝炎(hepatitis C viral,HCV)感染以及烟酒是西方国家和日本肝细胞肝癌发生的主要危险因素。

预防肝炎病毒感染和抗病毒治疗是肝癌最有效的预防措施。对于已知肝炎病毒携带者,应监测肝炎病毒水平,根据其 DNA 复制水平行抗病毒治疗。垂直传播的 HBV 感染者,40 岁左右就达到肝细胞肝癌高发期,对于这部分患者,更应加强监测和抗病毒治疗。戒酒则是预防酒精性肝硬化发生最有效的手段。避免食用霉变食品和改善饮食饮水卫生在肝癌预防中也能起到积极作用。

(三)病理学及生物学特点

1.组织学分型　原发性肝癌按组织学类型可分为肝细胞癌、胆管细胞癌和混合型肝癌。肝细胞癌最为常见,占原发性肝癌 90%。我国肝细胞肝癌 85%~90% 有肝硬化背景,多为乙型肝炎后肝硬化,日本及西方国家的肝硬化主要为丙肝感染后肝硬化和酒精性肝硬化。肝细胞肝癌又再可分为:梁索型、腺样型、实体型、硬化型、纤维板层型。纤维板层型肝癌好发于青年,多无肝硬化背景,预后较好。胆管细胞癌占原发性肝癌 5%,多无肝硬化或病毒性肝炎背景。

2.大体分型　我国肝癌病理协作组将肝细胞肝癌大体分型分为 4 类。①块状型;②结节型;③小癌划;④弥漫型。组织学分型根据分化程度从高到低将肝细胞肝癌分为Ⅰ、Ⅱ、Ⅲ和Ⅳ级。

3.早期肝癌或小肝癌(≤3cm)的病理特点　常为单个结节,多无血管侵犯,常有包膜,细胞分化较好,癌变发生率较低,二倍体较多。

(四)临床表现

肝癌起病隐匿,早期多无症状和体征;有症状的早期患者临床表现主要来自于肝炎和其肝硬化背景。因此出现临床表现肝癌多为中、晚期。

1.症状　早期肝癌多无症状,中、晚期肝癌症状多但无特异性。肝区疼痛多为肝癌的首发症状,多位于剑突下或右肋部,呈间歇性或持续性钝痛或刺痛,若肿瘤位于肝右叶近膈顶部,疼痛常可放射至右肩或右背部。其他症状还有食欲缺乏、腹胀、乏力、消瘦、腹部肿块、发热、黄疸、下肢水肿等,但这些多属中、晚期症状;有时还可出现腹泻、出血倾向等。有时远处转移为首发症状。

2.体征 最常见的体征为进行性肝增大。其他还有上腹肿块、黄疸、腹水、下肢水肿、肝掌、蜘蛛痣、腹壁静脉曲张等常见肝硬化表现。若肝癌破裂,可引起急腹症体征。门脉瘤栓、肝癌浸润可以引起顽固性或癌性腹水。

3.旁癌综合征 旁癌综合征是指由于癌组织本身产生或分泌影响机体代谢的异位激素或生理活性物质而引起的一组特殊症候群。发生率较低,常见为低血糖症、红细胞增多症、高钙血症、男性乳房发育、高纤维蛋白原血症、高胆固醇血症、血小板增多症、高血压、高血糖症等。其中低血糖症是肝癌最常见的旁癌综合征。

4.转移的表现 肝细胞肝癌多通过血道转移,其次为淋巴道,亦有直接蔓延、浸润或种植。血道转移中以肝内转移最为常见,肝外转移常见部位依次为:肺、骨、肾上腺、横膈、腹膜、胃、肾、脑、脾以及纵隔。淋巴转移首先见于肝门淋巴结,有时可见左锁骨上淋巴结。胆管细胞癌常以淋巴道转移居多。肝癌还可直接侵犯邻近脏器如脑、肾上腺、结肠、胃、网膜等。

5.并发症 上消化道出血为肝癌最常见并发症,其余还有肝癌破裂出血、肝性脑病等。

(四)分期

1.美国癌症联合学会(AJCC)肝癌 TNM 分期(第 6 版)。肝癌的临床分期存在多种不同标准,目前国际上获得广泛认同并应用的是 2002 年发布的第 6 版 AJCC 肿瘤 TNM 分期标准。该标准根据来自世界 7 个研究机构,共计 741 例患者的生存结果及生存率多因素分析。该分期系统仅适用于原发性肝癌,包括肝细胞肝癌、肝内胆管癌及混合型肝癌,肝的原发性肉瘤及转移性肝癌不包含在内。

肝癌的 TNM 分期包括 3 部分:原发肿瘤、区域淋巴结和转移部位。

(1)原发肿瘤:肝癌的原发肿瘤分离是基于肝癌切除术后对影像因素的多因素分析的结果,该分类考虑了有无血管侵犯(影像学或病理证实)、肿瘤数目(单发或多发)以及最大肿瘤的体积($\leqslant$5cm 与$>$5cm)。对于病理分类而言,血管侵犯包括肉眼能看到的以及镜下发现的。大血管的侵犯(T_3)定义为侵犯了门静脉主干的分支(门静脉右或左支),不包括扇支或段支的侵犯或侵犯了 3 支肝静脉(右支、中支、左支)中的 1 支或以上。多发肿瘤包括卫星灶、多灶肿瘤和肝内转移瘤。T_4 包括胆囊以外邻近器官的侵犯或穿透脏层腹膜者,肿瘤可穿破肝包膜侵犯邻近器官(肾上腺、膈肌、结肠)或发生破裂,引起急性出血和腹膜肿瘤种植转移。

(2)区域淋巴结:肝癌转移的区域淋巴结包括:肝门淋巴结、肝十二指肠韧带淋巴结、腔静脉淋巴结,其中最突出的是肝动脉和门静脉淋巴结。

(3)转移部位:肝癌主要通过肝内门静脉系统和肝静脉系统播散。肝内静脉播散不能与肝内卫星病灶或多灶性肿瘤相区别,因此被归入多发肿瘤。最常见的肝外播散部位是肺和骨。

TNM 定义和分期(表 10-6)如下:

T 原发肿瘤

T_X 原发肿瘤无法评估

T_0 没有原发肿瘤的证据

T_1 孤立肿瘤没有血管侵犯

T_2　　孤立肿瘤伴有血管侵犯或多发肿瘤最大直径≤5cm

T_3　　多发肿瘤最大径＞5cm或肿瘤俊犯门静脉或肝静脉分支

T_4　　肿瘤直接侵犯邻近器官(除外胆囊)或者穿透脏层腹膜

N　区域淋巴结

　　N_X　　淋巴结转移无法评估

　　N_0　　无淋巴结转移

　　N_1　　有淋巴结转移

M　远处转移

　　M_X　　远处转移无法评估

　　M_0　　无远处转移

　　M_1　　有远处转移

表10-6　肝癌的TNM分期

Ⅰ期	T_1	N_0	M_0
Ⅱ期	T_2	N_0	M_0
ⅢA期	T_3	N_0	M_0
ⅢB期	T_4	N_0	M_0
ⅢC期	任何T	N_1	M_0
Ⅳ期	任何T		任何N,M_1

　　2.巴塞罗那临床肝癌分期系统(BCLC)　1999年由巴塞罗那肝癌小组提出,是目前唯一将肿瘤分期治疗方案与预期生存结合起来的临床分期方法。由于其对治疗的指导作用以及对早期患者的鉴别作用,临床实用性很强,得到了越来越多学者的认可(表10-7)。

表10-7　肝癌BCLC分期

分期	一般状况(ECOG)	肿瘤分期	肝功能
A期:早期肝癌			
A1	0	单个病灶,＜5cm	无门脉高压,胆红素正常
A2	0	单个病灶,＜5cm	门脉高压,但胆红素正常
A3	0	单个病灶,＜5cm	门脉高压,胆红素升高
A4	0	3个病灶,＜3cm	Child-Pugh A-B
B期:中期肝癌	0	多发性大病灶	Child-Pugh A-B
C期:晚期肝癌	1~2	累及血管或肝外播散	Child-Pugh A-B
D期:终末期肝癌	3~4	任何	Child-Pugh C

附ECOG评分标准:

0.完全行为能力,能够不受限地进行患病前的所有行为。

1.剧烈的躯体活动受限,但步行不受限,并且能够完成轻或静止状态的工作(例如家务,办公室工作)。

2.能够步行和完全照顾自己,但是无法完成任何工作活动,起床和清醒时间大于50%。

3.只能够有限地照顾自己,大于50%的清醒时间卧床或静坐。

4.完全丧失活动能力,无任何自理能力,完全卧床或静坐。

3. Okuda 分期　　根据以下几点判断肿瘤分期。

(1)肿瘤占肝体积：>50%为阳性，<50%为阴性；

(2)腹水：有腹水为阳性，无腹水为阴性；

(3)清蛋白：<30g/L 为阳性，>30g/L 为阴性；

(4)胆红素：>51.3μmol/L 为阳性，<51.3μmol/L 为阴性。

Ⅰ期：均为阴性；Ⅱ期：1 项或 2 项阳性；Ⅲ期：3 项或 4 项阳性。

(五)诊断

有症状肝癌或大肝癌，结合典型病史查体，影像学和实验室检查诊断较易。亚临床型肝癌或小肝癌应结合不同的影像学检查和实验室检查，必要时 B 超或 CT 引导下细针穿刺细胞学或病理学检查。

1. 肝癌的肿瘤标记物

(1)甲胎蛋白(AFP)：成人血清值升高提示肝细胞癌或生殖腺胚胎肿瘤；妊娠、肝病活动期、继发性肝癌和少数消化道肿瘤亦可升高。其为肝细胞癌诊断中最好的肿瘤标记物，肝癌患者 60%～70%AFP 增高，其广泛应用于肝癌的筛查、早期诊断、鉴别诊断、疗效评价等方面。凡 AFP≥500μg/L 持续 1 个月或≥200μg/L 持续 2 个月，无肝病活动证据，可排除妊娠和生殖腺胚胎癌者，应高度怀疑肝癌。AFP 的临床价值有：①有助于明确诊断，较高的专一性，在诊断肝癌各种方法中特异性仅次于病理检查；②有助于早期诊断，是目前最好的筛查指标，可在症状出现前 6～12 个月做出诊断；③有助于鉴别诊断；④有助于疗效估计和治疗评估；⑤有助于提示复发和转移。

(2)其他肿瘤标记物：异常凝血原(DCP)、岩藻糖苷酶(AFU)、γ－氨酰转移酶同工酶Ⅱ(GGT－Ⅱ)、铁蛋白酸性同工铁蛋白，与 AFP 联用提高肝癌诊断率。

2. 影像学检查

(1)超声显像：是目前肝癌最常用的定位诊断方法，也是普查的首选的方法。其价值包括：①确定肝内有无病灶(可检出 0.7～1cm 的小肝癌)；②鉴别占位性质；③肿瘤定位(包括穿刺或局部治疗定位)；④明确肝内肿瘤与血管和邻近脏器的关系。术中超声在肝外科有重要地位，有助于深部肿瘤的术中定位；可能发现微小转移灶；明确与周围血管关系进行可切除性判断；有助于引导术中局部治疗或估计手术切除范围。实时超声造影灰阶成像技术(简称超声造影)可显著增强超声对肝病变的准确性，可提高小肝癌和微小转移灶的检出率。超声显像的优点是：①为无创性检查，可多次重复；②价格低廉；③无放射性损害；④敏感度高。缺点是：①存在超声难以测到的盲区；②检查效果受操作者解剖知识、经验等影响较大。

(2)CT：肝癌定位的常规检查，可检出 1～2cm 的小肝癌。原发性肝癌 CT 平扫多为低密度占位，部分有晕症，大肝癌中央常有坏死或液化；典型的肝细胞肝癌螺旋 CT 扫描征象为：双期增强扫描显示为"快进快出"表现，即平扫呈低密度灶；动脉期呈全瘤范围强化，强化密度高于肝脏而低于同层主动脉；门静脉期肿瘤密度迅速降至低于肝脏。CT 检查有助于了解肿瘤的位置、大小、数目、与血管的关系；其与超声相比，互为补充。CT＋门脉造影有助于微小肝癌(<1cm)的检出。

(3)MRI：是一种非侵入性，无放射性损害的检查方法。与 CT 等相比，在观察肿瘤内部结构和血管关系方面 MRI 有独特优点，在鉴别肝内良性病变方面可能优于 CT，对血管瘤的鉴别具有特异性。高场强 MRI 有助于肝癌和癌前病变的早期检出和诊断。通常肝癌结节在

T_1加权像呈低信号强度,在T_2加权像呈中—高信号强度。

(4)放射性核素显像:近年来由于超声、CT、MRI等检查的日趋完善,放射性核素应用于肝癌检查相对减少。肝血池显像有助于鉴别肝血管瘤。骨扫描有助于发现肝外骨转移。PET-CT可早期探测肝细胞癌在远处脏器的转移灶,对肝癌的临床分期、治疗方案的选择具有重要价值;缺点价格昂贵,临床应用受限。

(5)肝动脉造影:属侵入性检查,随着非侵入检查的发展,目前应用亦减少,仅在上述检查仍未能定位时用。常用于介入治疗前的定位诊断,也有一定的定性诊断价值。肝动脉造影的指征:①肝内占位病变良、恶性用常规方法难以鉴别者;②病灶较大,边界不清者;③怀疑有肝内卫星转移或多原发灶者;④拟行肝动脉化疗栓塞者,栓塞前常规行肝动脉造影检查。

(6)B超或CT引导下经皮细针穿刺活检:适应证为:①无手术指征患者,可借此获病理诊断;②较多用于诊断不明的AFP阴性者。优点是定位较准确,穿刺阳性率提高。缺点:为有创检查,有一定并发症和潜在危险(出血、胆瘘、针道种植转移)。

3.肝癌的临床诊断标准

(1)虽无肝癌其他证据,AFP≥500μg/L持续1个月或≥200μg/L持续2个月,并可排除妊娠和生殖腺胚胎癌、无肝病活动证据者。

(2)有肝癌临床表现,能排除妊娠、生殖系胚胎源性肿瘤、活动性肝病及转移性肝癌,并有两种影像学检查显示占位性病变有肝癌特征,或有两种肝癌标记物(ALP、γ-GT、DCP、AFU及CA19-9等)阳性及1种影像学检查显示占位性病变具有肝癌特征的者。

(3)有肝癌的临床表现并有肯定的肝外转移病灶(包括肉眼可见的血性腹水或在其中发现癌细胞)并能排除转移性肝癌者。

(六)鉴别诊断

1.AFP阳性患者的鉴别诊断 除肝细胞肝癌外,下列情况也可引起AFP升高,需注意与HCC鉴别。

(1)慢性肝病:如肝炎、肝硬化。AFP检测主要鉴别仍为良性肝病,对患者血清AFP水平进行动态观察,肝病活动时AFP多与ALT同向活动,多为一过性升高或呈反复波动性,一般不超过400μg/L,时间也较短暂;如AFP与ALT异向活动和(或)AFP持续高浓度,则应警惕HCC可能。

(2)妊娠:大约妊娠12周时以胎肝合成为主。在妊娠13周,AFP即占血浆蛋白总量的1/3。在妊娠30周达最高峰,以后逐渐下降,出生时血浆中浓度为高峰期的1%左右,出生后急剧下降,5周内降至正常。母体血中AFP升高还可见于异常妊娠,如胎儿有脊柱裂、无脑儿、脑积水、十二指肠和食管闭锁、肾变性、胎儿宫内窒息、先兆流产和双胎等。

(3)生殖腺或胚胎型肿瘤:血清AFP升高,还可出现于畸胎瘤、睾丸和卵巢肿瘤等。鉴别主要通过病史、体检以及腹盆腔B超、CT检查。

(4)某些消化系统肿瘤:某些发生于胃、胰腺、肠道的肿瘤也会引起血清AFP升高。由于胃、胰腺等器官和肝组织均是由胚胎期的原始前肠演化而来;在起源上有密切的关系。上述部位原发性肿瘤的发生过程中细胞分化发生差错,某些基因被抑制,导致部分出现肝样分化。在细胞癌变时被激活。其产生AFP的潜在能力得到充分表达,导致大量AFP产生。

鉴别诊断除详细的病史、体检和影像学检查外,测定血清AFP异质体则有助于鉴别肿瘤的来源。如产AFP胃癌中AFP以扁豆凝集素非结合型为主,与胚胎细胞合成相似;而原发性肝癌血清 AFP 升高,AFP 异质体以结合型为主。

2.AFP 阴性的 HCC 患者鉴别诊断 有些肝癌患者 AFP 检测不出阳性,而呈阴性,如肝癌中特殊类型纤维板层型肝癌,AFP 检测基本均为阴性。对这类患者 AFP 呈阴性的机制尚不十分清楚,可能是由于肝癌细胞遗传基因活化程度过低,表达甲胎蛋白的基因失活,导致肝癌细胞不产生甲胎蛋白,因此血清中检测不到 AFP。对这种患者可依据其慢性肝病病史和肝区疼痛、食欲缺乏、消瘦、乏力、肝大等典型肝癌临床表现作出肝癌的诊断。对那些没有明显症状和体征的肝癌,可以借助 B 超、CT、肝动脉造影以及导引下穿刺活检等检查手段确诊。对于 AFP 阴性的其他肝占位主要和以下病变相鉴别。

(1)继发性肝癌:多见于消化道肿瘤转移,多无肝病背景,病史可能有便血、饱胀不适、贫血、体重下降等消化道肿瘤症状,肿瘤标记物检查 AFP 阴性,而 CEA、CA19－9、CA242 等消化道肿瘤标记物可能升高。影像学检查有一定特点:①常为多发占位,而肝细胞肝癌多为单发;②典型转移瘤影像可见"牛眼征"(肿物周边有晕环,中央因缺乏血供而呈低回声或低密度);③CT 增强或肝动脉造影可见肿瘤血管较少,血供不如肝细胞肝癌;④消化道内镜或造影可能发现胃肠道的原发病变。

(2)胆管细胞癌:胆管细胞癌也属于原发肝癌,起源于胆管细胞,基本为腺癌,多无肝病背景,病史中伴有或不伴有黄疸病史,AFP 多为阴性,但 CEA、CA19－9 等肿瘤标记物可能升高。影像学检查最有意义的是 CT 增强扫描,肿物血供不如肝细胞肝癌丰富,且纤维成分较多,呈"快进慢出",周边有时可见扩张的末梢胆管,此外淋巴结转移也较肝细胞肝癌多见。

(3)肝肉瘤:常无肝病背景,AFP 阴性,影像学检查显示为血供丰窗的均质实性占位,不易与 AFP 阴性的肝细胞肝癌相鉴别。

(4)肝良性肿瘤

1)肝腺瘤:常无肝病背景,女性多,常有口服避孕药史,与高分化的肝细胞肝癌不易鉴别,对鉴别较有意义的检查是^{99m}Tc 核素扫描,肝腺瘤细胞接近正常细胞,能摄取核素,但无正常排出通道,故延迟相呈强阳性显像。

2)肝血管瘤:常无肝病背景,女性多,病程长,发展慢,CT 增强扫描见自占位周边开始强充填,呈"快进慢出",与肝细胞肝癌的"快进快出"区别,MRI 可见典型的"灯泡征"。

(5)肝脓肿:常有痢疾或化脓性疾病病史而无肝病史,有或曾经有感染表现,超声在未液化或脓稠时常与肝癌混淆,在液化后则呈液平面,应与肝癌中央坏死鉴别。肝动脉造影无肿瘤血管与染色。

(6)肝包虫:常具有多年病史、病程呈渐进性发展,有牧区生活以及狗、羊接触史,肿物较大时体检可及,叩诊有震颤即"包虫囊震颤"是特征性表现,包虫皮内试验(Casoni 试验)为特异性试验,阳性率为 90%～95%,B 超检查在囊性占位腔内可发现漂浮子囊的强回声,CT 有时可见囊壁钙化的头结。由于诱发严重的变态反应,不宜行穿刺活检。

近年来针对早期 HCC 的一些新型肿瘤标记物的研究有一定进展,如 AFP 异质体、高尔基体蛋白 73、异常凝血酶原、肝细胞生长因子、血管内皮生长因子等以及传统的血清铁蛋白等肿瘤标记物可帮助提高肝细胞肝癌诊断的特异性和敏感性。

综上所述,不能凭单纯的 AFP 阳性,就诊断为肝癌,也不能因 AFP 检测阴性而排除肝癌的可能,临床上应紧密结合肝癌的典型临床表现、其他实验室检查以及影像学检查,才能正确地诊断肝癌。

（七）治疗

主要目的是根治,延长生存期,减轻痛苦,原则为早期诊断、早期治疗,综合治疗,积极治疗。手术切除仍为肝癌最主要、最有效的方法,目前的肝癌治疗模式为以外科为主的多种方法的综合与序贯治疗。

1. 外科治疗

（1）肝部分切除:肝部分切除是目前治疗肝癌的最佳手段,随着影像诊断技术、肝脏外科技术、围手术期处理技术的进步和术前综合治疗的应用,肝部分切除单就解剖部位来说已经没有禁区,肝切除术后手术病死率由原来的 10%～20% 下降到 5% 以下,有选择的病例进行根治性肝部分切除的 5 年生存率为 26%～50%。小肝癌术后的 5 年生存率为 60%～70%。

1）适应证和禁忌证:肝部分切除的适应证在不断扩大,患者全身情况良好,无严重的心、肺、肾等重要脏器功能障碍,肝功 Child A 或 B 级以上,影像学上提示肿瘤局限有切除可能或姑息性外科治疗可能。禁忌证仅限于有严重的心、肺、肾等重要脏器功能障碍;肝功能失代偿,有明显的黄疸和腹水;有广泛远处转移者。

2）切除术式的选择:根据切除是否彻底分为根治性切除与姑息性切除;根据切除是否按解剖结构进行可分为规则性切除（也称解剖性切除）与非规则性切除,规则性切除又根据解剖范围分为左外叶切除、左半肝切除、左三叶切除、右前叶切除、尾状叶切除等。

无肝硬化或轻度肝硬化的病例首选解剖性肝切除术。合并肝硬化但肝功能代偿良好而不适合肝移植的患者,可行不规则肝切除或亚段肝切除。对于不能手术的巨大或多灶性肝癌,可降期治疗后二期切除。对于肿瘤较大且与周围脏器组织致密粘连或侵犯周围脏器者,可采用逆行法肝切除术。即先将肿瘤与肝脏分离再连同周围脏器一并切除的方法。该方法可降低术中出血以及感染的机会。

3）肝癌的二期切除:巨大无法切除的肝癌经综合治疗缩小后的切除,称为肝癌的二期切除。通过 TACE、放射治疗、局部消融治疗等综合治疗手段,可使 8%～18% 无法手术的肝癌患者肿瘤缩小并获得第 2 次手术机会。不能切除肝癌的缩小后切除,5 年生存率取决于切除当时的肿瘤大小而不取决于肿瘤原先的大小,因此其 5 年生存率可与小肝癌相媲美。肝癌的二期切除,可使部分不治肝癌变为可治,对提高肝癌的总体生存率具有重要意义。

（2）肝移植:肝移植可以彻底消除了肝内微转移的隐患以及具有恶变潜能的硬化肝脏,是唯一可能永久治愈肝癌的方法。肝移植治疗小肝癌疗效良好,对于处于肝硬化失代偿期,不能耐受肝切除的患者,首选肝移植在国内外已成为共识。

肝癌肝移植适应证:1996 年,Mazzaferro 等提出米兰标准（CMC）:①单个肿瘤结节≤5cm;②如多发,总数≤3 个,每个最大直径≤3cm;③无肝内大血管浸润,无肝外转移。2002年旧金山大学 Francis 以影像学分期为依据的 UCSF 改良标准:①单个肿瘤结节≤6.5cm;②如多发,总数≤3 个,每个直径≤5cm,且直径合计<8cm;③无肝内大血管浸润,无肝外转移。匹兹堡标准:只将出现大血管侵犯、淋巴结受累或远处转移这 3 项中任一项作为肝移植禁忌证,而不将肿瘤的大小、数量及分布作为排除标准,由此显著扩大了肝癌肝移植的适用范围。

2. 局部消融治疗　目前肝癌的手术切除率仅有 20% 左右,很大一部分无法手术或复发患者需要进行非切除性的方法进行治疗。肝癌的局部治疗作为综合治疗的一部分,目前广泛使用。射频消融、无水乙醇瘤内注射、超声聚焦刀、微波固化、冷冻等多适用于直径小于 3cm 的肿瘤病灶,治疗小肝癌疗效与手术相当。

(1)射频消融:是通过高频电流在组织内传导时离子发生摩擦产热杀灭肿瘤。可经皮、术中或腹腔镜进行。优点是操作简单,损伤小,需要治疗的次数少,肿瘤坏死完全。该方法是目前除手术和肝移植外唯一可能使患者获得根治的治疗手段。适应证:适用于不宜手术切除的肝癌,肿瘤的直径应在 5cm 以内;最佳治疗大小在 3cm 以内;更大的病灶也可治疗,但多针穿刺易存留肿瘤,效果不佳。

(2)无水乙醇瘤内注射:是通过注射乙醇使细胞脱水、蛋白变性、细胞凝固坏死,同时使血管内皮细胞坏死,血栓形成,使肿瘤组织缺血坏死。优点是简便,安全,肿瘤完全坏死率高。适应证:适用于不宜手术切除的肝癌,肿瘤的直径应在 5cm,病灶数目 3 个以内。

3.介入治疗 由于原发性肝癌的血供几乎全部来自肝动脉(95%以上),且化疗药物的疗效与肿瘤局部药物浓度呈正相关。因此选择性阻断供应肿瘤的动脉,并同时经动脉导管灌注化疗药物,即肝动脉栓塞化疗(TACE),可以使肿瘤坏死缩小,并减少对正常肝组织和全身其他脏器的损伤。

(1)TACE 的适应证与禁忌证

1)适应证:①原发性肝癌不愿接受手术切除或无法手术切除的进展期肝癌(无肝肾功能不全,无门静脉阻塞,肿瘤体积小于肝体积的 70%);②原发性肝癌肿瘤体积较大,先行栓塞缩小肿瘤,便于手术切除;③根治性和非根治性肝肿瘤切除术后的辅助治疗预防复发;④肝细胞癌破裂出血和肝动静脉瘘的治疗。

2)禁忌证:①严重的肝功能不全和肝硬化,Child 分级 C 级(重度黄疸和腹水);②门静脉主干完全阻塞,无充足的侧支循环;③肿瘤体积大于肝体积的 70%;④肿瘤广泛转移或恶病质。

(2)TACE 常用的药物与技术:常用的栓塞剂包括碘化油、明胶海绵、微球、中药材料等。肝癌肝动脉化疗栓塞常用的化疗药物包括:顺铂(DDP)、表阿霉素(EPI)、吡柔比星(THP)、丝裂霉素(MMC)、5-氟尿嘧啶(5-FU)等。碘化油可作为化疗药物的载体,使得化疗药物在肿瘤内缓慢释放。

主要的栓塞技术:①超选择 TACE;②肝动脉及门静脉双栓塞技术;③肝静脉暂时阻断后肝动脉灌注化疗栓塞术。

(3)TACE 的不良反应及并发症:化疗药物的不良反应包括:轻度的消化道反应、白细胞下降、脱发、乏力和短暂的肝功能改变。其他常见的不良反应有发热、腹痛、黄疸、腹水。并发症包括:肝脓肿、胆管损伤、非靶器官栓塞、肿瘤破裂、肝动脉损伤、麻痹性肠梗阻等。

4.放射治疗 肝癌的放疗一度是放射治疗的禁区,目前随着三维适形放疗和调强适形放疗技术和质子束放疗等新技术的开展,肝癌不再成为放疗禁区。放射治疗可以直接杀灭肿瘤而对正常肝组织损伤较轻。

80%肝癌一经发现即不能手术切除,局部晚期肝癌是放疗的适应证;但是能否耐受放疗,还跟肝功能、肝硬化程度、肿瘤体积与正常肝组织体积的相对比有关。目前的资料表明,对于不能进行手术切除或局部消融治疗的进展期肝癌,放疗后其局部控制率为 40%～90%,中位生存期为 10～25 个月,1 年生存率 60%左右。

肝癌放疗后的并发症主要包括急性肝损伤和慢性肝损伤。

5.内科治疗

(1)全身治疗:肝癌手术切除率低,而术后复发率高,但肝癌对化疗不敏感。单药有效的药物不多,临床应用见到有一些疗效的药物包括5-FU、ADM、DDP和MMC,有效率不超过20%。联合化疗的有效率并不优于单药。近年来,上述化疗药物联合一些新的化疗药物如奥沙利铂、吉西他滨和卡培他滨等应用于肝癌治疗,虽有一定疗效,但仍无明显突破。

(2)靶向治疗:索拉非尼(sorafenib)是一种口服的多激酶抑制药(multi-kinase inhibi-tor)。作为一种分子靶向治疗药物,其所作用的两类激酶具有阻断肿瘤细胞增殖和抑制新生血管形成的作用,对肝细胞肝癌的治疗具有划时代的意义。2007年美国临床肿瘤协会(AS-CO)年会的报告索拉非尼治疗晚期肝细胞癌的Ⅲ期临床研究(SHARP研究)显示:使用索拉非尼的患者中位总生存时间10.7个月,较对照组延长了2.8个月;肿瘤进展时间(TTP)中位值为5.5个月,较对照组延长了2.7个月。不良反应为腹泻(11%),手足皮肤反应(8%),疲乏(10%),出血(6%)。ASCO推荐索拉非尼为晚期肝癌治疗的一线药物。NCCN治疗指南将其列人无法手术及介入治疗的晚期肝癌患者的标准治疗方案。

(3)生物治疗:生物治疗药物效果有限,多与化疗联合使用。干扰素是近年来使用最多的细胞因子之一,可抑制肿瘤病毒繁殖及细胞分裂、抑制癌基因的表达、诱导肿瘤细胞分化,常与其他方法联合应用有一定的疗效。其他较多使用的是IL-2经肝动脉局部灌注治疗和淋巴因子活化的杀伤细胞(LAK细胞)、肿瘤浸润性淋巴细胞(TIL细胞)过继免疫治疗。

(八)预后

肝癌在以往曾经被认为是不治之症,随着近30年来肝癌临床研究的进展,肝癌的生存率有着明显提高。总的5年生存率已经提高到10%,而对于行根治性切除的肝癌患者,5年生存率已达50%以上。

影响肝癌预后的因素较多,肿瘤的生物学特性、机体的免疫功能、治疗方式、患者的并发症等均对预后起着一定作用。目前认为,分化程度高、巨块型、具有完整包膜的肿瘤有着更好的预后,而分化程度低、弥漫型、无包膜、有血管侵犯、门脉瘤栓、卫星灶则往往提示预后不良。近年来,有关肿瘤与免疫关系的研究发展迅速,越来越多的研究表明机体的免疫功能影响着肿瘤的发生、发展及预后。不同的治疗方式是影响肝癌患者预后的最主要因素,多年的研究表明,手术治疗仍是肝癌治疗的最佳方法,其远期疗效优于其他手段,目前已有大量临床资料表明,手术根治性切除肿瘤,是治疗肝癌获得长期存活的重要手段。此外,患者如合并慢性肝炎、肝硬化、不同肝功能的分级,也有着不同的预后,肝功能越差,也提示预后较差;男性、酗酒也往往和预后不佳相关。

二、转移性肝癌

(一)流行病学

肝转移癌在临床上极为常见,在西方国家,肝转移癌和原发性肝癌的比例约为20∶1,在我国,两者发生概率相近。

(二)病理生理

转移途径分3种。①经门静脉:为肝内转移的最主要途径,是其他途径引起肝转移的7倍;以来源于胃肠道原发癌最为多见;②经肝动脉:肺癌和肺内形成的癌栓,可进入体循环,经肝动脉血流于肝内形成转移;③经淋巴道:此路径少见,胆囊癌可沿胆囊窝淋巴管扩展至肝内。

肝转移结节通常位于肝表面,大小不等。结节中央因坏死可出现脐样凹陷。除结节型外,肝转移瘤偶尔也可表现为弥漫浸润型。多数转移瘤为少血供肿瘤,有 4%～7% 为富血供,多见于绒毛膜上皮癌、肉瘤、恶性胰岛细胞瘤、肾癌、乳腺癌、类癌等。钙化可见于结直肠癌、卵巢、乳腺、肺等,尤其以结直肠黏液腺癌为著。

消化道恶性肿瘤是肝转移癌最常见的原发病灶,而其中又以结直肠癌最为多见。结直肠癌肝转移最常发生于原发灶切除后的 2 年内,通常没有症状;少数患者可有上腹隐痛。尽管有淋巴结转移的患者更易出现肝转移,但各个期别的结直肠癌均可发生肝转移,在经手术切除的结直肠癌病例中 40%～50% 最终出现肝转移。在新发的结直肠癌病例中 20%～25% 存在肝转移。

(三)诊断

诊断肝转移涉及许多辅助检查,包括实验室检查、影像学检查甚至腹腔镜。实验室检查主要用于随访监测以及与原发肝癌进行鉴别,同时评估患者的肝功能水平以及储备情况。在许多结直肠癌患者的随访中连续检测其癌胚抗原(CEA)水平可有效检测肿瘤复发。

转移性肝癌的确认主要依赖于影像学检查,超声、CT 以及 MRI 都能提供较为可靠的信息。典型病例病灶常多发,CT 表现为平扫低密度,MR 表现为长 T_1 长 T_2 信号,增强扫描时动脉期出现环形强化,门脉期强化范围无扩大。部分病灶可出现牛眼征,即病灶中央低密度坏死区周围伴环状强化,环外另见一圈低密度。病理上,环状强化为肿瘤组织,外为受压的肝细胞和肝窦。

拟诊为转移性肝癌后,还需要其他的相关检查如消化道内镜、胸部 CT 或者正电子发射断层成像(PET)来寻找原发病灶以及确认其他部位有无出现转移,为下一步治疗提供依据。

(四)治疗

一般认为当发生肝转移时病情已属晚期,多采用以化疗为主的综合治疗方式。但对于结直肠肝转移,手术是目前唯一有效的治愈手段。国外大宗病例报道治愈性肝切除术的手术病死率为 1%～2.8%,术后 5 年生存率为 34%～38%,但有 10%～25% 结直肠癌肝转移患者确诊时适于手术切除。

目前大多数研究表明,无论是同时性或异时性结直肠癌肝转移,若转移灶可切除,首选手术治疗。2006 年 8 月英国《结直肠癌肝转移治疗指南》对结肠、直肠癌肝转移的肝切除提出了以下几点意见:

1. 对于可切除的病例,肝切除的目的是切除所有肉眼可见的病灶,切缘干净并且保留足够功能的肝。

2. 在结直肠癌根治性切除后,肝单发、多发和累及双叶转移的患者是肝切除的合适人选。

3. 是否能够达到切缘干净(或切除)取决于放射科医师和外科医师。

4. 外科医师应当决定可接受的肝保留世,大概是至少 1/3 的肝或相当于两个肝段。

5. 肝外科医师和麻醉科医师应当对患者是否适合手术作出决定。

6. 如果认为患者不适合手术,则应考虑射频消融治疗。

7. 合并肝外疾病的患者在如下情况应考虑肝切除。可切除或可射频消融治疗的肺转移;可切除或可射频消融治疗的单发肝外病变如脾脏、肾上腺或局部复发病灶;肝转移灶局部直接侵犯周围组织如侵犯横膈或肾上腺,但病灶可以切除。

8. 肝切除禁忌证应当包括无法控制的肝外病变,如原发病灶不能切除、广泛的肺转移、局部区域的复发、腹膜受累、广泛的淋巴结转移(如后腹膜淋巴结、纵隔淋巴结或肝门淋巴结转移)和骨或神经系统转移。

9.不能肯定肝转移灶能否切除，当不能肯定结直肠癌肝转移转移灶是否能切除或进行射频消融治疗时，应当交给肝胆外科进行讨论后决定。这类患者可以通过门静脉栓塞或两步法肝切除以保留更多的肝功能，以及通过联合手术和射频消融来获得切除的可能。

而对于肝转移灶无法切除的患者，其中一部分可通过包含分子靶向治疗在内的新辅助化疗转为可切除；而另一部分仍然不可切除的患者则宜采用包括全身静脉化疗、介入治疗以及肝转移灶的局部治疗（射频消融、激光消融、无水乙醇注射和冷冻切除术）在内的多种方式进行姑息治疗。

（钟岳）

第九节 胆管肿瘤

一、胆囊息肉和良性肿瘤

（一）胆囊息肉

胆囊息肉是形态学的名称，泛指向胆囊腔内突出或隆起的病变，多为良性，亦称为"胆囊息肉样病变"或"胆囊隆起性病变"。病理上可分为：①肿瘤性息肉，包括腺瘤、腺癌、血管瘤、脂肪瘤、平滑肌瘤、神经纤维瘤等；②非肿瘤性息肉，如胆固醇息肉、炎性息肉、腺肌增生、腺瘤样增生、黄色肉芽肿等。胆固醇息肉是胆囊黏膜面的胆固醇结晶沉积；炎性息肉是胆囊黏膜的增生，呈多发，直径常<1cm，多合并胆囊结石和胆囊炎；腺肌增生是胆囊的增生性改变，如为局限型则类似肿瘤，但呈良性经过。

本病常无明显症状，多在体格检查时由 B 超检查发现。彩色多普勒超声和 CT 增强扫描，对区分是肿瘤性还是非肿瘤性息肉，是良性还是恶性病变，有一定价值。

对有明显临床症状、疑为恶变或有恶变的潜在可能性的胆囊息肉可行胆囊切除术。手术指征：有明显症状，直径>1cm 的单个病变，年龄>50 岁，息肉逐渐增大，合并胆囊结石或胆囊壁增厚等。患者如无以上情况，可不手术，每 6 个月 B 超复查一次。直径<2cm 的胆囊息肉，可行腹腔镜胆囊切除；>2cm 或高度怀疑恶变，应剖腹手术，以便于行根治性切除。

（二）胆囊腺瘤

胆囊腺瘤是胆囊常见的良性肿瘤，多见于中、老年女性。可单发或多发，直径 0.5～2.0cm。是胆囊癌的癌前病变，恶变率约为 1.5%，一旦确诊，宜手术切除。术中应将切除的胆囊连同腺瘤送冷冻切片或快速切片病理检查，如发现癌变需按胆囊癌处理。

二、胆囊癌

胆囊癌是胆管最常见的恶性病变，约占肝外胆管癌的 25%。90% 的患者>50 岁，女性为男性的 3～4 倍。

（一）病因

病因不明。流行病学显示，胆囊癌与胆囊结石关系密切，70% 的患者与胆结石存在有关囊癌合并胆囊结石是未合并结石的 13.7 倍，直径 3cm 的结石发病是 1cm 的 10 倍。胆囊癌的发生是胆囊结石长期的物理刺激，加上黏膜的慢性炎症、感染细菌的产物中有致癌物质等因素综合作用的结果。此外,可能的致癌因素还有:多年以前的胆囊空肠吻合,完全钙化的"瓷化"胆囊,胆囊腺瘤,胆胰管结合部异常,溃疡性结肠炎等。

(二)病理

胆囊癌多发生在胆囊体部和底部。腺癌占82%,包括硬癌、乳头状癌、黏液癌,其次为未分化癌占7%,鳞状细胞癌占3%,混合性癌占1%。胆囊癌可经淋巴、静脉、神经、胆管腔内转移、腔内种植和直接侵犯,沿淋巴引流方向转移较多见,途径多由胆囊淋巴结至胆总管周围淋巴结,再向胰上淋巴结、胰头后淋巴结、肠系膜上动脉淋巴结、肝动脉周围淋巴结、腹主动脉旁淋巴结转移,极少逆行向肝门淋巴结转移。肝转移也常见,尤其是靠近胆囊床的体部肿瘤,常由直接侵犯或淋巴管转移。

胆囊癌的预后与分期有关。按 Nevin 分期可分为:Ⅰ期,黏膜内原位癌;Ⅱ期,侵犯黏膜和肌层;Ⅲ期,侵犯胆囊壁全层,Ⅳ期,侵犯胆囊壁全层合并胆囊管周围淋巴结转移,Ⅴ期,侵犯或转移至肝及其他脏器。

(三)临床表现

早期无特异性症状,随着病变发展可出现上腹部隐痛、胀痛不适、恶心、呕吐、乏力、纳差等症状。少数肿瘤穿透浆膜,发生胆囊急性穿孔、腹膜炎,或慢性穿透至其他脏器形成内瘘;还可引起胆管出血、肝弥散性转移引起肝功能衰竭等。一旦出现上腹部肿块、黄疸、腹水、明显消瘦、贫血和邻近脏器压迫症状,提示已属晚期,体格检查可有压痛、腹部肿块、肝大、黄疸、发热和腹水等。

实验室检查:CEA、CA19－9、CA125 等均可升高,其中以 CA19－9 较为敏感,但无特异性。

影像学检查:B超、彩超、CT 检查对胆囊癌的诊断率为75%～88%,均可显示胆囊壁增厚不均匀,腔内有位置及形态固定的肿物,或能发现肝转移或淋巴结肿大。

(四)治疗

治疗胆囊癌首选手术切除。化学治疗或放射治疗效果均不理想。根据病变的程度选择手术方法。

1.单纯胆囊切除术　单纯胆囊切除术适用于 NevinⅠ期病变。

2.胆囊癌根治性切除术　胆囊癌根治性切除术适用于 NevinⅡ,NevinⅢ,NevinⅣ期病变。切除范围除胆囊外还包括距胆囊床边缘 2cm 的肝楔形切除及胆囊引流区域的淋巴结清扫术。

3.胆囊癌扩大根治术　胆囊癌扩大根治术适用于部分 NevinⅣ期病变,除根治性切除外,切除范围还包括右半肝或右三叶肝切除,胰十二指肠切除,结肠、胃、十二指肠部分切除,肝动脉或(和)门静脉重建术,但手术创伤大。

4.姑息性手术　姑息性手术适用于晚期胆囊癌(NevinⅤ期)引起其他并发症如梗阻性黄疸、十二指肠梗阻等,以缓解症状。引流胆管可行肝总管空肠吻合、经圆韧带入路的左肝管空肠吻合、或切开胆管行形管外引流手术;不能手术的患者可经皮肝穿刺或经内镜在狭窄部位放置内支撑管或内支架引流。有十二指肠梗阻者可行胃空肠吻合术。

(五)预防

对无症状的胆囊结石或小的息肉不需要行预防性胆囊切除。出现以下情况应行预防性胆囊切除:有明显临床症状,胆囊结石直径＞3cm,胆囊息肉单发、直径＞1cm 或广基息肉,腺瘤样息肉,"瓷化"胆囊,胆囊壁增厚>5mm 等。

三、胆管癌

胆管癌是指发生在肝外胆管,即左、右肝管至胆总管下端的恶性肿瘤。按其部位可分为上段、中段、下段胆管癌,上段胆管癌又称肝门部胆管癌,位于左右肝管至胆囊管开口以上部位,占 50%～75%;中段胆管癌位于胆囊管开口至十二指肠上缘,占 10%～25%;下段胆管癌位于十二指肠上缘至乏特壶腹以上的胆总管,占 10%～20%。

（一）病因

病因不明,多发于 50～70 岁,男女比例约 1.4∶1。可能与原发性硬化性胆管炎、先天性胆管囊性扩张症、胆管囊肿空肠吻合术后、肝吸虫感染、慢性伤寒带菌者、溃疡性结肠炎等有关。近来的研究发现,乙型肝炎、丙型肝炎感染与胆管癌的发生可能有关。

（二）病理

大体形态可分为乳头状癌、结节状癌、硬化型癌和弥漫性癌。95% 为腺癌,以高分化为主。癌肿生长缓慢,极少发生远处转移。扩散方式以局部浸润为主,沿胆管壁向上、向下以及横向侵犯肝、血管等周围组织,淋巴转移、腹腔种植少见。

（三）临床表现和诊断

1.临床常见症状

（1）黄疸:90%～98% 患者出现梗阻性黄疸,进行性加深,大便灰白,尿如浓茶。可伴有皮肤瘙痒、厌食、乏力、贫血、体重减轻等。晚期可触及腹部肿块。

（2）胆囊肿大:中、下段胆管癌有时可触及肿大的胆囊,而上段胆管癌胆囊不可触及。

（3）肝大:肋缘下可触及肿大的肝脏。晚期患者可并发肝肾综合征,出现少尿、无尿、腹水。

（4）胆管感染:伴发胆管感染时可出现右上腹痛、寒战高热、黄疸等典型的胆管炎表现。

2.实验室检查　血清总胆红素、直接胆红素、ALP 和 γ-GT 均显著升高 CEA、CA19-9 均可升高,其中以 CA19-9 升高价值较大。

3.影像学检查

（1）首选 B 超检查,可见肝内胆管扩张或胆管肿物;彩色多普勒超声检查可了解门静脉及肝动脉有无受犯;内镜超声能避免肠道气体的干扰,对中、下段胆管癌的诊断价值较高。

（2）ERCP 因有胆管炎、急性胰腺炎等并发症已较少应用,常用于术前放置鼻胆管引流用。

（3）CT、MRI 能显示胆管梗阻的部位、病变性质等,薄层 CT 检查对中、下段胆管癌的诊断价值较高;磁共振胆胰管成像(MRCP)可代替 PTC 及 ERCP 等侵入性检查。

（4）螺旋 CT 和磁共振血管成像、血管造影有助于了解癌肿与血管的关系。

（四）治疗

胆管癌化学治疗和放射治疗效果不肯定,主要采取手术治疗,各个部位的切除手术方法不尽相同。

1.胆管癌切除手术　应争取作根治性切除,即使姑息性切除也比单纯引流疗效好。

（1）上段胆管癌:根据 Bismuth-Corlett 分型,上段胆管癌分为 4 种类型。Ⅰ型,肿瘤位于肝总管,未侵犯左右肝管汇合部;Ⅱ型,肿瘤已侵犯汇合部,未侵犯左或右肝管;Ⅲa 型,已侵犯右肝管;Ⅲb型,已侵犯左肝管;Ⅳ型,同时侵犯左、右肝管。各型采用不同的切除手术,同时必须清除肝十二指肠韧带内除肝动脉、门静脉以外的所有淋巴结及结缔组织(肝十二指肠韧带"骨骼化")。其中Ⅰ、Ⅱ型可行肝门胆管、胆囊、肝外胆管切除、胆管空肠吻合手术;Ⅲa型或Ⅲb可分别行胆管癌切除加同侧肝切除、对侧胆管空肠吻合术;Ⅳ型偶尔可行肝门胆管切除手术,但多数癌肿不能切除,仅能作胆管引流手术。

(2)中段胆管癌:切除肿瘤及距肿瘤边缘>0.5cm的胆管、肝十二指肠韧带"骨骼化"、肝总管空肠吻合术。

(3)下段胆管癌:行胰十二指肠切除术。

2.扩大根治术　除切除胆管癌外,还包括切除其他脏器,如右三叶肝、胰十二指肠、肝动脉或(和)门静脉的切除吻合或血管移植,但手术的并发症和死亡率较高。适用于能根治性切除,但有区域淋巴结侵犯转移、无远处转移的胆管癌。

3.减黄手术　为解除胆管梗阻,可行各种肝管空肠吻合术,如切除部分肝的Longmire手术或圆韧带入路的左肝管空肠吻合术,"U"形管引流术;中下段癌可行肝总管空肠吻合术。

4.胃空肠吻合术　胆管癌可侵犯或压迫十二指肠,造成消化道梗阻,可行胃空肠吻合术恢复消化道通畅。

5.非手术胆管引流　经皮肝穿刺胆管造影并引流(PTCD)或放置内支架、经内镜鼻胆管引流或放置内支架,均可达到引流胆管的目的,但放置支架的内引流比置管外引流的患者生活质最为高。

(乔文辉)

第十一章　胰腺疾病

第一节　急性胰腺炎

急性胰腺炎(acute pancreatitis)是由于胰管引流不畅,胰管内压力突然升高或胆汁、十二指肠液反流导致腺泡损伤、胰酶被激活而造成的胰腺急性炎症。它是外科急腹症中较常见的疾病,与饮酒有关的胰腺炎首次发作的患者大多数是男性,其高峰年龄是 18～30 岁,而由胆道因素引起的急性胰腺炎患者多数是女性,发病高峰年龄是 50～70 岁。重症患者的病情凶险,并发症发生率及死亡率很高。

一、病因

1.梗阻因素　胆结石、胆道感染、胆道蛔虫症、Oddi 括约肌痉挛、先天性胰胆管异常、胰管结石等均可引起胆管共同开口处梗阻。

2.酒精中毒　酒精通过刺激胰液分泌增加引起 Oddi 括约肌痉挛水肿和对胰腺腺泡的直接毒性作用导致胰腺炎发生。

3.饮食因素　暴饮暴食可刺激大量胰液分泌,从而导致胰腺炎。

4.外伤和手术。

5.代谢性疾病　高脂血症、高钙血症患者易发生胰腺炎。

6.其他　胰腺血管的病变、急性细菌或病毒感染、药物过敏、自身免疫性疾病、妊娠等也是引起急性胰腺炎的原因。

二、诊断

(一)临床表现

1.发病前多有饱餐、油腻饮食或饮酒史。

2.腹痛为最主要的症状,多突然发生并持续性逐渐加剧。腹痛位置与病变有关,可向肩背部放射。

3.一般可有恶心、呕吐、腹胀等消化道症状。

4.常见的体征为腹部压痛、反跳痛与肌紧张等腹膜刺激征,其他尚有腹胀、肠鸣音减弱或消失、腹部包块、腹水等。严重者可有黄疸、皮肤瘀斑。血液、胰酶及坏死组织液穿过筋膜与肌层深入腹壁时,可见两侧腰胁部皮肤呈灰紫色斑称为 Grey—Turner 征,而脐周皮肤青紫称Cullen 征,多提示预后差。

5.无痛性胰腺炎临床上无明显症状。暴发性或猝死性胰腺炎患者可在发病后突然或数分钟、数小时内死亡,临床上很难得到确诊。

(二)实验室检查

1.血常规　白细胞及中性粒细胞升高、血液浓缩、血细胞比容升高。

2.血清淀粉酶(Somogyi 法)　在发病后 6～12 小时开始升高,24 小时达高峰,48 小时开始下降,持续 72～96 小时,超过 500U(正常值<150U)可做出诊断。

3. 尿淀粉酶(Somogyi 法)　正常值为 35～260U,在发病后 12～14 小时开始升高,持续 1～2 周。尿淀粉酶值受患者尿量的影响。

4. 腹腔液淀粉酶测定(Somogyi 法)　正常值<100U,胰腺炎时含量高于血清淀粉酶。病情越重,含量越高,持续时间约 2 周。

5. 血钾、血钙、血磷降低。

6. C 反应蛋白(CRP)　CRP 是组织损伤和炎症的非特异性标志物,有助于评估与检测急性胰腺炎的严重性,在胰腺坏死时 CRP 明显升局。

7. 暂时性血糖升高常见,持续空腹血糖高于 10mmol/L 反映胰腺坏死,提示预后不良。急性胰腺炎时可出现高三酰甘油血症。

（三）特殊检查

1. 腹部透视或 X 线平片显示上腹部肠管扩张、胀气。

2. B 超显示胰腺肿大、边缘轮廓不清。

3. CT 显示胰腺外形增大、边缘模糊,部分区域密度减低,可出现液性暗区。

4. 腹腔穿刺　有腹腔积液时,可在右下腹部抽出血性液体,淀粉酶测定值升高,对诊断有重要意义。

三、分类

（一）急性胰腺炎

临床上表现为急性、持续性腹痛(偶无腹痛),血清淀粉酶活性增高≥正常值上限 3 倍,影像学提示胰腺有或无形态学改变,应排除其他疾病。可有或无其他器官功能障碍。少数病例血清淀粉酶活性正常或轻度增高。

（二）轻型急性胰腺炎

具备急性胰腺炎的临床表现和生化改变,而无器官功能障碍或局部并发症,对液体补充治疗反应良好。Ranson 评分<3,或 APAHCEII 评分<8,或 CT 分级为 A、B、C。

（三）重症急性胰腺炎

具备急性胰腺炎的临床表现和生化改变,且具备下列之一者:局部并发症(胰腺坏死、假性囊肿、胰腺脓肿)、器官衰竭、Ranson 评分≥3、PAHCEII 评分≥8、CT 分级为 D 或 E。

（四）暴发性急性胰腺炎

在重症急性胰腺炎患者中,凡在起病 72 小时内经正规非手术治疗(包括充分液体复苏)仍出现脏器功能障碍者,可诊断为暴发性急性胰腺炎。

四、鉴别诊断

1. 急性胆囊炎、胆石症　有胆绞痛、寒战、高热、Murphy 征阳性、胆囊肿大。

2. 胃十二指肠溃疡急性穿孔　有溃疡病史,腹肌呈板状硬,肝浊音区缩小或消失,有膈下游离气体。

3. 急性肠梗阻　阵发性腹痛、腹胀、呕吐,可见肠形,听诊有气过水音或金属音,肠腔有气液面。

4. 心肌梗死　有冠心病史,突然发病,有时疼痛限于上腹部。心电图示心肌梗死图像,血清心肌酶升高。血、尿淀粉酶正常。

五、治疗

(一)策略

近年来,对轻型急性胰腺炎的治疗意见已趋于一致,均主张采用非手术疗法,治疗效果亦比较满意。对重型急性膜腺炎倾向于采用"个体化"治疗方案,即对明显感染或有明显并发症者应早期手术,而对尚无明显感染和并发症者尽量争取晚期手术。

(二)非手术治疗

1.禁食和胃肠减压　可减少胃酸和胰液的分泌。

2.体液补充　禁食期间由静脉补充水、电解质和营养。

3.抗生素的应用　发病早期即可预防性用药和防止肠道细菌移位感染。一般给予广谱抗生素及甲硝唑。

4.抑酶疗法　重症患者早期采用胰酶抑制剂有效。生长抑素剂量为 $250\mu g/h$,生长抑素的类似物奥曲肽为 $25\sim50\mu g/h$,持续静脉滴注或静脉泵入,疗程 $3\sim7$ 天。抑肽酶可抗胰血管舒缓素,使缓激肽原不能变为缓激肽,还可抑制蛋白酶、糜蛋白酶和血清素,20 万~50 万 U/d,分 2 次溶于葡萄糖液静脉滴注。加贝酯可抑制蛋白酶、血管舒缓素、凝血酶原、弹力纤维酶等,根据病情,开始每日 $100\sim300mg$ 溶于 $500\sim1500ml$ 葡萄糖盐水中,以 $2.5mg/(kg\cdot h)$ 速度静脉滴注,$2\sim3$ 日,后病情好转,可逐渐减量。

5.解痉止痛　对诊断明确、腹痛较重患者可酌情给予阿托品、溴丙胺太林(普鲁本辛)等,应用哌替啶时要与解痉药合用。忌用吗啡,因吗啡会使 Oddi 括约肌收缩。

(三)内镜治疗

适用于胆源性胰腺炎合并胆道梗阻或胆道感染。行 Oddi 括约肌切开术及(或)放置鼻胆管引流。

(四)外科治疗

1.清除坏死组织　根据坏死组织范围切开胰腺被膜以及胰周的后腹膜,尽量清除胰腺和胰周坏死组织甚至可行规则性胰腺切除。

2.灌洗引流　清除坏死组织后,必须在胰床和后腹膜行充分引流,可采用多条引流管或双套管引流,术后进行灌洗以继续清除坏死组织和渗液。必要时可在麻醉下再次开腹清除坏死组织。

3.其他处理　胆源性胰腺炎中要解除胆道疾病因素,并放置"T"管引流。必要时可做胃造口行胃减压、空肠造口给予肠内营养。

(乔文辉)

第二节　慢性胰腺炎

慢性胰腺炎(chronic pancreatitis)是由各种不同病因引起胰腺实质慢性渐进性坏死与纤维化,致使其内、外分泌功能减退的疾病。该病多见于中年男性,以 $30\sim60$ 岁为主,平均 46.6 岁,男女比为 $(2\sim3):1$。

一、病因

1.急性胰腺炎　这可能与急性胰腺炎遗留的某些病理改变有关,如胰管的梗阻、继发性感染及胰腺的纤维化等。

2.胆道疾病　常见的胆道疾病包括胆石症、胆道蛔虫及炎症、肿瘤、畸形、纤维狭窄等。

3.酒精性胰腺炎　为欧美国家最常见原因。

4.胰管结石　可引起导管上皮损伤、导管阻塞等改变。

5.其他因素　腹部外伤及手术、高脂血症、高钙血症以及遗传、免疫等均被认为是引起慢性胰腺炎的病因之一。

二、诊断

(一)临床表现

1.腹痛　多数病例可由劳累、情绪激动、饮食不节诱发,疼痛位于上腹中间或稍偏左,初为间歇性,后转为持续性腹痛,多伴后背痛。上腹深部可有压痛。

2.消化不良　表现为食欲缺乏、饱胀、嗳气、腹泻。典型者为脂肪泻,为胰腺外分泌不足所致。

3.少数合并有黄疸及糖尿病表现。

4.腹部压痛与腹痛不相称,多数仅有轻度压痛。少数患者可出现腹水和胸水、消化性溃疡和上消化道出血、多发性脂肪坏死及精神症状。

(二)实验室检查

1.多数病例血、尿淀粉酶不升高,急性发作时也可一过性增高。

2.粪便在显微镜下有脂肪滴和未消化的肌纤维等。

3.部分病例尿糖反应和糖耐量试验呈阳性。

4.测血胆红素和转氨酶以除外黄疸。

(三)特殊检查

1.B型超声波检查－可显示胰腺体积、胰管结石、胰腺囊肿和胆总管结石等。

2.经内镜逆行胰胆管造影(ERCP)　可显示胰管狭窄、扩张、阻塞、结石及胆总管结石等。

3.X线腹部平片　显示胰腺的钙化或胰管结石。

4.CT　可提供类似B超的检查,对鉴别与排除胰腺占位性病变效果较好。

5.磁共振胰胆管成像(MRCP)　是一种无创性、无需造影剂即可显示胰胆管系统的检查手段,在显示主胰管病变方面,效果与ERCP相同。

三、鉴别诊断

1.胰头癌　该病常合并慢性胰腺炎,而慢性胰腺炎也有演化为胰腺癌的可能,不易鉴别。胰头癌无反复发作史,必要时行细针穿刺组织学检查。

2.胆道疾病　胆道疾病与慢性胰腺炎常同时存在并互为因果,需依靠B超、胆道造影、ERCP等进行鉴别。

3.消化性溃疡　消化性溃疡与该病的临床表现常类似,需依靠详细的病史、消化道钡餐造影及内镜进行鉴别。

四、治疗

(一)非手术治疗

1.调理饮食 如进食低脂肪、高蛋白食物,避免饱食。

2.外分泌功能不全治疗 可用足量的胰酶制剂替代;为减少胃酸影响胰酶活性,可用抗酸药或比受体拮抗剂抑制胃酸分泌,但应注意其不良反应。

3.糖尿病治疗 可口服降糖药,重者宜用胰岛素。

4.镇痛 胰酶制剂替代治疗有一定止痛作用;止痛药尽量先用小剂量非成瘾性镇痛剂,对顽固性疼痛进行腹腔神经丛阻滞或内脏神经切除术。

(二)内镜治疗

通过内镜排除胰管蛋白栓子或结石,对狭窄的胰管可放置内支架引流。

(三)手术治疗

1.适应证

(1)持等上腹痛经非手术治疗无效者。

(2)慢性胰腺炎并发胆道梗阻发生黄疸或出现十二指肠梗阻者。

(3)有胰性腹水、胸腔积液者。

(4)不能排除胰腺癌者。

(5)脾静脉阻塞引起门静脉高压、食管静脉曲张出血者。

2.手术方法

(1)胰管引流术:①胰腺体尾切除、空肠 Roux—en—Y 吻合术,适合于胰腺导管中段梗阻而近端及远端均通畅者,可附加胰管开口狭窄切开术。②全胰管切开引流术,适用于全胰管多处狭窄者。将空肠 Roux—en—Y 型肠襻按胰腺长度纵行切开、缝合,覆盖胰腺前面行内引流术。

(2)膜腺切除术:①切除远端膜腺的 50%~60%,主要用于中段胰管梗阻且慢性胰腺炎局限于胰腺远段。②切除胰腺远侧 95%(Child 手术),对重度慢性疼痛患者效果较好,但术后易出现胰腺功能不全和糖尿病。

(3)并存有胆道疾病者,应施行相应手术。如胆总管切开取石术和"T"管引流术、Oddi 括约肌切开成形术、胆总管空肠吻合术等。

(4)对顽固性腹痛患者,可考虑行胸腰交感神经切除、胰腺周围神经切断术等。

(乔文辉)

第三节 胰腺假性囊肿

胰腺假性囊肿(pseudo cyst of pancreas)是在胰腺炎、胰腺坏死、外伤和胰管近端梗阻等致胰腺实质或胰管破坏的基础上,由外漏的胰液、血液和坏死组织等包裹而形成的囊肿,囊壁由肉芽组织或纤维组织等构成,无上皮细胞内衬。囊肿形成时间一般在疾病发生 2 周以上,囊壁成熟则需 4~6 周或更长,可达 3 个月之久。一般多见于女性。

一、病因

1.炎症后假性囊肿　包括急、慢性胰腺炎。

2.外伤后假性囊肿　包括钝性外伤、穿透外伤及手术,约占 10%。

3.肿瘤所致假性囊肿　是由于胰管的阻塞而产生胰腺炎所致。

4.寄生虫性假性囊肿　如蛔虫性及棘球蚴性囊肿,是由寄生虫引起局部坏死而形成囊肿。

5.特发性或原因不明。

二、诊断

(一)临床表现

1.可有胰腺炎或上腹部外伤的病史。

2.腹胀、腹痛　几乎所有患者均有不同程度的腹胀和腹部钝痛,常常牵扯至左肩背部。

3.胃肠道症状　由于囊肿压迫胃肠道及胰腺外分泌不足,可有恶心、呕吐、上腹饱胀、腹泻或大便秘结。

4.腹部包块　在上腹中间或偏左、右,近似半球形,表面光滑,无移动性,有的可触及囊性感或引出波动感。

5.少数患者因囊肿内出血继发感染或穿破而有急性腹痛、内出血、高热或休克等症状。

(二)实验室检查

1.可有血白细胞计数轻度升高。

2.部分患者血清、尿淀粉酶水平升高。

3.合并有慢性胰腺炎者可有脂肪泻、血糖升高。

(三)特殊检查

1.X 线检查　钡餐检查可发现胃或十二指肠被胰腺囊肿推移,钡剂灌肠检查可发现横结肠被推移。

2.B 超检查　可发现胰腺囊肿部位、大小。

3.CT 检查　也可显示胰腺囊肿,且能显示胰腺组织改变,对诊断真性囊肿和囊性肿瘤更有帮助。

4.ERCP 或 MRCP 检查　不作为常规检查项目,必要时可了解囊肿与胆管和胰管的关系。

三、鉴别诊断

1.囊性肿块　通过影像学检查与肾上腺囊肿、肝囊肿鉴别,女性要注意与卵巢囊肿鉴别。

2.胰腺肿瘤　胰腺囊腺瘤、囊腺癌被误诊为假性囊肿者并不少见,故应注重术中的冰冻病理。

四、治疗

(一)非手术治疗

在囊壁尚未成熟以前,如无严重感染、囊肿较小、且增大不显著等,可在随诊观察,多数可望吸收消散。

1.经皮穿刺置管引流(PCD)　仅作为临时治疗用于下列急症。

(1)囊肿巨大产生压迫症状。

(2)有破裂可能。

(3)合并感染。

2.经内镜引流　假性囊肿与胃或十二指肠粘连时,可在内镜下,在囊肿和胃或十二指肠间制造一瘘,使囊液向胃或十二指肠内引流;也可经内镜做囊肿-胃或囊肿-十二指肠吻合。此两种方法尚不成熟,有待进一步研究。

(二)手术治疗

1.囊肿切除术　只限于胰体尾部粘连少的小囊肿,有的需行胰体尾切伴或不伴脾切除。

2.外引流术　虽然操作简单,但可造成大量水、电解质、蛋白质和胰液的丢失以及皮肤腐蚀。胰瘘发生率亦高达28％,囊肿复发率达20％～40％,故一般不采用,只适合于有囊肿继发感染的患者。

3.内引流术　为首选的手术方法,以囊肿-空肠 Roux-en-Y 吻合最常用。如囊肿位于胃后方并与胃后壁有紧密粘连时,也可切开胃前壁,将胃后壁与囊肿之间开窗并将边缘缝合。这一术式简单,但术后常因囊肿内食物存积及引流不畅,而有上腹疼痛、不适或发热,经过一段时间囊肿缩小后症状可消失。另外,胰头部囊肿与十二指肠后壁紧密相连时,可行囊肿-十二指肠吻合术。

(乔文辉)

第四节　胰腺癌

胰腺癌(pancreatic cancer)是一种较常见的恶性肿瘤,是发生于胰腺导管上皮(少数起源于腺泡)的恶性肿瘤。其中约70％发生在胰头,其余在胰腺体尾部,个别病例肿瘤占据全胰。男性发病率较女性高,约1.6∶1。恶性程度高、早期不易发现、切除率低和预后差为本病的特点,可切除患者5年生存率不到5％,在肿瘤相关死亡原因中排名第四。

一、诊断

(一)临床表现

1.早期无明显症状,大多数患者就诊时的病程往往已有半年之久,有的甚至更长。

2.腹痛　为多见的初发症状。阵发性疼痛提示并发胆道或十二指肠的不完全性梗阻,持续性疼痛提示神经受累或胰腺慢性炎症;后背痛提示腹腔神经丛受累。

3.黄疸　为胰头癌和弥漫性癌的主要症状。黄疸一般呈进行性加重,肝和胆囊均可因胆汁淤滞而肿大。黄疸加重时,大便呈陶土色,尿颜色愈来愈呈浓酱油色。

4.消化道症状　食欲缺乏、腹胀、消化不良、腹泻等,严重者乏力、消瘦明显。

5.腹部体征　半数以上的胰头癌患者可摸到肿大的胆囊,少数晚期患者在腹部可触及肿块。

6.晚期常出现腹水、恶病质,出现黑便可能因黄疸引起凝血机制障碍所致。

（二）实验室检查

1.血总胆红素及直接胆红素升高。

2.ALT 及 AST 正常或轻度升高。

3.血 ALP 明显升高。

4.30％患者有空腹血糖升高,但无特异性,只供临床参考。

5.50％患者 CEA 升高。

6.CA19－9、CA50、CA242 升高,虽有一定阳性率,但都不具有特异性。

7.尿胆红素阳性,胆总管完全梗阻时尿胆原阴性。

8.大便潜血阴性,有助于与壶腹癌鉴别。

（三）特殊检查

1.X 线胃肠钡餐造影　增大的胰头癌可使十二指肠曲增宽,且可见十二指肠的双边压迹,晚期甚至可引起十二指肠梗阻。

2.B 超检查　胰头癌尚未出现黄疸时,B 超就可发现肝内、外胆道扩张,有的可发现胰管扩张。B 超对直径小于 1.50cm 的肿瘤较难检出,诊断阳性率在 21％～64.5％,胰头部肿瘤比胰尾部肿瘤正确率要高。内镜超声(EUS)能使隐匿于胰头和胰尾的小肿瘤得以发现。

3.CT 检查　对胰腺癌的诊断有重要意义。总的诊断准确性可达 80％以上,它可清楚显示胰腺的局部增大,胆胰管扩张,还可提供肿瘤与胰周组织的关系。

4.ERCP 检查　主要表现为主胰管及胆总管的截断,呈倒"八"字征,亦称双管征。如梗阻不完全,可见梗阻远端胰胆管扩张,有的病例还可见胰管的充盈缺损或造影剂溢出肿瘤区。胰体尾肿瘤则可见到主胰管相应部分截断。

5.经皮肝穿刺胆管造影　可清晰显示梗阻部位。胰头癌致梗阻往往在胆总管的十二指肠后段,还可见胆总管变横位。

6.选择性动脉造影(SAC)　对诊断早期胰腺癌并非必要,主要用于某些特殊病例以判断胰血管的解剖及肿瘤的可切除性。

7.经皮细针穿刺细胞学检查　可在 B 超或 CT 引导下,对肿瘤进行穿刺,反复抽吸,立即进行细胞学检查,阳性率有时达 90％。此法多用于对不能切除的胰腺肿瘤明确诊断。

二、鉴别诊断

1.壶腹周围癌　包括壶腹癌、胆管下端癌、十二指肠乳头周围癌。壶腹癌黄疸出现相对早,可有波动。大便潜血可为阳性。肝内、外胆管扩张而胰头不大。ERCP 可见壶腹部隆起或菜花样肿物,取病理活检可确诊。胆管下端癌患者可有深度黄疸,且可有波动,消化道症状轻,影像学检查对诊断有帮助。对十二指肠乳头周围癌进行十二指肠镜检时,可见乳头周围的病变并可经活检证实。

2.胆总管结石　患者有反复的右上腹痛发作病史,可伴寒战、发热及黄疸。B 超可发现结石影像,不难鉴别。有时胆总管下端因十二指肠积气而不易发现结石,此时行 PTC 或 ER-CP 对诊断有帮助。

3.慢性胰腺炎　慢性胰腺炎有反复上腹部疼痛症状,病史较长,经影像学检查不难鉴别。但与胰头慢性局限性胰腺炎鉴别不易。可行 CA19－9、CEA、CA50 等辅助检查,必要时可在 B 超或 CT 引导下做细针穿刺细胞学及基因检测,对高度怀疑为肿瘤的病例应剖腹探查。

三、治疗

（一）手术治疗

1.适应证　全身情况尚好、无远处转移、剖腹探查活检明确诊断者。

2.手术方式

（1）根治性手术：适用于腹内无转移灶、肿瘤未浸润邻近器官，如下腔静脉、门静脉、肠系膜血管。胰头癌行胰十二指肠切除术，胰体尾癌行胰体尾切除术伴或不伴脾切除，全胰癌行全胰十二指肠切除术。

（2）区域性根治术：适用于胰腺癌有较广泛的周围器官浸润、无远处转移、一般情况尚好的患者。手术范围包括全胰腺、部分胃、十二指肠、脾、门静脉的一部分、部分横结肠系膜、大网膜、区域淋巴结。

（3）姑息性手术：适用于不能行根治术的患者。伴有阻塞性黄疸可行胆肠内引流（胆囊一十二指肠内引流、胆总管一空肠 Roux－en－Y 吻合等）；伴有胆道、十二指肠同时阻塞可行胆管、胃与空肠双吻合。为缓解胰腺癌疼痛，术中可在腹腔神经节两侧注射 6％石炭酸 10～20ml 或无水乙醇 25ml，有一定效果。

（二）化疗

晚期或手术前后病例均可进行化疗、放疗和各种支持治疗。化疗多采用吉西他滨、5－氟尿嘧啶、丝裂霉素、阿霉素等。

（乔文辉）

第五节　胰岛素瘤

胰岛素瘤（insuloma）为胰岛 β 细胞肿瘤，占胰岛细胞肿瘤的 70％～75％，80％以上为良性，85％为单发，男性多于女性，分别为 65.3％和 34.7％，肿瘤位于胰头、体、尾部分别占 27.7％、35％和 36％。

一、诊断

（一）临床表现

典型症状为 Whipple 三联征。

1.自发性、周期发作的低血糖症状、昏迷及神经精神症状，每于空腹或劳累后发作。

2.发作时血糖低于 2.78mmol/L。

3.口服或静脉注射葡萄糖后，症状可立即消失。

（二）激发试验

激发试验适用于无典型发作而需进一步做出诊断的患者。

1.饥饿法　患者持续禁食 48～72 小时，此期间医护人员密切观察有无低血糖症状出现，如有，则立即测血糖，然后静脉注射葡萄糖溶液以终止试验。

2.甲苯磺丁脲（D_{860}）试验　D_{860} 20～25ml/kg 溶于等渗盐水 10～20ml，缓慢静脉注射，每 30 分钟测血糖一次，出现低血糖为阳性。

（三）实验室检查

1.空腹或发作时血糖小于 2.78mol/L,糖耐量呈低平曲线。

2.血清胰岛素水平高于正常,血清胰岛素与血糖(mg/dl)比值大于 0.3。

（四）特殊检查

1.B 超和 CT 检查　B 超确诊率约 30%,增强 CT 或应用腹腔动脉和肠系膜上动脉插管注射造影剂与 CT 联用可明显提高诊断率。

2.选择性动脉造影　阳性表现为肿瘤充盈染色、血管扭曲增多。诊断率为 50%～80%。

3.经皮肝穿刺门静脉置管抽血胰岛素测定　可直接测定胰腺回流的静脉血中胰岛素水平,准确性高,如分段取血还有助于肿瘤定位诊断。

二、鉴别诊断

胰岛素瘤患者多于空腹或运动、劳累后发病,应与其他原因致低血糖相鉴别,如胃切除术后、慢性胰腺炎、慢性肾上腺功能不全、注射胰岛素过量、胰岛增生等。

三、治疗

（一）外科治疗

1.术中定位　很重要,可借助以下几种方法:

(1)触诊检查:正确率在 75%～95%。只有少数位于胰头或胰尾的仅几毫米直径的小肿瘤易于漏诊。

(2)术中 B 超:可发现头钩部的小肿瘤,且有助于手术时避免损伤大血管及主胰管。

(3)细针穿刺细胞学检查:对胰组织深部的可疑小结节行细针穿刺涂片细胞学检查是简单、安全而可靠的确诊方法,正确率在 90% 以上。

2.肿瘤摘除术　为最常用方法,对单发或散在的、不大而表浅的肿瘤,不论在何种部位均宜采用。

3.胰腺或远侧胰切除术　对胰体和胰尾较大而深在的肿瘤、多发瘤及胰岛增生病例可行胰体尾或胰尾切除术。

4.胰腺局部切除术　切除肿瘤和肿瘤周围的一部分正常胰腺组织。该法对胰腺损伤大,术后并发症多,已较少采用。

5.胰十二指肠切除术　只适于巨大的胰头钩部肿瘤和恶性胰岛素瘤。

（二）内科治疗

适于术前准备期间、术中未能发现的隐匿性胰岛细胞瘤患者,以及切除不了的恶性胰岛细胞瘤和无法手术治疗的患者。

1.饮食治疗　及时进食,增加餐次,多食含糖食物;随身携带糖果,当感到即将发作时即可服用,可防止发作。

2.长效生长抑素类药物。

（乔文辉）

第六节　胰高血糖素瘤

胰高血糖素瘤是起源于胰岛细胞的一种内分泌肿瘤，很少见，均为单发，60％～70％为恶性；平均发病年龄54岁，男女发病比率为(1∶2)～3。

一、诊断

（一）临床表现

1.糖尿病　常为轻度，由血浆胰高血糖素水平升高而引起。

2.皮疹　坏死性迁徙性红斑为本病所特有，常侵犯下腹部和会阴，不少患者有口角炎及舌炎。低氨基酸血症是皮疹发生的原因。

3.贫血　为大多数患者的症状之一，其真正原因不明。

4.体重下降　56％的患者有体重下降。

5.少数患者有抑郁症、静脉血栓形成或腹泻。

（二）实验室检查

1.血色素及骨髓象　40％的患者有正色素性贫血。

2.血浆胰高血糖素测定　可达500ng/L以上（正常为50～250ng/L）。

3.血糖　轻度升高，或仅糖耐量曲线不正常。

（三）影像学检查

B超、CT和选择性造影检查对胰高血糖素瘤的定位诊断价值较大。另外，选择性肝穿刺插管进入门静脉和脾静脉，对分段取血的标本进行胰高血糖素测定，对定位也有一定价值。

二、治疗

手术切除肿瘤是最有效的治疗方法，单个肿瘤切除后症状很快消失。恶性病变，即使已有转移，也应争取将胰腺原发肿瘤切除，术后可加用化疗。如肿瘤无法切除，应用全身或动脉灌注化疗亦可获得良好姑息效果。

（乔文辉）

第七节　血管活性肠肽瘤

血管活性肠肽瘤(vipoma)又称为Verner－Morrison综合征或腹泻低钾无胃酸(WDHA)综合征，是一种起源于胰岛D细胞的内分泌瘤；61％为恶性，可发生于任何年龄，中年女性多见。

一、诊断

（一）临床表现

1.水泻　为本病的主要和特征性症状，开始为发作性或间歇性，以后发展为典型的持续性水泻。

2.低血钾　血钾平均 2mmol/L,最低可达 1.2mmol/L。低血钾可引起肌无力、周期性肌麻痹、手足搐搦、腹胀、肠麻痹、假性肠梗阻等。

3.低胃酸或无胃酸　无胃酸为本病另一特征性表现,但低胃酸比无胃酸更常见,共 70% 患者有此表现。

4.其他　可表现为消瘦、腹痛、皮肤潮红、头晕或眩晕样发作等。

(二)实验室检查

1.血浆 VIP 测定　正常人小于 170ng/L,本病患者升高,平均值可达 675～965ng/L。

2.激发试验　用五肽促胃液素进行激发试验为阳性,而肿瘤切除后激发试验为阴性。

(三)影像学检查

对直径大于 3cm 的 VIP 瘤,CT、MRI、超声、血管造影总检出率在 80% 以上,应用放射性核素标记五肽生长抑素扫描进行胰腺内分泌肿瘤的定效果较好。

二、鉴别诊断

本病需与各种病因所致的分泌性腹泻相鉴别,包括神经内分泌瘤,如促胃液素瘤、甲状腺髓样瘤、类癌等。这类患者腹泻比本病轻,多伴有各自特征性临床表现。

三、治疗

1.补液、纠正电解质失衡并补充血浆,注意补钾及镁。

2.手术切除肿瘤,如未发现肿瘤可做胰腺远侧大部分切除,肿瘤切除后腹泻及其他症状很快消失。

3.对不能进行手术或手术不彻底而有症状的患者,可进行长期内科治疗,包括:

(1)化疗。

(2)有条件时亦可长期进行 Octreotide 治疗。如 Octreoide 治疗无效时,可考虑使用皮质激素泼尼松 60～100mg/d,以后酌减。

(乔文辉)

第十二章　脾脏疾病

第一节　脾囊肿

一、病因及分类

脾囊肿是脾脏组织的囊性病变，较为少见，主要分为真性与假性两类。真性脾囊肿内壁有内皮或上皮覆盖，如皮样囊肿、表皮样囊肿、淋巴管囊肿及单纯性囊肿，可为单个或多个。寄生虫性脾囊肿亦为真性，如脾包虫病。另外，还有先天性多囊肝、多囊肾，偶可同时存在多囊脾。假性脾囊肿内壁无内皮或上皮覆盖，多为损伤后脾脏陈旧性血肿或脾梗死灶液化后形成。真性囊肿也可因囊内压力高或继发炎症等病变，使内壁细胞被压扁或破坏，则在病理形态上不易与假性囊肿区别。

二、诊断

小的脾囊肿不引起临床症状，当囊肿较大时，可表现为脾大或因压迫邻近内脏而引起如左上腹不适、消化不良等相应症状。腹部检查可在左上腹触及随呼吸上下移动的圆形肿块，可有波动感。

寄生虫性脾囊肿时，血液检查嗜酸粒细胞显著增加，包虫囊液皮内试验（Casoni 皮肤敏感试验）可呈阳性反应。既往有脾脏外伤者应考虑为假性脾囊肿。超声波检查可作为脾囊肿的首选检查，多表现为边界清楚的囊性病变，内为无回声区。假性囊肿及脾包虫囊肿壁钙化时，X 线平片上可显示环形钙化影。CT 及 MRI 可显示脾内边界清晰的占位病变。

三、治疗

小的无症状的非寄生虫性脾囊肿一般不需治疗，可进行观察随访。大的脾囊肿可根据情况施行囊肿摘除术、脾节段切除术或脾切除术治疗。国内有报道在 B 超引导下穿刺抽液注射无水乙醇硬化治疗脾囊肿。值得注意的是，寄生虫脾囊肿不应穿刺抽液进行诊断和治疗。

（丁建）

第二节　脾脓肿

一、病因病理

脾脏化脓性炎症一般都是继发于全身感染，感染途径多为血源性；另外，脾脏的损伤或梗死、脾囊肿均可能继发感染而形成脓肿；邻近脏器的感染亦可波及脾脏引起脓肿。常见的致病菌有金黄色葡萄球菌、链球菌、沙门菌，可同时伴有厌氧菌的感染。

在脓肿的早期，脾脏与周围组织一般无粘连，但是随着炎症向着脾脏表面的进展，常引起脾脏与周围组织之间发生致密粘连;进一步发展,还可穿入其他脏器、腹腔或腹壁,形成各种内、外瘘,亦可穿破膈肌引起脓胸。

二、诊断

脾脓肿的临床表现多以寒战、发热、左上腹或左胸疼痛及消瘦、乏力为主要特点,可有左上腹触痛、腹肌紧张、脾区叩击痛。当脓肿位于脾上极时,炎症可侵及左侧膈肌及胸膜,可引起左肩部放射性疼痛,左侧胸腔积液、积脓。脓肿位于脾脏下极时,可于左肋缘下触及肿大的脾脏。

血常规检查可发现白细胞及中性粒细胞计数显著升高,并可出现核左移。X线胸腹部检查可见左膈升高、膈肌运动受限、脾脏阴影扩大;B型超声、CT检查均可见脾区肿块及液性暗区,确诊率高,同时亦可明确脓肿部位、大小及与周围组织粘连情况。亦可在B型超声或CT引导下行穿刺抽液术,在明确诊断的同时还可行细菌培养及药敏试验,指导抗生素的使用。

三、治疗

脾脓肿不但要应用有效的抗生素控制全身感染,而且要积极处理局部的感染源。早期确诊的单发小脓肿可试行抗感染保守治疗,必要时可在B型超声或CT引导下行穿刺抽脓或行置管引流术;多发脓肿或结核性脾脓肿,应行脾切除术。如果脾脏与周围组织粘连过于致密,使脾脏切除有困难时,则应在脓肿波动感较明显处切开,同时置腹腔引流管将脓液引流至体外,术后可辅以敏感抗生素冲洗。

(丁建)

第三节　脾结核

一、病因病理

脾结核感染途径主要为血源性感染,但是,经淋巴感染以及邻近器官直接播散亦可为致病途径。一般认为,脾结核多继发于儿童期的初染结核以后,由其他脏器的结核病灶播散而来,可伴有肺、肠道、淋巴结等器官的结核,但也可能仅仅表现为单纯的脾脏结核。一般将脾结核的病理改变分为四型,即干酪纤维结节型、粟粒型、出血坏死型及纤维硬化型。

二、诊断

脾结核的临床表现复杂多样,并且没有特异性。常见的临床表现有不规则发热,以低热为主,少数可有高热、盗汗、消瘦、乏力、纳差等一般结核症状。大部分患者可出现上腹胀痛,以左季肋部区疼痛多见,可有脾肿大、脾区叩击痛。病情重者,可出现明显的全身中毒性反应。少数患者出现脾功能亢进症状,此时患者表现为全血细胞减少和出血倾向,尚可有类似白血病样反应。大约半数以上的患者合并脾外结核,以肺、肝、腹腔淋巴结结核多见,同时伴相应的症状。大多数患者血沉加快,PPD皮试阳性。

当患者出现下列情况时应考虑脾结核的存在:

1.脾肿大的同时伴有长期发热、消瘦、贫血。

2.结核菌素试验阳性或红细胞沉降率加快,B超、CT检查发现脾脏占位性病变。

3.B超检查发现脾脏有边界清晰的低回声团块、强光点或光团。

4.CT检查见脾脏有散在的不均匀分布的粟粒状小结节灶,或多个小结节灶融合成蜂窝状(或钙化)病灶。

5.同时伴有其他脏器结核。

6.抗结核治疗有效。

三、治疗

手术切脾与正规的抗结核治疗是脾结核治疗的主要措施。手术仅适用于孤立性脾结核或者以脾脏病变为主的患者,尤其是并发结核性巨脾、明显脾脏功能亢进、区域性门脉高压或者抗结核治疗效果不明显者。若术前确诊为脾结核,则术前抗结核治疗是必须的,而所有脾结核术后均应继续抗结核治疗;若诊断不能明确,肿瘤不能排除时,亦需要考虑手术。

(丁建)

第四节 外伤性脾破裂

尽管脾脏位于左季肋区深部且为肋骨掩盖,但脾脏除了表面的被膜稍坚韧外,整个实质甚为脆弱,稍受外力即易破裂。因此,脾脏是腹腔内最易因外伤而发生破裂的脏器之一。

一、病因

外伤性脾破裂可分为开放性和闭合性两类。

1.开放性脾破裂多由刀刺或子弹贯通以及爆炸等所致,往往伴有其他脏器的损伤。

2.闭合性脾破裂多由跌倒、拳击伤、交通事故等直接或间接的暴力所致。

二、病理

(一)脾破裂分型

1.中央破裂 指脾实质中央区破裂,多为局限性出血,常无明确失血表现。

2.被膜下破裂 指脾被膜下实质裂伤,但被膜保持完整,多于包膜下形成血肿。临床可无明确腹腔出血表现,但左季肋区疼痛较明显。

3.真性破裂 是指脾脏实质和被膜同时破裂,具有典型的腹腔内出血表现,是临床上最为常见的一种类型。

4.迟发性破裂 中央破裂和被膜下破裂可继续发展而致使实质及被膜破裂,即成为真性破裂。

(二)脾破裂分级

Ⅰ级:脾被膜下破裂或被膜及实质轻度损伤,手术所见脾裂伤长度≤5.0cm,深度≤1.0cm。

Ⅱ级:脾脏裂伤总长度>5.0cm,深度>1.0cm,但脾门未受累及,或脾段血管受累。

Ⅲ级:脾脏破裂伤及脾门部或脾部分离断,或脾叶血管受损。

Ⅳ级:脾脏广泛破裂,或脾蒂、脾动静脉主干受损。

三、诊断

(一)临床表现

脾破裂的临床表现主要取决于脾破裂的性质及程度、出血量的多少与快慢以及合并伤的类型。起源于左上腹部的疼痛,慢慢涉及全腹,但仍以左上腹最为明显。出血量少而慢者症状轻微,除左上腹轻度疼痛外无其他明显体征,随时间的推移,出血量越来越多,出现休克前期的表现,继而发生休克。患者可出现烦躁、口渴、心慌、心悸、乏力等症状。查体时可发现患者神志淡漠、血压下降、脉搏增快,如腹腔出血量较多,可表现为腹胀,同时有腹部压痛、反跳痛和腹肌紧张,并以左上腹为著。叩诊时腹部有移动性浊音,听诊肠鸣音减弱。直肠指诊时Douglas腔饱满。有时因血液刺激左侧膈肌而有左肩牵涉痛,深呼吸时这种牵涉痛加重,此即Kehr征。

(二)铺助检查

1. 诊断性腹腔穿刺 此法简单易行、安全、阳性率高。

2. 诊断性腹腔灌洗 是一种侵入性检查,虽不能提示损伤的部位,亦不能说明损伤的程度,但是对决定剖腹探查的指征很有帮助,诊断准确率达90%以上。随着影像学技术的发展以及腹腔镜的应用,此方法已基本弃用。

3. B型超声 是一种非侵入性检查,具有高度的分辨力,临床上较常用。不仅能显示破碎的脾脏、较大的脾包膜下血肿及腹腔内积血情况,还可以了解其他脏器如肝脏、胰腺的损伤情况。同时还可以动态监测脾脏损伤的情况。

4. CT扫描及MRI 能清楚地显示脾脏的形态和解剖结构,对诊断脾脏实质裂伤或包膜下血肿的准确性很高。

5. 选择性腹腔动脉造影 也是一种侵入性检查,虽然操作较复杂,有一定危险性,但是诊断脾破裂的准确性高,能显示脾脏受损动脉和实质的部位。目前仅用于伤情稳定而其他方法未能明确诊断的闭合性损伤。

6. 腹腔镜检查 不仅能发现腹腔内病变,而且可以经腹腔镜行脾脏切除或修补术,同时具有创伤小、出血少、术后恢复快、并发症发生率低等优点。但是,因脾破裂后腹腔内积血造成视野不清,不易控制出血,因此需要严格把握适应证。

四、治疗

应遵循以下处理原则:

1. 抢救生命第一,保留脾脏第二。
2. 年龄越小越尽可能行保留脾脏手术,以防因网状内皮系统发育不健全而产生OPSI。
3. 保留的脾脏组织应具备足够的脾功能。
4. 根据损伤的类型和程度选择恰当的保脾术式或多种方法的联合应用。

(一)非手术治疗

对于一些包膜下或者浅层脾破裂的患者,如果出血量不多、生命体征稳定,并且没有合并伤,可在严密的动态观察下行保守治疗。经过止血、补液治疗,约15%~18%的患者可以通过保守治疗治愈,且小儿的成功率高于成人。

（二）手术治疗

1.保脾手术　保脾手术方法较多,临床医生应根据脾脏外伤的程度及性质做出针对性的选择,应尽量保留不低于正常人的1/3脾脏体积和良好血运,才能有效维持脾脏的正常功能。

（1）局部物理或生物胶止血技术:对于裂口小而浅的Ⅰ级脾外伤,可采用微波或氩气刀、明胶海绵、止血纱布、生物粘合胶等方式止血,同时可利用附近的筋膜、网膜定向加固、封闭止血。

（2）单纯脾修补术:在确认为Ⅰ～Ⅱ级脾外伤、脾被膜裂伤、脾实质裂伤仅达脾实质周围区并伴有少量新鲜活动出血,或使用局部止血药不能确认止血效果时,可采用脾修补术。

（3）脾动脉结扎＋脾修补术:在确认为Ⅱ～Ⅲ级脾外伤,脾实质裂伤伴有新鲜活动出血,且单纯性脾修补不能控制损伤创面出血时,可同时行脾动脉主干远端结扎,应尽可能保留胃网膜左及胃短血管,结扎脾动脉前应先阻断脾动脉,观察脾脏血运,并尽可能保留脾周围韧带。脾动脉结扎后,一般不会引起脾梗死,其血运可由周边韧带的血管进行代偿。

（4）脾部分切除（脾段切除）:用于脾上极或下极严重的深度撕裂伤或碎裂伤或脾门处某一叶、段血管损伤无法修补或修补失败者。

（5）全脾切除＋自体脾移植:脾外伤有腹腔出血较多,患者伤情危重的Ⅲ级伤或Ⅳ级脾损伤时,应快速行全脾切除控制出血,同时将切除脾脏修剪成2.0cm×2.0cm×0.5cm的去被膜脾片,将脾片植入大网膜内,折叠缝合大网膜后将大网膜移至脾窝。但是,如果患者病情严重,对于腹腔严重污染、病理性脾破裂等情况则不宜行此脾移植术。

2.全脾切除术　全脾切除术与保脾手术相比,操作相对简单,而且排除了保脾手术后脾脏再出血的可能,同时在"抢救生命第一,保留脾脏第二"的原则指导下,全脾切除术不失为治疗脾破裂的较安全手术方案。其手术指征如下:

（1）血流动力学不稳定,并有腹腔内继续出血。

（2）广泛的脾实质损伤。

（3）脾蒂撕裂或断裂。

（4）病理性脾脏损伤,包括伴有脾功能亢进、充血性脾肿大和肿瘤的脾脏。

（丁建）

第五节　脾脏良性肿瘤

一、分类

脾脏肿瘤发生率低,以良性肿瘤居多,根据起源组织的不同主要分为三大类型。

1.脾错构瘤　极罕见,其构成成分和脾正常成分相一致,又称脾内副脾、脾结节状增殖,也有文献称为脾脏缺陷瘤,发生基础是脾脏胚基的早期发育异常使脾正常构成成分的组合比例发生混乱。瘤内主要是由失调的脾窦构成脾小体,很少见到脾小梁。

2.脾血管瘤　由海绵样扩张的血管构成,又称海绵状血管瘤、脾海绵状错构瘤。其发生基础系脾血管组织的胎生发育异常所致,临床上也罕见。

3.脾淋巴管瘤　在良性肿瘤中最常见,占2/3。脾淋巴管瘤系由囊性扩张的淋巴管构成,又称脾海绵状淋巴管瘤或脾囊性淋巴管瘤。其发生基础是先天性局部发育异常阻塞的淋巴管不断扩张所致。

二、诊断

由于脾脏隐藏于膈肌下方且周围被骨骼保护,所以脾脏良性肿瘤早期一般不易被发现,多在其他疾病的诊治过程中或健康检查时意外发现。有症状者多为脾脏肿大,可同时伴有左上腹部疼痛不适、压痛等症状。

影像学检查在脾脏良性肿瘤的诊断与鉴别诊断中具有重要的价值。B 型超声检查可了解肿瘤内部的血供情况,有助于判断肿瘤的性质。CT 或 MRI 检查能比较准确提供肿瘤的大小、形态与周围脏器的关系,不仅能发现直径 1cm 左右的小肿瘤,而且还可比较详细了解周围脏器有无其他病变等。

三、治疗

由于脾脏良性肿瘤与恶性肿瘤鉴别困难,伴有脾功能亢进者可引起贫血,且增大后可引起压迫症状,甚至破裂出血,因此,发现后应积极行脾脏切除术。而对较小的或位于上下两极的病变,特别是年轻患者,在保证足够切除病变的前提下,可考虑行脾脏部分切除或脾切除后行脾片自体移植。

(丁建)

第六节　脾原发性恶性肿瘤

一、分类

脾脏原发性恶性肿瘤临床上极少见,不超过全部恶性肿瘤的 0.64%,主要分为三大类。

1. 脾原发性恶性淋巴瘤　原发于脾脏的恶性淋巴瘤相对少见,其发病率不足恶性淋巴瘤总数的 1%。虽然如此,脾脏原发性恶性淋巴瘤仍然是脾脏原发性恶性肿瘤中发生率最高者,约占脾脏恶性肿瘤的 2/3 以上,主要包括脾原发性霍奇金病和脾原发性非霍奇金病。

2. 脾血管肉瘤　脾血管肉瘤发病罕见,系脾窦内皮细胞发生的恶性肿瘤,瘤组织内出现髓外造血是脾血管肉瘤的特点。

3. 脾原发性恶性纤维组织细胞瘤　又称恶性黄色纤维瘤或纤维黄色肉瘤,是由成纤维细胞、组织细胞及畸形的巨细胞组成。

二、诊断

脾脏原发性恶性肿瘤主要的临床表现为左上腹肿块或脾脏肿大伴左上腹疼痛不适、消瘦、贫血及低热等。巨大的脾脏对邻近器官产生推移及压迫,引起上腹部饱胀、呼吸困难、肩痛及便秘等。约有 30% 的脾脏原发性血管肉瘤以肿瘤自发性破裂、腹腔内出血为首发症状。若病变已有广泛转移,则有腹水、胸腔积液及恶病质等表现。

成人发展迅速的不规则脾肿大,无全身浅表淋巴结肿大,无脾功能亢进表现;无白血病及造血系统疾病的脾肿大;排除门脉高压症引起的脾肿大;B 超及 CT 提示脾内密度不均匀、低回声的病变等;当有上述临床表现时应考虑脾脏原发性恶性肿瘤的可能。

三、治疗

　　脾原发性恶性肿瘤一旦确诊应及时手术治疗,手术原则是完整切除脾脏而不造成脾或肿瘤破裂,如侵犯周围脏器可行联合脏器切除,切除与肿瘤相连的组织,必要时清扫脾门淋巴结。脾原发性恶性淋巴瘤预后相对较好,对于有淋巴结转移者术后应辅以放、化疗;血管肉瘤的预后较恶性淋巴瘤要差。因此,早期诊断、早期治疗对生存率的提高及改善预后有重要意义。

（丁建）

第十三章　肛肠外科疾病

第一节　肛门直肠瘘

一、概述

肛门直肠瘘是病理性原因导致的肛管或肛门直肠部与肛门周围皮肤相通的异常管道,简称肛瘘(anal fistula)。典型的肛瘘包括原发性内口、瘘管和外口,其特征为内口多位于齿线肛窦处;瘘管位于内、外口之间的肛门直肠周围组织;外口位于肛周皮肤,且经常有脓性分泌物流出。如外口闭合分泌物流出不畅,可致局部肿痛,继而外口重新破溃或在附近形成新的外口后脓液流出,如此反复发作,经久不愈。本病属于肛肠科常见疾病,占一般普通外科疾病的3%~5%,可反复发作,经久不愈,其发病年龄多在18~50岁的青壮年期,男性显著多于女性,有报道称男女比例达(4~6):1。

二、病因

绝大多数肛瘘,由肛腺感染引起的肛门直肠周围脓肿破溃脓出后发展而成(图13-1)。因此,凡是可导致肛腺化脓性感染的因素都可成为肛瘘形成的原因。而肛腺感染引起的肛周脓肿破溃后可形成肛瘘,主要有以下几个原因:

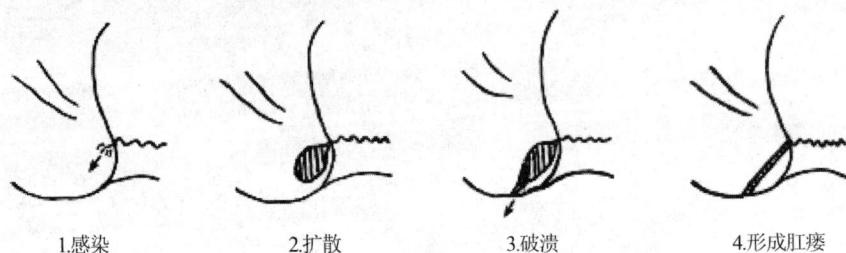

1.感染　　　　　2.扩散　　　　　3.破溃　　　　　4.形成肛瘘

图13-1　肛瘘的形成过程

1.内口处原发感染病灶的存在　原发的肛腺感染灶不会随脓腔内脓液的排出而消失,并且在一定条件下感染和炎症仍可加重和蔓延。

2.肠内容物自内口可继续进入病灶　肠腔中粪便、肠液和气体可经内口进入瘘管,引起反复感染和长期慢性炎症,使管壁因结缔组织增生而变厚并纤维化,难以愈合。

3.引流不畅　瘘管管壁多弯曲狭窄并且在不同高度穿过肛门括约肌,炎症刺激等因素造成的肛门括约肌痉挛,可使管腔中的脓液引流不畅,从而影响瘘管愈合。另外肛瘘外口如常处于闭合状态,也可影响引流而成为不愈合的因素之一。

除大多数肛瘘由肛腺感染引起外,少数还可由其他因素导致:①直肠肛门损伤:外伤、肠内异物刺伤等肛管直肠损伤,未及时处理、细菌侵入。②肛裂反复感染:可在肛裂口远端形成皮下瘘。③结核病:结核分枝杆菌可在肛门周围组织引起特异性感染并形成肛瘘,在肺外结核中占3%~4%,为肺外结核的第六个常见感染点。④非特异性炎症性肠病:溃疡性结肠炎累及肛管者并发肛瘘者为 6.2%～15.1%,而克罗恩病伴发肛瘘者高达 14%～76%。⑤直肠、肛管癌:波及深部组织时可并发肛瘘。⑥医源性因素:主要由肛肠手术麻醉、注射不当和探针盲目探查引起。

三、病理

典型的肛瘘在病理结构上可分为内口、瘘管和外口三部分。

1. 内口　肛瘘内口一般只有 1 个,少数可有两个,多个内口者少见。内口可分为原发性和继发性两种。肛瘘的原发性内口一般位于其原发感染灶,由于肛瘘大多由肛腺感染引起,因此内口通常在感染肛腺开口的肛窦处,小部分非肛腺感染引起肛瘘内口则可分布在齿线上下的直肠下段或肛管的任何部位。继发性内口大部分是医源性的,最常见的成因是探针盲目探查和挂线时人为制造,少数是由于感染扩散,脓肿向直肠肛管内破溃所致。

2. 瘘管

(1)瘘管的分类:瘘管是连接内口和外口的炎性管道,可分为主管和支管。主管指连接原发内口和外口的管道,通常走行较直,如为马蹄形肛瘘,瘘管则走行弯曲且一般较长。支管是主管与继发性外口相连的管道,多由主管引流不畅或外口闭合,感染灶向周围扩散蔓延所致。若脓肿形成后炎症得到控制,脓液被吸收或经原发内口流出,未在其他部位穿透皮肤或黏膜,则形成盲管,这种肛瘘则被称为内盲瘘。

(2)瘘管的炎症:瘘管在形成阶段,其内部炎症以肉芽肿性炎为主,肉芽肿性炎是一种特殊的增生性炎,以肉芽肿形成为特点。瘘管形成后,炎症则主要是慢性渗出性炎,以嗜中性粒细胞渗出为主,并有不同程度的组织坏死和脓液形成。

(3)瘘管的形成:瘘管的形成过程实际上是一纤维性修复过程。首先是以上皮样细胞和多核巨细胞为主要成分的肉芽组织增生,增生的同时肉芽组织可溶解和吸收损伤局部的坏死组织及其他异物,并填补组织缺损;然后是肉芽组织逐渐转化成以胶原纤维为主的瘢痕组织。经纤维性修复后的瘘管,外壁主要由瘢痕化的纤维结缔组织构成,内壁则由于反复的急慢性感染和炎症刺激,主要成分仍为不断坏死和增生的肉芽组织。

3. 外口　是瘘管通向肛周皮肤的开口,包括原发性和继发性两种。原发性外口是肛周脓肿首次破溃的溃脓口,继发性外口是肛瘘炎症蔓延扩散后所形成的新溃口。

四、分类

现代医学关于肛瘘的分类方法多达数十种,以下将具有代表性的几种分类方法进行介绍。

1. 按肛瘘病理结构分类

(1)内盲瘘:只有内口与瘘管相通,无外口,临床较少见。

(2)外盲瘘:只有外口和瘘管,无内口,少见。

(3)内外瘘:也称完全瘘管,内口、外口和瘘管三个病理结构都存在,并且内、外口通过瘘管相通。此种肛瘘最为常见。

2. 按瘘管的走行分类

(1)直瘘:管道近似一直线,内、外口相对在同一点位。有文献统计约占全部肛瘘的 73%。

(2)弯曲瘘:管道走行弯曲,多见于前、后马蹄形肛瘘。其中后马蹄形肛瘘多见。

（3）环形瘘：瘘管环绕肛管或直肠，手术操作过程复杂，极少见。

3．按病因分类

（1）非特异性肛瘘：多由化脓菌（如葡萄球菌、链球菌、脑膜炎双球菌、大肠埃希菌）感染后引起肛周脓肿，由肛周脓肿发展而成，临床上最为常见。

（2）特异性肛瘘：其他细菌感染引起的肛瘘，包括结核性肛瘘、梅毒性肛瘘等。

4．根据瘘管与肛门括约肌关系，将肛瘘分为五类（图13－2）。

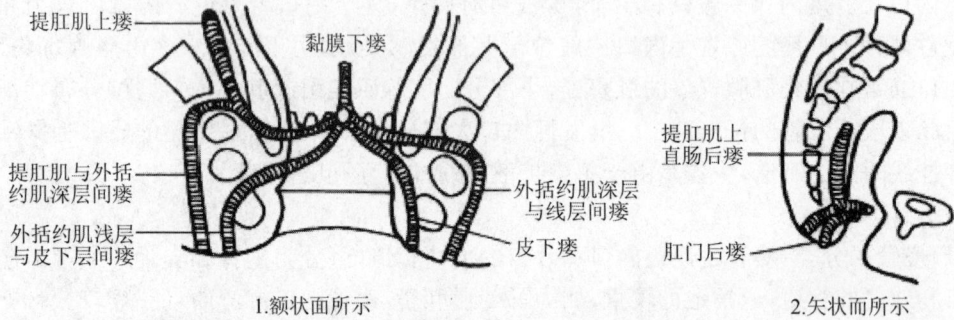

图13－2　按照瘘管与肛门括约肌关系分类

（1）皮下瘘：瘘管位于肛周皮下。

（2）黏膜下瘘：瘘管位于齿线以上黏膜下。

（3）外括约肌浅层与皮下层间瘘。

（4）外括约肌深层与浅层间瘘。

（5）肛提肌与外括约肌深层间瘘。

（6）肛提肌上部瘘，包括直肠后瘘与骨盆直肠瘘。

5．Eisenhammer三类五型分类法　1966年Eisenhammer将肛瘘分为内群、外群、内外合并群三大类。

（1）内群：指感染源于肛管内侧肛隐窝的肌间瘘及黏膜下瘘。分为三型：①高位内外括约肌间瘘；②低位内外括约肌间瘘；③黏膜下瘘。

（2）外群：指感染不是源于肛隐窝而是肛管外侧，如血行感染，外伤等。可分为两型：①坐骨肛门窝瘘；②皮下瘘。

（3）内外合并群：指感染源于内、外两侧的不规则型。

6．1975年中国衡水会议分类标准　该分类法以外括约肌深部划线为标志，瘘管经过此线以上为高位，在此线以下为低位，只有单一的内口、瘘管、外口称单纯性，有两个或两个以上内口或瘘管、或外口称复杂性。

（1）低位单纯性肛瘘：只有一个瘘管，并通过外括约肌深部以下，内口在肛窦附近。

（2）低位复杂性肛瘘：瘘管在外括约肌深部以下，外口和瘘道有两个以上者，内口在肛窦部位（包括多发性瘘）。

（3）高位单纯性肛瘘：仅有一个瘘道，瘘管穿过括约肌深部以上，内口位于肛窦部位。

（4）高位复杂性肛瘘：有两个以上外口及瘘管有分支，其主管通过外括约肌深部以上，有一个或两个以上内口。

7．Parks四分类法　1976年由Parks提出（图13－3）。

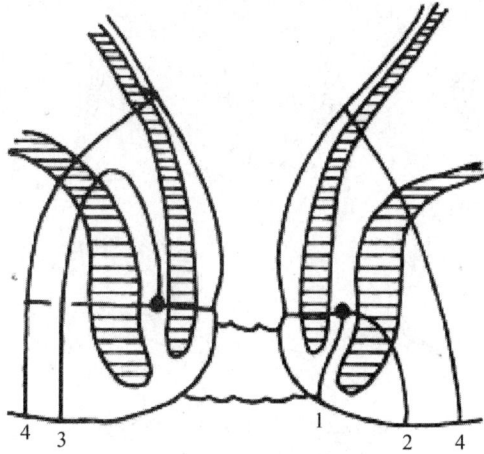

图 13-3 Parks 四分类法

1.括约肌间瘘;2.经括约肌间瘘;3.括约肌上瘘;4.括约肌外瘘

(1)括约肌间肛瘘:可分为低位和高位,低位最常见,约占全部肛瘘的 70%,由低位肛周肌间脓肿发展而成,瘘管只穿过内括约肌,外口常只有一个,距肛缘较近,约 3～5cm。高位肌间瘘少见,由高位肛周肌间脓肿发展而成,瘘管穿过内括约肌后向上,在直肠环肌和纵肌之间形成盲端或穿入直肠。

(2)经括约肌肛瘘:可以为低位或高位肛瘘,约占 25%,由坐骨肛门窝脓肿发展而成。瘘管穿过内括约肌、外括约肌浅部和深部之间,外口常有数个,并有支管互相沟通。外口距肛缘约 5cm 左右。

(3)括约肌上肛瘘:为高位肛瘘,少见,瘘管向上穿过肛提肌,然后向下至坐骨肛门窝穿透皮肤。由于常累及肛管直肠环,故治疗较困难。

(4)括约肌外肛瘘:最少见,为骨盆直肠脓肿合并坐骨肛门窝脓肿的后果。瘘管穿过肛提肌直接与直肠相通,这种肛瘘常由于克罗恩病、肠癌或外伤所致,治疗要注意到原发病灶。

8.隅越幸男 4 类 10 型分类法　该分类法使用字符代表不同位置的肛瘘。其中 I 代表直肠黏膜下和肛周皮下间隙;Ⅱ代表肛门内外括约肌之间的间隙;Ⅲ代表肛提肌以下间隙;Ⅳ代表肛提肌以上间隙;L 代表在在齿线平面以下走行,为低位;H 代表在齿线以上走行,为高位;C 代表复杂性;S 代表单纯性;U 代表单侧,B 代表双侧。

(1)I 类:皮下及黏膜下瘘,包括①I L 形(皮下肛瘘)和②I H 型(黏膜下肛瘘)。

(2)Ⅱ类:内外括约肌间肛瘘,包括:①Ⅱ—LS 型(单纯性低位肌间肛瘘);②Ⅱ—LC 型(复杂性低位肌间肛瘘);③Ⅱ—HS 型(单纯性高位肌间肛瘘)、④Ⅱ—HC 型(复杂性高位肌间肛瘘)。

(3)Ⅲ类:肛提肌下肛瘘,包括:①Ⅲ—US 型(单纯性单侧肛提肌下肛瘘);②Ⅲ—UC 型(复杂性单侧肛提肌下肛瘘);③Ⅲ—BS 型(单纯性双侧肛提肌下肛瘘);④Ⅲ—BC 型(复杂性双侧肛提肌下肛瘘)。

(4)Ⅳ类:肛提肌上肛瘘。

9.安氏七分类法　安阿玥教授总结以上分类方法,并结合临床诊疗实际,按照单纯性和复杂性以及瘘管与外括约肌的关系,将肛瘘综合分类,可概括不同类型肛瘘的基本特点,在临床上较为实用,介绍如下(图13-4)。

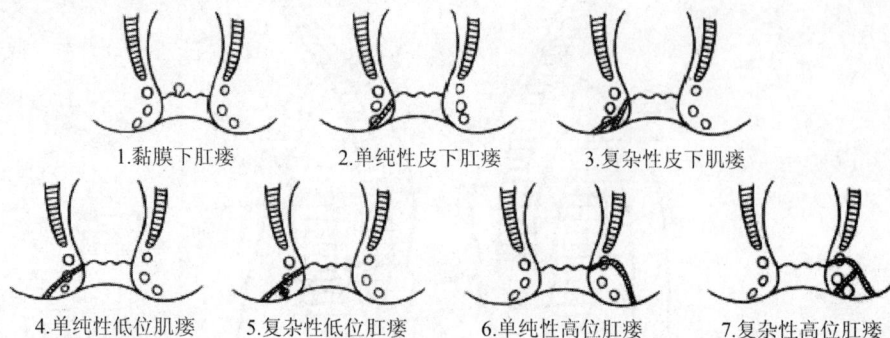

1.黏膜下肛瘘　　2.单纯性皮下肛瘘　　3.复杂性皮下肌瘘

4.单纯性低位肌瘘　5.复杂性低位肛瘘　6.单纯性高位肛瘘　7.复杂性高位肛瘘

图13-4　肛瘘安氏七分类法

(1)黏膜下肛瘘:瘘管位于齿线以上黏膜下,多表现为黏膜下局限性硬结而非条索状组织。

(2)单纯性皮下瘘:内、外口和瘘管唯一,瘘管走行低于外括约肌皮下层上缘,内口位于肛窦。

(3)复杂性皮下瘘:有两个或两个以上瘘管,且走行低于外括约肌皮下层上缘,内口位于肛窦。

(4)单纯性低位肛瘘:内、外口和瘘管唯一,且累及外括约肌皮下层以上和浅层上缘以下位置,内口位于肛窦。

(5)复杂性低位肛瘘:有两个或两个以上瘘管,且累及外括约肌皮下层以上和浅层上缘以下位置,内口位于肛窦。

(6)单纯性高位肛瘘:内、外口和瘘管唯一,且瘘管管道穿过括约肌浅层以上部位,唯一的内口位于肛窦。

(7)复杂性高位肛瘘:有两个或两个以上瘘管,且瘘管管道穿过括约肌浅层以上部位,内口位于肛窦。

五、临床表现

1. 症状

(1)脓液流出:脓液的多少与瘘管大小、长短及数目有关。新形成或炎症急性发作期的瘘管脓液多、味腥臭、色黄绿而浓厚;形成时间较长且处于慢性炎症期的瘘管脓液少或时有时无。结核性肛瘘脓液多而清稀,呈米泔水样,可有干酪样坏死物。

(2)肿块:可表现为局限性硬结和索条状硬结,前者多见于黏膜下肛瘘和低位内盲瘘,后者则见于一般皮下肛瘘和低位肛瘘。高位肛瘘的索条状硬结一般不明显,但肛内指诊时常可扪及肛管直肠环质地变硬,这主要是由瘘管处炎症浸润使其纤维化引起。另外在炎症急性发作期,若瘘管封闭、外口闭合或无外口,可致脓液引流不畅而使肿块增大。

(3)疼痛:在慢性炎症期,疼痛一般不明显,可有肛门坠胀不适。急性期,脓液积存于管腔内引流不畅时,局部胀痛和压痛明显,脓液流出后疼痛减轻。如脓液引流不及时,出现继发性脓肿或支瘘管时,疼痛剧烈。

(4)瘙痒:主要是由脓性分泌物刺激肛周皮肤引起,长期的刺激还可导致湿疹。

(5)排便不畅：一般的肛瘘不影响排便。高位肛瘘通过慢性炎症刺激肛管直肠并使其纤维化时，可影响肛门的舒缩，出现排便不畅。

(6)全身症状：一般的肛瘘不会引起全身症状，高位、复杂且经久不愈的肛瘘，常可引起精神萎靡、烦躁易怒、失眠等神经衰弱症状。另外在急性炎症期，若脓液引流不畅，可出现不同程度的发热，如为结核性肛瘘，则可有低热、盗汗等症状。

2.局部检查

(1)内口：内口多位于齿线处，表现为有压痛的小结节或凹陷。

(2)外口：未闭合的外口常表现为皮肤上的小凹陷，并可见脓性分泌物；闭合的外口可仅表现为局部皮肤颜色异常，也可表现为瘢痕或增生并隆起的结节，其中结节是增生的肉芽组织纤维化后形成。

(3)瘘管：位置较低的肛瘘，可在肛周皮下触及索条通向肛内。位置较高的肛瘘索条位置亦较深，多触及困难，但与瘘管相同点位的肛管直肠环常因炎症刺激而质地变硬。

六、诊断和鉴别诊断

1.诊断　根据以上典型的症状和体征并结合病史，肛瘘一般不难诊断。但为指导治疗，还应进一步明确肛瘘的性质、内口位置、瘘管走行及其与肛管直肠环的关系，临床常用的方法包括视诊、肛外触诊、肛内指诊、探针探查、过氧化氢溶液灌注探查及影像学检查等。

(1)视诊：视诊时患者应取侧卧位或膝胸位，以充分暴露肛门和肛周。视诊的内容主要是观察肛周皮肤、肛瘘外口及流出脓液的情况。

1)皮肤：外口皮肤红肿者，肛瘘常为新发或处于急性炎症期；外口周围皮肤颜色加深或变浅，主要因分泌物长期刺激引起，提示病程较长；肛周皮肤瘢痕较多而凹凸不平，肛瘘多为复杂性且病变广泛。另外如皮肤颜色灰暗且外口凹陷、脓液清稀，提示结核性肛瘘可能；皮肤颜色发黑且范围较广，伴有较多的外口和脓性分泌物，可能为化脓性汗腺炎性肛瘘。

2)外口：结核性肛瘘的外口多呈现为不规则的凹陷；一般的非特异性肛瘘，如为新发，外口亦常为一小凹陷而无肉芽组织增生，但病程较长时，该部位可因反复炎性刺激出现增生并纤维化的结节或直接形成瘢痕。外口的数量可为一个或多个，在距肛缘较近的情况下，若仅有一个外口，则多为低位单纯性肛瘘；若有多个外口，可为低位复杂肛瘘，亦可为多发性低位单纯肛瘘。外口在肛门左后或右后，其内口多在肛管后正中齿线上；如外口在左前或右前，距肛缘较近，其内口多在相对的齿线附近，距肛缘较远，超过 5cm 以上的，其内口可能在后正中齿线处，为马蹄形肛瘘；外口位于前方阴囊根部，内口亦多在相应的齿线部位。

3)脓液：脓液厚稠而多，表明有急性炎症；脓液呈血性，表示脓肿破溃不久。脓水清稀或呈米泔水样，伴有瘘口凹陷，可能有结核菌感染；脓液色黄而臭，多属大肠埃希菌感染；混有绿色脓汁，表示有铜绿假单胞菌混合感染；分泌物粘白如胶冻样，或呈咖啡样血性分泌物，可能出现癌变。

(2)肛外触诊：可帮助了解肛瘘的深浅、走行和性质(图 13-5)。检查时从外口开始，向肛缘方向触摸，轻触可及明显索条状瘘管，说明瘘管较浅；重按才能感到索条状物或仍不甚明显，说明瘘管较深。索条状组织走行较直且通向外口相同点位肛缘，肛瘘多属单纯性；索条状组织弯曲向肛缘 6 点位或通向其他外口，为马蹄形或一般复杂性肛瘘。触压后疼痛明显且有脓液自外口流出，表明病灶处于急性炎症期；触压后疼痛不显且无脓液或脓液量少，病灶多处于慢性炎症期。

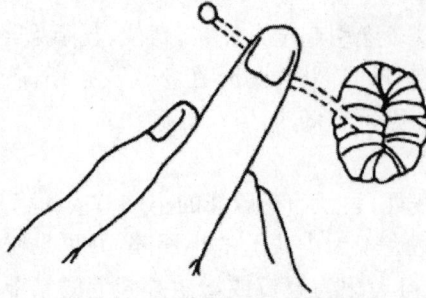

图 13-5　肛外触诊

(3)肛内指诊:肛内指诊多以示指为主,检查前指套上涂抹润滑剂,并嘱患者放松,循瘘管缓慢进入肛内。如在齿线触到有压痛的硬结或凹陷,应疑为肛瘘内口(图 13-6)。继续向上探查直肠黏膜和肛管直肠环,有黏膜下硬结者应怀疑黏膜下瘘;肛直环质地变硬则提示有高位病灶存在。感知肛管和肠壁温度,温度升高有灼热感,局部炎症处于急性期,温度正常则提示炎症缓解。另外肛门括约肌收缩力也应在肛内指诊时一并检查,收缩力明显减弱且有肛瘘手术史,可能为术中括约肌损伤所致。

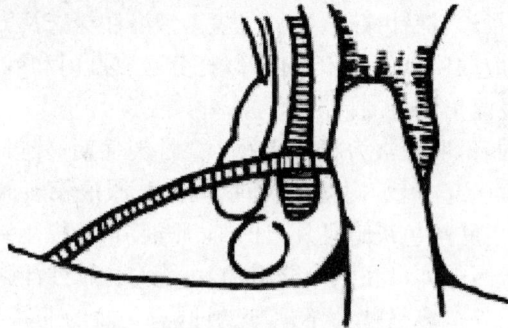

图 13-6　肛内指诊

(4)探针探查:目的是明确瘘管走行方向及内口位置,一般在术中麻醉后进行。探查时首先将示指伸入肛内,感知肛管直肠环和齿线的位置并寻找可疑内口,然后将探针从外口探入瘘管,并向可疑内口方向深入,如可自该处顺利探出,即可明确为内口(图 13-7),如不能探出则需重新寻找,切忌暴力操作造成新的内口或假道。对于复杂肛瘘,还可从外口同时放入几根探针,探查各管道是否相通并借以探出主灶的位置。

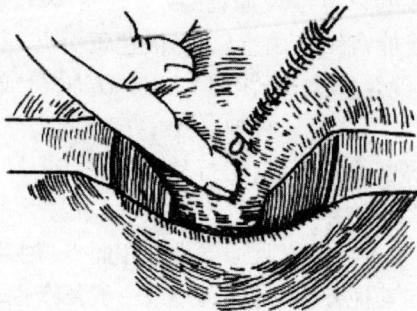

图 13-7　探针探查瘘管及内口

　　探针是检查治疗肛瘘的重要工具之一。术前应该备有粗细不同、长短不一、软硬不等的探针，以适合不同类型瘘管的检查。探针检查时必须轻柔，力度不宜过大，探查前应通过视诊和触诊初步了解病情，避免盲目。

　　(5)过氧化氢溶液灌注：该法主要用于定位内口和探查瘘管走行，适用于高位肛瘘和复杂肛瘘。定位内口时，首先在齿线上方肠腔内放入干棉球，堵塞肠腔，防止过氧化氢溶液流入损伤肠黏膜，然后从肛瘘外口加压注入过氧化氢溶液(图13-8)，肛门镜下观察肛管及肠腔，过氧化氢溶液气泡冒出位置即可确定为肛瘘内口。探查复杂肛瘘瘘管走行时，亦先以棉球堵塞肠腔，然后自其中一外口注入过氧化氢溶液，同时观察其他外口，如有气泡冒出，则与该外口相通。

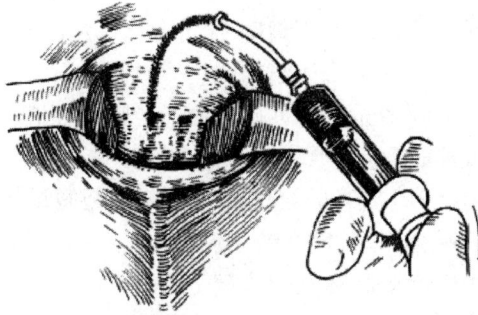

图13-8　双氧水灌注探查内口

　　(6)影像学检查：主要包括B超、X线碘油造影和MRI。肛周B超和肛管直肠腔内B超可清晰显示肛管直肠周围组织层次，能明确瘘管走行、支管数目、内口位置及瘘管与括约肌的关系，诊断准确率较高，结合临床，可较好的指导手术治疗。MRI检查亦可达到相同的效果，还可进行三维重建，并与其他疾病相鉴别。

　　(7)其他检查：脓液细菌培养和药敏试验，可确定细菌感染种类并指导治疗。对肛瘘病史5年以上者和临床表现异常者行病理检查，可确定肛瘘有无恶变、是否为特异性。

　　2.鉴别诊断　肛瘘应与下列疾病相鉴别。

　　(1)化脓性汗腺炎：化脓性汗腺炎是顶泌汗腺感染后，炎症广泛蔓延并反复发作形成的范围较广的炎性病变。常在肛周皮下形成多个相互连通的窦道，不与肛管、直肠相通，排出的脓性分泌物黏稠糊状并有臭味，并且由于慢性炎症反复刺激，病变部位皮下发生广泛坏死，皮肤呈紫黑色，或溃烂或变硬变厚，并可扩散到阴囊、阴唇、骶尾部和股部。

　　(2)骶尾部藏毛窦：骶尾部藏毛窦是在臀间沟皮下软组织内的肿物或窦道，由异物刺激和感染引起。肿物多在急性发作期形成，局部红肿、疼痛明显，破溃后形成窦道；窦道多伴随慢性炎症，常有分泌物自皮肤开口处流出，一般无明显症状，检查时可有局部压痛。用探针探查或通过影像学检查可发现其不与肛管、直肠相通。

　　(3)骶骨前窦道：直肠与骶骨间隙感染化脓后，脓液绕过肛尾韧带由尾骨附近穿破，形成窦道，有时有对称的两个外口，瘘管呈倒Y形。无内口与直肠相通。多见于骶尾骨髓炎。

　　(4)肛门周围窦道：肛门周围组织因外伤形成的窦道，如未穿透肛管或直肠，换药后可痊愈。可根据病史与肛瘘鉴别。

　　(5)骶尾部囊肿：骶尾部囊肿位于骶骨前直肠后，无感染时常无症状，继发感染则出现发热、局部红肿、疼痛等症状,溃破或切开引流后,形成瘘道,但无内口。探针检查时可向骶前肛门后深入,有时达 10cm 以上。病理检查可确诊。

(6)尿道会阴瘘:瘘管位于男性尿道球部与会阴部之间,外口多在会阴部生殖三角区域。排尿时有尿液从外口流出,如瘘管或外口暂时闭合而无尿液流出,或合并感染有脓液流出,则难以与肛瘘鉴别,手术时方可确诊。

(7)骶尾部骨结核:可首先形成局部脓肿,然后脓液自臀部穿破流出,形成瘘管。具有发病缓慢,无急性炎症,脓液清稀,久不收口,外口凹陷等特征,可伴有食欲缺乏、低热、盗汗、咳嗽等结核病特有症状。X 线摄片检查,可见骶尾部骨质损害和结核病灶。

七、治疗

1.保守治疗　肛瘘的保守治疗多用于暂时不宜接受手术者减轻炎症、缓解症状,一般无法达到根治的目的。

(1)抗感染治疗:肛瘘未引起明显坠胀疼痛、局部无红肿流脓时,提示感染和炎症局限,不需治疗;如出现上述症状,或伴有发热,则感染加重,需使用抗菌药物。一般首选的是广谱类,大多对致病菌有较好的敏感性,但临床仍需做细菌培养和药敏试验,以提高用药针对性。需注意的是重度深部感染者需联合用药,伴有糖尿病等内科疾病患者需同时使用相应药物配合治疗。另外还可局部使用 1∶5000 高锰酸钾溶液坐浴。

(2)对症治疗:包括对症止痛、降温、补液等。

2.手术治疗

(1)切开术:肛瘘切开术是将瘘管全部切开,并引流通畅,使创口依靠肉芽组织填充而逐渐愈合手术方法。这是一种传统的经典手术方法,目前临床使用广泛。

适应证:黏膜下瘘、皮下肛瘘和低位肛瘘。(本部分手术适应证中所涉及的各类肛瘘,如无特殊说明,均是按照"安氏七分类法"划分)。

皮下瘘和低位肛瘘的手术方法:取侧卧位或截石位,常规消毒铺巾,行局麻。①用触诊或其他方法确定肛瘘内口位置和瘘管走行。②沿瘘管做一以肛门为中心的放射状梭形切口,切口长度宜超过瘘管长度 0.5～1cm,切除游离皮肤。③以探针自外口探入瘘管,并自内口引出,沿探针切开内口至外口间的瘘管壁等组织,将瘘管完全敞开。④修剪创缘和内口,清除坏死组织和较重的瘢痕,保证引流通畅。⑤止血,凡士林纱条引流、包扎固定,术毕。

黏膜下瘘的手术方法:取侧卧位或截石位,常规消毒铺巾,行局麻。①可先在肛门镜下,自齿线处内口起,将病灶纵向切开,并清除内口和黏膜下坏死组织。②在内口对应点位齿线下做放射状梭形切口。③将齿线上下切口贯通以保证引流通畅。④结扎出血点、凡士林纱条或乳胶管引流,包扎固定,术毕。

术后处理:术后当日少量进食,次日起正常饮食。常规使用抗菌药物 3～5 天控制感染。术后 24～48 小时可排便,便后坐浴、换药。

手术要点和注意事项:

1)切口的长度取决于瘘管的长短,瘘管越长,切口应越长,切口宽度一般不超过长度的三分之一,以保证创口引流通畅和正常愈合。

2)瘘管切开后用探针探查管壁上的可疑坏死部位,以防遗漏支管。

3)术中不能强行探查内口,防止形成假灶。会阴部位的肛瘘通常较表浅,并且用探针探查时,要自会阴向肛门方向,相反则可能穿入阴囊或阴道内。

4)不必将瘘管的瘢痕组织全部剔除,只需切除瘢痕较重的部位,以引流通畅为度,防止创口扩大和疼痛加重。

(2)弧形切开术:弧形切开术是笔者改良传统切开术后,用以治疗瘘管较短的半马蹄形肛瘘的手术方法。

适应证:半马蹄形肛瘘。

操作方法:取侧卧位,常规消毒铺巾,局麻、松弛肛门。①确定内口、外口位置和瘘管走行。②沿走行切开瘘管上方皮肤,并自外口或瘘管远端沿坏死组织将弯曲部分瘘管切开,直至肛缘处。③以探针自切开瘘管探入,并自内口引出,沿探针将剩余部分瘘管切开,使瘘管完全敞开,探针不能自内口引出时可沿坏死灶直接切开。④修剪创缘和内口,清除坏死组织和较重的瘢痕,保证引流通畅。⑤止血、凡士林纱条引流、包扎固定,术毕。

术后处理:术后当日少量进食,次日起正常饮食。常规使用抗菌药物 3~5 天控制感染。术后 24~48 小时可排便,便后换药。

手术要点和注意事项:

1)部分半马蹄形肛瘘无外口,术前需明确瘘管走行。

2)切开瘘管时不需要切除皮肤,以免损伤过多致愈合时瘢痕挛缩牵拉肛门。

3)术中不能强行探查内口,防止形成假灶,可沿坏死灶直接切开。

(3)切除术:肛瘘切除术是在切开术的基础上,将瘘管壁全部切除至健康组织的手术方法。

适应证:管道已纤维化的低位肛瘘。

操作方法:取侧卧位或截石位,常规消毒铺巾,局麻。①用探针从外口轻轻插入,经内口穿出。②用血管钳钳夹住外口的皮肤,切开瘘管外口周围的皮肤和皮下组织,再沿探针方向用电刀或剪刀剪除皮肤、皮下组织、瘘管壁、内口和瘘管周围的所有瘢痕组织,使创口完全敞开。③止血后,创口内填以凡士林纱布,包扎固定,术毕。

术后处理:术后当日少量进食,次日起正常饮食。常规使用抗菌药物 3 天预防感染。术后 24~48 小时可排便,便后坐浴、换药。

(4)挂线术:挂线法的原理包括三点(图 13-9):①慢性勒割作用:通过紧线或皮筋弹力收缩,可压迫被勒割部位,使其发生缺血性坏死而缓慢断离。②异物刺激作用:线或皮筋作为一种异物,在勒割而使组织逐渐断离过程中,可刺激勒割部位产生炎症,并通过炎症引起纤维性修复,使断端可及时粘连固定。③引流作用:线或皮筋固定在病灶深部,具有引流作用。挂线方法治疗肛瘘的最大优点是随着线圈内组织缓慢的被切割,创面有机会逐渐生长愈合,不会因括约肌突然被切断而造成肛门失禁;缺点是在线或皮筋脱落之前,常可引起持续而剧烈的疼痛,并且因长期的炎症刺激,创口愈合后常形成较重的瘢痕,严重者甚至出现肛管锁孔畸形,因此目前临床较少使用。

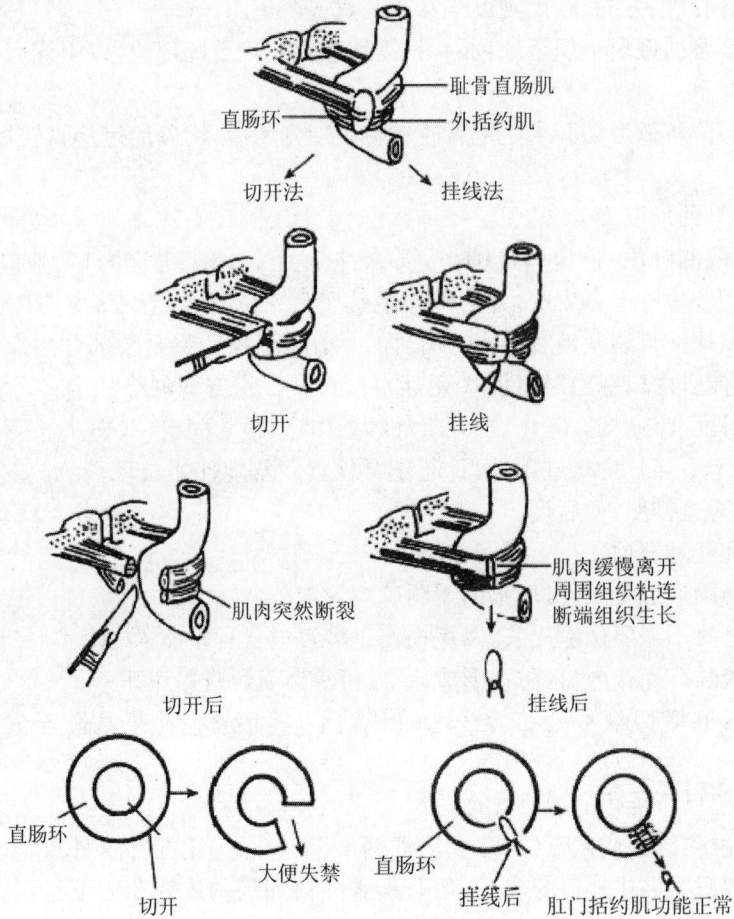

图 13-9 挂线原理

适应证:有内、外口的单纯性低位肛瘘和皮下瘘。

操作方法:取侧卧位或截石位,常规消毒铺巾,行局麻或骶麻。①用触诊或其他方法确定肛瘘内口位置和瘘管走行。②将尾端缚有橡皮筋的探针自瘘管外口向内探入,另一示指伸入肛管,引导探针自内口探出。③将探针自瘘管内口完全拉出,使橡皮筋进入瘘管,且两端分别暴露在内、外口之外。④切开内外口之间的皮肤层,拉紧橡皮筋,紧贴皮下组织用止血钳将其夹住;在止血钳下方用粗丝线收紧橡皮筋并做双重结扎,然后松开止血钳。⑤包扎固定,术毕。

术后处理:术后每天用 1∶5000 高锰酸钾溶液坐浴并换药,一般在术后 15 天左右,肛瘘组织可被橡皮筋切开。如使用粗丝线,还需每 5~7 天紧线一次, 一般紧线 2~3 次可脱落,紧线时如疼痛剧烈,则需在麻醉下进行。

(5)低位切开高位挂线术:低位切开高位挂线术由传统"挂线术"演变而来,主要用于治疗高位肛瘘。

适应证:高位肛瘘。

操作方法:取侧卧位,常规消毒铺巾,宜行骶麻。

①明确内口位置和病灶范围。②按"切开术"的手术方法,完全敞开低位病灶,如无低位

病灶,亦需在肛缘做切口并延至齿线内口处。③用尾端缚有橡皮筋的探针,自低位病灶沿坏死组织向上探查高位瘘管,直至其顶端最高位置。④另一手示指深入肛门,指针结合,寻找最薄弱处,将探针穿出,将探针自瘘管内口完全拉出,使橡皮筋进入并贯穿高位瘘管。⑤将橡皮筋条两端收紧,结扎。⑥止血、包扎固定,术毕。

术后处理:每日便后冲洗、坐浴并换药。一般在 15 天后可皮筋可脱落。

(6)低位切开、高位乳胶管引流术:低位切开、高位乳胶管引流术是安氏疗法治疗高位肛周脓肿和高位肛瘘的一种经典方法,该法可避免挂线持续勒割造成的持续性疼痛,并且具有损伤小、恢复快,术后肛门功能和外观不受影响等特点。

适应证:高位肛瘘。

操作方法:取侧卧位,常规消毒铺巾,宜行骶麻。

①确定内口位置、瘘管走行及其炎症侵及范围。②与内口相同点位的皮肤上做一以肛门为中心的放射状梭形切口,并切除游离皮肤。③沿梭形切口向上,将齿线处内口切开,必要时可将梭形切口加深、加长以使其引流通畅;对于有低位瘘管和外口者,以探针贯穿内外口后沿探针切开,使低位瘘管完全敞开(低位切开)。④自内口位置起,用止血钳沿坏死组织向上钝性分离至瘘管顶端,以示指扩创并搔扒坏死灶,使之引流通畅,必要时可部分切断肛管直肠环。⑤以顶端带有侧孔的乳胶管,置入瘘管深部顶端,缝扎固定(高位引流)。⑥修剪创缘,清除内口周围及低位脓腔内坏死组织。止血、凡士林纱条引流、包扎固定,术毕。

术后处理:术后当日少量进食,次日起正常饮食。常规使用抗菌药物 3～5 天控制感染。术后 24～48 小时可排便,便后换药。

手术要点和注意事项:

1)为保证引流通畅,可部分切断肛管直肠环。

2)术后换药时,自乳胶管下端灌入生理盐水,彻底冲洗,使脱落坏死组织排出。经反复多日冲洗,流出的冲洗液清亮无杂质时,说明脓腔内坏死物已完全脱落,可拔管以油纱条引流。

3)如无低位瘘管存在,低位切开时可直接切到内口位置。

4)无论低位瘘管是否存在,齿线以下都须充分敞开,以保证引流通畅。

(7)复杂肛瘘主灶切开、对口引流术:该法是由肛周脓肿的主灶切开、对口引流法演变而来,是将主管和内口一次切开、支管外口扩大搔扒,形成对口引流而治疗肛瘘的方法。该法避免了将病灶全部敞开而导致的肛周大范围损伤,不会引起瘢痕性的肛门变形。

适应证:有明确支管的复杂肛瘘、马蹄形肛瘘和其他走行弯曲的肛瘘。

操作方法:取侧卧位,常规消毒铺巾,行局麻或骶麻。①确定内口、外口位置和瘘管走行。②沿主瘘管或弯曲瘘管的近内口部分做一以肛门为中心的放射状梭形切口(内口在截石位 6点时,切口位置选取 5 点或 7 点位),切除游离皮肤。③以探针自外口探入瘘管,并自内口引出。无外口时可将瘘管部分切开造成外口后探入。沿探针切开内口至外口间的皮下组织、肌肉、瘘管壁等组织,将梭形切口范围内的主瘘管部分完全敞开(主灶切开)。④在支管外口或弯曲瘘管外口处做放射状梭形切口,切除游离皮肤后将外口适当扩大,使之与主灶切口贯通(对口引流)。用止血钳将主灶和对口间的管道钝性扩创,使其通畅(图 13-10)。⑤修剪创缘,清除内口周围坏死组织,切除病灶内较重的瘢痕。止血、凡士林纱条或乳胶管贯穿主灶和内口引流,包扎固定,术毕。

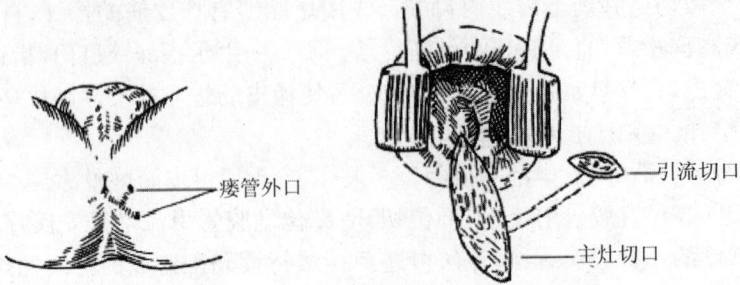

图13—10　主灶切开对口引流术

术后处理：术后当日少量进食，次日起正常饮食。常规使用抗菌药物3～5天控制感染。术后24～48小时可排便，便后换药。

手术要点和注意事项：

1)术前和术中要对瘘管的走行及内口位置关系做出正确判断。

2)内口定位要准确，半马蹄或全马蹄形肛瘘内口在截石位6点，其他肛瘘内口多与主管外口相同点位。

3)处理内口时要彻底，不残留坏死组织。

4)主灶和对口见的皮桥较窄时，换药时可直接冲洗，用凡士林纱条贯穿切口引流，如皮桥较宽，可在皮桥中间瘘管上方位再做一对口。或术中在皮桥下置入带侧孔的乳胶管，每日换药时冲洗，待冲洗液清亮无坏死物后，撤管换凡士林纱条引流。

(8)其他手术方法

1)内口切除缝合法：该法的操作步骤是先将内口及原发感染病灶彻底切除后缝合，然后由外口充分搔扒瘘管腔内感染和坏死组织，最后放置引流管引流。是通过闭锁内口、去除原发感染灶，以期瘘管愈合的方法(图13—11)。

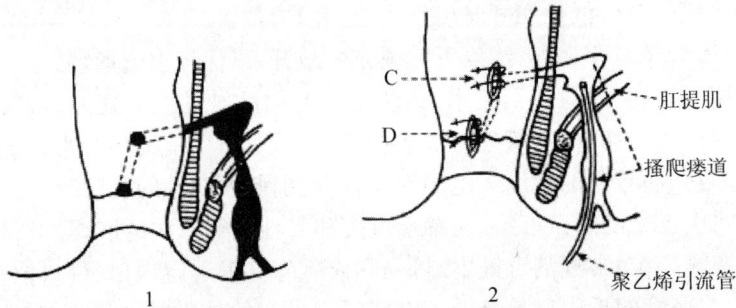

图13—11　内口切除缝合法

2)纤维蛋白胶注入法：该法需先将患者自体冷沉淀物制成纤维蛋白胶，然后术前行肠道准备并应用抗菌药物，术中通过搔刮瘘管、过氧化氢溶液和生理盐水反复冲洗等办法，清除感染和坏死组织，最后将纤维蛋白胶注入到瘘管内，使其和瘘管融合而愈合肛瘘。目前该法并未在国内普遍使用，国外对其临床应用价值也有不同观点，因此尚待进一步观察和评价。

3)生物补片法：该法与纤维蛋白胶注入法类似，不同之处在于瘘管填充物质为"脱细胞组织基质"一种通过物理或化学方法将异体或异种组织进行脱细胞处理后用于修复损伤组织的生物材料。目前这种材料广泛应用于外科的组织修复，具有良好的生物相容性和应用安全性,但在肛肠疾病的治疗上应用尚不普遍,国内仅少数医疗机构开展该法治疗肛瘘。

(张睿)

第二节 直肠阴道瘘

一、概述

女性阴道某处与直肠之间的异常通道称直肠阴道瘘。先天性者可伴有先天性的肛门直肠畸形,后天性因素主要有创伤、妇科肿瘤、直肠肿瘤、肛门直肠周围脓肿、炎症性肠病、直肠阴道内放疗损伤、产科损伤、探针损伤以及肛门直肠镜损伤等。患者常表现为经阴道排气、排便或排分泌物。如果处理不当,很容易复发或遗留后遗症,给患者造成较大的身心伤害。

二、病因

1. 创伤

(1)产伤:常发生于滞产或手术产损伤。分娩引起的创伤最为常见,包括滞产撕裂伤、产科手术创伤、Ⅲ度会阴撕裂等。

(2)手术创伤:包括经腹部阴道盆腔手术或腹部外科的经腹会阴部手术或直肠癌的低位前切除等。

(3)外伤:包括骑跨伤、会阴部直接刺伤、强奸伤等。

2. 肛门腺感染、憩室炎、结核、克罗恩病、溃疡性结肠炎等炎症感染,及另外较少见的结核、性病性肉芽肿等均可能导致直肠阴道瘘。

3. 肛管直肠癌、子宫颈癌、阴道癌等恶性肿瘤局部放射治疗后,均可引起直肠阴道瘘。

4. 硬化剂注射治疗因采用的药物不当,浓度过高,剂量不合适,可引起局部组织感染坏死而形成直肠阴道瘘。

5. 先天性畸形。

三、分类

1. 高位直肠阴道瘘 肠末端位于耻骨直肠肌上方,向前开口于阴道后穹隆部,常伴有外括约肌、外生殖器的发育异常;或多发生在子宫颈或子宫内膜癌放射治疗后或直肠、子宫、盆腔手术后。

2. 低位直肠阴道瘘 瘘口位于开口于阴道下 1/3 段,多由产伤、直肠肿瘤、炎症肠病、局部外伤引起,也可因肛管直肠手术引起。

四、临床表现

患者主要表现为阴道排气、排便,在腹泻或稀便时尤为明显。小瘘孔,大便较干时,可无任何症状表现。若为大瘘孔,又接近阴道口,则瘘孔成为大便的必经之路,不能控制的阴道排气、排便。瘘口小者病儿大便从阴道内或阴道口处排出时处女膜膨胀,内有胎粪,腹胀,哭闹不安,并有肠梗阻症状(图 13-12),常可引起发育不良。

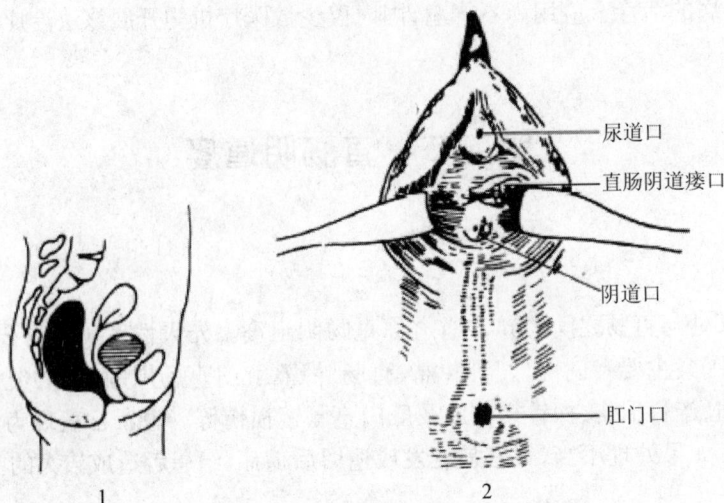

图 13—12　直肠阴道瘘

（图中标注：尿道口、直肠阴道瘘口、阴道口、肛门口）

五、诊断

根据临床表现和直肠阴道检查一般可以诊断直肠阴道瘘。进行临床诊断时必须明确直肠阴道瘘的性质、大小和部位。只有准确定位才便于确定具体治疗方案。低位直肠阴道瘘的瘘口在舟状窝内，高位直肠阴道瘘的瘘口在阴道后穹隆，有时也有处女膜闭锁，粪便存在阴道内，使处女膜膨胀，如将处女膜切开，即有粪便流出；但多在舟状窝内。对于瘘口较大者，排粪无阻，诊断较容易。对于较小瘘口者，可通过探针探查、瘘管造影、内镜检查或亚甲蓝染色试验进一步证实。如以探针插入瘘口探其走行，或在直肠镜下观察或在阴道内放置纱布直肠内注入亚甲蓝，几分钟后取出纱布观察是否蓝染可确定有无阴道瘘。必要时行瘘管造影以确定瘘口的位置，同时 X 线倒位检查或经瘘口插管造影摄片可以有助于了解直肠末端位置以及与耻骨直肠肌的关系。

六、治疗

直肠阴道瘘的治疗应根据不同的病因、瘘口的位置与大小等因素来决定手术方案，半数以上外伤性或手术创伤性直肠阴道瘘可以采用非手术疗法，保守观察而自愈。对新鲜的创伤应立即进行手术修补。如并发感染特别是分娩造成的瘘，以及阴道、直肠、肛门等手术后所造成的瘘，一般均需等待局部炎症消退、组织恢复正常后才进行手术。先天畸形的阴道直肠瘘一般应等待患儿 3～5 岁时才手术为佳。瘘孔大手术困难者，可先行腹壁结肠造瘘，待修补成功后再将结肠造瘘口还纳。

常用具体术式如下：

1. 瘘管切除肛门成形术　这种手术适用于低位直肠阴道瘘。

具体操作方法是：先在舟状窝沿瘘口周围环形切开（图 13—13），游离瘘管，将其与阴道后壁全部分离，但不要剪破阴道后壁。然后按会阴肛门成形术，作 X 形切口，找到直肠末端，并尽量游离，将已游离的瘘管拉至皮肤切口，切除瘘管。再将直肠浆膜层与皮下组织用细丝线间断缝合，直肠黏膜与肛周皮肤用肠线或丝线间断缝合，成形肛门。最后，用丝线间断缝合 3 针，并关闭瘘管切口下直肠与阴道间的间隙，并间断缝合阴道舟状窝处切口。

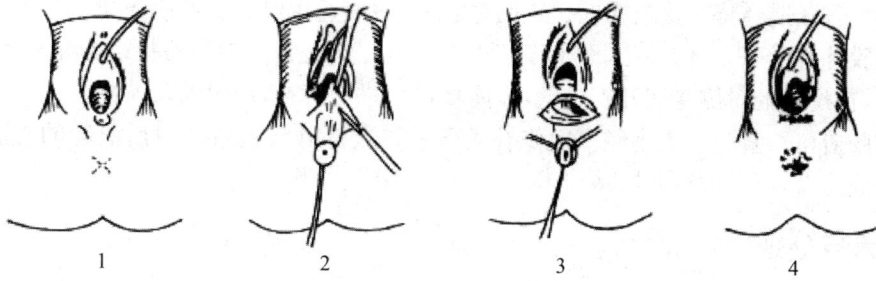

图 13—13 瘘管切除肛门成形术

2.阴道内瘘口环切肛门成形术 这种手术适用于低位直肠阴道瘘。

具体操作方法是：先由阴道内围绕瘘口环形切开黏膜，再沿瘘管将直肠由周围组织游离。然后在肛门原位开一"×"形切口，再将直肠由切口牵出，并将直肠黏膜与肛门皮肤缝合。如无括约肌时，再做括约肌成形术，也可配合挂线疗法。

若直肠、肛管和肛门发育大体正常，又有瘘道与舟状窝或阴道相通，则可选用直肠阴道瘘修补术治疗。临床常根据以下两种情况，选择手术方法：

(1)对瘘口一般在 0.5cm 左右的小型直肠舟状窝或阴道瘘，在明确瘘的部位之后，即以蚊式钳夹住瘘的边缘，然后围绕瘘口切开阴道黏膜（或舟状窝处皮肤）；并将它向外游离 1～1.5cm，以 2—0 或 3—0 号铬肠线，对瘘口进行荷包缝合。进针时，注意勿穿通直肠黏膜。结扎时，注意将黏膜翻向直肠内，再于其外围作另一荷包缝合，以 2—0 号铬肠线对黏膜下组织进行连续褥式缝合，也要注意勿穿通直肠黏膜。最后，以 2—0 号铬肠线对阴道黏膜（或皮肤切口）做间断缝合。

(2)大型直肠舟状窝式阴道瘘的治疗原则，基本上与小型瘘相同。但因瘘口较大，其边缘游离更应广泛，使缝合时周围组织张力不致太大，有利于愈合。在瘘口边缘作环形切开后，即应较广泛地游离其周围的阴道黏膜，使原附着于瘘孔附近的直肠壁得到松解。然后以 2—0 号铬肠线对直肠壁作裙式缝合 1～2 层，注意勿穿通直肠黏膜。再以 0 号肠线对阴道黏膜作纵形间断缝合(图 13—14)。

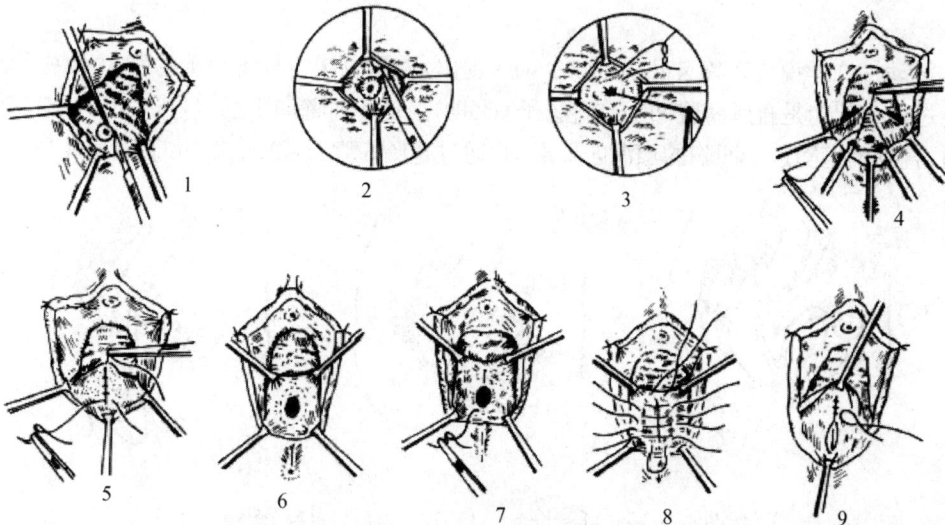

图 13—14 直肠阴道瘘修补术

3.高位直肠阴道瘘 瘘口多在阴道后穹隆处,一般选用经腹直肠阴道瘘修补术。在全麻或连续硬膜外麻醉下,取仰卧位,取下腹部正中切口逐层进腹。游离乙状结肠和直肠,找到瘘管粘连处,在瘘口的对侧缘切开直肠壁,显露瘘口后进行修补,均做纵切纵缝。

4.结肠造口 直肠阴道瘘经多次修补失败者以及癌肿浸润或放射后引起的直肠阴道瘘修补不易成功者,可考虑行结肠造口术。

七、术后处理

术后除应重视一般处理外,更应加强会阴部的护理,术后要暴露会阴,及时清洗分泌物,保持会阴部干燥。术后3天内禁食,给予肠外营养支持。3天后进无渣流质饮食,1周后方可正常进食,以免过早排便。术后使用抗生素和止血剂,防止伤口感染,排便后伤口中药坐浴。

(张睿)

第三节 直肠脱垂

一、概述

直肠脱垂(rectal prolapse)是指肛管、直肠黏膜、直肠全层,甚至乙状结肠部分向下移位而脱出肛门外的一种疾病。我国是世界上最早对本病进行记述的国家。本病各年龄均可发病,多见于小儿、老人、经产妇及体弱的青壮年。在儿童,直肠脱垂是一种自限性疾病,大多可随年龄增长而逐渐自行恢复正常,成人发病者则多随发病时间的增加而逐渐加重。长期反复脱垂,可引起神经损伤并导致肛门失禁,还可能出现出血、水肿、绞窄坏死、皮肤湿疹等并发症,因此需积极治疗。

二、病因

现代医学关于直肠脱垂发病机制的学说目前主要有两种,即滑动性疝学说和肠套叠学说:

1.滑动性疝学说 1912年由Moschcowitz提出,该学说认为直肠脱垂的发生发展实际是疝的发生过程。起初是直肠膀胱凹陷或直肠子宫凹陷在直肠前壁向下通过盆底而形成疝,当腹压增大时,直肠前壁随这个凹陷的加深向下滑动,通过直肠壶腹,逐渐脱出到肛门外(图13-15)。

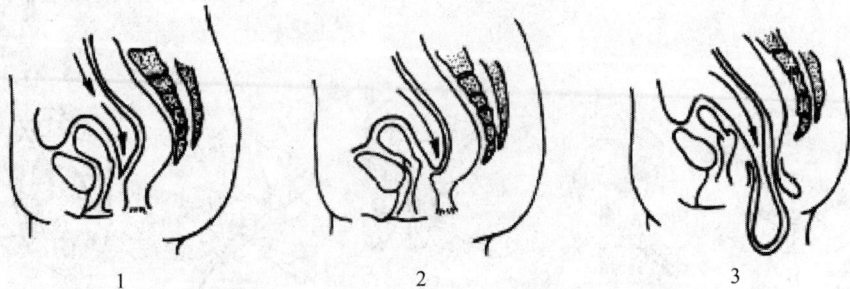

图13-15 Moschcowitz(1912)滑动性疝学说图解
1.直肠结肠子宫陷凹加深;2.直肠前壁突入直肠壶腹;3.直肠前壁脱出肛门外

2.肠套叠学说　1968 年由 Broden 和 Senllman 提出,认为直肠脱垂是由直肠、乙状结肠相连接处出现肠套叠而引起,正常时该连接处固定于骶骨岬附近,固定点受伤后,套叠可反复发生,直肠部分被推压逐渐向下移位,乙状结肠部分亦被牵拉下移,最终脱出肛门形成本病(图 13－16)。近年来较多的学者同意此学说。如 Theuerkanf 用特殊的 X 线活动摄影术,发现直肠脱垂首先发生在乙状结肠和直肠的交界固定点处,进一步证实了肠套叠学说的正确性。

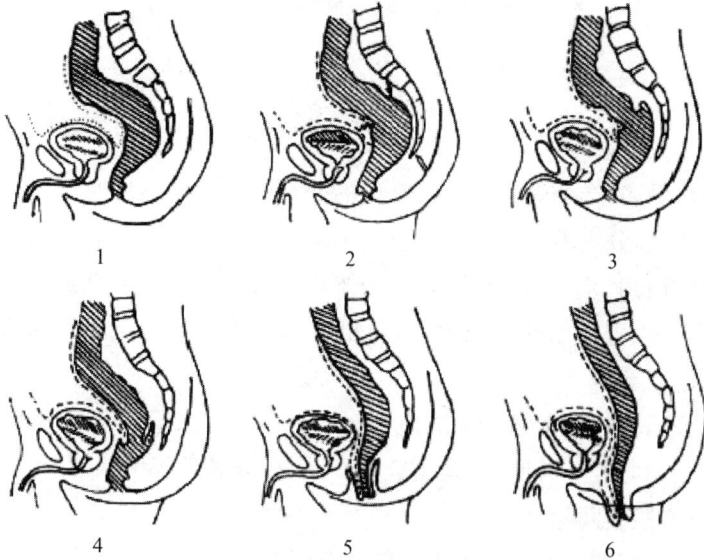

图 13－16　乙状结肠、直肠套叠(脱垂)图解

1.直肠与盆腔组织的正常关系;2.套叠早期;3.直肠固定点下降,直肠上端与骶骨分离;4.直肠固定点继续下降,盆腔陷凹变深;5.套叠完全形成,直肠可脱出;6.套叠后期,直肠可完全脱出,可有部分乙状结肠脱出

基于包括以上两种发病机制在内的众多学说,可将直肠脱垂的病因概括为以下几点:

(1)小儿时期身体发育不成熟:小儿直肠前侧和两侧凹陷较低、脊椎骶曲未形成而不能有效承托直肠、盆腔内的肌肉等支持组织发育不全而对直肠的牵拉力量不足等因素,导致腹压持续增高时,较成人更易形成脱出。这也是小儿直肠脱垂的主要的原因。

(2)体质虚弱:妇女多次分娩、久病体弱、年老体衰、营养缺乏等可导致盆腔内肌肉组织松弛无力和直肠周围脂肪等支持组织缺乏,从而失去对直肠的支持固定作用,不能维持直肠的正常位置,易导致直肠脱垂。

(3)腹压增加:久蹲和长期腹泻、便秘、慢性咳嗽、哮喘等疾病可持续性增加腹压,推压直肠下移而发生直肠脱垂。

(4)牵拉作用:较大的痔核、肛乳头瘤、息肉等反复脱出肛门外,将直肠黏膜层长期向下牵拉,可引起黏膜松弛性脱垂。

(5)损伤因素:手术、外伤等导致的肛门周围神经或肛管直肠环损伤,可引起肛门括约肌松弛,使其托举的力量减小,而易出现脱垂。

三、病理

1.直肠黏膜脱垂　直肠黏膜层与肌层之间的组织发生分离、断裂,对黏膜的固摄作用消失，黏膜松弛、下移，甚至脱出肛门，如经常暴露在体外，受摩擦、挤压等刺激会出现循环障碍及炎症，并导致水肿、糜烂、黏膜增厚等病理改变。

2.直肠全层脱垂　直肠周围的支持组织和肌肉松弛，固定提升功能减弱，使直肠与其分离下移，而出现全层脱垂，重者牵拉部分乙状结肠脱出肛门。除出现与黏膜脱出相同的病理改变外，脱出时间较长未能回纳者，还可发生肠壁坏死。

长期反复的直肠脱垂，可使肛门长期受到扩张而松弛无力，发生肛门松弛，而肛门松弛又进一步加重脱垂，形成"脱垂－肛门松弛－加重脱垂"的恶性循环。

四、分类

(一)现代医学分类法

本病分类方法颇多，迄今尚未统一。常用的分类方法有以下几种。

1.根据脱垂程度，分为不完全性和完全性两种：

(1)不完全性直肠脱垂：脱出部仅为直肠下端黏膜，故又称黏膜脱垂。脱出长度为 2～3cm，一般不超过 7cm，黏膜皱襞呈放射状，脱出部为两层黏膜组成。脱垂的黏膜和肛门之间无沟状隙。多见于儿童。

(2)完全性直肠脱垂：为直肠的全层脱出，严重者直肠、肛管均可翻出肛门外。脱出长度常超过 10cm，甚至 20cm，呈塔形，黏膜皱襞呈环状排列，脱垂部为两层折叠的肠壁组成，触之较厚，两层肠壁间有腹膜间隙。

2.单纯性和非单纯性分类法　脱垂不伴有会阴正中疝者称单纯性直肠脱垂；如脱垂伴有会阴正中疝则称非单纯性直肠脱垂。

3.内脱垂和外脱垂分类法　是目前广泛使用的分类方法。

(1)内脱垂：狭义的内脱垂是指直肠腔内肌层与黏膜分离，导致黏膜松弛、堆积肠腔但未脱出肛外者，多由便秘久蹲引起，一般在肛门镜检查时发现。广义的内脱垂还包括直肠内套叠，即脱垂较轻，肠管下移距离较短，未能脱出肛外或脱垂位置较高，肠管下套叠后仍位于直肠腔内而未脱出者，这两种情况是直肠脱垂的初始阶段，但因无脱出之症状，患者在此阶段一般不会就诊，故较少见。

(2)外脱垂：临床上所指的直肠脱垂多为外脱垂，即在腹压增加时可脱出肛外者。针对外脱垂的分类方法包括以下衡水会议分类标准和三级分类法。

1)衡水会议分类标准：该分类法目前在国内广泛应用于临床，是由 1975 年衡水全国学术会议制定，将直肠脱垂分为三度(图 13－17)：

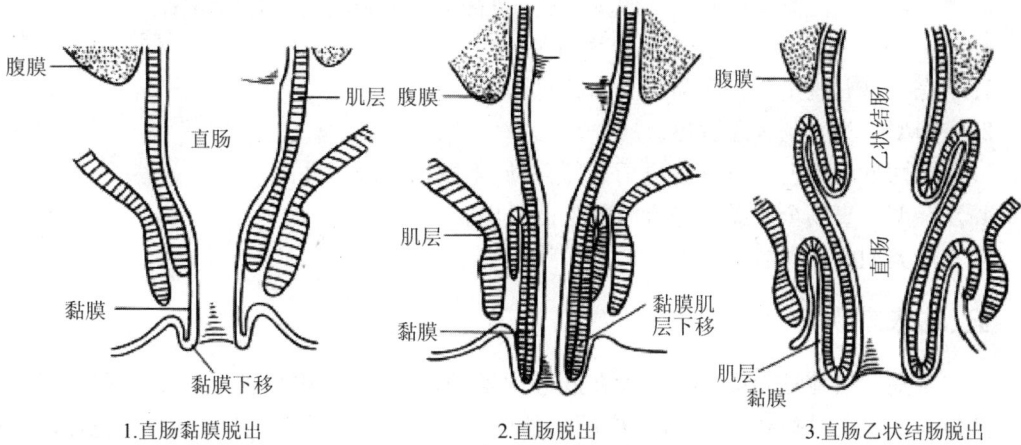

图13－17　直肠脱垂分类

Ⅰ度直肠脱垂：排便时或增加腹压时，直肠黏膜下移脱出肛门外。便后自行回纳，脱出长度在4cm以下，肛门括约肌功能尚好。

Ⅱ度直肠脱垂：排便或增加腹压时，直肠全层脱出肛外。需用手助其回纳。脱出长度可达4cm～8cm，肛门括约肌松弛，有时可见直肠黏膜出血、糜烂，需手托复位。

Ⅲ度直肠脱垂：排便或增加腹压时，肛管、直肠及部分乙状结肠脱出肛外。不能自行复位且手助其回纳也较困难，脱出长度达8cm以上，肛门括约肌松弛无力，不脱出时肛门松弛，闭合不紧，可见直肠黏膜糜烂、出血。

2）三级分类法：该分类法是根据脱垂的轻重及脱垂返折沟的存在与否而分类的。所谓脱垂返折沟是指脱出肠管与肛管直肠间的环状沟。

一级直肠脱垂：直肠黏膜与肌层分离并脱出肛外。此级病变较轻，仅为黏膜脱垂，并未累及肠壁全层。

二级直肠脱垂：脱垂部分为肠壁全层，脱垂返折沟存在或大部分存在。

三级直肠脱垂：脱垂为肠壁全层，返折沟消失或大部分消失。这说明肛管也全部脱出或大部分脱出，另外或有部分乙状结肠也有外脱。

4. 2002年厦门会议分类标准

（1）一型：不完全性直肠脱垂，即直肠黏膜脱垂。表现为直肠黏膜层脱出肛外，脱出物呈半球形，其表面可见以直肠腔为中心的环状黏膜沟。

（2）二型：完全性直肠脱垂，即直肠全层脱垂。脱垂的直肠呈圆锥形，脱出部表面，可见以直肠腔为中心呈同心圆排列的黏膜环形沟根据脱垂程度分为三度：

Ⅰ度：即隐性直肠脱垂，腹压增加时，直肠在壶腹部发生套叠，尚未脱出肛外。

Ⅱ度：为直肠全层脱垂于肛门外，肛管位置正常，肛门括约肌功能正常，不伴有肛门失禁。

Ⅲ度：为直肠和部分乙状结肠及肛管脱出于肛门外，肛门括约肌功能受损，伴有肛门不完全性或完全性失禁。

（二）其他分类方法

1977年Altemier也将直肠脱垂分为三型：

1. 黏膜脱垂型　为一种假性脱垂。成人常合并有内痔或混合痔。

2. 肠套叠型　表示全层脱垂，不合并肛管脱垂及滑动性疝。

3.滑动疝型　直肠及肛管全部脱垂,是一种真正的直肠脱垂。此型多见。

1979年荒川广太郎将直肠脱垂分为五型:

1.不完全型　脱出为直肠黏膜及部分直肠壁。

2.完全型　为直肠全层脱出。

3.不显性型　为上部直肠套叠于下部直肠,不脱出于肛门外。

4.复杂型　直肠全层脱垂伴有周围脏器脱出。

5.其他类型的直肠脱垂。

五、临床表现

1.内脱垂　松弛黏膜或套叠肠管在肠腔内堆积,主要引起出口梗阻型便秘和便不尽感,多无其他局部或全身症状。检查时,黏膜松弛可在肛门镜下直接观察到,呈淡红色,并表现为黏膜褶皱、堆积堵塞肠腔,指诊时黏膜皱襞柔软;如为直肠全层套叠,检查则需患者下蹲并屏气用力,指诊可及其肠壁呈环状折叠,质地较硬而富有弹性。

2.外脱垂

(1)症状

1)脱出:脱出是直肠脱垂的最典型症状。初期,多在便时下蹲用力后脱出,便后可自行还纳复位。随着病情迁延日久,脱出物逐渐增长、变粗,咳嗽、屏气用力、下蹲时也会脱出,并且不易复位,须用手托回肛内或卧床休息,方能还纳。脱出物还纳情况与其大小有关,如脱出体积较大,还纳较难,体积小,则还纳易。脱出后如未及时还纳,还可出现脱垂嵌顿,重者可出现绞窄或坏死。

2)出血:初期一般无出血症状。病久反复脱出和纳入,以及衣裤摩擦的刺激,可使肠黏膜发生充血、水肿和糜烂,出现大便时滴血、粪便带血或擦血,一般出血量均较少。

3)潮湿和瘙痒:长期的脱出等同于反复被动扩肛,可使括约肌收缩功能下降,肛门弛张闭合不紧,肠内黏液可外溢;脱垂长时间暴露不还纳,受外界刺激后,分泌物可增多。以上两种情况,均可使肛周出现潮湿和黏液、分泌物刺激导致的皮肤瘙痒。

4)坠胀:多由脱出肠段的炎症及其压迫肛门,影响血液淋巴回流引起。脱出后长时间不还纳或嵌顿则可引起较强烈的坠胀感。

5)其他症状:除以上症状外,直肠脱垂尚可引起腰骶部酸痛、尿频和大便次数增多等。

(2)检查:专科检查时,脱垂段未脱出时肛门外观通常无明显变化,部分可因肠内溢液和分泌物刺激出现肛周皮肤增厚、皲裂、脱屑等湿疹样表现,重者还可发现肛门弛张、闭合不紧。患者下蹲并屏气用力,可使脱垂部分完全脱出肛外。其中Ⅰ度直肠脱垂多见于直肠黏膜脱出,属不完全性脱垂,脱出部分呈环状外翻,长度小于4cm,色淡红,不出血,质软,肛门括约肌功能良好者,站起后可自行还纳。Ⅱ度直肠脱垂,为直肠全层脱出,长度在4~8cm,颜色红,呈圆锥形,质软,表面为环状有层次的黏膜皱襞。便后需手法复位,肛门括约功能下降,为完全性脱垂。Ⅲ度直肠脱垂,为直肠全层或部分乙状结肠脱出,长度大于8cm,呈圆柱形,表面有较浅的环状皱襞,触之很厚,需手法复位,肛门松弛,括约功能明显下降,为重度脱垂。发生嵌顿者,多由Ⅱ度和Ⅲ度脱垂未能及时复位引起,嵌顿初起阶段,黏膜因静脉回流受阻而淤血、水肿,随着嵌顿时间延长,黏膜由红色逐渐变成暗红色,甚至出现表浅黏膜糜烂坏死,最后脱垂段如仍未还纳,则可出现绞窄或坏死。

六、诊断和鉴别诊断

1. 诊断

(1)内脱垂:属直肠黏膜松弛者,诊断主要依靠肛门镜检查;属直肠套叠者,肛内指诊可初步诊断,如排粪造影力排时直肠黏膜呈环形皱襞下移,形如"环凹状",则可确诊。

(2)外脱垂:直肠外脱垂的诊断主要依靠脱出症状和脱垂段的大小和外形特点。也可借助排粪造影诊断,表现为力排时肛门外出现圆柱或圆锥形黏膜皱襞及大小、长度不等的肿物。

2. 鉴别诊断

(1)直肠黏膜松弛与肛内痔核鉴别:二者均为齿线以上的黏膜隆起,但前者表现为黏膜松弛褶皱,呈粉红色,后者表现为黏膜饱满肿胀,颜色鲜红或暗红,并可有糜烂和出血点。

(2)Ⅰ度直肠脱垂与内痔脱出鉴别:Ⅰ度直肠脱垂脱出后呈环状,黏膜平滑光亮,色淡红,并可出现括约肌收缩力减弱;内痔脱出后可见到肥大的痔块,表面常呈紫暗色,痔块之间有黏膜凹陷形成的边界沟,指诊括约肌收缩有力。

七、治疗

直肠脱垂的治疗方法众多,包括保守治疗、注射治疗、手术治疗等,临床应根据脱垂类型不同,选用不同的治疗方法。

1. 保守疗法　保守疗法可暂时缓解脱出、坠胀等不适,多用于不宜行注射或手术治疗的患者。另外小儿直肠脱垂有自限性,也应以保守治疗为主,而不需要注射或手术。

(1)手法复位:用于防止脱垂段长时间暴露导致的充血、水肿甚至绞窄、坏死。复位时一般取侧卧位,医者带无菌手套并涂抹润滑剂,自脱垂段顶端向肛内持续用力压迫直至全部还纳复位,如患者因疼痛等不能完全放松,可在肛缘 3、6、9 点行局部麻醉,肛门松弛后,配合手法亦可复位。

(2)其他方法:肛门闭合不紧者,可通过锻炼加强括约肌收缩力量缓解,通常的方法是每日分 2～3 次做提肛运动 60～90 次。另外直肠脱垂患者还应注意增加营养、避免劳累、保持肛门清洁和积极治疗其他可引起腹压增的慢性病和消耗性疾病。

2. 注射疗法　该法是目前国内治疗直肠脱垂的主要手段。注射方法主要有直肠黏膜下点状注射、柱状注射和直肠周围间隙注射,常用的药物包括芍倍注射液、5%～10%酚甘油、5%的苯酚植物油、枯痔液、消痔灵注射液等。安氏疗法治疗直肠脱垂的基本方法是芍倍注射液点状和柱状注射,由于芍倍注射液既非坏死剂也非硬化剂,因此可有效避免感染、坏死出血和黏膜硬化等诸多后遗症,具有更高的安全性,自 1989 年起芍倍注射法已应用近 30 年,未发现有关其明显副作用的报道。不仅如此,通过对其 25 年来的回顾性统计分析发现,芍倍注射法还具有痛苦小、疗程短、操作简便和疗效显著、可重复的特点,一项关于芍倍注射法治疗直肠外脱垂的回顾性研究(2003—2012 年)显示:其术后 6 月复发率为 1.56%,术后 3～10 年复发率仅为 18.75%,并且复发者脱垂段的长度较治疗前均明显变短,再次行芍倍注射治疗,仍可痊愈。

现将安氏芍倍注射法治疗直肠脱垂的具体方法介绍如下:

(1)芍倍注射液黏膜下注射术(图 13-18)

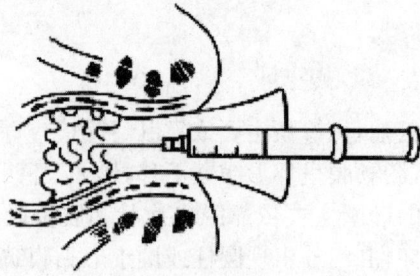

肛门镜下注射

图 13－18　黏膜松弛注射

适应证：黏膜松弛型内脱垂。

禁忌证：急、慢性肠炎和腹泻。

使用药物：1∶1 浓度芍倍注射液（1 单位芍倍注射液加 1 单位 0.5％利多卡因）。

操作方法：取侧卧位，常规消毒铺巾，局麻松弛肛门。①肛门镜下暴露松弛隆起的黏膜，在隆起明显处进针，遇抵抗感后退针给药，每个注射点黏膜下注射药物 1～2ml，以黏膜饱满为度。②视野内注射完毕后，退镜继续注射，直至齿线以上。根据黏膜松弛程度，可酌情调整注射点位数量和药量。③在肛镜下检查有无遗漏注射点，如有遗漏可补充注射。④压迫针孔出血点以止血，术毕。

术后处理：术后当日予半流食，次日起正常饮食。常规应用抗菌药物 3～5 天预防感染。术后 24 小时可排便。

操作要点和注意事项：

1）肛门镜下要充分暴露松弛隆起的黏膜，选择隆起明显处注射。

2）进针遇抵抗感后退针给药，每点注射完毕后以光亮饱满为佳，呈淡粉色。可随着肛门镜退出，沿其顶端环状逐层向下均匀注射，勿集中于一点。

3）注意注射点位应均匀分布，不能过于集中，勿过深注射入肌层或过浅注射入黏膜内。女性前侧直肠阴道壁较薄，男性有前列腺存在，注射时注意防止刺穿或刺伤。

4）凡肝肾功能严重异常、放化疗后、凝血功能障碍或伴其他严重内科疾病者，为避免局部刺激和出血不止，禁止注射，可使用芍倍注射液原液保留灌肠。

（2）芍倍注射液黏膜下注射加近心端黏膜结扎固定术（图 13－19）

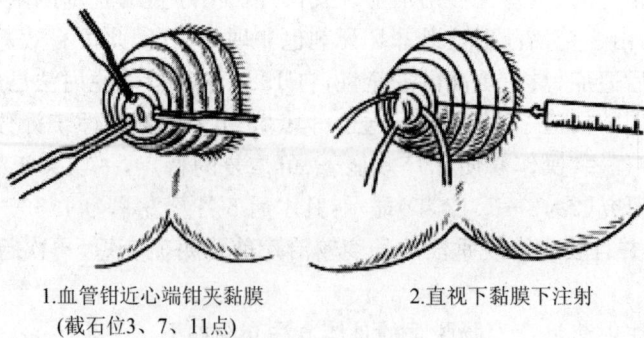

1.血管钳近心端钳夹黏膜　　　2.直视下黏膜下注射
　（截石位3、7、11点）

图 13－19　近心端结扎、注射

适应证：Ⅰ度和较小的Ⅱ度直肠脱垂。

禁忌证:急、慢性肠炎和腹泻。

使用药物:芍倍注射液原液。

操作方法:取侧卧位,常规消毒铺巾,局麻松弛肛门。①嘱患者屏气用力,肛门努挣,使脱垂部分充分暴露在肛外。体弱者侧卧位不能完全暴露脱垂时,可将干纱布置入肠腔与患者共同向外用力协助其脱出。②在近心端(肛门远端)同一层面上,用弯头止血钳钳夹截石位3、7、11点的黏膜,并用丝线结扎固定,以作为注射标记。如脱垂较长,可以近心端结扎点为基础,在其上方选择不同层面再做一至两圈环状结扎,所选层面之间和结扎点之间均保持1~1.5cm间距。③小角度或平行进针,分别向未翻出的肠腔黏膜下层和暴露在肛外的结扎点间黏膜下层均匀注射芍倍原液,使其饱满。④注射完毕后,将脱垂部分全部手托还纳肛内。肛门松弛者,结扎齿线以上黏膜紧缩肛管。⑤在齿线上区未注射的位置补充注射,以防遗漏。⑥乳胶管引流,包扎固定。

术后处理:术后当日禁食,次日起少量进半流食。常规静脉补液,并使用抗菌药物5~7天预防感染。术后48小时排便,便后正常饮食,并每日以生理盐水清洁灌肠。

操作要点和注意事项:

1)术前使脱垂部分充分暴露在肛外。

2)近心端结扎时,切勿结扎到肌层,以免结扎线脱落后出血。

3)注射时小角度或与脱垂平行进针,进针遇抵抗感后退针给药,勿过深注射入肌层或过浅注射入黏膜内,注射以饱满为度。

4)注射过硬化剂的患者,其直肠黏膜质脆易出血,结扎和注射进针时需谨慎,必要时给予止血药物。

(3)芍倍注射液黏膜下注射加黏膜多点结扎固定术

适应证:Ⅱ度较大和Ⅲ度直肠脱垂。

禁忌证:急、慢性肠炎和腹泻。

使用药物:芍倍注射液原液。

操作方法:取侧卧位,常规消毒铺巾,局麻松弛肛门。①嘱患者屏气用力,肛门努挣,使脱垂部分充分暴露在肛外。②在近心端同一层面上,用弯头止血钳钳夹截石位3、6、9、12点的黏膜,并用丝线结扎固定,以此作为注射和结扎的起始位置。③小角度或平行进针,自注射起始位置向未翻出的肠腔黏膜下层均匀注射芍倍原液,并使其饱满。④自脱垂顶端起始位置开始至脱垂底部,沿直线每隔1~1.5cm做黏膜结扎固定,使结扎点成一纵行。⑤保持结扎点纵行与纵行之间的平行及间距约2cm,重复步骤④结扎脱垂段的全部黏膜。⑥在每两纵行结扎点之间的黏膜下,自脱垂顶端起至底部,纵向注射较多量的芍倍原液(柱状注射),使注药区隆起呈串珠状。⑦全部注射完毕后将脱垂手托还纳肛内,并于齿线上区黏膜补充结扎和注射,以达到防止遗漏,紧缩肛管的目的。⑧乳胶管引流,包扎固定。

术后处理:术后当日禁食,次日起少量进半流食。常规静脉补液,并使用抗菌药物5~7天预防感染。术后48小时排便。便后正常饮食,并每日以生理盐水清洁灌肠。

操作要点和注意事项:

1)结扎点的多少由脱垂部分的大小决定。

2)Ⅱ度较大或Ⅲ度脱垂各行结扎点应平行等间距,以保证受力均匀。

3)结扎固定时,切勿结扎到肌层,以免结扎线脱落后出血。

除芍倍注射法外,目前临床仍在使用的直肠脱垂注射疗法还包括明矾液注射法和消痔灵注射法。明矾液和消痔灵注射液均为硬化剂,使用时需严格掌握用药剂量和操作规程,以避免后遗症的发生。

(4)明矾液直肠周围注射术

适应证:完全性直肠外脱垂。

使用药物和器械:药物为 6%～10%浓度明矾液,常用浓度为 7%,制液时需加枸橼酸钠稳定剂,或加适量普鲁卡因。特殊器械为 8cm 长封闭针头。

操作方法:取臀高伏卧位,常规消毒,局部浸润麻醉。①一手示指伸入肠腔内作引导,另一手持注射器,自左中位或右中位(截石位 3 点或 9 点)距肛缘约 1～2cm 处进针,进针后先平行肛管,当穿过肛管直肠环后使针斜向外侧。②刺入 4～7cm,至直肠黏膜下层,此时引导示指可感到与刺针仅有一薄膜之隔,触得明显。回抽无血,缓慢注入药液,约注入 2/5,退针向外继续注完。注意勿将药液注入括约肌内,否则可引起疼痛,并可降低疗效。③同样方法在对侧中位注射,必要时还可增加前、后中两处注射点,严重者除上述几处刺点外,右后、左前、左后也可穿刺注药,但前中位不宜注射。如为 7%浓度,成人总用药量一般为 20～60ml。④将裹有硬橡皮管的凡士林纱卷放入肛管直肠腔中,以压迫固定,术毕。

注射前后处理:术前 1 日起进软食,当晚用温生理盐水灌肠,注射当日限制进食量,注射前 3～5 小时再次灌肠。注射后卧床休息 1～2 天,必要时可控制大便 2 天,如有全身或局部不适,应及时处理。

(5)消痔灵黏膜下加直肠周围间隙注射法

适应证:完全性直肠脱垂。

使用药物和器械:黏膜下注射药物使用 1∶1 消痔灵注射液(1 单位消痔灵加入 1 单位 0.25%利多卡因);高位间隙注射使用消痔灵原液。特殊器械为 7.5 号腰穿针。

操作方法:骶麻成功后,患者取膀胱截石位,常规消毒。

1)骨盆直肠间隙注射:①用 7.5 号腰穿针,自截石位 3 点肛缘外 1.5～2cm 处平行肛管进针,通过肛提肌后进入骨盆直肠间隙,此时使针斜向外侧。②将另一手示指伸入肛内,确定未穿透直肠壁则继续进针至腰穿针全部刺入,触摸肠壁感知针尖部位,如感到与针尖仅隔肠壁肌层,触得明显,即为正确刺入部位。③回抽无血,可开始边注药边退针,使药液呈柱状均匀分布,一侧注射药量为 15～25ml。

2)直肠后间隙注射:①更换腰穿针头及手套。②一手示指在肛内引导,另一手持针自 6 点位肛门与尾骨尖中点处进针约 7cm。③针尖活动于直肠壁后,表明已达直肠后间隙,退针给 10～15ml。

3)直肠黏膜下多点注射:在喇叭状肛门镜下,自齿线以上 8cm 起向下,每 1～2cm 看做一截面,并自上而下在每一截面均匀选取 4～6 个点位注射药液,每点均注射 1ml 到黏膜下。如上一截面注射在 1、3、5、7、9、11 点,则下一截面注射在 2、4、6、8、10、12 点,如此错落注射,直至齿线上方。

注射后处理:术后当日禁食,使用抗菌药物 7 天,控制排便 5 天,注意卧床休息,避免过度活动和增加腹压。

3.手术治疗 直肠脱垂的手术治疗方法有数十种,以下介绍常用的几种方法。

(1)外括约肌紧缩术:单纯紧缩外括约肌并不足以消除脱出症状,因此临床多在注射术基础上使用该法。

适应证：直肠脱垂伴有肛门松弛或不全失禁者。

操作方法：取侧卧位，常规消毒，行局部浸润麻醉或骶管麻醉。①在截石位3点和9点位距肛缘1cm处，分别做一放射状切口，切除游离皮肤，分离皮下组织，使外括约肌暴露。②将蚊式止血钳垂直插入肌束内并予以分离，分离肌束的多少由肛门松弛程度决定，挑起被分离的肌束，以细丝线贯穿缝扎，切除缝扎线以上肌肉组织。紧缩后的肛门在麻醉下应可容纳2指而略紧。③创面止血，不必缝合，包扎固定，术毕。术后每日换药至创面愈合。

（2）肛门环缩术：作用机制是使肛缘一周因异物刺激产生慢性炎症，并形成环状炎性瘢痕，以帮助缩肛。

适应证：直肠脱垂合并有括约肌收缩无力者。

操作方法：取侧卧位或截石位，常规消毒，行局部浸润麻醉或骶管麻醉。①在肛门前后正中位置（12点位和6点位），距肛缘2cm处，各作一小放射状梭形切口，切开皮肤约0.5cm。②切除游离皮肤后，用弯头止血钳在前正中切口创面上向下分离皮下组织，至外括约肌下缘。③环绕肛门沿右半侧外括约肌下缘作钝性分离，直至止血钳钳尖自后正中切口穿出。④穿出后钳夹住可吸收缝合线的一端，并退钳将其从前正中切口拉出。同法将该可吸收缝合线另一端置入肛缘左半侧皮下，使其围绕肛门成一圆环，而两线头均位于前正中切口。⑤助手将示指放入肛内，术者拉紧两线头并结扎，以肛门紧贴示指为度。⑥剪除多余缝合线，将线头埋入外括约肌皮下层下方，缝合皮肤前后正中切口，术毕（图13-20）。另外也有人用大弯圆针代替止血钳，将可吸收线贯穿切口（图13-21）；还有人选择用金属丝线代替可吸收缝合线，但置入半年后须取出。

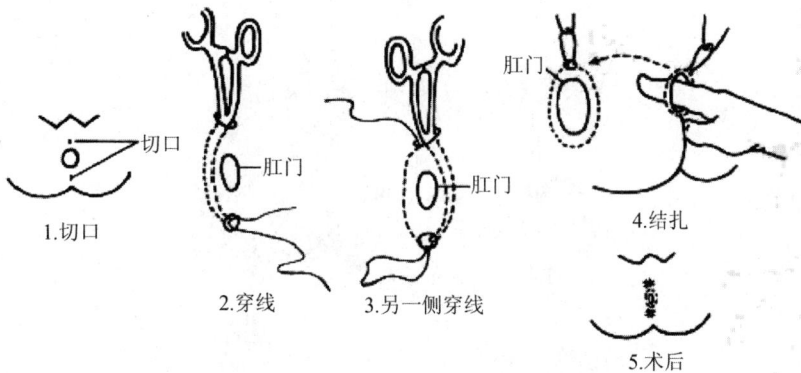

图13-20 肛门环缩术

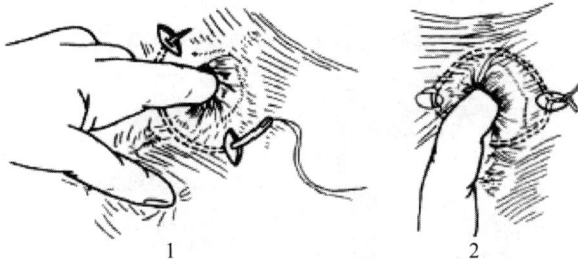

图13-21 肛门环缩术

（3）括约肌折叠术

适应证：直肠脱垂合并肛门松弛者。

操作方法：取截石位，常规消毒，行局部浸润麻醉或骶管麻醉。①在肛门前方，9点至3点位，距离肛缘2cm处，做一半环形切口。②游离切口和肛缘间的皮肤、皮下组织，并向后翻转，暴露出外括约肌，可见外括约肌由肛门两侧向内向前，行向会阴。③自两侧外括约肌汇合处向肛管方向分离，可见到与内括约肌形成的三角间隙。缝合两侧外括约肌，闭合间隙，使肛门紧缩。④缝合皮肤，术毕（图13－22）。

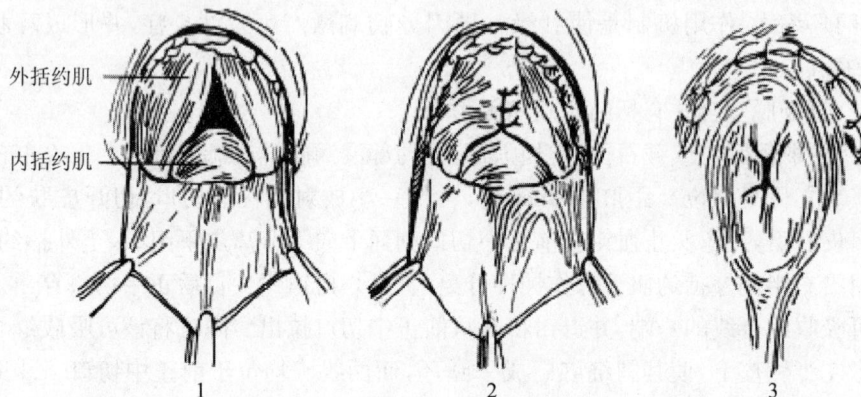

图13－22　括约肌折叠术

（4）Altemeir手术（经会阴直肠乙状结肠部分切除术）：该法适用于年老体弱不能耐受经腹手术者，及脱垂段嵌顿或肠管已坏死者，手术时需切除脱垂肠段并吻合断端，可同时修补滑动性疝及肛提肌（图13－23）。优点是麻醉浅、创伤小，年老体弱者易耐受、解剖结构清晰便于操作及复发率低。但可出现直肠狭窄、盆腔内及泌尿系感染等并发症。

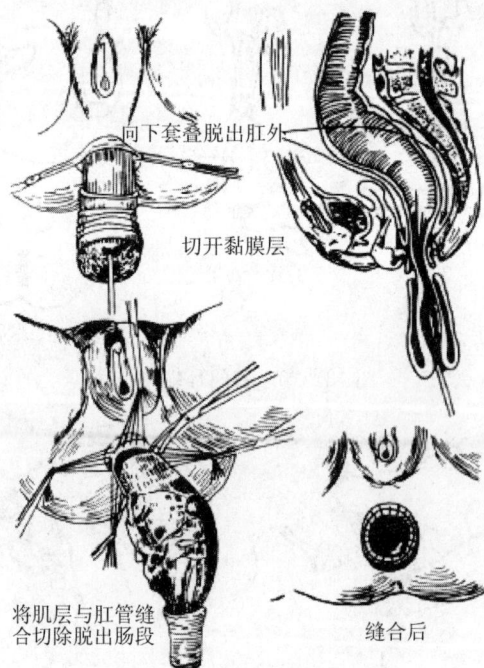

图13－23　Altemeir手术

（5）直肠前壁折叠术：该法适用于成人完全性直肠脱垂，由沈克非于 1953 年提出。术中开腹、游离直肠，自直肠和乙状结肠移行部位开始向下，折叠直肠前壁 4～5 层并在每层缝合固定，最后再将直肠两侧壁骶前筋膜缝合固定。该法缩短了直肠前壁，并使直肠变硬且与骶部固定，既解决了直肠本身病变又加强了直乙交界固定点，符合直肠脱垂的发生学说。该法可引起小便时下腹痛和残余尿等并发症。

（6）Goldberg 手术（直肠缝合固定加乙状结肠部分切除术）：适用于成人完全性直肠脱垂伴便秘和乙状结肠冗长者。术中需游离并提高直肠后，将直肠侧壁与骶骨嵴膜固定，同时切除冗长的乙状结肠。该法避免了经会阴切除由脱垂肠管的并发症，效果良好，术后复发少，是目前治疗直肠脱垂较满意的手术方法。也有人认为只行切除不做固定，亦可取的相同的疗效，并避免了骶前固定出血的危险。

（7）Ripstein 手术（直肠前悬吊固定术）：适用于成人完全性直肠脱垂。术中将直肠后壁游离到尾骨尖，提高直肠。用宽 5cm 的 Teflon 网悬带围绕上部直肠，并固定于骶骨隆凸下的骶前筋膜和骨膜，将悬带边缘缝于直肠前壁及其侧壁，不修补盆底。该手术操作简单，不需切除肠管，复发率及死亡率均较低。但可出现粪嵌塞、骶前出血、直肠狭窄和悬带滑脱等并发症。

（8）Ivalon 海绵植入术（直肠后方悬吊固定术）：适用于成人完全性直肠脱垂，最初由 Well 于 1959 年阐述。术中游离直肠前壁至肛提肌水平，游离后壁至肛管直肠环上缘，切断直肠侧韧带上半部分，置入 Ivalon 海绵片并缝合固定于骶前筋膜正中线，最后牵拉直肠并用海绵片包绕、缝扎固定。该术式有盆腔感染的报道，并且效果较其他悬吊方法稍差，故应用有减少的趋势。

（9）Nigro 手术（耻骨直肠肌悬吊术）：适用于盆底缺损较大直肠角完全消失的完全性直肠脱垂，由 Nigro 于 1970 年首先提出。术中需在直肠深筋膜与骶前筋膜间游离直肠后壁达尾骨尖，将 Teflon 网带固定在直肠侧壁和后壁，并将其两端从耻骨联合两侧闭孔牵出，缝合固定在耻骨结节和耻骨梳韧带上。该术式重建了肛直角，改变了直肠的垂直状态，疗效较好。

（10）腹腔镜手术：腹腔镜手术治疗直肠脱垂是直肠脱垂治疗的最新进展，国外关于这方面的报道较多，包括腔镜下直、结肠切除术、悬吊固定术和直肠缝线固定术等，但尤其适用于悬吊术。该方法操作方便、患者痛苦小，术后恢复快，并发症少，缺点是手术时间较长，手术效果受术者技术水平影响较大。

（张睿）

第四节　肛门直肠狭窄

肛门直肠狭窄是指肛门、肛管和直肠由于先天缺陷或后天炎症、手术损伤等因素，内径缩小、腔道变窄、粪便通过受阻排出困难的疾病。且多伴有肛门疼痛、便形细窄。肛门直肠狭窄分为先天性与后天性两大类。先天性肛门直肠狭窄属于先天性肛门直肠畸形的一种，后天性肛门直肠狭窄多由于炎症、手术不当、肿瘤压迫所致，肛门直肠狭窄是多种肛肠疾病或肛肠损伤的结果和临床表现，不是一个独立存在的疾病。本章主要阐述后天各种因素所致的狭窄。

一、肛门狭窄

(一)病因

现代医学将本病病因进行归纳,有以下四个原因:

1.先天性畸形　在胚胎中,直肠与肛管之间的肛门直肠膜发育失常,出生后此膜未消失或裂开不全,形成肛门闭锁或肛门狭窄(又称小肛门),出生后肛门闭锁处理不当,可以导致肛门狭窄。

2.炎症　如肛门直肠周围脓肿、肛瘘、溃疡、梅毒、淋病、性病淋巴肉芽肿等局部炎症侵犯肛管和肛门,致使纤维组织增生,瘢痕挛缩形成狭窄。

3.损伤和手术不当　如肛门部外伤、烫伤、激光;手术时切除肛管皮肤太多;结扎痔核在3处以上未保留足够的皮桥;外用腐蚀性药物,注射硬化、坏死剂导致局部瘢痕组织过度增生,均可引起狭窄,近年有人将用于治疗胃底食管静脉曲张的药物聚桂醇注射液用于肛门直肠局部疾病的治疗,该药局部注射后可快速导致血管闭塞,进而导致局部组织缺氧坏死,正常组织坏死后,大量瘢痕组织再生修复,瘢痕挛缩,常导致严重的肛管狭窄。

笔者临床统计,约80%的瘢痕性肛管狭窄是由外涂腐蚀性药物和激光烧灼所致,其余为各种手术不当引起(如注射硬化剂、坏死剂或手术切除肛管皮肤过多)。这些因素造成肛管皮肤损伤过多,创口愈合过程中瘢痕挛缩即引起狭窄。因此,临床医生应努力提高技术水平,采用科学的治疗方法,更不应盲目扩大药物适用范围,避免医源性损伤。

4.肿瘤　肛管局部肿瘤、性病性淋巴肉芽肿、平滑肌瘤、畸胎瘤等,也可引起肛门狭窄。

肛门与肛管周围皮肤及皮下组织由于慢性炎症,发生组织细胞、淋巴细胞和单核细胞的炎症浸润及纤维结缔组织增生,形成瘢痕,造成肛管缩窄变形。这种病理改变常侵犯肛门内、外括约肌,肛门括约肌中纤维结缔组织增加,肛门括约肌顺应性下降,导致肛门狭窄。肛管周围良性肿瘤压迫或与括约肌粘连,炎症浸润,影响括约肌弹性和舒张,或病变压迫肛管使腔道变窄,均可造成粪便通过困难。

(二)临床表现

肛门狭窄所具有的特殊症状是大便困难,便条变细或呈扁条形,患者自觉肛门变小。由于排便时通过狭窄处造成损伤,便时、便后均有疼痛和肛门挛缩感觉,排便困难造成排便的恐惧症,进而导致习惯性便秘,并可继发肛裂;长期排便困难者还伴有腹胀、腹痛、恶心、食欲缺乏、消瘦等全身症状,严重的瘢痕性肛门狭窄,肛门括约肌顺应性变差,舒张收缩功能均受影响.排便困难同时由肛门闭合不全,导致肠液外溢,刺激肛周皮肤出现湿疹、瘙痒等。

(三)诊断与鉴别诊断

根据患者临床症状,追溯病史,如肛门部发生过感染,做过手术以及注射疗法或外用腐蚀性药物等,结合肛门局部检查,肛门或肛管狭小,示指通过困难,有的可摸到坚硬环状狭窄或管状狭窄,肛门处有时可见浅的裂口。可做作钡剂灌肠拍片,排除肛管以上的直肠结肠有无病变,如肛管狭窄不十分严重,作结肠镜检查进一步明确有无其他结直肠占位病变。

1.肛管狭窄与肛裂鉴别,肛裂有典型的溃疡,无手术史,伴有括约肌痉挛。

2.肛管狭窄与肛门梳硬结症鉴别,肛门梳硬结症多为某一点硬结,不伴有狭窄现象。

(四)治疗

1.非手术疗法可以缓解大便排泄困难和疼痛。

(1)内服润肠通便药物：如麻仁润肠丸、槐角丸、液体石蜡、乳果糖口服溶液、聚乙二醇散剂、酚酞片等。

(2)扩肛法：此法适用于注射疗法和外剥内扎术所致的肛管处狭窄。用手指、肛门镜或直径不同的扩肛器，涂上滑润剂扩肛，使肛门逐渐扩大。笔者认为，对于注射术的环状狭窄和切除肛管皮肤过多导致的狭窄，在扩肛治疗时最好用喇叭形肛门镜，操作过程中，扩张力度逐渐加大，患者有一适应过程，且肛门镜扩肛门受力均匀。对手术外剥内扎术易形成狭窄者，在创口未愈前，患者主诉肛门紧时，即用肛门镜扩肛法，也可以达到治疗的目的。

2.传统手术疗法 手术方式较多，可以随症选择。适于瘢痕性狭窄、肛门皮损过多者。

(1)扩肛术：侧卧位或截石位，局部消毒，局麻下，在肛门后正中线上，切开肛管皮肤和一部分括约肌，使肛门扩大，能顺利通过手指。术式同肛裂切开法。外用赛霉安散、生肌膏纱条，纱布覆盖。术后每日坐浴、换药、定期扩肛。

(2)扩肛缝合术

适应证：瘢痕性肛门狭窄。同前麻醉，如肛门大小，防止术后复发，不仅切开狭窄，而且要扩大肛门。手术操作及术后处理同肛裂切开缝合法。采用纵切横缝，使肛门扩大。有炎症时不宜使用此法，此法优点是不留瘢痕，伤口愈合快。

以上两种方法，操作简单，容易掌握，收效快，松解术后，在麻醉状态下，以三个3个指尖可自由进出肛门为度。术中切勿损伤过多的肛周皮肤、皮下组织，造成新的狭窄，术后中药坐浴，局部换药。

(3)纵切横缝术：适应证有肛门半周瘢痕狭窄。

患者截石位或侧卧位，局部消毒，麻醉下，于肛门瘢痕侧作一纵行菱形瘢痕切除，然后作横行缝合。使肛门与肛管直径扩大，在肛门缘外(瘢痕侧)2～3cm处作半环形减压切口，胶管缠纱条，肛门内填塞扩张肛管，包扎固定，术后每日坐浴，换药，5～7天拆线。术中要注意肛管顶端狭窄，松解瘢痕时，切口以切开瘢痕为度，不宜过深，以免伤及括约肌和出血。

(4)星状皮肤移动，肛管成形术

适应证：肛管管状狭窄，大面积瘢痕。术前3天进少渣饮食，预防性应用抗菌药物，手术当天清洁灌肠、备皮。手术方法：截石位，常规消毒，在骶管麻醉下，于肛门前后的切口范围内，各选择一处，切开瘢痕，直达正常的直肠黏膜和肛门皮肤，并根据肛门狭窄的范围程度，在肛门两侧彻底，切除瘢痕组织，扩肛后使肛门容纳双指为度。此过程不可损伤肛门内、外括约肌，将直肠黏膜用组织钳提起，潜行向上游离2cm，止血后在肛门左右两侧，各作3个联合的V形皮肤切口，切口直至皮下组织尖端向外，皮瓣最大宽度为3～5cm，潜行游离皮瓣四周。约0.5～1cm。皮瓣中心处应与皮下组织相连，以防供血障碍。将皮瓣内缘(即靠肛缘侧)和拖出的直肠黏膜，用1号丝线环状间断缝合，再将皮肤切口用1号丝线作V、Y形间断缝合，此时肛门皮肤即向肛管内滑动，推移2～3cm左右，形成新的肛管皮肤(图13－24)。肛管内放置油纱条，橡胶管，以压迫止血、固定皮瓣和肛门排气，肛门用敷料覆盖，胶布固定。

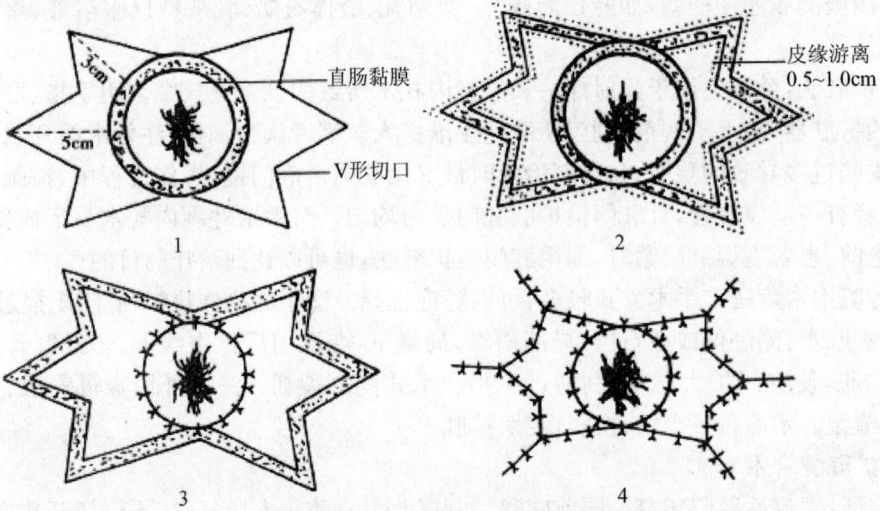

图 13-24　星状皮瓣移动肛管成形术

患者术后控制大便 3～4 天,给流质无渣饮食,便后安氏熏洗剂坐浴,肛门皮肤缝线处消毒,保持清洁,肛门注入九华膏,6～7 天拆线。缝线处如水肿可用高渗盐水纱布湿敷,术后 10天根据情况开始扩肛,每周 1～3 次左右。本法是肛管和直肠下端切开,切除瘢痕使肛门舒张,再对肛周皮肤 V 形切开,又以 Y 形缝合法,使皮瓣内移,并与游离的直肠黏膜缝合,重建肛管。但如有括约肌损伤者,可配合采用肛门紧缩术,注意伤口感染。

(5)肛门 Y-V 成形术

适应证:用于瘢痕半环状或环状肛管狭窄。

手术方法:患者取截石位或侧卧征,常规消毒,骶管麻醉下,在肛管前后正中线各作一口切入肛管。切口外端在肛门外再作两个切口,使切口呈 Y 形,切开皮肤及皮下组织,游离皮瓣,将皮瓣尖部牵拉向肛管,缝合于肛管切口的上端,然后缝合其余切口,使 Y 形切口变成 V形。这样肛门即可扩大舒张(图 13-25)。

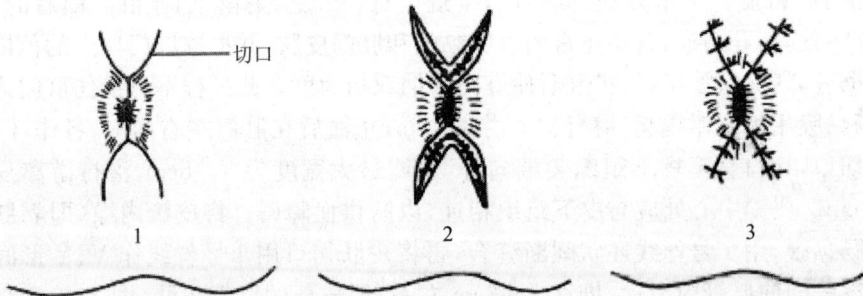

图 13-25　肛门 Y-V 成形术

3. 安氏瘢痕松解芍倍、糜蛋白酶注射术　其治疗瘢痕性肛门狭窄主要机制在于:瘢痕组织是肉芽组织经改建成熟形成的老化纤维结缔组织,主要由胶原纤维构成,而胶原纤维主要由胶原蛋白组成;糜蛋白酶为胰腺分泌的一种蛋白水解酶,能迅速分解变性蛋白质;芍倍注射液局部注射后,可在短时间内引起血管收缩,并引起蛋白质凝固变性,组织呈均质化改变,并有裂解现象。多点位瘢痕松解狭窄瘢痕环,之后瘢痕部位注射芍倍注射液,引起瘢痕内胶原蛋白变性,而后注射糜蛋白酶,糜蛋白酶将变性蛋白质水解,最后瘢痕组织减少消失,肛门狭窄得到治愈,该种方法创伤小,避免新生瘢痕形成,近期远期效果均理想。

手术方法:患者右侧卧位,局部常规消毒,0.5%利多卡因局麻成功后,以1%苯扎溴铵消毒肛管及肠腔。肛门镜下在狭窄瘢痕环表面做4～6处纵向切口,将芍倍注射液与0.5%利多卡因配成1:1浓度,用5ml注射器,7号针头抽取药液;而后将芍倍注射液均匀注射于已松解之瘢痕部位,总量控制在10～15ml左右,而后于上述位置注射以灭菌注射用水溶解的糜蛋白酶溶液10～15ml,再以浸有糜蛋白酶溶液的纱布缠绕于胶管表面,置于肛管内,支撑固定已松解的瘢痕环。

术后清热利湿、消肿止痛中药外洗,肛门换药,6～10天创面愈合。注射方法具有痛苦小,恢复快,手术方法简单,疗效可靠等优点。

二、直肠狭窄

直肠狭窄多发生在齿状线上3～5cm或在直肠壶腹部位。

(一)病因

1.直肠瘢痕 较多见,如直肠肿瘤切除,损伤直肠黏膜过多,浓酸、浓碱等腐蚀药物误入直肠,一些肛门治疗仪器使用不当灼伤而引起坏死;直肠内或直肠外注射大剂量腐蚀药物(如坏死剂或硬化剂),引起直肠壁广泛硬化或感染坏死,后期愈合过程中瘢痕大量形成,瘢痕挛缩均致管状狭窄(图13-26)。痔环切手术,直肠黏膜脱垂做黏膜环状切除术,易形成环状瘢痕致狭窄。

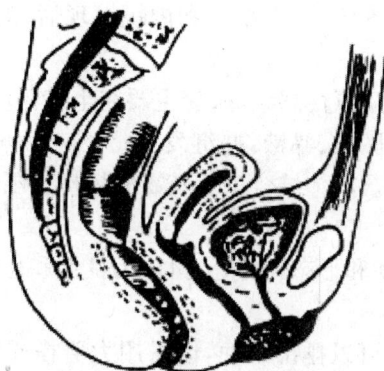

瘢痕性狭窄

图13-26 直肠环状狭窄

近年,有关硬化、坏死剂注射后致直肠狭窄的病例屡有报道,国内任德成、朱庄庄等报告硬化剂注射后一周出现直肠狭窄,其原因为硬化剂可使痔黏膜下蛋白凝固、纤维化增生,挛缩后形成瘢痕狭窄。笔者临床遇到一年轻男性,注射消痔灵后7天,出现大出血,检查时,直肠后壁发现2cm×4cm溃疡,于术后1个月出现大便困难,变细,直肠环状狭窄,给患者身心造成巨大伤害;近些年随着PPH手术开展日益广泛,由该种术式导致的直肠狭窄亦有增多趋势,该种狭窄多为环状狭窄。

2.肿物压迫 直肠肿瘤或邻近器官的肿物压迫,如前列腺肿瘤、直肠平滑肌瘤、卵巢肿瘤、子宫肿瘤、骶前囊肿或骶尾部畸胎瘤等均可致肠腔变狭窄。

3.炎症狭窄 直肠炎、慢性痢疾、直肠结核、性病淋巴肉芽肿、直肠溃疡、放射性直肠炎、外伤、感染,由于慢性炎症刺激,各层纤维组织增生变厚,肠腔缩窄。

(二)临床表现

因狭窄程度而不同,多为慢性,进行性排便困难。初起时感觉肛门直肠部坠胀不适,或疼痛,便后感觉粪便排不净。长期大便秘结,并渐加重,便条变细,如服用泻剂,可引起阵发性、更加显著的肠蠕动亢进。直肠狭窄多并发直肠炎而出现里急后重,便次增多,黏液、脓血便等症状。稀便长期外溢,刺激肛门部皮肤湿润发痒。同时出现左下腹部坠胀疼痛,肠内胀气,食欲缺乏,体重减轻,消瘦等全身症状。

(三)诊断与鉴别诊断

1.诊断　根据患者有进行性排便困难的病史和临床检查,本病即可明确诊断。

(1)局部检查:指诊,肛门括约肌松弛,向上可触到狭窄,狭窄处有异常紧缩感。直肠壁变硬、无弹力。可初步明确狭窄的范围、程度,直肠内有无肿物等。

(2)结肠镜检查:结肠镜直视下进镜,遇有阻力,则不能强行插入,以免造成直肠穿孔或破裂,一般在结肠镜下,只能看到狭窄下端,黏膜肥厚、粗糙,如已形成瘢痕,则呈黄白色。

(3)X线检查:钡剂灌肠,环状狭窄显示哑铃样;管状狭窄显示漏斗状;部分狭窄显示残缺不规则的影像。

2.鉴别诊断　本病需与直肠肿瘤及性病淋巴肉芽肿相鉴别。

(1)直肠肿瘤:直肠癌早期多无明显症状,偶有粪便带血、腹泻。形成直肠狭窄往往已到晚期,直肠指诊可触及质硬、固定、凹凸不平或如菜花样肿块,内镜可见直肠狭窄,而直肠黏膜是完整的,确诊需病理检查。直肠内良性肿瘤如腺瘤、类癌、淋巴瘤、平滑肌瘤、脂肪瘤等,一般体积较小,不致梗阻,多无特殊症状,当指诊和内镜发现后,需病理检查或术后切除标本确立诊断。

(2)性病性淋巴肉芽肿:系病毒性感染,病变主要在生殖器和腹股沟淋巴结。有性病接触史,常伴有肛门刺激症状,排出脓血、黏液,并继发肛瘘,狭窄一般在齿线上方,质硬但表面光滑,呈苍白色,肛门口呈开放状。补体结合试验及衣原体检查阳性。

(四)分类

依据其病理性质、狭窄程度和形态,临床上可分为良性和恶性、功能性和器质性狭窄。现介绍两种分类方法。

1.以狭窄程度分类　轻度可以排出软便,但需用力努挣或轻压肛周帮助排便,指诊肛管直肠时,示指通过下段困难。

中度排便困难,有时稀便和排气不能控制。指诊狭窄部位时有阻力和固定感,示指不能通过,并有明显触痛。

重度排便和排气均有困难,合并肛门失禁,污染衣裤,肛周潮湿,常需带垫并靠灌肠排便,有时出现肠梗阻症状和X线征象,需做急症粪转流手术。指诊时小指通过困难,并有触痛。

2.以狭窄形态分类　线状狭窄为肠腔部分狭窄,见于痔、肛周脓肿和肛瘘手术后;环状狭窄,狭窄肠管的纵向长度<1cm,多见于内痔切除和肠吻合术后的肠腔狭窄;管状狭窄肠管的纵向长度>1cm,多见于炎性肠病。

(五)治疗

1.药物治疗

(1)便秘:应用缓泻药物通便,口服液体石蜡,每日1次,每次30ml,乳果糖口服溶液每日

1～2次,每次30ml。

(2)控制肠道感染:口服小檗碱、合霉素。或补液抗炎。或0.1%依沙吖啶溶液,0.9%盐水溶液清洁灌肠后肛内放入氯己定痔疮栓、红霉素栓、莫匹罗星软膏。

2.直肠扩张法　适于狭窄部位在齿线之上6cm以内者,可用直肠扩张器,2～3天扩张1次,每次半个小时。持续3个月。操作要细致,以免撕裂或穿孔。

3.传统手术治疗　适用于经非手术疗法久治无效,或有肠梗阻表现,或直肠高位的环状狭窄及管状狭窄者。

(1)挂线疗法

适应证:低位环状狭窄,接近齿状线处。

手术操作:患者取截石位,局部消毒、麻醉下。在狭窄部位用两把组织钳夹住黏膜,将圆针丝线从狭窄上缘穿入,穿过基底从下缘穿出。丝线一端系一橡胶条,从下缘引出,再用丝线将橡胶条一次扎紧。术后每日坐浴,局部外用油纱条。待橡胶条脱落后,定期扩张直肠。

挂线疗法由于将组织慢性切开过程中会形成较重的新生瘢痕组织,临床效果并不理想。

(2)切开缝合术:适应于直肠下1/3环状狭窄和直肠下端镰状狭窄。

截石位,局部消毒后,局麻下,在分叶式肛门镜直视下,于狭窄后部作一纵切口,以不切透直肠壁为度。如瘢痕较厚,可以作人字形切口。切除一部分瘢痕组织,使肠腔扩大。剥离切口上部黏膜下组织,游离一部分直肠黏膜。再将圆针丝线穿过黏膜,通过切口基底部从切口下端穿出结扎(图13-27)。

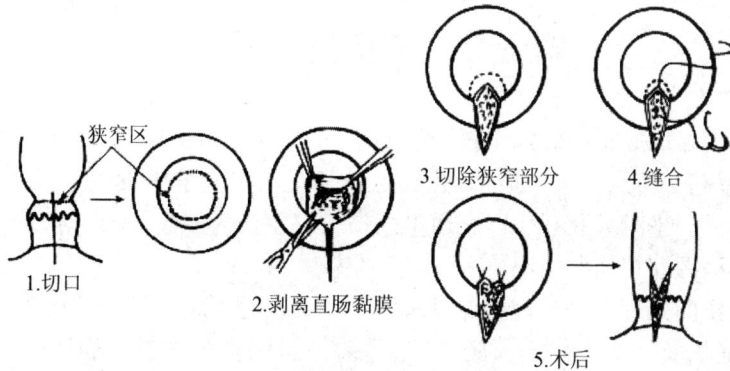

图13-27　直肠下部狭窄切开缝合法

(3)直肠狭窄松解术:适用于腹膜返折部下方狭窄。

右侧卧位。由尾骨至肛门2～5cm处作一切口。切除尾骨或一部分骶骨。切开直肠后部组织,露出直肠。剥离直肠两侧组织,使直肠后部及两侧充分暴露。再将一金属扩张器由肛门伸入直肠,通过狭窄部位。然后在直肠后壁作一纵切口,切开狭窄,切口宜经过狭窄上下健康肠壁;再将金属扩张器取出,将橡胶管围以凡士林纱布,由肛门伸入狭窄上方,然后将切口两边向两侧牵开,使纵切口变成横切口;将此切口用线缝合,先缝合肌层。再缝合筋膜然后缝合皮肤切口,上部放一引流条,24小时后,拿去引流条,直肠内胶管5日取出(图13-28)。

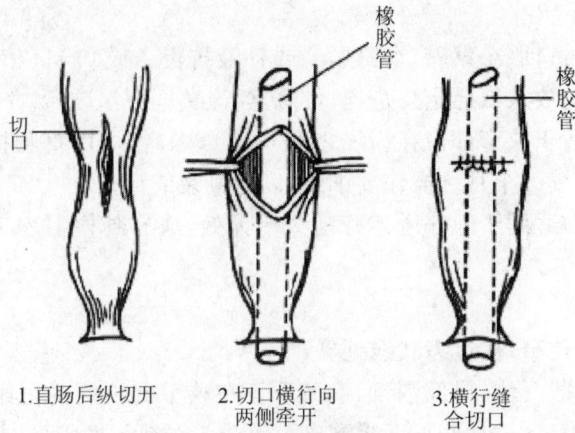

1.直肠后纵切开　　2.切口横行向　　3.横行缝
　　　　　　　　　两侧牵开　　　　合切口

图13—28　直肠狭窄松解术

4.安氏多点位瘢痕松解苎倍、糜蛋白酶注射术

适应证：注射硬化、坏死剂，PPH手术环切过多直肠黏膜等引起的直肠瘢痕性狭窄。

方法：常规消毒。麻醉成功后，消毒肠腔，操作方法及手术原理与肛管狭窄基本相同，不再赘述。

直肠狭窄伴有完全梗阻者或有较重的全身疾病者，可做横结肠造口术。

（张睿）

第五节　大肠肛门损伤

大肠肛门损伤在肛肠科门急症中占有重要位置，本病具有感染率高、伤死率高、合并伤和并发症多、漏诊率高等特点。大肠损伤，尤其是结肠损伤在战争中发生率较高，大多由弹片、子弹火器伤所造成。平时大肠损伤以交通事故伤或刀刺伤为多见，少数则为枪弹伤或由于结肠镜操作不当等医源性损伤所引起。

大肠肛门损伤的处理一直是困扰外科医师的一个难题。结肠属于腹内脏器，任何部位受到损伤，都有可能累及结肠。由于大肠细菌极多，一旦受损破裂进入腹腔，即会引起腹腔感染，且较胃、小肠更易引起严重的感染，尤其战时常合并腹腔内多脏器伤与全身多发性创伤，死亡率较高。大肠肛门损伤包括肛管皮肤损伤、直肠肛管损伤及结肠损伤。

一、肛管皮肤缺损

肛管皮肤缺损不是一种单独的疾病，是肛门直肠手术的后遗症。多见于痔环切手术后、外涂腐蚀性药物及烧伤术后。临床上出现肛管皮肤缺损，直肠黏膜脱出或外翻及分泌物刺激、肛门潮湿等症状，给患者工作和生活造成很大痛苦。

（一）病因

1.痔环切手术不当，如切口太低，切除肛管皮肤过多，黏膜与皮肤缝合后，黏膜下移，翻出肛外。

2.肛瘘或脓肿手术，肛管部皮肤及周围组织切除过多，造成肛管皮肤缺损。

3.由于外涂腐蚀性药物、激光损伤肛管皮肤较多，再加感染致肛周皮肤缺损。

（二）临床表现

1.肛门感觉异常，便时闭合不紧，造成感觉性大便失禁。

2.由于肛管皮肤缺损，直肠黏液经常外溢，尤其直肠黏膜外翻者，因受刺激分泌物增多，刺激肛门部皮肤使其潮湿，发痒，不适。因长期受摩擦发生炎症、出血和糜烂。

3.由于肛门部创面久不愈合，反复感染，可引起肛门疼痛或坠痛。

（三）诊断

根据病史，结合局部检查，肛管皮肤缺损甚至黏膜外翻，外翻的黏膜不能还纳肛门，齿线不完整，或肛管皮肤和齿状线消失即可诊断。

（四）治疗

1.皮瓣移植术

（1）适应证：适用于肛管皮肤缺损较重者。

（2）术前准备：手术前两天进半流质食物，手术前 6 小时清洁灌肠。

（3）手术操作：患者取截石位，局部消毒，局麻下，在肛管缺损侧，距缺损外缘 1.5cm 作一半环形切口，深达皮下。将切口内侧皮肤作潜行剥离至齿状线。将这一皮瓣用组织钳夹住推向肛门，移到肛管内。用大角针从切口一端穿至皮下，穿过基底，从切口另一端穿出结扎。使半环形切口成一放射形切口，适当向外延长切口，然后修剪放射形切口皮缘，再间断缝合。将推进肛门内的皮瓣牵拉出肛门外，作 A 字形皮瓣切除，在肛管处用小圆针将皮瓣与肛管皮下组织缝合固定。如肛门两侧同时作皮瓣移植，要注意肛门必须顺利通过一指为限。肛门外盖灭菌敷料。术后两天全流质饮食，控制 5 天不排便，术后 7～8 天间断拆线（图 13－29）。

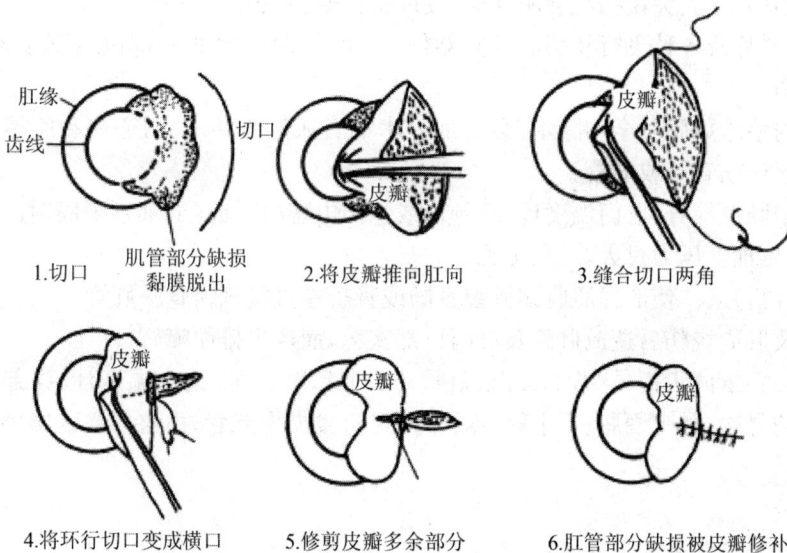

1.切口　　肌管部分缺损黏膜脱出　　2.将皮瓣推向肛向　　3.缝合切口两角

4.将环行切口变成横口　　5.修剪皮瓣多余部分　　6.肛管部分缺损被皮瓣修补

图 13－29　肛管上皮重建术

2.皮瓣移植术加注射疗法　适应证：肛管皮肤缺损，黏膜外翻松弛者，笔者在临床上，用此法治疗，效果较单纯手术满意。手术操作方法同前。手术完毕，根据肛门收缩和黏膜松弛外翻情况，而酌情采用注射疗法。在直肠松弛的黏膜下点状注射 2：1 芍倍注射液，对合并内痔者可一次处理（方法及药量同痔疮治疗）。此法可以使外翻松弛黏膜收缩，减轻外界刺激，从而解决黏膜糜烂、溃疡、出血及分泌黏液情况。明显改善临床症状。

（五）预防

肛管皮肤缺损为手术不当所造成，所以，为预防此病的发生，临床医生应熟练掌握手术切口方法，尽可能减少肛管皮肤损伤。同时，要积极改进手术疗法，如痔疮、肛裂手术采用注射疗法、复杂性肛周脓肿采用对口引流切开术、复杂性肛瘘采用主灶切开、对口引流术等。对于激光及腐蚀性药物应尽量不采用，以免给患者造成不必要的痛苦。对于初学者，更应熟悉掌握肛肠的解剖知识，复杂的手术必须谨慎，创口多的患者应留有足够的皮桥。

二、直肠肛管损伤

直肠、肛管的损伤发生率并不高，但直肠损伤的处理比较复杂，其原因是：直肠内细菌多，易感染；直肠周围间隙多，感染易扩散形成间隙脓肿；直肠损伤合并其他脏器损伤，如骨盆骨折、盆腔大出血、尿道损伤或肛门括约肌损伤，处理困难；直肠损伤发病率低，外科医生缺乏足够的经验，早期诊断困难，易误诊、漏诊。直肠肛管损伤主要发生于战时，平时较为少见；但不论是战时还是平时的直肠肛管损伤，其发生率在腹部创伤中均较低。据统计，平时发病率为4％，战时为10％左右，虽发病率不高，但都属于最严重、最危险的病例，其病残率及死亡率均较高。

（一）病因

1.跌坐于尖锐物或刀刺入会阴、肛门和下腹所引起，常伴尿道、阴道和膀胱损伤，甚至损伤结肠和小肠。

2.从高空跳下或坠下时，臀部跨骑或跌坐于尖锐物体上，如直立于地上的木桩、铁棍、工具柄或其他的棒形物、尖锐物经会阴部穿入肛门直肠内致伤。

3.弹头、弹片及各种飞行物引起的火器伤，多见于战时，经直肠周围组织穿入肠腔，常合并有其他损伤。

4.盆腔内手术如膀胱全切除术，会阴部手术如后尿道修补术，阴道内和骶尾部手术操作不当均可引起误伤直肠或肛管。

5.乙状结肠镜检查、肛门温度计、灌肠器或息肉电切时引起，或钡剂灌肠时因患者肠壁套叠受压过久，再加上压力过大，可致穿孔。

6.骨盆骨折移位，使肛提肌收缩撕裂直肠或骨折端直接刺伤直肠肛管。

7.肛管及肛周烧伤后造成肛管及肛门口部狭窄，而产生排便障碍。

8.其他如吞下的尖锐异物，如义齿、鱼骨片、别针、铁钉等，或由温度计、腹部针刺治疗或由肛门插入的异物，如啤酒瓶、手电筒、木棒等，可直接损伤肛管；由肛门灌入腐蚀性物质也可损伤肛管直肠。

（二）分类

常见的分类方法有如下几种：

1.按伤口的有无　分为开放伤与闭合伤，直肠肛管开放伤在战时较为多见，且常为多脏器伤合并有会阴部、臀部等软组织损伤。直肠肛管闭合伤在战时极为少见，在平时相对多见。

2.按致伤物不同　分为火器与非火器伤，火器伤多为子弹伤和弹片伤，非火器伤包括刺伤、撞击伤等。

3.按伤道分类　可分为贯通伤和盲管伤、单独伤和合并伤。战时贯通伤略多于盲管伤。在贯通伤中，由于子弹伤造成者略多于弹片伤，而盲管伤主要由弹片引起。直肠肛管伤多为合并伤,单独伤较少见。

4.按部位分类分 为腹膜内与腹膜外直肠伤,直肠腹膜内损伤发生在腹部遮盖部分,损伤后并发感染者,出现明显的腹膜炎症状。直肠腹膜外损伤发生于无腹膜遮盖部分,并发炎症时可以迅速出现盆腔疏松结缔组织或肌肉的感染。

(三)症状

腹膜内直肠损伤有急性腹膜炎的临床表现,其轻重与穿孔的时间及穿孔的大小及粪便污染腹腔程度有关,可出现明显的压痛、反跳痛和腹肌紧张;腹膜外直肠损伤无腹膜炎表现,腹痛不重,但周围感染较严重,一般开始时不明显,以后才逐渐加重。损伤严重者常有大出血和休克。

直肠肛管损伤常见合并损伤的临床表现。骨盆骨折引起者多合并有大血管损伤,如骶前静脉丛损伤,可出现大出血的表现,血压<90/60mmHg 时,提示有休克发生。泌尿系统损伤表现为:尿道断裂时,下腹及会阴部肿胀、膀胱尿潴留、排尿困难、血尿、有尿自肛门流出等。伴生殖系统损伤表现为:子宫直肠瘘、阴道直肠瘘时可有粪便自阴道流出。伴骨盆骨折表现为:骨盆挤压痛,可有耻骨联合分离征,X 线片常能确诊。

如直肠损伤未及时发现和处理,后期可出现严重的感染表现:高热、寒战,下腹部胀痛,里急后重,下腹部、会阴部皮肤红肿,皮温升高,腹部压痛明显,严重者可出现感染性休克。后期还可出现肛门直肠狭窄表现,如排便困难、排便时疼痛,以及阴道直肠瘘、尿道直肠瘘等。

(四)诊断

1.根据伤道的方向和行径,常可判断有无直肠损伤。凡伤口在腹部下、会阴部、大腿内侧或臀部等处的外伤,均可能伤及直肠肛管。腹膜内直肠损伤因伴有腹膜炎,腹部疼痛较腹膜外直肠损伤严重。横跨骨盆的闭合伤,尽管无伤道,但根据骨盆骨折的情况也应考虑有直肠损伤的可能性。由于该段直肠不活动,前面为作用力量,后面有骶骨,容易损伤直肠。

2.腹部检查 有明显的压痛、反跳痛、腹肌紧张肝浊音缩小或消失,以及肠鸣音减低等腹膜炎体征者,为腹膜内直肠损伤的表现。

3.肛门流血 多为直肠或肛管损伤常引起肛门流出血性液体,此乃诊断直肠或肛管损伤的一个重要标志。应行直肠指诊,指套上常染有血迹。肛管或直肠下段损伤时,直肠指诊可以发现损伤部位,伤口大小及数量。当损伤部位置较高时,指诊不能达到而指套染血是一明确的指征,直肠指诊尚可判明肛门括约肌的损伤情况,为治疗提供参考。对怀疑有直肠损伤的已婚妇女进行阴道指诊,也有助于诊断,可触及直肠前壁破裂口,并明确是否合并阴道破裂。

4.某些严重的直肠损伤,在会阴部或肛管内可能有大网膜或小肠脱出。

5.肛门直肠镜检可以清楚地看到损伤的部位、范围以及严重性。但直肠镜检查不列为常规检查,因有造成进一步损伤的可能性。只有在诊断确有疑问,而病情又允许时,方可施行此项检查。

6.X 线检查 腹膜内直肠损伤有时存在腹内游离气体,特别是膈下,但无游离气体者并不能排除直肠损伤的存在。骨盆 X 线摄片、骨盆骨折的错位情况,有助于判断直肠损伤的诊断。有报道直肠战伤约有 21％伴有异物的存留,根据伤道及异物所在部位,有助于直肠损伤的诊断。

7.腹膜返折以上的直肠损伤结合外伤史、典型症状与体征,诊断多无困难。腹膜返折以下损伤,又有合并伤者,症状多不典型,容易忽略而漏诊或误诊。肛管损伤较直肠损伤诊断容易。

（五）治疗

1. 一般治疗

（1）救治休克:创伤严重或出血在 600ml 以上,往往有休克发生,患者出现面色苍白、烦躁、脉率快、血压低,应立即做血常规检查,以测定血红细胞、血红蛋白、血细胞比容的数值,来估计失血量。并做静脉(颈内静脉、锁骨上静脉或股静脉)穿刺,或静脉切开,建立快速补液通道,快速输血,补充血容量,为手术及止血创造条件。对合并有大量血管损伤和需作剖腹探查的脏器伤伤员,在积极抗休克的同时,应掌握时机进行手术探查和止血。

（2）抗生素的应用:直肠损伤容易造成严重感染,因粪便中含有大量细菌,诊断已确立或可疑,应立即应用抗生素,且应静脉滴入,用量要比平时大,且要联合用药,以金三联为佳。如患者就诊较晚,应根据已用过的抗生素,做适当调整。

（3）水电解质紊乱及酸碱失衡的纠正:患者多有脱水、酸中毒,就诊较晚或伤情复杂者尤为严重。应立即做各种生化检查及血气分析,参照检验结果,尽快补充及纠正。

（4）开放伤口的处理:肛门部伤口如有组织挫伤及广泛撕裂伤,组织污染严重,应彻底清创、冲洗,凡坏死及被污染之组织,均应剪除,有出血者立刻止血。如有括约肌损伤应根据污染程度,给予缝合修复或暂不修复。伤口以采用尼龙线全层缝合为好,放置引流。

（5）留置持续导尿管:可借此观察全身血容量补充是否充足,同时也可减少尿液对会阴伤口的污染,合并尿道、膀胱损伤者,则为必须采取的处置。

2. 手术治疗

（1）腹膜内的直肠损伤:有肠道准备的内镜检查、肠内息肉电切时损伤和术中误伤直肠等可立即缝合伤口并盆腔引流,而战伤、直肠广泛伤及位置低、时间长和感染严重的直肠损伤,都应在损伤的近侧(乙状结肠)作去功能性结肠造瘘,远侧肠道大量盐水冲洗并彻底清除粪便后关闭远端。直肠破裂处在剪去坏死组织后缝合,并置盆腔引流。待患者伤口愈合后,再择期手术,端-端吻合关闭肠瘘。

（2）腹膜外的直肠损伤:仍然应作近侧乙状结肠去功能造瘘,远侧冲洗后关闭残端。若破孔在腹膜返折线附近,可游离直肠周围,显露直肠破口进行缝合或定位缝合,然后将盆腔腹膜缝于破口近侧直肠,使裂口位于腹膜外,并在腹膜外裂口附近放置负压引流。破孔小而位置低,污染不重者可不修补。低位直肠损伤经腹腔不易修补者,在经上述腹腔处理后关闭腹腔;然后改为侧卧位,骶尾部消毒铺巾后,在尾骨上作纵切口,游离切除尾骨,切开直肠周围的筋膜,止血后进入骶骨前凹和直肠周围间隙,清除血肿中的血块、异物和骨折片,反复清洗后将直肠裂口缝合或定位缝合,骶骨前放置香烟卷式引流,由切口引出并缝合部分伤口。待裂口及伤口均愈合以后再二期关闭结肠造瘘。

（3）肛门和肛管的损伤:若仅有较表浅的肛门和肛管损伤,可不作造瘘,但应彻底清创,尽可能地保存健康组织,对内外括约肌更应妥善保存和修补;黏膜和周围组织应予缝合,而皮肤可不缝合或部分缝合,以利引流。若损伤严重伤口过大,甚至有少量组织缺损时,则应做乙状结肠去功能造瘘,远侧彻底冲洗后关闭残端,随后关闭腹腔。后转到会阴,修复直肠肛管的黏膜、括约肌、皮下和皮肤并作引流。若组织缺损较多,应尽可能将周围组织转移到缺损区以补充缺损组织,尽可能地达到保持直肠肛管的完整,残余括约肌应尽可能修复或作定位缝合,以利将来功能的恢复。只有广泛性的组织缺损和坏死的毁损性损伤,才可考虑作会阴切除和永久性的腹壁人工肛门。

3.术后处理

(1)继续应用抗生素:继续使用抗生素至全身毒血症症状被控制,局部感染局限,应根据细菌培养及药敏试验选用抗生素。

(2)营养支持疗法

1)经口进食:大多数直肠损伤患者,经口进食没有困难。给予高蛋白、高热量、高维生素饮食,保证每天的营养供应。这是既简单又经济的方法。

2)经肠营养(TEN):可经小肠造瘘或经口给予,根据患者不同情况,选用不同的要素合剂,如复方要素合剂、加营素、活力康、复方营养要素等。其中含有多种氨基酸、糖、脂肪、维生素、微量元素,比例搭配合理,各种成分均为元素状态,容易吸收、利用,含渣滓量少,用后排便很少,特别适合于肠道疾病患者,使用简便,并发症少,容易监测。

3)输血及血浆制品:有贫血、低蛋白血症者需输血、血浆、冻干血浆及白蛋白等。

(3)肠造瘘的处理:一般在术后48小时开放造瘘,应保持瘘口通畅,安置好造瘘袋,防止粪便外溢污染伤口,可每日用生理盐水冲洗。

(4)引流处理:放入腹内的引流以采用硅胶管为宜,如引流通畅、患者无发热,可于术后3~5天拔掉;如有感染可每日用0.1%甲硝唑溶液冲洗,直至感染控制再拔掉引流。会阴部的引流,术后可安置负压袋,3~5天后即可拔除。

(5)合并伤的处理:直肠肛管合并伤常较多而复杂,需仔细处理。如有尿道、膀胱或阴道的损伤,应与有关科室的医生协作,根据伤情的变化,各科协商统一治疗措施。

三、结肠损伤

结肠损伤无论战时或和平年代都较为常见。一般多为开放式腹部创伤,闭合式腹部损伤较少见,仅占所有结肠损伤的5%左右。据统计,结肠损伤以横结肠和降结肠、乙状结肠损伤最为多见。

(一)病因

1.火器伤　多为枪弹和炸伤,以子弹居多而弹片伤较少,除常造成腹腔多脏器伤和结肠本身多处伤外,合并身体其他部位的损伤也很多见。

2.利器伤　常见有锐器的直接刺、切和割伤,各种交通事故,以及摔伤、打击伤和挤压伤、撞击伤等。

3.医源性损伤　比较罕见,其发生率为0.1%~0.45%。常见于如下几个方面:

(1)腹部手术损伤结肠血液循环或直接损伤结肠,或手术中腹腔引流不当,如引流管过硬或留置时间过久,也可发生结肠损伤。另外,行与胃肠道无关的手术,如脾切除等同样有肠穿孔的报道。

(2)在乙状结肠镜、纤维结肠镜等的检查时,息肉电凝切除和灌肠时,偶可发生结肠损伤。据报道,由于乙状结肠镜检查引起的结肠穿孔发生率为0.02%纤维结肠镜致穿孔的发生率为0.19%~0.8%。钡剂灌肠引起肠穿孔虽罕见,但后果严重。Cordone报道其发生率为0.2%~0.4%。另外,钡剂灌肠所致的医源性结肠损伤也有报道。

(3)其他:如用腐蚀性药物灌肠(高浓度苯酚等)、肛门插入异物而致破裂、内脏手术或移植损伤等均有报道的先例。

（二）分类

临床常分为两类，即闭合式损伤和开放式损伤。

1.闭合式损伤发生率为5％左右。

2.开放式损伤发生率为95％左右。

（三）症状体征

结肠损伤常因损伤物的性质、速度、伤后的时间、损伤的部位和严重程度以及有无腹腔内其他脏器损伤的不同而有不同的表现。开放性损伤，伤口内有粪便或气体外溢，闭合性损伤引起大血管破裂，可因出血而引起休克，则就诊较早。诊断容易。结肠破裂后，最多见的症状为进行性加重的持续性腹痛。有些结肠损伤还可出现下消化道出血症状，但临床上比较少见。远端结肠损伤可在伤后早期即出现鲜红色血便，近端结肠损伤则在较晚时间才可能出现柏油样血便。如为钝器伤，肠管虽有损伤，但当时并无破裂或坏死，再加上结肠内容物黏稠、流动缓慢，扩散为全腹感染时间较长，粪便对腹膜的刺激较轻，症状出现缓慢，不容易引起重视。结肠破裂引起腹膜炎时，可出现腹胀、腹痛、恶心、呕吐等症状和腹部压痛、反跳痛、腹肌紧张、肠鸣音减弱或消失和移动性浊音等体征，甚至出现全身炎症性反应、感染中毒性休克等情况。

（四）诊断

早期诊断是降低结肠损伤并发症和死亡率的关键。开放性损伤有明确的外伤史，症状与体征典型者，容易诊断。闭合性损伤由于出现症状晚需借助辅助检查才能确诊。有关结肠损伤诊断的方法如下。

1.详细询问负伤史　对神志清楚的伤员应详细询问负伤病史和伤后症状，问清腹痛部位和性质、有无休克、下消化道出血等其他临床表现，并认真了解受伤情况，如负伤时间、体位、姿势、致伤物性质及其投射方向、距离等，结合大体解剖位置；以初步判断有无结肠损伤等腹腔脏器损伤的可能

2.全面体格检查　包括全身检查，腹部检查和直肠指诊，均具有重要诊断价值。要重视腹(腰)部以外的伤口，仔细检查肩部、胸部、腰骶部、臀部和会阴部以及股部有无投射物出入口。这些部位的火器伤，尤其是盲肠伤，有时也会进入腹腔内面。引起结肠损伤，必须提高警惕。

腹部压痛，腹肌紧张及反跳痛、肝浊音界消失或缩小、肠鸣音减弱或消失等临床表现，为结肠损伤的重要体征。移动性浊音阳性结果虽有助于确定腹膜炎的诊断，但往往因伤后早期腹腔内积血渗液量少，变动体位时流动缓慢而致阴性率较低，故而阴性结果不可轻易排除结肠损伤。

3.X线检查　结肠损伤后，腹部X线检查可发现部分伤员中有膈下游离气体，火器性盲肠伤引起者还能显示腹腔内金属异物存留，对诊断有参考价值。因此，对疑有结肠损伤而又诊断不明确的患者，首先应行X线检查，以观察是否有膈下游离气体和腹腔内金属异物的存在。

4.诊断性腹腔穿刺　当腹腔内存在200ml以上的积液时，能经穿刺吸出腹腔液做检查，阳性率较高。但应注意，腹腔穿刺表现阴性结果时，也不可轻易排除结肠损伤的可能。

5.腹腔灌洗术　对腹部钝性伤疑有结肠损伤时，可采用腹腔灌洗术，其灵敏度很高，可达

95％以上。

6.腹腔镜探查 不仅可了解损伤部位,还可观察损伤程度。现已逐步开展,但应严格掌握适应证。

7.剖腹探查术 对伤情较复杂、严重而诊断难以确定的伤员,若经细致观察分析后仍不能确诊结肠损伤的患者,应及早进行剖腹探查术以免误诊或漏诊。因为,即使是腹部开放伤,也不一定全能通过症状、体征、辅助检查判断。想判明是否有结肠损伤,必须通过剖腹探查。实际上结肠损伤得到早期处理者,往往是合并有其他器官损伤在剖腹手术时发现的。由于结肠分布广而有的位置深,部分位于腹膜外和术中对血肿未加检查等原因,结肠损伤者经手术仍漏诊者也不少见。因此,要求对腹部伤在剖腹探查时不要忽略结肠的系统探查,方能提高结肠损伤的早期诊断处理率。

(五)治疗

由于结肠壁薄,血液循环较小肠差,手术后容易发生胀气,因而缝合不易愈合。加上肠内容物为粪便,因而结肠破裂之后极易造成严重的感染,因感染而致肠麻痹,肠内细菌腐败产气造成肠胀气和腹胀,就更容易发生缝合口裂开,故处理上有特殊性。结肠损伤的治疗效果与破口大小、腹腔污染的程度、合并其他脏器、组织损伤的轻重、处理是否及时恰当有很大关系。手术时间愈早、年轻、全身情况愈好、腹腔污染及腹膜炎越轻者愈后效果越好,否则则差。损伤后2～4小时施行手术,效果最佳,手术每延迟4小时,死亡率将增高15％。

1.一般处理

(1)对症支持治疗:早期出现出血休克征象者,进行止血及抗休克处理;就诊较晚者,出现水电解质失衡,及时正确处理。

(2)有开放性伤口者,禁止加压包扎或堵塞伤口,应进行引流,将肠内容物引至体外。

(3)持续胃肠减压。

2.合理使用抗生素 结肠损伤后合理应用抗生素,可明显降低死亡率结肠损伤的感染属肠源性的,应用抗生素应考虑需氧菌及厌氧菌两种感染。WTO推荐应用金三联,即甲硝唑、庆大霉素、氨苄西林三者交替静脉点滴。但并不反对使用其他新型抗生素,应做到合理使用,鼓励做药物敏感试验。局部伤口是否应用抗生素,目前尚有争论,可在加强局部处理的情况下,适当应用全身较少使用的抗生素作局部应用。

3.手术治疗 结肠损伤的手术方法繁多,选择恰当的术式对预后有重要影响。选择的依据包括患者全身状况如年龄、营养状况及合并病等。也根据损伤情况及医疗设备等而定。结肠损伤在第一次世界大战时采用一期切除吻合术,死亡率高达55％～60％,第二次世界大战时改用损伤结肠的外置或损伤处缝合后做近侧结肠造瘘,死亡率有了很大降低,目前已经降到10％～15％。现手术方法有如下几种:

(1)肠管外置术:将损伤肠管拖出置于腹壁外,待患者情况好转后,再次手术处理及放回损伤的肠管。此手术适用于以下情况:①患者全身情况太差,如严重休克。②腹腔污染严重。③损伤肠管挫伤严重,对其生机力判断有困难。

(2)肠管修补外置术:将损伤肠管修补后置于腹壁外。此种手术适用于:①对患者的愈合修复能力有疑问者,如血浆白蛋白过低、老年人或感染严重。②肠壁局部有血肿或缝合后张力较大。手术后观察6～14天,如外置肠管血液循环好,修补处愈合好,即可还纳入腹腔。虽较一期手术麻烦。但较为安全。特别在基层医院易于开展。

（3）肠管损伤一期修补术：肠管穿孔较小，外溢肠内容物很少，受伤时间在 6 小时之内，经彻底冲洗及清创，可行一期修补术，但目前也应考虑到患者及医院条件，应慎重选择。

（4）结肠腹膜外损伤的手术：利器由腰区刺入或弹头由腹膜外穿破肠管，破口处位于腹膜外，肠内容物溢入腹膜后间隙或体外，此种情况腹腔比较干净，污染轻，可经腹行一期肠管修补术或肠段切除吻合，手术结束后，仍恢复后腹膜的完整性，将修补或吻合之肠管置于腹膜外，在原伤口处放置引流，术后一旦发生肠瘘，对腹腔影响也不大。

（张睿）

第六节　大肠息肉和息肉病

一、概述

息肉（polyps）为一形象学名词，泛指一切空腔脏器向腔内凸出和隆起的病变。据此，任何大肠肠腔内的凸起性病变，无论其大小、形态、组织学结构如何，均可称为大肠息肉。这一概念虽然涵盖广泛，包括了黏膜上皮源性和非上皮源性的各类良、恶性肿瘤样病变，但在描述的精确性上有所欠缺，易造成混淆。因此，目前临床上提到的"大肠息肉"多是指其相对狭义的概念，即肠黏膜上皮源性的瘤样病变和良性肿瘤，这一定义方法，排除了非上皮源性和恶性病变，涵盖内容较少，但表述相对精准，较适合临床应用。本章节将主要讨论狭义的"大肠息肉"。

（一）流行病学

多数的大肠息肉不引起明显症状，因此其发病率很难计算，故目前多采用临床就诊患者的肠镜检出率评价大肠息肉的发病情况。但由于受检对象的年龄、性别、地理环境、饮食结构及具体检查方法的不同，各文献报道的检出率差异也较大，如陕西省人民医院在 2001 年 1 月至 2008 年 9 月，行肠镜检查 5851 例，其中检出大肠息肉患者 736 例，检出率为 12.58%；广州中山大学第一附属医院，2005 年 1 月至 2010 年 12 月行肠镜检查 4630 例，检出大肠息肉 824 例，检出率 17.80%。大肠息肉的发病年龄，除家族性息肉和幼年性息肉见于青年、少年期外，一般多见于 50 岁以后中老年，可占到患者数的 75% 以上，并且随着年龄的增加，发病率呈上升趋势。性别上，男性息肉患者多于女性，统计国内部分文献，男女患病比例为（1.4～2.7）：1。地理上，东部沿海地区发病率高于中部和西部地区，且城市显著高于农村，可能与生活环境、饮食结构和生活习惯不同有关。

（二）分类

大肠息肉的分类方法众多，形态学上分为带蒂和广基；遗传学上分为遗传性和非遗传性；数目上又可分为单发和多发。我国采用的分类法是以 Morson 组织学分类法和大肠息肉狭义概念为基础，结合国内大肠息肉发病特征提出的，该法将大肠息肉分为腺瘤性、错构瘤性、炎症性、化生性和黏膜肥大性五类（表 13—1）。

表 13-1　大肠息肉的分类

	单发	多发
腺瘤性	管状腺瘤	家族性腺瘤性息肉病
	绒毛状腺瘤	非家族性多发腺瘤
	管状绒毛状腺瘤	Gardner 综合征 Turcot 综合征
错构瘤性	幼年性息肉	幼年性息肉病
	Peutz-Jeghers 息肉	Peutz-Jeghers 综合征
炎症性	炎性息肉	假息肉病
	血吸虫卵性息肉	血吸虫卵性息肉病
	良性淋巴样息肉	良性淋巴样息肉病
化生性	化生性(增生性)息肉	化生性(增生性)息肉病
其他	黏膜肥大性赘生物	Cronkhite-Canada 综合征

该分类法将与癌密切相关的大肠黏膜上皮源性良性肿瘤定义为"腺瘤"，将其他瘤样病变均定义为"息肉"，这一在病理组织学上的区分，更有利于指导临床治疗。

（三）分布规律

大肠息肉的解剖学分布，多是以六分段法为基础进行研究和统计的，该法是 Rickert 于1979 年提出，按百分比例将大肠区分为六段，包括盲肠区（5％）、升结肠区（6％～20％）、横结肠区（21％～50％）、降结肠区（51％～65％）、乙状结肠区（66％～90％）及直肠区（91％～100％）。各文献报道的不同区域大肠息肉分布情况基本一致，即直肠是大肠息肉的最常见部位，最多占 40％以上，乙状结肠与直肠发病相当或略少，其次为横结肠、升结肠、降结肠，三个区域检出的大肠息肉差异不显，且均高于回盲部。总体看，左半结肠息肉多于右半结肠息肉，直肠和乙状结肠是各病理类型息肉的好发部位。并且随着年龄增大，息肉逐渐由左侧向右侧发展，故合并横结肠、升结肠息肉患者的平均年龄大于单纯直肠或乙状结肠息肉患者。

二、大肠腺瘤

腺瘤性息肉（adenomatous polyp），顾名思义，属大肠黏膜腺体的异常增生，是大肠息肉中最常见的组织学类型，占到各类息肉的 45％～80％。其发病位置从结肠镜检查的资料看，乙状结肠占 40％，其余各肠段分布基本一致。另外，非家族性的腺瘤仍有多发倾向。据统计，20％～25％的腺瘤患者同时有 3 枚或 3 枚以上的腺瘤病灶。

（一）腺瘤的形成和发病情况

腺瘤是大肠黏膜腺体的异常增生，根据组织结构，可分为管状、绒毛状和绒毛管状三种。大肠黏膜的腺体呈管状，正常时大肠管状腺体的细胞分裂和 DNA 合成主要局限在腺管的下1/3，然后沿腺管向上逐渐分化为成熟的杯状细胞和吸收细胞，当细胞分裂和 DNA 合成失控后即形成腺瘤。观察腺瘤的组织学结构时，除可见管状腺体成分外，还常发现或多或少的绒毛状成分，腺瘤的组织学分类，即由这两种不同成分所占比例决定。

至于分类的标准，国外曾有人提出以 5％和 50％为分界线，即当绒毛状成分小于 5％时属管状腺瘤，绒毛状成分位于 5％～50％之间者属绒毛管状腺瘤，占 50％以上者则属绒毛状腺瘤；还有人提出以 25％和 75％为分界线：绒毛成分在 25％以下时属管状腺瘤，25％～75％时属绒毛管状腺瘤,占75%以上者为绒毛状腺瘤。由于各种标准间差异较大,且无可比性,20世纪80年代我国大肠癌病理会议建议并提出了国内统一标准:绒毛状成分占20%以下者属管状腺瘤,占20%至80%者属绒毛管状腺瘤,占80%以上者属绒毛状腺瘤。该标准目前已被国内广泛采用。根据这一标准,国内不同文献报道的三种腺瘤的发生率也有较大差异,如王水红等2010年报道379例共957枚腺瘤,管状、绒毛管状和绒毛状腺瘤分别占68.03%、18.70%、13.27%;于亚男等2011年报道了1331例肠息肉患者的2010枚腺瘤,所占比例为87.31%、9.85%和2.84%。这种差异可能是由于受检人群的年龄结构、性别组成、饮食及地理环境等因素导致。然而值得注意的是,由于同一腺瘤不同部位绒毛状成分和管状成分的比例不同,因此不同部位组织切片的检查结果常与实际情况不符,在绒毛成分多的部位取标本可报告为"绒毛状腺瘤",在绒毛状成分少的部位取标本则又可报告为"管状腺瘤"或"绒毛管状腺瘤"。由此,不同文献资料中各类腺瘤所占的比例有所不同就不难理解了。综合国内外文献资料,管状腺瘤、绒毛管状腺瘤、绒毛状腺瘤,占全部腺瘤的比例约为75%、15%和10%。

(二)腺瘤的形态和组织学构成

1.管状腺瘤 管状腺瘤的绒毛状成分小于20%,大多呈圆形、椭圆形或不规则分叶状,表面光滑,颜色粉红或暗红,质软,随着瘤体增大,质地逐渐变实。常有长度粗细不等的蒂附着于肠黏膜上,也可呈广基型,总体来说,带蒂型较广基型相对多见。组织学上,可仅呈轻度腺体增生,即腺体数量增多,但其上皮细胞的大小、形状、细胞核的位置、染色深浅以及杯状细胞数等均无异常。如病变进展,除腺体数量增多外,还可见腺管明显增生、分支和扩张,同时伴有上皮细胞形态与染色的不同程度改变和核分裂。间质有少量结缔组织、小血管和炎性细胞浸润。

2.绒毛状腺瘤 绒毛状腺瘤的绒毛状成分大于80%,临床所见绝大多数为广基型,呈绒毛状或粗颗粒状隆起的菜花状,颜色苍白发黄,质脆而软,易出血。伴有宽广的基底,有时可侵占肠周径的大部分,其表面可覆盖一层黏液,质地较管状腺瘤柔软。在少数病例中绒毛状腺瘤可以有蒂,活动度极大。组织学上绒毛状腺瘤呈典型的纤细绒毛状结构,中心为血管结缔组织,表面由单层柱状或假复层上皮和杯状细胞覆盖,细胞大小不等、排列规则,核浓染位于基底,核分裂象多见,腺体成分较少(图13-30)。

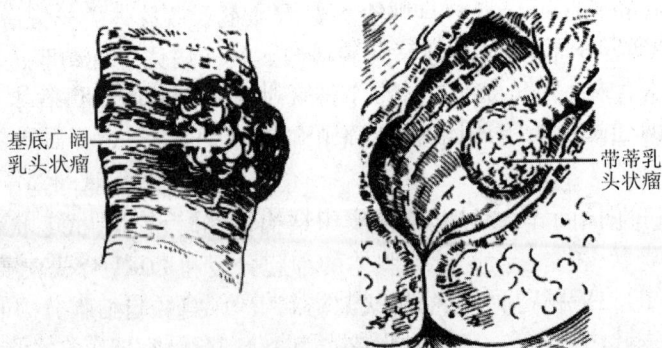

基底广阔乳头状瘤　　　　　带蒂乳头状瘤

图13-30 绒毛状腺瘤

3.绒毛管状腺瘤 绒毛管状腺瘤又称混合型腺瘤,绒毛成分介于20%~80%之间,在形态和组织学上兼有绒毛状腺瘤和管状腺瘤的特征,并随着成分的变异而有所不同。

另外,随着内镜技术的发展和广泛应用,人们对腺瘤的形态又有了进一步的认识,按照外观可将其分为三种:隆起性腺瘤、扁平腺瘤和凹陷性腺瘤。特别是对于凹陷性腺瘤,以往是不易被发现的,因其表现为边缘稍隆起高出周围黏膜而中央稍凹陷的形态。在连续的病理切片中证实为该种形态的息肉属腺瘤,并且因较高的癌变率而被归属到高级别上皮内瘤变。

(三)大肠腺瘤的不典型增生

不典型增生主要指上皮细胞异乎常态的增生,增生的细胞功能、大小、形态、排列等方面均与正常的成熟细胞不同,属于重要的癌前病变。腺瘤不典型增生程度的分级,对判断腺瘤的病变程度及估计预后具有重要意义。目前发现的一些与大肠腺瘤恶变的有关因素如腺瘤大小、组织类型、腺瘤解剖分布以及腺瘤数目等,归根到底都是与不典型增生程度有关。腺瘤不典型增生程度分级有多种方法,国内普遍采用的是 Morson 等提出的轻、中、重3级分类法。

1.轻度不典型增生(Ⅰ级)　以细胞学的异型性为主,腺管或绒毛状结构尚规则,腺管稍延长,细胞分化好,细胞核较正常拉长、增大、深染、规则排列于细胞基底部,核层不超过2层,高度不超过细胞的1/2,细胞核极性尚存在。核分裂象数较正常稍增加,杯状细胞减少或发育不良,呈笔杆状、紧挤、复层排列,黏液聚集在细胞的基底膜层,黏液分泌量降低。

2.中度不典型增生(Ⅱ级)　表现为细胞异型加重并出现组织学异型性。部分腺管增生、扭曲、分叉,绒毛也可伸长、分支。部分腺管或绒毛的上皮细胞可见共壁及背靠背现象。其中一部分核增大呈椭圆形,染色质粗,呈块状,细胞核假复层,占据细胞的2/3,极性轻度消失,多形性趋势增加,黏液分泌量进一步减少。

3.重度不典型增生(Ⅲ级)　表现为两种异型均较显著。腺体结构破坏,可见多发性腺腔内出芽、搭桥、腺体空隙消失,共壁及背靠背多见。胞核复层,占据整个上皮细胞的胞浆,核大、多形、染色深。杯状细胞罕见或消失,上皮细胞极性消失,黏液极少存在。该级别的不典型增生,往往被视为原位癌或癌交界性病变,目前又被称为"高级别上皮内瘤变"。

虽然被广泛应用,但实际上上述分级标准却并不十分客观,不易掌握,即使是有经验的病理学专家对不典型增生分极亦存在较大误差,甚至同一病理学专家在不同时期,对同一份组织切片的判断也有差异,故目前临床上对于大肠息肉的不典型增生程度常以Ⅰ~Ⅱ级或Ⅱ~Ⅲ级等较模糊分级方法表示。

(四)大肠腺瘤的癌变

腺瘤之所以作为一种单独类型从息肉中分出来,除了组织学上与其他息肉不同之外,更重要原因是与癌密切相关,一般认为其属于癌前病变,即所谓"腺瘤—癌"演变理论。相对于这一理论学说被广泛认同,仍有少部分学者认为癌在开始时就是癌,并非从腺瘤演变而来(Denovo 腺癌直接发生理论),其理论基础是小部分的肿瘤,镜下病理切片显示其全部为癌组织,并无腺瘤组织痕迹,进而表明癌肿的发生并未经历腺瘤阶段,属原发性。

虽然发生理论有差异,但腺瘤与癌之间的密切关系却是毋庸置疑的。大量文献资料显示,大肠腺瘤与大肠癌之间在性别、年龄与发病率等方面均有密切相关性。如男性和女性的腺瘤、腺癌发病之比均接近3:2;发病年龄均以40~65岁中老年为高发期,且腺瘤发病的平均年龄(43~55岁)低于大肠癌发病的平均年龄(57~62岁),合乎腺瘤癌变的发展过程;而高腺瘤发病率的地区腺癌发病率也较高,二者呈正相关,并且在相同年龄组中,腺瘤患者癌的发生率明显比非腺瘤患者高。结构上,腺瘤与癌有密切相关性,临床上经常可发现同一组织上有不同程度的不典型增生直至癌变,而单纯的癌肿切片中也常有腺瘤组织残留,并且腺瘤组织残留的几率随癌肿浸润深度的增加而降低,说明随着癌肿的发展不断破坏,替代了腺瘤组织。此外,肠癌合并腺瘤患者在施行根治性切除后发生第 2 个大肠癌的几率远高于不合并腺瘤者。以上这些情况均有力支持了"腺瘤－癌"演变理论。

腺瘤癌变的可能性是存在的,但并不是必然发生的。腺瘤可以存在并保持较长时间不变或生长很慢,偶尔也有自行消退。事实上,终生不癌变的腺瘤仍占腺瘤的多数。腺瘤癌变的规律虽尚未完全阐明,但可导致癌变的危险因素是可确定的,目前认为主要有以下几方面:

1.腺瘤的大小　一般认为对癌变具有很大影响,常作为癌变的单一因素出现。一般规律为腺瘤癌变机会随肿瘤体积增大而增加。大的腺瘤易发生癌变,是由于它有着更多的不典型增生的腺细胞。小于 1.0cm 的腺瘤癌变的总体几率在 1% 左右,大于 1.0cm 者癌变机会增大,1～2cm 腺瘤的癌变率达 10% 左右,大于 2cm 的腺瘤的癌变率可高达 50%。

2.绒毛状成分的多少　绒毛成分的多少对确定癌变的可能性是另一个重要因素,恶变率与所含绒毛成分的数量呈正相关,所以绒毛状腺瘤的癌变率明显高于管状腺瘤,绒毛状管状腺瘤(混合性腺瘤)的恶变率则居于两者之间。有文献报道,大肠绒毛状腺瘤小于 1.0cm 的癌变率为 12.5%,超过 1.0cm 时,癌变率即上升为 31.8%,均明显高于总体癌变率。

3.腺瘤的形态和数目　呈四周稍隆起而中心凹陷形状的腺瘤癌变率明显高于其他形状者。另外具有长细蒂的腺瘤极少恶变,阔蒂或无蒂广基者,恶变机会增加。总体来说,广基腺瘤的癌变率约为有蒂腺瘤的 2 倍以上,而且广基腺瘤发展为浸润型癌的机会也比有蒂腺瘤为高,因为有蒂腺瘤癌变罕有侵入其蒂部者。数目上,多发性腺瘤较单发性腺瘤的癌变率增高,并且腺瘤数目越多,癌变率越高,据统计,单发性腺瘤癌变率为 7%,家族性腺瘤性息肉病的腺瘤数目在 100 个以上,癌变率则达 40%～50%。

4.年龄与性别　腺瘤癌变的危险性随年龄而增加,尤其是 50 岁以后,癌变率上升明显。从性别因素看,一般男性腺瘤恶变率较女性高,比例约为 3∶2。

以上各因素归根到底都是与不典型增生程度有关,在三级分类法中,不典型增生等级越高,癌变率就越高,如管状腺瘤,多为Ⅰ～Ⅱ级不典型增生,恶变率就较Ⅱ～Ⅲ级不典型增生为主的绒毛状腺瘤明显偏低。

(五)大肠腺瘤的临床表现和诊断

1.临床表现　绝大多数体积较小的大肠腺瘤并不引起任何自觉症状,多在纤维结肠镜检查时无意中发现,部分瘤体较大者可能具有以下一个或几个症状:

(1)便血:是临床上最常见的症状,多呈间歇性。腺瘤位于结直肠等较低位置时便血为鲜红色,位置较高时则多呈暗红色;若出血量较少,仅粪便隐血阳性,出血量较多则大多布于粪便表面,不与粪便相混,肉眼可见。临床上腺瘤引起的大出血少见。一般瘤体越大,出血越多,直径小于 1cm 者很少出血。当腺瘤位置较高时,长期慢性小量出血不易被发现,但可引起贫血。

(2)黏液便:多由绒毛状腺瘤引起,黏液成分主要是其分泌物,常伴有便频和里急后重感,易被误当做慢性肠炎或痢疾。部分瘤体较大的绒毛状腺瘤分泌亢进,可有较多黏液分泌,24小时分泌量可达 1000ml 以上,可导致大量黏液性腹泻,从而引起严重脱水和电解质紊乱,如不及时补充纠正体液紊乱和去除肿瘤,可危及生命。

(3)其他临床表现:多发性腺瘤或腺瘤较大时,可能影响肠道功能,引起便秘、腹泻等排便习惯改变症状。较大的有蒂腺瘤还偶可引起肠套叠、腹部绞痛,位于直肠时可在排便时脱出肛外,有时甚至需手托还纳,还有部分带蒂腺瘤可因蒂扭转而自行脱落,随大便排出。

2.诊断 多数大肠腺瘤并不引起特殊症状,因此诊断主要依靠临床检查。

(1)肛门直肠指诊:是检查肛缘以上7cm内最简单实用的方法。

(2)肛门镜检查:可观察到齿线以上5cm内的直肠黏膜,与指诊互补。

(3)直肠乙状结肠镜检查:检查范围限于乙状结肠和直肠,是检查低位息肉的最简单方法。

(4)结肠镜检查:是检查和诊断结肠息肉的最主要方法,诊断准确率可达90%以上,检查过程中还可进行钳取组织标本、染色、直接切除病变等操作。因此,是临床上不可或缺的检查和治疗项目。

(5)X线检查:气钡双重造影也常用于息肉的检出,但漏诊率较高,常作为结肠镜未能完成结肠全程检查者的补充手段。两者作为互补方法联合应用,可以提高结肠腺瘤的检出率。

(6)组织活检:内镜下对息肉样病变均应行全部切除或钳取部分组织以行病理学检查,确定病变的性质、类型和有无癌变等。对指导进一步治疗具有重要意义。

(六)治疗

腺瘤性息肉无论大小、部位,都有癌变甚至转移的可能,因此发现后均应行常规活检,明确性质,并且以去除病灶为治疗原则。去除腺瘤的方法应根据其大小、部位、数目,有无癌变等情况决定,对于治疗后病理检查无癌变者,不需要进一步治疗,有癌变者应根据浸润深度选择不同的治疗方式。

1.内镜摘除术 该方法是最简便的方法,也是首选的方法。主要适用于各种大小的带蒂腺瘤、直径小于1cm的不带蒂腺瘤,及属于以上两种类型的散在分布且数量较少的多发腺瘤。对于带蒂者,宜行圈套电灼摘除术(图13-31);直径小于1cm的广基腺瘤,确定无癌变后可电灼切除。内镜下电灼后可能出现肠穿孔和出血等并发症。前者一般在术后数小时内发生,常由烧灼过深引起,主要表现为腹膜刺激征,发现后需及时修补;后者一般在术后1周出现,多为电灼后的坏死组织脱落引起的继发性出血,表现为便血,可予止血药物灌肠或直接内镜下寻找出血点。

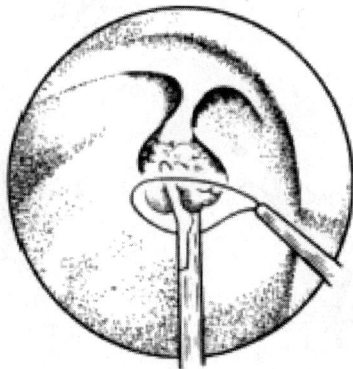

圈套电灼器

图13-31 圈套电灼摘除术

2.经肛门手术

(1)结扎切除术:适用于齿线以上7cm内的低位带蒂息肉。术中用止血钳钳夹蒂的基底部,并在止血钳下侧用丝线结扎或缝扎(图13-32),最后切除丝线以上的残端即可。

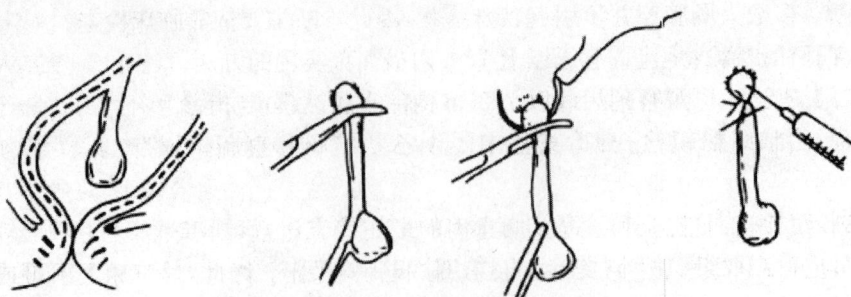

图 13—32 息肉缝扎切除术

(2)切除术：适用于直肠下端的广基腺瘤，直径小于 1cm 时可直接切除，大于 1cm 需将其周围 1~1.5cm 范围黏膜一并切除。黏膜下血运丰富，切除后注意止血。

3.经直肠后部切除术 适用于体积较大的广基腺瘤，位于腹膜返折平面以下而经肛门无法切除者。术中患者需取俯卧位，臀部抬高。在后正中线上，骶骨下端至肛门上方 2cm 之间，做纵向切口，逐层向下分离，露出尾骨，必要时可切除。继续切开肛提肌和直肠后壁，暴露腔内息肉，将息肉周围黏膜与基层分离，连同息肉一并切除。最后止血、横行缝合直肠切口以防狭窄，两侧引流，逐层缝合(图 13—33)。

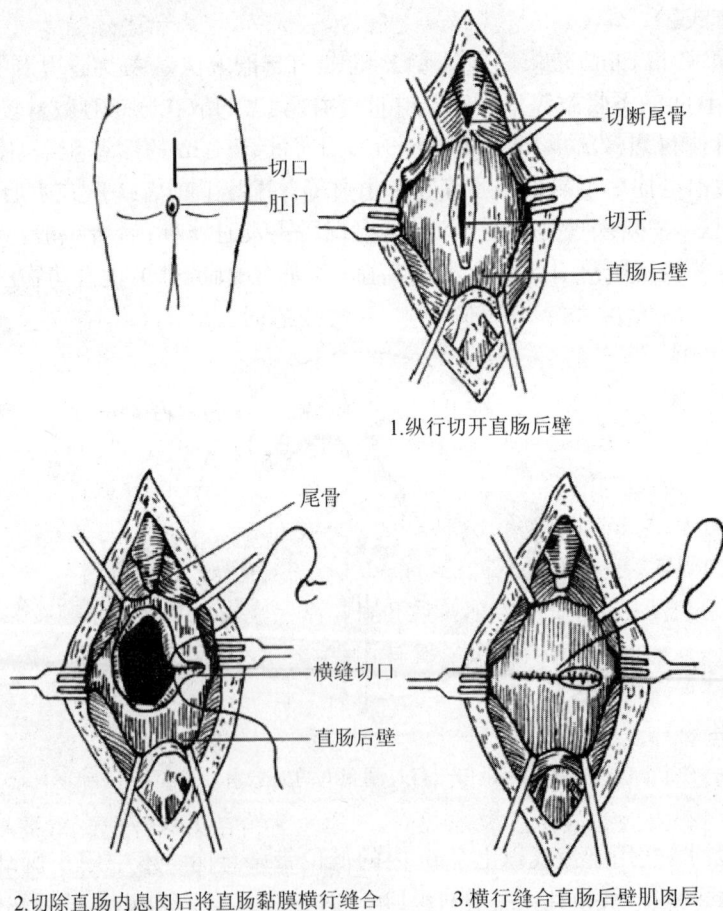

1.纵行切开直肠后壁

2.切除直肠内息肉后将直肠黏膜横行缝合

3.横行缝合直肠后壁肌肉层

图 13—33 经直肠后部息肉切除术

4.开腹切除术　适用于乙状结肠以上瘤体较大的息肉。可以根据息肉所在位置、数量和大小选择腹部切口的部位和长短。

5.癌变腺瘤的治疗　早期癌变大多系局灶性,并非整个腺瘤均癌变。带蒂腺瘤癌变极少侵及蒂部,故一般只需摘除即可,病理检查时应注意其蒂部有无浸润;广基不带蒂腺瘤切除时应包括瘤体周围 1~1.5cm 正常黏膜,深度应达浅肌层,病理检查时尤应注意标本基底和边缘,以便正确了解有无浸润和浸润深度。大肠黏膜无淋巴管,故局限于黏膜内的癌肿并无淋巴转移的可能,因此局部切除已经足够。癌变浸润黏膜下层时,可以有 5%~29% 发生局部淋巴结转移,浸润至肌层则转移率更高,此时应进一步检查是否有淋巴结转移,并改作根治性经腹直肠切除术。

6.治疗后随访　综合多篇文献报道结果,大肠腺瘤摘除术后约有 25%~30% 的患者再生新的腺瘤。由此强调对于大肠腺瘤患者不能满足于经内镜下摘除或手术切除,还应定期随访检查。并且在随访时应根据复发风险不同,采取不同的随诊方案。

(1)单个、有蒂、广基但小于 2cm 的管状腺瘤,伴轻或中度不典型增生的腺瘤一般复发风险较低,行纤维肠镜下检查并切除后第 2 年重复结肠镜检查,如镜检阴性,则每年行大便潜血检查,每隔 3 年重复内镜检查,连续 3 次内镜检查阴性者,内镜检查延至每 5 年 1 次。如某次检查发现腺瘤,再治疗后仍按首次治疗后随诊原则进行。

(2)凡有下列情况之一者,复发风险高:①多发性腺瘤;②腺瘤直径大于 2cm;③广基的绒毛状或绒毛管状腺瘤;④伴重度不典型增生的腺瘤或伴原位癌以及有浸润性癌变的腺瘤。首次治疗的同时行纤维结肠镜检查,以后 3~6 个月重复内镜检查。如镜检阴性,6~9 个月再重复镜检;仍阴性者,则镜检间隔延至 1 年;连续两次镜检阴性,镜检间隔延至 3 年;同时,每年行便潜血检查。如某次镜检发现新的腺瘤,治疗后仍按首次治疗后随诊原则进行。

三、多发腺瘤

腺瘤数目在 3 枚或 3 枚以上时,称为多发腺瘤。非遗传性的多发腺瘤数目一般在数十枚、不超过 100 枚,又称为散发性腺瘤。遗传性多发腺瘤数目则通常在 100 枚以上,以家族性腺瘤性息肉病多见,Gardner 综合征和 Turcot 综合征较罕见。

(一)散发性腺瘤

散发性腺瘤不具有遗传性,数目多在 100 枚以下,可集中分布于某一肠段,亦可广泛分散在全结肠和直肠。其形态学和组织学上与单发腺瘤基本一致,但由于腺瘤数目较多,出现癌变几率也较大,因此治疗上应更加积极,必要时可切除病变肠段。

(二)家族性腺瘤性息肉病

家族性腺瘤性息肉病(familial adenomatous polyposis,FAP)是一种常染色体显性遗传疾病,致病基因为变异的 APC 基因。该基因位于染色体 5q21,能抑制正常细胞向过度增殖细胞转化,当其发生变异,细胞增殖过度,可导致肿瘤发生。FAP 不属于先天性疾病,发病年龄多在 15~25 岁,亲代单方患病,有 50% 的子代获得致病基因成为携带者,其中 70%~95% 发病,Gonzalez 等 2005 年统计其发病率约为 7.4/10 万,男女发病率均等,无明显地域或种族差异,部分该病患者未发现有家族史,可解释为基因突变所致。FAP 是一公认的癌前病变,癌变倾向高,如不予治疗,有 90% 以上可在发病 15 年后转变为腺癌,癌变年龄多在 30 岁以后。

1.病理　病理上家族性腺瘤性息肉病具有三大特点。

（1）多发性：FAP 腺瘤的数目多少不一，会随着年龄增加而增长，一般发现时均在 100 枚以上，最多可达数千枚，平均在 1000 枚左右（图 13-34）。

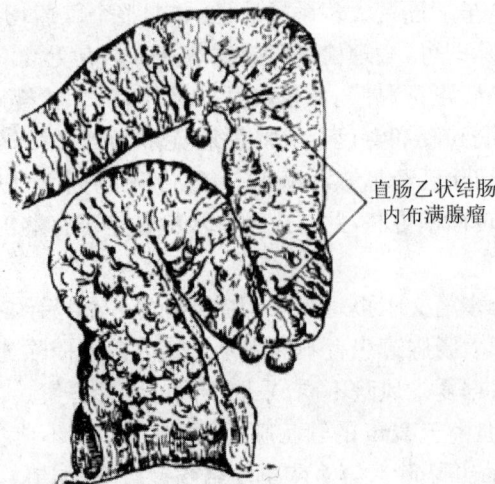

直肠乙状结肠内布满腺瘤

图 13-34 家族性腺瘤性息肉病

（2）多形性：同一例 FAP 的众多腺瘤大小不一，分布不均。大小自数毫米至数厘米不等，但 90％以上小于 0.5cm，常密集排列，成串或成簇，数量较多者腺瘤间几无正常黏膜存在。分布上以左半结肠和直肠最多，约 5％的病例累及胃和十二指肠，偶见累及回肠末端。形态上 FAP 腺瘤既有广基的，又有带蒂的；既有表面光滑的，又有糜烂、出血的；既有规则椭圆形的，又有分叶、绒毛状等不规则形的。组织学上，显微镜下既可观察到管状腺瘤，又可见少部分绒毛状或混合型腺瘤；既可见单纯的腺体增生，又可见到重度不典型增生甚至癌变。

（3）高癌变率：FAP 的癌前期病程的长短不一，平均为 15 年，但这并不意味每个腺瘤都将癌变，而是在众多的腺瘤中必有个别癌变。影响癌变的因素与一般腺瘤类似，主要包括：①腺瘤的大小：大于 1cm 的腺瘤，癌变可能性增加；大于 2cm 的腺瘤，癌变可能较大。②绒毛状成分的多少：绒毛状腺瘤的癌变率比管状腺瘤高 5～10 倍，混合型腺瘤的癌变率则介于两者之间。另据报道，约 2/3 病例在明确诊断时已有癌变存在，而在癌变病例中则有 50％具有两处或两处以上癌灶，40 岁以后则不可避免地均出现癌变。

2.临床表现 FAP 的最常见症状是间歇性大便带血，多呈鲜红色，浮于粪便表面，如掺杂在大便中，则一般呈暗色，有个别便血较多者还可出现果酱样粪便。反复出血者多有贫血表现，一次大量出血者不多见。除出血外，患者大便中还常带有大量黏液，同时伴有腹部隐痛、大便次数增多、肛门下坠等症状。随着息肉增大、增多，上述症状逐渐加重，并可引起肠套叠，继而出现较剧烈的腹痛和腹胀、恶心、呕吐等梗阻症状。以上症状反复发作或长期不缓解，还可导致患者精神疲惫、全身乏力、消瘦等消耗性症状。

3.诊断 根据有家族史、青年期发病、腹部隐痛、腹泻、黏液血便等症状，结合临床检查，FAP 诊断并不困难，对于没有家族史，但是有上述典型表现的患者，也可诊断 FAP。具有诊断意义的临床检查主要包括以下几项：

（1）肛内指诊：手指进入 7cm 左右可触及散在或密集隆起的瘤体，有癌变时可触到癌性溃疡，指套常染血。本项检查可为下一步检查提供初步依据。

（2）结肠气钡双重造影：病变肠管充盈后，边缘呈花边状，并可见密集的小充盈缺损。钡排出后,可见杂乱的蜂窝状改变,肠管僵直,边缘不整齐,但肠腔一般无狭窄变形。

(3)内镜检查:包括硬管乙状结肠镜和纤维结肠镜检查,由于乙状结肠和直肠是最好发的病变部位,因而硬管乙状结肠镜检已足够帮助明确诊断。在确定诊断后,应继续行纤维结肠镜检查,以了解病变范围,同时可钳取部分组织行病理学检查,明确腺瘤性质和有无癌变,以决定治疗方案。

(4)APC 基因检测。

4.治疗 手术治疗:由于家族性腺瘤性息肉病的恶变率极高,因此目前多数学者认为手术是治疗该病的最佳方法。FAP 出现症状的平均年龄为 20 岁,发现癌变的平均年龄为 38岁。20 岁左右出现癌变者为数极少,因此目前认为最理想的手术时机是在癌变前,一旦确诊,即行手术,而非癌变后再治疗。不同阶段 FAP 的手术治疗应个体化,常用的手术方式有:

(1)结直肠全切除、永久性回肠造口术:是传统的经典手术,治疗彻底,但导致的功能效果较差,适用于年纪大、肛门括约肌功能不全或合并低位直肠癌的患者。由于术后患者生活质量受到较大影响,目前已较少使用。

(2)结肠全切除、回直肠吻合术:适用于直肠腺瘤较少的患者,手术中保留 10cm 左右直肠远端,切除其余直肠部分和全结肠,吻合直肠和回肠,吻合口以下的直肠腺瘤经肛门切除。该方法优点是安全,并发症少,保留正常排便功能,对生活质量影响小;缺点则为术后排便次数增加,保留段直肠仍有腺瘤再生和癌变的危险。

(3)全结肠切除、直肠黏膜剥除、回肠袋肛管吻合术:是目前手术治疗 FAP 的主要术式。手术中切除全部结肠及近端直肠,剥除远端直肠黏膜,同时利用回肠制作贮袋,经直肠肌鞘行回肠贮袋与肛管吻合。该方法切除全部大肠黏膜,既杜绝腺瘤再生,又可防止发生癌变,同时还可保留正常排便功能,是一个效果较好的术式。但操作相对复杂,并且术后易形成吻合口瘘和感染,因此需积极随访。

(三)Gardner 综合征

本病亦属常染色体显性遗传疾病,由于与多发腺瘤性息肉伴随出现,并且在遗传特性、腺瘤组织学类型、分布规律、肠道症状等方面二者基本相同,因此大部分学者认为该综合征属于FAP 的肠道外表现。但与 FAP 相比,本病的癌变倾向更大,肠道症状出现的年龄更晚,一般在 40 岁左右,并且大肠腺瘤的数目较少,局限或散在分布,类似于散发性腺瘤。因此,也有少数反对者认为本病为独立的遗传性综合征,与 FAP 联系并不紧密。

除与 FAP 类似的肠道症状,本病的特征性表现还包括以下的一种或几种:①皮肤囊性病变:如皮脂囊肿或皮样囊肿,多见于面部、背部和四肢,且可呈多发性,可发生在儿童期或腺瘤出现前发病;②结缔组织肿瘤:如间皮瘤,可出现于前腹壁、腹腔内或肩脚部,以女性多见。间皮瘤不会转移,但可呈扩张性生长,引起肠梗阻、输尿管压迫等并发症;骨瘤,主要发生在面骨和颅骨,常是硬的牙质骨瘤,亦可发生在长骨,表现为隐匿性良性骨瘤;③平滑肌瘤;④脂肪瘤;⑤先天性视网膜色素上皮增生。

本病的肠道治疗与 FAP 类似,肠道外治疗以手术切除各肿瘤体为主。

(四)Turcot 综合征

Turcot 综合征亦为遗传性疾病,但属于显性遗传还是隐形遗传尚存争议。在诊断腺瘤病的基础上,若伴发中枢神经系统肿瘤,即可诊断 Turcot 综合征,与 FAP 相比,Turcot 综合征的腺瘤数量较少,一般不超过 200 枚,主要为较大的绒毛状腺瘤,因此癌变率更高,在合并神经系统肿瘤后,预后较差。

四、错构瘤性息肉

错构瘤(hamartoma)是指发育过程中正常组织错误组合、排列而形成的瘤样病变。当这一病变发生在大肠黏膜上皮,即为错构瘤性息肉,在临床上主要表现为幼年性息肉(病)和Peutz—Jeghers综合征息肉。

(一)幼年性息肉和息肉病

幼年性息肉(juvenile polyps)为非先天性疾病,可发生于任何年龄,其中以5～8岁儿童为主,男童多于女童,比例约为1.5：1,18岁以上成年患者约占发患者数的22%,国外也有文献报道称其发病在4～5岁及18～22岁呈现两个高峰,占到80%以上。单发的幼年性息肉多数发生在距肛缘10cm以内的直肠内,多发的息肉和数目在100枚以上的幼年性息肉病,则主要分布于直肠和乙状结肠,散在或密集分布,少数可累及整个胃肠道。

1.形态学和组织学结构　对于错构瘤形成的机制,目前尚不明确。有人认为其发生与黏膜慢性炎症、导致腺管阻塞、黏液滞留相关,故又有贮留性息肉和黏液性息肉之名。形态学上,息肉多呈圆球形或椭圆形,直径约1cm,带蒂,呈鲜红、粉红或暗红色,表面光滑,如继发感染可呈现粗糙颗粒状或分叶状。组织学上,息肉蒂部为正常大肠黏膜,当逐渐转为息肉时,大肠黏膜上皮即转为慢性肉芽组织,由大量结缔组织、血管组织、单核和嗜酸性细胞浸润,其中还有许多黏液腺增生和含有黏液囊腔组成,显微镜下见这类囊腔被覆以立方、扁平或柱状上皮细胞。同时,囊腔还是产生炎症的场所,表现为上皮脱落、脓肿形成及出血。由此,组织学上幼年性息肉并不是真性肿瘤,与癌的关系并不密切,理论上不易癌变,但我国刘彤华和张月彩分别在1978年和2001年报道过1例和3例幼年性息肉癌变,故对此仍应提高警惕。

2.诊断　在临床上,幼年性息肉和息肉病主要表现为便血和息肉自肛门内脱出两大症状。便血多呈鲜红色,布于粪便表面或在便后滴血,与粪便不相混,出血量不多,部分还可伴有黏液。在便时下蹲用力,较低位的息肉可自肛门内脱出,便后即自行回缩,也有较大者需手托还纳。个别位于结肠内的较大息肉还可引起肠套叠。除临床表现外,幼年性息肉的诊断还依靠肛内指诊、内镜和组织学镜检等临床检查。较低位的息肉可通过指诊和直管乙状结肠镜查知,位置较高者则需行纤维结肠镜检,并且无论是否怀疑幼年性息肉,都要在检查时取下活体标本,行显微镜下的组织学检查予以确诊。

3.治疗　由于幼年性息肉极少癌变,治疗时当以清除息肉,减轻症状、避免并发症为原则。当息肉单发或数量较少时,可经肛门镜或结肠镜予直接结扎切除或电灼切除;数量较多时需分期分批摘除较大者、有溃疡出血以及形态异常者,并密切观察随访。由于多发者息肉常累及整个胃肠道,无论是预防还是治疗,原则上不行肠段或器官切除,以免引起消化道功能异常。

(二)Peutz—Jeghers综合征

Peutz—Jeghers综合征(Peutz—Jeghers syndrome,PJS),又称家族性黏膜皮肤色素沉着胃肠道息肉病,简称黑斑息肉综合征,是一种由LKB1/STK11胚系突变引起的、以胃肠道多发错构瘤性息肉和皮肤、黏膜特定部位色素沉着为特征的常染色体显性遗传性疾病。本病由Peutz于1921年首先报道,随后Jeghers在1949年详细描述了本病家族遗传性及皮肤、黏膜色素斑的特点,故称为Peutz—Jeghers综合征。本病可发生于任何年龄,多见于儿童和青少年,男女发病率大致相同。

1.病理　PJS的主要病理改变为黏膜、皮肤色素斑和胃肠道息肉。黏膜、皮肤色素斑由真皮基底内黑色素细胞数量增加、黑色素沉着形成;息肉为多发错构瘤性,部分伴存腺瘤样结构,大多数腺瘤样结构与息肉同存一体,有的位于息肉顶部或体部,个别腺瘤单独存在。本征息肉为错构瘤性,理论上不存在癌变可能,但有国外文献提出患本病者结肠癌发病率增加,国内蒋晓忠等2006年也报道称25例PJS中有6例发生恶变,恶变率24%,病理组织学分型均为低分化黏液腺癌。对本征的癌变问题尚未有明确定论,即便有恶变,也须严格区分是息肉恶变还是所合并腺瘤等其他疾病发生恶变。

2.诊断　2003年全国遗传性大肠癌协作组制定的PJS诊断标准是:消化道多发错构瘤性息肉伴皮肤、黏膜色素沉着,可有或无家族史。被诊为PJS者应进行LKB1/SIK11和(或)FHIT基因的突变检测。因此,典型PJS的临床诊断并不困难,临床主要依据以下几点:

(1)家族史:该病为常染色体显性遗传,约50%患者有明确家族史,部分PJS病例可出现隔代遗传现象。另外,50%患者则无明显家族史,可能是由于新的基因突变所造成的,但其后代仍有发病的可能。

(2)色素沉着:主要发生于口唇、颊黏膜及颜面部、指趾和手掌足底部皮肤等处,颜色为黑色或褐色,常紧凑出现,形态上不统一,边界清晰,不高出皮肤或黏膜。可出现于任何年龄,青春期时最明显,25岁以后可逐渐减退或消失。

(3)消化道息肉:检查时以内镜为主,常呈多发性,单发罕见,最好发于空肠上段,可分布在整个胃肠道,大小不定,小者直径不及0.1cm,大者直径可达6cm以上,表面光滑,质硬,蒂的长短、粗细不一,也可无蒂,较大息肉可呈菜花样。可引起急慢性腹痛、腹泻、出血等胃肠道症状,其中以小肠套叠引起的恶心、呕吐、疼痛最常见。

绝大多数病例色素沉着和消化道息肉同时存在,仅约5%的患者仅有胃肠道多发性息肉或色素沉着。两者在出现顺序上,临床多为先有色素斑点,然后才发生息肉,但色素斑的数目和深浅与息肉的数目无相关性。

3.治疗　本病的治疗以对胃肠道息肉和其并发症的治疗为主,色素沉着导致的黑斑不对病患造成其他影响,因而一般不需要治疗。胃肠道息肉的治疗原则和方法与幼年性息肉类似,开腹及腹腔镜手术主要是针对由息肉引起的肠梗阻、套叠、出血、恶变等并发症,术中应注意最大限度保留肠管。

五、炎症性息肉

(一)炎性息肉

炎性息肉指单发的非特异性炎症所引起的黏膜上皮瘤样病变,组织结构为炎症刺激形成的肉芽肿,周围黏膜亦常有炎症改变。炎性息肉大部分无蒂,呈圆形或椭圆形,颜色苍白无光泽,大部分仅几毫米大小,少数可达几厘米,质脆,往往炎症消退后,息肉可自行消逝。

(二)假性息肉

是多发的炎症性息肉,主要由慢性溃疡性结肠炎或克罗恩病的长期炎症刺激导致大肠黏膜破坏溃疡,修复时肉芽组织增生而形成。其组织结构和形态上与单发炎性息肉无明显差异。在其形成的早期,如原发病能获得控制,息肉可能随之消失,但如慢性炎症不能得到有效的控制,而呈持久的慢性刺激,肉芽肿就有恶变的可能。因此,对这些假息肉病应视作癌前病变,慎重处理。

(三)血吸虫卵性息肉(病)

血吸虫卵性息肉是一类特殊的炎性息肉,是由沉积于肠壁的血吸虫卵产生炎性刺激,引起黏膜腺体和黏膜下结缔组织增生而形成。多好发于降结肠、乙状结肠和直肠。

形态学上,在血吸虫卵沉积初期,一般表现为球状或条索状、成簇分布的小结节,中央橘黄色,周围灰白色。在长期慢性刺激后,可逐渐成为大小 1cm 左右、顶尖、底阔、无蒂、较狭长的息肉,表面光滑,有充血发红,周围黏膜常伴慢性血吸虫性肠炎改变。组织学上,血吸虫卵性息肉可分为黏膜型和混合型两类,前者主要由正常黏膜腺体增生形成,在间质内有数目不等的血吸虫卵沉积;后者由黏膜腺体增生和黏膜下结缔组织增生混合构成,结缔组织中亦可见到虫卵沉积。

大肠血吸虫卵性息肉具有很大癌变倾向,也是一种癌前病变。据我国浙江省 1974—1976 年 3 年期间死亡回顾调查结果显示,嘉善县既是血吸虫病流行最高的地区,大肠癌的发病率也较高,达 44.19/10 万,高居全国之首,另据 1984 年江苏省一项调查研究发现,血吸虫感染患者和未感染者的直肠癌的发生风险比值比达(4.5~8.3):1。因此,临床上对于血吸虫感染引起的肠病亦不能有所忽略。

(四)良性淋巴样息肉(病)

良性淋巴样息肉是肠黏膜下淋巴滤泡因炎症刺激而增生,并在肠腔内凸起的瘤样病变。因此,所谓息肉实质是增生的、高度活跃的淋巴样组织。好发回肠末端及腹膜返折下直肠,多为单发广基,多发时一般不超过 5 枚,大小多在 1~3cm 之间,呈白色或灰白色,表面光滑。组织学上,表面覆盖有正常的直肠黏膜上皮,在黏膜下层有大量淋巴组织和增生滤泡,无淋巴窦及包膜,周围淋巴细胞分化正常。本病一般不引起症状,系良性,不会发生恶变,往往可自行消退。

六、增生性息肉(病)和其他类型息肉

(一)增生性息肉(病)

又称化生性息肉,是一种原因不明的黏膜肥厚增生性病变,以直肠和乙状结肠为多见,发病者多为 40 岁以上中老年人,男性多于女性,一般并不产生症状,故多在检查时偶然发现。形态上,增生性息肉呈圆形露珠样凸起,偶有分叶,表面光滑、颜色淡红,大小很少超过 1cm,多为多发性。组织学检查,见其黏膜肥厚、增生,结构基本正常,腺管可稍增大延长,形态规则或呈囊状扩张趋势,有丰富的黏液分泌,呈过度成熟表现,细胞分裂增加,但分化完全。本病一般不需要治疗,可自行消退。

(二)Cronkhite—Canada 综合征

Cronkhite—Canada 综合征又称息肉-色素沉着-脱发-爪甲营养不良综合征,临床极为罕见,国内外文献均以个案报道为主。本病不属于遗传疾病,病因迄今未明,以胃肠道多发息肉伴皮肤色素沉着、脱发、指(趾)甲萎缩等为主要特征,发病年龄为 25~85 岁,平均 60 岁,约 80% 患者初发年龄超过 50 岁。男女发病之比为(1.5~2.3):1。

本征的诊断主要依靠临床表现、内镜检查和病理改变综合判断

1.消化道症状 表现不一致,以腹泻、腹痛最常见,少部分还伴有食欲缺乏和(或)味觉减退。其中腹泻者多为慢性反复出现的水样便,每天数次至十余次,可间断好转,偶伴出血。疼痛一般为绞痛,常伴随水样便出现,便后缓解。

2.皮肤症状　一般认为是由于消化道息肉影响必要物质吸收引起,主要包括色素沉着、毛发脱落和爪甲变化。

3.内镜检查和组织学特征　内镜下可见息肉累及全消化道,以胃和结肠为多、食管罕见,一般为多发,大部分广基,小部分带蒂,表面光滑或充血糜烂,大小自数毫米至几厘米不等。显微镜下可见息肉为囊肿性腺体,被覆单层柱状上皮,腺管囊肿性扩张,伴间质水肿和炎性浸润,黏膜上皮一般保持正常。

本征的治疗方法包括内科保守治疗和外科手术治疗。内科治疗以对症缓解症状为主,包括营养支持治疗、糖皮质激素、抗生素、抗凝剂、组胺受体拮抗剂等。外科手术治疗方法是切除部分肠段,适用于息肉癌变、消化道梗阻及蛋白丢失性肠病者,激素治疗效果不理想或禁忌时也可手术治疗。

(张睿)

第七节　直肠癌

直肠癌是指从齿状线至直肠乙状结肠交界处之间的癌,是消化道最常见的恶性肿瘤之一。直肠癌位置低,容易被直肠指诊及乙状结肠镜诊断但因其位置深入盆腔,解剖关系复杂,手术不易彻底,术后复发率高。中下段直肠癌与肛管括约肌接近,手术时很难保留肛门及其功能是手术的一个难题,也是手术方法上争论最多的一种疾病。我国直肠癌发病年龄中位数在45岁左右。青年人发病率有升高的趋势。其早期特点是便血、大便习惯改变。直肠癌手术治疗的历史在不断发展,Appleby 提出全盆腔脏器切除术,1982 年 Heald 提出全直肠系膜切除术。虽然至今仍无一种绝对理想的术式,我国医生仍然在继承的基础上不断探索,特别是根据国人直肠癌患者在腹膜返折以下者约占大肠癌80％左右的特点,以及对直肠解剖生理学和直肠癌病理学的深入研究,如淋巴流向,远段肠管系膜的切除长度,及新型吻合器、闭合器、腹腔镜等先进器械的问世,促进了低位直肠癌保肛手术范围的不断扩大,大大提高了5年生存率和患者的生活质量。

一、病因

现代医学认为确切的病因仍未完全明确,但与下列因素有关。

1.饮食因素　致癌物质可由饮食进入肠道,或在大肠内由细菌形成。目前认为高脂肪、高蛋白低纤维素的所谓西方饮食与直肠癌发生有关。其一,高脂肪、高蛋白能够增加胆汁酸的生物合成,促进胆汁酸进入肠道,并能够使肠黏膜增加对致癌物质的吸收;其二,癌的发展需要胆固醇,胆固醇有促进癌瘤生长的作用。其三,在这种饮食环境下,粪便中的3－甲基胆蒽增多,此种物质属于致癌物质,若同时食物中纤维素含量少而容易发生便秘,使高浓度的3－甲基胆蒽与黏膜接触时间延长,加强了致癌作用。西方国家是大肠癌、直肠癌的高发地区,与此对比的南非班替氏族摄取的是低脂肪而富有纤维素的粗糙食物,直肠癌发病率低。其原因可能是富含纤维的食物能够增加粪便量、稀释致癌物质的浓度、缩短肠道通过时间,减少致癌物与大肠黏膜的接触,从而减少癌症的发生。

2.慢性炎症　血吸虫性直肠炎,由于血吸虫卵在直肠黏膜上沉积,可能引发病变,已被国内学者所证实。溃疡性结直肠炎、慢性菌痢、阿米巴痢疾等,可通过肉芽肿、假性息肉阶段而发生癌变。克罗恩病,只有少数患者可能发生癌变,癌变主要在增生狭窄及瘘管处。

3.**息肉恶变** 与直肠癌有密切关系,家族性腺瘤病和绒毛状腺瘤被公认为癌前期病变。国内文献有报道,家族性多发性息肉病,如不治疗,10～15 年后将发生癌变。同时,单个腺瘤直径>1.5cm 者,癌变率明显增加。

4.**遗传因素** 大量研究认为约有 25％结直肠癌患者与遗传因素有关。另一些研究调查了大肠癌患者一级亲属恶性肿瘤的发病率显示比普通人群高 4 倍。有报道说:大肠癌患者约 1/3 的后代可能发生癌,尤其是癌患者比较年轻(年龄 40 岁左右)或多发性息肉存在时,其父母有 15％～20％的患病可能性,大肠癌亲属属于高危人群,应定期检查。

二、病理分型

1.现代医学将癌肿病理改变大体分为三型:

(1)肿块型(也称菜花型):癌体较大,常向肠腔内生长,小的呈乳头状,大的呈结节状,肿瘤与周围组织界限较清楚,浸润较为表浅、局限。此型分化程度较高,转移较晚,预后较好。

(2)溃疡型:多见,肿瘤向肠壁深层生长,深达或超过肌层,并向肠壁深层浸润,中央形成溃疡,边界多不清楚,易出血、坏死或继发感染。分化程度低,转移较早。

(3)浸润型:肿瘤向肠腔各层弥漫浸润,可累及肛管全周,由于肿瘤内纤维组织异常增生常引起环状狭窄。此型浸润广泛,转移早,预后较差。

2.组织学分型

(1)腺癌:占大多数,约 90％,癌细胞排列成不典型的腺管状结构,腺管的大小、形态、增生程度及间质数量等变异较大,见于大体分型中的菜花型、溃疡型等,依分化程度可分为Ⅰ、Ⅱ、Ⅲ、Ⅳ级,Ⅳ级分化最差。

(2)黏液腺癌:癌瘤呈胶冻状,癌细胞分泌不同程度的黏液,细胞核被黏液挤到一侧。恶性程度较高,预后较腺癌差。

(3)未分化癌:癌细胞是圆形或不规则形,排列不规则,易侵入小血管和淋巴管,预后最差。

(4)腺鳞癌:是腺癌和鳞癌并存的肿瘤。

(5)其他:如鳞状细胞癌、嗜银细胞癌等。

3.**镜检分型** 依肠镜检查肉眼看到的形状,直肠癌一般可分为五种类型(图 13-35)。

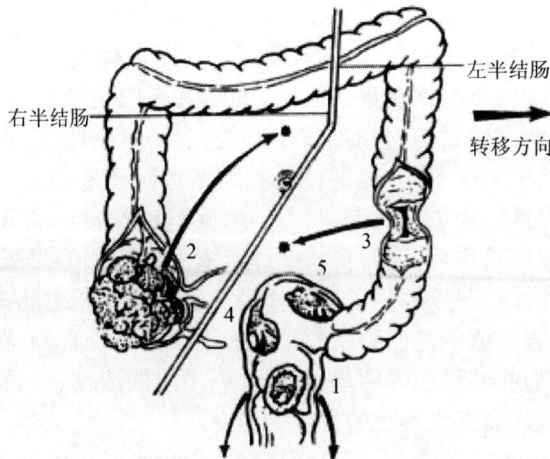

图 13-35 大肠癌的类型和好发部位

1.溃疡型;2.增生型;3.狭窄型;4.恶性腺癌;5.恶性乳头状癌

(1)溃疡型:样子像火山口,周围隆起,中心凹陷,溃烂面上有炎症、出血及分泌物。恶性程度高,最为常见。

(2)增生型:形状呈菜花样,突起在肠腔内,表面凹凸不平,有溃烂、出血、炎症和坏死,恶性程度较低。

(3)狭窄型:狭窄区呈环状,癌肿沿黏膜蔓延,有广泛纤维组织增生,多发生在乙状结肠及直肠、乙状结肠交界处,易引起肠梗阻。

(4)恶性腺瘤型:形状呈葡萄样,系腺瘤恶变而来,多发生在直肠或下段结肠。

(5)恶性乳头状癌型:呈乳头状,多为绒毛乳头状腺瘤恶变而来。

4. 直肠癌临床分期 根据手术探查和病理标本检查所见进行分期。

(1)Dukes(1932)分期法:

A 期:癌肿局限于肠壁,肠外组织及淋巴结均无累及。

B 期:癌肿累及肠外组织,但淋巴结阴性。

C 期:淋巴结已有转移。

D 期:癌肿已有远处转移。

Gabriel 统计 A、B、C 期三期 5 年生存率各为 90%,85% 及 20%,证实 Dukes 分期与预后有关。

(2)Astler－coller(1954)分期法:在 Dukes 分期法的基础上作了部分改良,并统计了各期的 5 年生存率。

A 期:与 Dukes 分期相同。

B 期:分 B_1、B_2,以有否穿透肌层分期;

C 期:分 C_1、C_2,以肠壁有否浸润,又以淋巴转移部位分期。

5 年生存率 A 期 99%,B_1 期 60%,B_2 期 54%,C_1 期 43%,C_2 期 22%,D 期 14%。

目前国内外公认的肠癌分期标准是 2003 年修改的国际抗癌联盟(UICC)和美国肿瘤联合会(AICC)联合制定的 TNM 分期法和改良版 Dukes 分期法。由于改良后的 Dukes 分期法方法简便,易于掌握,因此被较广泛的采纳使用。

(3)Dukes 分期法

Dukes A

A_0 病灶局限于黏膜层(包括原位癌—局限于黏膜上皮和局灶型癌),可作局部切除;

A_1 病灶侵犯黏膜下层(早期浸润癌);

A_2 病灶侵犯肌层。

Dukes B:病灶侵犯及浆膜,或侵犯周围组织和器官(尚可作根治性切除)。

Dukes C

C_1 伴病灶附近淋巴结转移(指肠壁旁和边缘血管,淋巴结);

C_2 伴供应血管周围和系膜切缘附近淋巴结转移尚可作根治性切除。

Dukes D

D_1 伴远处脏器转移(如肝、肺、骨、脑等);

D_2 伴远处淋巴结转移(左锁骨上)或供应血管根部淋巴结广泛转移,无法全部切除(主动脉前或旁和髂内血管淋巴结等);

D_3 伴腹膜广泛扩散,无法将其全部切除;病灶已广泛浸润邻近器官,无法切除,如全身情况尚可,可将原发病灶作姑息性切除。

(4)TNM 分期(表 13－2):

T　代表原发肿瘤

T_X　原发肿瘤无法评价

T_0　无原发肿瘤证据

T_{is}　原位癌:局限于上皮内或侵犯黏膜固有层

T_1　肿瘤侵犯黏膜下层

T_2　肿瘤侵犯固有肌层

T_3　肿瘤穿透固有肌层到达浆膜下层,或侵犯无腹膜覆盖的结直肠旁组织

T_{4a}　肿瘤穿透腹膜脏层

T_{4b}　肿瘤直接侵犯或粘连于其他器官或结构

N　代表区域淋巴结

N_X　区域淋巴结无法评价

N_0　无区域淋巴结转移

N_1　有 1～3 枚区域淋巴结转移

N_{1a}　有 1 枚区域淋巴结转移

N_{1b}　有 2～3 枚区域淋巴结转移

N_{1c}　浆膜下、肠系膜、无腹膜覆盖结肠/直肠周围组织内有肿瘤种植(TD,tumor deposit),无区域淋巴结转移

N_2　有 4 枚以上区域淋巴结转移

N_{2a}　4～6 枚区域淋巴结转移

N_{2b}　7 枚及更多区域淋巴结转移

M　代表远处转移:

M_0　无远处转移

M_1　有远处转移

M_{1a}　远处转移局限于单个器官或部位(如肝,肺,卵巢,非区域淋巴结)

M_{1b}　远处转移分布于一个以上的器官/部位或腹膜转移

表 13－2　结直肠癌国际 TNM 分期

分期	TNM	浸润深度
0	$T_{is}N_0M_0$	原位癌
Ⅰ	$T_1N_0M_0$	癌肿浸润黏膜下层,无淋巴结转移,无远处转移
	$T_2N_0M_0$	癌肿浸润肌层,无淋巴结转移,无远处转移
ⅡA	$T_3N_0M_0$	癌肿穿透肠壁直最外层,无淋巴结转移,无远处转移
ⅡB	$T_4N_0M_0$	癌肿侵及邻近器官或结构,无淋巴结转移,无远处转移
ⅢA	$T_{1\sim2}N_1M_0$	癌肿浸润黏膜下层或肌层,1～3 个淋巴结转移,无远处转移
ⅢB	$T_{3\sim4}N_1M_0$	癌肿穿透肠壁或侵及邻近器官结构,1～3 个淋巴结转移,无远处转移
ⅢC	任何 TN_2M_0	癌肿任何浸润深度,≥4 个淋巴结转移,无远处转移
Ⅳ	任何 T 任何 NM_1	癌肿任何浸润深度,不计淋巴结转移,伴远处转移,如肝、肺、腹膜、卵巢等

另外,在记录 TNM 分期时,符号 p 代表 TNM 分期的病理诊断;符号 c 代表 TNM 分期

的临床诊断。临床 TNM 分期(cTNM)是为手术治疗提供依据,所有资料都是原发瘤首诊时经体检、影像学检查和为明确诊断所施行的病理活检获得的。病理 TNM 分期(pTNM)用来评估预后和决定是否需要辅助治疗,它综合了临床分期和病理学检查结果,被认为是最准确的预后评估标准。

5.转移途径

(1)直接蔓延:癌肿沿肠壁可向上、向下并环绕肠管蔓延,亦可向深部发展,侵入肠壁全层后可侵犯邻近脏器,如前列腺、膀胱、子宫、卵巢、阴道和骶骨等。癌肿沿肠壁上下蔓延,环绕肠管蔓延的速度较慢,浸润肠管 1 周病程需要 18～24 个月。

(2)淋巴转移:是直肠癌最主要的转移方式,分别沿上、中、下三个方向向淋巴引流区扩散。发生在直肠上 1/3 段癌肿,均向上方沿直肠上动脉、肠系膜下动脉及腹主动脉周围淋巴结转移。向下方淋巴结转移较少,但当淋巴结已有癌转移时,淋巴液的正常流向受阻,则可逆向转移到低于原发癌的淋巴结,可向下和向两侧扩散。直肠下段癌肿的淋巴引流主要也是向上,但同时可沿痔中血管进入髂内淋巴结或肛提肌及盆壁筋膜的淋巴管及闭孔淋巴结,有时癌细胞也可向下穿过肛提肌与痔下血管伴行至坐骨肛门窝内的淋巴结,或引流入腹股沟淋巴结。

(3)血行播散:癌肿的恶性度越高,则癌细胞通过血行播散的机会越多,癌细胞侵入静脉后形成癌栓,在血管内生长,癌可通过肠系膜下静脉、门静脉、髂静脉或其他静脉转移,其中以经门静脉转移到肝脏者最多见,也可转移到肺、骨、脑等。

(4)种植转移:多见于腹腔内种植、吻合口种植及切口种植。癌细胞脱落后,也可种植到肠黏膜的其他部位,穿透肠壁的癌肿,可种植在壁腹膜和腹腔内其他器官的表面,生长成转移癌结节。

(5)神经鞘转移:肿瘤浸润到神经或神经鞘后,可沿神经鞘发展蔓延。患者常有疼痛,提示预后不良。

总之,癌肿转移途径有多种类型,它可通过一种方式转移,亦可通过几种方式联合播散或转移。

三、临床表现

直肠癌早期常无明显症状,随着病情的进展,病灶不断增大,且出现破溃或感染而出现一系列临床症状。

1.便血 是直肠癌最常见症状,便血多为暗红色,有时混有粪便及黏液,或偶伴血块及坏死组织,但常被人们自以为是痔疮而忽视。

2.直肠刺激症状 常见腹泻,里急后重及排便不尽感,有时每日排便数十次,但每次量不多。部分患者可表现为腹泻及便秘交替出现。

3.癌肿破溃感染症状 常见大便带有脓血及黏液,一般出血量较少,血呈鲜红色或稍暗,附于大便表面,便血常为间歇性,少数病例可发生大量出血,患者有肛门下坠不适感。

4.肠腔狭窄梗阻症状 癌肿绕肠壁周径浸润,使肠腔狭窄,尤其在直肠乙状结肠交界处,多为狭窄型硬癌,初起大便变形、变细。当造成肠管部分梗阻后,出现腹胀、腹痛、肠鸣音亢进等不全性肠梗阻表现。

5.转移征象 直肠癌一般无疼痛,但若癌肿浸润到肛管和括约肌则疼痛显著。如果括约肌功能丧失,脓血便经常从肛门流出;在男性患者,癌肿可浸润至后尿道、前列腺或膀胱后壁,出现尿频、尿痛、排尿困难、淋漓不尽等;女性患者癌肿可浸润至阴道后壁;晚期癌肿侵及骶神经丛时,在会阴部和骶部有剧烈持续性疼痛,并可放射到下腹部、腰部和大腿部;肝脏腹膜转移则可出现肝区疼痛、肝大、黄疸、腹水。

6.慢性消耗性症状　晚期直肠癌如浸润其他脏器及组织,可引起该处病变症状,侵犯骶神经丛会引起骶部及会阴部疼痛;侵犯膀胱、前列腺,可引起膀胱炎、尿道炎、膀胱直肠瘘、尿道直肠瘘,女性引起直肠阴道瘘,阴道部排出粪便及黏液脓血。转移到肝脏则出现腹水、黄疸,患者由于长期慢性消耗,可出现贫血、消瘦等恶病质征象。

四、诊断

直肠癌的早期症状多不明显,即使有明显症状,也并非本病的独有特征,而且与直肠肛管的其他疾病非常相似,如果缺乏警惕性,检查不细致,极易误诊、误治,故凡有消化不良、大便习惯改变和便血的患者,尤其是40岁以上者,均应考虑有直肠癌的可能性,应及时进行进一步检查,有家族性息肉病、家族有结肠、直肠癌史者应划为重点对象。

直肠癌诊断的常用方法有:

1.直肠指诊　是一种简便可靠的检查方法,约80%～90%的直肠8cm以下低位直肠癌可于指诊时触及肿瘤。检查时,应注意肿块的位置,距肛缘的距离、方位、形态、硬度、累及的范围和活动度等。指诊检查时可触及形状不规则、边缘不整齐的硬性肿块,表面欠光滑,周围黏膜增厚,早期活动度尚可。当癌肿已形成溃疡时、可触及其质地较硬,边缘隆起,成蝶形。如累及肠壁全周,可形成环状狭窄,晚期肿块固定,活动度差,指诊退指后指套上染血,并有黏液及坏死组织。

2.内镜检查　有直肠镜、乙状结肠镜及纤维结肠镜,通过直肠镜检查,可直接观察直肠癌肿的形态、大小、部位,同时可以钳取活体组织作病理检查,一次阴性并不能排除肿瘤可能性,需重复活体组织检查。纤维结肠镜检查可排除结肠多原发癌可能。

3.直肠癌脱落细胞学检查　对临床怀疑直肠癌的患者,在解完大便或灌肠后,在直肠镜直视下用棉签在病变处拭取细胞,涂2～4张,立刻置于酒精固定液中,固定30分钟,作苏木精伊红染色,镜检阳性率为97.8%。或用生理盐水作直肠或乙状结肠灌肠,将排出液沉淀涂片检查,此法简便,阳性率高,设备简单,无出血等并发症,不失为有效的诊断方法。

4.X线钡剂灌肠检查　钡灌肠X线检查对于诊断直肠癌价值不大。对疑有大肠高位癌,需要排除在癌肿上方是否同时合并其他病变则有重要作用,但如有肠腔明显狭窄者,不应钡剂检查,以免钡残留肠腔加重梗阻症状。

5.肿瘤标志物检查　临床中癌胚抗原对中晚期直肠癌有一定诊断价值。用于观察手术后化疗的效果及癌肿复发的监测。

6.直肠腔内超声检查　可为直肠癌的诊断提供参考。可检测癌肿浸润肠壁的深度及有无侵犯邻近脏器,可为术前对直肠癌的分期提供帮助。

7.CT检查　可判断肿瘤浸润肠壁的深度及邻近组织、器官是否受累,为术前制定手术方案或是否行新辅助治疗提供参考。也可排除有无肝转移。

8.其他检查　女性患者病变位于直肠前壁时,须作阴道和盆腔检查;男性患者有排尿异常症状时应作膀胱镜检查,以确定是否有癌肿浸润。并应注意全身和腹部检查,以了解全身的健康状况,如营养、心、肺、肝、肾等功能状态是否良好,以及有无肝脏、腹腔、腹股沟淋巴结及锁骨上淋巴结等远处转移。

9.组织病理切片检查　直肠癌的最后确诊有赖于病理检查证实,凡直肠指诊和直肠镜检查发现直肠肿瘤时,均需行活体组织病理切片检查。采取标本时,应在病变与正常组织交界部位取活组织,活检时,尽可能避免右前、右后及左正中部位,因为此处直肠血管分布较丰富。采取活检标本,应在癌肿边缘和正常组织之间,一般分三处钳夹,以取得较高的阳性率。钳夹时,深度适宜,严禁在溃疡中心取材,以免引起出血。根据细胞分化程度及其形态,组织结构等变化情况,除明确诊断外,同时还有助于指导治疗和判断预后,对检查结果为阴性者,应重复检查。

五、鉴别诊断

1.直肠炎性疾病　如非特异性溃疡性直肠炎、细菌性痢疾、阿米巴痢疾、放射性直肠炎等。

2.肛门疾病　如痔疮、肛瘘、肛裂、肛窦炎等。

3.直肠其他良性肿瘤或恶性肿瘤　如直肠息肉、直肠平滑肌瘤、淋巴肉瘤、直肠炎等。

4.直肠良性狭窄或肉芽肿　如阿米巴肉芽肿,梅毒性、结核性、性病或血吸虫性肉芽肿,放射性直肠炎所致狭窄等。

5.直肠邻近器官肿瘤　如宫颈癌、前列腺癌,以及种植在盆底腹膜的其他恶性肿瘤,如胃癌、卵巢癌等。

上述各类疾病,若经详细询问病史,认真的直肠肛门指诊、内镜以及病理组织检查,与直肠癌不难鉴别。

六、治疗

1.手术治疗　目前直肠癌的主要治疗方法,根据肿瘤的位置、大小、浸润深度、有无淋巴结转移,术前、术后辅以放、化疗、生物治疗等综合治疗,可提高 5 年生存率。根治性手术原则是将直肠和直肠以上的一段肠管,连同直肠的周围组织和有可能转移的淋巴引流区一并切除,以达到根治目的。其适应证是直肠肿瘤必须仅限于直肠壁,即使已侵犯直肠周围组织但尚未固定,同时转移亦仅限于局部淋巴结,最多不超过肠系膜下血管的结扎点以上,女性患者若肿瘤仅侵入阴道壁和子宫,亦可将这些器官一并切除。直肠癌常用手术方式有如下几种:

(1)腹会阴联合切除术(Miles 手术):是治疗直肠癌常用的一种典型手术。此手术适用于直肠下 1/3 段,距肿瘤边缘切除 3cm 直肠须一并切除肛门直肠环者、癌肿已直接浸润肛门直肠环者、肛管及肛管癌、直肠癌术后局部复发者。切除范围包括全部直肠和下段乙状结肠及其系膜,肠系膜下动静脉血管根部以下的淋巴组织、盆腔底部腹膜、直肠侧韧带、肛提肌和肛门括约肌、坐骨直肠间隙的淋巴组织、肛管和肛门周围皮肤,切除范围如(图 13—36)。根治切除后,在左下腹行永久性乙状结肠造瘘术(人工肛门)。

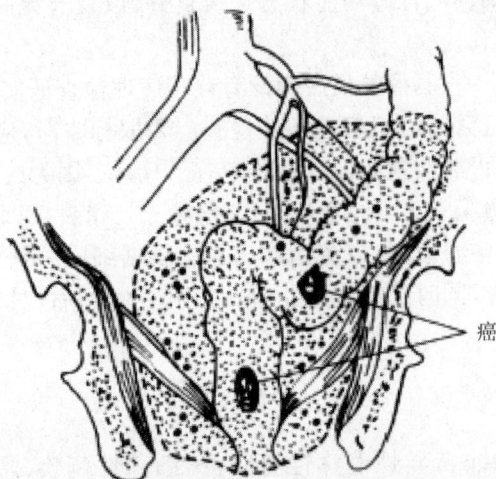

图13-36 直肠癌经腹会阴联合切除范围

手术要点:患者麻醉成功后,取头低脚高膀胱截石位,取腹部正中或左下腹旁正中切口,起自耻骨上于脐上3~5cm,探查肝脏、腹主动脉旁及肠系膜下动静脉处淋巴结是否有转移,盆腔侧壁有无肿大淋巴结;邻近器官如膀胱、前列腺、子宫、阴道后壁等处有无浸润,全大肠有无多发肿瘤等。根据肿瘤侵犯的范围及周围组织固定程度,决定切除的可能性和采取的术式。决定术式后,即用温盐水纱垫将小肠推向右上腹腔或拉出体外装入无菌塑料袋内,充分暴露术野,用纱布条结扎肿瘤近端肠管,防止肿瘤手术挤压时发生转移。切开乙状结肠系膜两侧的腹膜,下到直肠膀胱凹陷处,向上到肠系膜下动脉根部。并在根部银夹切断,缝扎肠系膜下血管,注意避免损伤输尿管。用右手插入骶前间隙分离直肠后壁至尾骨尖,用钝、锐两法将直肠前壁从膀胱、输精管、精囊和前列腺后壁(女性为子宫和阴道)分离,分离切断缝扎左右两侧直肠侧韧带,从而使直肠前后左右都分离至肛提肌平面(此时可同时开始会阴部手术)。切断乙状结肠,无菌橡皮手套包扎远端后置入盆腔,将近段乙状结肠经腹壁的腹膜外隧道拉至左下腹作永久性造瘘。会阴部手术:肛门用10号丝线作荷包缝合闭锁肛门,作梭形切口,前边到会阴中点,后面到尾骨尖,切开皮肤及皮下组织,切除环绕肛门两侧坐骨肛门窝的脂肪淋巴组织,切断肛尾韧带及肛提肌与尾骨附着部分,切断肛提肌,将手伸入骶前间隙并与腹部手术组会师,拉出这段乙状结肠、直肠及其肿瘤,分离直肠肛管前壁,将已分离切断的乙状结肠及直肠从骶骨前拉出。彻底止血,冲洗盆腔会阴部伤口。骶前放置引流管,缝合会阴部伤口。此时腹部手术组重建盆底腹膜,把小肠放回腹腔。清点器械敷料,逐层关闭腹腔,术毕。

此法手术特点是肿瘤切除较彻底,5年生存率高。缺点是手术损伤大,腹部留有永久性人工肛门即带粪兜,大多数患者难以接受。

(2)经腹部直肠切除吻合术(直肠癌前切除术、Dixon手术):经腹部直肠切除吻合术可分为:①高位前切除术:其结肠与直肠的吻合口,在盆底腹膜返折以上;②低位前切除术:吻合口在返折以下;③超低位前切除:要求肠吻合口在齿线上2cm,需用吻合器吻合。

手术要点:开腹、探查,游离结、直肠以及离断肠系膜下动、静脉和清扫范围均同于Miles手术方式。若吻合困难可以将结肠脾曲游离在满足吻合处切断;必须保证肿瘤下切缘之肠管>2cm,直肠系膜>5cm。上切缘作肠吻合时需在无张力、血供良好的情况下施行吻合。切除肠管,两吻合肠腔消毒,擦拭干净,按外科常规端一端吻合法吻合。即将肠腔后壁作间断浆肌层、全层缝合，前壁全层缝合＋浆肌层缝合。吻合后检查肠腔通畅、无扭转和张力，冲洗盆腔，骶前放引流，由右下腹引出，接引流袋。如用吻合器吻合，必须保证吻合口无张力、血运好。可减少吻合口瘘的发生。

（3）Hartmann 手术：本术式是 1923 年法国 Henri Hartmann 创用。是在肿瘤切除后将近端肠管造口、远端肠管封闭。适用于：①在根治性手术时由于患者高龄，一般状况差，或肿瘤近期复发之可能。②吻合口复发。③直肠癌或乙状结肠癌合并急性肠梗阻近端肠管扩张、水肿明显，吻合后容易发生吻合口瘘者。

手术要点：取右旁正中切口，入腹腔，探查转移、肿瘤活动情况。游离直肠、乙状结肠，在肠系膜下动脉的乙状结肠分支动脉处上方，结扎血管。在肿瘤远端 2～3cm 处外侧以大直角钳夹住直肠。经肛门以温盐水＋碘伏冲洗远端直肠。在预定切线远侧再置一把大直角钳夹住直肠，切断肠管。最后切断乙状结肠后移去标本。用闭合器或手工缝合关闭残端。于盆腔放置引流，于右下腹壁引出。左下腹作乙状结肠造瘘。

（4）姑息性手术：如癌肿广泛侵及远处脏器或患者一般情况极差，不能耐受广泛性切除者，可考虑施行姑息性手术，其手术原则应尽量利用局部切除，恢复肠道的连续性，保留肛门的功能，癌肿不能切除者，可考虑结肠造瘘，减少痛苦，其手术方法有直肠癌经会阴部切除、腹部人工肛门手术、直肠癌经阴道会阴切除术、直肠癌用电凝治疗和冷冻疗法。

电凝治疗：高频电灼器作用于癌组织后，能在局部组织产生高热，使蛋白质凝固，从而使癌组织坏死脱落达到治疗目的。术前做好清洁灌肠，术中充分暴露癌肿，每 4～5 天治疗 1次，3～6 次为一疗程，一般 2～4 个疗程可达到目的。

冷冻治疗：低温使细胞内外形成冰晶，从而导致局部组织缺血坏死，以达到摧毁癌组织的目的。冷冻治疗前清洁灌肠，暴露癌肿，选用适当的冷冻头，进行接触冷冻，并根据癌瘤的大小，掌握合适的时间，待自融后可重复 1 次，术毕，局部用凡士林纱条覆盖填塞 2～3 天。

2.直肠癌放疗 直肠癌术后局部复发率为 20％～70％。复发和转移的原因是多方面的。尽管手术完全切除了肿瘤原发灶，但仍有 15％～50％的患者在常规手术后发生盆腔局部复发。为提高生存率，手术前后采用放射治疗是预防复发的有效手段，目前临床上放射治疗一般分为术前放疗与术后放疗。

（1）直肠癌术前放疗：直肠癌术前放疗的主要目的：①降低癌细胞活性减少转移和局部复发，提高 5 年生存率；②降低肿瘤分期以利于切除原本难以切除的肿瘤；③提高低位直肠癌的保肛率。临床上剂量通常选择每次 2.0Gy 或 1.8Gy，总共 46～60Gy，这一疗程需要 4～7 周左右，以使局部复发率降低。一般主张应在放疗结束后 6 周左右再行手术治疗，因为此时不但达到肿瘤降期目的，而且肿瘤周围组织受放疗影响造成的充血、水肿基本消退，术中分离较容易。

（2）直肠癌术后放疗：Dukes B、C 期直肠癌术后证实肿瘤穿透肠壁、周围淋巴结有转移、有相邻脏器受累、未能完全切除肿瘤，均应加做术后放疗。术后放疗盆腔剂量应在 45Gy 以上，不超过 70Gy。能使盆腔复发率降低。

直肠癌放疗近期副作用包括：腹泻；白细胞或血小板减少；排尿困难、尿频、尿急、血尿等。腹泻经使用洛哌丁胺后一般可缓解；白细胞减少可加用养血饮、盐酸小檗胺等升白药物。

3.直肠癌化学药物治疗 辅助化疗是大肠癌综合治疗中的重要组成部分，也是防治远处转移的主要手段。

(1)常用化疗药物

1)氟尿嘧啶(5-FU):大肠癌的有效治疗以氟尿嘧啶类药物为主。临床前研究和临床研究结果提示5-FU的作用机制与给药方案有关。短时间静脉推注的方式给药时,5-FU主要抑制RNA的合成,而延长滴注时间至数天或数周时5-FU主要抑制抑制胸苷酸合成酶(TS),从而抑制DNA的合成。

2)伊立替康和奥沙利铂:伊立替康(CPT-11)是拓扑异构酶抑制剂,破坏DNA的双链结构。通过与拓扑异构酶和DNA形成的复合体稳定结合,特异性抑制DNA重连步骤,引起DNA单链断裂,使DMA产生不可逆损伤。

奥沙利铂(L-OHP)是二氨基环己烷的铂类复合物,主要阻断DNA的复制和转录。

3)卡培他滨(capecitabine或xeloda,即希罗达):为口服化疗药,在胃肠道经羧酸酯酶代谢成5'-DFCR,再在肝的胞苷脱氨酶代谢为5'-DFUR(即氟铁龙),然后在肿瘤组织内经胸苷酸磷酸化酶(TP)转变为5-FU。由于肿瘤组织比相应的正常组织含有非常丰富的TP酶,因而本品对肿瘤细胞具有选择性的杀伤作用。推荐单药2500mg/(m²·d),分两次口服,用2周休息1周。

(2)常用化疗方案

1)5-FU/Lv方案:即5-FU+左旋咪唑(levami-sole,Lv),其作为术后辅助化疗方案已获得较好效果。大肠癌根治术后28天开始,静注5-FU 450mg/m²,每天1次,连用5天,以后改为每周1次,连用48周。术后28天开始口服左旋咪唑50mg,每8小时1次,连服3天,每2周重复1次,共服1年。此方案可作为Ⅲ期结肠癌术后辅助化疗的标准方案。

2)5-FU/CF一月方案:即5-FU+CF(亚叶酸钙),是目前大肠癌较新和较有效的治疗方案。CF能够增强5-FU的抗肿瘤作用,使治疗大肠癌的缓解率增加一倍。一般成人患者用CF 20~200mg/m²加入5% GS 250ml,静脉点滴,2小时内滴完,滴至一半时,静脉注入5-FU 370~400mg/m²,每天1次,连用5天为一个疗程,每月一个疗程,可连用6个疗程。现在此方案已被列为大肠癌DukeSB2期和C期术后标准的辅助治疗方案。

3)5-FU/CF双周疗法:CF 200mg/(m²·d),iv 2h,d1~2;5-FU 400mg/(m²·d),先推注,接着5-FU 600mg/(m²·d),持续静脉滴注22h d1~2,每2周1次。

4)IFL方案:CPT-11 125mg/m²,5-FU 500mg/m²,CF 20mg/m²,每周1次共用4周。

5)FOLFIRI方案:即CPT-11+5-FU/CF双周疗法。

6)FOLFOX4方案:L-OHP 85mg/m²,iv 2小时,d1,(CF200mg/m²,iv 2小时,5-FU 400mg/m²,然后5-FU 600mg/m²,持续iv 22小时)d1、d2,双周重复,四周为一疗程。

7)卡培他滨(xeloda希罗达)方案:术后3周开始口服卡培他滨3~4粒(1500~2000mg),每天两次,早、晚餐后半小时用开水200ml吞服,连用2周,停1周再重复,一般术后用药6个疗程。

4.靶向治疗　靶向治疗,是在细胞分子水平上,针对已经明确的致癌位点(该位点可以是肿瘤细胞内部的一个蛋白分子,也可以是一个基因片段),来设计相应的治疗药物,药物进入体内会特异地选择致癌位点来相结合发生作用,使肿瘤细胞特异性死亡,而不会波及肿瘤周围的正常组织细胞。成为治疗肿瘤的一个新途径。

一般的生物靶向治疗药物主要是干扰生长因子介导的细胞信号转导系统。生长因子作用的一般途径为配体首先结合于细胞膜上的生长因子受体,促进其磷酸化,进而启动细胞内信号转导活动,最终影响效应蛋白的活性,来调控或者核外的细胞活动或细胞接触,或者核内下游基因的表达转录,或者诱导肿瘤的形成。在生长因子信号转导途径的每一个步骤都是潜在的治疗靶点。在大肠癌中研究最多的生物靶向治疗药物分为两类。一类影响肿瘤的微环境,抑制肿瘤新生血管的形成;一类为干扰或阻断表皮生长因子(EGF)及其受体。

5.生物治疗　生物治疗就是从患者的外周血中采集单个核细胞,然后送到 GMP 工作室内进行培养、扩增、诱导、行肿瘤抗原刺激,从而获得能识别癌细胞的 DC 细胞和具有高杀瘤活性的 CIK 细胞,然后如同打点滴一样分次回输到患者体内,有效抑制肿瘤细胞生长、消除转移病灶,达到预防和控制肿瘤复发和转移的目的,实现延长患者生存期、提高患者生活质量的多重目标。与传统方法相比,生物治疗技术是利用人体自身的免疫细胞、而不是传统的化学药品来杀伤肿瘤细胞的新型治疗方法。

(张睿)

第八节　结肠癌

大肠癌包括结肠癌和直肠癌,是我国常见恶性肿瘤之一,结肠癌占大肠癌 40% 左右,好发于 45～50 岁之间,但 1/3 患者年龄在 40 岁以下。近年来结肠癌发病率呈上升趋势,而且值得注意的是在结肠癌中右侧结肠癌的比例呈增加趋势。结肠癌与直肠癌两者在流行病学上有明显不同,因此两者应分别论述。据有关专家统计并得出如下结论:

①不同国家或地区有不同的发病率:结肠癌患者主要集中在北美、西欧等工业发达的地区,与他们的高脂肪、高蛋白饮食密切相关。

②不同人群(高、低发人群)的结肠癌有不同的解剖部位差别。认为肿瘤分布部位可作为区别高、低发人群的标志。

③成人期移居不同地点,移民的结肠癌发病率会发生改变。移民的结肠癌发病率的变化特点是迅速接近移居国发病水平。

④我国发病年龄较欧美国家提前,总体男性多于女性。

一、病因

结肠癌的发病原因与以下因素有关:

1.饮食习惯　食物中黄曲霉素、胆盐分解物等均有致癌作用。高脂肪、高蛋白、低纤维饮食一方面产生致癌物质,另一方面使粪便在肠道停留时间过长,增加了肠黏膜对致癌物质的吸收,故西方国家发病率高可能与此饮食习惯有关。据流行病学调查,高纤维饮食的非洲人,结肠癌发病率低。这说明,低纤维饮食时肠道蠕动缓慢,排便时间延长,从而使胆汁酸、胆固醇与肠道细菌相互作用时间延长,产生致癌物质的量可能增加,同时也使大肠黏膜与致癌物质接触时间延长。

2.癌前病变　家族性息肉病和绒毛状腺瘤被认为是结肠癌的癌前病变,若病程长久则可能恶化。目前对癌前病变有如下认识:

(1)腺瘤越大,癌变率越高;

(2)广基底腺瘤较有蒂腺瘤易于癌变;

(3)异型性越重者癌变率越高;

(4)多发腺瘤癌变率较单发腺瘤癌变率高,且左半结肠较右半结肠发病率高;

(5)组织学类型不同的腺瘤,其癌变的比率是:绒毛状腺瘤＞管状绒毛状腺瘤＞管状腺瘤。

3. 结肠的慢性炎症　慢性血吸虫病、溃疡性结肠炎均可能恶化发展成为结肠癌。我国流行病学统计,血吸虫病流行地区,结肠癌发病率增高,说明两者有一定关系。有人认为,慢性溃疡性结肠炎患者,约有 5% 最终癌变。病程越长,癌变几率越大。其发病机制可能由于反复组织破坏和修复而导致肠上皮增生、腺瘤化,最后癌变。

4. 遗传因素　家族的遗传性与结肠癌的发生有一定的联系,但除有遗传的易感性之外,还需有若干后天的激发因素,才能引起癌变。

5. 病毒感染　诱发肿瘤的病毒在机体免疫功能低下时可能引起肿瘤恶化。

二、病理

1. 大体分型

(1)肿块型:呈球状或半球状,表面有小溃疡,易出血,主要向肠腔内生长,此型浸润性小,淋巴转移较晚,预后较好,好发于右侧结肠,盲肠部多见。

(2)溃疡型:是结肠癌的最常见类型,肿瘤表面有深而大的溃疡,边缘隆起,底部深陷,呈碟形,易出血、感染,分化程度较低,转移较早,好发于左侧结肠及直肠。

(3)浸润型:沿肠壁浸润生长,瘤组织有较多纤维组织,易引起梗阻,分化极低,转移早,预后差,好发于左侧结肠或乙状结肠与直肠交界处。

2. 组织学分型

(1)腺癌:最常见。癌细胞排列成腺管状结构,依分化程度可分为低恶性、中等恶性、高恶性和未分化癌四级。

(2)黏液癌:大多数癌细胞分泌黏液,黏液在细胞内将核挤向边缘,间质内亦有黏液,预后较腺癌差。

(3)未分化癌:癌细胞较小,圆形或不规则形,浸润明显,易侵入小血管和淋巴管,预后最差。

(4)其他:如鳞状上皮细胞癌、鳞腺癌等。

3. 病理分期　目前常用的分期方法有二种:Dukes 分期和国际 TNM 分期。

(1)Dukes 分期

A 期:癌肿局限于肠壁,未超出浆膜层。

A_0:肿瘤局限在黏膜。

A_1:肿瘤侵及黏膜下。

A_2:肿瘤侵犯基层。

B 期:癌肿穿透肠壁,侵入邻近组织结构或器官,但能切除,但未有淋巴结转移。

C 期:癌肿穿透肠壁,且有淋巴结转移。

C_1:肿瘤附近淋巴结有转移。

C_2:肠系膜上或下血管根部淋巴结有转移。

D 期:癌肿已有远处转移。

(2)TNM 分期:见直肠癌部分。

4.扩散和转移

(1)直接浸润:癌组织由黏膜向黏膜下层、肌层、浆膜层生长,在癌向肠壁深部浸润的同时也沿肠管生长,沿肠管周径生长较明显,沿长轴浸润的长度距肿瘤肉眼边缘一般不超过5cm。

(2)淋巴转移:淋巴转移是结肠癌主要的扩散途径之一,癌浸润肠壁越深,环绕肠管越广,淋巴转移的发生率越高。右半结肠及横结肠癌转移至肠系膜上血管旁淋巴结,降结肠及乙状结肠癌转移至肠系膜下血管旁淋巴结。

(3)血行扩散:癌浸润至黏膜下层或更广泛后,则可能侵入肠壁或系膜血管,静脉一般更易受侵,癌细胞经门静脉进入体循环,可转移至肝、骨和脑等脏器转移。肝脏是最先受累最常见的血性播散器官。

(4)种植扩散:癌肿穿透肠壁浆膜层后,可弥散至腹腔内任何部位,但以原发癌附近和直肠前陷窝部最多见。女性患者可累及卵巢。广泛的腹腔种植转移常伴有血性腹水,腹水中一般可找到癌细胞。

三、临床表现

1.排便习惯的改变和大便带血 是最早出现的症状,常出现大便次数增多、不成形或稀便;大便带血,或鲜红或暗红,亦可为潜血阳性,临床上须与痔疮、肠炎等相鉴别,随着病情的发展,大便可表现为稀便和便秘交替出现。

2.腹痛 部位多在中下腹部,呈持续性隐痛,肠梗阻明显时则表现为阵发性绞痛。

3.腹部包块 癌肿生长到一定程度,腹部可触及包块,一般肿块较硬,形状不规则,表面呈结节状,早期包块活动度尚可,晚期因粘连而活动度差,当继发感染时可出现压痛。

4.肠梗阻 较少见,肝曲结肠癌易发生梗阻,表现为下腹隐痛,便秘、腹胀明显,恶心、呕吐症状较少见,肠蠕动亢进。

5.贫血 贫血主要是由于癌肿出血及慢性全身性消耗所引起。此外,亦可出现乏力、发热、消瘦、低蛋白血症等症状。

晚期肿瘤发生转移,则出现相应症状,其中,以肝转移最多见,表现为肝大、黄疸、水肿、腹水、左锁骨上淋巴结肿大及恶病质等。

此外,由于左右两侧结肠解剖及癌肿病理各有特点,故临床表现存在明显区别。左侧结肠肠腔较窄,癌肿病理以浸润型为主,易造成肠腔狭窄,临床表现以梗阻症状为主;右侧结肠肠腔较宽,壁薄且扩张性大,癌肿病理以肿块型为主,并有溃疡发生,故临床表现以大便带血、贫血、腹部包块为主。

四、诊断

结肠癌的早期症状常不明显,易被忽视,因此大多数结肠癌患者发现时已不属早期。30岁以上患者有以下症状时要警惕结肠癌的可能:①近期出现持续性腹部不适、隐痛、腹胀等,经一般治疗后症状无明显好转。②排便习惯改变,出现腹泻、便秘或腹泻便秘交替。③大便带血、黏液但无其他肠炎或痢疾病史。④结肠部位有可疑肿块。⑤出现原因不明的贫血、消瘦或乏力症状,对有以上症状的患者,特别是大便潜血多次阳性者,应作进一步检查。

1.结肠X线检查 X线检查是诊断结肠癌最常用而有效的方法。稀钡及气钡对比的检查方法对显示结肠内的形态异常有很高的准确性。结肠癌在钡灌肠中的表现与癌的大体形态有关,肿块型表现为肠壁一侧充盈缺损,黏膜破坏或不规则。有的肿块较扁,结节状,并已累及肠周径全部或大部,即表现为肠腔不规则狭窄。溃疡型癌表现为肠壁不规则并有龛影,其周围较透明。浸润型癌的钡灌肠表现则为肠壁一侧收缩,病变侵及全周径后即呈环状或短管状狭窄。结肠癌的病变长度一般不超过 10cm,正常黏膜突然转变为黏膜破坏。由于结肠癌在检查时多已侵犯并破坏肌层,因此病变部的结肠袋消失,呈僵硬管状。该法最大缺点是对所见病变不能定性。

2.纤维结肠镜检查　纤维结肠镜是诊断结肠癌最可靠的方法,通过检查能够看清整个大肠肠腔内的情况,且可以进行活检、摄影,结肠癌经 X 线检查诊断后,有条件者应争取做纤维结肠镜检查,对病变部位直接观察并取组织供病理检查,还可检查结肠的其他部位有无腺瘤或其他原发性癌。其最大的缺点是对病变的定位比较差。

3.B 型超声扫描检查　对初步了解腹内有无肿块以及肝内有无占位性病变有帮助。

4.CT 扫描检查　主要用于发现肝内有无转移癌的表现,以及腹主动脉旁有无肿大淋巴结。

5.实验室检查

(1)血红蛋白:对于不明原因的血红蛋白降低,应该考虑右半结肠癌的可能,因为右半结肠癌由于长期慢性失血,而患者又无明显的大便习惯改变的症状,而引起血红蛋白降低,临床医生往往引起忽视,只给予对症处理,结果症状无好转,直至出现腹部包块时才考虑结肠癌的可能性。

(2)大便潜血试验:大便潜血试验涉及整个消化道的出血性病变,故对大便潜血阳性患者,应进一步进行纤维结肠镜检查以排除大肠内的病变。由于升结肠和盲肠的肿瘤,往往血和大便混合充分,临床可表现为大便隐血的阳性和不明原因的贫血,故临床应该考虑大肠内的病变。

(3)血清癌胚抗原(CEA)测定:CEA 是一种细胞膜的糖蛋白,大肠癌及其他组织中均可有此类抗原,采用放射免疫法可以测定血清中 CEA 含量,正常值为 5ng/ml 以下,约 60% 大肠癌患者血清 CEA 值高于正常。如病变尚局限于肠壁内,CEA 值高于正常值不及 50%。CEA 值测定对结肠癌的特异性不高,其他胃肠道或非胃肠道癌肿或结肠炎性病变也可以有 CEA 值的增高。但如结肠癌患者手术前 CEA 值高于正常,切除癌 1 个月后,CEA 值仍无明显下降时,预后不佳。癌切除后 CEA 值降至正常,以后可定期复查;当又出现增高时,患者即使无临床症状,也大多表示可能病情复发。因此,对术前 CEA 值高的结肠癌患者,术后可用以帮助判断预后和复发。

五、鉴别诊断

1.溃疡性结肠炎　本病多发生在 20~40 岁,起病缓慢,常以腹泻为主要症状,时有血便。病变部位主要在黏膜层及黏膜下层。内镜检查可见黏膜水肿、充血,黏膜糜烂出血,溃疡融合成片及假性息肉形成。若再发展可出现黏膜及黏膜下层破坏而形成深溃疡,溃疡愈合后因纤维组织增生使肠壁增厚,形成纤维化僵硬的肠管。

2.克罗恩病　本病好发于回肠末端,累及结肠者多合并回肠病变。本病起病缓慢,内镜检查可见病变呈节段性,黏膜水肿或有溃疡,溃疡边缘清楚,病理检查为非干酪性肉芽肿,有淋巴及浆细胞浸润。

3.肠结核　肠结核在我国比较常见,肠结核好发于盲肠及升结肠。溃疡型肠结核表现为黏膜局限性坏死,溃疡形成,并易于周围组织形成粘连。增殖型肠结核表现为结缔组织增生及肠腔狭窄。常有低烧、贫血、肿块、消瘦等症状。

4.阑尾炎　占误诊率的10%。回盲部癌常因局部右下腹痛、反跳痛而误诊。

5.血吸虫病肉芽肿　多见于流行区,我国南方多见,肠血吸虫病是血吸虫卵在肠黏膜下沉积,早期引起较大的慢性炎症性肉芽肿,后期结肠纤维组织增生与周围组织粘连形成炎性肿块,结肠黏膜不断形成溃疡与瘢痕,由于溃疡修复组织增生,形成息肉,少数病例癌变,说明血吸虫与结、直肠癌有密切关系。

6.结肠良性肿瘤或其他恶性肿瘤　大肠平滑肌瘤多发生在直肠,其形态表现为半球状隆起,质较硬,用活检钳顶在瘤体时可见黏膜在瘤体表面活动,脂肪瘤好发于直肠及升结肠,主要表现为黏膜有隆起,表面光滑,血管纹理清晰。大肠恶性淋巴瘤好发于淋巴组织比较丰富的末端回肠和盲肠,其次为升结肠下段,表现为息肉型、溃疡型、结节增生和结节浸润型。

以上疾病,通过详细询问病史,发病症状及病期长短等情况或X线钡剂造影征象、粪便的寄生虫检查,纤维结肠镜检查及组织活检等均有助于鉴别。

六、治疗

1.手术治疗　手术切除是治疗结肠癌的主要方法,如癌局限于肠壁或局部淋巴转移,则将见到的病变全部切除;如有少量远处转移,则应争取切除原发癌,以解除梗阻、失血、感染等并发症,术后进行化疗、中医疗法等辅助治疗,以延长患者生命;广泛性癌肿晚期或全身极度虚弱患者不宜行手术治疗。

常用手术方法:

(1)右半结肠切除术:适用于盲肠、升结肠和结肠肝曲肿瘤,其切缘范围包括切除15cm末段回肠、盲肠、升结肠、结肠肝曲及右侧横结肠、结扎结肠中动脉、大网膜及系膜淋巴结切除。

手术要点:手术切口取右腹直肌切口或正中切口,切口宜偏上,利于结肠肝曲、胃、结肠韧带的处理。按层切开腹壁后探查腹腔,提起胃及横结肠,显露胃结肠韧带,沿胃大弯血管弓外切开胃结肠韧带,从左向右分离该韧带,显露十二指肠,提起横结肠,从横结肠系膜根部结扎、切断结肠中动脉。分离、切断右半横结肠系膜于根部。注意保护输尿管,结扎、切断右结肠血管及回结肠血管。切开右侧结肠旁沟腹膜,从侧方分离升结肠,将升结肠向内侧牵拉,切断肝结肠韧带,分离回盲部。距回盲部10～20cm切断末段回肠,于横结肠中段切断横结肠,行末段回肠与横结肠保留断端一端吻合(或端一侧吻合)。吻合完成后,间断缝合、关闭吻合口下的系膜裂口,防止术后内疝形成。

(2)横结肠切除术:适用于横结肠中部肿瘤,其切除范围包括全部大网膜、横结肠及肝曲和脾曲及其系膜和淋巴结。

手术要点:患者取平卧位,取上腹部正中绕脐切口,逐层进入腹腔后,探查腹腔,观察病变范围,检查区域淋巴结及其他脏器或血管有无肿瘤转移或侵犯,确定病变能否切除及切除范围。在远离肿瘤约10cm的左右两侧肠管上,用细纱条空过肠系膜结扎闭锁肠腔及其边缘血管,以防止癌细胞在肠腔内散播,或沿肠系膜的边缘静脉经血行扩散。将横结肠向前上提起,小肠推向下腹并用温盐水纱布垫隔离保护,显露横结肠系模根部。在根部分别结扎、切断结肠中动、静脉。将横结肠拉向下腹部,将胃上提,自胃网膜血管弓外侧分离、结扎、切除全部大网膜。结扎、切断脾结肠韧带和肝结肠韧带,切除部分胰前被膜,在后叶切口相应部位剪开根部横结肠系膜前叶,在十二指肠水平部下缘切断 Treitz 韧带。沿左、右结肠旁沟剪开降、升结肠上段外侧腹膜,钝性分离相应肠管后的疏松结缔组织,使上段降、升结肠及横结肠脾曲、肝曲得以充分游离,注意勿损伤输尿管。自结肠中动、静脉离断处,分别向左、右呈扇形分离、结扎,切开降、升结肠系膜至拟切断的肠管部,避免损伤左、右结肠血管。将已游离需切除的标本提起,以温盐水纱布垫将之与腹腔隔离。切断肠管,移去标本,乙醇涂擦肠断端黏膜。吻合升、降结肠。最后缝闭系膜裂孔及侧腹膜。检查手术野无出血后,用无菌蒸馏水洗手术区,分层缝合腹部切口。

(3)左半结肠切除:适用于结肠脾曲和降结肠肿瘤。切除范围包括大网膜、横结肠左半、脾曲、降结肠及其系膜淋巴结。视肿瘤部位高低的情况是否切除部分乙状结肠。

手术要点:取左中线旁正中或经腹直肌切口进入腹腔。探查肝脏、盆腔、腹主动脉旁及横结肠系膜有无转移及肿大之淋巴结。游离左半结肠将小肠及大网膜推向右侧,用温盐水纱布垫保护好,将降结肠与乙状结肠推向内侧,显露降结肠旁沟,在其外侧缘剪开侧腹膜,上至结肠脾曲,下至乙状结肠游离系膜处。然后分离结扎左半结肠的胃结肠韧带、脾结肠韧带、膈结肠韧带。切除、结扎系膜及内部血管,切断乙状结肠系膜,切除左半结肠。将横结肠的切断端与乙状结肠吻合。

(4)乙状结肠切除:适用于乙状结肠癌,切除范围包括乙状结肠及其系膜和淋巴结。

手术要点:取左中线旁切口开腹,将乙状结肠牵向中线,切开乙状结肠外侧腹膜,游离乙状结肠和下段降结肠,显露出左侧输尿管。切开乙状结肠内侧腹膜,分离显露肠系膜下动脉、结肠左动脉和乙状结肠动脉。在结肠左动脉下方结扎切断肠系膜下血管和上部乙状结肠的血管弓。乙状结肠上段癌在降结核下部和乙状结肠下部切断,保留乙状结肠远段。切除部分乙状结肠、肿瘤和肠系膜,将降结肠下端与乙状结肠远端吻合;或做高位前切除,在直肠腹膜返折处或正下方切断,将降结肠与直肠吻合。乙状结肠下段癌需游离一部分直肠,切除乙状结肠及其肿瘤和上部直肠,将近段乙状结肠与直肠做端—端吻合。盆腔负压引流,缝合腹壁。

(5)全结肠切除术:适用于结肠多处原发癌。切除范围包括末端回肠 15cm,全部结肠及其系膜和淋巴结以及大网膜,行回肠与直肠吻合。

手术要点:腹部正中切口进入腹腔。游离全结肠从升结肠、横结肠、降结肠及乙状结肠顺序游离。显露升结肠旁沟、剪开侧腹膜,钝性分离腹膜后脂肪。将小肠推向下腹部,分别钳夹、切断、结扎肝结肠韧带、胃结肠韧带、脾结肠韧带、膈结肠韧带等,然后将小肠推向右侧,显露降结肠旁沟,剪开侧腹膜至直肠近端,并钝性分离腹膜后脂肪,提起结肠,在靠近结肠系膜缘分别钳夹、切除、结扎结肠系膜及其内部血管。全部结肠游离后,在距回盲部 15~20cm 回肠处和直肠远端分别切断,行回肠与直肠吻合。

结肠癌切除范围如下(图 13—37):

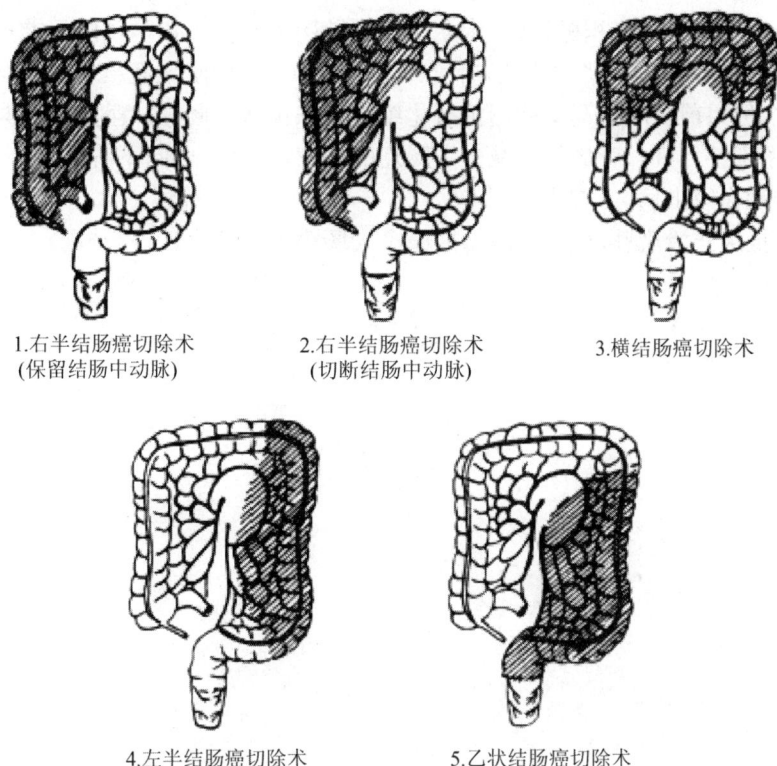

1.右半结肠癌切除术　　　　2.右半结肠癌切除术　　　　3.横结肠癌切除术
　(保留结肠中动脉)　　　　　(切断结肠中动脉)

4.左半结肠癌切除术　　　　5.乙状结肠癌切除术

图 13—37　结肠癌切除范围

（6）腹腔镜下结肠癌切除术：近年来随机对照临床研究（RCT）已经确定腹腔镜下结肠癌切除术可作为结肠癌的手术方式，其明显的优点：切口小，疼痛轻，短期内即可恢复进食，住院时间短且与开放性手术有同样的肿瘤学效果。

2.化学药物治疗　常选用氟尿嘧啶（5—FU）、呋氟尿嘧啶（FT207）、丝裂霉素 C（MMC）等。具体可参照直肠癌部分。

七、预防

1.调整饮食习惯　多食新鲜水果、蔬菜，粗粮适当降低脂肪摄入量。具体方案：①减少脂肪类食物的摄入，以鱼、禽、瘦肉、低脂奶制品代替动物油过多的肉食，以煮、蒸食物代替油炸食品。②增加绿色叶类和根类蔬菜、水果的摄入。③多吃纤维素多的食物。④保持适当的体重，适量运动。⑤每天的食盐摄入量低于 5g。⑥少吃腌、熏食物，不吃发霉食品。⑦少饮含酒精饮料，绿茶有益于防癌。⑧膳食中的大蒜、洋葱、韭菜、葱中含有的硫醚；柑橘类含有的萜；葡萄、草莓、苹果中含有的植物酚以及胡萝卜、薯蓣类，西瓜中含有的胡萝卜素以及蘑菇和芦笋都被认为是能够抑制突变，具有抗癌作用。尤其是大蒜，有研究表明，大蒜是具有最强保护作用的蔬菜。

2.对 50 岁以上患者，应常规行结肠镜检查。大便潜血多次出现阳性，更应考虑结肠癌的可能性，这有利于发现症状不明显的结肠癌。

3.家族性多发性息肉病恶化可能性高，应及早进行治疗，定期复查结肠镜。

4.结肠腺瘤应及时手术根除,防止恶变。

5.结肠慢性炎症患者应积极治疗,定期行纤维结肠镜检查。化学预防目前应用最多的药物是维生素与微量元素。有研究表明,补充维生素 A、C、E 能使腺瘤患者的结肠上皮过度增生转化为正常,但目前资料尚不支持用抗氧化维生素来预防大肠癌。微量元素与大肠癌的关系,目前研究还不甚详细。叶酸可能减少大肠癌的发病,但具体机制不清楚。

6.积极防治血吸虫病。

7.有研究报道防治肥胖、戒烟节酒可能减少大肠癌患病危险。

（张睿）

第十四章　骨科疾病

第一节　肩胛骨骨折

肩胛骨位于两侧胸廓后上方,周围有丰厚的肌肉覆盖,骨折较为少见。肩胛骨对上肢的稳定和功能起着重要的作用,骨折后如不能得到正确治疗,可能会对上肢功能造成严重影响。

一、骨折分类

（一）按部位分类

肩胛骨骨折按解剖部位可分为肩胛体骨折、肩胛冈骨折、肩胛颈骨折、肩胛盂骨折、喙突骨折和肩峰骨折等。肩胛体和肩胛冈骨折最为常见,其次为肩胛颈骨折,然后是肩胛盂骨折、肩峰骨折、喙突骨折,不少骨折属于上述各类的联合骨折。另外,还有肌肉和韧带附着点的撕脱骨折、疲劳或应力骨折。

1. 肩胛盂关节内骨折　可进一步分为六型：

（1）Ⅰ型盂缘骨折：通常合并肩关节脱位；

（2）Ⅱ型骨折：是经肩胛盂窝的横形或斜形骨折,可有肩胛盂下方的三角形游离骨块；

（3）Ⅲ型骨折：累及肩胛盂的上 1/3,骨折线延伸至肩胛骨的中上部并累及喙突,经常合并肩锁关节脱位或骨折；

（4）Ⅳ型骨折：骨折线延伸至肩胛骨内侧；

（5）Ⅴ型骨折：是Ⅱ型和Ⅳ型的联合类型；

（6）Ⅵ型骨折：是肩胛盂的严重粉碎性骨折。

2. 喙突骨折　根据骨折线与喙锁韧带的位置关系,可进一步分成两型：

（1）Ⅰ型骨折：位于韧带附着点后方,有不稳定倾向；

（2）Ⅱ型骨折：位于韧带前方,稳定。

（二）按关节内外分类

根据骨折是否累及肩盂关节面,肩胛骨骨折可分为关节内骨折和关节外骨折。关节外骨折根据稳定性,又可进一步分为稳定的关节外骨折和不稳定的关节外骨折两种。

1. 关节内骨折　为涉及肩胛盂关节面的骨折,常合并肱骨头脱位或半脱位。肩胛盂骨折中只有 10% 有明显的骨折移位。

2. 稳定的关节外骨折　包括肩胛体骨折、肩胛冈骨折和一些肩胛骨骨突部位的骨折。单独的肩胛颈骨折,一般较稳定,也属稳定的关节外骨折。

3. 不稳定的关节外骨折　主要指合并锁骨中段移位骨折的肩胛颈骨折,即"漂浮肩"（图14-1)损伤,该损伤常由严重暴力引起,此种骨折造成整个肩胛带不稳定。由于上臂的重力作用,它有向尾侧旋转的趋势。常合并同侧肋骨骨折,也可损伤神经血管束,包括臂丛神经。

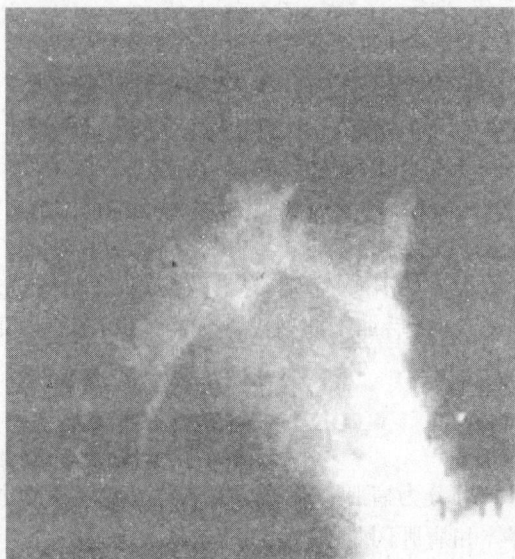

图14-1 "漂浮肩"损伤

二、临床表现及诊断

肩胛骨骨折根据外伤史、症状、体征及 X 线检查，可明确诊断。

（一）病史

1. 体部骨折 常为直接暴力引起，受伤局部常有明显肿胀，皮肤常有擦伤或挫伤，压痛也很明显，由于血肿的刺激可引起肩袖肌肉的痉挛，使肩部运动障碍，表现为假性肩袖损伤的体征。但当血肿吸收后，肌肉痉挛消除，肩部主动外展功能即恢复。喙突骨折或肩胛体骨折时，当深吸气时，由于胸小肌和前锯肌带动骨折部位活动可使疼痛加剧。

2. 肩胛盂和肩胛颈骨折 多由间接暴力引起，即跌倒时肩部外侧着地，或手掌撑地，暴力经肱骨传导冲击肩胛盂或颈造成骨折。多无明显畸形，易于漏诊。但肩部及腋窝部肿胀、压痛，活动肩关节时疼痛加重，骨折严重移位者可有肩部塌陷，肩峰相对隆起呈方肩畸形，尤如肩关节脱位的外形，但伤肢无外展、内收、弹性固定情况。

3. 肩峰骨折 肩峰突出于肩部，多为自上而下的直接暴力打击，或由肱骨突然强烈的杠杆作用引起，多为横断面或短斜面骨折。肩峰远端骨折，骨折块较小，移位不大；肩峰基底部骨折，远侧骨折块受上肢重量的作用及三角肌的牵拉，向前下方移位，影响肩关节的外展活动。

（二）X 线检查

多发损伤患者或怀疑有肩胛骨骨折时，应常规拍摄肩胛骨 X 线平片，常用的有肩胛骨正位、侧位、腋窝位和穿胸位 X 线平片。注意肩胛骨在普通胸部正位片上显示不清，因为肩胛骨与胸廓冠状面相互重叠。此外，还可根据需要加拍一些特殊体位平片，如向头侧倾斜 45°的前后位平片可显示喙突骨折。CT 检查能帮助辨认和确定关节内骨折的程度和移位，以及肱骨头的移位程度。因为胸部合并损伤的发生率高，胸片应作为基本检查方法的一部分。

（三）合并损伤

诊断骨折的同时，应注意检查肋骨、脊柱以及胸部脏器的损伤。肩胛骨周围有肌肉和胸壁保护，所以只有高能量创伤才会引起骨折。由于肩胛骨骨折多由高能量直接外力引起，因此合并损伤发生率高达35%～98%。合并损伤常很严重，甚至危及生命。然而，在初诊时却常常漏诊。最常见的合并损伤是同侧肋骨骨折并发血气胸，其次是锁骨骨折、颅脑闭合性损伤、头面部损伤、臂丛损伤。肩胛骨合并第1肋骨骨折时，因可伤及肺和神经血管，故特别严重。

三、治疗

绝大多数肩胛骨骨折可采用非手术方法治疗，只有少数患者需行手术治疗。由于肩胛骨周围肌肉覆盖多，血液循环丰富，骨折愈合快，骨折不愈合很少见。

（一）肩胛体和肩胛冈骨折

肩胛体和肩胛冈骨折一般采用非手术治疗，可用三角巾或吊带悬吊制动患肢，早期局部辅以冷敷，以减轻出血及肿胀。伤后1周内，争取早日开始肩关节钟摆样功能锻炼，以防止关节粘连。随着骨折愈合，疼痛减轻，应逐步锻炼关节的活动范围和肌肉力量。

（二）肩峰骨折

如肩峰骨折移位不大，或位于肩锁关节以外，用三角巾或吊带悬吊患肢，避免作三角肌的抗阻力功能训练。如骨折块移位明显，或移位到肩峰下间隙，影响肩关节运动功能，则应早期手术切开复位内固定。手术取常规肩部切口，内固定可采用克氏针张力带钢丝，骨块较大时也可选用拉力螺钉内固定。如合并深层肩袖损伤，应同时行相应治疗。

（三）喙突骨折

对不稳定的Ⅰ型骨折应行手术治疗。对单纯喙突骨折可以保守治疗，因为喙突是否解剖复位对骨折愈合及局部功能没有影响。但如合并有肩锁分离、严重的骨折移位、臂丛受压、肩胛上神经麻痹等情况，则需考虑手术复位，松质骨螺钉固定治疗。

（四）肩胛颈骨折

对无移位或轻度移位的肩胛颈骨折，可采用非手术方法治疗。用三角巾制动患肢2～3周，4周后开始肩关节功能锻炼。

肩胛颈骨折在冠状面和横截面成角超过40°或移位超过1cm时，需要手术治疗。根据骨折片的大小和骨折的类型，内固定物是在单纯的拉力螺钉和支撑接骨板之间选择。使用后入路，单个螺钉可从后方拧入盂下结节。骨折片很大时，应在后方使用1/3管状接骨板支撑固定，使带有关节面的骨片紧贴于肩胛骨近端的外缘。接骨板与直径为3.5mm的皮质骨拉力螺钉的结合使用，增加了固定的稳定程度。合并同侧锁骨骨折的肩胛颈骨折，即"漂浮肩"损伤，由于肩胛骨很不稳定，移位明显，应采用手术治疗。通常先复位固定锁骨，锁骨骨折复位固定后，肩胛颈骨折常常也可得到大致的复位，如肩胛骨稳定就不需切开内固定肩胛颈骨折；如锁骨复位固定后肩胛颈骨折仍不能有效复位，或仍不稳定，就需进一步手术治疗肩胛颈骨折。

（五）肩胛盂骨折

肩胛盂骨折只占肩胛骨骨折的10%，而其中有明显骨折移位者占肩盂骨折的10%。对大多数轻度移位的骨折可用三角巾或吊带保护，早期开始肩关节活动范围的练习。一般制动6周，去除吊带后，继续进行关节活动范围及逐步开始肌肉力量的锻炼。

1. Ⅰ型盂缘骨折　如骨折块面积占肩盂面积的25%（前方）或33%（后方），或移位大于

10mm 将会影响肱骨头的稳定并引起半脱位现象,应考虑手术切开解剖复位和内固定。目的在于重建骨性稳定,以防止慢性肩关节不稳。以松质骨螺钉或以皮质骨螺钉采用骨块间加压固定(图 14-2)。如肩盂骨块粉碎,则应切除骨碎片,取髂骨植骨固定于缺损处。小片的撕脱骨折,一般是肱骨头脱位时由关节囊、唇撕脱所致。前脱位时发生在盂前缘。后脱位时见于盂后缘。肱骨头复位后,采用三角巾或吊带保护 3~4 周。

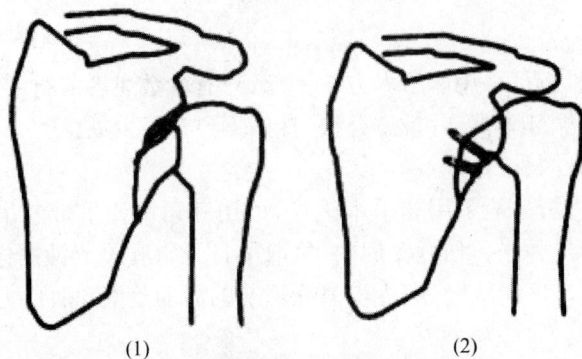

(1)   (2)

图 14-2 盂缘骨折松质骨螺钉内固定

(1)盂缘骨折;(2)松质骨螺钉内固定

2. Ⅱ型骨折 如果出现台阶移位 5mm 时,或骨块向下移位伴有肱骨头向下半脱位,应行手术复位固定。可采用后方入路,复位盂下缘骨折块,以拉力螺钉向肩胛颈上方固定。也可采用易调整外形的重建钢板,置于颈的后方或肩胛体的外缘固定。

3. Ⅲ~Ⅴ型骨折的手术指征 骨折块较大合并肱骨头半脱位,采用肩后方入路,复位盂下缘骨折块,以拉力螺钉向肩胛颈上方固定。也可采用易调整外形的重建钢板,置于肩胛颈的后方或肩胛体的外缘固定(图 14-3);关节面台阶大于或等于 5mm,上方骨块向侧方移位或合并喙突、喙锁韧带、锁骨、肩锁关节、肩峰等所谓肩上部悬吊复合体(SSSC)损伤时,可采用后上方入路复位骨折块,采用拉力螺钉,将上方骨折块固定于肩胛颈下方主骨上。手术目的是防止肩关节的创伤性骨关节炎、慢性肩关节不稳定和骨不愈合。

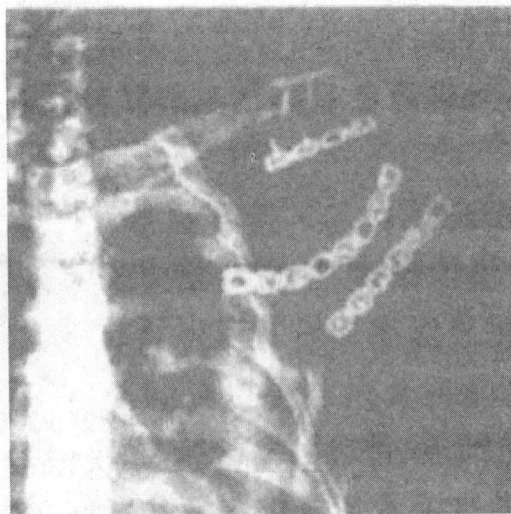

图 14-3 肩胛骨骨折合并肩锁关节脱位,切开部位重建钢板、锁骨钩钢板内固定术后

4. Ⅵ型骨折 较少见,也缺乏大宗病例或对照研究结果指导治疗。由于盂窝严重粉碎,不论骨块移位与否或有无肱骨头半脱位的表现,一般都不行切开复位。可采用三角巾悬吊制动,或用外展支架制动,也可采用尺骨鹰嘴牵引,早期活动锻炼肩关节。如果肩上方悬吊复合体有严重损伤,可行手术复位、固定,如此可间接改善盂窝关节面的解剖关系。

(六)上肩部悬吊复合体损伤

上肩部悬吊复合体(SSSC)是在锁骨中段和肩胛体的外侧缘间组成的一个骨和软组织环,由肩盂、喙突、喙锁韧带、锁骨远端、肩锁关节和肩峰组成。SSSC 的单处损伤,不会影响其完整性,骨折移位较小,只需保守治疗;两处损伤则会影响其完整性,可能会引起一处或两处明显移位,对骨折愈合不利,影响其功能。对这种骨折,只要有一处或两处存在不能接受的移位,就应行切开复位内固定。即使只固定一处,也有利于其他部位骨折的间接复位和稳定。

(赵克锋)

第二节 锁骨骨折

锁骨骨折亦称缺盆骨损折、锁子骨断伤、井栏骨折断等,是人体常见骨折之一,居肩胛带骨骨折的首位(53.09%),占上肢骨折的 17.02%,占全身骨折的 5.98%。各年龄组均可发生,但多见于儿童及青壮年。

锁骨横贯于第 1 肋骨上方,是上肢与躯干之间的连接支柱,位置表浅,呈"∽"形弯曲,易遭受暴力而发生骨折。从锁骨的横切面来看,内侧 1/3 呈三角形、中 1/3 与外 1/3 交界处则变为类椭圆形,而外 1/3 则又变为扁平状(图 14—4),由于其解剖上的弯曲形态,以及不同横切面的不同形态,因此在两个弯曲交接处的锁骨中 1/3 就形成应力上的弱点,同时该处无肌肉保护,故锁骨骨折多发生于中 1/3 及中外 1/3 交界处。

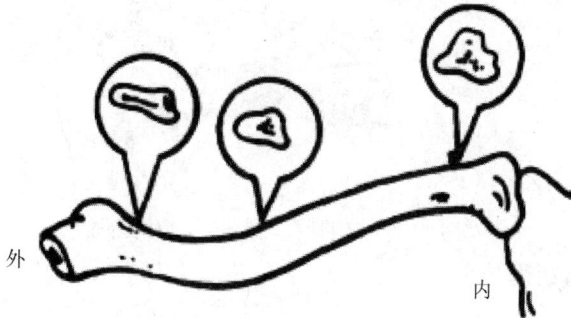

图 14—4 锁骨外形及不同部位横切面形态

由于锁骨的特殊解剖位置,使居于锁骨下和第 1 肋骨的锁骨下血管和臂丛神经易受到创伤威胁,尤其锁骨骨折重叠畸形或向下成角移位时,可致锁骨下动、静脉和臂丛神经损伤。

一、病因病机

间接暴力和直接暴力均可造成锁骨骨折,但多为间接暴力所致。间接暴力多见于跌倒时手、肘着地,或肩外侧受到撞击,冲击力顺着关节传导至肩锁关节和胸锁关节,使弯曲的锁骨受到挤压而骨折,骨折类型多为横断或短斜形骨折(图 14—5)。

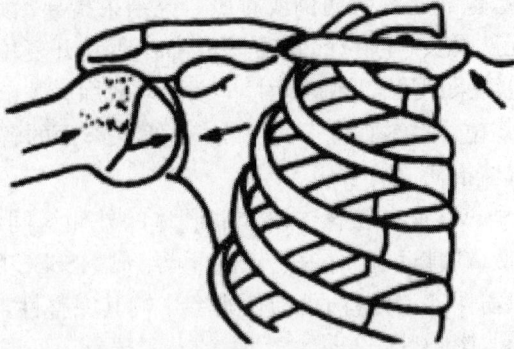

图14-5 暴力作用方向与骨折的部位

直接暴力亦可从前方或上方作用于锁骨,常引起锁骨外1/3横断或粉碎骨折。粉碎性骨折的骨折片如向下移位,有压迫或刺伤锁骨下神经和血管的可能;如骨折片向上移位,有穿破皮肤形成开放性骨折的可能。

不同年龄可发生不同类型的骨折,新生儿和婴幼儿以青枝骨折多见,有的即使是横断骨折,则骨膜依然保持完整。

锁骨完全性骨折后,内侧骨折端因受胸锁乳突肌的牵拉而向后上方移位,外侧骨折端因肢体重力作用与胸大肌、胸小肌及肩胛下肌等的牵拉向前下方移位,并由于这些肌肉与锁骨下肌的牵拉作用,向内侧造成重叠移位(图14-6)。

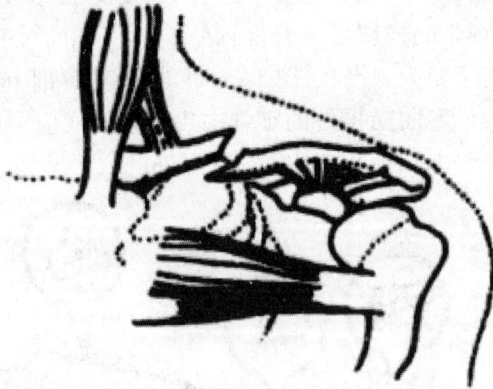

图14-6 锁骨中段骨折典型移位

锁骨骨折一般按骨折部位分为外1/3、中1/3和内1/3骨折。中1/3锁骨骨折为多见,占锁骨骨折总数的75%~80%;锁骨外1/3骨折较为少见,占12%~15%;内1/3锁骨骨折最为少见,占5%~6%。

二、诊断要点

由于锁骨位于皮下,骨折后局部畸形,压痛,肿胀特别明显,甚至骨折端可隆起于皮下,触摸即可发觉,有时可有骨擦音。伤侧上肢不能自主用力上举和后伸。锁骨骨折的典型体征是伤员头偏向伤侧以缓解胸锁乳突肌的牵拉引起的疼痛,同时用健侧手托住伤侧前臂及肘部,以减少伤肢重力牵拉引起骨折端的疼痛。幼儿多为青枝骨折,局部畸形及肿胀不明显,但活动伤侧上肢及压迫锁骨时,患儿啼哭叫痛。

根据外伤病史,体征和 X 线照片检查,诊断是不困难的。诊断锁骨骨折的同时,应除外其他的合并损伤,如气胸,胸部、肩部的骨折以及神经、血管损伤。锁骨外 1/3 骨折与肩锁关节脱位均有肩外侧肿胀、疼痛,两者需加以鉴别。肩锁关节脱位者用力将锁骨外端向下按之可复位,松手后可隆起。X 线照片可见锁骨外端上移,关节间隙变宽。

三、治疗方法

由于解剖特点,锁骨骨折复位不难,但固定不易。外固定方法虽然很多,但至今仍无一种真正有效的固定方法。由于锁骨的血运丰富,骨折容易愈合,并且畸形愈合后一般对功能影响不明显,故能求得外观上无畸形、平复,不影响美观,功能恢复完善,即达到了治疗目的。

锁骨骨折的治疗方法很多,主要应以非手术治疗为主。非手术治疗虽然难以达到解剖复位,但骨折均可达到愈合。非手术治疗骨折不愈合率仅为 0.1%～0.8%。而手术治疗骨折不愈合率可高达 3.7%。

(一)整复固定方法

对儿童青枝骨折或不完全骨折以及成人无移位骨折,不需手法整复,可用三角巾或颈腕带将患肢悬吊于胸前 2～3 周。

1. 手法整复外固定

(1)整复方法:有移位的锁骨骨折,可行膝顶复位法整复。患者坐于高凳上,挺胸抬头,双手叉腰,一助手站于患者背后,将一腿屈曲,足踏坐凳边缘上,膝部顶住患者两侧肩胛骨之间,以双手扳持患者两肩前外侧,向外后徐徐牵拉,使之呈扩胸姿势。当骨折端牵开后,术者站于患者前侧,手按压骨折端的高突部,使之平复即可(图 14—7)。

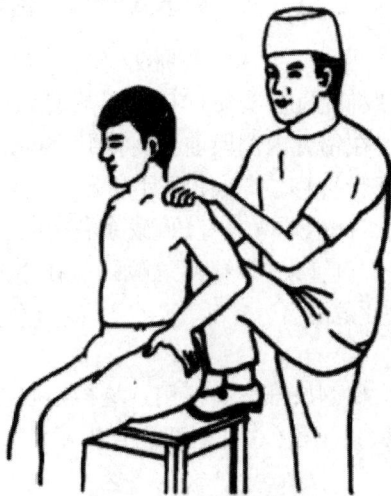

图 14—7 膝顶复位法

(2)固定方法:①"8"字绷带固定:患者坐位,两腋下各置棉垫,用绷带从患侧肩后经腋下,绕过肩前上方,横过背部,绕对侧腋下,经肩前上方,绕回背部至患侧腋下。包绕 8～12 层,包扎后,用三角巾悬吊患肢于胸前(图 14—8);②双圈固定法:患者坐位,选择大小适当的棉圈,分别套在患者的两肩上,胸前用布条平锁骨系于双圈上,然后在背后拉紧双圈,迫使两肩后伸,用布条分别在两圈的上下方系牢,最后在患侧腋窝部的圈外再加缠棉垫 1～2 个,加大肩外展,利用肩下垂之力,维持骨折对位(图 14—9)。

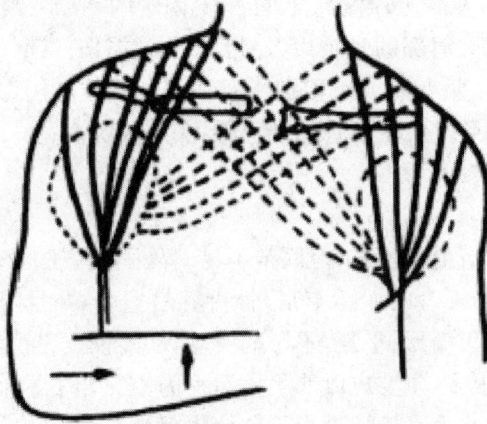

图 14－8　双肩横"8"字绷带固定

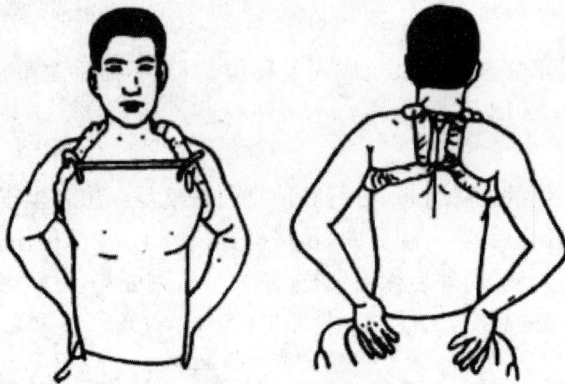

图 14－9　锁骨骨折双圈固定法

2.闭合穿针内固定　患者取仰卧位,头旋向健侧。局麻,常规消毒铺巾。在 X 线电视监视下,用两指捏住锁骨内侧段。在锁骨内侧段前面,将钢针穿过皮肤,并由锁骨内侧端骨隆起部穿入内侧段骨髓腔,手法整复骨折移位,再使钢针穿入外侧段骨髓腔,尽量向外进针,使针前端穿过外侧段后面的骨皮质。针后端弯成直角,截除多余段,残端埋入皮下。在锁骨内侧 3～4cm 区域,其下方有重要神经、血管束,为穿针危险区。在 X 线电视监视下,自锁骨内侧端骨隆起处向外穿针能安全避过此危险区。

3.切开复位内固定

(1)手术方法:患者仰卧位,伤侧肩部垫高。用颈丛神经阻滞麻醉或局部麻醉。沿锁骨横行切口,长 5cm 左右,切开皮肤、皮下组织,暴露两侧骨折端及其他损伤部位,进行内固定或功能重建。

(2)内固定方法:①钢针髓腔内固定:钢针先穿入外侧骨折端髓腔,向外钻穿肩峰,在肩峰后面穿出皮肤,整复骨折移位,再向内穿入内侧端髓腔,钻入 2～3cm,直至穿透内侧段骨皮质,注意避免损伤锁骨下动静脉,钢针外端弯曲,截除多余段,针外端埋入皮下(图 14－10);②螺丝钉内固定:适用于锁骨外侧段不稳定骨折。手术切开、暴露骨折和喙突基底后,在锁骨内侧骨折段上面钻一个 3.5mm 骨孔,用 40～45mm 长的 AO 踝关节螺钉穿过骨孔,旋入喙突基底,旋紧螺钉,直至骨折复位,不一定需要缝合喙锁韧带(图 14－11)。③接骨板内固定:因手术创伤及感染概率大、骨不连发生率较高,需二次手术取内固定物,且手术瘢痕影响美观,故锁骨中段骨折现已少用。锁骨外段不稳定骨折可用小号"T"形钢板内固定(图14—12)。

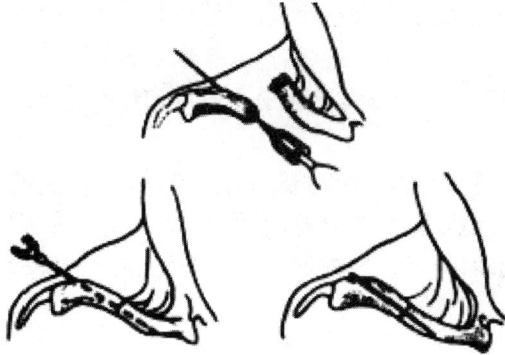

图14—10 锁骨骨折钢针内固定

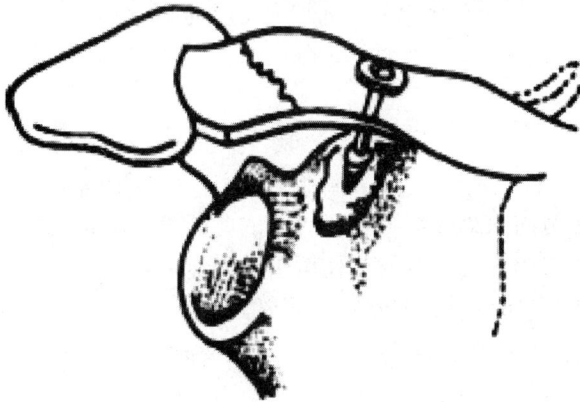

图14—11 外侧段骨折锁骨和喙突间螺钉固定

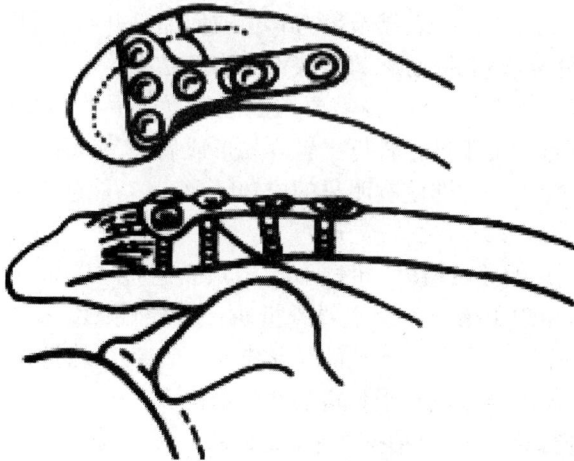

图14—12 外侧段骨折用T形接骨板内固定

锁骨骨折采用手术治疗时,应注意减少创伤和骨膜的剥离。新鲜骨折应首选髓内针固定。采用髓内针固定时针尾必须折弯,以免髓内针移位。术后以三角巾或吊带保护6周。8~10周骨折初步愈合后,可拔除内固定。

对于粉碎的锁骨中段骨折,也可采用钢板螺丝钉固定。可用小型动力加压钢板或小型重建钢板。钢板至少应有6~7孔,以保证固定效果,钢板最好置于锁骨上方。

一般锁骨骨折有轻度畸形愈合，不影响肩关节功能，也不出现疼痛或其他症状，不需要特殊治疗或手术治疗，但如骨折畸形愈合有明显的骨刺形成，或高低不平的骨痂形成，且压迫锁骨下血管或神经者，可考虑手术凿除骨痂或骨刺，手术显露方法与切开复位内固定相同，切口略长一些，切开并分离骨膜，于骨膜下凿除压迫血管或神经的骨痂或骨刺。

（二）功能康复

初期可做手指、腕、肘关节的屈伸活动和用力握拳活动，以促进气血运行，达到消肿止痛的目的。中期逐渐做肩部练功活动，如耸肩活动和肩部后伸的扩胸活动。后期拆除固定，可逐渐做肩关节的各方向活动，重点是肩外展和旋转活动，防止肩关节因固定时间过长而并发肩关节周围炎。

（赵克锋）

第三节　肱骨近端骨折

一、分类

成人肱骨近端骨折可以分为：①结节撕脱骨折；②外科颈或解剖颈嵌入骨折；③移位骨折；④骨折一脱位；⑤关节面凹陷骨折。年轻患者的此类骨折通常是由于高能量创伤所致，而在有骨质疏松的老年患者中不太严重的创伤可引起明显损伤。

结节撕脱骨折可由各种损伤机制所致，但最常见继发于肩关节脱位。这种情况在肱骨头复位后常获得解剖复位，可采用非手术方法治疗。当撕脱的结节移位超过1cm时需要做切开复位和内固定。不论是大结节或是小结节撕脱骨折，均可采用标准的三角肌一胸大肌切口或是肩峰成形术切口，根据骨折块大小、粉碎程度或骨质情况，选择螺丝钉、钢丝或缝线，小心地将结节整复至其原来位置并固定。若结节部有移位或回缩，同时也明显存在肩袖撕裂损伤的机制，则应仔细辨认和修复肩袖的缺损，才能获得满意的结果。

嵌入骨折大部分发生于老年人，很少需要用手法整复或手术治疗来改善位置，因为这样做会使功能恢复更加困难。由于这种骨折患者容易形成肩关节周围炎，所以应该采用早期活动和早期恢复功能的治疗方法。即使有明显的成角畸形，其功能结果常比X线片显示的要好得多。

Neer是按照移位骨块的数目（移位超过1cm或成角超过45°）而不是骨折线的数目来分类的。肱骨上端骨折可出现1个或4个主要骨折块：①解剖颈；②大结节；③小结节；④外科颈。这些骨折块中有3个与其在肱骨近端的骨化中心一致（1个肱骨头，大小结节各有1个）。这些骨化中心在结合部的融合形成易于骨折的薄弱部位。

为了准确判断和进行分类，需要拍摄2个（最好是3个）位置的肱骨近端X线片。肱骨近端内旋和外旋X线片观察是不够的，易使肩关节脱位漏诊，必须拍摄腋窝侧位或真正的肩胛骨侧位X线片。

在各种类型的损伤中，肱骨近端血供及其破坏程度是预测肱骨头存活可能性的关键。旋肱前动脉是肱骨头的主要供血动脉，其进入骨内称为弓形动脉，为整个肱骨头供血。旋肱后动脉只供应关节面后下方的一小部分。

1.无移位骨折　不管骨折线的数量或所损伤的解剖结构如何，无移位骨折本质上属于一分骨折,可采用吊带悬吊和逐渐的功能锻炼治疗。合并肩关节脱位的肱骨解剖颈无移位骨折在整复脱位之前,应该给予预防性固定,以防止解剖颈骨折医源性移位。

2.两分骨折　伤及肱骨结节的有移位的两分骨折可按治疗撕脱骨折方法处理。两分骨折伤及解剖颈时,可使关节面骨块血供丧失,从而可能需做假体置换术。如果能使骨折复位并愈合,我们选择暂缓植入假体,因为许多患者的症状并非严重到必须做假体置换。两分骨折伤及外科颈时通常可采用吊带悬吊、上臂悬垂石膏或其他保守疗法。两分骨折手术疗法的适应证:开放性骨折、闭合整复失败、伴有腋动脉损伤和有选择的多发性创伤患者。若骨折能复位但不稳定,可采用经皮穿克氏针固定和悬带悬吊制动3～4周。如果需要切开复位,可采用髓内针结合张力带或近端带锁髓内针做内固定,这样固定允许肢体进行早期被动活动。

3.三分骨折　三分骨折最好采用切开复位和内固定治疗。在三分骨折中,有一个结节还与肱骨头关节面骨折块相连,因而仍有血管供血。采取准确复位、固定和强化的康复训练,可以获得良好的结果。内固定方法与二分骨折的内固定方法相似。

4.四分骨折　在四分骨折中肱骨头部已经失去血供,假使患者愿意手术并要求保持良好的肩部功能,假体置换术可达到最佳效果。

二、治疗

肱骨近端骨折切开复位和内固定手术方法:做较大的三角肌胸大肌间切口显露肩关节。肌肉薄弱的患者可能不必从锁骨上剥离三角肌前缘。将肩关节外展70°～90°,将三角肌前缘拉向外上方,显露肱骨头、结节部和盂肱关节。如果不能显露,可将三角肌锁骨缘剥离,便可以更早、更积极地进行功能锻炼。肌肉发达的患者或显露有困难时,可以从锁骨上分离三角肌前部,也可松解三角肌前部在肱骨上的止点和肱二头肌长头腱外侧的胸大肌近端间隙。将三角肌拉向外侧,胸大肌拉向内侧,确认肱二头肌长头腱,顺着该腱可找到大结节和小结节的间沟。可找到冈上肌前部和肩胛下肌上缘之间旋肌间隙,此间隙位于通过大结节和小结节进入关节骨块的两个重要血管之间。应记住大结节骨块移位时,肱骨头会因肩胛下肌的无对抗牵引而内旋。大结节通过向后上方移位,用持骨钳把大结节整复到原来的位置,以20♯不锈钢丝、结实的不可吸收线、螺丝钉或其他固定物将其固定到肱骨头上,去除所有的骨松质碎片和血肿。如果固定不够牢固或需要牢固的内固定时,可用"T"形钢板,将它置于肱骨外侧面,把肱骨头、结节部骨块和肱骨干固定在一起。

(赵克锋)

第四节　肱骨髁间骨折

肱骨髁间骨折为关节内骨折,又称肱骨髁上"T"形或"Y"形骨折,临床较少见,多发生于青壮年,仅占全身骨折的0.48%。

肱骨髁间部位前有冠状窝,后有鹰嘴窝,下端的肱骨滑车内外两端较粗,中段较细,呈横置的线轴形。肱骨小头与肱骨滑车之间亦有一纵沟,该处是肱骨下端的薄弱环节,遭受暴力,可产生纵形劈裂。与肱骨滑车相对的尺骨半月切迹关节面呈角尖向上的"A"形,中间有一纵形嵴,内外侧缘亦较锐利,形似刃口朝上的石斧。跌倒时肘部着地,暴力作用于肘部使尺骨半月切迹对肱骨下端有楔入的作用力,再加上与肱骨小头相接对的桡骨小头向上的冲击分力等,都是造成肱骨髁间骨折的因素。

一、病因病机

肱骨髁间骨折的病因与肱骨髁上骨折病因基本相同,也为间接暴力所致。

（一）伸直型

由高处掉下或跌倒时,肘关节伸直位或半屈曲位,以手按地,外力沿前臂向上传导,至肱骨下端,先致肱骨髁上骨折。外力继续作用,使尺骨的半月切迹和桡骨头向上冲击。同时由上向下的身体重力,使骨折的近折端向下冲击,上下的挤切力致肱骨的内外髁间纵形劈裂,形成肱骨髁间骨折。由于挤切力较重,故劈裂的内外髁常呈分离旋转移位,且向后移位。此型骨折较多见(图14-13)。

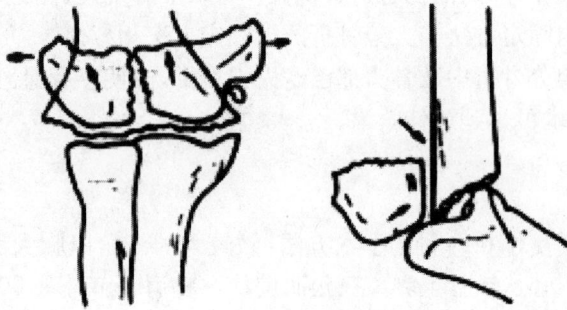

图14-13　伸直型肱骨髁间骨折

（二）屈曲型

跌倒时,肘关节屈曲,肘后着地,或打击碰撞肘部,暴力作用于尺骨鹰嘴,力量经尺骨半月切迹和桡骨头向上向前撞击,形成肱骨髁上骨折。同时将肱骨两髁纵形劈开,致远折端向前移位(图14-14)。

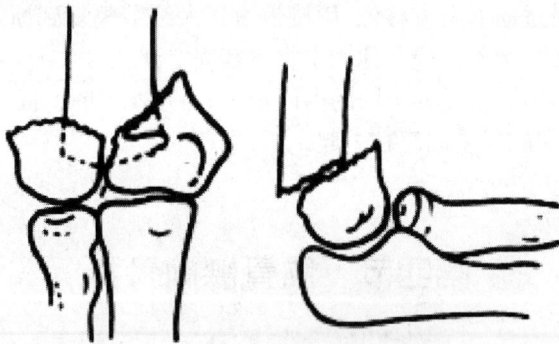

图14-14　屈曲型肱骨髁间骨折

肱骨髁间骨折除了按受伤机制和骨折移位而分为伸直型与屈曲型外,也可按骨折线形态分为"T"形、"Y"形、"V"形。或按骨折移位程度分为①Ⅰ型:骨折无移位或轻微移位,关节面平整;②Ⅱ型:骨折有移位,但无两髁旋转及分离,关节面基本平整;③Ⅲ型:骨折内外髁均有旋转移位,关节面不平;④Ⅳ:肱骨髁部碎成3块以上,关节面严重破坏(图14-15、图14-16)。

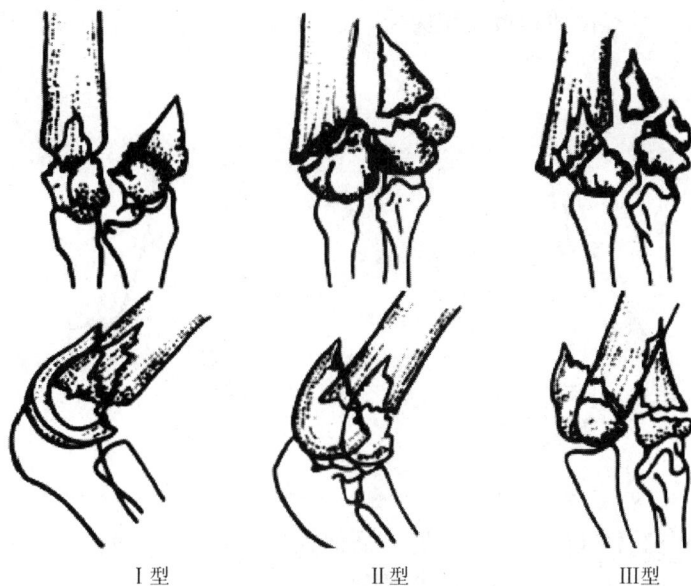

Ⅰ型　　　　　　　　Ⅱ型　　　　　　　　Ⅲ型

图 14-15　伸直内翻型骨折的分类

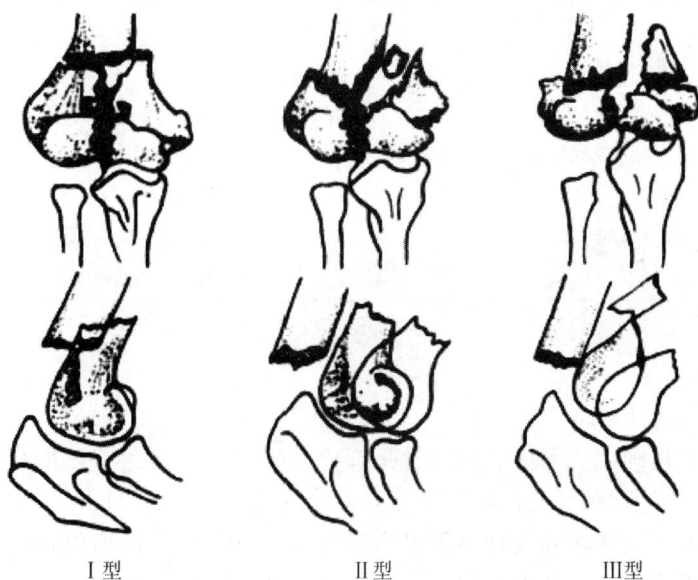

Ⅰ型　　　　　　　　Ⅱ型　　　　　　　　Ⅲ型

图 14-16　屈曲内翻型骨折的分类

肱骨髁间骨折属严重的关节内骨折,骨折移位严重时,骨折端可穿破皮肤而形成开放性骨折。如同肱骨髁上骨折一样,骨折端亦可损伤肱动、静脉及正中神经和尺、桡神经。骨折后期则易发生创伤性关节炎。

二、诊断

伤后肘部剧烈疼痛并迅速肿胀,常出现肘部畸形。皮肤有青紫瘀斑,压痛明显。因疼痛不能主、被动活动肘关节。触诊可扪及明显骨擦音及异常活动,并可摸到突起的骨折端。有倒"八"字旋转分离移位者,触诊内外髁间距离较健侧宽,肘后三角关系紊乱(图14-17)。合并有血管、神经损伤者,有桡动脉搏动减弱或丧失,手部温度降低,皮肤颜色苍白,感觉和运动功能丧失。

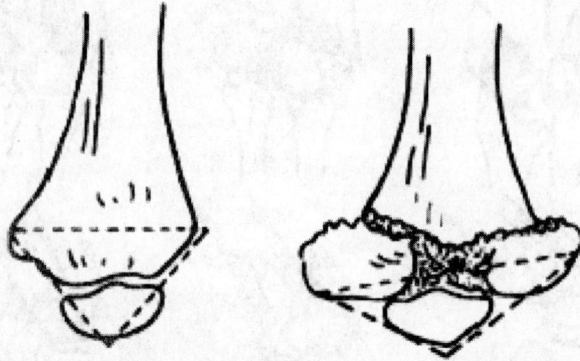

图 14-17　肱骨髁间骨折倒"八"字形移位肘后三角有改变

肱骨髁上骨折与肱骨髁间骨折均为肱骨髁部骨折,都可分为伸直型和屈曲型,都有关节肿胀、疼痛、畸形、功能障碍,其鉴别要点见下表(表 14-1)。

表 14-1　肱骨髁上骨折与肱骨髁间骨折的鉴别表

鉴别要点	肱骨髁上骨折	肱骨髁间骨折
发病年龄	多发于儿童	好发于成人
发病率	多见,占全身骨折的 7.48%	少见,占全身骨折的 0.48%
骨折类型	大部分属关节外骨折,少数为关节内骨折	属关节内骨折
肘后三角	关系正常	关系改变
合并症	易合并血管神经损伤	血管神经损伤少见
后遗症	肘内翻高达 60%	肘关节功能障碍多

三、治疗

(一)整复固定方法

1.手法整复夹板固定　无移位裂纹骨折或仅有轻度前后成角移位的骨折,可不复位,如同肱骨髁上骨折一样,行超肘夹板外固定。有移位骨折可行手法复位。

(1)整复方法:①局部麻醉或臂丛神经阻滞麻醉后,患者仰卧,肩外展 70°~80°,屈肘 50°(屈曲型)或 90°(伸直型),前臂中立位。一助手双手握患肢上臂做固定,另一助手两手握住患肢前臂,保持上述肘关节屈曲位置,再沿上臂纵轴方向进行拔伸;②先整复两髁的倒"八"字形旋转分离移位。术者面对患者,以两手的拇、示、中指分别捏住内、外髁部,向中心挤按。在挤按的同时,还须做轻微的摇晃手法,使齿状突起的骨折端相互嵌合,直至两髁宽度和髁部外形与健侧相同为止。术者亦可采用两手掌相对挤按内、外髁部,使纵行骨折线嵌合;③整复尺偏或桡偏移位。术者一手握住内、外髁部,另一手握住骨折近端,如为尺偏移位,术者将骨折远端髁部向外推转,将骨折近端向内推按。如为桡偏移位,轻者可不整复,较重者,术者可将骨折远段向内推转,近段向外推按。若骨折无尺偏或桡偏移位,此步可以省去;④整复前后移位。如为伸直型骨折,助手加大牵引力,使缩短、重叠移位改善后,术者将髁部向前方端提,将骨折近段向后推按。如为屈曲型者,术者将骨折远段的髁部向后方推按,骨折近段向前端提。

复位成功后,术者双手握住骨折端做固定,由助手进行夹板固定。

(2)固定方法:肱骨髁间骨折也采用超肘夹板固定,固定垫的安放及固定包扎方法,均参照肱骨髁上骨折。但肱骨髁间骨折有较重的倒"八"字旋转分离移位者,在内、外髁部各加一空心垫。内、外侧夹板下端应延长到内、外髁下 3～5cm,缚扎完毕后在超出肘的夹板延长部位再用胶布条横形粘贴一圈,以加强两夹板的远端固定力(图 14-18)。

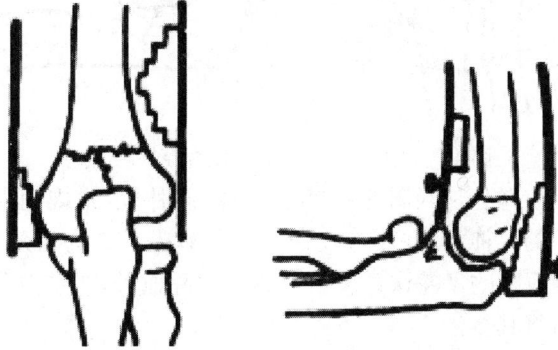

图 14-18　肱骨髁间骨折夹板固定加垫法

伸直型骨折应固定肘关节于屈曲 90°位 4～6 周。屈曲型骨折应固定肘关节于半伸直位 3 周,而后改为屈肘 90°位继续固定 2～3 周。

2.骨牵引复位固定　对骨折端有明显重叠、分离和旋转移位、或粉碎骨折、关节面不整齐,经手法整复而不成功者,均可采取尺骨鹰嘴牵引治疗。

患者取仰卧位,上臂外展与躯干成 70°～80°,前臂中立位,肘关节屈曲 90°。尺骨鹰嘴部的牵引负重 2～3kg。牵引 2～3 天后,骨折端的重叠移位一般都能得到纠正,应拍 X 线片检查,对未能自行复位者,应及时行手法整复,术后用小夹板超肘固定。骨牵引治疗肱骨髁间骨折,要求在 1 周内达到满意的对位,即骨折端的重叠移位消失,两髁间无分离及前后方移位,关节面平整。

3.闭合穿针内固定　在 X 线透视和无菌操作下进行。麻醉后在保持患肢牵引下从肘内外侧各穿入一钢针,经皮进入内上髁和外上髁,撬拨整复旋转移位,再用手法整复髁间部分离和髁上部移位。最后将两钢针分别穿入对侧骨片行内固定,完成操作后,常用小夹板固定 5～6 周。

亦有学者在上述穿针的基础上,由内、外髁分别向近端穿针固定(图 14-19),或采用经皮闭式穿针的方法使其成为"串珠"状,从外髁向内髁穿针,针的远端回缩皮下抵住内髁皮质,在内外加压的情况下形成沿轴线的合力,有稳定骨折的作用,且因克氏针是在关节以上贯穿于两髁之间,可在不去钢针的情况下练习患肘的屈伸活动,符合动静结合的原则。穿针时应注意克氏针必须在两侧骨片的中点,与肱骨干保持垂直,由滑车的上缘通过,不可进入关节间隙,以免造成关节面损伤及妨碍术后的功能练习,同时要防止神经和血管的损伤。

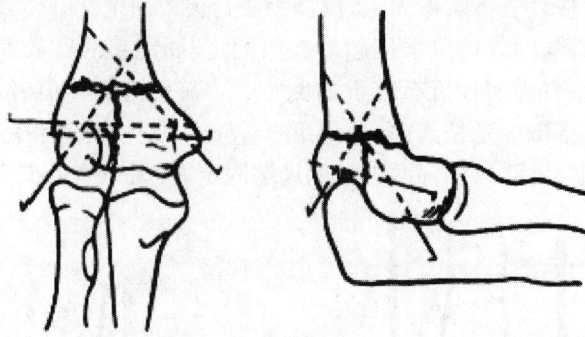

图 14－19　肱骨髁间骨折闭合穿针内固定

　　4.切开复位内固定　臂丛神经阻滞麻醉下,患者仰卧位,常规消毒铺巾。取肘后侧正中切口。首先找到内髁处的尺神经,并用橡皮条牵开加以保护。为清楚显露,可采用将肱三头肌肌腱舌形切开或截断鹰嘴的暴露法。骨折暴露后清除血肿,辨认肱骨下端骨折块移位方向及骨折线、关节面,然后将其复位。

　　Ⅰ度骨折时,将内髁和外髁分别用钢板螺丝钉与骨折近端固定(图 14－20)。在两髁之间可不用固定而仍能得到很稳定的效果。术后不用外固定,1 周后开始肘关节的屈伸活动。

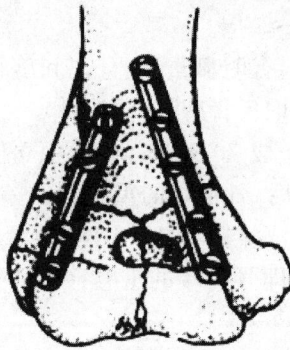

图 14－20　Ⅰ度骨折的固定方式

　　Ⅱ度骨折时,因内侧三角形骨折片复位后有完整的骨膜维持其稳定,故先将内外髁用一枚骨松质螺丝钉做横穿固定,再将外髁与骨折近端与钢板固定(图 14－21),术后无需外固定。

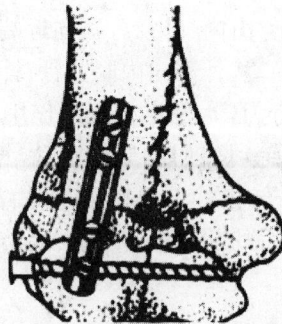

图 14－21　Ⅱ度骨折的固定方式

　　Ⅲ度骨折时,可在Ⅱ度骨折固定的基础上,将内侧三角形骨块复位后,再用一枚螺丝钉将其固定(图 14－22)。若碎块较多,大的折块复位固定后,小折块尽量用克氏针固定。术后的处理原则是早期活动关节,如在术中发现内固定不甚牢固,可适当推迟关节活动时间。

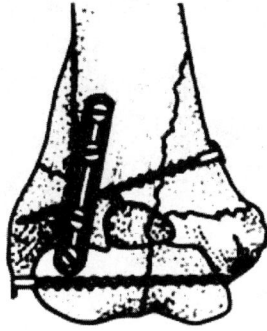

图 14-22　Ⅲ度骨折的固定方式

近年来,在内固定方法上,"Y"形钢板固定(图 14-23)和克氏针加钢丝张力带固定(图 14-24)均有较好的疗效。为使患者能在术后尽早地开始功能锻炼,最好采用肘内、外侧方切口,而不取后入路。Ⅳ度骨折关节面粉碎严重者,内固定难以牢固,术后应使用短期外固定。对高龄患者,可不做手术,三角巾悬吊,早期活动关节也可获得不错的结果。患肢悬吊在胸前和及早进行肘关节的屈伸活动,利用尺骨鹰嘴的模造作用而能形成一定范围的活动度,最终能满足一般的日常生活需要。

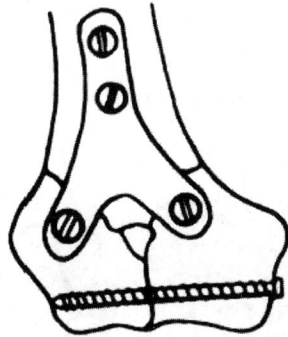

图 14-23　Y 形钢板加拉力螺钉固定

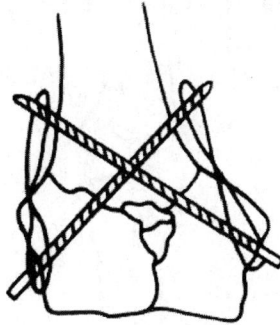

图 14-24　克氏针加钢丝张力带固定

(二)功能康复

本骨折无论采取什么方法治疗,都应强调早期进行合理的功能锻炼。一般要求复位后即开始做伸腕握拳活动,1 周后在无痛的情况下做肘关节屈伸活动。最初活动的幅度不宜过大,但要持之以恒。以后活动的次数和时间逐渐增加,2～3 周后肘关节一般应有 40°～50°的活动范围。如患者的自主活动能力较差,医护人员可用揉按理顺等轻柔的手法按摩肘关节,帮助肘关节屈伸。但要强调在无痛情况下进行,不能操之过急,以免造成骨化性肌炎或影响骨折的愈合。

(赵克锋)

第五节　桡骨头骨折

一、概述

桡骨头骨折包括桡骨头部、颈部骨折和桡骨头骨骺分离,亦称辅骨上端骨折,桡骨头关节呈浅凹形,似盘状,与肱骨小头相关节,构成肱桡关节。桡骨头尺侧边缘与尺骨桡侧切迹相接触,构成上尺桡关节。桡骨头被环状韧带围绕,附着于尺骨的桡切迹前后缘。因此桡骨头、颈部属关节囊内,桡骨结节位于关节囊外,故桡骨头骨折属关节内骨折。桡骨头骨骺出现于5~7岁,至15岁骨骺线闭合。临床上桡骨头骨折的发病率约占全身骨折的0.79%,儿童和青壮年均可发生,儿童则多见桡骨头骨骺分离。桡骨头骨折后应及时准确治疗,如果治疗不当,后期可能影响前臂的旋转功能或引起创伤性关节炎。

二、分型

根据受伤机制和骨折形态的不同,骨折可分别分为以下7型(图14—25)。

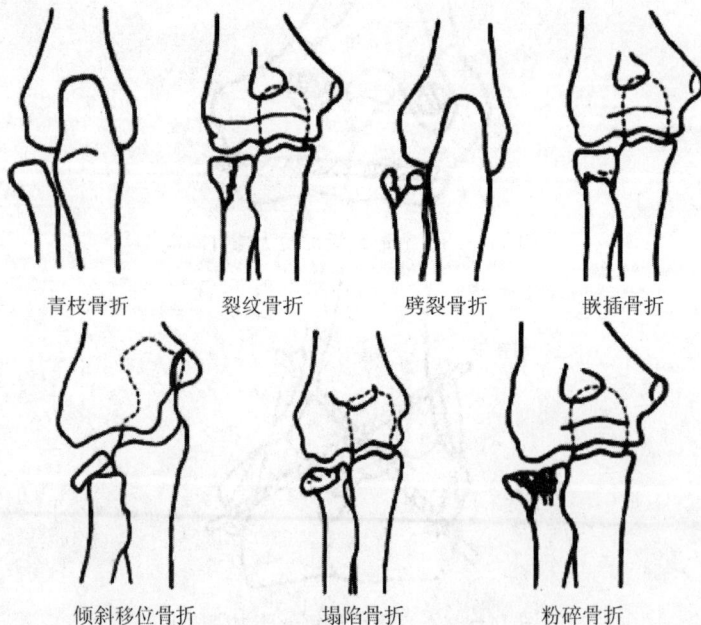

青枝骨折　　裂纹骨折　　劈裂骨折　　嵌插骨折

倾斜移位骨折　　塌陷骨折　　粉碎骨折

图14—25　桡骨头骨折分型

(一)青枝骨折

桡骨向外侧移位,桡骨头关节面沿线不与肱骨小头关节面平行,桡骨头内侧缘对向肱肌小头关节面,骨膜未完全破裂。

（二）裂纹骨折

暴力较小，桡骨头外侧关节面被撞击而发生裂纹骨折，骨折面自桡骨头关节面斜向外侧。此为无移位型骨折。

（三）劈裂骨折

桡骨头外侧关节面受较大暴力撞击，使其外侧缘被劈裂，骨折块占关节面的 1/3～1/2，且常有向外或向下移位。

（四）嵌插骨折

桡骨头受较大的肱骨小头垂直作用力，在桡骨头的颈部产生纵向嵌插，骨折块移位不大。

（五）倾斜移位骨折

桡骨头受到垂直外翻暴力的作用，造成桡骨头的颈部骨折，使桡骨头关节面向外倾斜，其关节面的水平线与肱骨小头关节面的水平线交叉成角至 30°～60°，通常称之为"歪戴帽"。此骨折的两端仍有部分相连，骨折端的外后侧有不同程度的压缩或嵌插。儿童则为骨骺分离，其整个骨骺往往向外移位，且带有 1 小块三角形的干骺端。暴力严重时，可使骨折块翻转移位，桡骨头关节面与肱骨小头关节面的水平线交叉角大于 60°以上，甚至骨折两断端可完全分离移位。

（六）塌陷骨折

桡骨头受到较大暴力的撞击，使桡骨头关节面被挤压而塌陷。

（七）粉碎骨折

强大的暴力，可造成桡骨头呈粉碎骨折，且骨碎片有分离或部分被压缩。

三、临床特点

1.症状　伤后患侧肘部疼痛，活动时则疼痛加剧，活动受限。

2.体征　患肘局部外侧肿胀，若血肿被关节囊包裹，可无明显肿胀，患侧前臂常处于旋前位，肘关节微屈。桡骨头局部压痛明显，肘关节活动受限，前臂旋转则桡骨头处疼痛加重。骨折移位较大的，皮肤可有瘀斑，有时可扪及骨擦感。

四、诊断要点

1.明确外伤史，如跌伤、压砸伤或重物打击、撞击、刀伤等暴力损伤史。

2.临床症状与体征。

3.影像学检查　X 线片应包括肘关节正侧位照片，可确定骨折的类型、移位程度。对于 5 岁以下的儿童，由于桡骨头骨骺尚未出现，故只要临床表现符合即可诊断，不必完全依赖 X 线片，对骨折有怀疑时，可拍摄健侧片对照，有助于明确诊断。

五、治疗思路

桡骨头骨折属关节内骨折，要求有良好的复位，以利于恢复肘关节的屈伸活动和前臂的旋转功能。对裂纹骨折，不需复位。对于嵌插骨折，劈裂骨折（骨折块小于关节面 1/3 且移位不大者），倾斜骨折（桡骨头关节面倾斜 30°以下）以及塌陷骨折占周径 1/3 以内者，估计日后不影响肘关节功能及前臂旋转功能，则不必强求解剖复位。对移性位较大的骨折，如倾斜度在 30°～60°的倾斜移位骨折，骨折块占关节面不小于 1/3～1/2 的劈裂骨折，则应在麻醉或非麻醉下复位,且要求对位良好。对骨折块占桡骨头关节面 1/2 以上或骨折块分离移位较大的劈裂骨折,倾斜度在 60°以上的倾斜移位骨折和分离移位较大的翻转移位骨折,可试行手法复位或细克氏针撬拨复位法,在复位不成功时,可考虑手术治疗。

(一)保守治疗

1.手法复位　推挤复位法患者取坐位或仰卧位。助手固定患肢;上臂,术者立于患侧,用一手握住患侧前臂,将肘关节伸直,并拔伸牵引,用另一手置肘背侧环握肘关节,拇指在外侧,按压移位的桡骨头,余指在肘内侧扣住肱骨内髁部向外拔,使肘关节在拔伸的基础上内翻,将肱桡关节间隙张大。握持前臂之手慢慢来回旋转,另一手的拇指将桡骨头向上、向内推挤,使其复位。

2.固定　裂纹骨折可屈肘 90°,用三角巾悬吊 2～3 周。对有移位的,骨折整复后,在桡骨头部放置"V"形垫片,从后外侧至前侧包绕,尚可在前臂的中、上 1/3 处,放置一块分骨垫,将肘关节屈曲至 90°,前臂旋前位,用超肘关节前臂夹板,固定 3 周左右。

(二)手术治疗

开放性骨折、局部软组织肿胀严重者或手法复位失败者行切开复位克氏针内固定术。术后选用石膏托外固定 3～4 周。

1.C 形臂监视下行克氏针撬拨复位内固定术　对手法整复不成功者,可用针拨复位法。首先将患肘皮肤消毒、铺巾,X 线透视下,术者戴手套,用细克氏针自肘外后下方,穿过皮肤,使针间顶住骨折块,向内上方撬拨复位。使用此法,应注意无菌操作,术者必须熟悉局部解剖,避开桡神经,切勿损伤桡骨头关节面。

2.切开复位克氏或螺丝钉内固定术　采用肘关节后外侧切口,显露桡骨头。先将前臂旋转,观察骨折及其移位情况。复位中应尽力保持骨膜的完整性,否则桡骨头会失去血液供应,而发生缺血性坏死。复位时,只需用拇指轻轻向上移位桡骨头,矫正其移位,切忌用力过猛或矫枉过正。复位后,一般不采用内固定,但若骨折块不稳定,可用克氏针沿桡骨头长轴固定,自远端穿入至桡骨头关节面以上。术后石膏托固定 2～3 周。劈裂骨折可用小螺钉固定。

3.桡骨头切除术　桡骨头切除术适用于成人的粉碎骨折,塌陷性骨折超过周径的 1/3,嵌插骨折关节面倾斜度在 30°以上,经手法复位和针拨复位无效,且影响前臂的旋转功能者。对于骨骺分离,不宜切除桡骨头,否则会影响桡骨长度,而继发肘外翻畸形、下尺桡关节脱位以及腕部尺骨小头隆起畸形。手术一般主张伤后 1 周内进行,切除桡骨头 1～1.5cm,必须保留桡骨结节。术后肘关节呈 90°三角巾悬吊 2 周后开始活动。

(三)功能锻炼

骨折复位固定后,即可开始功能锻炼,鼓励患者行手指屈伸、握拳、腕关节屈伸、肩关节等活动,禁止做前臂的旋转活动。3 周后逐渐开始做肘关节的屈伸活动。4 周可解除固定,逐渐做前臂的旋转活动。

(赵克锋)

第六节 桡尺骨干双骨折

一、受伤机制

1.直接暴力 直接致伤因素,作用于前臂,骨折通常基本在同一水平。

2.间接暴力 多为跌倒致伤,由于暴力传导,骨折水平多为桡高尺低,常为短斜形。

3.其他致伤因素 如暴力碾压、扭曲等,多为多段骨折,不规则,且伴不同程度软组织损伤。

二、分型

常用的 AO 分型如图 14—26 所示。

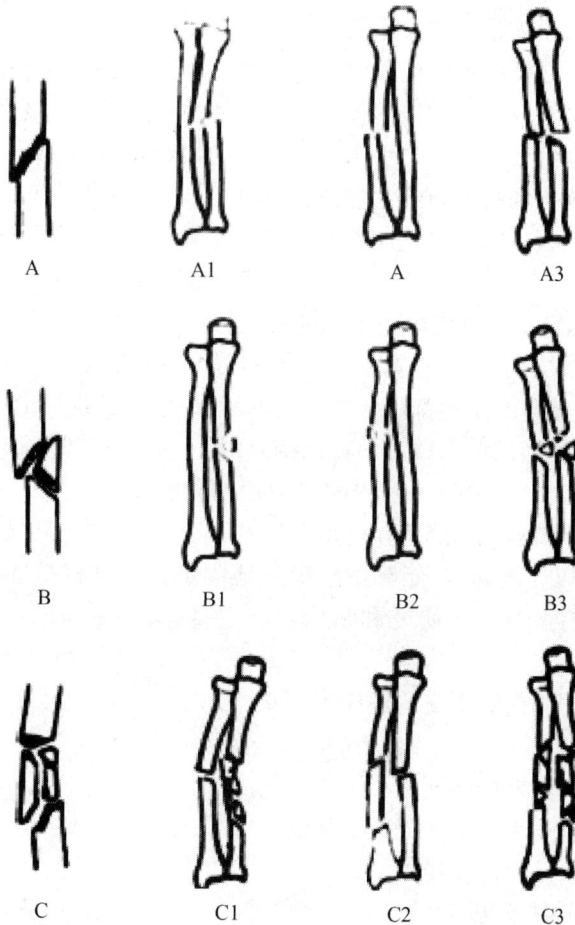

图 14—26 骨折的 AO 分型
A 型:简单骨折;B 型:楔型骨折;C 型:粉碎骨折

三、治疗原则

闭合复位外固定:用于移位不明显的稳定性前臂双骨折。传统的复位标准,桡骨近端旋后畸形小于 $30°$,尺骨远端的旋转畸形小于 $10°$,尺、桡骨成角畸形小于 $10°$。桡骨的旋转弓应恢复。不稳定的前臂双骨折或稳定性的骨折,闭合复位失败,骨折再移位及伴有其他血管神经并发症的,应行切开复位内固定。

（一）钢板螺钉内固定

主要是根据 AO 内固定原则发展的内固定系统,用于前臂双骨折的治疗,明确提高了骨折的治疗水平,提高了愈合率,达到早期功能锻炼及恢复的目的。

（二）髓内固定系统

用于前臂双骨折的治疗,最初应用是 20 世纪 30 年代的克氏针内固定,20 世纪 40 年代以后,较广泛流行的有 Sage 设计的髓内系统,至目前发展到较成熟的带锁髓内钉固定系统。虽然目前带锁髓内钉固定系统用于前臂骨折,意见仍不统一,特别是对于桡骨的髓内固定,但对于尺骨的髓内固定效果目前是比较肯定的。

满意有效的内固定必须能牢固地固定骨折,尽可能地完全消除成角和旋转活动。有学者认为用牢固的带锁髓内钉或 AO 加压钢板均可达到此目的。而较薄的钢板,如 1/3 环钢板及单纯圆形可预弯的髓内钉效果欠佳。手术时选用髓内钉或钢板,主要根据各种具体情况来确定。每种器械均有其优点和缺点,在某些骨折中使用其中一种可能比另一种更易成功。在许多尺、桡骨骨折中,用钢板或髓内钉均能得到满意的效果,究竟选用哪一种则主要根据外科医师的训练和经验。

AO 加压钢板内固定系统已应用多年,业内比较熟悉,这里不再赘述。而髓内钉固定,特别是前臂髓内钉固定系统,近几年有重新流行的趋势。使用髓内钉固定时,其长度或直径的选择、手术方法和术后处理的不慎都可导致不良的后果,这里着重讨论一下。

根据文献,最早广泛使用的前臂髓内钉系统是由 Sage 于 1959 年研制成功的,他曾对 120 具尸体桡骨做解剖,并对 555 例使用髓内固定治疗的骨折作了详细回顾。根据他的设计,预弯的桡骨髓内钉可以保持桡骨的弧度,三角形的横断面可以防止旋转不稳定。桡骨和尺骨 Sage 髓内钉的直径足以充满髓腔,能够做到牢固地固定。虽然在某些医疗机构传统的 Sage 髓内钉仍在应用,但根据 Sage 的研究和临床经验,目前又有更新的髓内钉系统设计应用于临床。

（三）前臂骨折应用髓内钉固定的适应证

1. 多段骨折。

2. 皮肤软组织条件较差（如烧伤）。

3. 某些不愈合或加压钢板固定失败的病例。

4. 多发性损伤。

5. 骨质疏松患者的骨干骨折。

6. 某些 I 型和 II 型开放性骨干骨折病例（使用不扩髓髓内钉）。

7. 大范围的复合伤在治疗广泛的软组织缺损时,可使用不扩髓的尺骨髓内钉作为内部支架,用以保持前臂的长度。

几乎所有前臂的骨干骨折均可应用髓内钉治疗（图 14-27）。这些骨折都可使用闭合髓内穿钉技术,同样的方法目前在其他长骨干骨折应用已很成熟。

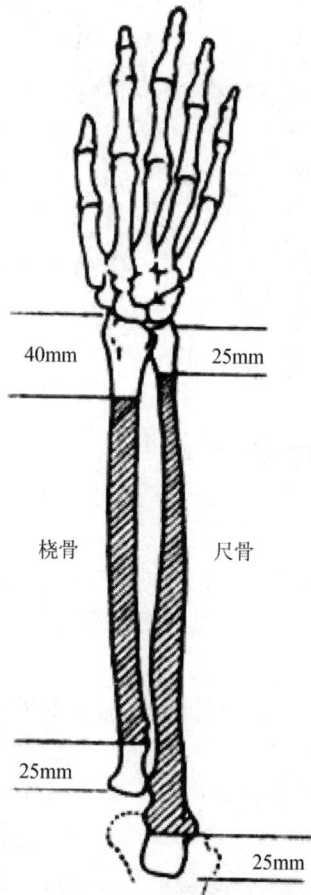

图 14－27　尺、桡骨骨折适用髓内钉的骨折部位

　　前臂骨折应用髓内钉固定的禁忌证:①活动性感染;②髓腔小于 3mm;③骨骺未闭者。

　　包括 Sage 髓内钉在内,有多种不同的前臂髓内钉固定系统,这些器械均可用于闭合性骨折的内固定。髓内钉优于加压钢板之处为:①根据使用的开放或闭合穿钉技术,只需要少量剥离或不剥离骨膜;②即使采用开放穿钉技术,也只需要一个较小的手术创口;③使用闭合穿钉技术,一般不需要进行骨移植;④如果需要去除髓内钉,不会出现骨干应力集中所造成的再骨折。同加压钢板和螺丝钉固定不一样,髓内钉固定的可屈曲性足以形成骨旁骨痂。正如 Sage 所推荐的那样,所有需要切开复位的骨干骨折都应做骨移植,通常使用钻和扩髓器时即能获得足够的用于移植的骨材料,因此不需另外采取移植骨。无论使用哪一种髓内钉系统,尺骨钉的入口都是在尺骨近端鹰嘴处。桡骨的钉入口根据钉的不同设计有所不同,其原则是根据钉设计的弧度、预弯等情况加以调整。如 Sage(C)桡骨内钉在桡侧腕长伸肌腰和拇短伸肌腰之间的桡骨茎突插入。Fore Sight(B)桡骨髓内钉则在 Lister 结节的桡侧腕伸肌腰下插入。Ture－Flex 和 SST(A)桡骨髓内钉的插入口是在 Lister 结节的尺侧拇长伸肌腱下(图 14－28)。所有桡骨髓内钉均应正确插入,并将钉尾埋于骨内,防止发生肌腱磨损和可能的断裂。

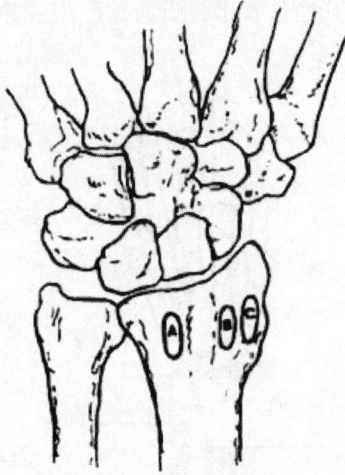

图 14-28　桡骨骨折采用髓内钉固定时,根据不同钉设计的进针点(A、B、C)调整

四、前臂开放骨折

对前臂开放性骨折的治疗原则是不首先做内固定,我们认为以创口冲洗和清创为最初治疗时,并发症较少。这样做能使创口的感染显著降低,或者愈合。如果创口在 10～14 天愈合,即可做适当的内固定。

Anderson 曾报道过采用这种延迟切开复位和加压钢板做内固定的方法治疗开放性骨折的经验。在采用这个方法治疗的 38 例开放性骨折中,没有发生感染。在许多 Gustilo Ⅰ型、Ⅱ型创口中,能够在早期做内固定,而无创口愈合问题。但我们认为延迟固定会更安全。对于单骨骨折,由于延迟内固定骨折重叠所造成的挛缩畸形一般切开后即可复位(图 14—29)。对有广泛软组织损伤的前臂双骨折,为了避免短缩畸形,并方便软组织处理,需要进行植皮等治疗时,可采用外固定支架、牵引石膏,进行整复和骨折的固定,如果软组织损伤范围较大,必须进行皮肤移植和后续的重建治疗,而这些治疗措施又不能通过外固定支架、牵引石膏的窗口完成时,可采用髓内钉来固定前臂。只有通过外固定或内固定方法,使前臂稳定后,才能进行皮肤移植和其他软组织手术。

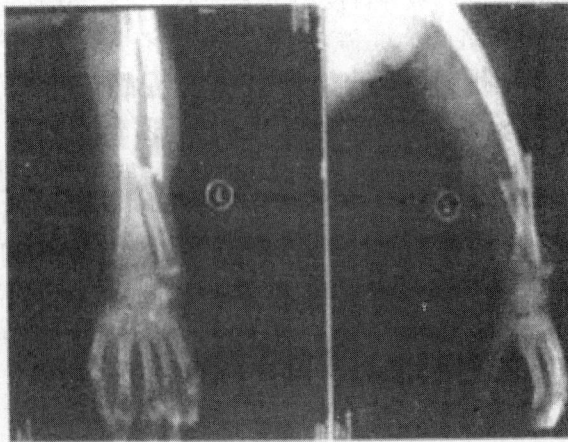

图 14—29(1)　外伤致尺、桡骨中远端双骨折

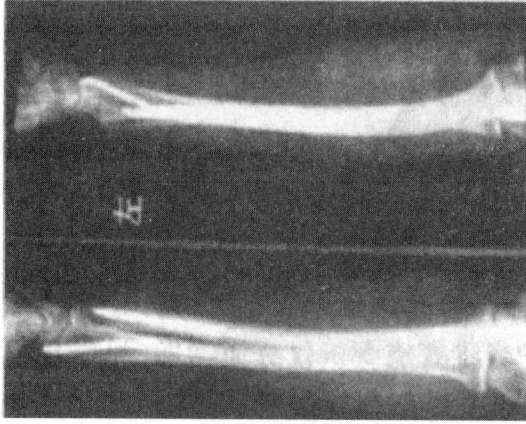

图14-29(2) 尺、桡骨骨折髓内钉复位及固定情况

目前,对开放性前臂骨折的治疗趋势为立即清创、切开复位和内固定。有人曾报道,对103例Gustilo I型、II或III A型前臂开放性骨干骨折,采用立即清创和加压钢板及螺丝钉固定治疗,其中90%效果满意。但III B型和III C型损伤采用此法治疗,疗效不佳,一般用外固定治疗。

（赵克锋）

第七节　尺骨鹰嘴骨折

一、损伤机制

直接暴力作用于肘关节后侧面,即尺骨鹰嘴后方,跌落伤致上肢受伤,间接作用于肘关节,均可发生鹰嘴骨折。不容置疑的是,肌肉肌腱的张力,包括静态和动态,所产生的应力决定了骨折出现的类型和移位程度。若肘关节遭受到了特别大的暴力或高能量损伤,强大的外力直接作用于前臂近端后侧,使尺桡骨同时向前移位,由于肱骨滑车对尺骨鹰嘴的阻挡,致使其在冠状突水平发生骨折,在骨折端和肱桡关节水平产生明显不稳定。表现为鹰嘴的近骨折端常常向后方明显移位,而尺骨的远骨折端则会和桡骨头一起向前方移位,称为"骨折脱位"或"经鹰嘴的肘关节前脱位"。由于常常是直接暴力创伤所致,故鹰嘴或尺骨近端的骨折大多呈粉碎状,而且多合并有冠状突骨折。这种损伤比单纯的鹰嘴骨折要严重得多。如果尺骨鹰嘴或尺骨近端骨折不能获得良好的解剖复位和稳定的内固定,则易出现持续性或复发性畸形。

二、临床表现

由于尺骨鹰嘴骨折属关节内骨折,所有的尺骨鹰嘴骨折都包含有某种程度的关节内部分,故常常发生关节内出血和渗出,这将导致鹰嘴附近的肿胀和疼痛。骨折端可以触及凹陷,并伴有疼痛及活动受限。肘关节不能抗重力伸肘是可以引出的一个最重要体征。它表明肱三头肌的伸肘功能丧失,伸肌装置的连续性中断,并且这个体征的出现与否常常决定如何确定治疗方案。因为尺骨鹰嘴骨折有时合并尺神经损伤,特别是在直接暴力导致严重、广泛、粉碎性骨折时,更易合并尺神经损伤,故应在确定治疗方案之前仔细判断或评定神经系统的功能,以便及时进行处理。

三、放射学检查

在评估尺骨鹰嘴骨折时,最容易出现的一个错误是不能坚持获得一个真正的肘关节侧位 X 线片。在急诊室常常获得的是一个有轻度倾斜的侧位 X 线片,它不能充分判断骨折线的准确长度、骨折粉碎的程度、半月切迹处关节面撕裂的范围以及桡骨头的任何移位。应尽可能获得一个真正的肘关节侧位 X 线片,以准确掌握骨折的特点。前后位 X 线平片也很重要,它可以呈现骨折线在矢状面上的走向。若桡骨头也同时发生了骨折,在侧位 X 线片上可以沿骨折线出现明显挛缩,并且没有成角或移位。

四、骨折分类

有几种分类方法,每一种分类都有其优缺点,但没有一种分类能够全面有效地指导治疗以及合理地选择内固定物。有些学者将鹰嘴骨折仅分为横形、斜形和粉碎性 3 种类型。有的将其分为无移位或轻度移位骨折、横形或斜形移位骨折、粉碎性移位骨折以及其他 4 种类型。Home(1981 年)按骨折线位于关节面的位置将骨折分为近侧中段和远侧 3 种类型。Holdsworth(1982 年)增加了开放骨折型。Morrey(1995 年)认为骨折移位超过 3mm 应属移位骨折。Graves(1993 年)把儿童骨折分为骨折移位小于 5mm、骨折移位大于 5mm 和开放骨折 3型。Mayo Clinic 提出的分型是:1 型,无移位,1a 型为非粉碎骨折,1b 型是粉碎骨折;2 型,骨折移位,但稳定性良好,移位大于 3mm,侧副韧带完整,前臂相对于肱骨稳定,2a 是非粉碎骨折,2b 属粉碎骨折;3 型,骨折移位,不稳定,前臂相对于肱骨不稳定,是一种真正的骨折脱位,3a 无粉碎骨折,3b 有粉碎骨折。显然,对粉碎性骨折、不稳定者治疗最困难,预后也最差。

现在临床上应用比较流行的是 Colton(1973 年)分类,它简单实用,易于反映骨折的移位程度和骨折形态。1 型,骨折无移位,稳定性好;2 型,骨折有移位,又分为撕脱骨折、横断骨折、粉碎性骨折、骨折脱位。无移位骨折是指移位小于 2mm,轻柔屈曲肘关节至 90°时骨折块无移位,并且可抗重力伸肘,可以采取保守治疗。撕脱骨折(avulsion fractures):在鹰嘴尖端有一小的横形骨折块(近骨折端),与鹰嘴的主要部分(远骨折端)分开,最常见于老年患者。斜形和横形骨折(oblique and transverse fractures):骨折线走行呈斜形,自接近于半月切迹的最低处开始,斜向背侧和近端,可以是一个简单的斜形骨折,也可以是由于矢状面骨折或关节面压缩性骨折所导致的粉碎性骨折折线的一部分。粉碎性骨折(comminuted fractures):包括鹰嘴的所有粉碎骨折,常因直接暴力作用于肘关节后方所致,常有许多平面的骨折,包括较常见的严重的压缩性骨折块,可以合并肱骨远端骨折、前臂骨折以及桡骨头骨折。骨折—脱位(fracture—dislocation):在冠状突或接近冠状突的部位发生鹰嘴骨折,通过骨折端和肱桡关节的平面产生不稳定,使得尺骨远端和桡骨头一起向前脱位,常继发于严重创伤,如肘后方直接遭受高能量撞击等。更为重要的是,骨折的形态决定了这种骨折需要用钢板进行固定,而不是简单地用张力带固定。

五、治疗方法

(一)无移位的稳定骨折

屈肘 90°固定 1 周,以减缓疼痛和肿胀;然后在理疗师的指导下进行轻柔的主动屈伸训练。伤后1周、2周、4周复查X线片,防止骨折再移位。

（二）撕脱骨折

首选张力带固定（图14—30），亦可进行切除术，将肱三头肌腱重新附立，主要是根据患者的年龄等具体情况来决定。

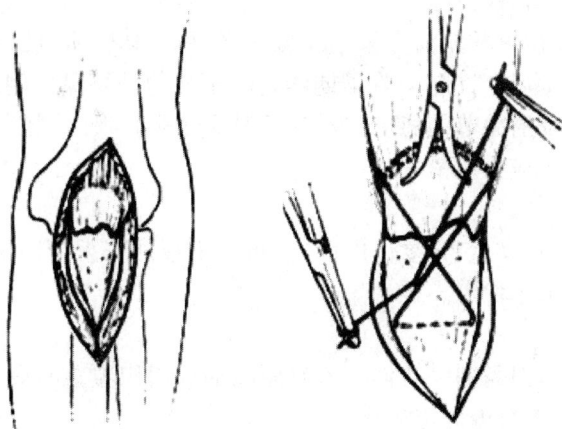

图14—30 张力带钢丝

（三）无粉碎的横断骨折

应行张力带固定。可采取半侧卧位，肘后方入路，注意保护肱三头肌腱在近骨折块上的止点，可用6.5拉力螺丝钉加钢丝固定；若骨折块较小，则可用2枚克氏针加钢丝盘绕固定（图14—31）。

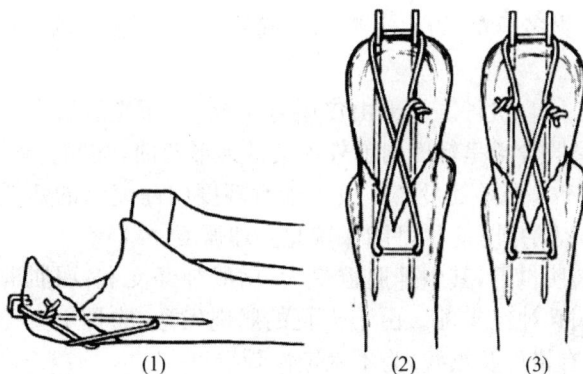

(1) (2) (3)

图14—31 8字钢丝固定

（四）粉碎的横断骨折

应行钢板固定。若用张力带固定，可导致鹰嘴变短，活动轨迹异常，关节面变窄，造成关节撞击，活动受限。最好用克氏针加钢丝，再加上钢板固定。有骨缺损明显者，应行一期植骨，以防止关节面塌陷和鹰嘴变形。

（五）伴有或不伴有粉碎的斜形骨折

用拉力螺钉加钢板固定最为理想，有时亦可用张力带加拉力螺丝钉固定，或用重建钢板固定，1/3管状钢板易失效。重建钢板不要直接放置在尺骨背侧，否则极易出现伤口的问题，可沿尺骨外侧缘固定。若骨折粉碎，则不宜用张力带固定，最好用钢板固定并行植骨术。重建钢板在强度上优于1/3管状钢板，且厚度小于DCP，钢板近端的固定非常重要，可使用松质骨螺丝钉,但注意不要进入关节内。

(六)斜形骨折

适宜于拉力螺丝钉固定,比较理想的是拉力螺钉加中和钢板,或拉力螺钉通过中和钢板的钉孔拧入。对骨折端的加压应小心。

(七)单纯的粉碎骨折

无尺骨和桡骨头脱位以及无前方软组织撕裂者,可行切除术,肱三头肌腱用不吸收缝线重新附丽于远骨折端,术后允许肘关节早期活动。重要的是要保持侧副韧带,特别是内侧副韧带前束的完整,以保证肘关节的稳定。若骨折累及尺骨干,则不能进行切除术,可行张力带加钢板固定,有骨缺损者应一期植骨。

(八)骨折脱位型

骨与软组织损伤严重,应切开复位内固定,可用钢板加张力带固定。骨折块的一期切除应慎重,否则可致肘关节不稳定。

(九)开放性骨折

内固定并不是禁忌,但需彻底清创。若对鹰嘴的软组织覆盖有疑问,应行局部皮瓣或游离组织转移。有时可延期行内固定治疗。

(赵克锋)

第八节　股骨干骨折

股骨干骨折是指粗隆下 2~5cm 至股骨髁上 2~5cm 之间的骨折,约占全身骨折的 6%,10 岁以下的儿童多见,男多于女,约为 2.8:1。随着交通、工业等的发展,成人股骨干骨折呈现上升趋势。

股骨是人体中最长的管状骨。骨干由皮质骨构成,表面光滑后方有一股骨粗线,是骨折切开复位对位的标志。股骨干呈轻度向前外侧突的弧形弯曲,其髓腔略呈圆形,上、中 1/3 的内径大体一致,以中上 1/3 交界处最窄。股骨干有轻度向前突出的弧线,这个弧线有利于股四头肌发挥其伸膝作用,治疗时应尽可能保持此生理弧度。

股骨干为三组肌肉所包围,其中伸肌群最大,由股神经支配;屈肌群次之,由坐骨神经支配;内收肌群最小,由闭孔神经支配。由于大腿的肌肉发达,股骨干直径相对较小,故除不完全性骨折外,骨折后多有错位及重叠,为不稳定性骨折。

股骨干周围没有足够的外展肌群,外展肌群位于臀部附着大粗隆上,由于内收肌的作用,骨折远端常有向内收移位的倾向,已对位的骨折,常有向外弓的倾向,这种移位和成角倾向,在骨折治疗中应注意纠正和防止。否则内固定的髓内针、钢板,可以被折而弯曲、折断,螺丝钉可以被拔出或断裂。

股动、静脉在股骨上、中 1/3 骨折时,由于有肌肉相隔不易被损伤,而在其下 1/3 骨折时,由于血管位于骨折的后方,而且骨折断端常向后成角,故易刺伤该处的颜动、静脉。

一、病因病理

多数骨折由强大的直接暴力所致,如打击、挤压等;一部分骨折由间接暴力所致,如杠杆作用、扭转作用、高处跌落等。前者多引起横断或粉碎型骨折,而后者多引起斜面或螺旋形骨折。儿童的股骨干骨折可能为不完全或青枝骨折；成人股骨干骨折后，内出血可达 500～1000mL，出血多者，在骨折数小时后可能出现休克现象。由挤压伤所致骨股干骨折，有引起挤压综合征的可能性。

二、发生机制

（一）股骨干上 1/3 骨折

骨折近段因受髂腰肌，臀中、小肌及外旋肌的作用，而产生屈曲、外展及外旋移位；远骨折段则向后上、内移位。

（二）股骨干中 1/3 骨折

骨折端移位无一定规律性，视暴力方向而异，若骨折端尚有接触而无重叠时，由于内收肌的作用，骨折向外成角。

（三）股骨干下 1/3 骨折

由于膝后方关节囊及腓肠肌的牵拉骨折远端多向后倾斜，有压迫或损伤腘动、静脉和胫、腓总神经的危险，而骨折近端内收向前移位。

三、分类

（一）横形骨折

大多数由直接暴力引起，骨折线为横形。

（二）斜形骨折

多由间接暴力所引起，骨折线呈斜形。

（三）螺旋形骨折

多由强大的旋转暴力所致，骨折线呈螺旋状。

（四）粉碎型骨折

骨折片在 3 块以上者（包括蝶形的），如砸、压伤等。

（五）青枝骨折

断端没有完全断离，多见于儿童。因骨膜厚，骨质韧性较大，伤时未全断。

四、临床表现

伤后肢体剧痛，活动障碍，局部肿胀压痛，有异常活动，患肢短缩，远端肢体常外旋。特别重要的是检查股骨粗隆及膝部体征，以免遗漏同时存在的其他损伤，如髋关节脱位，膝关节骨折和血管、神经损伤。股骨干骨折，因暴力大，移位多，明显肿胀，畸形严重，异常疼痛，意识清醒患者，多能指出骨折部位，拒绝医师检查或移动肢体。因肢体重而长，杠杆作用力大，不适当的检查与搬动都可引起更多的软组织损伤。意识模糊患者常提示有失血性休克，或疼痛性休克或伴其他脏器损伤，应特别予以重视。

五、诊断要点

（一）外伤史

除了病理性骨折其外伤暴力不明显者，股骨干骨折均由强大暴力所致。

（二）疼痛

自觉疼痛剧烈，不能移动患肢，剧痛者可发生疼痛性休克；骨折端环形压痛。

（三）肿胀

完全骨折后，出血量多，可出现明显肿胀，24～36小时内，因出血及炎性渗出等，组织肿胀更明显；若由挤压伤所致者，因软组织损伤严重，可引起挤压综合征，急性肾功能衰竭。

（四）功能障碍

骨折后失去支撑，患者多不能直立及行走，产生移位者，出现患肢短缩，成角畸形。

（五）X线检查

X线片检查可以做出诊断。但要注意小儿青枝骨折或不全骨折，患者及家属可能对受伤史叙述不清，且患儿症状体征均不明显，加之早期X线片可能无明显异常时，要特别重视；要嘱咐家人定期带小儿复查，避免负重。1～2周后复查X线片时可能出现骨膜反应即可确诊。

同时还应特别注意检查股骨粗隆及膝部体征，以免遗漏同时存在的其他损伤。如髋关节错位，膝关节骨折和血管神经的损伤。并常规做骨盆X线摄片检查。

六、治疗

股骨干骨折通常由高度暴力所致，故还可能伴有其他脏器损伤。如果不给以合适的治疗，能造成长期失用或残废。因此，合理地就地固定患肢非常重要，禁止现场脱鞋、脱裤，最简单的固定方法是将患肢与健肢用布条或绷带绑在一起。如有合适的木板，可在患肢的内外两侧备放一条，内侧达会阴部，外侧超过骨盆，再用布带或绷带绑住。捆绑时1人应把住踝部略加牵引而后再送X线室拍片。股骨干骨折的治疗方法很多，但必须考虑到骨折类型、部位、粉碎程度、年龄、社会地位、经济情况及其他因素。

成人股骨干骨折很少能被整复和用石膏保持位置，因为股骨周围有强大的肌肉包围，能对骨片产生成角力量。而用于儿童则有所不同。成人股骨骨折后，早期采用石膏固定通常容易发生移位、成角和位置不良。骨骼牵引可在确定使用其他治疗前使用，例如在使用闭合插入髓内钉之前。在成人中已很少使用平衡牵引和滑动牵引的治疗方法，由于需要长期卧床易发生并发症和住院的经济问题，目前临床已经少用。

（一）儿童股骨干骨折

1. 小夹板固定法　对无移位或移位较少的新生儿产伤骨折，将患肢用小夹板或圆形纸板固定2～3周。对移位较多或成角较大的骨折，可稍行牵引，再行固定。因新生儿骨折愈合快，自行矫正能力强，有些移位，成角均可自行矫正。

2. 悬吊皮肤牵引法　适用于3～4岁以下患儿。将患儿的双下肢用皮肤牵引，两腿同时垂直向上悬吊，其重量以患儿臀部稍稍离床为度。患肢大腿绑木板或小夹板固定。为防止骨折向外成角，可使患儿面向健侧躺卧，牵引3～4周后，根据X线片显示骨愈合情况，去掉牵引。儿童股骨横骨折，常不能完全牵开而呈重叠愈合。开始虽然患肢短缩，但因骨折愈合期血运活跃，患骨生长加快，约年余双下肢可等长。

3. 水平皮肤牵引法　适用于5～8岁的患儿。用胶布贴于患肢内、外侧，再用绷带螺旋包住。患肢放于垫枕上或托马架上，牵引重量为2～3kg，如骨折重叠未能牵开，可行两层螺旋绷带中间夹一层胶布的缠包方法，再加大牵引重量。对股骨上1/3骨折，患者应屈髋，外展，外旋位，使骨折远端对近端；对下1/3骨折，需尽量屈膝，以使膝后关节、腓肠肌松弛，减少骨折远端向后移位的倾向,注意调正牵引方向、重量及肢体位置以防成角畸形。4～6周可去牵引,X线照片复查骨愈合情况。

4. 骨牵引法 适用于8～12岁的患儿。因胫骨结节骨骺未闭,为避免损伤,可在胫骨结节下2～3横指处的骨皮质上穿牵引针。牵引重量为3～4kg,同时用小夹板固定,注意保持双下肢股骨等长,外观无成角畸形即可,患肢位置与皮肤牵引时相同。

(二)成人股骨干骨折

1. 骨牵引 适用于各类型骨折的治疗,对股骨上及中1/3骨折,可选用胫骨结节牵引;下1/3骨折,可选胫骨结节或股骨髁上牵引。

对于斜行、螺旋、粉碎、蝶形骨折,于牵引中自行复位,横骨折的复位需待骨折重叠完全被牵开后才能复位,尤须注意发生"背对背"错位者,最后行手法复位。

牵引的要求与注意事项:①将患肢放置于带副架的托马架上或布朗架上,以利膝关节活动及控制远端旋转;②经常测量下肢长度及骨折的轴线;③复位要求:无重叠,无成角,横错位不大于1/2直径,无旋转错位。

优点:①适应证广,无手术痛苦及术后并发症的可能,可在基层医院普遍开展;②治疗费用相对低廉。

缺点:①需长期卧床及艰苦的膝、髋关节功能锻炼;②需在X线透视下监控治疗,否则骨折达不到理想对位对线,易畸形及短缩愈合;③长时间卧床及易出现并发症及针眼感染;④膝关节出现功能障碍,肌肉萎缩。

2. 切开/闭合复位交锁髓内钉内固定术

(1)适应证:①股骨上及中1/3的横、短斜骨折,有蝶形骨片或轻度粉碎骨折;②多段骨折。

(2)术前准备:术前先行骨牵引,重量为体重的1/6,以维持股骨的力线及长度,根据患者全身状况,约在伤后3～10天内手术。术前根据X线片选择长度及粗细适度的髓内针。

患者体位分为侧卧位及平卧位:①侧卧位:患者健侧平卧于骨折牵引台上,健肢伸直位固定在足架上,患肢髋屈曲80°～90°,内收20°～30°,中立无内外旋转位。对两下肢进行牵引,直到骨折端分离,在X线电视引导下,施手法至少获得一个平面复位;②平卧位:患者平卧于骨手术台上,两腿分开,插入会阴棒,阻挡会阴。躯干略向健侧倾斜,患肢内收20°～30°,足中立位,固定于足架上。如此,可使大粗隆充分暴露,尽量向患侧突出,健肢外展、下垂或屈曲位,以不影响使用X线电视机透视患肢侧位为准。对患肢施以牵引,直到骨折断端分离,在透视下使骨折复位或至少在一个平面上得到复位。

(3)手术方法:在大粗隆顶向上做短纵行切口,长3～4cm,显露大粗隆顶部。在顶端内侧凹陷的外缘,用开口器开口插入65cm长的导针,进入股骨髓腔,达骨折线,X线电视核准导针位置合适,然后把髓内针沿导针进至近骨折端。在X线电视下,以髓内针作为杠杆,撬动近折端,以与远折端对位,同时,助手也施以手法,撬动远折端,使骨折在另一平面下复位。复位后,先把导针插入骨折远折段髓腔,并沿导针打入髓内针通过骨折线进入远折端。当髓内针到达股骨髁上平面之前,放松患肢的牵引,屈膝对抗,以使骨折线嵌插。如针沟渗血多,可放置引流条,48小时拔除。如髓腔太细,小于8mm,应先扩髓至9mm以上,再打入髓内针。透视位置良好后,锁入两端锁钉及加压钉。若在闭合下难以插入髓内钉,可在骨折处做一切口,在直视下复位并插入髓内钉。

优点：①固定牢靠，防止旋转，对骨折端有一定的加压作用。且对骨折部血运损伤相对较小，利于骨折愈合；②可早期功能锻炼及下地活动，减少了卧床时间及其并发症。

缺点：①需一定的仪器设备及熟练的操作技能，难以在基层医院开展；②X线透视对医务人员身体健康有一定的损害；③术后患者使用不当，可出现断钉现象。

3.自身加压钢板内固定术　适用于股骨干中、下1/3横骨折，短斜骨折。

AO方法自20世纪60年代起逐渐普及，可分为加压器钢板和自身加压钢板两种。

手术在侧位进行，大腿后外侧切口，在外侧肌间隔前显露股骨干外侧面，推开骨膜后，钢板上在股骨干外侧。

(1)加压器钢板操作方法：将骨折复位，以3爪骨固定器将钢板与骨折段固定，钢板中点对骨折线，然后按以下步骤操作。①在骨折一端距骨折线最近的钢板孔处，钻3.2mm孔，测深，以丝锥攻纹，旋进选好的皮质骨螺钉，在骨折另一端侧（如钢板端的近侧），用8mm活动范围加压器的导钻钻3.2mm孔。用一螺丝将加压器固定于骨上，在固定前需将加压器之钩先钩住钢板末端之孔，然后固定；②用套筒扳手轻轻旋紧加压器，使骨折线接近，并注意保持复位；③将其他螺丝钉旋进第一骨折块，要对准钢板孔的中央，攻纹时一定要用丝锥套，以防止丝锥被卡或损伤软组织；④旋转加压器上的螺钉，使骨折线处产生加压，使骨折牢固固定，在加压过程中要注意复位情况，防止在加压的对侧骨折线出现张口；⑤一切妥善后，将加压器端的钢板各孔，除加压器钩孔外，都旋进螺钉；⑥最后取下加压器，用一枚螺丝固定钢板端孔，此螺丝常仅进入一层骨皮质。如此，承重下的应力，从骨骼的钢板区转到其他部位，成为逐渐过渡，使骨骼的弹性不致骤然消失。

(2)自身加压钢板的操作：该钢板的螺孔呈椭圆形，靠一端多斜坡状，当拧进螺丝时，螺帽沿斜坡向另一端滑动，带动其下的骨在钢板下移动，从而起到加压的作用。

将骨折复位，钢板中点对骨折线，在靠近骨折线一侧钢板孔上，用中立导钻的中央孔打孔，即在钢板孔的中央打孔，旋紧螺丝时，导致0.1mm移位，造成轻度轴向加压。

在骨折另一侧靠近骨折线的钢板孔上，用承重导钻钻孔，其孔偏心在椭圆孔的一侧，当旋紧螺丝时，可产生1mm位移，如骨折已复位，即可产生轴向加压力60～80kPa。固定妥善后，置负压引流，缝合切口。

优点：①钢板较宽厚，螺丝粗，固定力较强，因而不需要外固定；有轴向加压力，有利于骨折愈合；②可达近似解剖对位。

缺点：切口较大，钢板坚强对骨折处产生应力掩护，使骨折处得不到生理刺激，外骨痂很少，于除去钢板后，有些可发生再骨折。

七、康复指导

骨牵引后第2天开始练习股四头肌收缩及踝关节活动，第2周开始练习抬臀，第3周两手提吊杆，健足踩在床上，收腹，抬臀，使身体大、小腿成一直线，加大髋膝活动范围。从第4周开始可扶床架练站立。骨折临床愈合，去牵引后逐渐扶拐行走直至X线片检查骨折愈合为止。术后加压钢板内固定，一般不需外固定，48～72小时除去引流。切口愈合后，可练习膝关节伸屈活动，再用拐保护下地，但在骨折未愈合前，应勿负重。

八、预后

骨折一般能按期愈合，但有些内固定术后患者或粉碎骨折伴有严重软组织损伤患者可出现骨延迟愈合或不愈合,甚至有些钢板或髓内固定的粉碎骨折出现骨吸收、骨缺损现象。

(赵克锋)

第九节　股骨颈骨折

股骨颈骨折(fracture of neck of femur)是指股骨头下至股骨颈基底部的骨折。是一种常见于老年人的损伤。股骨颈前面部分完全位于关节囊内,而后面只有内侧 2/3 被关节囊所覆盖。股骨颈的轴心与股骨干的纵轴线形成颈干角,又称内倾角,正常范围是 110°～140°,平均为 127°;大于此角为髋外翻,小于此角为髋内翻。在矢状面上,股骨颈的长轴与股骨干的额状面又形成一角度,称前倾角或扭转角,初生儿 20°～40°,随着年龄的增长而逐渐减少,至成人12°～15°。

股骨头、颈部的血运有三个来源:①股骨头圆韧带内的小凹动脉,仅供给股骨头内下凹窝部分,发自闭孔内动脉(内骺动脉);②股骨干滋养动脉分支,对股骨颈血供很少,血运仅达股骨颈基底部;③旋股内、外侧动脉的分支是股骨颈的主要血液供应来源。旋股内侧动脉来自股深动脉,在股骨颈基底部关节囊滑膜反折处分成三组进入股骨头,即骺外侧动脉、干骺端上侧动脉和干骺端下侧动脉。骺外侧动脉供应股骨头的 4/5～2/3 区域。旋股外侧动脉也来自股深动脉,它的供血量要比旋股内侧动脉为少,仅供给股骨头之内下 1/4～1/2 区域。旋股内、外侧动脉的分支在股骨颈基底组成一个动脉环。旋股内侧动脉的损伤是导致股骨头缺血性坏死的主要因素。

股骨颈骨折约占全身骨折的 3.6%,多发生于骨质疏松的老年人。R. Tronzo(1987 年)说美国每年 25 万人骨折。William APeck(1990 年)在国际骨质疏松会上说美国每年有 30 万人骨折且预言今后每年要增加 1 万～2 万人。按人口比例,我国该有多少? 可想而知,这将是个惊人数字。患者年老体弱,骨折后长期卧床,容易引起一些危及生命的并发症,如肺炎、血管栓塞、心力衰竭、脑血管意外、精神失常、肾盂肾炎、褥疮等。骨折后股骨头血运不足,容易发生股骨头缺血坏死或不愈合;股骨头位置很深,活动性较大,股骨颈又比较细,骨折局部承受很大的剪应力,骨折不易固定。因此,股骨颈骨折目前仍然是一个在治疗上比较复杂而尚未圆满解决的问题。

一、病因

老年人因骨质疏松,股骨颈脆弱,即使在轻微外伤如平地滑倒,大粗隆着地,或突然转身,都可引起骨折。青壮年本骨折少见,若发生骨折,必定遭受强大暴力,如车祸、高处跌下等,除本骨折外,常合并他处骨折,甚至内脏损伤,若非强大暴力,多数是病理性骨折。

二、发生机制

股骨颈骨折横断较少,多系斜行或螺旋形骨折。骨折部所受剪力的大小与骨折线的倾斜度成一定的比例关系。Pauwels 所提出的以骨盆为标志的测量法不太准确,已被 Linton 以股骨干纵轴的垂直线为标志的测量法所替代。沿股骨干长轴做轴线 AB,通过骨折线做直线CD,由 D 向 AB 做垂线 DE,∠CDE 代表骨折线的倾斜度。一般∠CDE<30°时,骨折线所受的剪力较小,骨折容易愈合;若∠CDE>70°,则骨折线所受剪力极大,骨折不易愈合。但根据实践体验：①∠CDE 的测量也不易准确，常受股骨干旋转的影响；②即使∠CDE 很大，如复位准确，将骨折紧密嵌插，内固定牢靠，骨折仍能按期愈合。

三、分型

Garden 等根据完全骨折与否和移位情况分为四型。

Ⅰ型：骨折线没有完全通过整个股骨颈，股骨颈有部分骨质连接，骨折无移位，仅部分血运破坏，骨折容易愈合。

Ⅱ型：完全骨折无移位。此类如属头下型骨折，不愈合较股骨头坏死发生机会相对要低。如系经颈型或基底型，则容易愈合，股骨头血运良好。

Ⅲ型：部分移位骨折，完全骨折，多伴远折端向上移位或远折端下角嵌插于近端的断面内，形成股骨头向内旋转移位，颈干角变小。

Ⅳ型：股骨颈骨折完全移位，两断端完全分离，近折端可以产生旋转，远折端向后上移位，关节囊和滑膜有严重损伤，故血运破坏严重，易造成股骨头缺血坏死。

四、临床表现

跌倒后，髋部疼痛、肿胀，患肢不敢站立和行走，偶有疼痛沿大腿内侧向膝部放射，易被误诊为膝部损伤。髋关节任何方向被动活动都能使疼痛加剧。叩击患肢足跟或大转子部时，力量传导至股骨颈骨折处引起疼痛，腹股沟韧带中点下方附近有压痛。囊内骨折因局部血运差，且有关节囊包裹，其外有丰厚肌层，故局部肿胀、瘀斑不明显。囊外骨折则肿胀较明显，或伴瘀斑。部分无移位的线形骨折或嵌插骨折患者，仍能站立、行走或骑自行车，对这类患者要特别注意，以免漏诊而使无移位骨折变成有移位骨折。无移位骨折，畸形不明显，有移位骨折，患肢呈缩短、外旋、外展，稍屈髋屈膝畸形。囊内骨折因受关节囊约束，外旋角度较小（45°~60°）；囊外骨折则常常外旋达 90°。可扪及股骨大转子上移，其表现为：大转子在髂、坐骨结节连线之上，大转子与髂前上棘水平线间距离较健侧缩短。

老年骨折患者，长期卧床还可出现褥疮、泌尿系感染、结石、坠积性肺炎等并发症。老年患者，伤后并发感染发热，有时体温不一定很高而仅出现低热，临床应高度重视。

五、诊断要点

老年人跌倒后诉髋部疼痛，不敢站立和行走，应首先想到股骨颈骨折。即使还能走路或骑自行车，而有以下症状者，也应先按股骨颈骨折处理。

（一）畸形

患肢多有轻度屈髋、屈膝及外旋畸形。

（二）疼痛

髋部除有自发疼痛外，活动患肢时疼痛更为明显。在患侧足跟部或大粗隆部轻轻叩击，疼痛加重，在鼠蹊韧带中点的下方常有压痛。

（三）肿胀

股骨颈骨折多囊内骨折，骨折后出血不多，又有关节囊、韧带及丰厚肌群的包裹，因此，外观上局部不易看到肿胀。

（四）功能障碍

移位骨折患者在伤后就不能站立或行走，抬腿困难，但某些无移位的线状骨折或嵌插骨折的患者，在伤后还能走路或骑自行车。对这些患者要特别注意，不要因遗漏诊断使无移位的稳定骨折变为移位的不稳定骨折。这样的教训在临床上还是不少见的。

（五）患肢短缩

移位骨折，远段受肌群牵拉而向上移位，因而患肢变短。表现为大粗隆位于髂－坐骨结节联线（Nelaton 线）之上；大粗隆与髂前上棘间的水平距离缩短（Bryant 三角）。

（六）X 线检查

最后确诊需 X 线检查，对应力骨折或嵌插骨折更为重要，应提起注意的是某些无移位的骨折在伤后立即拍摄的 X 线片上可以看不见骨折线，可先按骨折处理，等 2～3 周后，因骨折部骨质发生吸收现象，骨折线才显示出来。

六、治疗

新鲜股骨颈骨折的治疗主要依据骨折部位考虑其治疗方法。

（一）股骨颈基底骨折

不完全骨折及外展嵌插骨折，可采用皮肤牵引或骨牵引，保持患肢于中位 8～12 周后拆除牵引，练习扶双拐下地活动。为使患者能够早期起床活动，也可以采用内固定。

（二）股骨颈中段骨折

可行单钉，多针类或加压钉内固定。

（三）股骨颈头下型骨折或头颈型 Linton 角大而有移位骨折

此类骨折由于近端缺少血液供给，不但愈合困难，且常发生坏死。对 65 或 70 岁以上老年人多主张施行人工股骨头置换。对此年龄以下者，宜选择多枚针或加压钉内固定。

（四）儿童股骨颈骨折

儿童股骨颈的主要血供来自髓内动脉。股骨颈骨折移位使干骺端来的血供中断，颈与头骺之间为骺板，无血运交通，因而骨折远侧的股骨颈缺血，其坏死发生率可高达 40％以上。从而容易发生髓内翻和骨骺早期闭合等并发症，因而疗效不理想。对无移位的骨折可用髋"人"字石膏固定或牵引治疗；有移位者，由于股骨颈细而骨质坚韧，用三翼钉强行打入往往使骨折端分离并损伤骨骺，不宜采用。最好采用 4 枚 2mm 克氏针，经皮穿针内固定，损伤较少，术后髋"人"字石膏固定 12 周。并密切观察确无股骨颈坏死发生。

常用的治疗方法有以下几种。

1."丁"字鞋固定加用或不加用手法整复

（1）适应证：①Garden Ⅰ型；②老年患者，对伤肢功能无要求者；③中风偏瘫患者的偏瘫侧。

（2）整复手法：麻醉后取仰卧位，以右侧股骨颈骨折为例助手固定骨盆，术者左手托住膝部，右手握踝部，使膝、髋屈曲约 20°～30°，大腿外旋拔伸，然后徐徐将患肢内旋伸直，并保持患肢于内旋并外展位。复位后穿丁字鞋卧床休息，伤肢置于外展位 30°。

（3）优点：①无手术疼痛；②为一种"姑息"疗法；③无需住院治疗，可在家庭治疗，治疗费用低。

（4）缺点：①患者需长期卧床，易出现并发症；②骨折不稳定，骨折易移位或再移位，骨折不愈合或畸形愈合率高;③致残率高。

2.皮牵引　采用皮套牵引或用宽胶布进行皮肤牵引,重量<4kg。

(1)优点:①无手术痛苦;②对于稳定的骨折可预防部分移位;③对有移位的骨折有一定的复位固定作用。

(2)缺点:①牵引时间长,患者需较长时间卧床,易出现并发症;②胶布边缘易出现张力性水泡或皮肤压迫性溃疡,部分患者对胶布过敏;③常出现膝关节僵硬或僵直;④对移位严重者,复位作用不大,常常不能复位,畸形愈合或不愈合。

3.骨牵引　入院后,在外展中立位行骨牵引,重量4~8kg,牵引2~3天,将患肢由中立改为微内旋位,以便纠正骨折的向前成角,使复位的骨折端紧紧扣住,并在床边拍摄髋关节正侧位X线片,如尚未复位,则调整内收或外展角度,或适当调整重量。此时移位应大有改善,若仍有残余移位,则采用手法整复纠正。一般情况下,复位在1周内完成。

(1)优点:①只需局麻,不加重原有损伤;②所有类型的股骨颈骨折均可用此法治疗,不仅有复位作用,而且有固定的功能。

(2)缺点:①需在医师指导下治疗,住院日长;②需较长对间卧床,易出现并发症;③牵引针可能出现感染;④常出现关节僵硬或僵直。

4.经皮空心加压螺纹钉内固定

无移位者可直接进行,有移位者,先行股骨髁上或胫骨结节牵引1周左右,位置较好后进行本法,若牵引位置不满意,或患者拒绝骨牵引者,可在麻醉下行手法复位后进行本法。

(1)优点:①创伤小仅2个1cm长切口,感染机会少;②固定可靠,复位后不易再移位;③患者不需长期卧床,减少了并发症;④平均住院日可明显降低;⑤手术时间短,约30~60分钟;⑥对断端加压,有利于骨折部血运重建及骨折愈合。

(2)缺点:①技术要求高,且需一定的仪器设备;②需在X线下暴露一定时间;③一般需2枚或3枚螺钉固定,单钉固定生物力学效应差,尤其是拉旋转效应差,易发生松动;④老年人骨质疏松者,易出现螺钉松动,退出或滑入髋关节,甚至至骨盆;⑤切口可能出现感染;⑥少数患者出现断钉现象。

5.镍钛记忆合金螺丝钉内固定　镍钛记忆合金螺丝钉一般有8cm,8.5cm,9cm,9.5cm四个型号。常用者为8.5cm及9cm各1枚。将选好的2或3枚长短适宜螺钉放铝盒内先高压消毒灭菌,此后在无菌技术操作下将无菌生理盐水200mL倒于盒内,冷冻备用。

(1)手术操作:髋部常规备皮、消毒、铺无菌巾。局麻或硬膜外麻醉后,在电视X线机监视下钻入螺纹导针2枚,若无电视X线设备时,可盲目钻针后摄X线片。螺纹导针的位置要求为:正位X线片示近侧1枚在股骨颈纵轴或稍偏上,远侧1枚在股骨距稍上方。侧位都在股骨颈中轴上。位置满意后做皮肤切口4~5cm。

(2)先拔除近侧导针,用皮质扩大器扩大皮质针孔,顺针孔插入细导针或克氏针,测量需要记忆钉的实际长度,长短必须合乎骨折固定的要求。从冰水中取出合适记忆钉,迅速从此孔拧入,加压拧紧,使螺帽的豁口与股骨干纵轴一致;以同样的方法,将长短合适的另一记忆钉从远侧螺纹导针孔拧入,使其螺帽上的豁口与前钉垂直。2枚记忆钉拧入后,摄X线片,位置理想,缝合皮肤,去掉骨牵引。手术一般30~60分钟。

(3)优点:①切口相对较小,操作较简单;②记忆钉迅速拧入骨内自动张开,可产生较强的抗应力作用。

（4）缺点：①操作需熟练且迅速；②记忆钉可能不张开；③对断端的加压力不如加压螺纹钉；④切口比经皮加压钉长，感染机会增多。

6.切开复位内固定加股骨颈植骨 对 50 岁以下的股骨颈头下型或头颈型骨折，骨折不易愈合并有股骨头坏死的可能者，或陈旧性股骨颈骨折不愈合者，可以采用开放性多根针或加压钉固定加股骨颈植骨手术。植骨方法多采用带肌蒂骨瓣或带血管蒂骨瓣，如股方肌骨瓣移植或带旋髂血管的髂骨瓣移植较为常用。

（1）股方肌蒂骨瓣移植：术前先行胫骨结节骨牵引 1～2 周，以松解挛缩的髋周肌肉和矫正骨折短缩移位。手术在硬膜外麻醉下进行。患者取半俯卧位，按髋后侧切口由髂后上棘与股骨大粗隆联线中点开始，经大转子顶点再转向股骨外侧下，长 15cm 左右，逐层分开。暴露出诸外旋肌和坐骨神经。股方肌位于闭孔外肌下最小的孖上、下肌之间，游离股方肌至股骨粗隆后侧的止点，在肌止点四周用电刀切开骨膜约 1.5cm×6cm 范围，再用骨刀在切开骨膜处凿取约厚 1.5cm 的长方形骨块，并与股方肌保持连接，切断闭孔内外肌与孖下肌止点，向内侧翻开，暴露关节囊后壁，沿股骨颈方向切开关节囊，暴露股骨颈和股骨头，将骨折复位，沿股骨颈长轴凿一骨槽约 1.5cm×5cm，探 1.5cm，在骨槽的近端向股骨头内用骨刀挖一骨穴约深 1cm 多，将带股方肌蒂的骨瓣嵌插在股骨颈的骨槽内，其骨瓣的粗隆端插入股骨头的骨穴内，稍加锤击后即可嵌紧。在股骨大粗隆以下，股骨外侧，凿开骨皮质，在直视下插入加压钉或多枚针固定。行多枚针固定时，亦可在嵌入植骨前，将计划经植骨槽以外的 3 针插入，3 针的位置是骨槽前、上、下各 1 根。应行照片或 X 线电视核查内固定的位置。

（2）带旋髂深血管蒂的髂骨瓣转位移植治疗陈旧性股骨颈骨折：本手术适用于治疗陈旧性股骨颈骨折，也可用于青壮年新鲜股骨颈头下型骨折。

手术在硬膜外麻醉下进行，患者取平卧位，臀部垫高，取髋前外侧切口。

1）游离旋髂深血管及髂骨瓣：在切口中部向内侧游离皮瓣，暴露腹股沟韧带，在股动或髂外动脉上寻找向外上方走行的旋髂深动脉及伴行静脉，亦可不显露股动脉，直接在腹股沟韧带下找寻旋髂深血管。向外分离时，切断腹内斜肌和部分腹横肌，最后可见血管进入髂肌，在向髂骨分离时尽量保留髂肌。在接近髂前上棘时，有股外皮神经由动静脉之前穿过，注意勿损伤。旋髂深动脉在距髂前上棘上方内侧 6cm 处，分出数支穿支进入髂骨。以此血管束为中心，设计取骨范围，骨膜下显露外板，一般取 6.6cm×1.5cm×1.5cm 全层骨块，保留血管束周围的髂肌和骨膜，防止损伤进入髂骨的血管支。切取的带血管蒂骨块应有鲜血溢出。用盐水纱布包盖骨块待用。

2）暴露股骨颈：分开缝匠肌与阔筋膜张肌间隙，暴露髋关节囊沿股骨颈的方向切开关节囊暴露股骨颈，切除股骨颈骨折间隙内的纤维瘢痕组织，并进行骨折复位。

3）股骨颈骨折固定：在电视指导下或直视下单针或多针由股骨大粗隆外侧切口进行插针固定。3 枚针的位置是后面，上下各 1 根；在股骨颈的前侧，沿其长轴凿一骨槽，宽深各 1.5cm，长 6cm；并在骨槽上端向股骨头挖一骨穴，约深 1cm，将带蒂髂骨瓣移植股骨颈骨槽内，注意血管蒂不能扭转，骨块外层皮质向上，将骨块一端插入股骨头的骨穴内，再将其余部分嵌插在骨槽内，轻轻锤击使骨块固定牢固。为防止骨块滑脱，可用螺丝钉固定或用粗丝线缝合股骨颈骨膜固定。

缝合切断的股直肌起点，再依次缝合伤口，术后骨牵引，或用单侧石膏裤固定 4 周。

优点：①在直视下复位，骨折可达解剖或近似解剖复位，有利血管重建；②植入肌蒂骨瓣或带血管蒂骨瓣,有利骨折愈合,一定程度上预防股骨头缺血性坏死。

缺点:①切口大,感染率增高;②患者需要较强的体质要求;③植入骨瓣可能坏死。

(3)股骨颈 U 形截骨头颈嵌插术:硬膜外麻醉,采用 Smith－Peterson 切口,显露骨折端,切除关节前方的部分关节囊,患肢外旋,显露骨折断,在股骨颈远侧断端的上方截除股骨颈断面的 1/2,截除骨的长度 1～2cm,截除骨的水平线与股骨颈的轴线一致,截除骨的上下竖线与骨折线的平行,将股骨颈断面的下 1/2 修成 U 形,以能和股骨头断面的下侧面紧密接触为标准。将股骨头断面的下侧面嵌插在 U 形骨槽内,股骨头侧的断面与股骨颈上部的竖截骨面相对合。股骨头与大粗隆间用 2 根骨圆针交叉固定。将截下来的骨块切成骨片置在骨折线的前、后方。

1)优点:股骨颈 U 形截骨头颈嵌插术后,由于骨折端嵌插重叠,术后肢体外展位,不做牵引,仅穿木板鞋,就让患者做股四头肌收缩锻炼,因此就完全消除了剪切应力及张应力,扩大了压缩应力。嵌插术后的股骨颈骨折端支撑接骨面积较插针术后股骨颈支撑接触面积增加 35％,股骨颈周径增加 30％,股骨颈长度缩短 25％,股骨中轴线内移约 1cm。根据生物力学原理,支撑接骨面积越大,股骨颈越短即重心位越低,则稳定度越大,越有利于股骨颈血循环的重建;股骨颈越短,周径越大,则抗折能力越强。另外,由于嵌插术后股骨颈中轴线远、近端平等一致,恢复了股骨头的正常负重面积,同时由于股骨中轴线内移,力矩缩短,当患者站立时,股骨头的负荷量相对减小,因此有利于预防股骨头的塌陷。综上所述,从生物力学角度分析,头颈嵌插术较传统插针术有利于骨折愈合。因此获得满意的临床疗效。

2)缺点:切口大,易感染、操作复杂、技术要求高,患肢可出现短缩。

7.人工关节置换　对年龄超过 65～70 岁以上新鲜股骨颈头下及粉碎骨折有移位者,陈旧性骨折不愈合或股骨头已坏死者,可以行人工股骨头置换。除了严重心、肺、肾疾患,耐受手术程度有限者行单髋置换外,一般主张行全髋关节假体置换术。

(1)优点:①老年患者经假体置换术后可立刻开始活动,因此能避免发生并发症。近来由于内固定装置的发展,亦允许早期承重活动,因此这个优点的特殊意义已减少了;②假体置换术后能避免发生股骨头缺血性坏死和骨不愈合等并发症。但在确定手术之前仍没有可靠的鉴别股骨头血供已受损的方法。

(2)缺点:①股骨颈骨折假体置换术后,如发生力学上的失败或感染时,补救方法就极为复杂;②假体置换手术要比没有并发症的内固定手术大,手术显露较为广泛,失血较多,手术野暴露的时间电较一般内固定手术为长。即使假体置换术后引起的残废率和病死率不是很高,但这些情况仍属于手术的缺点;③股骨颈骨折经内固定手术的患者至少有 2/3 仍具有功能的髋关节,但常由于倾向使用假体而忽视了这个因素;④假体置换术的最佳结果也不能与新鲜骨折用内固定治疗无缺血性坏死的愈合相比。

由于存在着上述这些缺点,因此新鲜的股骨颈骨折在未选用内固定之前不能做假体置换,除非有明确的适应证。

8.关节融合　对于青壮年患者,如股骨头髋臼皆已有明显破坏,已失去截骨术和骨软骨移植条件者,可行髋关节融合术,应注意融合位置。骨性融合后,由于骨盆代偿作用,步态好,不痛,可获得长期稳定的较好的结果。如对侧髋关节正常,仍可从事体力劳动;缺点是失去正常的蹲、坐能力,给日常活动中带来不便。但随着人们对生活要求的提高及置换假体的改进,青壮年患者进行假体置换也日益增多。

七、康复指导

固定后即应进行股四头肌锻炼、足踝关节锻炼和全身锻炼,鼓励患者每天做深呼吸或按胸排痰,采用"丁"字鞋、皮牵引、骨牵引患者,注意踝、膝关节功能锻炼。

八、并发症

1. 股骨头无菌性坏死。
2. 骨折延迟愈合或不愈合。
3. 迟发性的髋关节退行性变。

九、预防

1. 骨折后尽早尽快治疗(如早期复位内固定等)。
2. 良好的复位。
3. 推迟负重,尤其是早期发现股骨头缺血性坏死后,应绝对减少对股骨头的压力。
4. 对稳定和对机体相溶性较好的内固定物则可不拆除,以减少损伤。
5. 中药内服或使用一些促进骨痂生长的药物。

(孙启孟)

第十节　股骨髁间骨折

股骨髁间骨折是股骨远端骨折中损伤最严重、治疗最困难的关节内骨折。常常是一种复合性损伤。对膝关节、髌股关节和伸膝装置有直接损害。往往因膝关节功能障碍或遗留各种并发症(如成角、缩短、感染、骨折不愈合、退行性骨关节炎等)而致病残。因此,Watson－Jones 声称:很少有比股骨下端骨折治疗更困难的损伤。Stewart 等亦言:股骨远端骨折将继续是外科医师的难题。由于治疗效果不满意,所以对骨折的处理有不少争论。

股骨髁部骨折(fracture of femora condyle)对膝关节的影响有二:一为骨折错位关节面不平滑,可导致创伤性关节炎;二为内外髁不均衡致膝内翻或外翻,使下肢轴线失去正常。因此对其处理原则是,解剖复位,牢固内固定,早期活动,防止关节粘连僵硬。

一、创伤机制

股骨髁部骨折多发生于男性和中老年人。骨折位于股骨下端干骺端松质骨区,常常由于直接暴力的撞击或间接暴力的坠伤所致。外力沿股骨干向下冲击,致使股骨髁部发生劈裂,加上扭转或直接打击而发生骨折多向移位:纵向重叠短缩,侧向分离倾斜,前后成角嵌插,冠状面劈裂移位等,造成了股骨髁面或髌面不平整和膝内外翻畸形。

1. 由于股骨下端周围肌肉力量不平衡,加上暴力的方向不同,容易发生骨折多向移位,尤其是腓肠肌的牵拉,骨折远端常向后移位。
2. 股骨髁间骨折为关节内骨折,对胫股关节、髌股关节、髌上囊、伸膝装置有直接损害。
3. 股骨下端为内外侧副韧带和交叉韧带的附着处,损伤严重时可合并这些韧带的损伤,后方腘窝内的重要血管神经有可能受到骨折刺伤或挤压。

根据骨折 X 线形态分为单髁骨折、髁间 T 形骨折和严重粉碎骨折。

附：Seinsheimer's 分类法

分为四型 11 种形态：

Ⅰ型：骨折无移位或骨折块移位不超过 2mm。

Ⅱ型：单纯股骨远端干骺端骨折，未波及髁间窝或股骨髁。①双段骨折；②粉碎性骨折。

Ⅲ型：波及髁间四的单髁或双髁移位骨折。①内髁移位骨折；②外髁移位骨折；③双髁自股骨干骺端分离。

Ⅳ型：骨折线通过股骨髁的关节面。①骨折线通过内髁（双段或粉碎性）；②骨折线通过外髁（双段或粉碎性）；③较复杂的粉碎性骨折。

二、临床表现

股骨髁部骨折系髁关节面以上 9cm 内的干骺端骨折，包括髁间、髁上、单髁骨折和骨骺分离。临床表现常常有明显外伤史，膝关节和膝上肿胀，淤血青紫，功能障碍。有时合并膝关节韧带、半月板损伤。若有腘窝血肿和足背动脉搏动消失，末梢血运障碍时，要考虑腘窝部血管损伤。

三、诊断要点

（一）外伤史

有明确的外伤史，如高处坠落、煤矿坠井事故；煤矿井下冒顶事故、汽车碾压等。伤者以青、壮年居多，男性多于女性。

（二）肿胀及关节积血

股骨下段骨折常为巨大的直接暴力所引起，股部肌肉严重挫伤，甚至挫碎，所以大腿下部肿胀明显，有时为健侧的 1 倍，皮下脂层与筋膜分离，皮下积血并含有脂肪颗粒，皮肤外表似乎完整，但极易坏死，有时软组织触之甚硬。由于髁部骨折致关节积血、腘窝部青紫，有时张力甚大。

（三）疼痛

来自关节积血而胀痛，由于肌肉痉挛收缩，可使骨折段突然活动而发生剧烈疼痛。另外由于腘血管部巨大血肿压迫腘血管，产生伤肢远端缺血性疼痛。

（四）畸形

伤肢大多呈外旋位，外踝接触床面，股骨下端短缩、成角，根据暴力大小可发生不同移位。

（五）休克

部分伤员因失血量过多可发生休克，加之疼痛、转运等均可加重休克，一般股骨骨折局部血肿，出血量约 1000mL 以上，如为多发伤失血量更大。但最重要的是休克的早期症状常被忽视，伤者精神紧张、轻度兴奋、面色苍白、口干、烦躁、脉快、血压轻度增高等。如不及时处理，将会导致休克或严重休克的发生。

（六）多发伤及合并伤

注意检查身体他处的损伤，尤以致命的内脏破裂及颅脑损伤等，需按缓急轻重分别处理。同时注意合并腘动脉及腓总神经损伤症状。

借助 X 线片提供诊断、治疗依据。

四、治疗

股骨髁间骨折系关节内骨折,骨折常为多向移位不稳定。故在治疗时,应该遵循中西医结合治疗骨折的动静结合、筋骨并重的原则,做到良好的对位,可靠的固定和早期膝关节功能锻炼。股骨髁间骨折复位良好的标志:一是髁间关节面平整,上下错位和髁间分离<2mm;二是力线正,避免成角而致膝内外翻畸形。

(一)超膝关节夹板固定

适用于无移位或轻度移位的骨折。无菌操作下抽出关节内积血,加压包扎。两周左右开始膝关节活动。

1.优点 不增加创伤,治疗费用低廉,可在门诊运用。

2.缺点 适应证窄,长时间固定可致膝关节僵硬,固定不当可出现压迫性溃疡或骨折移位。

(二)冰钳牵引

适用于股骨髁间严重的多向移位骨折。先在无菌操作下,抽出关节腔内积血,然后在内外髁中点行冰钳牵引。将小腿置于牵引架上,膝关节屈曲45°位,使腓肠肌处于松弛状态,进行手法复位。在牵引下,术者用双手掌扣挤推拉股骨内外髁,使两髁骨折块复位,并同时端提挤按骨折远端,矫正前后移位和成角。最后施行超膝夹板固定。

1.优点 适应证广泛,无手术痛苦,可在运动锻炼过程中磨造一个新的膝关节平面。

2.缺点 需长期卧床及艰苦的功能锻炼,骨折不能达解剖对位,需向患者及亲属解说清楚并让他们接受。

(三)切开复位内固定

1.单髁骨折 内髁或外髁单髁移位骨折,选用膝前内侧或外侧切口,前内侧切口经过髌内侧膝关节囊向下超过关节线。向上经股内侧肌外缘,以显露髁骨折线及髁间凹。外侧切口经髂胫束,远侧超过关节线。除显露髁前面骨折线与髁间凹外,在侧方应显露出髁的后面,清除关节内积血、碎骨片后,在骨折的髁上,拧入一斯氏针,作为杠杆以把持骨折块使其复位,观察髁前面及髁间凹,可以获得解剖复位。以2根克氏针插入将骨折髁与未骨折的髁暂时固定。选择适当长度2枚松质骨螺丝钉,自髁的侧面关节外部分向另一髁拧紧固定,缝合关节。对单髁后部骨折,切口远端应向后转,显露骨折块后,直视下复位,自后向前或相反以松质骨螺丝钉固定。放置负压引流2~3天,术后以石膏托固定膝关节于伸直位2周,拆线后,进行膝关节伸屈活动练习,直至骨折愈合前,患肢不能负重。

2.髁间Y形或T形骨折 内固定的选择有几种:①以螺栓固定髁间,另以钢板固定髁上骨折;②将螺栓穿过钢板的下端螺孔固定髁间,钢板固定髁上;③用90°左右角状钢板。其髁部固定髁间,侧部钉固定髁上,还可加用螺栓固定髁间骨折。

(1)切口:拟用角状钢板固定者多选外侧切口,以便近侧钢板放置在股骨干外侧,切口远端过关节线后向胫骨粗隆远端。将髌骨向内显露髁间及髁上骨折线,先将髁间骨折复位,以克氏针暂时固定,拧入一枚骨螺栓固定,然后行髁上骨折复位,在Y形骨折,很不稳定的粉碎骨折亦然,先将角状钢板的螺钉打入髁部,加强髁间固定,再将其侧部(骨干部)与股骨干外侧固定,整复骨折拧入螺钉。

(2)术后处理:长腿石膏托固定屈膝20°~30°位,2~4周,骨折线较稳定并复位固定良好者,2 周可除去石膏;粉碎骨折不稳定者,4 周除去石青。在床上练习膝关节伸屈活动,骨折完全愈合前,不能负重。

(3)优点:角状钢板固定股髁上骨折或髁间骨折,与直加压钢板固定的生物力学完全不同。直钢板固定者,骨折移位的应力首先加于螺丝钉上,骨折两端的任何折弯力扭曲力,都使钢板上的螺丝钉向外脱出,钢板折弯,内固定失败,此已为临床病例证实。角状钢板则不然,骨折远端的负重力扭曲折弯力,首先加于角状钢板的髁钉,再通过角部,传达到侧部。钢板将应力分散传递至多枚螺丝钉上,由于应力分散,故钢板及每一螺丝钉所承受的应力较小。股骨髁上骨折的变形,受肌肉牵拉易发生外弓及后弓,负载力及折弯力均使钢板角部的角度变小,使侧部更贴紧骨皮质,不会将螺丝拨出,因而固定牢固,不需外固定。

(4)缺点:操作技术要求高,要求钢板钉部与膝关节面平行,同时长臂也要在股骨干轴线上;否则,内固定失败;角部为应力集中点,易出现断裂或金属疲劳;安装不容易,易出现膝内翻畸形;不宜过早负重。

3. 股骨下段内、外侧双钢板双骨栓固定

(1)适应证:本法适用于股骨干下 1/3 粉碎型骨折合并髁间粉碎型骨折者;股骨髁上骨折其远折段较长者亦适用本法;上列骨折为开放性或合并胭血管及腓总神经损伤者。

(2)麻醉与体位:常用硬膜外神经阻滞麻醉,患者侧卧 45°于手术台上,伤肢下方置搁腿架,做大腿外侧下端切口时此卧位较为方便。若做大腿下端内侧切口时,需将大腿外旋,并调整手术台的倾斜度,显露亦可。如合并胭动脉损伤需做探查术,可将侧卧 45°改变为侧卧 90°的位置,在骨折固定后,便可进行胭窝探查术。

(3)手术方法:具体方法已于股骨髁上骨折双钢板固定法中叙述,惟一不同之处,即选择钢板时,以 8 孔普通接骨钢板中最长为佳(14~16cm),原因为适应股骨下 1/3 粉碎骨折范围较广的需要,固定时双侧钢板尽量接近髁部,使最下一孔固定栓时,能同时对髁间骨折起压缩作用。在最上一孔栓固定后,其余各孔均需用螺丝钉固定,在同一平面的相对 2 孔,固定螺丝钉,互相偏斜,便可固定。这对股骨下 1/3 粉碎骨折的固定是较为重要的。如有骨缺损,需取同侧髂骨植骨。

(4)优点:手术时钢板的上、下端采用栓固定较为牢固,不易松动滑脱,钻孔时方向一定要准确,两个栓上、下稍斜,但基本上是平行的。由于钢板在股骨下端的内、外两侧,不影响髌骨的滑动,固定合理,有利于骨折的愈合,最大限度减少伸膝装置的破坏,使关节功能恢复较好。

(5)缺点:两侧切口创伤较大,钢板取出时亦较费事。螺栓固定两髁时,需注意松紧适应,过紧时骨折部骨质压缩关节不平,过松时,关节面对位不良,易于塌陷。

五、康复指导

冰钳牵引超膝关节夹板固定期间进行股四头肌锻炼和膝关节伸屈活动。6 周后解除牵引,继续超膝夹板固定,开始不负重下地活动。至骨折临床愈合后,始可负重和拆除夹板。

很多病例骨折复位不佳,必然导致功能障碍。但有些病例手术固定后,对位对线尚称理想,仍然关节强直。其原因较为复杂,如固定时间过长,一般需 8~12 周的外固定,如愈合较迟或内固定欠佳,固定时间又需增加,必然影响关节功能。外伤或手术对伸膝装置的损伤,切口太近大腿前侧,造成股四头肌粘连。感染亦可造成同样后果,表现关节、肌肉及软组织粘连、挛缩及运动障碍。髁间骨折有时出现髁状突骨折,关节软骨损伤,骨折线就在关节面上,修复的过程必然要产生关节粘连。有些病例经过多次手术；很多患者忽视早期功能锻炼等，都是影响膝关节功能的重要因素。

因此，在固定期内，重视早期功能练习，拆线后开始做股四头肌等长收缩运动，每小时运动 5 分钟，不固定关节主动活动，促进血液循环，拆除外固定后，行主动不负重练习膝关节屈伸活动，待 X 线片证实骨性愈合后，方能负重练习。6～12 个月后可能达到生活自理的关节活动范围，约在 0°～80°。一旦处理不当，骨折畸形愈合，关节而不平、增生等，终致膝关节强直而残废。

六、预后

骨折处因血运丰富，容易愈合，但因近关节及关节内骨折或治疗等破坏了伸膝装置，关节面不平等因素，可出现创伤性关节炎，膝关节僵硬、强直、骨化性肌炎，畸形愈合等。

（孙启孟）

第十一节　股骨髁上骨折

发生在腓肠肌起点以上 2～4cm 范围内的股骨骨折称为股骨髁上骨折（supracondylar fractures of femur）。直接或间接暴力均可造成。膝关节强直而骨质疏松者，由于膝部杠杆作用增加，也易发生此骨折。

一、病因

本类骨折主要为强大的直接暴力所致，如汽车冲撞、压砸、重物打击和火器伤等。其次为间接暴力所致，如自高处落地，扭转性外力等。好发于 20～40 岁青壮年人。

直接暴力所致骨折多为粉碎性或短斜骨折，而横断骨折较少；间接暴力所致骨折，则以斜行或螺旋形骨折为多见。

二、分型

股骨髁上骨折可分为屈曲型和伸直型，而屈曲型较多见。屈曲型骨折的骨折线呈横形或短斜面形，骨折线从前下斜向后上，其远折端因受腓肠肌牵拉及关节囊紧缩，向后移位。有刺伤腘动静脉的可能。近折端向前下可刺伤髌上囊及前面的皮肤。伸直型骨折也分为横断及斜行两种，其斜面骨折线与屈曲型者相反，从后下至前上，远折端在前，近折端在后重叠移位。此种骨折患者，如腘窝有血肿和足背动脉减弱或消失，应考虑有腘动脉损伤。其损伤一旦发生，则腘窝部短时间进行性肿胀，张力极大，伤处质硬，小腿下 1/3 以下肢体发凉呈缺血状态，感觉缺失，足背动脉搏动消失。发现此种情况，应提高警惕，宜及早手术探查。如骨折线为横断者，远折端常合并小块粉碎骨折，间接暴力则为长斜行或螺旋形骨折，儿童伤员较多见。

三、临床表现与诊断

（一）外伤史

伤者常有明确的外伤史，直接打击或扭转性外力造成，而间接暴力多由高处跌地，足部或膝部着地所造成。

（二）肿痛

伤肢由于强大暴力，致使骨折周围软组织损伤亦很严重，故肢体肿胀明显、剧烈疼痛。

（三）畸形

伤肢短缩，远折端向后旋转，成角畸形。即使畸形不明显，局部肿胀，压痛及功能障碍也很明显。

（四）失血与休克

股骨髁上骨折合并股骨下 1/3 骨折的出血量可达 1000mL 以上，如为开放性则出血量更大。刚入院的伤员常有早期休克的表现，如精神紧张、面色苍白、口干、肢体发凉、血压轻度增高、脉搏稍快等。在转运过程中处理不当及疼痛，均可加重休克。

（五）腘动脉损伤

股骨髁上骨折及股骨干下 1/3 骨折，两者凡向后移位的骨折端均可能损伤腘动脉，腘窝部可迅速肿胀，张力加大。若为腘动脉挫伤，血栓形成，则不一定有进行性肿胀。腘动脉损伤症状可有小腿前侧麻木和疼痛，其下 1/3 以下肢体发凉，感觉障碍，足趾及踝关节不能运动，足背动脉搏动消失。所有腘动脉损伤患者都有足背动脉搏动消失这一特点，因此在骨折复位后搏动仍不恢复者，即使患肢远端无发凉、苍白、发绀、感觉障碍等情况，亦应立即行腘血管探查术。若闭合复位后仍无足背动脉恢复者，是危险的信号。所以不应长时间保守观察，迟疑不决。如腘动脉血栓形成，产生症状有时较慢而不典型，开始足背动脉搏动减弱，最后消失，容易误诊，延误手术时机。

（六）合并伤

注意伤员的全身检查，特别是致命的重要脏器损伤者，在休克时腹部外伤症状常不明显，必须随时观察，反复检查及腹腔穿刺，以免遗漏，对车祸、矿井下事故，常为多发性损伤，应注意检查。

（七）X 线摄片

对无休克的伤员，首先拍 X 线片，以了解骨折的类型，便于立即做紧急处理。如有休克，需待缓解后，再做摄片。

四、鉴别诊断

1.股骨下端急性骨髓炎　发病急骤、高热、寒战、脉快，大腿下端肿痛，关节功能障碍，早期局部穿刺可能有深部脓肿，发病后 7～10 天拍片，可见有骨质破坏，诊断便可确定。

2.股骨下端病理骨折　股骨下端为好发骨肿瘤的部位，如骨巨细胞瘤、骨肉瘤等。患者有股骨下端慢性进行性肿胀史，伴有疼痛迁延时间较长，进行性加重，轻微的外伤可造成骨折，X 线片可明确诊断。

五、治疗

髁上骨折治疗方法颇多，据骨折类型选择治疗方案如下。

（一）石膏及小夹板固定

适用于成人无移位的股骨髁上骨折及合并股骨干下 1/3 骨折的患者。儿童青枝型骨折，可行石青固定或用四块夹板固定，先在股骨下端放好衬垫，再用 4 根布带绑扎固定夹板，一般固定 6～8 周后去除，练习活动，功能恢复满意。

1. 优点　无手术痛苦及其并发症的可能,治疗费用低廉可在门诊治疗。

2. 缺点

(1)仅适用于无移位骨折及裂纹或青枝骨折;

(2)膝关节功能受限,需一定时间恢复;

(3)可出现压疮,甚则出现腓总神经损伤。

(二)骨牵引加超膝关节小夹板固定

适用于移位的髁上骨折。屈曲型在手法整复后,行髁上斯氏针骨牵引,膝屈至100°的位置上,置于托马架(Thomass)或布朗(Braun)架上,使腓肠肌松弛,达到复位,然后外加超膝关节小夹板固定。

伸直型可采用胫骨结节牵引,牵引姿势、位置同上。在牵引情况下,远折段向相反方向整复,即可复位。如牵引后仍不复位,可在硬膜外阻滞麻醉下行手法整复,勿使用暴力,注意腘血管的损伤,如骨折尖端刺在软组织内,可用撬拨法复位后,外加小夹板固定。屈膝牵引4～6周,牵引期内膝关节不断地进行功能练习,牵引解除后,仍用夹板或石膏托固定,直至骨折临床愈合。牵引复位时间约在1～7天内,宜用床边X线机观察。

1. 优点　在于经济、安全,愈合率高,配合早期功能锻炼,减少了并发症。

2. 缺点　伤员卧床时间较长,有时需反复床边透视、复位及调整夹板或压垫,虽不愈合者极少,但畸形愈合者常见。如有软组织嵌入骨折端,则不易愈合。横断骨折可见过度牵引而致骨折端分离,造成延迟愈合。开放性股骨髁上骨折合并腘动脉、腓总神经等损伤则不宜牵引,需行手术治疗,以免加重血管、神经的损伤。

(三)股骨髁上骨折撑开器固定

本法适用于股骨髁上骨折而无血管损伤者,并且远折段较短,不适宜内固定的伤员。在硬膜外阻滞麻醉下,采用斯氏针,分别在股骨髁及股骨近折段各横穿一斯氏针,两针平行,在针的两侧各安装一个撑开器,然后在透视下手法整复,并调整撑开器的长度,待复位后,采用前、后石膏托固定于屈膝位。如骨折处较稳定,可将撑开器转而为加压,使骨折处更为稳定牢固。固定4～6周后拔针,继续石膏固定,直至骨折临床愈合。若手法整复失败,可考虑切开复位,从股骨下端外侧纵切开,直至骨折端,避开腘血管,整复骨折后,仍在骨折的上、下段穿针,外用撑开器,缝合伤口。

1. 优点

(1)因髁上骨折的远折段甚短,无法内固定,本法使用撑开器代替牵引,患者可较自由的在床上起坐活动,避免了牵引之苦,是个简单易行的方法;

(2)局部固定使膝关节能早期锻炼避免了关节僵直。

2. 缺点

(1)为单平面固定,不能有效防止旋转,需要辅以外固定的夹板或石膏;

(2)可能发生针眼、关节腔感染。

(四)切开复位内固定

股骨髁上骨折的治疗主要有两个问题,一为骨折复位不良时,因其邻近膝关节,易发生膝内翻或外翻或过伸等畸形;二为膝上股四头肌与股骨间的滑动装置,易因骨折出血而粘连,使膝关节伸屈活动障碍,尤以选用前外侧切口放置内固定物、术后石膏固定者为严重,因此,切开复位内固定的要求应当是选用后外侧切口;内固定物坚强并放置于股外侧,术后可不用外固定,尽早练习膝关节活动。

1.槽形角状钢板内固定　适用于各型移位骨折。

(1)方法:患者平卧位,大腿下 1/3 后外侧切口,其远端拐向胫骨结节的外侧。切开髂胫束,在股外侧肌后缘,股外侧肌间隔前方进入。将股外侧肌拉向前,显露股骨髁上骨折及其股骨外髁部,如需要可切开膝外侧扩张部及关节囊,根据标准 X 线片确定在外髁上与股骨干成直线的槽形角状钢板打入点。先用 4mm 钻头钻孔,再用 1.5cm×0.2cm 薄平凿深入扩大,注意使凿进洞方向与膝关节面平行,将备好的槽形角状钢板的钉部沿骨孔扣入。然后将骨折复位,用骨折固定器固定骨折及钢板的侧部(长臂)。在骨折线远侧的钢板上拧入 1 或 2 枚长螺丝钉,在骨折近端拧入 3~5 枚螺丝钉,反复冲洗切口,逐层缝合,包扎。

(2)优点:角状钢板固定股骨髁上骨折或髁间骨折,与直加压钢板固定的生物力学完全不同。直钢板固定者,骨折移位的应力首先加于螺丝钉上,骨折两端的任何折弯力扭曲力,都使钢板上的螺丝钉向外脱出,钢板折弯,内固定失败,此已为临床多例证实。角状钢板则不然,一骨折远端的负重力扭曲折弯力,首先加于角状钢板的髁钉,再通过角部,传达到侧部。钢板将应力分散传递至多枚螺丝钉上,由于应力分散,而钢板及每一螺丝钉所承受的应力较小。股骨髁上骨折的变形,受肌肉牵拉易发生外弓及后弓。负载力及折弯力均使钢板角部的角度变小,使侧部更贴紧骨皮质,不会将螺丝拔出,因而固定牢固,不需外固定,满足了临床膝活动的需要。

(3)缺点:①操作技术要求高,要求钢板钉部与膝关节面平行,同时长臂也要在股骨干轴线上。否则,内固定失败;②角部为应力集中点易出现断裂;③安装不当或金属疲劳易出现膝内翻畸形;④不宜过早负重。

2.股骨下端内及外侧双钢板固定

(1)适应证:本法适用于股骨髁上骨折其远折段较长者,具体说远折段至少要有固定两枚螺丝的长度,才能应用。如远折段过短采用上述的撑开器固定法。

(2)麻醉与体位:麻醉方法同上,患者侧卧 45°位于手术台上伤肢下方置搁腿架,取股骨下端外侧切口时较为方便。若做股骨下端内侧切口,则需将大腿外旋,并调整手术台的倾斜度,暴露亦很清楚。如合并腘动脉损伤需做探查术,可将患者侧卧 45°的位置改变为 90°的侧卧位,如此腘窝便可充分暴露。

(3)手术方法:切口在股骨下端后外侧,同上方法做一纵行切口,长约 14cm,待进入骨折端后,再做内侧切口,是从股骨内收肌结节处向上沿股内侧肌的后缘延长,约 12cm 即可。

从外侧切口开始,切开阔筋膜,经股外侧肌与股二头肌之间进入骨折端,注意避开股骨后侧的腘血管,并妥加保护,防止误伤。内侧切口在股内侧肌后缘分离进入骨折端,骨膜勿过多的剥离。整复骨折后取 12cm 以上的 6~8 孔普通接骨钢板两块,弯成弧形,或取两块髁部解剖钢板,使与股骨下端的弧度相适应,将钢板置于股骨下端的内、外侧,两侧钢板的最下一孔,相当于股骨髁部,由外向内横钻一孔,取 70~75mm 的骨栓先行安装固定,然后检查双侧钢板弧度是否与股骨密贴,并加以调整,双侧钢板的最上孔不在同一平面上,因为外侧钢板较直,内侧钢板较弯,所以由外向内钻孔时略斜,即内侧稍低,最好以 40~45mm 的短骨栓固定为牢固。其余钉孔,在内、外侧交替以螺丝钉固定。在钢板下端第 2 孔,因该处股骨较宽,故左、右各以 1 枚螺丝钉固定,从而制止远折段的旋转移位。缝合两侧伤口不置引流。外加长腿前、后石膏托固定。手术后抬高患肢是必要的,将下肢以枕垫之或以布朗架垫之,有利于静脉回流。另一种情况术后不上石膏托，为对抗股部肌肉的拉力，可行小腿皮肤牵引 2～3 周后拆除，再以石膏管形固定。术后进行功能锻炼。

（4）优点：手术时钢板的上、下端采用骨栓固定较为牢固，不易松动滑脱，钻孔时方向一定要准确，两个骨栓上、下稍斜，但基本上是平行的。由于钢板在股骨下端的内、外两侧，不影响髌骨的滑动，固定合理，有利于骨折的愈合，最大限度减少伸膝装置的破坏，使关节功能恢复较好。

（5）缺点：①两侧切口创伤较大，钢板取出时亦较费事；②术后需外固定，可致膝关节功能障碍，需较长时间恢复。

六、康复指导

双钢板固定术后，从术后 10～14 天拆线后开始，先练习肌肉等长收缩，每小时活动 5 分钟，夜间停止。术后 8～10 周拆石膏，开始不负重练习膝关节活动，每日理疗、热水烫洗或热水浴，主动活动关节。待拍片及检查骨折已临床愈合时，再开始负重练习。骨折处尚未愈合前，做过多的关节活动是不相宜的，因关节活动障碍的伤员做膝关节活动时，会增加股骨下端骨折段的杠杆力，从而影响骨折愈合。当然在固定比较牢固的患者功能练习并无妨碍。

槽形角钢板固定：术后不外固定，2 周后可逐渐练习膝关节活动。4 周扶双拐不负重下地活动。术后 8 周扶拐部分负重行走。12～14 周在无保护下负重。

七、预后

常遗留不同程度的膝关节功能障碍。骨折一般能按期愈合，但骨牵引治疗时骨折端若有软组织嵌入或严重粉碎骨折骨缺损并软组织损伤时，骨折可出现不愈合。骨折并腘血管损伤时，应检查修复，特别注意血管的损伤，血栓形成时，可出现肢体远端小动脉的栓塞而坏死、截肢。

（孙启孟）

第十二节　股骨平台骨折

一、发病机制

胫骨平台骨折多为严重暴力所致，膝关节受强大的内翻或外翻应力合并轴向载荷的联合作用而造成多种形态的骨折。当外翻应力作用时，股骨外髁对下面的胫骨外髁施加了剪切和压缩应力，造成胫骨平台的压缩和劈裂骨折，同样在内翻应力作用时致胫骨内髁骨折。由于暴力强弱不同、骨质情况各异和致伤时间不等，因此致骨折的粉碎和移位程度不同。以外翻应力致伤为多见。在内外翻应力作用时，内、外侧副韧带类似一铰链，致内外侧胫骨平台骨折的同时常常合并软组织损伤，譬如外侧平台骨折常合并内侧副韧带或前交叉韧带损伤，而内侧胫骨平台骨折常合并外侧副韧带或后交叉韧带损伤。同样的内外翻应力作用于不同位置的膝关节，由于膝关节处于不同运动方位时胫骨髁与股骨髁的接触区不同，因而将致不同类型的骨折。如膝关节屈曲位受到内外翻应力的作用，常致胫骨内外髁后部的骨折；如膝关节屈曲外旋位受到外翻应力时常造成胫骨外髁前部骨折。高处坠落伤者因合并轴向压应力可造成胫骨双髁压缩或劈裂乃至干骺端骨折。

二、分类

根据骨折部位及移位程度进行区分,有多种分类方法,但不管何种分类,均应符合简单实用的原则。1956年,Hohl和Luck提出分为无移位、局部压缩、劈裂压缩及劈裂骨折。后来Hohl又对此分类进行了修改,分为无移位、局部压缩、劈裂压缩全髁骨折、劈裂及粉碎骨折。

AO/ASIF对胫骨平台骨折的早期分类,是将其分为楔变和塌陷、"Y"形骨折、"T"形骨折以及粉碎骨折。1990年AO又提出了一种新的胫骨近端骨折的分类,将其分为A、B、C3种,每一种骨折又分3个亚型,代表了不同程度的损伤(图14-32)。

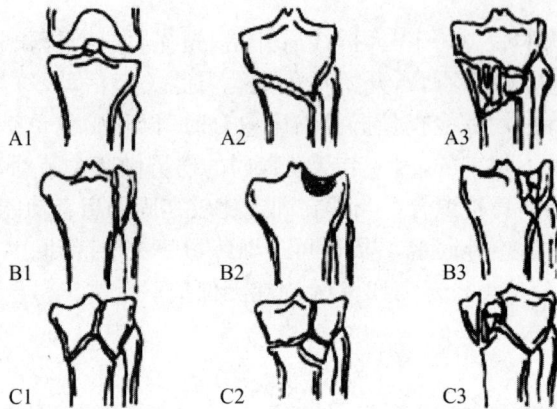

图14-32 胫骨平台骨折AO分型

现在,比较合理且广泛应用的一种是Schatzker分型,它归纳总结了以前的分类方法,将其分为6种骨折类型(图14-33)。

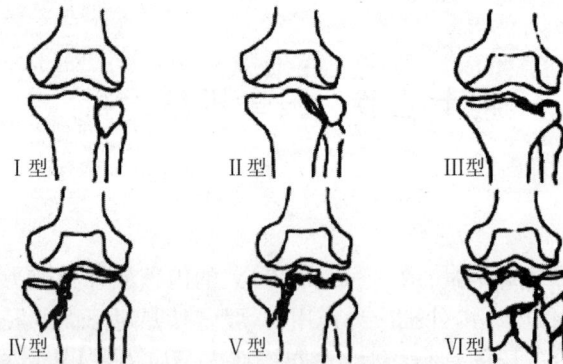

图14-33 Schatzker分型

Ⅰ型:单纯外侧平台劈裂骨折,无关节面塌陷。常发生在骨质致密,可以抵抗塌陷的年轻人。若骨折有移位,外侧半月板常发生撕裂或边缘游离,并移位至骨折端。

Ⅱ型:外侧平台的劈裂塌陷,是外侧屈曲应力合并轴向所致。常发生在40岁左右或更大的年龄组。在这些人群中,软骨下骨质薄弱,使软骨面塌陷和外髁劈裂。

Ⅲ型:单纯的外侧平台塌陷。关节面的任何部分均可发生,但常是中心区域的塌陷。根据塌陷发生的部位、大小及程度,外侧半月板覆盖的范围,可分为稳定型和不稳定型。后外侧塌陷所致的不稳定比中心塌陷者为重。

Ⅳ型：内侧平台骨折，因内翻和轴向载荷所致，比外侧胫骨平台骨折少见得多。常由中等或高能量创伤所致，常合并交叉韧带、外侧副韧带、腓神经或血管损伤，类似于 Moore 分类的骨折脱位型。因易合并动脉损伤，应仔细检查，必要时做动脉造影术。

Ⅴ型：双髁骨折，伴不同程度的关节面塌陷和移位。常见类型是内髁骨折合并外髁劈裂或劈裂塌陷。在高能量损伤患者，一定要仔细评估血管、神经状况。

Ⅵ型：双髁骨折合并干骺端骨折。常见于高能量损伤或高处坠落伤。X 线像检查常呈"爆裂"样骨折以及关节面破坏、粉碎、塌陷和移位，常合并软组织的严重损伤，包括出现筋膜间室综合征和血管、神经损伤。

三、临床表现与诊断

膝部疼痛、肿胀，不能负重。有些患者可准确叙述受伤过程。最为常见的是外翻损伤所致，譬如足球运动员损伤或高处坠落伤。但多数患者并不能准确叙述受伤过程。仔细询问病史可了解是属高能量损伤还是低能量损伤，这一点非常重要，因为几乎所有高能量损伤都存在合并损伤，如局部水疱、筋膜间室综合征、韧带损伤、血管和神经损伤等。应特别注意内髁和双髁骨折出现的合并损伤，因为他们在早期的表现并不特别明显。

体检可发现主动活动受限，被动活动时膝部疼痛，胫骨近端和膝部有压痛。应注意检查软组织情况、筋膜间室张力、末梢脉搏和下肢神经功能。若有开放伤口，应查清其与骨折端和膝关节的关系。必要时测定筋膜间室压力。若腘动脉、足背动脉或胫后动脉搏动减弱或触不到，应进一步行动脉造影。同样，亦应注意神经功能，特别是腓总神经，因为它同样可以影响这种复杂骨折的远期疗效。

除了一些轻微的关节损伤之外，膝关节前后位和侧位 X 线像常可以清楚地显示平台骨折。若怀疑有骨折，但上述 X 线像未能显示，可以拍摄内旋 40°和外旋 40°X 线像。内旋斜位像可显示外侧平台，而外旋斜位像可显示内髁。必须仔细地判定骨折的塌陷和移位，以便正确地理解损伤特点和选择理想的治疗方法。当无法确定关节面粉碎程度或塌陷的范围或考虑采用手术治疗时，可行 CT 或 MRI 检查。在国外已开始用轴向、冠状面和矢状面的三维 CT 重建来取代线性 CT 扫描。Kode 等比较了胫骨平台骨折用 CT 和 MRI 检查的效果，发现在显示骨折图像方面，MRI 等同于二维 CT 重建，在评估软组织损伤方面，MRI 明显优于 CT 检查，结论是对多数胫骨平台骨折应选择 MRI 检查。

当末梢脉搏搏动有变化或高度怀疑有动脉损伤时，可考虑行血管造影术，特别是对高能量损伤、骨折脱位型损伤、无法解释的筋膜间室综合征以及 Schatzker Ⅳ、Ⅴ、Ⅵ型骨折更应特别注意。至于非侵入性方法，譬如超声波检查，对于确定是否有动脉内膜撕裂并不可靠，一般不能做肯定的诊断。

四、治疗

胫骨平台骨折的治疗目的包括恢复关节的外形轮廓、轴向对线、关节的稳定性及关节功能活动等，希望获得一个稳定的、对线和运动良好以及无痛的膝关节，并且最大限度地减少创伤后骨关节炎发生的危险。

治疗方法的选择，取决于患者的情况、损伤类型和医师的经验。譬如对于高龄且有骨质疏松,以前即存在退行性骨关节病或周围血管性疾病的外侧平台骨折,常常趋向于保守治疗;而同样的骨折,若患者年轻,健康状况好,则可采取切开复位内固定。

是否手术一般取决于骨折类型、部位、粉碎和移位程度以及合并的骨或软组织损伤的情况,术前应仔细分析 X 线片和 CT 或 MRI 图像,以便制定一个正确的手术方案,包括手术切口的选择、内固定方式和部位,是否需要植骨和术后早期的康复计划等。当选择手术治疗时,固定必须足够稳定以允许早期活动。伴有膝关节不稳定、韧带损伤、明显的关节脱位的骨折以及开放性骨折和合并筋膜间室综合征的骨折均主张手术治疗。手术指征包括:①开放性胫骨平台骨折;②骨折伴筋膜间室综合征;③关节面塌陷或移位超过 5mm;如果为年轻的或者爱活动的患者,移位 2mm 以上也需手术治疗;④轴性对线不良大于 5°;⑤血管、神经损伤者。

下面以最常用的 Schatzker 分型为例,阐述手术方式的选择。随着 Schatzker Ⅰ、Ⅱ 和 Ⅲ型胫骨平台骨折的治疗越来越频繁,关节镜辅助复位及固定技术正在开始应用。关节镜手术的软组织剥离较少,提供了极好的关节面显露,并能诊断及治疗并发的半月板损伤。

对于单纯劈裂骨折的 Schatzker Ⅰ 型患者,通过关节镜或透视机确认骨折复位,用复位巾钳维持复位,然后采用经皮固定。用 1 枚或 2 枚 6.5mm 松质骨螺钉尽量贴近关节面的下方置入,并且在骨折块的尖部使用抗滑螺钉或接骨板固定。若闭合复位不满意,可行切开复位内固定。

Ⅱ型患者,常伴有偏前或偏中心部位的塌陷,可采用外侧直切口进行手术,在半月板下面暴露关节面,在骨折下方用推顶器将塌陷的骨折块向上顶起,并植骨起支撑作用。一旦复位后用复位巾钳维持复位。用克氏针做临时固定,C 型臂机透视骨折复位良好后,若外髁骨皮质完整的则用松质骨螺钉固定即可,但若骨折粉碎,或有骨质疏松,则必须用钢板做支撑固定。因 Schatzker Ⅱ 型骨折一般是关节囊内骨折,关节内灌的水不易外渗,可在关节镜监视下复位。关节应被彻底地灌洗,抽出关节内积血,去除游离的骨及软骨碎片。完成诊断评估后,撤出关节镜泵,或使用无水关节镜技术进行复位。如果外侧半月板被嵌入骨折部位,可用钩将其钩出。塌陷的骨折块可通过小的皮质骨窗抬高。通过前交叉韧带在胫骨平台的导向作用,在关节镜下定位此塌陷的骨折块,以便将 1 枚克氏针插入移位的骨折块内。然后,骨折块可通过带套管的挤压器将其抬起,复位的情况可经关节镜准确地观察到,所形成的骨缺损可用自体侣,或羟基磷灰石充填。经皮拧入 6.5mm 松质骨螺丝钉进行固定。骨质疏松患者可能需要支撑钢板固定,故此类患者不太适合行关节镜辅助复位治疗。

Schatzker Ⅲ 型骨折系外侧平台的塌陷骨折,无外髁劈裂。若塌陷的区域较小,且关节的稳定性较好,可采取保守治疗。术前 CT 和 MRI 检查以明确塌陷的部位和深度,做到术前心中有数。可以采用传统的手术方法,行外侧入路,在骨皮质上开窗,用嵌入器将塌陷的骨块顶起,打开关节囊,在半月板下面直视下观察关节面的复位情况,确认关节面平整后植骨。若有关节镜设备的,可在关节镜监视下复位,这样可减少创伤。若确认关节面复位满意后,可置入平行于关节面的 6.5mm 或 7.0mm 空心拉力螺钉,以防关节面再次塌陷。

Schatzker Ⅳ 型骨折可以是单纯的楔形劈裂或是粉碎和压缩骨折,常累及胫骨棘。这种骨折倾向于内翻成角,应行切开复位,内侧支撑钢板及松质骨螺丝钉固定。可采用内侧纵形切口,骨膜外显露骨折块进行固定,若骨折块偏向后方,可行后内侧切口,以获解剖复位。胫骨棘与其附着的交叉韧带若撕脱骨折,也应予以复位,拉力螺钉、钢丝或不吸收的进口线固定。

Schatzker Ⅴ 型和 Ⅵ 骨折常是仲膝位遭受轴向载荷所致,常合并严重的软组织损伤。采用牵引或管型支具等闭合方法来维持关节复位及轴向对线常难以成功。切开复位钢板固定等传统治疗方法需要广泛的组织剥离显露,可进一步损害软组织及骨折块的血液供应,切口裂开或感染和骨不连的并发症发生率较高。对于 Schatzker V 型或型的高能量胫骨平台骨折,许多学者认为采用间接复位技术进行骨折复位,尽量保护骨折部位的血运,强调有效的固定而非坚强固定,以达到骨折合理的生理固定,即生物接骨术 BO 原则。微创内固定系统(LISS)就遵循了此原则。

五、预后

大多数学者指出,对于移位型骨折而言,影响其长期效果及治疗方法选择的最主要因素是骨折移位和压缩的程度。长期随访研究已经显示:创伤后关节炎是由于残余的关节不稳或轴向对线不良所致,而与关节面塌陷程度关系不大。力学研究表明,若关节面"台阶"超过3mm,则关节接触压力明显增加;"台阶"小于 1.5mm 时,压力未见明显增加。显然,关节可以代偿轻度的对合不佳。影响远期疗效的另一重要因素,是维持正常的股胫关系的能力如何。已有资料表明,残留的平台关节面变宽或股胫关系明显对合不佳,与创伤后骨关节病之间有密切关系。若不能维持膝关节的正常力学关系,极易发生创伤性关节炎。

各种各样的治疗方案先后被提出,但由于目前临床上存在难以获得满意复位、骨折碎片不稳定、有效固定困难、可能发生感染等早期问题以及骨折再移位、膝关节僵硬、退行性病变等后期问题,所以没有一种治疗方法能够解决上述诸多问题。治疗方案的选择往往取决于多种因素,包括患者全身情况、伤肢局部条件、损伤机制、骨折移位程度以及是否伴随其他损伤等。综合考虑整体情况,制订并实施合适的治疗方案,强调早活动、晚负重的功能锻炼原则是取得满意预后的关键。

(孙启孟)

第十三节　胫腓骨骨干骨折

胫腓骨干是长管状骨中最易发生骨折的部位,约占全身骨折的 13.7%。成人以胫腓骨干双骨折多见,儿童的骨折以胫骨干骨折多见,胫腓骨干双骨折次之。腓骨干骨折少见,儿童多于成人。

一、病因

(一)直接暴力

暴力多来自小腿的外侧或前外侧,以撞击伤或车轮碾轧、重物打击、踢伤等常见。骨折线多呈横断或短斜形,严重暴力可致粉碎骨折。胫腓两骨骨折线都在同一水平,且常在暴力作用侧有一三角形碎骨片。由于胫骨前内侧位于皮下,骨折断端穿破皮肤的可能极大,皮肤肌肉等软组织挫伤的机会较多,一旦皮肤坏死易致骨外露。

(二)间接暴力

由高处坠下、扭伤或滑倒时的传导暴力或扭转暴力所致。特点是骨折线多呈斜形或螺旋形,腓骨的骨折线较胫骨为高,易漏诊。软组织损伤轻,偶见骨折移位,骨尖穿破皮肤致开放骨折。

儿童胫腓骨骨折,遭受外力一般较小,加上骨皮质韧性较大,多为青枝骨折。

二、分型

依据骨折后局部是否稳定而分为以下两型。

(一)稳定型

稳定型包括不伴有胫腓关节脱位的胫骨单骨折或腓骨单骨折;胫腓骨双骨折,其中至少胫骨为横形或微斜形者;胫骨或腓骨横形或单骨折伴有胫腓关节脱位者;以及 16 岁以下的幼、少年骨折,甚至胫腓骨双骨折,其骨折线呈斜形、螺旋形及粉碎性者,或伴有胫腓关节脱位之胫骨非横形骨折。

(二)不稳定型

不稳定型指胫腓骨双骨折,其骨折线呈斜形、螺旋形及粉碎性者,或伴有胫腓关节脱位之胫骨非横形骨折。

此外,尚有依据有无创口分为开放性与闭合性;依据有无神经血管伤分为单纯型及复合型;以及按照骨折损伤程度分为轻度、中度和重度等。AO 分类能为治疗方法的选择提供依据。临床上均可酌情并用。

三、临床表现与诊断

伤后患肢肿胀、疼痛和功能丧失,可有骨擦音、骨擦感及骨异常活动。有移位的骨折,肢体短缩、成角及足外旋。由于小腿创伤的外力一般来自前外侧,以及骨折后肌肉牵拉二者共同作用,胫腓骨骨折绝大部分的移位方向是向内、向前成角,极少有反向者。损伤严重者应注意骨筋膜室综合征的表现。股骨上 1/3 骨折,应注意腘动、静脉的损伤。腓骨上端骨折应注意腓总神经损伤。严重挤压伤、开放骨折,应注意早期创伤性休克的发生。

X 线片可明确骨折部位及移位情况,应包括胫腓骨全长,尤其是间接暴力引起的骨折,折线常不在一个平面。

四、治疗

胫腓骨骨折的治疗目的是恢复小腿的长度和负重功能。应根据骨折类型和软组织损伤程度选择闭合治疗或手术治疗。闭合性胫腓骨骨折常采用非手术治疗,手法整复不困难。对稳定性者如横断、短斜形骨折复位后长腿石膏固定或小夹板固定。小夹板固定对较高位骨折不易维持复位。对于不易克服其短缩移位的不稳定性骨折可采用跟骨牵引。不稳定的长斜形、螺旋形骨折也可以用手术治疗。

(一)非手术治疗

1. 稳定性骨折 无移位或整复后骨折面接触稳定,无侧向移位趋势的横断骨折、短斜形骨折,可用手法复位,石膏或小夹板固定。石膏固定采用长腿石膏管型固定,管型可分两段完成。先自足趾至胫骨结节完成小腿石膏管型,定型后完成至大腿根部。为防止小腿在管型内继续肿胀而出现骨筋膜室综合征及肿胀消退后,需重换管型石膏的弊端,常常先用前后石膏托固定,待肿胀消退后,再换长腿石膏管型固定。膝关节应屈曲 15°～30°,以利控制旋转。屈曲过多,髌韧带紧张,将牵拉近端向前移位或成角。踝关节必须置于功能位,以防将来背伸受限。U 型石膏夹板对小腿下 1/3 以及踝关节骨折,或在中 1/3 部位愈合后期的骨折,均有良好的固定作用,中 1/3 骨折必须在 X 光片上出现连续性骨痂后,方可更换 U 型石膏夹板固定。由于胫腓骨骨折的移位多向前、内成角，所以 U 型石膏固定的小腿段是前内和后外的对夹，而非内、外的对夹，当移行于踝部时转为两侧并绕过足底，在小腿部向踝关节的移行部，其内侧板的前缘应向后翻转，以防踝关节背伸活动受限，同时也加强了夹板固定的坚固性。4 周后，当骨折已有纤维性连结时，可将足底部石膏截除，使 U 型石膏夹板成为旋转侧方石膏夹板，以利踝关节活动。尤其对螺旋形骨折固定更好。

　　石膏固定的优点是可以按肢体的轮廓进行塑形，固定确实。但包扎过紧可造成肢体坏死；包扎过松或肿胀消退及肌肉萎缩可致石膏松动，骨折必将发生移位。因此固定中期要随时观察，包扎过紧应及时剖开，发生松动应及时更换。一般 3 周左右更换一次石膏，总固定时间一般不超过 12 周。使用石膏固定必须严格遵守三点固定的原理。因为一侧的软组织绞链是维持骨折稳定的重要因素，利用石膏固定骨折时，必须利用这一稳定因素。在存在软组织绞链的对侧为三点固定的中间力点，铰链同侧的骨干上、下端各为一个力点。在石膏管型上只有准确塑出上述三点关系，才能稳定骨折（图 14—34）。

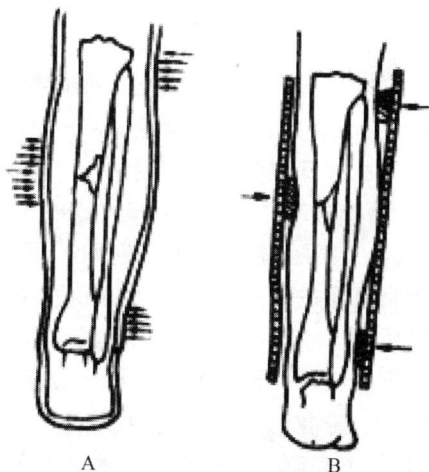

图 14—34　石膏管型固定

A. 与小夹板局部固定；B. 三点固定作用的比较

　　小夹板固定取内、外、后各 1 块，前侧 2 块夹板固定，并根据骨折端复位前移位的倾向性而放置适当的固定垫（图 14—35），胫骨嵴严禁加垫，以防皮肤受压坏死。

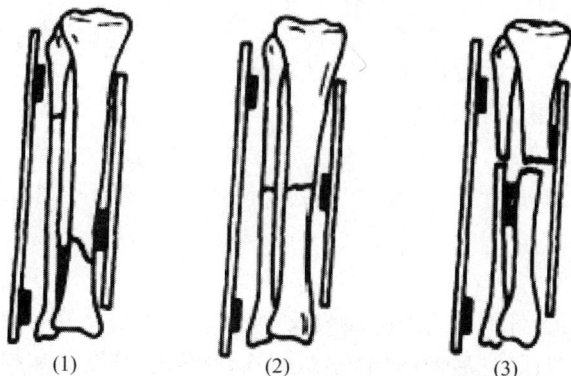

图 14—35　加压垫放置位置

（1）斜形骨折；（2）横断骨折达到解剖对位者；（3）横断骨折未达到解剖对位者

需注意的是,不应通过加垫来矫正骨折的移位,加垫是用来矫正经过手法复位后的残余移位的。小夹板固定的优点是固定范围不超关节,膝、踝关节功能不受影响。但小夹板固定范围局限,压力不均匀,一般不适用于开放骨折。

无论是石膏固定或夹板固定,如患者不住院观察,必须向患者及家属交待注意观察足趾的颜色及皮肤感觉,防止发生骨筋膜室综合征。一般 3 天后复查 X 线片,如位置满意,1 周后再次复查 X 线片,以早期发现骨折移位,早期处理。

2.不稳定骨折　斜形、螺旋形或轻度粉碎的不稳定骨折,可在局麻下行跟骨骨牵引,牵引穿针时跟骨内侧比外侧低 1cm(约有 15°斜角)。因垂直牵引时,15°斜角变为平行,使跟骨轻度内翻的力量向上传导,集中在骨折部,骨折对位更稳定,并可以恢复小腿的生理弧度。牵引重量一般为 4.6kg,48 小时内拍片,检查骨折对位情况。重叠移位纠正后应减至维持重量牵引,以免过牵。肿胀消退后用夹板固定,残余移位可用手法或改变牵引力线来矫正。4~5 周左右,X 线片示骨折端有骨痂出现,可解除牵引。对软组织损伤较重、肿胀明显的病例,牵引也可以作为术前的重要治疗方法。

在股神经加坐骨神经阻滞麻醉下,于跟骨结节处或胫距关节面上 2.5cm 紧靠腓骨前缘沿垂直胫骨轴线穿针,行拔伸牵引、提按端挤等手法复位,纸压垫三点挤压,夹板外固定。然后将固定套安置在小腿近侧夹板外面,调节固定栓与钢针在一条直线上,插入内、外侧牵引杆(上端安置在固定栓的槽内,下端通过针眼套在钢针上),扭紧各螺母,调节螺旋管,见钢针略有弯曲,肢体长度恢复为止。在治疗过程中,视骨折移位或成角情况,调节螺旋管或固定栓,侧向移位、成角可自行矫正。如系骨折远端向内成角或移位,则延长外侧牵引杆,使外侧牵引力增大。利用杠杆的作用即达到复位的目的。如向外成角移位则与上相反。前后移位或成角,可前后调节固定栓,向前移位或成角时,将内、外侧的固定栓向后滑移,反之前移。本法能使患者在骨折 7~10 天后拄拐下床练功,促进血液循环,增加营养物质供给及骨折局部血肿吸收,增加修复能力。下地行走中,患肢的收缩活动以及负重时钢针的回缩力可对骨折端增加生理性压力或应力刺激,这种压力和刺激可使成骨细胞活力加强,钙盐的吸收和沉淀加快,为骨折后骨组织钙化提供了必要条件。

(二)手术治疗

1.适应证

(1)经闭合治疗失败或已失去闭合治疗时机。

(2)骨片间有软组织嵌入。

(3)多段骨折,中间骨片旋转,不可能闭合复位。

(4)合并血管神经损伤,需探查修补。

(5)骨折不愈合。

(6)合并同侧股骨、髌骨骨折或严重的颅脑损伤,闭合治疗不合作,为了便于护理。

(7)开放骨折。

2.手术入路

(1)胫骨干的显露:胫骨干的前内侧面全长皆在皮下,容易暴露,前内侧切口更为直接,但皮肤血供较差,下端尤差;胫骨后面肌肉较发达,血供较好,但显露麻烦。故胫骨干的显露一般宜采用前外侧切口,但当前侧有瘢痕或窦道而皮肤条件很差时,可自后外侧切口进入。

(2)腓骨干的显露:沿小腿外侧做纵切口,切开皮肤、皮下组织及深筋膜,在腓骨后外侧将腓骨长、短肌自腓骨剥离,即可显露腓骨。

3.内固定方法

(1)螺丝钉内固定:斜形和螺旋形胫骨骨折可采用螺丝钉内固定,一般骨折面的长度应在骨直径的3～4倍以上。可用2～3枚螺丝钉固定。长斜形骨折主要是防止其滑移短缩移位,螺旋形骨折主要是防止其外旋及短缩移位。与骨干纵轴垂直的螺丝钉可以很好地控制其短缩移位,而与骨折面垂直的螺丝钉可以使断面加压。但必须位于骨块的中心,应严格遵循 AO 拉力螺丝钉的操作技术。入侧孔的直径与螺丝钉螺纹外径相同(一般为 4.5mm),称为"滑动孔",对侧孔用 3.2mm 的钻头钻孔,当拧紧螺丝钉时可以使折面间加压。用两枚螺丝钉固定时,一枚与骨干纵轴垂直,一枚与骨折面垂直。螺旋形骨折用三枚螺丝钉固定时,中间一枚与骨干纵轴垂直,两边的螺丝钉与骨折面垂直,必须注意钉距之间的合理搭配。为保持胫骨的良好复位,一般同时固定腓骨。术后用石膏固定 4～6 周后换小夹板固定。必须注意的是,螺丝钉固定胫腓骨骨折仅能维持骨折对位,起到所谓的骨缝合作用,固定不够坚固,必须有良好的外固定。

(2)钢板螺丝钉固定:适用于斜形、螺旋形或粉碎骨折。目前应用最多的还是动力加压钢板(DCP)。AO 所倡导的有限接触钢板、点接触钢板、桥接钢板亦逐渐被广泛应用。严重的粉碎骨折,用桥接钢板固定,主要是维持其长度和对线,它虽不属稳定固定,但可以充分保存粉碎骨折部位软组织的附着及血供,以期获得Ⅱ期愈合,桥式钢板跨越粉碎骨折部,远近两段则分别各以三枚以上螺丝钉固定。专用于固定胫骨平台的 T 形或 L 形支持接骨板,带有较长的板体,对上段或包括上段在内的较长胫骨骨折均有较好的固定效果。根据胫骨远近端骨的特殊形状设计的解剖钢板可以很好地与骨质密切接触,固定效果可靠。

钢板应放于骨干的张力侧。当人体行走时,人体的重力线交替落于负重肢胫骨的内侧或外侧。无固定的张力侧。由于胫骨内侧面仅有一层皮肤保护,缺乏肌肉覆盖,因此,习惯上将钢板置于胫骨的外侧。但就胫骨的创伤机制和肌肉收缩的继发作用而言,胫骨的张力则应在内侧。前面已经提及,胫腓骨骨折的移位方向多向前、向内成角,内侧骨膜多已断裂,后外侧骨膜则是完整的,是软组织铰链之所在。因此将钢板置于内侧,即可将内侧的张应力转为压应力,又可以保护外侧的完整骨膜,以保障其尚存的血供。对少数移位情况不同于前述类型者,当分析其创伤解剖,依据其局部软组织条件区别对待,切不可千篇一律。对骨折不连接伴成角畸形者,钢板应置于畸形突出侧。

(3)髓内钉固定:可分为单钉系统、多钉系统及交锁髓内钉。单钉系统较为多见的是Rush 钉及 Kutscher 钉。多钉系统较为常用的是 Ender 钉。20 世纪 80 年代以来,交锁髓内钉成为国内外应用的主流,它能有效地防止骨折处的旋转及短缩,可早期负重,进行关节功能锻炼及肌肉康复训练。尤其是闭合穿钉,不暴露骨折断端,不破坏骨折周围的软组织及骨膜血运,使骨折愈合速度增快。对复杂骨折及其他固定方法失败者,优点更为突出。距踝关节面以上 6cm,胫骨平台关节面以下 6cm 的胫骨骨折,均可应用交锁髓内钉固定。一般来讲,对稳定骨折,术后第 1 天即可完全负重。对粉碎骨折,应借助支具尽量负重,一般至术后 6～8 周,X 线片显示有一定量骨痂形成后完全负重。胫骨自锁髓内钉具有可闭合穿钉、手术时间短、固定可靠等优点。其穿钉技术同交锁髓内钉,只是远端可自行分为二叉,近端有防短缩螺丝。采用髓内钉固定,因髓内富含脂肪组织,当扩髓和插入髓内钉时,髓内压增高易致脂肪栓塞。

（4）外固定支架：有皮肤严重损伤的胫腓骨骨折，外固定支架可以使骨折得到确实固定，并便于观察和处理软组织损伤，近年来应用较多。非常复杂的胫腓骨骨折行内固定时有时会遇到相当困难的技术问题。这种类型的骨折如果不合并邻近关节的骨折，最好采用非手术方法治疗或外固定架固定。以后如果发生迟延愈合或不愈合，一般只是在一个骨折块的一个骨折线处，而不是整个广泛的粉碎区域内。外固定架治疗从技术上可大大简化操作。

（孙启孟）

第十四节　踝关节不稳

踝关节不稳定是近年来研究较多的一个问题，以往对这一问题的重视程度不够。随着研究的深入，研究者们发现许多较为严重的踝关节的骨关节炎起源于慢性的踝关节不稳定。骨科的临床医生都知道，急性踝关节扭伤是骨科急诊最常见的病症。Freeman 等发现多达 40％的踝关节急性扭伤会遗留某些并发症。当然，大多数的踝关节急性韧带损伤经常规的临床治疗可以治愈，仅少部分患者发展为慢性的踝关节不稳定。

Freeman 将踝关节不稳定分为功能性不稳定和机械性不稳定。功能性不稳定即主观打软腿，机械性不稳定为应力摄片胫距和距下关节的过度活动。少数机械性不稳定如运动员可无临床症状。

一、病因与病理

距下关节在水平面和冠状面屈伸轴有 20°偏移的活动度，从而在踝关节屈伸活动时有内外翻和内外旋的复合运动。这样，在步态周期中，重力中心向距骨外侧移位。因此任何使得后足内翻的机械或结构缺陷如足跟内翻、腓骨肌无力，都容易导致踝关节扭伤。

Cass 和 Settles 在内翻的踝关节和距下关节上施以轴向的负荷，发现距腓前韧带和跟腓韧带完好的情况下，距骨无倾斜。后足的内翻伴有小腿外旋，切断距腓前韧带，外旋角度从11.1°增加到 16°，如将距腓前韧带和跟腓韧带都切断，外旋角度增加到 30°。距骨和胫腓骨的关节面对防止距骨倾斜不起作用。这个理论认为距腓前韧带和跟腓韧带复合体损伤后，小腿外旋加剧，距下关节解锁，使得内翻加重。因此，在这个理论中，踝关节和距下关节的内翻不稳定无需距骨的倾斜。

下伸肌支持带在足中立位和背屈位时是距下关节的稳定装置。踝关节跖屈时距腓前韧带起稳定作用，踝关节背屈位时跟腓韧带起稳定作用。跟腓韧带、颈韧带和后距跟关节的前关节囊韧带以及骨间韧带对距下关节各个方向的稳定性都是很重要的结构。下伸肌支持带除了对距下关节的稳定作用外，对踝关节距下关节不稳定的手术重建也很重要。距腓前韧带、跟腓韧带、距腓后韧带和上伸肌支持带具有协同作用。踝关节背屈同时施以轴向负荷，距腓前韧带、跟腓韧带和上伸肌支持带作用一致。即使踝关节处于中立位载受负荷，距腓前韧带也具有张力。相比较而言，距腓前韧带是最短的和力量最弱的外侧稳定装置，跟腓韧带最长，弹性模量也最大。距腓后韧带是最厚和最强的外侧韧带，它阻止过度的背屈以及距骨的内外侧移位。三角韧带是最强的侧副韧带，它阻止距骨外翻倾斜以及外旋，对阻止距骨向前移位发挥次要作用。

跖屈内翻是造成外侧韧带损伤的最常见机制，并首先影响距腓前韧带。随着应力进一步增加,跟腓韧带受累。也有跟腓韧带单独断裂,而距腓前韧带无损伤的情况。

二、临床表现

急性踝关节扭伤是骨科临床医生最常遇见的损伤,患者常经历下楼时踩空、高处坠落或其他的交通伤时踝关节受到轴向暴力,以受伤时足踝部呈跖屈内翻位为多见,但多数患者不能清楚地回忆起受伤时足的准确位置。受伤的踝关节肿胀疼痛,严重的患者可有明显的瘀肿,不能负重。

慢性的踝关节不稳定的患者常有多次反复的踝关节扭伤病史,这种多次反复的扭伤常在某些突然的动作如内翻或旋转后发生。因长期不稳定而存在骨关节炎的患者常有慢性疼痛。由于疼痛或反复扭伤,患者对踝关节有不信任感,不愿在不平坦的地面行走,并在起步和停止时感到踝关节不适。另外,患者还可能出现某些并发症状:如踝关节内、外侧间隙内的骨与软组织撞击,腓骨肌腱炎,反复内翻损伤引起的腓骨长短肌撕裂,或以上情况同时发生。骨畸形可导致适应性的步态异常,例如距骨在踝穴中慢性的内翻倾斜,这种异常的步态是大多数人不能接受的。

三、诊断与鉴别诊断

(一)病史及体格检查

详细的病史询问、严密的体格检查仍然是诊断所有疾病的重要环节。对于急诊患者而言,患者常常不能回忆起受伤时足部怎样扭曲。但是,如果能清楚地记录下受伤时的机制,那么就能对医生的诊断和临床评估提供很大的帮助。需要特别注意的是:在合并有明显或不明显的骨折、关节脱位、肌腱损伤以及其他隐匿性病变时,诊断踝关节韧带损伤是很困难的。有报道发现外踝骨折的患者同时伴有急性韧带不稳定,所以在评估踝与后足的复杂性损伤时要高度怀疑,充分认识到韧带损伤、关节不稳定的可能。

对急性踝关节损伤的体检最好在损伤后肿胀痉挛发生之前立即实行。但是,大多数患者来医院就诊时已经过了24~48小时,通常受伤的踝关节已经明显肿胀。检查者应记录患者能否负重,能否用受伤部位的踝关节蹬地起步,疼痛和肿胀程度以及对受伤机制能否有精确的描述。触诊应包括所有的骨性标志:上胫腓关节、内外踝、跟骨前结节和第五跖骨基底。要检查踝关节和距下关节的主动和被动活动。触摸外侧稳定结构,包括腓骨肌腱(检查有无半脱位或激惹现象)、距腓前韧带、跟腓韧带和骨窦。最后,评估三角韧带和下胫腓联合韧带。将踝关节背屈外展,在远端胫腓关节处施以挤压,可证实此处的损伤。关键是要区别压痛和疼痛时源自骨还是软组织。

须用轻柔的手法做应力试验,包括前抽屉试验和距骨倾斜试验。前抽屉试验的检查方法:检查左足踝关节时,检查者左手食、中指勾住患者足跟,拇指放在足背部与食中指对捏,右手抓住踝关节上方的小腿部,两手相对做前后的推位。检查右足时,手法相反。与健侧对比,明显松动者为阳性。注意,有时患者双侧均有踝关节的不稳定。距骨倾斜试验:检查者用手握住患者足跟部做内外翻的摆动。如果患者疼痛,并存在明显的肌紧张,可在腓骨肌腱鞘和踝关节外侧沟内使用局麻药(1%利多卡因),以便减轻疼痛和肌卫,使得检查者能够准确地判断损伤的程度。

踝关节扭伤的解剖学分型是许多学者在诊断急性踝关节扭伤和踝关节不稳定时常采用

的方法,在制订治疗计划与方案时很有用。此分型将踝关节急性扭伤分为三度。结合临床发现与解剖异常,分辨受伤的韧带。Ⅰ度扭伤指距腓前韧带部分或完全的断裂,Ⅱ度扭伤指距腓前韧带和跟腓韧带部分或完全的断裂,Ⅲ度扭伤指距腓前韧带、跟腓韧带和距腓后韧带同时损伤。

踝关节扭伤后慢性疼痛或反复扭伤的患者对踝关节的不信任感,以及患者无法在不平坦的地面行走,并在起步和停止时感到不适是临床医生在初次接触患者时,高度怀疑慢性踝关节不稳定的主要因素。在采集病史时,检查者需要关注先前任何肌腱、韧带的损伤或踝关节的骨折。要注意有否腓骨肌无力,它可自然发生,或与腓骨肌萎缩有关(Charcot－Marie－Tooth病)。对慢性不稳定患者的检查要像对急性损伤的检查一样,必须全面和完整。要注意任何解剖学病变,如后足内翻或马蹄内翻。检查跟腱和腓骨肌腱的状况,是否存在跟腱挛缩和腓骨肌腱滑脱。有腓骨肌腱鞘内的肿胀和压痛的患者,可能存在腓骨长肌或短肌的纵向撕裂。检查踝关节的活动度时要重点检查距骨的前方接触区以及踝关节内、外侧间隙是否有可触摸到的骨赘形成。许多患者,甚至是20多岁的不稳定患者,在距骨颈或胫骨下缘或外侧沟内会出现明显的骨赘。最后,作轻柔的应力试验,包括前抽屉试验和距骨倾斜试验。慢性不稳定患者的前抽屉试验常可在踝关节的前方出血凹陷,这是由于关节的活动度增大,距骨向前移位时,空出的空间由于真空负压的原因而引起皮肤内陷,即所谓的真空征。慢性不稳定的患者如有疼痛,也可注射局麻药后进行检查。

(二)放射学检查

在踝、距下关节急性损伤时,应该常规进行放射学检查。包括前后踝穴位、侧位片。全足的侧位片有助于识别跟骨前部或跗中关节的损伤。如果临床检查发现中足外侧部疼痛,应该考虑做足的斜位片。对于所有急性损伤病例,须仔细观察骨性结构的微小细节,仔细辨别腓骨尖下撕脱骨块的出现,下胫腓联合的增宽,以及距骨穹顶、跟骨前突、骰骨、第五跖骨基底部、胫骨和腓骨远端的损伤。放射学检查与相关的临床体征结合可帮助检查者做出正确的诊断。

慢性外侧不稳定的诊断需要功能性不稳定和机械性不稳定的病史特征。在应力位X线表现上,什么是确定机械性不稳定的最可靠方法仍然存在相互矛盾的观点。较普遍接收的标准是距骨倾斜超过9°,距骨前抽屉试验时半脱位超过10mm即为不稳定。如与对侧踝关节比较,距骨前移大于对侧超过3mm或距骨倾斜度大于对侧超过3°也可诊断为不稳定。问题是有时患者双侧踝关节都有病变,因此尽管双踝的临床和放射学比较常常有助于踝关节外侧不稳定的诊断,但并非永远如此。

踝关节造影对于慢性不稳定的诊断意义不大。Chandnani和同事比较了MRI成像与MRI成像关节造影,认为后者对于诊断慢性不稳定更加敏感。MRI对腓骨肌腱病变的诊断效果较好,虽然一般情况下临床检查也足以做出诊断,但MRI可以分辨出肌腱炎征、肌腱撕裂等。CT检查对了解撕脱性骨块、距骨穹顶损伤及游离体有帮助。

(三)踝－距下关节应力位放射学检查技术

诊断踝关节不稳定,临床症状及体格检查是临床医生进行正确判断的主要依据,而应力位摄片则可帮助临床医生证实自己的诊断。但是,放射科医生如果未经过特殊的训练是很难掌握应力摄片技术的。骨科医生对高度怀疑的踝关节不稳定的患者,最好自己进行应力位X线片检查。瑞金医院骨科足踝外科组对所有高度怀疑踝关节不稳的患者进行C形臂机检查,医生在检查的同时，也可进一步的了解关节不稳的情况，制订正确的治疗方案。

在进行应力位摄片之前，踝关节外侧做好消毒准备。用注射器抽取1%利多卡因10mL，通常浸润距腓前韧带、跟腓韧带和腓骨肌腱鞘。疼痛较重者需对外侧韧带复合体、外侧节囊以及腓骨肌腱复合体进行全面的浸润，此时，不需要将注射针头完全退出，只要重新调整针头的方向即可。产生充分的局麻效果后，让患者仰卧位，双手放松置于腹前。

检查者一只手握住后足的外侧和背侧，另一只手固定在踝关节上方，让足呈轻度跖屈位，然后施以稳定的倾斜应力，摄取X线片。接着让患者患侧卧位，膝关节屈曲30°。在膝关节下垫一2英寸（1英寸＝2.54cm）厚的泡沫塑料块，使踝关节离开台面并使外踝在摄片时处于中立位。再次使足放松，踝关节轻度跖屈，从后方握住跟骨下部以避免距下关节显影模糊，将足向检查者牵拉，同时另一只手在胫骨远端前方施以对抗的力量。握住跟骨的手位置要低，以便检查者可以观察到距下关节前移、后距关节面分离的证据，证实距下关节不稳定。

Clanton采用Broden位检测距下关节的活动度。球管的投射以跗骨窦为中心，与垂直线成40°角。过度曝光有助于观察距下关节。距骨和跟骨之间的任何分离均提示不稳定，因为正常关节的关节面在任何位置都应该保持相互平行。

（四）鉴别诊断

鉴别诊断包括腓骨肌腱病变、骨与软组织撞击综合征、跗骨窦综合征、腓浅神经及其分支的卡压或牵拉等等。大多腓骨肌腱撕裂、腓骨肌腱炎或腓骨肌腱滑脱在体检时可发现。必要时可在腓骨肌腱鞘内做诊断性封闭来明确诊断。腓浅神经及其分支的卡压或牵拉的主要原因是伸肌支持带卡压或关节周围骨赘或滑膜增生，要在小腿远端1/3水平用Tinel征来评估腓浅神经。如果患者不是非常肥胖或处于急性水肿期，将足踝部跖屈内翻可较清晰的显示腓浅神经。

在怀疑骨与软组织撞击综合征的诊断时，可以进行关节造影、CT或踝关节关节镜检查。踝关节前侧软组织撞击征现在是一个定义明确的疾病，会引起踝关节扭伤后慢性疼痛和功能不稳定的感觉。沿着距骨、胫骨和腓骨之间的凹槽可以看见滑膜炎和纤维化。Ferkel等创造了踝关节前外侧撞击征的名词来定义这种病理情况。距腓前韧带的上部和胫腓下联合韧带可能被涉及。距骨外侧脊上有束带状的增厚或软组织球状纤维化偶尔伴有距骨外侧或腓骨软骨磨损，较常见。常规进行广泛的滑膜切除和关节镜下清扫是有效的。术后，患者可以在保护下立即恢复负重，大约一周内摆脱拐杖。常规早期积极的康复，通常4～6周后允许恢复活动。

距下关节不稳定可单独存在，也可以和踝关节不稳定同时存在。两者在治疗上也有些相似。与文献报道相同，瑞金医院骨科足踝外科专业组也发现单独存在的距下关节不稳定可能比估计的更常见。Stephens和Sammarco发现在外侧韧带离断后，后足距下关节可出现明显内翻，伸肌支持带外侧下支对保护距下关节复合体的稳定性也起重要作用。Harper和Heilman也进行了此方面的研究。他们分别将跟腓韧带、骨间韧带和距腓前韧带切断来研究距下关节的稳定性。他们认为对距下关节稳定性最重要的是跟腓韧带，切断后对关节施加应力，在应力位摄片可见后关节面张开。因此，距下关节不稳定的病因首先应考虑是跟腓韧带和骨间韧带损伤。

距下关节不稳定的临床表现与踝关节不稳定的相同。患者可能有或没有疼痛，但有踝关节打软腿和对踝关节的不信任感。因此，临床医生要注意即使没有距骨在踝穴内的不稳定，也可能存在单纯的距下关节不稳定。由于踝关节不稳定的治疗中,一些手术方法如 Watson－Jones 方法,未能包含针对跟腓韧带进行的功能重建。因此,在对踝关节不稳定的患者进行评判时,要特别注意患者是否同时存在距下关节的不稳定,以便针对问题制订适当的治疗方案。在应力位摄片中须特别注意距下关节的稳定性。应力位摄片常犯的错误是检查者的手将距下关节遮挡,使所拍的片子不能显示距下关节的情况,故作应力摄片时要时注意手的位置。

四、治疗

(一)保守治疗

急性与慢性踝关节扭伤经常是多个解剖部位同时发生的损伤,可能并发相关疾病。临床医生要明确患者是否存在伴随病变。对急性踝关节扭伤的治疗,目前普遍认同的观点是 I 度和 II 度损伤经保守治疗和早期功能康复通常恢复满意。休息、冰敷、冷压以及肢端抬高,然后给予保护性制动,如绷带、夹板、或支具,限制性的关节活动可以减轻疼痛和肿胀。然后,循序渐进地进行负重练习、本体感觉训练,腓骨肌力量训练和小腿三头肌的伸展训练相结合。轻度扭伤完全恢复活动的时间是 1 周,中度扭伤是 2 周,通常需要配戴弹性的外支具来保护活动。瑞金医院骨科足踝外科组对于大多数 I 度、II 度扭伤患者,使用 Darco 公司生产的 U 字形支具,可让患者带支具行走。遇到疼痛、肿胀较重时,可用踝关节制动靴,让患者进行保护状态下的负重,以方便进行康复训练。对某些仍需参加训练的运动员,可用绷带来进行活动时的保护。当发生更严重的损伤或者存在并发的病变,如腓骨撕脱性骨折、距骨穹顶骨软骨损伤或腓骨肌腱半脱位时,就要使用管型石膏制动。管型石膏制动达 3 周或骨或软组织创伤已经稳定,立即更换为踝关节制动靴,以方便功能康复。伤后 6 周开始 U 字形支具保护下行走。

对于严重的 II 度、III 度损伤,文献中关于应该施行手术解剖性修复还是闭合治疗仍存在一些争论。主张手术的学者认为,早期解剖修复能尽可能减少发生迟发性功能不稳定的可能性;而主张保守的功能治疗的学者认为,手术有如神经瘤形成、疼痛瘢痕、感染、皮肤坏死、和深静脉血栓形成等并发症。同时有报道显示长期随访发现,接受踝关节手术组与未接受手术组之间无明显差异。此外还有学者认为,二期手术重建或延期修复外侧韧带能够达到与一期修复一样良好的效果。因此,可以挽救少见的迟发性不稳定病例,以及避免手术相关的并发症。对严重的踝关节扭伤,如果年轻的患者要求一个更耐用、功能更佳的踝关节,则选择手术治疗。一期同时修复距腓前韧带和跟腓韧带可以通过 Brostrom 技术来完成,需要将下伸肌支持带或(和)踝关节囊前移。韧带损伤越严重,康复的时间就越长,恢复腓骨肌腱功能和踝关节本体感觉也越发重要。患者恢复到损伤前活动水平可能需要 12 周时间。在患者开始恢复损伤前活动时应该使用外支具。

对于慢性踝关节不稳定的治疗,临床医生要明确功能性不稳定的定义是患者主观感觉踝关节软弱、打软腿、易反复扭伤,以及在做应力手法时对踝关节的不信任感。导致踝关节功能性不稳定的原因有很多,包括外侧韧带松弛,距下关节松弛,踝关节和距下关节的骨性组织及软组织的撞击,距骨的骨软骨损伤,以及胫腓联合、腓骨肌功能障碍,或者腓神经浅支的牵拉。

慢性外侧不稳定的非手术治疗依赖于重建机械稳定性,以及增强腓骨肌腱复合体的本体感受输入。

目前的文献报道中尚无由于对踝关节不稳定的手术重建实行较晚而产生功能恢复不佳的情况。大多数报道认为不论选择哪种手术方法,都具有90%甚至更好的效果。因此,对踝关节不稳定的治疗不具有急诊手术修复指征,除非有其他明显的病理改变,如距骨头软骨损害,腓骨肌腱病变,或者明显的踝关节前方或内外侧间隙内的骨性撞击。

(二)手术治疗

保守治疗失败的患者应手术治疗。手术的类型分为两种:一种是直接修复外侧韧带的稳定性限制作用,与生理性解剖结构一致;另一种是通过腓骨短肌或肌腱移植来替代功能不全的韧带,改变了原先的解剖形态。合并的其他病理学改变也应手术同时解决,如腓骨肌腱撕裂的修复,腓神经卡压的神经松解术,踝关节或距下关节软组织或骨性撞击的清除术等。对存在关节炎退变性改变的患者仍可进行手术,手术可以重建稳定以阻止或延缓关节炎的发展。普遍认为距腓前韧带和跟腓韧带的解剖修复比外侧韧带的非解剖修复效果更好,因为它无须牺牲全部或部分腓骨短肌或其他结构来进行替代,理论上减轻了术后并发症,便于康复。但如果解剖性重建无法进行,则可用非解剖性的重建手术。如全部或部分的腓骨短肌腱转移,跖肌腱游离移植,或者新鲜冰冻肌腱的同种异体移植,非解剖性的重建手术在手术方式上有许多不同的变化,比如使用一半腓骨短肌,不同方向部位的钻孔和不同的肌腱固定方法。关节镜不能用来进行韧带修复,但可用它来评估和治疗踝关节的滑膜炎、关节内游离体、骨性撞击或者是距骨顶损伤。

长期随访调查研究表明,重建距腓前韧带和跟腓韧带的技术最可靠。

1.手术方法 改良的Brostrom手术方法:改良的Brostrom手术是一种解剖性的重建手术,对于任何决定手术的患者而言,都是首选。通常临床医生在手术前做好进行非解剖性手术的准备,在手术当中如发现肌腱明显回缩或钙化,即改行肌腱移位或肌腱移植手术。无论患者是运动员、舞蹈演员、体力劳动者还是家庭主妇,对于那些有足够的韧带残留患者都应该行解剖性的重建距腓前韧带和跟腓韧带。

2.非解剖修复手术技术(改良的Chrisman—Snook/Elmslie手术)

手术取两条切口:第一条为外踝前方的弧形切口,与Brostrom修补术的切口大致相同。显露距腓前韧带和跟腓韧带附着点。打开腓骨肌腱鞘的远侧段,检查肌腱。如果发现腓骨短肌有撕裂,通常是纵向撕裂,可以在劈裂肌腱时应用它。第二条切口在腓骨肌腱的肌腱连接处,长约6cm。两条切口间保留大约5cm的皮桥。腓骨长肌位于腓骨短肌浅面,向上牵拉腓骨长肌,将腓骨短肌腱在肌纤维的前方尽量高的地方劈开。不要损伤腓骨短肌腱在第5跖骨基底部的附着点。在外踝水平,用一个弯曲的肌腱分离器从下方通过完整的腓骨肌腱鞘,抓住腓骨短肌的游离端,拉向远端。沿纤维方向撕开肌腱,如果肌腱有撕裂就合并在一起。清除肌腱近端的肌肉。

在距骨颈,距腓前韧带附着处附近钻孔,先用3.0mm的钻头钻孔,然后用4.5mm的钻头扩大。钻两个独立的孔,然后V字形打通,可用弯曲的刮匙刮除孔内的骨以连接两个隧道。操作需要小心,避免损伤骨皮质桥。在外踝上另外钻两个孔,第一个位于距腓前韧带起点。这个孔应在前缘,钻孔时要避免损伤腓骨后侧皮质。第二个孔从外踝尖钻到第一个孔道。再次用刮匙刮通隧道。最后在跟骨上的跟腓韧带附着点附近钻孔,两孔间距1.5cm。在使用大钻头扩孔的时候要小心,避免损伤骨皮质桥,用刮匙刮通隧道。

用2—0的肌腱缝线编织肌腱的游离端,牵引肌腱先向上穿过距骨颈,再由上至下通过外踝,最后由后向前穿过跟骨。术中可用 2－0 的金属丝线,它可弯曲、扭转形成一个肌腱穿出器,帮助肌腱穿过孔道。将足维持在中立位,轻微外翻。先是距骨,然后腓骨,最后是跟骨逐步将松弛的肌腱拉紧。最后将肌腱的游离端固定在腓骨的前缘,再转向跟骨,以便维持固定。残余的肌腱用缝线固定在腓骨隧道口肌腱的上面。

常规关闭伤口、用后托支具将踝关节固定于中立位,3～5 天内更换石膏固定。石膏固定 2～3 周,然后拆线,并用踝关节固定靴固定。同时逐步进行负重练习和关节活动练习。Sammarco 发现腓骨短肌腱会随时间增生,因而改善了外踝的薄弱,这是用一半的腓骨肌腱的优点。

单纯的距下关节不稳定的手术治疗,可采用相同的手术暴露和腓骨短肌腱的前半部分进行治疗。虽然较轻的距下关节不稳定可以通过修补跟腓韧带和附近的距骨颈韧带治疗,但严重的距下关节不稳定则须用上述相似的手术显露,利用腓骨短肌腱的前半部进行重建。在跟骨前缘跟骰关节近端 1cm 处凿一个骨隧道,紧靠腓骨肌腱鞘的前方,分别用 3.0mm 和 4.5mm 的钻头在跟骨的外侧壁距骨颈韧带的附着处钻两个孔。另外如前所述 Chrisman－Snook 方法,在距骨颈紧靠距腓前韧带止点的下方钻两个孔。腓骨短肌腱的游离端向上穿过跟骨直至距骨颈,将足置于中立位和轻度外翻位,穿出的肌腱游离端与自身缝合。常规关闭筋膜和皮肤。术后处理与外侧韧带重建的相同。

(刘欣伟)

第十五节　踝部骨折脱位

踝关节是人体与地面接触的枢纽,行走、跑步和登高都需要踝关节参与,即使骑自行车或驾驶汽车亦离不开踝关节的协调动作,可以说日常生活中的每一个动作都有踝关节的参与,因而踝关节也是最容易受到损伤的关节之一。但是踝关节损伤至今尚未引起国内学者的足够重视,一些不十分恰当的概念与治疗方法仍然在流传,为此对有些传统的、经典的治疗方法有必要重新评估。

一、踝关节骨折脱位概述

踝关节损伤后很快会出现肿胀、外形异常、皮下瘀血、瘀斑,甚至出现水疱。损伤部位压痛明显,有时可扪及骨折线、闻及骨擦音。由于疼痛产生的肌痉挛使踝关节背伸跖屈活动受限。但这些临床体征并无特异性,不同的骨折可能会出现一些相同的临床表现,这时 X 线检查就必不可少。X 线检查可以精确地判断骨折的部位和类型,有助于决定相应的治疗措施。遗憾的是有时常规 X 线检查亦可能不完全反映实际情况,给人安全的假象。这是因为骨折或脱位可以自行复位,特别在踝关节韧带损伤,X 线检查仅显示软组织肿胀。因此在做出临床诊断时,不能仅仅根据 X 线检查结果,务须尊重临床发现,充分揭示患者的损伤机制,方能做出正确的诊断。在临床工作的实践中,要患者自己提供伤力的大小和作用方向、踝关节是内翻还是外翻、损伤时足部是旋前还是旋后,有时是十分困难的,这样就要求医务人员必须十分熟悉踝关节损伤的各种损伤机制及其 X 线表现特征,而目前踝关节损伤的损伤机制分类就是 Lauge－Hansen 分类。根据分类我们可以按图索骥地判断患者的损伤部位、伤力的作用方式,并指导治疗方案。

（一）按伤力及损伤时足的位置分类

此乃 Lauge－Hansen 在尸体上做试验后提出的，经学者略加修改如下：

1. 旋后（内翻）内收损伤（SA）　损伤时，足呈跖屈内收内翻位。内翻的距骨，使踝关节外侧韧带紧张。Ⅰ度：外踝撕脱骨折，或外侧韧带损伤；Ⅱ度：外踝骨折或外侧韧带撕裂，附加内踝骨折。由于内踝受内翻的距骨挤压作用，骨折线倾向垂直。

2. 旋后（内翻）外旋损伤（SE）　损伤时患足呈跖屈内收内翻位，距骨外旋，胫骨内旋。因此在损伤初期三角韧带松弛。当距骨伤力外旋，腓骨受到向外后推挤的伤力，胫腓下联合前韧带及三角韧带紧张。分为4度：Ⅰ度：胫腓下联合前韧带撕裂，或韧带附着点撕脱骨折，或同时有骨间韧带损伤；Ⅱ度：Ⅰ度损伤的基础上再附加腓骨螺旋形骨折，骨折线自后上方斜向前下方；Ⅲ度：在Ⅱ度损伤的基础上再附加胫腓下联合后韧带撕裂，或韧带在腓骨后结节附着点撕脱，或在胫骨附着点有撕脱骨折；Ⅳ度：在Ⅲ度损伤的基础上附加内踝撕脱骨折或三角韧带撕裂。因为距骨的旋转，增加了三角韧带所受张力。

3. 旋前（外翻）外旋损伤（PE）　伤足处于旋前位背伸外展（外翻），而距骨外旋，因此三角韧带首先被拉紧。分为4度：Ⅰ度：内踝撕脱骨折或三角韧带断裂。Ⅱ度：内踝损伤外，胫腓下联合前韧带和骨间韧带或韧带附着点撕脱骨折。Ⅲ度：除Ⅱ度损伤外，还伴有腓骨干螺旋形骨折。骨折线从前上方斜向后下方，即与旋后（内翻）外旋骨折相反。Ⅳ度：除Ⅲ度损伤外，还伴有胫腓下联合后韧带撕裂，或韧带附着点骨片撕脱。

4. 旋前（外翻）外展损伤（PA）　伤足处于旋前位，而距骨是外展，三角韧带首当其冲。分为3度：Ⅰ度：内踝撕脱骨折或三角韧带断裂，类同于旋前外旋Ⅰ度损伤；Ⅱ度：Ⅰ度损伤外伴有胫腓下联合前、后韧带撕裂，或韧带附着点骨片撕脱、骨间韧带、骨间膜撕裂；Ⅲ度：除Ⅱ度损伤外，伴有腓骨干短斜形骨折，主要骨折线基本呈横形，常伴有三角形小骨片。

5. 旋前（外翻）背伸损伤　由于足处于外翻位同时踝关节背伸伤力所致。分为4度：Ⅰ度：胫骨内髁骨折；Ⅱ度：Ⅰ度损伤外还伴有胫骨前唇骨折；Ⅲ度：Ⅱ度损伤附加腓骨骨折；Ⅳ度：胫骨近端粉碎骨折骨折线进入踝关节关节腔。

（二）Danis－Weber 分类

按外踝骨折部位与胫腓下联合关系来作为分类准则。分为以下3型：A 型外踝骨折线在踝关节和胫腓下联合以下，胫腓下联合和三角韧带未损伤。如附有内踝骨折，骨折线几乎呈垂直。Weber 认为是由于距骨内翻伤力所致。B 型：外踝在胫腓下联合平面骨折，可伴有内踝骨折或三角韧带损伤。由于距骨的外旋伤力所致。C 型：腓骨在胫腓下联合近侧骨折，伴胫腓下联合损伤，内侧伴有三角韧带损伤或内踝骨折。

（三）按人名命名的踝关节骨折分类

1. Pott 骨折　腓骨近乎横形骨折，伴三角韧带损伤，距骨向外脱位。Pott 认为足受到外展伤力，但他未提胫腓下联合韧带损伤。

2. Dupuytren 骨折　高位 Dupuytren 骨折，指胫腓骨在胫腓下联合近侧骨折（相当于外踝近侧6cm），伴胫腓下联合韧带撕裂，骨间膜撕裂，内踝或三角韧带断裂，同时距骨在踝穴内向外脱位。此损伤是由于受到外展暴力的结果。低位 Dupuytren 骨折，指腓骨在胫腓下联合处骨折，伴胫腓下联合前韧带撕裂，踝关节内侧存在内踝骨折或三角韧带撕裂，此类因外旋暴力造成。

3. Maisonneuve 骨折　远侧胫腓韧带完整，外旋引起腓骨远端斜形骨折。如胫腓下联合前韧带断裂,外旋伤力可引起近端腓骨骨折。骨折位于腓骨近端或解剖颈,骨折线呈螺旋形。

4. Wagstaffe(Lefort)骨折 指外踝前缘的垂直骨折,认为是胫腓下联合前韧带或距腓前韧带在腓骨附着点的撕脱骨折,可以分成三种不同类型:

Ⅰ型:胫腓下联合前韧带和距腓前韧带附着点骨片撕脱骨折。

Ⅱ型:腓骨于胫腓下联合前韧带附着点以下斜形骨折,伴韧带附着点骨折,Wagstaffe认为由距骨撞击产生。

Ⅲ型:胫腓下联合前韧带造成胫骨前结节撕脱骨折,腓骨亦骨折,如上述Ⅱ型。

5. Tillaux骨折 指胫腓下联合前韧带撕脱胫骨附着点骨折。常在踝穴片显示,或在摄踝关节内旋45°正位片中显示。

6. Cotton骨折 Frederic J Cotton在1915年称发现新的踝关节骨折类型。以胫骨后唇骨折为其特征,同时伴内、外踝骨折,患足向后脱位之后,Hendersen于1932年称此为三踝骨折。实际上指胫骨远端关节面后缘的骨折,伴距骨向后脱位。

7. Bosworth骨折 指踝关节骨折脱位,腓骨近端骨折片向后移位交锁于胫骨后面,闭合复位常遭失败。

(四)踝关节骨折脱位的治疗原则

在决定踝关节损伤的治疗前,需要作仔细地临床检查,详尽诊察整个下肢。注意畸形、肿胀异常区域及其程度;压痛部位及X线所显示的区域是否吻合。如果在明显肿胀及压痛部位处X线未显示骨折,应疑及该处肿胀有韧带损伤存在。进一步的应力位摄片,有助于解决疑团。在胫骨或腓骨单独骨折的病例,尤其是螺旋形骨折,若仔细检查,可在17%~33%的病例中检出踝关节损伤。例如单独腓骨干螺旋形骨折,一定伴有胫腓下联合的韧带损伤,至少有胫腓下联合前韧带损伤。

1. 踝关节骨折脱位的初步处理 踝关节骨折脱位后,如果全身情况允许,应尽早治疗,以便及时复位。但因故暂不能立即手术者,要做初步闭合复位,不然严重移位的骨片压迫皮肤,产生水泡,甚至皮肤坏死,继发感染而影响手术。

2. 踝关节骨折脱位的治疗目的 在于恢复踝关节的功能,避免后期发生创伤性骨关节炎,这就要求良好的骨折复位,促进韧带愈合。Riedo等证明,外踝向外移位2mm,距骨亦随之向外移位1~2mm,且伴距骨外旋1°~2°,胫距关节接触面减少51%。Ramsey指出距骨向外移位1mm,胫距关节接触面减少42%。这是因为在胫骨远侧关节面的中央有峰状隆起,而距骨滑车中央有相应之凹槽,如骨折后得到解剖复位,则峰与槽会相吻合。而当距骨向外移位时,两者关节面不平行,导致接触面减少,关节面的负荷不均匀,造成踝关节后期损伤性关节炎。

3. 治疗方法的选择 治疗措施应是最简单、损伤最小,且能维持复位的方法。大部分踝关节骨折脱位是轻度的,闭合复位石膏固定即可达到满意的治疗结果。严重的骨折移位,需要手术切开复位治疗,一般Ⅰ度、Ⅱ度损伤,保守治疗和手术内固定的治疗结果是相同的。而Ⅲ度和Ⅳ度骨折脱位,切开复位治疗的结果优于闭合复位。

踝关节损伤后,功能恢复是优是劣,随复位好坏而异。20世纪60年代初期,内踝的处理被视为重点,强调恢复内踝与距骨的解剖关系,恢复距骨与胫骨远端关节面之间的关系。临床实践并非如此,学者们经过了漫长的10年,才对此点发生异议。自20世纪70年代起,人们逐渐觉察到外踝是治疗踝关节损伤的关键。有学者经过实验证明,在双踝骨折的病例单纯固定内踝,踝关节依然不稳定,而外踝牢固固定后,虽未固定内踝,踝关节却能保持其稳定性。实验和临床已经一再证明,距骨的移位紧随外踝,即外踝向外移位,距骨也随之移位。外踝如能解剖复位,距骨也随之达到解剖复位。故在治疗踝关节骨折脱位时,应尽量使外踝解剖复位。

4.治疗方法 具体治疗方法应根据其损伤类型及损伤程度而定。

(1)闭合复位:Ⅰ度、Ⅱ度骨折,应首先采用闭合复位石膏固定,多数病例结果相当满意。闭合复位有肯定的优点,即简单方便。但在严重的踝关节损伤时,闭合复位常失败。在作闭合复位时应注意以下几点:①损伤后应尽早复位,争取在损伤后几小时内实施;②骨折的内外踝借助韧带与距骨相连,故距骨移位的纠正,即可间接纠正内、外踝移位。如果需采用较大外力才能保持复位者,应考虑关节内或骨折面之间有软组织嵌入;③固定后石膏要很好地塑形;④伴关节面损伤的踝关节骨折,如胫骨关节面骨折,应避免早期负重。胫腓下联合固定者,也应避免负重;⑤复位固定后要定期随访。伤后2周左右,肢体肿胀消退,要及时更换石膏,防止骨折再移位。

(2)手术复位:Ⅲ度、Ⅳ度骨折,经闭合复位后距骨仍移位者,应手术切开复位内固定。手术治疗踝关节骨折的优点如下:①一般均可以达到解剖复位,有利于踝关节的功能恢复;②减少石膏固定的范围和时间,如果内固定非常坚强,可省去外固定,以利早期功能操练,缩短康复时间,防止关节僵硬,防止骨质疏松,防止肌肉萎缩;③能有效地维持复位后的位置,免除不稳定骨折的反复闭合复位及更换石膏。反复的复位可能加重关节软骨的损伤,加重关节周围的软组织损伤;④避免非生理位置固定患足,有内固定的踝关节,可用石膏固定关节与功能位。而闭合复位的踝关节往往要根据骨折移位的情况固定在非功能位,如过度的内翻或外翻,这样可能会加重关节软骨的损伤,同时牵拉关节周围的软组织;⑤可以在手术时去除关节内或骨片间的软组织。要求在内固定前后探查关节面,清除关节内碎片或软骨片。内踝骨折移位常常有骨膜嵌顿,内踝三角韧带断裂后有断端卷入距骨和内踝之间,妨碍距骨的复位。

手术治疗的缺点:手术治疗踝关节骨折脱位虽有不少优点,但不可避免的存在着缺点。常见的手术并发症有感染、皮肤坏死、内固定松动等,而且金属内固定常常需要再次手术取出,也存在着内固定断裂的可能性。因此要严格掌握手术指征。一般踝关节骨折脱位时,出现如下情况需手术治疗:①闭合复位后距骨及外踝向外移位超过2mm;②闭合复位后距骨与内踝的间隙超过3~4mm;③胫骨后唇骨折片超过关节面1/4~1/3,闭合复位后关节面不平整,距骨向后脱位。

二、踝关节旋后(内翻)内收损伤

损伤时足部处于旋后位,距骨内翻,首先造成外踝撕脱骨折,骨折线呈横行,且位于踝关节平面以下。当然踝关节外侧结构的损伤也可以是外侧韧带的断裂。在外侧结构破裂后若伤力继续作用,则距骨继续内翻,与内踝撞击产生内踝骨折,骨折起自胫骨远端关节面与内踝相连处,骨折线倾向于垂直。这时可以有踝穴内上角关节软骨下骨质的压缩或软骨面的损伤。旋后(内翻)内收损伤占踝关节损伤中的10%~20%,其中的80%是Ⅰ度损伤,20%是Ⅱ度损伤。

(一)踝关节外侧结构损伤的特点

1.如果外踝骨折线在胫腓下联合前、后韧带止点远侧,则无胫腓下联合韧带损伤。

2.若外踝骨折线在胫腓下联合韧带止点的近端,则可同时损伤胫腓下联合前、后韧带,但骨间韧带和骨间膜一般保持完整,腓骨近端仍在胫骨的腓骨切迹内。因此在旋后(内翻)内收损伤中,仅有胫腓下联合的部分损伤,而不会出现胫腓下联合的分离。但外踝骨折会出现分离,若骨折分离超过 2～3mm,应作内固定手术,否则可出现骨折不愈合。

3.如果外踝横行骨折线在胫腓下联合前、后韧带止点近侧,而韧带并未损伤,则继续作用的伤力将导致踝关节外侧韧带(距腓前韧带和跟腓韧带)损伤。

4.少数旋后内收损伤仅有内踝较垂直的骨折,而无踝关节外侧结构的损伤。这可能是患者的外侧韧带非常松弛,允许距骨内翻并向内,半脱位。

(二)踝关节内侧结构损伤的特点

旋后内收损伤时,一般内踝骨折线是向内上斜行或近于垂直的,但有 11% 的内踝骨折是水平的,这是因为损伤机制的差异,产生的内踝损伤的两个类型。

1.内踝垂直骨折　这是旋后内收损伤使距骨向内移位,撞击内踝,内踝产生典型的垂直和向内上的斜形骨折,伴距骨向内半脱位。

2.内踝撕脱骨折　这是因为内收损伤使踝关节外侧结构破裂及关节囊撕裂后,距骨内翻旋转半脱位,同时距骨向外脱位,踝关节内侧产生撕脱性损伤,内踝撕脱骨折或三角韧带撕裂,替代内踝斜形或垂直骨折,距骨不产生向内半脱位。

踝关节旋后内收损伤的合并损伤:可以伴有第 5 跖骨基底部骨折、腓骨肌腱脱位或腓骨肌腱撕裂、骰骨撕脱骨折和跟骨前突撕脱骨折等。因此踝关节外侧损伤时,还应注意其伴随损伤。

(三)诊断要点

旋后(内翻)内收型骨折,诊断的关键是外踝典型的横形骨折,骨折线在关节面或以下,而内踝骨折线为斜形或垂直型。如外踝孤立性骨折,则距骨无移位和半脱位,或极少移位。

(四)治疗

1.闭合复位　在麻醉下进行,膝关节屈曲 90°,放松腓肠肌,胫骨远端向内推挤,另一手握住后侧足跟,把足向前拉,并外展,背伸踝关节到 90°,小腿石膏固定。因有时外踝骨折可伴有胫腓下联合前韧带及后韧带断裂。石膏固定踝关节,背伸不应超过 90°,不然踝穴会增宽。

2.手术治疗　闭合复位不满意者,应切开复位内固定。

(1)外踝撕脱骨折手术:①8 字形张力带钢丝内固定:外踝横形骨折适宜张力带钢丝固定。先在骨折线近侧 1cm 处,由前向后钻孔,将外踝复位,平行穿入两根克氏针,克氏针自外踝尖端经骨折线进入近端腓骨髓腔。用另一根钢丝穿过腓骨之孔,钢丝两端在骨折线之外侧面交叉,再绕经外踝尖端之克氏针,然后在腓骨后面,两钢丝端扭紧固定,克氏针尖端弯成 L 形;②髓内固定:可以用三角针或 Rush 杆或螺丝钉作髓内固定,主要维持骨折对线,但不能克服旋转及缩短。术中注意外踝具有向外倾斜的弧度,平均 15°;③纵向螺丝钉固定:直视下将骨折复位,自外踝尖端向外面钻孔,经骨折线后,由腓骨近端向内穿出,螺丝钉长 5～8cm。螺丝钉末端固定于腓骨的骨皮质,骨折片间有一定压力,但抗旋转作用小;④钢板螺丝钉固定:多数用于骨干骨折,可使用半管状钢板或普通钢板螺丝钉固定。远端螺丝钉应避免穿透关节面,在外踝部位螺丝钉宜用粗螺纹钉。

(2)内踝固定:①粗纹螺丝钉固定:内踝骨折片较大时,用 2～3 枚粗纹螺丝钉固定。如固定垂直型和斜行骨折,使用加压螺丝钉固定,防止骨片向近端移位,手术中小心从事。有学者主张一枚螺丝钉垂直于骨折面,到对侧皮质,另一枚螺丝钉在内踝尖端骨片斜向外上固定;②8字张力带钢丝固定:适用于内踝横行撕脱骨折,不宜用斜行或垂直型的内踝骨折。内髁横形骨折也可用螺丝钉固定。

三、踝关节旋后(内翻)外旋损伤

旋后(内翻)外旋损伤在踝关节损伤中最为常见,约占 40%～70%。这类损伤的过程如下:当足处在旋后位时,三角韧带松弛,这时由于伤力的作用距骨外旋推挤外踝,迫使腓骨外旋,至胫腓下联合前韧带撕裂(Ⅰ度)。胫腓下联合前部分增宽 2～3mm。若伤力停止,腓骨可自行恢复到正常位置。胫骨前结节撕脱占 15%,腓骨前附着点撕脱占 20%,韧带断裂占 65%。如伤力继续作用,因有坚强的骨间韧带和胫腓下关节后韧带的抵抗,外踝即产生螺旋形骨折或斜行骨折(Ⅱ度)。骨折线非常特殊,起自胫腓下联合前韧带附着点或其上面,然后向后向上延伸至不同距离。腓骨远端借助外侧韧带仍与距骨相连,借助胫腓下联合后韧带与胫骨相连,而腓骨近端仍有完整的骨间膜和骨间韧带,因此保持解剖位置。外旋伤力如仍继续,外踝不仅外旋,而且同时向外向后及近侧移位。此时胫腓下联合遭牵拉,产生胫腓下联合后韧带撕裂或胫骨后唇骨折,即Ⅲ度损伤。胫腓下联合后韧带牢固地与腓骨相连,骨折片一般很小,但也可能很大,甚至可累及胫骨远端关节面。此时,常伴有一定程度的前关节囊或前内关节囊撕裂,如伤力继续作用,则三角韧带紧张。紧张的三角韧带牵拉内踝,使其旋转和受半脱位距骨的后内部分撞击,产生内踝骨折,亦可以是三角韧带损伤(Ⅳ度)。

(一)踝关节外侧结构损伤的特点

1.旋后外旋损伤的Ⅰ度损伤少见,占旋后外旋损伤的 5%,诊断比较困难。这时胫腓下联合前韧带部位有压痛,而且足部外旋或踝关节背伸可诱发疼痛。

2.外踝骨折往往是螺旋形,少数(2%～4%)为斜行骨折,骨折线起自前下方向后上方延伸。

3.少数病例损伤时先产生胫腓下联合分离,在胫腓下联合韧带断裂后,腓骨移至胫骨的后面(Bos—worth 骨折)。

踝关节内侧结构损伤的特点:由于足在旋后位时,三角韧带松弛,除非是Ⅳ度损伤,踝关节内侧结构损伤时是不会损伤的。但如果内踝有损伤即说明是Ⅳ度损伤。

(二)踝损伤的几种类型

1.韧带深层断裂。

2.内踝基底部骨折。

3.内踝前丘部骨折和三角韧带深层断裂。

三角韧带可在起点、止点,或韧带本身的断裂。

(三)诊断要点

外踝的螺旋形骨折常在胫腓下联合的附近,且骨折线起自前下方向后上方延伸。

(四)治疗

1.闭合复位 应于伤后立即复位。复位可在麻醉下进行。膝关节屈曲 90°,放松小腿三头肌,按骨折移位相反方向使用外力。首先将患足内翻外旋,解脱骨折面嵌插,患足跖屈位牵引,恢复腓骨长度。再将足牵向前方,纠正距骨向后移位及胫骨后唇的移位。另一助手同时将外踝推向前,然后患足内旋纠正距骨及外踝外旋,并由助手向内推挤外踝。最后患足置

90°,并内旋位,石膏固定。足后部置于内翻位。

2. 切开复位 内固定首先固定外踝,在治疗Ⅳ度内翻外旋损伤中,先修复外侧损伤,然后治疗内侧的内踝或三角韧带损伤。将外踝解剖复位并牢固地固定,往往内踝也随之被整复。当然在外踝固定前、内踝骨折端应同时暴露,清除嵌入软组织及关节内碎骨片。

腓骨远端长螺旋形骨折的治疗:

(1)骨片间压缩固定:骨折线长度是骨直径的两倍时,可以单用螺丝钉固定,一般使用2~3枚粗纹螺丝钉,收紧螺丝钉时,骨折片间能产生压力。若采用骨皮质螺丝钉固定时,扩大螺帽侧螺孔,螺丝钉远端仍能抓住另一骨折片,在两骨折片间同样可产生压缩力。固定时螺丝钉与骨折面垂直,可以产生最大的骨折间压力,但纵向稳定性不足,骨折片可纵向移位,因此可用另一枚螺丝钉垂直于骨片之长轴,以抵消骨片间纵向移位。如要用一枚螺丝钉固定,在骨片间保持压力的同时,又要防止骨片纵向移位,则螺丝钉固定的方向,应在垂直骨折面与垂直长轴的两个方向之间。

(2)骨折片间压缩和非压缩钢板:如果术后不用外固定,在按骨片间压缩固定方法用螺丝钉固定后,附加5~6孔的非压缩钢板,此钢板起支持作用,消除骨片间扭转应力,保护骨片间的固定。此钢板称为中和钢板,也可用1/3管型钢板固定。

(3)钢丝固定:指钢丝环扎固定。暴露到骨折端足以复位。钢丝在骨膜外穿过,于骨折线的范围将腓骨扎紧,但骨折线长度至少是该骨直径的两倍,才能应用钢丝环扎。钢丝环扎可用1~3根。此方法固定强度大于螺丝钉固定,且手术时软组织解剖少,钢丝环扎同时可和髓内针固定联合应用。

3. 三角韧带治疗 内踝与距骨间隙增宽,常表示软组织被嵌顿在其间,应切开复位,如有外踝骨折并需切开复位内固定,应探查和修补三角韧带。在作任何内固定或修复前,应先暴露内外侧组织,不应一侧手术完成后,再暴露另一侧。如内踝近基底部骨折,注意清除软组织碎片,清除嵌入骨折端之间的软组织。如系三角韧带损伤,为了手术方便及显露清楚,先将缝线穿过韧带深层,暂不打结扎紧,待外踝骨折牢固地固定后,距骨也已复位了,这才将三角韧带深层缝线扎紧。如三角韧带自内踝丘部撕裂,则在内踝钻孔后,修补韧带将缝线穿过内踝孔道。而当三角韧带在距骨附着点撕裂,缝线可穿过距骨的孔道结扎固定。

4. 胫腓下联合治疗选择 在内翻外旋损伤中,如胫腓下联合韧带未完全断裂,因在近端腓骨与胫骨之间有骨间韧带及骨间膜连接,固定重建腓骨的连续性后,胫腓骨即恢复正常解剖关系。因而无必要常规地固定胫腓下关节,但偶尔在手术时,因广泛剥离腓骨片近端,将导致明显的胫腓下联合不稳定,或某些病例的腓骨骨折较高,伴胫腓下联合损伤。在腓骨固定后,胫腓下联合稳定性必须作一试验,其方法是用巾钳夹住外踝向外牵拉,外踝有过度移动,表示胫腓下联合分离,且不稳定,因而必须固定胫腓下联合。

5. 胫骨后唇的治疗 在胫腓下联合后韧带损伤的病例中,多数胫骨后唇发生撕脱骨折。胫骨后唇骨片与距骨仅有关节囊相连,而腓骨与胫骨后唇有胫腓下联合后韧带牢固地连接。腓骨外踝良好的复位,胫骨后唇也随之自动复位。但如果后唇骨片大于关节面的1/3,经闭合复位又失败者,则必须切开整复并作内固定,手术时要在腓骨固定前先固定胫骨后唇。

6. 内踝骨折固定

(1)粗螺纹螺丝钉固定:直视下复位,特别要注意在关节内侧角。用巾钳暂时固定后自内踝尖向骨折线钻孔,螺丝钉也不必穿过胫骨对侧皮质。但是若胫骨骨质疏松时,应固定到对侧皮质。为了使断端间产生压力,为了防止内踝旋转,可采用两枚平行螺丝钉固定。假使骨片较小,则可用一枚粗螺纹钉,另一枚用较细的螺丝钉或克氏钢针。螺丝钉的方向非常重要,切忌进入关节腔或螺丝钉穿出胫骨后面骨皮质损伤胫后血管神经。腓骨可用钢板固定。

(2)8字形张力带固定:如果内踝骨折片较小或者骨折部骨质疏松,则用两根平行克氏针维持骨片复位。在距离骨折线近侧1cm的胫骨钻孔,其直径为2mm,钢丝穿过该孔,两端在骨折线外面及内踝表面交叉,然后绕过克氏针深面,将两端钢丝扭紧,使两骨片间产生压缩力。

四、踝关节旋前(外翻)外旋损伤

旋前(外翻)外旋损伤约占踝关节损伤的7%～19%。损伤过程如下:足在外翻(旋前)位置,三角韧带处于紧张状态,这时因伤力作用,距骨外旋,三角韧带遭受牵拉的力更增加了,导致三角韧带撕裂或内踝撕脱骨折(Ⅰ度)。伤力继续作用,则同时可引起胫腓下联合的前韧带、骨间膜和骨间韧带撕裂,胫腓骨下端分离(Ⅱ度)。损伤时腓骨向外移位,若伤力到此停止作用,腓骨即能回复到正常解剖位。如果伤力仍继续,则距骨可进一步外旋,腓骨按其纵轴旋转,腓骨在胫腓下联合近侧产生螺旋形骨折(Ⅲ度),骨折发生在距外踝尖端8～9cm处,骨间膜也向上撕裂至该处。腓骨和距骨向后移位,因此骨折的腓骨呈向前成角畸形。若伤力持续,使足继续外旋和向外移位,距骨撞击胫骨后外角,同时胫腓下关节后韧带受到牵拉,张力可增加,直到胫腓下关节后韧带撕裂或胫骨后唇骨折(Ⅳ度)。

(一)踝关节外侧结构损伤的特点

骨有螺旋形或斜行骨折,骨折线多在胫腓下联合的近侧,起自前上方向后下方延伸。骨折可高达腓骨颈。

(二)踝关节内侧结构损伤的特点

单纯内踝骨折或三角韧带撕裂很少发生,因为外踝比内踝长,能起一定程度的保护作用。因此孤立性的三角韧带损伤极少,仅为踝关节损伤中的2%～3%,孤立性的内踝骨折也是偶尔发生。内踝骨折多为撕脱骨折。

(三)诊断要点

1.90%以上的旋前外旋损伤会有胫腓下联合分离　当伤力停止作用后,外踝及距骨即恢复到原位,X线片上并不能显示胫腓下联合损伤,如有怀疑,应作应力摄片。

2.X线片并不能完全揭示旋前外旋损伤的程度　Ⅳ度损伤可能只有腓骨骨折,其余组织的损伤均为韧带。

3.腓骨有螺旋形或斜行骨折　骨折线多在胫腓下联合的近侧,起自前上方向后下方延伸。

(四)治疗

1.闭合复位　麻醉下膝关节屈曲90°,以便腓肠肌松弛。方法类似内翻外旋型损伤的治疗,只是旋转方向不同,首先使足外翻,分离骨折面,跖屈纵向牵引,恢复腓骨长度和胫骨后唇向近侧移位,然后患足牵向前,纠正距骨向后半脱位,纠正外踝和胫骨后唇移位。内旋患足,纠正距骨和腓骨的外旋,最后将患足内翻背伸,石膏固定。患足后部分也应在内翻位,防止距骨向外移位和倾斜。短斜形骨折比长斜形骨折复位容易,维持复位也相对容易。复位后为了防止石膏固定后小腿的旋转,石膏应微屈并超过膝关节,三周后更换小腿石膏。

2.切开复位和内固定 治疗前要区别是旋前外旋型还是旋后旋型损伤,在旋前外旋型损伤做手术时应同时显露踝关节的内、外侧,在内侧的内踝骨折部位,清除嵌入间隙内的软组织,如三角韧带断裂,应将缝线贯穿两端,但暂不能结扎拉紧,待外侧固定后,再拉紧内侧缝线并结扎。对内踝骨折,也可以先处理外侧的骨折,并固定后再选用妥当的方法作内踝固定。

(1)外踝或腓骨的治疗:这是治疗踝关节损伤中的关键部位。短斜形骨折可用髓内钉固定。外踝有向外呈 15°的弧度,故不能用逆行插钉方法,应先在外踝外侧钻一呈 15°的通道,将固定腓骨之髓内钉远端弯成约 15°的弧度,然后插入腓骨远端,至髓内针尖端触及腓骨对侧皮质后,旋转髓内针避开对侧皮质,继续插入髓内针直至跨过骨折面。长斜形骨折可用 2～3 枚螺丝钉固定,或用钢丝环扎固定之。短斜形骨折也可用钢板螺丝钉固定。

(2)胫腓下联合分离的治疗:踝关节外旋或外展伤力均可造成胫腓下联合的损伤。外展损伤时,踝关节内侧结构首先损伤,然后胫腓下联合韧带损伤。可以伴有胫腓下联合近侧的骨间膜损伤,骨间膜损伤平面直至腓骨骨折平面。当踝关节遭受外旋伤力时,首先胫腓下联合前韧带破裂,然后腓骨外旋使骨间膜或胫腓下联合后韧带撕裂,最后腓骨骨折。

通常踝关节的稳定性有赖于三组结构的完整性。即内侧复合体(内踝和三角韧带)、外侧复合体(外踝和外侧韧带)及胫腓下联合复合体(胫腓下联合前后韧带和骨间韧带)。当三组结构中的两组遭受破坏,踝关节即不稳定。Bunns 等生物力学研究显示单独胫腓下联合韧带损伤,踝关节并未发生不稳定,但同时切断胫腓下联合韧带和三角韧带,距骨就会向外移位。

Boden 等研究了内侧复合体和胫腓下联合分离之间的关系。当三角韧带深层和内踝完好时,无论胫腓下联合韧带损伤范围有多少,胫腓下联合仅轻度增宽。而胫腓下联合损伤的同时伴有内侧复合体损伤,胫腓下联合即明显增宽。胫腓下联合明显增宽仅在胫腓下联合损伤范围达到踝关节以上 4.5cm 时才会出现。如胫腓下联合损伤范围不超过 3cm,仍不发生踝关节不稳定。单纯胫腓下联合损伤,踝关节内压力无明显变化,而伴有三角韧带破裂时,胫距接触面降低 40%,压力增加 36%。

传统的观点是当腓骨骨折在踝关节近侧,常规固定胫腓下联合。上述研究表明,不是所有的胫腓下联合分离均要固定。当踝关节内外侧复合体完整或损伤后解剖复位,虽然有胫腓下联合损伤,但胫腓下联合仍然稳定,不需固定。但腓骨骨折在踝关节近侧 3～4cm,而内侧复合体的损伤不能修复,即使腓骨骨折已解剖复位固定,也应固定胫腓下联合。当然,在踝关节近侧的腓骨骨折未固定,而内侧复合体也未能牢固固定,则更要固定胫腓下联合。

胫腓下联合损伤治疗前的判断:①定损伤机制和骨折类型:旋前外展或旋前外旋损伤即有胫腓下联合分离的可能;②穴位摄片:胫腓下联合间隙超过 5mm,踝关节内侧间隙大于 4mm,即说明有胫腓下联合分离;③关节外旋或外展应力摄片时,踝关节内侧间隙超过 4mm,提示胫腓下联合和三角韧带损伤;④术中应检测外踝有无向外过度活动,可在术中夹住外踝向外牵拉,判断外踝是否过度活动。

治疗胫腓下联合分离,首先将胫腓下联合解剖复位,复位距骨和腓骨骨折,同时内踝骨折也应复位和固定。螺钉固定胫腓下联合是最常用的方法,以维持胫腓下联合的稳定性。螺钉应在踝关节近侧的 3～4cm,即在胫骨的腓骨切迹的上缘,螺钉应向前倾斜 30°,这是因为腓骨在胫骨的后外方。理论上固定螺钉应垂直于胫腓下联合,并平行踝关节面,这样可避免拧螺钉时腓骨向近侧移位。当用螺钉固定胫腓下联合时,踝关节应置于背伸 90°位,以保持踝穴宽度,避免术后影响踝关节的背伸功能。当踝关节过度背伸固定,踝穴宽度最大,腓骨向外移位旋转,造成踝关节的跖屈不稳定。

Kaye的临床报告注意到用螺钉固定胫腓下联合后,随着时间的延长,螺钉旁会出现骨吸收的表现,说明胫腓下联合固定螺钉并不能阻止胫腓下联合的活动。基于这一点,许多文献都主张在胫腓下联合固定之后,患者负重行走之前(一般为术后8～12周),应当取出胫腓下联合固定螺钉。

(3)内踝骨折的治疗:切开复位后内固定方法同内翻外旋骨折,一般使用粗螺丝钉固定,骨片较小或骨质疏松用8字形张力带钢丝固定。

五、踝关节旋前(外翻)外展损伤

旋前(外翻)外展损伤占所有踝关节损伤的5%～21%。损伤过程如下:足部处于外展位,因伤力的作用距骨外展,三角韧带紧张,继之造成三角韧带撕裂或内踝撕脱骨折,即为Ⅰ度损伤。如伤力继续外展,距骨可向外推挤腓骨,胫腓下联合前韧带及后韧带撕裂即为Ⅱ度损伤。如果外展伤力仍起作用,腓骨骨折,骨折线在踝关节近侧0.5～1cm处,骨折线呈斜形或短斜形,外侧伴有一块三角形骨片(Ⅲ度)。由于骨间韧带及骨间膜完整,近端腓骨与胫骨保持正常解剖关系。

(一)踝关节外侧结构损伤的特点

1.外踝具有横形骨折线,腓骨外侧皮质粉碎,有三角形小骨片,骨折线可以恰巧在胫腓骨关节平面或在其近侧或在胫腓下联合之近侧。

2.腓骨骨折部位与胫腓下联合的关系很重要,代表胫腓下联合损伤范围。今将腓骨按骨折平面分三类。

(1)外踝骨折位于胫骨关节面:当腓骨骨折在胫骨关节面或在其上,可推测骨间膜完整,或大部分骨间膜完整,因此胫腓下联合未完全破裂。治疗时应使外踝完全复位,为胫腓下联合前韧带和后韧带愈合创造条件;

(2)腓骨骨折:发生在胫腓下联合近侧6cm或更近的腓骨,骨间韧带及部分骨间膜破坏,胫腓下联合可分离。因此当腓骨骨折满意固定后,胫腓骨之间,仅有近侧骨间膜维持,胫腓下联合仍有明显活动。如腓骨复位固定后,仍不能保持胫腓下联合复位,则需要暂时用螺丝钉横形固定胫腓下联合;

(3)腓骨骨折位于上述两类之间:外翻外展骨折在踝关节平面与近侧6cm之间,胫腓下联合因骨折平面高低而损伤程度不同,一般在手术时才能明确。腓骨固定后,如不能确定胫腓下联合的稳定性,可用巾钳向外牵拉外踝来测定。这类患者,不一定要固定胫腓下联合,其固定指征视腓骨骨折平面而定。踝关节内侧结构损伤的特点:内踝骨折为撕脱性骨折。

(二)诊断要点

1.主要特征是外踝具有横形骨折线,腓骨外侧皮质粉碎,有三角形小骨片,骨折线可以恰巧在胫腓骨关节平面或在其近侧或在胫腓下联合之近侧。

2.常规X线摄片难以确诊胫腓下联合,应通过应力位摄片判断。

(三)治疗

复位时,与骨折移位相反方向使用压力,术者一手将胫骨远端推向外,另一手将患足推向内,同时使足跟内翻,小腿石膏固定。但复位常失败,故应考虑手术复位。根据腓骨骨折情况,选用钢板螺丝钉、半管型钢板螺丝钉、髓内钉,或螺丝钉等。内踝骨折一般使用粗纹螺丝钉固定或 8 字形张力带钢丝固定。胫腓下联合是否固定,取决于腓骨固定后,胫腓下联合的稳定性。

六、踝关节骨骺损伤

胫腓骨远端骨骺损伤约占儿童全部骨骺损伤的 25%～38%,仅次于桡骨远端骨骺损伤。儿童胫腓骨远端骨骺损伤比胫腓骨下端骨折多见,其中的 58% 是运动损伤,所以男性多于女性。胫骨远端骨骺损伤的常见年龄是 8～15 岁,腓骨远端骨骺损伤的常见年龄是 8～14 岁。在超过 15～16 岁的患者,因骨骺已闭合可见到成人类型的踝关节骨折。对儿童的踝关节损伤应特别重视,因其损伤可能影响骨骺软骨细胞。儿童踝关节与成人的踝关节在解剖上有些不同,主要之处在于儿童踝关节继续在生长,如果损伤了生长软骨板,会导致肢体缩短,踝关节可有进行性畸形,关节面亦可发生进行性损害,最后发展成创伤性关节炎。

(一)胫腓远端骨骺的生长

1.胫骨远端骨骺生长　胫骨远端负重部的骨骺在出生 6 个月出现,正位可见小骨核,呈卵圆形,水平位排列,且偏向内侧。以后骨核高度增加,向周围扩大,而且始终偏向内侧。女性至第四年,男性至第五年,骨核内侧部分向上隆起,干骺端与之相应呈凹陷。骨骺最大隆起部位是在前内侧,此处为骨骺的最厚部分。此隆起可成为胫骨远端骨骺损伤时的支点,骨骺的纵向骨折线常发生在此隆起的内、外或后面。在 5～6 岁前,骨骺与干骺的连接不甚牢固,常可发生单纯骨骺分离,常伴干骺端部分骨折。

内踝部分骨骺,是胫骨负重部分的骨骺向下延伸所形成。女性 6 岁、男性 7 岁前,内踝部分仅由软骨组成,骨骺至 15 岁时骨化延伸至内踝下端。

胫骨远端骨骺与干骺端融合时间男性与女性不同。女性在 16 岁时融合,而男性要比女性迟 1～2 年。生长骺板的中部首先融合,逐渐向内侧延伸,最后才是骨骺外侧部分融合。在骨骺的中部及内侧部分融合后,外侧部分骨骺还要迟 18 个月才融合。此时,前外部分骨骺,可因外旋暴力产生撕脱骨折。此损伤有别于胫骨结节撕脱骨折。胫骨远端骨骺位于关节外,因而骨骺分离无关节内积血,而当骨骺骨折时,则骨折线进入关节,损伤后踝关节内可有出血。

2.腓骨远端骨骺生长　腓骨骨骺不同一般骨骺生长规律,腓骨的营养动脉从膝关节侧走向踝关节。而腓骨远端骨骺出现比近端骨骺早 3 年。近端骨骺有股二头肌腱附着,称牵引性骨骺,很类似股骨大粗隆骨骺。牵引性骨骺一般出现较迟。而腓骨远端骨骺有阻止距骨向外移位的作用,属于压力骨骺,因此骨化核出现早,约在生后 12 个月出现。女性在 16 岁时,腓骨下端骨骺与干骺端融合,男性约迟 1～2 年融合。偶尔外踝远端另有一分离的骨化中心,借一软骨带与主要外踝相连,此腓骨副骨骺可以是单侧性的,也可以是双侧性的,以单侧性较常见,因此易与外踝撕脱骨折混淆。副骨骺上界光滑,可与骨折鉴别。

腓骨下端骨骺形成外踝,生成软骨板(骺板)在踝关节内。在 3～4 岁以前,该骺板在胫骨远端关节面以下,因腓骨远端的干骺端部分延伸至距骨的外侧,起一定的支持作用,阻止距骨向外移动。腓骨远端骨骺分离,经常向外向后移位,伴关节内积血,这一点不同于胫骨下端骨骺损伤。

腓骨远端骨骺损伤少见,仅在偶然情况下,外翻使三角韧带撕裂,距骨向外推挤外踝所致。腓骨远端骨骺也很少发生压缩性损伤。

(二)骨骺损伤的临床症状

骨骺损伤虽可由直接暴力损伤或压缩暴力损伤造成,但多数是间接暴力损伤。像成人踝关节损伤一样,局部有肿胀、畸形和压痛,压痛点沿着骨骺线。在诊断踝关节扭伤前,一定要排除无移位的胫骨及腓骨远端骨骺损伤,因为有时移位的骨骺可能自动复位。

踝关节扭伤者应作正侧位摄片检查,不论损伤后有无移位,X线片可显示软组织肿胀。踝穴位摄片、斜位摄片或应力摄片,可帮助做出诊断。

(三)骨骺损伤的分类

Salter 和 Harris 在 1963 年按解剖分类,将骨骺损伤分成 5 型。此分类能指导外科医生适当地选用治疗方法,正确估计预后。

1. Ⅰ型骨骺分离　发生在临时钙化区,骨骺发生移位,既无骨骺本身骨折,也无干骺端骨折,常见腓骨远端骨骺分离,腓骨远端骨骺向外向后移位。分离区域与关节腔交通,故关节内可积血。有时移位骨骺自然复位,X线片不能显示移位,但腓骨远端有持续压痛,应力下摄片有助于诊断。在小腿石膏固定 3 周时,摄片可见腓骨干骺端存在骨膜下新生骨。腓骨的骨骺移位,复位并不困难,只要将足跟拉向前,同时患足内旋即可。石膏固定 6 周。由于生长软骨板未损伤,因此对腓骨的生长无影响。

另一类胫骨远端骨骺的Ⅰ型损伤,因遭受严重外旋伤力,胫骨下端骨骺外旋,伴随腓骨远端外旋和移位,而腓骨不一定骨折。但胫间韧带可撕裂,而胫腓下联合前后韧带仍完整,将胫骨远端骨骺牢牢绷于腓骨,类似成人 Bosworth 骨折,故又称胫骨下端 Bosworth 旋转骨折。摄片应包括膝关节、整个胫骨和踝关节。片中可显示患足外旋 90°,胫骨下端骨骺旋转 90°,腓骨远端骨骺也向后移位。复位时将足内旋,复位后石膏固定 5 周。

2. Ⅱ型骨骺分离　多数发生在胫骨远端骨骺,故为关节外损伤,骨骺在临时钙化区分离。而生长的生发层和增殖层细胞,位于远侧移位的骨骺,伴有干骺端三角形骨折片。外展伤力使分离的骨骺向外,跖屈伤力使移位的骨骺向后,许多病例伴腓骨青枝骨折。

在Ⅱ型损伤中,移位侧骨膜自干骺部分离,但未破裂,而对侧骨膜则可撕裂,移位侧的骨膜完整,能阻止骨骺完全移位。此骨膜在复位时起铰链作用,且有助于复位后的稳定性。

对外展所致的Ⅱ型骨骺损伤,复位方法颇简单,只需将踝关节推向内。对跖屈损伤,则要将足跟拉向前,并背伸踝关节,将胫骨骨骺推向前。复位后石膏固定 6 周。此类损伤一般不产生畸形。

3. Ⅲ型骨骺分离　这类损伤不包括腓骨远端骨骺,因其遭受垂直剪切伤力,主要涉及胫骨远端负重部分骨骺,损伤进入踝关节,伤后出现关节血肿。骨骺由下而上劈裂损伤,骨折线按垂直方向,自关节软骨进入软骨板(骺板),然后水平经过钙化区。此类损伤可累及胫骨远端骨骺的内侧部分或其外侧部分,其中内侧部分较多见。多数病例的骨骺骨折线在骨骺内侧隆起增厚部分的内侧缘。在年长的儿童中,因其中部和内侧部分骨骺已先期融合,仅留外侧部分骨骺未融合,使该处成为最脆弱区域,在此年龄的胫骨远端骨骺损伤常涉及前外侧部分。由于骨骺已邻近,伤后一般不出现畸形。若前外部分骨骺损伤是遭受外旋暴力引起,复位时应将足内旋后石膏固定。

而胫骨远端骨骺内侧部分骨折,常发生在 5～15 岁的少年儿童,当然可以由内收、内翻造成,也可以由外旋伤力引起。内翻伤力产生压缩力,可累及软骨细胞的生长层。外旋损伤为撕脱伤力,软骨细胞生长层未遭受损伤。内翻损伤所造成的胫骨骨骺Ⅲ度损伤,可以伴有外踝撕脱损伤。Aitken 指出，此类损伤的 40％为挤压伤，常伴骨骺生发层细胞损伤。而外展型损伤预后较好。有时在Ⅲ型骨折者的干骺端有一小骨片，与骨骺骨折线未直接连接，不应与Ⅳ型骨骺损伤混淆。不论外旋、外展或内收损伤，均应闭合复位，石膏固定。少数情况下复位不满意，需切开复位，用小的骨松质螺钉固定。

4.Ⅳ型骨骺损伤 此种损伤发生在胫骨远侧骨骺，常涉及骨骺的内侧角，延续到干骺端，也可以发生在骨骺的前外角，往往见于骨骺封闭前。外旋损伤撕脱胫骨前外角，包括前结节和干骺端骨片。此型损伤是关节内损伤，伴关节内积血。骨折线起自关节面，垂直于骨骺及生长软骨板，向上延伸干骺端。因此内侧骨片包括关节软骨、骨骺、生长软骨板（骺板）和干骺端，常向近侧移位。

移位的骨骺如未能复位，可与胫骨的干骺端连接融合，使移位的骨骺停止生长，而其他部分的骨骺继续生长，患足出现畸形。整个远端骨骺生长迟缓，胫骨短缩，而内侧更短。胫骨短缩程度与年龄关系密切，年龄越小，畸形越显著。

如果胫骨骨骺内侧角生长阻滞，而外侧角继续生长，同时腓骨亦继续生长，踝穴就向内倾斜，足呈内翻畸形，腓骨呈过度生长而隆起。相反如前外角骨骺损伤，生长阻滞，呈现足外翻畸形。

Ⅳ型骨骺骨折应解剖复位，必要时需手术切开复位，且应内固定。可用两枚小直径的骨松质螺钉固定。一枚在离生长软骨板远侧，另一枚在骺板的近侧，两枚螺钉彼此平行。术后石膏固定 6～8 周。待 6 个月后骨折愈合牢固时，螺钉应都去除。在青少年，骨骺已接近封闭，且干骺端骨折片较小，就不必用螺钉固定，可在手术直视下复位，以两枚克氏针固定，然后石膏固定，3 周后拔除克氏针。有一点必须指出，在Ⅳ型骨骺损伤病例，其负重的胫骨骨骺板可同时遭受挤压力损伤，但是从 X 线片上并不能辨别，结果是胫骨远端骨骺早期封闭。

5.Ⅴ型骨骺损伤 胫骨远端骨骺单纯损伤，常伴有Ⅲ型或Ⅳ型骨骺损伤。此为关节外损伤，骨骺受到小腿纵轴方向挤压，骨骺因遭受压迫，常见骨骺内侧角生长停止。而胫骨远端骨骺外侧部分继续生长，腓骨也继续生长，足跟逐渐出现内翻畸形。损伤时 X 线片可能是阴性，因此在踝关节损伤后，疼痛、肿胀持续者，应该随访，并定期摄片。

（四）胫腓下联合分离的骨骺损伤

1.临床表现 在 7～8 岁间，胫骨远端骨骺厚达 1cm，骨骺的外侧部分薄弱，而腓骨远端生长板在胫骨关节面以下 2mm，或在胫骨生长骺板下 12mm，当胫骨远端骨骺向外移位，压迫外踝，并推向外，造成腓骨干骺端骨折。但胫骨骨骺与外踝骨骺之间有胫腓联合韧带连接，即胫腓下联合。前后韧带和骨间韧带都完整。胫腓骨两者的骨骺如同一整体向外移位。仅在腓骨骨折平面以下骨间膜破裂，而近侧的骨间膜完整，多数的Ⅰ型和Ⅱ型损伤病例，可以闭合复位，石膏固定，一般不会发生畸形。

2.三平面损伤 三平面损伤指骨折线经历三个不同平面。在第一平面，骨折线首先垂直于骨骺，在第二个平面，骨折线按生长骺板方向水平向外，最后骨折线又转向胫骨干骺端，成为第三个平面。有两个类型：①两部分骨折块构成的三个平面骨折，骨折线垂直于关节面，以后经水平方向，经软骨板，最后至干骺端。第一部分骨片有胫骨远端骨骺的外侧部分和胫骨干骺端骨片。第二部分为胫骨骨骺内侧部分及胫骨干骨折块；②三部分骨块构成的三平面骨折，骨折线类似两部分骨块的三平面骨折，其组成如下：第一部分是骨折，是胫骨远端骨骺的前外部分连干骺端骨片，侧位片可显示干骺端骨片，此骨片的大小不一。第二部分是胫骨干。

第三部分是胫骨远端骨骺的远侧部分。

三平面骨折发生在 13 岁以上儿童,此时胫骨远端骨骺中部和内侧部分已封闭,仅残留外侧部分骨骺成为损伤的薄弱环节,往往仅需要闭合复位,石膏固定。如果复位失败则应进行切开复位。由于骨骺已临近封闭,此种损伤一般不会发生畸形。

(五)骨骺损伤后遗症的治疗

1. 踝关节内翻畸形

(1)骨桥切除:由于胫骨远段骨折内侧部分过早融合,可切开损伤后形成的融合出骨桥,以脂肪或硅胶填塞。当然仅适合生长能力仅为一年的病例。手术切开非常小的骨桥部分,要避免损伤关节软骨。

(2)生长期儿童踝关节内翻畸形矫正:采用胫骨远端 V 形截骨,腓骨于胫骨联合近侧斜形截骨。由于胫骨继续生长,2 年后畸形复发,一般患儿的肢体略缩短,截骨后多数病例的腓骨断端向内移位,并与胫骨融合。

(3)骨骺封闭前内翻畸形的矫正:先用斯氏钉横行插入跟骨,经外侧切口,自内踝近侧 5cm 起,向近侧延长 10～12cm,然后再选择截骨平面处钻入克氏针自内向外下倾斜,并与跟骨的斯氏钉相交成 45°角。而克氏针的远端应在胫骨的腓骨切迹近侧 6cm,其后紧贴克氏针的近侧截断胫骨,利用骨凿及跟骨斯氏钉,张开胫骨截骨的内面,使成基底在内侧间隙的楔形,X 线透视核对踝关节内翻的纠正程度,希望能有轻度外翻。自截骨平面近侧切取胫骨皮质及骨松质,移植于截骨的间隙内。植骨片即可紧紧嵌于截骨断端间,不需任何其他内固定,缝合伤口,大腿石膏固定,若恐截骨面不稳定,可将跟骨斯氏钉包在石膏内。

(4)肢体缩短校正:在内翻损伤时,胫骨远端骨骺所致的Ⅲ型和Ⅳ型损伤中,胫骨可比外侧缩短 2～3cm,而胫骨内侧较之外侧更短,相差可达 1cm,可用健侧胫腓骨阻止术或纠正患侧畸形后作肢体延长术来治疗。

2. 踝关节外翻畸形 胫骨远端外侧骨骺损伤,很少发生踝关节外翻畸形,即使发生踝关节外翻畸形,亦可用胫骨下端截骨来就诊,不过楔形方向与内翻畸形相反。在儿童的腓骨骨髓炎或腓骨肿瘤时,常常要做部分腓骨切除,使腓骨作为踝关节外侧的支持作用消失。外踝向近侧移位,胫骨骨骺的外侧部分负荷增加,骨骺的外侧部分扁平。以后距骨倾斜,踝关节呈外翻畸形,此时若采用胫骨截骨术,并不能恢复腓骨的支持作用。胫腓骨下端融合是一个相当可靠而有效的方法。待胫腓骨之间融合后,外踝不再向近侧移位,开始起一定的支持作用,在生理应力或负重的刺激下,腓骨远端骨骺超于正常速度生长,外踝向下延伸,胫骨远端骨骺的外侧负荷也逐渐减弱,骨骺开始修复,已呈扁平的骨骺外侧部分逐渐增厚,足外翻畸形也日益减轻。

手术方法:沿腓骨嵴作纵向切口,长约 5cm,剥离骨膜暴露腓骨内侧,经同一切口,暴露相对应的胫骨外侧。于胫骨和腓骨开槽,自胫骨近端切取骨片 1～1.5cm,移植至胫腓骨槽内,然后用螺钉或克氏针固定。缝合伤口,石膏固定,直至移植骨片融合。

3. 踝关节创伤性关节炎 胫骨远端骨骺三平面骨折,后期常造成踝关节创伤性关节炎,应作踝关节融合术。

七、陈旧性踝关节骨折与脱位

踝关节骨折脱位超过 3 周以上,属于陈旧性损伤。因此时已失去了闭合复位的最佳时间,手术切开复位是惟一可行的途径,但前提是关节软骨无明显破坏。

（一）切开复位

1.双踝骨折　可采用内侧和外侧切口,分离骨折线及切除骨断端间的疤痕组织,同时需清除踝关节内的疤痕组织,此时即能直视下复位。首先固定外踝,距骨及内踝移位也往往随之纠正。外踝及内踝分别用螺丝钉固定,当然也可用张力带钢丝固定。

2.陈旧性三踝骨折（内翻外旋骨折）　关键在于恢复胫腓联合的解剖关系,外踝亦必须尽力解剖复位。对伴有胫骨后唇骨折者,宜采取后外侧手术进路。此切口特别适宜用于胫骨后唇的后外部分骨折。如伴内踝骨折,另作不同的切口。术中:暴露内踝、胫骨后唇骨片及外踝骨片后,切除各骨折断间及胫腓下联合间疤痕组织,清楚地显示胫骨之腓骨切迹。切除距骨体与胫骨下关节面间的疤痕,以便恢复容纳距骨体的踝穴。在新鲜三踝骨折中,首先固定胫骨后唇骨折。在陈旧性损伤,胫骨后唇骨片借胫腓后韧带与外踝相连,外踝未复位前,胫骨后唇无从复位。先将外踝置于胫骨之腓骨切迹内,用钢板螺丝钉先固定腓骨,由于腓骨受周围挛缩软组织的牵拉,此时胫腓下联合必将仍分离。因此用螺丝钉固定胫腓下联合成为陈旧性踝关节脱位手术中的重要步骤。用两枚螺丝钉固定胫腓下联合,再复位固定胫骨后唇就比较容易。胫骨后唇骨片与距骨间存在疤痕,妨碍骨片复位,常需将疤痕切除。

3.外翻外旋型陈旧性损伤　内侧为内踝骨折或三角韧带断裂,外侧为腓骨中下 1/3 骨折,胫腓下联合分离,腓骨骨折线以下骨间膜破裂。

经内侧和外侧进路,在内侧暴露内踝骨折,外侧暴露腓骨干及胫腓联合。切除骨端和疤痕,显露胫骨远端的腓骨切迹,然后将腓骨用钢板螺丝钉固定,胫腓下联合亦用螺丝钉固定,即将外踝及腓骨远端固定于胫骨之腓骨切迹内。此时距骨及内踝即已复位,内踝即可用螺丝钉固定。固定内踝时,踝关节置于 90°位,固定胫腓下联合时,踝背伸 20°位,防止下联合狭窄及踝穴缩小。

若内踝无骨折,而踝关节内侧间隙增宽大于 3mm,则在作钢板螺丝钉固定腓骨及胫腓下联合前,要先切除内踝与距骨关节面间的疤痕,不然距骨难以复位。同时探查三角韧带深层,如发现三角韧带断裂,应先缝合三角韧带,但陈旧性损伤病例,其三角韧带的断端常挛缩,通常不能直接修补,需要用胫后肌腱替代。

4.内踝及外踝骨折畸形愈合　视畸形不同,可行外踝斜形截骨,纠正外踝与距骨向外脱位。用两枚克氏针暂行固定胫骨和腓骨。切除距骨与内踝间疤痕酌情内踝截骨,同时修补三角韧带。然后固定内踝及外踝。如果胫腓下联合不稳定,则螺丝钉经外踝穿过胫腓下联合至胫骨,以固定胫腓下联合。

5.内踝骨折不连接　如果内踝假关节伴有疼痛和压痛,则需手术治疗。在伴有外踝骨折时,则应先固定外踝,如果内踝骨折骨片较大,可以修整两骨面,去除硬化骨,螺丝钉固定即可。植骨有利于内踝的愈合。考虑到内踝部位皮肤及软组织紧张,植骨片绝对不应置于骨折之表面,而用骨栓植入骨皮质深面。

（二）踝关节融合术

适用范围是踝关节软骨关节面破坏无法修复。

1.腓骨截骨融合术　采用经腓骨切口。切除胫骨及距骨软骨,切除胫骨外侧骨皮质及距骨外侧面,切除腓骨远端之内侧面,然后切取腓骨置于踝关节外侧,胫腓骨间用两枚螺丝钉固定,外踝与距骨用一枚螺丝钉固定。

2.腓骨截骨加压融合术 位于胫腓下联合前纵形切口,切开皮下组织及深筋膜,游离腓浅神经的外侧支。切断并结扎腓动脉穿支。距外踝尖端6cm处切断腓骨,游离腓骨软组织附着,自近侧向远侧,腓骨远端内侧皮质及外踝关节面切除,切除胫骨远端关节面,切除距骨之关节面,用粗纹螺丝钉固定胫距关节。然后切除距骨外侧关节面及胫骨的腓骨切迹,远端腓骨复位后用螺丝钉固定胫腓骨,另一枚螺丝钉固定外踝及距骨,此融合术方法简便,融合接触面广,骨片间有一定压力,有利骨愈合。

3.前滑槽植骨踝关节融合术 采用踝关节前路,暴露关节囊,进入踝关节。自胫骨远端前面,截取2cm×6cm长方形骨片。切除胫距骨间软骨,同时纠正踝关节畸形,用粗克氏钢针或斯氏钉暂时固定踝关节,然后于距骨颈及体部位开槽,以接纳胫骨骨片。将胫骨片下端插入距骨槽内,近端骨片嵌于胫骨槽内。骨片与胫骨和距骨分别用螺丝钉固定。自胫骨槽内取骨松质,填塞在踝关节前间隙,缝合伤口,石膏固定。

(三)踝关节成形术

1.手术指征 手术适用于:

(1)踝关节创伤性或骨关节炎关节周围韧带完整,距骨无明显内翻或外翻畸形;

(2)类风湿踝关节炎未长期用激素,无明显骨破坏。

2.禁忌证

(1)踝关节损伤性关节炎伴韧带损伤,距骨有20°以上内外翻畸形,解剖结构破坏,近期感染等。

(2)类风湿踝关节炎,经长期激素治疗,明显骨破坏。

(3)踝关节融合失败者。

(4)距骨无菌性坏死。

踝关节成形术后步态改变:踝关节活动范围可在正常限度内,但是在步行周期中的某些阶段活动模式异常。正常人足着地时,仅足跟先着地,踝关节处中和位。当该足负重结束,足趾离地时,踝关节由背伸转为明显跖屈位。而踝关节假体置换术后,行走开始时整个足着地,即足跟及足趾与地面接触踝关节处在最大被动的跖屈位,而足趾离地时,踝关节无跖屈或轻度跖屈,因此缺乏推进力。步态的改变与关节稳定性,踝关节及足部的疼痛或僵硬无关,与跗中关节疼痛无关。

(孙启孟)

第十六节 踝关节韧带损伤

一、踝关节外侧韧带损伤

(一)损伤的机制

踝关节的内侧损伤中,内踝撕脱骨折多于内侧三角韧带撕裂。而踝关节外侧损伤恰相反,外侧韧带撕裂远比外踝撕脱骨折常见。距骨内收、内旋,或同时伴有跖屈是外侧韧带的损伤机制。以被拉紧的距腓前韧带,紧贴距骨体与距骨颈交界处隆起的骨峰产生张力,并促使韧带损伤。若伤力继续,则造成跟腓韧带断裂。通常外侧跟距韧带及相邻的距下关节囊亦破裂。另有些因素也可促成外侧韧带撕裂。正常胫骨远端关节面具有一条前后向的骨峰,而距骨滑车面侧具有相应的骨槽,骨嵴与骨槽相互吻合,加强了踝关节的稳定性,减少了外侧韧带损伤的机会。有些病例则缺少这种嵴与槽的结构,因而踝关节的稳定性减退了,使外侧韧带容易遭受损伤。内翻和跖屈是踝关节外侧韧带损伤的主要原因,跟骨内翻畸形更易产生。如有马蹄内翻畸形和高弓内翻畸形者,其腓骨长短肌肌力减弱或瘫痪的病例,丧失了扭伤时肌肉的保护作用。有学者发现,习惯使用右手的人,右踝关节的肌力强于左侧,反之亦然。使用右手的人多于使用左手者,故左踝关节外侧韧带扭伤居多数。

一般文献将距腓前韧带损伤和跟腓韧带损伤混为一谈,甚至认为距骨在内翻应力下倾斜,就是跟腓韧带损伤,至今对距腓前韧带损伤未给予应有的重视。为了说明踝关节外侧韧带断裂、踝关节稳定性的变化,有学者分别切断不同部位外侧韧带,然后作应力位摄片,观察踝关节变化,得出结论:①单纯撕裂距腓前韧带及其附近关节囊,距骨即可产生向前不稳定;②单纯跟腓韧带损伤,既无距骨倾斜,又无距骨前后不稳定;③但距腓前韧带及跟腓韧带均切断时,可有距骨向前不稳定,内翻应力下,又产生距骨明显倾斜;④根据以上结论的第2及第3点,临床病例在应力下摄片,若显示距骨明显倾斜者,即表示踝关节外侧韧带有两根韧带断裂。

过去认为距腓前韧带损伤,无损踝关节的稳定性,不论损伤程度如何,一律按扭伤诊治。根据以上所述,距腓前韧带是防止距骨向前移位的重要结构,是踝关节中最要紧的韧带。该韧带断裂后,踝关节产生向前不稳定,在应力下距骨的滑车外侧部分向前脱位,同时距骨内旋和跖屈活动增加。根据实验结果认为:距腓前韧带亦是踝关节稳定性的重要支持,必须像跟腓韧带断裂一样重视,至少应给予石膏固定,让韧带有一个较为良好的修复机会。

(二)临床表现与诊断

1.损伤史 明确的跖屈内翻或外翻损伤史,跖屈内翻损伤伴弹响和突然疼痛,提示严重外侧韧带损伤,负重困难;出现瘀斑,表示明显韧带病理改变;外翻或外旋可导致胫后肌腱撕裂,胫腓下联合韧带损伤。

2.物理检查 压痛肿胀,压痛部位和肿胀是有关韧带和结构损伤的线索。伤后数小时内出血进入踝关节和周围组织,引起关节囊膨隆、肿胀和压痛。

3.确定最明显压痛点 全面检查距腓前韧带、跟腓韧带、距腓后韧带、胫腓下联合、跟骰关节、胫后肌腱、腓骨长短肌腱、第5跖骨基底和骨干,以及内外踝。骨组织压痛提示可能骨折;明显的瘀斑和肿胀提示可能存在韧带撕裂或骨折。

紧握实验:检查胫腓下联合损伤。损伤后局部疼痛,提示胫腓下联合损伤;紧握小腿诱发腓骨近端疼痛,应考虑Maisonneuve骨折。

4.外旋应力试验 患者坐位,膝关节屈曲90°,胫骨固定,并外旋,诱发胫腓下联合疼痛,提示胫腓下联合韧带损伤。

腓骨肌腱半脱位及脱位检查:足主动背伸外翻抵抗外力的内翻作用,可发现肌腱移位,如确定腓骨肌腱半脱位或脱位,可用小腿石膏固定,踝关节跖屈30°位6周。

跟骰关节:临床上伸趾短肌压痛,应疑及跟骰关节损伤,包括跟骨前突骨折和跟骰关节韧带损伤。跟骰关节损伤检查方法有固定后足,前足外展和内收,诱发疼痛即表示跟骰关节有损伤。

5.X线检查 X线摄片检查对每例踝关节损伤都是必不可少的。X线片能提供正确的骨折部位和类型,有助于决定相应的治疗措施。但有时常规X线片亦可能不完全反映实际情况,给人以安全的假象,在踝关节韧带损伤时,X线片仅显示软组织肿胀。所以在临床检查时怀疑有韧带损伤,就应当摄特殊位X线片或作应力位摄片。

6. 内翻应力试验 目的是检查踝关节外侧韧带有无损伤。距骨在踝穴内正常倾斜不超过5°。距骨倾斜若超过5°,即提示踝关节外侧韧带损伤。如果距骨倾斜达到15°,提示外侧韧带完全断裂。检查者一手握住患足的小腿远端,另一手使足跖屈内翻位,摄正位片。在胫骨远端关节面及距骨体上关节面分别画条线,连线相交处形成的角度,即距骨倾斜度,此角称距骨倾斜角。在麻醉下内翻应力试验更可靠。

必须注意,有些患者的生理性距骨倾斜角比较大,儿童一般大于成人,习惯使用右手的人,左踝关节生理性距骨倾斜大于右踝。对怀疑有生理性距骨倾斜角增大的人,应用对侧作对比。患侧距骨倾斜角大于对侧9°时,才有诊断价值。健侧踝关节内翻应力试验,腓骨产生外旋。正位X线片见外踝有泪滴状阴影。在外侧韧带断裂的患者,踝关节内翻应力试验摄片时,外踝无泪滴状阴影存在。

7. 矢状(即前后方向)应力试验或前抽屉试验 即在向前的应力下摄片。踝关节在向前应力位摄片主要检查距腓前韧带损伤与否。距腓前韧带撕裂后,造成踝关节前后不稳定,距骨向前移位。正常作矢状应力试验时,也有一定生理活动范围。在作检查时不用麻醉,偶尔局部注射普鲁卡因,或关节腔注射普鲁卡因。应嘱伤员屈曲膝关节45°,放松腓肠肌,以利跟骨距骨向前移动。术者一手将患者的胫骨推向后,另一手将跟骨向前拉。在距腓前韧带断裂的患者,术者可感到患足及距骨向前移动。通常距骨滑车关节面最高点与胫骨远端关节最凹处间距约3mm。当距腓前韧带断裂时,在向前应力下距骨向前移。距骨滑车在踝穴中向前移位,滑车的隆起部位抵触胫骨前唇,致使距骨滑车关节面最高点与胫骨关节面间垂直距离超过3mm,且关节面不平行。同时距骨向前移位亦超过正常的3mm,如距骨向前移位超过6mm,即可确诊距腓前韧带断裂。阳性应力试验仅能确诊距腓前韧带损伤,而不能确定跟腓韧带是否损伤。检查中可见踝关节前外出现凹陷,称Suction症,如出血肿胀,该体征不能引出。

8. 踝关节造影 目的是观察其容量改变、轮廓、与其他组织的交通情况。因距腓前韧带与关节囊融合,韧带的断裂必伴随关节囊损伤。距腓前韧带的破裂使踝关节与周围间隙交通。当同时伴随跟腓韧带破裂时,踝关节可与腓骨长、短肌腱鞘相通。关节造影在伤后应尽早进行,以免血凝块堵塞关节囊裂口。一般使用19号针头,进针处可在胫前肌外侧,距内踝尖端1cm,踝关节跖屈,以拉紧关节囊,同时在距骨体较狭小的部分进入关节腔,因该处踝穴内空隙大,便于进针。穿透关节囊后注射少量利多卡因或普鲁卡因,然后注入造影剂5mL。正常踝关节注射造影剂时就会感到抵抗力,尤其在最后几毫升时,而韧带断裂者无此感觉,即可注射较多造影剂。拔出针头,反复跖屈、背伸踝关节,以便于造影剂扩散,随后正侧位摄片。6%～10%的踝关节可与距下关节交通,或与:长屈肌腱交通。造影剂进入上述组织内无诊断意义。当距腓前韧带断裂时,伴关节囊破裂者,造影剂进入筋膜下。X线片上显示造影剂扩散到腓骨远端周围,表示有跟腓韧带断裂。内翻应力试验、矢状应力试验结合关节造影有助于正确诊断踝关节韧带损伤,特别有助于诊断陈旧性损伤。

9. 腓骨肌腱鞘造影 跟腓韧带损伤者,腓骨肌腱鞘内层常有纵向劈裂,但裂缝较小,踝关节造影时,其造影剂不能经裂缝孔进入腓骨肌腱鞘。而当造影剂注入腓骨肌腱时,造影剂可经内侧壁之裂孔漏出,并可进入踝关节。如造影剂保持在肌腱鞘内,即认为阴性,无跟腓韧带损伤。

MRI 检查对踝关节韧带损伤具有一定意义。相对于常规的 X 线和 CT 检查来说,MRI 可以直接显示踝关节韧带,韧带的撕裂可表现为增厚、回缩、变细或不连续,而且其信号密度通常是增高的。MRI 检查时强调扫描要密,需要在三个面上,尤其在需要获得资料的层面上加强扫描。距腓前韧带的正常解剖和病理改变在横断面或斜向 T_2 加权、脂肪抑制 T_2 加权和磁共振关节造影时显示较佳。在外侧副韧带远端水平,距腓前韧带是一个显著的低信号带,2～3mm 宽,位于内前方,延伸至距骨附着点。与距舟关节垂直的斜向横断面可用于显示距腓前韧带,且更平行于所切平面。急性撕裂伤可伴有部分韧带撕裂、韧带松弛或完全韧带缺如。T_2 加权像及脂肪抑制图像能明确地显示高信号的液体或出血的部位,距腓前韧带的撕裂常伴有关节囊的撕裂和关节液流入前外侧软组织内。跟腓韧带合并距腓前韧带损伤,在外踝的远端或通过该平面的冠状面或横断面的成像最佳。后斜向(前上后下)横断面成像或跖屈横断面成像也能显示跟腓韧带。横断面显示跟腓韧带在腓侧肌腱和跟骨外侧面之间(前内至腓侧肌腱)。正常的跟腓韧带厚 2～3mm,表现为带索状的低信号。

10.各种试验比较

(1)内翻应力试验:在过去使用较为广泛。现在当急性损伤时,较多使用矢状应力试验和踝关节造影。而踝关节最常见的是距腓前韧带损伤,内翻应力试验为阴性。如果踝关节在 90°内翻应力试验阳性,说明跟腓韧带损伤,同时伴距腓前韧带损伤。而单纯跟腓韧带损伤内翻应力试验亦为阴性。

(2)矢状应力试验:较为可靠,对急性损伤及陈旧性距腓前韧带损伤均可有阳性表现,且不必使用麻醉药物。但矢状应力试验不能表示跟腓韧带是否损伤。

(3)关节造影:是一种迅速和可靠的诊断方法,尤其是用来诊断距腓前韧带损伤,且不必与对侧踝关节比较,在急诊室即可施行。但对损伤后已达 7 天左右的病例,撕裂的关节囊已关闭,造影检查可为阴性。但矢状位应力试验和内翻应力试验仍可为阳性。外侧韧带撕裂几个月或几年后,踝关节长期不稳定者,关节造影时,可见关节腔容量增加,关节囊轮廓不规则。

(三)踝关节外侧韧带损伤分类

1.按外侧韧带损伤部位和程度分类

Ⅰ度:轻度损伤,距腓前韧带部分纤维撕裂,韧带仍连续。

Ⅱ度:该韧带有较多纤维撕裂,但韧带仍连续。

Ⅲ度:严重损伤,韧带完全断裂。

Ⅳ度:最严重损伤,使距腓前韧带和跟腓韧带、距腓后韧带完全断裂。

2.按病理、功能和不稳定程度分类

Ⅰ度:韧带牵拉伤,无肉眼可见撕裂,关节稳定,功能无损害。

Ⅱ度:中等损伤,肉眼可见部分撕裂,轻至中度不稳定,中度肿胀,压痛存在,功能有损害。

Ⅲ度:严重损伤,韧带完全撕裂,明显肿胀,有瘀斑,关节不稳定。

以上分类指单条韧带损伤。Brostron 指出 20%踝关节内翻损伤有两条韧带损伤,即距腓前韧带和跟腓韧带损伤。临床上踝关节扭伤时,除韧带损伤,可伴有骨组织损害或腓骨长短肌腱和腱鞘损伤。

(四)治疗

1.保守治疗 有学者报道,多数患者经石膏固定效果满意。不主张常规手术。也有另一些学者认为距腓前韧带和跟腓韧带损伤,是一种严重的损伤,年轻的运动员应尽早手术治疗。有学者认为在应力下的正位摄片,距骨倾斜小于15°,可用石膏固定治疗。若应力摄片距骨倾斜大于15°,踝关节除有韧带损伤外,还往往伴有关节囊撕裂者,应该考虑手术修补。

石膏固定:因距腓前韧带与关节囊相连,血供丰富,且关节囊部分破裂。置患足于与伤力相反的位置,使撕裂组织可靠近,小腿石青固定后,距腓前韧带可愈合。如伴有跟腓韧带断裂,硬件踝关节固定于90°位,又有轻度外翻者,固定时间要延长。拆除石膏后,应用弹力绷带包扎,直至肿胀消退。此后患足鞋跟外侧垫高。

2.手术治疗 Brostron研究和比较了手术治疗和用石膏或胶布固定3周的治疗结果。手术修补距腓前韧带后不稳定仅占3%,非手术治疗后不稳定为20%,但石膏固定和胶布固定结果无差别。因而提倡手术治疗。

(1)手术指征:①年轻运动员,距腓前韧带和跟腓韧带撕裂;②外侧韧带慢性不稳定,发生急性严重踝关节扭伤;③距骨的移位骨软骨骨折外踝大块撕脱骨折。

(2)手术方法:有学者认为,对年轻的运动员,新鲜的距腓前韧带和跟腓韧带损伤应立即手术修补,手术越早越好。如果延迟2~3周再手术,则断裂韧带已收缩,尤其是跟腓韧带,且周围组织与其发生粘连,手术时又要修剪韧带断端处,以致缝合困难。有些病例常常是外侧韧带损伤,伴有距骨顶部软骨损伤,因此在手术修补韧带时,应探查踝关节,并摘除顶部骨软骨碎片。

距腓前韧带断裂部位,常位于距骨体外侧关节面与颈交界的骨隆起部,甚易修补缝合。跟腓韧带可从外踝附着点撕脱,或附有外踝尖端发生撕脱骨折,可将韧带断端固定于外踝,并作8字形缝合。有时在距下关节处断裂,远端韧带隐藏在腓骨肌腱下,术者必须切开支持带,并牵开腓骨肌腱才能发现断端,然后缝合韧带。一般采用弧形切口,切口位于足外侧并围绕外踝,应避免损伤趾伸短肌的运动支神经,以及腓肠神经感觉支。

3.康复阶段的治疗 踝关节韧带损伤的治疗目的在于防止慢性不稳定。而Ⅱ度和Ⅲ度韧带损伤容易残留不稳定。慢性不稳定有机械性不稳定和功能性不稳定。腓骨长、短肌软弱无力,腓浅神经和腓肠神经损害也可引起踝关节功能不稳定。韧带完全断裂时,必须延长固定时间,以防不稳定发生。早期应限制活动,最初冰块冷敷,加压包扎,抬高患肢,最后加以固定,以利于损伤组织修复。固定时间取决于韧带损伤程度。后期操练强调恢复腓骨长、短肌和踝关节背伸肌强度,注意跟腱的牵伸操练,同时操练本体反射,进行灵活性和耐力训练。功能操练目的是使患者尽快恢复功能。有学者任意选择几篇手术治疗和非手术治疗韧带损伤的文章加以比较,显示急性外侧韧带损伤后,尽早控制活动,大部分患者功能治疗获得优良的结果,而且治疗费用低,无并发症。对一些因踝关节不稳定,必须选择延迟修复的患者,结果较满意。应当注意,存在任何需手术而致的病损,如移位的骨软骨骨折以及腓骨尖端撕脱骨折,并明显移位者避免功能治疗。治疗进程依赖韧带损伤范围,以及疼痛解除状况和患者负重的能力。在治疗方法改变后(或在某治疗期)出现疼痛和肿胀,治疗步骤降低一级,并采用冷敷和超声波治疗减轻炎症和其他症状。

二、踝关节内侧韧带损伤

(一)损伤机制及检查

常因遭受张力撕脱,见于旋前外展或旋前外旋型损伤。该两类型的Ⅰ度损伤,即有可能有三角韧带损伤,此种损伤往往伴有腓骨骨折及胫腓下联合损伤。故三角韧带损伤必是上述两种类型的Ⅱ度以上损伤的组成部分。在旋后外旋损伤中,也可有三角韧带损伤,在此类型损伤中,先产生胫腓下联合前韧带损伤,其后为腓骨骨折,再次是胫腓下联合后韧带撕裂,最后是三角韧带损伤。因此在X线片上显示外踝在胫腓下联合附近的螺旋形骨折时,即应怀疑有三角韧带损伤。但必须指出,踝关节外侧韧带断裂,即距腓前韧带及跟腓韧带断裂后,如果伤力继续,距骨发生极度倾斜时,可以损伤三角韧带,临床上经常会误诊或漏诊。

1. 物理检查　凡是三角韧带损伤,踝关节内侧有明显肿胀,其中心在内踝尖端,而在肿胀的下方,相当于跟骨的内侧,则有明显的凹陷。压痛位于内踝尖端或其下,但因单纯的三角韧带损伤非常少,故三角韧带损伤常伴有并发其他损伤的体征。伴胫腓下联合分离者,该联合亦有肿胀及压痛点。在旋前或旋后外旋损伤时,腓骨骨折部位有压痛,严重外侧韧带损伤伴三角韧带损伤病例,踝关节外侧亦有明显肿胀及压痛。

2. X线检查

(1)常规摄片:常规正位、侧位片及踝穴摄片,注意距骨向外移位,内侧间隙增宽。如距骨明显向外移位,踝关节内侧间隙大于3mm,可能三角韧带断裂;如果内侧间隙大于4mm,可确定三角韧带断裂。单纯胫腓下联合分离者,绝对不产生距骨向外移位。

(2)伴腓骨骨折的三角韧带损伤:X线片如果显示腓骨斜形或螺旋形骨折或外踝螺旋形骨折,并伴有踝关节内侧肿胀压痛病例,虽然X线片显示踝关节内侧间隙正常,亦要想到三角韧带损伤存在的可能。如在应力下摄片,就可能显示距骨向外移位,踝关节内侧间隙增宽。

(3)伴胫腓下联合分离的三角韧带损伤:有些病例虽然无骨折,但胫腓下联合分离,踝穴片显示踝关节内侧间隙正常,而踝关节内侧肿胀及压痛者,也应在应力下摄片。X线片可显示距骨外移,踝关节内侧间隙增宽,即证明三角韧带损伤。

(4)伴内踝骨折的三角韧带损伤:在旋后外旋型骨折中,有部分病例既有内踝骨折,又有三角韧带损伤。特征是内踝前丘部骨折,骨折线在踝关节平面以下,后丘部仍和胫骨相连,距骨向外移位。因为三角韧带深层起于内踝后丘部及丘部间沟,止于距骨体内侧,主要功能是阻止距骨向外移位。故在内踝前丘部骨折,如三角韧带完整,距骨不会向外移位,仅在胫腓下联合分离或外踝骨折合并三角韧带损伤,才有可能发生距骨向外移位。尸体标本实验证明,切断胫腓下联合韧带及内踝前丘部,应力下摄片,仅有距骨倾斜,无侧向移位,而同时切断三角韧带深层,才发现距骨向外移位。

(5)应力位摄片:是指踝关节在内翻或外翻应力下摄片。此项检查非常重要,可以揭示在一般X线片上的假阳性。摄片时应在受伤部位注射普鲁卡因或利多卡因止痛,必要时与健侧对比。

(6)外翻应力位摄片:正常踝关节在外翻或内翻应力位时,距骨倾斜度很小,一般小于5°,大于5°以上视为异常。胫骨内踝关节面与距骨间隙大于3mm亦为不正常表现。单纯三角韧带损伤较少见,内踝与距骨间隙增宽表示三角韧带损伤,应同时考虑胫腓下联合分离或同时伴腓骨骨折。如果外翻应力位摄片距骨倾斜大于10°,则认为三角韧带损伤。距骨倾斜同时伴有距骨向外移位,说明伴胫腓下联合分离。

3. 踝关节造影　当胫腓下联合前韧带破裂造影剂充填在胫腓下联合;并超过正常宽度4mm及高度10mm。最佳观察X线片是拍摄踝穴片和内旋位片。当造影剂向前、向上越过胫腓下联合达到骨间隙,说明胫腓下联合分离。如造影剂在胫腓下联合前,并在踝关节筋膜下,证明是胫腓下联合韧带断裂。但必须注意踝关节外侧韧带断裂时,溢出之造影剂亦可流到胫骨前及胫腓下联合前,然而其造影剂不会进入胫腓下联合。造影剂漏到关节前筋膜下和外踝下,是距腓前韧带损伤。如造影剂进入腓骨肌腱鞘,则可怀疑跟腓韧带断裂。三角韧带很少发生孤立性损伤,一旦损伤,可见造影剂在胫骨内下方及内侧,这在正位片显示最清楚。

但必须注意,踝关节损伤的造影可能有假阴性,因为裂口被血凝块或纤维组织阻塞,亦可能有假阳性,是由于注射时压力过大,损伤软组织所致。

4.MRI 检查　对踝关节韧带损伤具有一定意义。相对于常规的 X 线和 CT 检查来说,MRI 可以直接显示踝关节韧带,韧带的撕裂可表现为增厚、回缩、变细或不连续,而且其信号密度通常是增高的。MRI 检查时强调扫描要密,需要在三个面上,尤其在需要获得资料的层面上加强扫描。内侧韧带的浅表部和深部在横断面上较好显示。在这些图像中,内侧副韧带的损伤常表现为炎症或肿胀,而没有韧带撕裂。正常的胫距韧带表现为分散的纤维索中间填充脂肪组织,在 T_1 加权像上不能将这一表现误认为是韧带撕裂。大多数内侧韧带损伤为韧带扭伤,在 T_2 加权像或 STIR 像上呈不定型的高信号。

(二)踝关节内侧韧带损伤的治疗

1.单纯的三角韧带损伤　非常少,常伴有并发其他损伤,所以治疗应根据踝关节损伤的类型和程度来决定治疗方案。而单纯的三角韧带损伤保守治疗即可,一般使用弹力绷带、支具或石膏固定。如果三角韧带的损伤影响踝关节的稳定性,就应当考虑手术修补。

2.三角韧带修补术　手术方法:手术时先于踝关节内、外侧分别作切口,显露损伤组织,但要先将缝线贯穿好三角韧带的两断端,暂不打结扎紧。注意三角韧带可以从内踝撕裂,也可以从距骨上撕脱,或韧带本身断裂。修补时内踝或距骨钻孔,缝线穿过骨隧道,以便修复韧带。然后及外侧切口固定腓骨或外踝,根据骨折类型选用不同的内固定,最后再结扎修复三角韧带的缝线。如固定腓骨后再缝三角韧带,因距骨已复位,缝合相当困难。相反先穿好内侧韧带两端断缝线,则操作容易。因距骨尚未复位,操作区域较大,当然在外踝未固定前不宜结扎缝线,不然容易撕脱,亦不能收紧韧带断端。在治疗内踝前丘部骨折伴距骨移位病例时,要注意有三角韧带深层断裂。此种病例单纯固定前丘部,并不能恢复关节内侧间隙。因此在螺钉固定内踝前丘部时,同时修补三角韧带深层。

(孙启孟)

第十七节　肩关节脱位

肩关节脱位好发于 20～50 岁的男性。

肩关节盂浅而小,肱骨头大,关节囊松弛,关节结构不稳。肩关节运动中的稳定性,主要依靠三角肌和肩袖肌的作用维持。三角肌和肱二头肌有悬吊作用,防止因上肢的重力或持重而造成盂肱关节分离。连接躯干与肱骨、躯干与肩胛带的肌肉可协助维持稳定。韧带限制关节过度活动:喙肱韧带限制过伸及过屈,盂肱韧带限制过度外展外旋。

一、病因病理

(一)病因

1.直接暴力　少见,可因打击或冲撞肩关节前、后方而引起脱位。

2.间接暴力

(1)传达暴力:患肩外展、外旋位受伤,手掌或肘部着地,暴力使肱骨头冲破较薄弱的关节囊前壁,形成喙突下或锁骨下脱位。

(2)杠杆作用:受伤时,暴力使患肩上举、外展、外旋,肱骨大结节与肩峰紧密接触,形成杠杆力的支点,使肱骨头冲破关节囊前下方,成为盂下脱位,易伴发大结节骨折。

(二)病理

1.类型

(1)盂下型:关节囊破裂口位于下方,肱骨头移位轻,位于关节盂下方。

(2)喙突下型:关节囊破裂口位于前下方,肱骨头向内、上移位,位于喙突下。

(3)锁骨下型:关节囊破裂口位于前壁,肱骨头向内、上严重移位,位于锁骨下。

2.特点

(1)易伴发肱骨大结节骨折。

(2)关节囊破裂口多位于前下方。

(3)肱骨头移位程度不同,移位轻者,整复容易。移位重者,可并发神经、血管损伤。

二、诊断

1.外伤史或既往有习惯性肩关节脱位史。

2.患肩肿胀、疼痛、功能障碍。

3.方肩畸形。

4.患肩弹性固定于肩外展 $20°\sim30°$ 位。搭肩试验阳性。

5.异位肱骨头　在腋窝,或喙突下、锁骨下可扪及脱位的肱骨头。

6.X线照片　可了解肱骨头移位的方向及程度,确定脱位的类型。

三、治疗

(一)新鲜肩关节脱位

1.方案

(1)盂下型脱位或老年患者,宜采用拔伸托入法整复。

(2)喙突下型或锁骨下型:青壮年患者,宜选用手牵足蹬法,或椅背整复法、膝顶复位法。如整复不能成功,可改用回旋法。

2.整复手法

(1)拔伸托入法:①牵引:患者坐位或仰卧位,近端助手以布单绕过患侧腋部,拉至健肩,固定患者。远端助手双手环抱患肘作对抗牵引,在略外展外旋位下,持续牵引,并内、外旋转患臂,有消除痉挛,矫正肱骨头向内、向上移位的作用;②端托:术者双拇指置于患侧肩峰,其余四指环抱肱骨近段内侧,双手协同用力,四指端挤肱骨近段向外,双掌根压肱骨外侧使其内收,并向上托起,使肱骨头向肩关节盂回纳;③内收:当术者端托时,远端助手在持续牵引下,内收内旋患上臂。如整复成功,可闻及入臼声。

(2)手牵足蹬法:①牵引:患者仰卧,术者面向患者,站于患侧,以紧邻患侧之足置于腋窝内,双手握患腕,作对抗牵引;②旋转:握患腕之手在维持牵引下,作内、外旋转运动,以缓解软组织的痉挛;③顶挤:持续牵引下,内收患臂,与置于腋窝的足部形成杠杆力量,顶挤肱骨头向外。若配合踝关节内翻,可增强推挤肱骨头的力量,促进脱位的整复。

(3)椅背整复法:①牵引:患者坐于靠背椅上,将腋窝部垫软物后置于椅背上。近端助手固定患者和椅背,术者面向患者蹲下,双手握患肘进行牵引。先外展、外旋位牵引,再慢慢移至中立位;②旋转:持续牵引下,内、外旋转患上臂,松解软组织痉挛;③内收内旋:持续牵引下,内收、内旋上臂,使肱骨头向外下方滑动,进入关节盂。

椅背整复法的牵引力量不如手牵足蹬法强,但内收患臂的幅度较大,所形成的杠杆力量较强,适用于整复肱骨头移位较重的锁骨下脱位。

(4)回旋法:①牵引:患者取坐位或仰卧位,患肘屈曲 90°,术者一手握患肘,另手握患腕,与固定患者的近端助手作对抗牵引;②旋转:在顺势牵引下,内、外旋转患上臂;③外展、外旋:持续牵引下,外展、外旋上臂,以松解胸大肌痉挛,并使肱骨头回到关节盂的前上缘;④内收、内旋:持续牵引下,内收上臂至肘部达胸前,并迅速内旋上臂,使患手搭于健肩,肱骨头便可滑入关节盂内。此法应力较大,肱骨颈受到较强的扭转应力,如用力不当,可引起外科颈骨折。因此,多在其他手法失败后选用。操作应谨慎轻柔,不可粗暴用力。

3.固定方法

(1)位置:①整复成功后,立即用颈腕吊带或三角巾将伤肢悬吊于胸前,禁止患肩外展、外旋活动。②患肩外敷活血化瘀中药或药酒棉垫后,用绷带将患侧上臂固定于胸壁。

(2)固定 3 周。固定期间,鼓励患者作耸肩及腕、指关节活动。

(二)习惯性肩关节脱位

整复手法与新鲜性肩关节脱位相同,复位后一般不用固定,但近期内应限制患肩的外展、外旋活动。补中益气汤对预防习惯性肩关节脱位的复发,有一定的疗效。

(三)陈旧性肩关节脱位

陈旧性肩关节脱位,因病程较长,关节囊及邻近软组织粘连严重,手法整复难度大。整复前,如能充分松解粘连组织,整复仍可成功。临床曾整复成功脱位时间近 4 个月的陈旧性肩关节脱位。

陈旧性肩关节脱位,除青壮年患者外,一般不采用手术切开复位。手法整复要点如下。

1.持续牵引　成人行尺骨鹰嘴牵引 7～10d,牵引变量 5～7kg。牵引期间,每天用揉法、分筋、拿法、弹筋等手法治疗 5～8 分钟,以松解粘连组织。

2.摇扳关节　牵引 3～5d 后,每天摇扳关节 5～8 分钟。先作顺或反时针方向摇动肩关节,再配合外展、外旋、内收、内旋扳肩。摇肩和扳肩的力量由轻至重、幅度由小到大,逐步增加,不可施用暴力。

3.手法整复　可采用回旋法或拔伸托入法整复。手法步骤及固定方法见新鲜性肩关节脱位。

(孙启孟)

第十八节　胸锁关节脱位

一、概述

胸锁关节脱位极为少见。胸锁关节是由锁骨内侧端与胸骨柄的锁骨切迹及第 1 肋软骨的上面所构成,属微动关节。它被关节囊包绕,并有胸锁前、后韧带,锁骨间韧带,肋锁韧带和后方的肌肉加强,较为稳定。按损伤时间,可分为急性和慢性脱位;按脱位程度,分为半脱位和全脱位两种;按锁骨内端脱出方向,分为前脱位和后脱位。其中胸锁关节脱位较多见,后脱位罕见。

可分为直接暴力、间接暴力和持续劳损 3 种。以间接暴力为多,如车祸,剧烈运动等。按损伤时间,可分为急性和慢性脱位;按脱位程度,分为半脱位和全脱位两种,如外力仅造成胸锁韧带断裂者,则为半脱位,若胸锁韧带与肋锁韧带同时断裂,则为全脱位;按锁骨内端脱出方向,分为前脱位和后脱位。其中前脱位较多见,后脱位则罕见,通常高能量撞击或多发性创伤;按脱位的时间,可分为新鲜性脱位和陈旧性脱位。

1. 间接暴力 暴力作用于肩部,使肩部向后向下过度伸展,锁骨近端以第 1 肋骨上缘为支点,通过杠杆作用,发生向前下方脱位;如外力使肩部下垂,则可造成锁骨近端向后,可造成后脱位。后脱位严重者,可压迫大血管,气管和食管,引起呼吸急促,吞咽困难等并发症。

2. 直接暴力 暴力直接冲击锁骨近端,使其向后向下脱位,形成胸锁关节后脱位。

3. 持续劳损 劳动和运动中经常性的锁骨过度外展,使胸锁韧带受到慢性劳损而松弛,胸锁关节逐渐形成慢性外伤性脱位。

二、诊断

有明显的外伤或慢性劳损史,胸锁关节肿胀、疼痛,或有瘀斑,胸锁关节部位高突起或凹陷,头倾向患侧,患侧肩部下垂,上肢功能障碍。

1. 胸锁关节前脱位 胸锁关节全脱位者,锁骨近端明显隆起,肩关节运动障碍,患者常以健侧手托患肩,以减轻因上肢重力引起的疼痛;半脱位时,锁骨近端轻度隆起,肿胀不太明显,局部有压痛,被动使肩后伸时可引起胸锁关节部疼痛。

2. 胸锁关节后脱位 局部疼痛较前脱位严重。胸锁关节空虚,严重者,锁骨近端可压迫气管、食管、及血管。出现呼吸困难或窒息;吞咽困难,胸部紧迫感;颈静脉充血,患侧上肢血循环减少;甚至休克。

3. X 线平片检查 可协助诊断患者仰卧,X 线光管置于患者身旁,中心线呈水平位,穿过前胸,对准患侧胸锁关节间隙,胶片直立,放在健侧颈肩旁与中心线垂直投照。这种投照方法,可以清楚地显示出胸锁关节脱位的方向和程度。斜位像比较两侧胸锁关节的位置及关节间隙宽度,可做出全脱位或半脱位诊断,但不易确定锁骨向前或向后脱位。最有效的诊断方法是 CT 扫描检查。

三、治疗

(一)整复手法

1. 急性胸锁关节脱位 采用高度后伸外旋及轻度外展肩关节的方法整复脱位,即与锁骨骨折整复方法基本相同。

(1)前脱位:将肩关节向上、后、外方推动,一人推挤其高突的锁骨远端,使之复位。

(2)后脱位:患者仰卧,以枕头垫高患侧肩胛骨部约 7cm,一助手固定患者右侧胸廓,左上肢垂于床沿之外,术者握住左上肢向后稍作牵引,2~3 分钟后,术者双手挟住患者左肩,用力向上后方按捺,锁骨胸骨端即突然跃起,恢复正常状态。

2.慢性外伤性胸锁关节脱位　慢性损伤可因一次性急性损伤遗留,平常无明显症状,运动功能基本良好,仅阴天或劳动后始有不适,疼痛严重者,可用泼尼松龙加普鲁卡因局部封闭治疗,不需手法整复。若症状显著,运动功能丧失者,应采取上述手法整复。

（二）固定方法

前脱位可用双圈或"8"字绷带固定两侧肩关节,与锁骨骨折固定方法相同,或将患肢屈肘90°,以三角巾悬吊于胸前,约固定4周左右,如不能维持可用肩人字石膏固定。胸锁关节脱位整复容易,但固定困难,除去固定后往往仍有半脱位,但对功能无太大影响,可用沙袋压迫锁骨近端3～4周。

（三）功能锻炼

初期活动患肢指、腕、肘关节,中后期或解除固定后,逐步进行肩部功能锻炼。

（四）药物治疗及其他疗法

药物治疗同肩锁关节脱位。经手法整复未能成功,或症状显著,对患肢功能影响较大,或后脱位时,锁骨内侧端向后下压迫气管而引起呼吸道窘迫,应采用手术切开复位,以克氏针固定,待关节囊修复后,再拔除钢针,也可以巾钳夹住锁骨近端牵引复位,辅以"8"字定。陈旧性脱位无功能障碍且疼痛不严重者,不主张手术治疗。若须手术治疗,锁骨内端切除术。

（孙启孟）

第十九节　肩锁关节脱位

Tossy Ⅲ度的治疗,现代文献研究仍支持先行手法复位外固定,若位置不满意,或保守治疗后仍有持续性疼痛症状,影响肩关节功能,或患者工种对肩功能要求较严,则行手术治疗。也有学者主张Ⅲ度损伤直接以手术治疗为主。

一、克氏针内固定术

切开复位,用克氏针通过肩峰固定肩锁关节,术中修补喙锁韧带,术后三角巾固定6周后,开始自主活动,半年内避免体力劳动。

二、Dewar 手术

对于Ⅲ度肩锁关节脱位,尤其是陈旧性Ⅲ度损伤,在切开复位克氏针内固定肩锁关节的同时,将喙突从基底切断,将止于喙突上的肱二头肌短头,喙肱肌及胸小肌向上内移植于锁骨,用螺丝钉固定。术后三角巾固定6周后,开始自主活动,半年内避免体力劳动。

三、肩锁关节脱位切开复位内固定术

Tossy等将肩锁关节损伤分为三类:Ⅰ型肩锁韧带撕裂,X线片显示锁骨轻度移位;Ⅱ型肩锁韧带断裂和喙锁韧带牵拉伤,X线片显示肩关节半脱位;Ⅲ型肩锁和喙锁韧带完全断裂,X线片显示锁骨外端完全脱位,即肩锁关节脱位。

1.肩锁关节切开复位内固定及韧带修复术

（1）适应证:青壮年人的肩锁关节全脱位(TossyⅢ型),有明显疼痛和功能障碍。

（2）术前准备:①摄肩关节X线片,了解损伤类型,制订治疗计划;②准备骨钻、螺钉、克氏针、可吸收缝线等。

（3）麻醉：局麻或全麻。

（4）体位：仰卧、肩后垫软枕，头转向健侧。

（5）手术步骤：①采用刀砍状切口，沿肩峰和锁骨外端的前上缘做锁骨上弧形切口，其内侧端可与三角肌与胸大肌之间向下弯曲延伸。切开皮肤、皮下组织后，保护头静脉。自锁骨及肩峰的前缘切开骨膜，并于骨膜下剥离三角肌，牵开软组织，显露脱位的肩锁关节、破裂的关节囊和肩锁韧带；②检查肩锁关节损伤情况后，用指尖向下按压试行复位；③若检查不能顺利复位时，切开关节囊，清除关节内的软骨碎片及凝血块，然后在肩峰外侧缘对准肩锁关节钻入两枚克氏针，两针相距2cm，在肩锁关节解剖复位情况下，使克氏针在关节处呈交叉固定，剪短针尾，埋入软组织内。然后将破裂的肩锁关节囊和断裂的喙锁韧带均应分别缝合修复；④经刀砍状切口显露脱位后，向下按压锁骨外端，使肩锁关节复位，用克氏针做临时固定后，再用3.2m钻头穿透锁骨并穿入喙突，锁骨扩孔后用一枚6.5mm松质骨螺钉带垫片将锁骨与喙突固定，使用可吸收线缝合肩锁韧带和关节囊，取下临时固定的克氏针；⑤最后，冲洗创口，仔细止血，缝合切口。用Velpeau绷带固定患肩。

（6）术后治疗：术后用Velpeau绷带固定，2周拆线，开始主动活动，并以三角巾保护。术后8周取出内固定物，加强肩关节功能练习及其他康复治疗。

2.肩锁关节切开复位内固定及韧带重建术

（1）适应证：青壮年的陈旧性肩锁关节全脱位。

（2）术前准备：喙锁韧带重建应准备一侧大腿皮肤，以便切取阔筋膜。

（3）手术步骤：①切口、显露与肩锁关节切开复位内固定及韧带修复术类同。显露喙突，切除喙突上的喙锁韧带残端。切开喙突上方的锁骨骨膜，掀起骨膜，准备接纳重建的喙锁韧带。自大腿外侧切取一长约15cm，宽约2cm的阔筋膜条。在长的方向将其折叠成两层，然后将其绕在喙突和锁骨之间，暂不缝合。用手压锁骨的肩峰端将肩锁关节复位，而后用克氏针固定。最后拉紧阔筋膜条，重叠后用褥式缝合法缝合固定；②冲洗创口，逐层缝合切口，用吊带悬吊与固定。

3.肩锁关节切开复位锁骨钩接骨板内固定术

（1）适应证：青壮年人的肩锁关节全脱位（TossyⅢ型），伴有疼痛和功能障碍者。

（2）术前准备：①摄肩关节X线片，了解损伤类型，并制定治疗计划；②准备骨钻、患侧锁骨钩接骨板及螺钉等。

（3）麻醉：颈丛或全麻。

（4）体位：仰卧、患肩抬高30°，头转向对侧。

（5）手术步骤：①肩峰和锁骨外端的前上缘做锁骨上弧形切口，长约8～10cm。切开皮肤、皮下组织后，自肩峰及锁骨远端的前缘切开骨膜，并于骨膜下剥离三角肌，牵开软组织，显露脱位的肩锁关节，破裂的关节囊和肩锁韧带等；②仔细检查肩锁关节损伤情况后，切除破裂的软骨盘，用手压按试行复位，将选择好的锁骨钩接骨板预弯理想后，再将接骨板的外侧钩从关节外自肩峰下插入肩峰骨孔中，锁骨部向下压钩时，其外侧钩部起到固定及杠杆作用。然后，用3.5mm螺钉固定接骨板至锁骨上。最后，冲洗创口，彻底止血，修复三角肌，肩锁关节囊、肩锁韧带、喙锁韧带，缝合锁骨骨膜及皮肤切口。

（6）术后治疗：术后用三角巾患吊患肢，2周拆线，开始进行肩关节功能锻炼，8周后取出内固定物。

（孙启孟）

第二十节　肘关节脱位

构成肘关节的骨骼在外力作用下,关节面的相对关系被破坏,超出正常范围,即为肘关节脱位。肘关节脱位的发生率居国内关节脱位之首,约占全身关节脱位总数的1/2。肘关节为屈戍关节,构成关节的肱骨下端内外侧宽、前后薄,关节两侧有坚强的韧带保护,而前后关节囊相对薄弱。根据尺骨鹰嘴脱出肱骨下端的方向和位置,将肘关节脱位分为前脱位、后脱位和侧方脱位。肱骨下端滑车和尺骨上端鹰嘴窝的特殊构形,正常情况下只允许关节屈伸运动,无侧方活动。关节前方尺骨冠状突短而小,只有肱前肌附着,关节囊松弛,对抗向后移位的作用小,因此肘关节后脱位相对比较容易。而向前方、侧方脱位暴力往往需要突破骨性结构的阻碍,引起相应部位的骨折后发生关节脱位。肘关节脱位根据关节腔与外界相通与否分为开放性脱位和闭合性脱位;根据脱位已发生的时间,一般以3周为界,3周以内为新鲜脱位,3周以上为陈旧性脱位;此外,根据脱位程度,分为全脱位和半脱位。肘关节前内侧有肱动脉、正中神经,前外侧有桡神经,内侧有尺神经,关节脱位时,可以并发相应部位的神经、血管损伤。

一、肘关节后脱位

（一）病因与发病机制

肘关节后脱位是肘关节脱位最常见的类型,多因间接暴力所至。比如摔倒后手掌撑地,肘关节在半伸直、旋前位,暴力沿尺桡骨向肘部传导,尺骨鹰嘴通过在鹰嘴窝内的杠杆作用被推向后外方,肱骨下端前移,撕裂前关节囊和肱前肌,后关节囊和肱骨下端后侧骨膜剥离,内侧副韧带也可有不同程度的撕裂,形成肘关节后脱位。少数情况下,肘关节处于伸直位,在暴力作用下,尺骨鹰嘴尖端撞击肱骨下端鹰嘴窝,使肱骨远端向前移位、脱出,造成肘关节后脱位,此时多伴有关节的侧方移位。

（二）诊断

肘部明显肿胀、疼痛,关节远端向后侧凸出畸形,关节常呈半屈曲位,活动消失。关节周围广泛压痛。关节前方饱满,可触及肱骨远端。肘关节后方空虚,可触及尺骨鹰嘴。尺骨鹰嘴和肱骨内、外髁的正常解剖关系改变,屈肘时不成等腰三角形。患侧前臂较健侧短缩。肱骨远端明显向前移位,压迫肱动脉时,手指远端皮肤发白,毛细血管反应迟钝,桡动脉触诊搏动减弱,甚至消失。尺神经有报道嵌入关节内,但属罕见。正中神经和桡神经都可以出现牵拉损伤,引起分布区皮肤的麻木感,多可以自行恢复。合并尺骨鹰嘴骨折时,局部触诊可触及骨摩擦音和骨折端。拍摄肘关节正侧位X线片,可以明确脱位与伴随骨折的情况。

（三）治疗

肘关节后脱位一经诊断,即应及时行手法整复。局部麻醉或者臂丛麻醉下,患者仰卧位。半屈肘位,助手分别牵拉上臂及前臂,术者双手掌置于关节两侧,相对挤压,纠正关节侧方移位。然后双拇指向前下方推压,其余指自后方提拉尺骨鹰嘴,或者用一手掌自肘前方向后下推压,另手掌置肘后托起鹰嘴部,向前提拉,助手与术者密切配合,牵拉、复位的同时逐渐屈肘。关节复位时出现明显弹跳感,此时肘关节恢复无阻力的被动活动。肘关节复位后,骨折小骨块也可复位。肘关节屈曲90°位,长臂石膏托或上肢支具固定2~3周,使关节囊韧带修复。去石膏后开始逐渐练习关节屈伸活动,配合理疗,中药薰洗,促进关节功能恢复。一般2~3个月后可达正常关节活动度。

肘关节后脱位伴有严重开放性软组织损伤时,常伴有桡骨小头或者尺骨鹰嘴骨折,清创复位可采用肘前弧形切口,清除污染,坏死组织,直视下复位尺骨鹰嘴,清除不影响关节面的小骨折块,复位、固定较大骨块,缝合修复肘关节囊及其他损伤的软组织,冲洗关节腔,仔细止血,放置引流管,关闭伤口。术后患肘功能位固定3周后,功能锻炼,避免强力被动牵拉关节或者重手法按摩,应在理疗师指导下,采取主动训练为主的康复计划,防止骨化性肌炎的发生,促进关节功能恢复。

二、肘关节前脱位

(一)病因与发病机制

肘关节前脱位发生率较低。多因屈肘位着地,直接暴力作用于尺骨鹰嘴,使其向前方移位,肱骨下端相对移向后方,形成肘关节前脱位。也可以因摔倒后手掌撑地,前臂相对固定支撑体重的情况下,身体突然旋转,肘关节受旋转外力,先向侧方移位,旋转外力继续作用,尺骨鹰嘴随即旋至肘前。此类暴力较大,肘部软组织损伤严重,易合并肘关节周围神经、血管的损伤,多并发有尺骨鹰嘴骨折。

(二)诊断

肘前肿胀、疼痛,关节弹性固定,不能自主活动。前臂外观似伸长,后方凹陷,关节周围触痛明显。尺神经牵拉损伤时,尺侧手指发麻,屈指、尺侧屈腕功能障碍。肱动脉、静脉损伤时,远端手指发白,血管搏动减弱或者消失。并发正中神经、桡神经损伤时,出现相应的神经功能障碍表现。肘关节正侧位X线片可以明确关节脱位及并发骨折的情况。应该结合临床表现,确定有无重要神经、血管的损伤。

(三)治疗

肘关节前脱位诊断明确后,应及早行手法复位。根据肘关节前脱位的创伤机制,手法复位前应判断尺骨鹰嘴脱至肘前方的途径。如果从肘内侧脱出,复位时应使尺骨鹰嘴从内侧旋回复位,而从外侧脱出,则应从外侧旋回复位。在局麻或者臂丛麻醉下,助手分别持上臂和前臂远端,于关节半屈位牵拉,术者用双手分别推压肱骨远端和尺、桡骨近端,根据创伤机制,先将尺骨鹰嘴推向侧方,继而向后方挤压,助手屈伸关节,无明显阻力后,即达圆满复位。关节复位后,如果尺骨鹰嘴骨折对位良好,则石膏托或者上肢支具固定2~3周后,开始功能锻炼。尺骨鹰嘴骨折对位差者,再行尺骨鹰嘴骨折的整复,必要时开放复位,张力带钢丝内固定,术后早期康复训练,促进关节功能恢复。

三、肘关节侧方脱位

(一)病因与发病机制

肘关节侧方脱位根据关节移位的方向分为内侧脱位和外侧脱位。肘关节内侧脱位是肘内翻暴力所致,肘关节外侧脱位则是由肘外翻暴力引起。肘关节侧方脱位,实质上是肘关节侧副韧带和关节囊的严重撕裂(断)伤。肘关节内侧脱位时,内翻暴力作用于关节,关节囊纤维层撕裂,外力继续作用,外侧副韧带断裂,尺、桡骨关节面向内侧移位。而肘关节外翻暴力作用下,内侧关节囊,内侧副韧带相继撕裂,尺、桡骨关节面向外侧移位。

(二)诊断

肘部外伤后剧烈疼痛,肿胀,关节常处于半屈曲位,不能活动。肘关节外侧脱位时,关节外翻畸形,关节周围广泛压痛,以内侧为重,有时局部可见皮下瘀血,关节内后方空虚。肘关节内侧脱位时,关节出现内翻畸形,关节周围肿胀,压痛,以外侧为重,前臂提携角消失,关节外后方空虚。一般关节脱位侧软组织损伤较轻,对侧软组织损伤严重。肘关节外侧脱位时,应注意有无尺神经牵拉损伤;肘关节内侧脱位时,应注意有无桡神经损伤,不要遗漏诊断。肘关节正侧位 X 线片可以明确肘关节侧方脱位及其脱位方向。

(三)治疗

肘关节侧方脱位由于软组织损伤较重出血较多,疼痛严重,整复应在臂丛麻醉下进行。患者仰卧位或者坐位,助手牵拉上臂部,术者一手牵拉前臂部,另手推压关节脱位相对应面的肘关节近端,双手协作,根据脱位方向,做内翻或者外翻移动。肘关节侧方脱位整复后,用石膏或者支具固定 2~3 周后开始肘关节屈伸练习活动。

四、肘关节爆裂型脱位

(一)病因与发病机制

肘关节爆裂型脱位包括肘部肱尺关节脱位,肱桡关节脱位和上尺桡关节脱位。爆裂型脱位临床比较少见,肱骨远端经撕裂的上尺桡关节囊、侧副韧带、前臂骨间膜和环状韧带,插于尺桡骨近端之间。爆裂型脱位软组织损伤严重,关节囊广泛撕裂,韧带完全断裂,根据近端尺桡骨移位方向的不同,通常分为前后爆裂型脱位和内外爆裂型脱位两种类型。

肘关节前后爆裂型脱位是在前臂极度旋前位时,肘关节向后移位,脱出。即尺骨在暴力作用下脱向关节后方时,极度旋前的桡骨小头在暴力作用下使关节囊、韧带、骨间膜撕裂,向肱骨远端前方移位,肱骨远端嵌插于前后移位的近端尺桡骨之间。肘关节内外爆裂型脱位是在前臂处于旋前或者旋后位时,暴力沿前臂向肘关节传导,肱尺关节脱位的同时,环状韧带、尺桡骨骨间膜撕裂,尺桡骨近端被肱骨远端冲击向内外侧方移位,肱骨远端嵌插于内外侧方移位的近端尺桡骨之间。

(二)诊断

肘关节爆裂型脱位是严重的肘关节完全脱位,由于肘部 3 个关节全部脱位,关节囊、韧带、前臂骨间膜等软组织广泛撕裂伤,关节部肿胀较其他类型肘关节脱位严重,且范围广泛。关节周围明显压痛,肘关节处于微屈曲位,前臂旋转功能受限,肘部固定,不能活动。前后爆裂型脱位关节远端前后方向突起,可触及移位的尺骨鹰嘴和桡骨小头,前臂短缩。内外爆裂型脱位关节远端向内外侧方突起,关节增宽,前臂短缩,旋转受限。由于前臂近端损伤严重,应注意观察前臂张力,有无前臂挤压伤的表现。肘关节正侧位 X 线片可以明确诊断肘关节爆裂型脱位,以及尺桡骨移位的方向。

(三)治疗

肘关节爆裂型脱位应在上肢麻醉下整复。前后爆裂型脱位在牵引下,逐渐向后旋转前臂,使桡骨小头复位。再于关节半屈位纵向牵拉肘部,向远端推压尺骨鹰嘴并屈肘,使肱尺关节复位。内外爆裂型脱位在关节半屈位下,持续牵引,当肱尺关节脱位牵开并复位后,再由两侧挤压上尺桡关节,使其复位。关节复位后,半屈曲位固定 3 周。由于前臂软组织损伤严重,肿胀明显,关节复位后外固定不能太紧,并注意及时观察,如果发生前臂挤压伤,应及时减压,避免导致前臂、手的严重缺血性损伤。

五、陈旧性肘关节脱位

肘关节脱位因误诊或者未及时治疗,延误 3 周以上时,为陈旧性肘关节脱位。

（一）病理改变

3 周以上的肘关节陈旧性脱位,骨与关节发生明显病理性变化,脱位时间越长,病理变化越显著。其主要特征有:①关节软骨因失去关节液的营养,以及长期非应力负荷的影响,出现退变、软化,甚至剥脱,软骨退变剥脱的范围越大,关节功能恢复越差;②关节周围肌肉、筋膜挛缩,肌肉纤维化;③关节囊、侧副韧带挛缩,与关节面软骨粘连;④肱骨远端鹰嘴窝,尺骨滑车切迹等部位,因关节脱出,为大量纤维组织充填,影响脱出关节的复位。

（二）治疗

陈旧性肘关节脱位治疗的效果,直接取决于治疗的时间,治疗越早,效果越好。脱位时间过久时,因关节软骨继发性损害,无法恢复,功能常不满意。有时需行肘关节成形术,人工关节置换术,或者肘关节融合术,改善上肢的功能。

1. 陈旧性肘关节脱位 3 周左右时,关节周围软组织粘连,愈合尚不牢固,关节间隙尚未被软组织充填可试行手法复位。臂丛麻醉下,患者仰卧位,助手握住上臂近端牵引,术者握前臂,开始做关节屈伸,旋转活动,并逐渐加大活动范围;待关节周围瘢痕组织松解后,肘部活动度明显增大;此时,加大牵引力,术者用双手掌同时由内侧和外侧挤压关节,纠正侧方移位,然后握住肱骨髁部,用双拇指用力推挤尺骨鹰嘴,助手同时屈曲肘关节,直至<90°拍肘部 X 线片证实已复位,肘部用石膏或者支具固定 3 周。

2. 陈旧性肘关节脱位开放复位 治疗陈旧性肘关节脱位闭合复位失败,或者脱位时间过长,关节完全固定,应及时行切开复位手术。手术方法:肘关节后外侧切口,由肘部近端 10cm 起,向下延伸,由外侧绕过尺骨鹰嘴突,偏向桡骨小头方向。锐性分离内侧皮肤,在肱骨内上髁后侧的尺神经沟内游离出尺神经,用橡皮条牵出保护。通过肱三头肌腱舌状切口,显露肘关节后侧。肱骨下端正中切开骨膜、关节囊,骨膜下剥离关节前侧、后侧肌肉附着,纤维瘢痕组织。剥离前侧组织时应小心,避免损伤肱动脉、肱静脉和正中神经。肘关节后侧显露后,清除肱骨下端后侧的纤维骨痂,尺骨鹰嘴窝内的纤维组织,松解所有骨痂内外侧的粘连组织。注意不要损伤关节软骨。关节远近端牵引,直视下复位。如果复位困难,或者复位后关节活动阻力较大,应进一步剥离,松解关节内外粘连,挛缩组织。直接关节复位后全程屈伸活动自如。冲洗关节后,缝合肘后侧骨膜、肱三头肌舌状腱膜、筋膜、皮下和皮肤。术后石膏托或者支具固定肘关节屈曲 90°位,10d 后在理疗师指导下开始主、被动功能锻炼,逐渐增加白天活动时间及强度,晚上继续用石膏托保护 2 个月。

3. 陈旧性肘关节脱位、关节融合术 陈旧性肘关节脱位时间过长,对于体力劳动者如果软骨大部分剥脱,出现关节疼痛,关节弹性固定在非功能位,为了方便、经济起见,可以行滑动骨板法肘关节融合术。手术方法:臂丛麻醉下,取肘后外侧切口,游离出尺神经,橡皮条牵出保护。沿正中线切开肱三头肌腱,筋膜和骨膜。骨膜下剥离,充分显露肘关节后侧。屈曲肘关节,切除关节滑膜和残留的退变软骨。于肱骨远端和尺骨鹰嘴部各凿长形骨槽,以容纳自体骨板。屈肘 90°，肱骨滑车和尺骨半月切迹接触紧密后，于后侧嵌入骨板，用螺钉固定至尺骨鹰嘴和肱骨远端，骨板二侧周围植入松质碎骨，促进骨融合（图 14－36）。术后长臂管型石膏固定至少 8 周以上，待 X 线片证实牢固骨融合后再去除外固定。

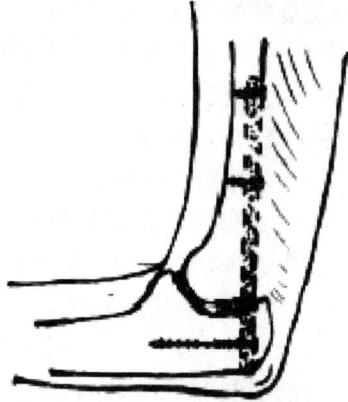

图 14－36　滑动骨板法肘关节融合术

4.陈旧性肘关节脱位、关节成形术　陈旧性肘关节脱位时间长，关节僵直在非功能位，局部疼痛，严重影响上肢功能，患者为非重体力劳动者，其职业又要求肘关节有一定活动度时，为了方便和经济起见，可以行肱骨远端叉形肘关节成形术。手术方法：臂丛麻醉下，肘后侧切口，显露肘关节后侧包括尺骨近端。游离出尺神经，橡皮条牵拉保护。切断肱三头肌腱止点，于中线部切开肱三头肌直至骨质。骨膜下剥离显露肱骨远端，尺骨鹰嘴，尺骨近端，桡骨头、颈。截除尺骨鹰嘴和桡骨头颈，截骨面修整平滑肱骨远端截成叉状，边缘磨光滑。肘关节屈曲 90°，使上下骨端相对，其中间距离 2.5cm。两根克氏针由尺骨部钻进，分别钻入肱骨远端内外侧固定，维持关节的相对位置（图 14－37）。缝合肱三头肌腱膜，分层缝合切口，石膏托固定肘屈曲 90°位。术后 4～6 周去除外固定，继续用三角巾悬吊前臂，并开始主被动训练肘部活动。

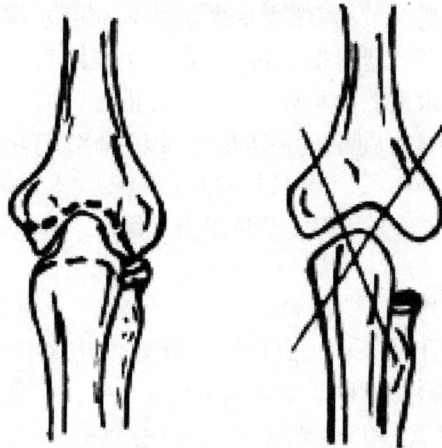

图 14－37　肱骨远端叉形肘关节成形术

5.陈旧性肘关节脱位　人工关节置换术人工肘关节置换术的发展大致分为 3 个时期。20 世纪 40—70 年代，主要以半关节置换术为特点。由于早期的关节切除术，关节内衬垫术的远期临床效果欠佳，外科医师开始寻求更加接近解剖构形的人工假体替代术。virgen(1937)设计应用金属尺骨鹰嘴假体。Mellen，Phalen(1947)，MacAusland(1954)分别采用聚酯柄的肱骨髁假体。为防止假体的旋转，Barr 和 Eaton(1965)设计了小皮质螺钉固定金属髓内肱骨髁柄的假体，可以提供早期稳定。Swanson(1968)成功地应用硅胶人工软骨假体，10 年随访，疗效满意。20 世纪 70 年代早、中期，以 Dee 为代表，应用骨水泥技术固定限制型金属对金属铰链人工肘关节假体，标志人工肘关节发展史的第 2 个阶段。但由于对肘关节受力和运动的生物力学研究的欠缺，早期患者获得稳定且有满意屈伸功能的肘关节，但数年后，随着假体松动，断裂，最终导致治疗失败。人工肘关节假体发展的第 3 阶段，即近代人工肘关节假体，主要为半限制型和非限制型金属高分子聚乙烯表面置换假体。5～10 年随访，成功率都在 80％以上，松动率低于 10％，大大提高了人工肘关节的治疗效果。

目前临床应用的人工肘关节主要为二种类型：铰链型，又称为合页式人工肘关节和非铰链型，又称表面置换型人工肘关节。非铰链型人工肘关节结构类似人工髋关节，一侧为凹面，由高分子聚乙烯制成，另一面为凸面，由医用金属材料制成。铰链型人工肘关节由医用金属材料制成。

中老年陈旧性肘关节脱位患者，已引起肘部畸形强直，患者肘关节成形术后形成链枷关节，如果屈伸肌力良好，条件允许，可行人工肘关节置换术，可以恢复关节的活动度，并保持一定的稳定性。

人工肘关节置换术的禁忌证：人工肘关节置换术的禁忌证包括肘关节屈伸肌力麻痹，严重损伤纤维化或者缺如；肘部感染，皮肤广泛瘢痕纤维化；严重肘部骨化性肌炎；年轻患者以及从事需要一定强度体力活动的劳动者。

人工肘关节置换手术操作步骤：肘后"S"形切口，将尺神经由尺神经沟内游离，用橡皮条拉开，予以保护，游离皮瓣至肱骨内外髁。将肱三头肌作成底部附着于尺骨鹰嘴的舌形腱膜，切开肱三头肌和远端的肘肌，骨膜下剥离，显露肱骨远端尺骨鹰嘴和桡骨小头。肱骨内外上髁远侧切除肱骨关节面。切除尺骨鹰嘴关节面，但保留肱三头肌腱抵止部。切除桡骨小头，保留环状韧带。骨髓腔钻分别钻通肱骨、尺骨骨髓腔，并用髓腔锉扩大骨髓腔，直至可以放入人工肘关节柄。试安装人工肘关节满意后，冲洗骨髓腔，将骨水泥填入，分别将人工肘关节肱骨部分和尺骨部分插入肱骨和尺骨骨髓腔内，术者保持假体与骨髓腔嵌插紧密，直至骨水泥固化。去除挤出骨髓腔的骨水泥。放松止血带，彻底止血。抗生素溶液冲洗创面，尺神经移至肘前皮下，缝合肱三头肌腱膜，放置负压引流器，分层缝合伤口。

用支具将肘关节固定于 90°位。48h 后拔除负压引流。术后第一日理疗师开始行上肢功能康复训练，3 周后去除外固定，开始肘关节抗阻力训练。

六、习惯性肘关节脱位

习惯性肘关节脱位临床比较少见。但是发生肘关节习惯性脱位后，则在日常生活、工作中经常发生脱位，给患者带来不便，影响生活与工作。

（一）病因与发病机制

习惯性肘关节脱位发生的原因是多方面的。由于肘关节功能所要求的特殊解剖构造，肱尺、肱桡、上尺桡 3 个关节相互依存，共同维持肘关节的功能运动。而近似杵臼状的肱尺关节和肘关节侧副韧带是肘关节稳定的基本因素，临床常见习惯性肘关节脱位的原因有：①尺骨鹰嘴畸形，发育不全，或者尺骨鹰嘴突骨折不愈合，畸形愈合；②肘关节尺桡侧侧副韧带不稳定，可由于骨折不愈合致韧带松弛，也可因韧带撕脱损伤，尤其是肘关节桡侧副韧带，临床易遭损伤,发生习惯性脱位;③肘关节囊松弛,无论是先天的因素,还是创伤引起的损伤,关节囊松弛后关节松动,活动范围增大,容易脱出。

（二）诊断

习惯性肘关节脱位临床诊断不困难,患者常因某种姿势下脱出关节,复位并不困难。脱位、复位频繁者,临床症状亦不典型。常规肘关节正侧位 X 线片可以确定脱位情况,以及关节发育不良,关节骨折畸形愈合,不愈合等情况。有助于诊断和分析判断习惯性脱位的原因。

（三）治疗

习惯性肘关节脱位的手术治疗主要是针对肱骨外髁骨折,外侧副韧带损伤或者松弛,后外侧关节囊牵拉松弛,甚至破裂等常见的损伤后的关节不稳定因素而设计。

肘关节损伤后早期发生习惯性脱位时,主要是肘关节外侧关节囊和侧副韧带撕裂、剥脱、松弛,尺骨鹰嘴和桡骨头在一定的外翻应力下可滑入此间隙内。关节脱出使局部稳定结构愈合不良,形成潜在腔隙,关节很容易再脱出至此,形成习惯性脱位。应采用肘关节双侧关节囊、韧带缝合术。手术方法:取肘外侧弧形切口,显露肘外侧关节囊、侧副韧带和肱骨远端的骨皮质。于肱骨远端外侧骨皮质上钻孔,将外侧关节囊,侧副韧带锐性分离后,牵向近端,经骨孔拉紧缝合。术后长臂石膏固定 4 周后练习关节屈伸活动。

对于因尺骨鹰嘴发育不良,或者骨折不愈合造成的习惯性肘关节脱位,可采用肘关节前侧加固修复术维持关节稳定,手术方法采用肘前"S"形切口,显露肱二头肌腱后,将其由止点（桡骨粗隆）上凿下。于尺骨鹰嘴冠状突部位凿骨槽,将自体移植骨块插入槽中,以加深尺骨滑车切迹前缘。将肱二头肌腱采用拉出钢丝法重新止于植骨块远端的尺骨鹰嘴部,进一步产生动力性稳定机制,加强关节稳定。术后长臂石膏固定 4~6 周后,逐渐开始肘部屈伸功能训练,待植骨块完全愈合后,加强肘部肌力训练。

习惯性肘关节脱位发生时间过长,关节周围组织被动牵拉松弛,除修复原损伤的稳定结构外,还要应用自体筋膜、肌腱加强关节周围韧带、关节囊,才能改善关节稳定性。通常可采用肱二头肌的一部分缝至外侧副韧带部位,并用肱三头肌腱膜修复环状韧带。手术方法:经肘关节前侧及后侧弧形切口,分别显露肱二头肌腱和肱三头肌腱。将肱二头肌腱劈开一半,总长约 10cm,宽 1cm,于附着部切断。将肱三头肌腱中央部宽 1cm,长 10cm 部分于近端切断。肱二头肌腱穿过尺骨鹰嘴冠状突部,经肱骨远端骨孔,缝合至肱三头肌腱。肱三头肌腱条经骨孔拉至肘前固定至尺骨鹰嘴冠状突部,肘关节屈曲位关闭切口（图 14-38）。术后长臂石膏固定肘于屈曲 90°位 4~6 周,开始功能训练。

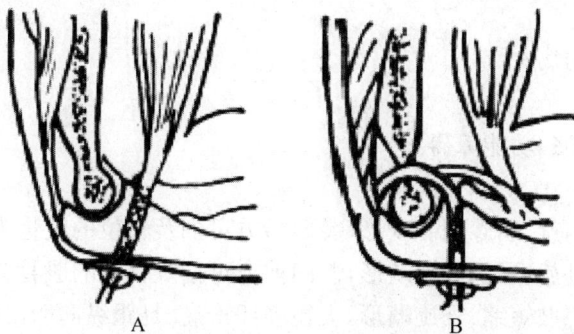

图 14-38 习惯性肘关节脱位
肱二头肌腱（A）、肱三头肌腱（B）转移,加强关节稳定

总之,习惯性肘关节脱位手术治疗应根据关节稳定结构的情况,分别采用骨性阻滞,关节囊、韧带修复重建,以及筋膜,肌腱加强手术,达到肘关节的功能稳定。

(刘欣伟)

第二十一节　髋关节脱位

髋关节是最完善的球凹关节。髋臼周缘附有关节盂软骨,以加深关节窝。髋臼窝可容纳股骨头的 2/3,加上坚强的关节囊及圆韧带,更增加了髋关节的稳定性。分布于髋关节的韧带,可限制关节过度活动。髂股韧带限制过伸及内收,坐股韧带限制过伸、外展及内旋,耻股韧带限制外展和外旋。髋关节脱位,由强大暴力引起,常见于青壮年男性。

一、病因病理

(一)病因

1.屈曲位受伤　当髋关节处于屈曲 90°位时,外力使大腿急剧内收内旋,股骨颈前缘与髋臼前缘形成支点,股骨头受杠杆作用冲破关节囊后壁,形成后上方脱位。

2.外展位受伤　外力使股骨干急骤外展、外旋,大转子与髋臼上缘相顶撞,迫使股骨头由髋关节囊前下方薄弱处脱出,形成前脱位。

(二)病理

1.类型

(1)后脱位:股骨头移位至髋臼后方,可位于髂骨、或坐骨结节处。

(2)前脱位:股骨头移位至髋臼前方,可位于耻骨或闭孔处。

(3)中心性脱位:股骨头向髋臼底移位,致髋臼底骨折。甚者向骨盆内移位,较少见。

2.特点

(1)后脱位可合并髋臼后缘骨折或坐骨神经损伤。

(2)前脱位可引起股神经及股动、静脉损伤。

(3)中心性脱位可形成盆腔内血肿,引起大小便功能障碍。

二、诊断

(一)病史

有强大暴力致伤的病史。

(二)症状

患侧髋部疼痛、肿胀、功能障碍。

(三)体征

1.后脱位　内收内旋、屈膝屈髋畸形,髋臼后方可扪及移位的股骨头。

2.前脱位　外展外旋、屈膝屈髋畸形,髋臼前方可扪及移位的股骨头。

3.中心性脱位　患肢短缩、外旋畸形,大粗隆叩击痛、足跟纵向叩击痛试验阳性。

(四)X线照片

可明确脱位类型及股骨头移位情况。

三、治疗

（一）原则

1.麻醉下整复　可减轻整复时的损伤,减少股骨头缺血坏死的发生。

2.充分牵引及摇晃　缓解组织痉挛,减少整复损伤。

（二）方案

1.年老或体弱患者,宜采用屈髋拔伸法整复。

2.青壮年患者,采用回旋法整复。

3.中心性脱位,用持续牵引法整复。

（三）前脱位

1.整复手法

（1）屈髋拔伸法:①牵引:患者仰卧。近端助手固定骨盆,远端助手骑跨于患小腿上,前臂穿过腘窝,作顺势牵引;②摇晃:略放松牵引,内、外旋转摇晃患髋,以松解痉挛组织;③按压术:术者双手环抱大腿根部,用力向外侧按压,促使股骨头纳入髋臼。

（2）回旋法:①牵引:患者仰卧。近端助手固定骨盆。术者骑跨于患小腿上,前臂绕过腘窝,作顺势牵引;②摇晃;③回旋:术者在持续牵引下,做外展外旋、屈髋屈膝、内收内旋、伸直患髋等手法。如出现入臼声,或患髋能顺利伸直,则提示整复成功。

2.固定　患肢皮牵引固定2～3周,牵引重量4～5kg。固定期间可行股四头肌锻炼,踝关节伸屈功能锻炼。患肢不宜过早负重,以免诱发股骨头缺血坏死。

（四）后脱位

整复手法:

1.手牵足蹬法　适用于髋关节后上脱位,患者肌肉丰厚者。①牵引:患者仰卧。术者一足蹬于患者会阴部,双手握患踝,行顺势牵引;②摇晃:略放松牵引力量,内、外旋转,摇晃患髋;③内收:牵引下,内收患肢,利用杠杆力量,使股骨头滑入髋臼。

2.回旋法　①牵引;②摇晃;③回旋:持续牵引下,作内收内旋、屈髋屈膝、外展外旋、伸直患髋等手法。如出现入臼声或双下肢等长,则提示复位成功。

（五）中心性脱位

1.拔伸扳拉法　适用于移位较轻者。

（1）整复:患者仰卧。近端助手固定骨盆,远端助手握踝部行对抗牵引。术者双手环抱大腿根部,向外扳拉,矫正股骨头向髋臼底的移位。

（2）固定:皮牵引或胫骨结节骨牵引固定。牵引重量4～6kg,维持4～6周。

2.双向牵引法　适用于移位较严重的患者。

（1）大粗隆牵引:于大粗隆处,由前向后穿骨圆针,施行向外侧方向的骨牵引,或以宽布带于大腿根部向外侧牵引。牵引重量5～7kg,可矫正股骨头陷入髋臼底的移位。

（2）股骨髁上牵引:患肢外展30°,牵引重量6～8kg,复位后减为4～5kg维持牵引,5～6周后去除牵引。

（六）合并髋臼缘骨折的脱位

髋关节脱位合并髋臼缘骨折,随着脱位的整复,骨折片一般多能自行复位。如骨折片未能完全复位,只要不影响关节的稳定性,可任其愈合。牵引固定时间应延长至6～8周,待骨折牢固愈合后,才可下床活动锻炼。

(七)髋关节脱位合并同侧股骨干骨折

应先整复脱位,骨折在持续骨牵引下采用逐步复位法整复。

1. 后脱位合并股骨干骨折

(1)侧卧位复位法:①牵引:患者侧卧,患侧在上,近端助手以宽布带绕过患者会阴部向上牵引,远端助手环抱小腿作对抗牵引,持续牵引 2~3 分钟;②推挤:术者双掌叠放,以掌根部推大转子向前下方,持续用力;③屈髋:远端助手配合屈髋屈膝,协助整复。

(2)大粗隆牵引法:侧卧位复位法不能复位时,可在大粗隆处由前向后穿一骨圆针,套上牵引弓。在远近端助手牵引下,术者推股骨头向前下方,第三助手握牵引弓向远端牵引,多可复位。

脱位整复后,患肢行股骨髁上牵引,重量 8~10kg。骨折用小夹板加纸压垫固定。待重叠充分牵开后,调整压垫厚度,矫正侧方移位,牵引重量改为 6kg,维持牵引至骨折愈合。

2. 前脱位合并股骨干骨折 脱位整复可采用拔伸扳拉法,如不成功,可改用大粗隆牵引法。远近端助手牵引下,术者握大粗隆牵引弓向外牵拉,即可复位,骨折处理同后脱位合并股骨干骨折。

(八)髋关节后脱位合并股骨头或股骨颈骨折

髋关节后脱位合并股骨头骨折,一般采用闭合复位骨牵引治疗,如骨折片在髋臼内无旋转,股骨头复位后往往能和骨折片很好对合。若拍片证实复位良好,则应维持牵引 6 周,待骨折愈合后再负重行走。如果骨折片不能与股骨头很好对合,应立即切开复位。

髋关节后脱位合并股骨颈骨折是非常少见的严重损伤。治疗方法,一般用闭合复位及三刃钉内固定,也可用加压螺纹钉固定,如果患者在 60 岁以上,并考虑到其后发生股骨头缺血坏死等合并症,可行人工股骨头置换术。

(九)陈旧性髋关节脱位

时间在半年以内,不合并髋臼缘或股骨头、颈骨折者,可试行手法复位。术前先作胫骨结节骨牵引。重量为体重的 1/6~1/5,牵引 7~10d。并积极配合推拿治疗,摇扳关节,松解粘连。整复应在良好麻醉下进行,多用回旋法复位。牵引及摇晃患髋的时间应延长,回旋时速度应缓慢,力量平稳,避免引起骨折。

(刘欣伟)

第二十二节 髌骨脱位

髌骨是人体最大的籽骨,俗称"膝盖骨"、"镜面骨"。其略呈三角形,底朝上,尖朝下,是构成膝关节的一个组成部分。它被股四头肌扩张部腱膜所包绕,腱膜向下延伸成为强韧的髌韧带,固定于胫骨结节上。髌骨有保护膝关节,加强股四头肌力量的作用。由于膝关节有 $10°\sim15°$ 的外翻角,股四头肌起止点又不在一条直线上,当肌肉收缩时,有自然向外脱出趋向,故临床上髌骨向外侧脱位多见。根据其脱位机制,可分为外伤性脱位、习惯性脱位两种。

一、外伤性髌骨脱位

(一)病因与发病机理

当膝关节屈曲位跌倒,髌骨内侧缘遭受向外的直接暴力冲击时,或膝关节处于外翻位跌倒时,股四头肌扩张部内侧发生撕裂,可发生髌骨外侧脱位。当膝关节处于伸展位,突然在髌骨内侧遭到强力外旋暴力伤,髌骨可滑过股骨外侧髁,亦可造成髌骨外侧脱位。

（二）临床表现与诊断

1.伤后膝关节疼痛、肿胀、压痛。

2.膝关节呈关屈曲状,不能伸直,膝前平坦。于膝关节外方可触及脱位的髌骨,贴住股骨外侧髁处不能活动。

3.如急诊时脱位的髌骨已复位,则仅表现为膝关节肿胀、疼痛、浮髌试验阳性。用手将髌骨向外推时疼痛加重,活动度明显增大或试行屈膝时髌骨又再脱位。

4.X线正侧位片可显示未复位的髌骨异常变位。

（三）鉴别诊断

半月板损伤一般髌骨脱位通过受伤史、临床症状、体征及X线片较容易明确诊断。但如果急诊时已自行复位,则需注意与半月板损伤相鉴别。后者多有疼痛、打软腿、关节交锁,麦氏试验阳性等体征。

（四）治疗

1.整复标准

（1）疼痛明显减轻。

（2）局部脱位畸形消失。

（3）X线片显示髌骨位置恢复正常。

2.手法整复　单纯新鲜的髌骨外侧脱位手法整复比较容易,一般不需要麻醉及助手。医者立于患侧,一手持踝部,另一手持膝上,在向远端牵引的同时,将膝关节伸直,脱位的髌骨即可复位或在顺势牵引的同时,略用力于髌骨外缘往内推,同时伸直膝关节,即可复位。若髌骨嵌夹于股骨外侧髁部,按以上方法整复不成功时,可令一助手固定大腿部,另一助手持踝部,将膝关节屈曲,使筋肉松弛。医者双手由外侧持膝,两拇指推压脱位的髌骨内缘向外推移,以松解嵌夹,立即让助手伸直膝关节,医者同时施力于髌骨外缘,向内侧推挤,即可复位。

3.切开复位　外伤性脱位软组织嵌顿闭合复位不成功或因股四头肌腱、髌韧带断裂引起关节内脱位时应手术切开复位,行韧带肌腱修补术。

4.固定方法　手法整复后可用长夹板或石膏托外固定3～4星期。手术切开复位后,要采用石膏托板固定,固定时间依据手术的性质而定,仅软组织修复者,固定4～5星期;有骨折内固定者,应固定5～6星期。固定时膝关节应保持屈曲5°～10°位。

5.功能锻炼　脱位复位固定后,将患肢稍抬高,可练习趾踝关节活动。2星期后可逐渐行股四头肌功能锻炼。解除外固定后行局部按摩及逐渐锻炼膝关节屈伸功能,注意不要过早负重、用力伸膝及下蹲,以防发生再脱位。

（五）预后

大多数外伤性髌骨脱位经正确治疗,均可获得满意效果。如治疗不当,则会造成股四头肌萎缩、无力及膝关节强直甚或造成习惯性脱位。

二、习惯性髌骨脱位

（一）病因与发病机理

引起习惯性髌骨脱位的因素是多方面的,有时是多种因素综合作用而发生,常见原因有以下几种。

1.先天性骨或软组织发育缺陷

(1)髌骨发育异常:如髌骨发育不全、高位髌骨、翼状髌骨等。

(2)胫骨的异常:如胫骨先天性外旋畸形、胫骨结节外移畸形等。

(3)股骨的异常:如股骨内旋发育畸形、股骨颈前倾角增大畸形、股骨外侧髁发育不良等。

(4)髌骨周围软组织异常:如髌骨外侧支持带先天性挛缩、髌骨内侧支持带先天性缺如或松弛、股内侧肌先天性发育不良、股外侧肌先天性挛缩、髂胫束止点异常、髌腱止点异常等。

(5)膝关节异常:如膝关节反屈畸形等。

2.创伤后愈合不良 常见的是急性髌骨脱位复位不良、固定时间不足、软组织修复不良,有的是膝关节手术内侧切口、髌内侧支韧带修复不良等。

3.各种骨病后遗症 引起严重膝外翻的疾病如小儿麻痹后遗症、佝偻病或骨质软化症等。

(二)临床表现与诊断

1.伤因多不明显,局部肿痛不著,伸屈功能基本正常。

2.走路时常有打软腿现象,易跌倒,在跑步及上、下楼梯时更为明显。

3.检查可发现股四头肌萎缩,也有膝外翻畸形。在主动及被动屈膝时,髌骨向外侧脱位,伸膝时又回复原位。

4.有时临床检查还可发现导致习惯性髌骨脱位的原发病变的表现,如先天畸形、手术或创伤痕迹、肌肉瘫痪等。

5.膝关节正位X线片常可发现股骨外侧髁较小,髌骨切线位片可发现股骨外髁及髌骨关节面扁平。有时需要加拍特殊位置的X线片。例如,高位髌骨需要在股四头肌强力收缩时拍摄侧位片,以明确髌股关节异常变化(图14-39)。

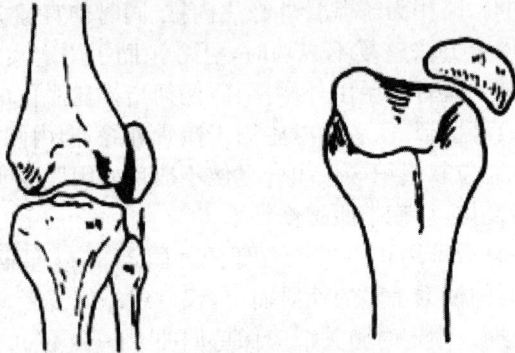

图14-39 习惯性髌骨脱位X线片

(三)鉴别诊断

先天性髌骨脱位先天性髌骨脱位是一种持久性脱位,不能主动伸膝,被动活动不减少,髌骨不在股骨的滑车窝内。以上四点可将先天性髌骨脱位区别开。

(四)治疗

习惯性髌骨脱位应以手术矫治为主,针对其病因制订可行的手术方案,以采用联合术式为宜。但对于儿童只能做调整伸膝装置的软组织手术。由于胫骨的骨骺尚未闭合,不能作胫骨结节的移位术,以免引起膝反屈。一般12岁以内者,可施行股外侧挛缩组织切开松解术、髌腱外侧半内移术、髌骨内侧筋膜修复加固术等。12岁以上者,可施行胫骨结节内移术、截骨术、半腱肌腱固定术、股骨外髁垫高术等。这一年龄组者,可采用骨和肌腱等软组织联合术式,以确保术后效果。40岁以上者,如有严重髌股骨性关节病变者,可施行髌骨切除术和股四头肌腱修补成形术等。

术后应根据不同的术式需要采取不同的固定方法，一般软组织手术固定 4～5 星期，骨性手术固定 8～12 星期。解除固定后要积极进行股四头肌锻炼、中药熏洗、按摩等康复治疗，以尽早恢复稳定伸膝装置的功能。

（五）预后

习惯性髌骨脱位的预后与患者的年龄、脱位的程度、手术的时机和术式的选择以及术后的康复治疗等众多因素有关。一般情况下，治疗后膝关节功能均不可能完全恢复。

（刘欣伟）

第二十三节　膝关节脱位

膝关节为屈戊关节：由股骨下端及胫骨上端构成，二骨之间有半月软骨衬垫，向外有约 15°的外翻角。膝关节的主要功能是负重和屈伸运动，在屈曲位时，有轻度的骨外旋及内收外展活动。膝关节的稳定主要依靠周围的韧带维持。内侧副韧带和股四肌对稳定膝关节有相当做用。膝关节因其结构复杂坚固、关节接触面较宽，因此在一般外力下很难使其脱位，其发生率仅占全身关节脱位的 0.6%。如因强大的外力而造成脱位时，则必然会有韧带损伤，而且可发生骨折，乃至神经、血管损伤。合并腘动脉损伤时，如诊治不当，则有导致下肢截肢的危险。根据其脱位的方向，可分为膝关节前脱位、膝关节后脱位、膝关节内脱位、膝关节外脱位。

一、膝关节前脱位

（一）病因与发病机制

暴力来自前方，直接作用于股骨下段，使膝关节过伸，股骨髁的关节面沿胫骨平台向后急骤旋转移位，突破后侧关节囊，而使胫骨脱位于前方，形成膝关节前脱位。

（二）诊断

膝关节肿胀严重，疼痛，功能障碍，前后径增大，髌骨下陷，膝关节处微屈曲位，畸形，弹性固定，触摸髌骨处空虚，腘窝部丰满，并可触及股骨髁突起于后侧，髌腱两侧可触及向前移位的胫骨平台前缘。X 线检查：侧位片见胫骨脱位于股骨前方（图 14—40）。

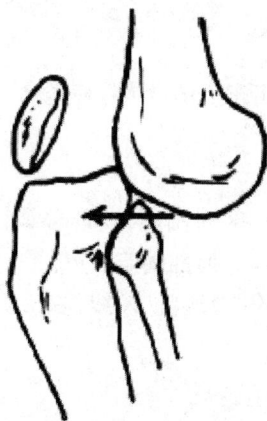

图 14—40　前脱位

依据外伤史、典型临床表现，结合 X 线检查，可以确诊。要了解是否合并有撕脱性骨折，检查远端动脉搏动情况,以判断腘窝血管是否受伤,同时需要检查足踝运动和感觉情况,判断是否合并神经损伤。

(三)治疗

1.手法复位外固定 一般采用手法整复外固定。方法是:患者仰卧。一助手环抱大腿上段,一助手牵足踝上下牵引。术者站患侧,一手托股骨下段向上,即可复位(图14-41)或术者两手四指托腘窝向前,两拇指按胫骨向后亦可复位。当脱位整复后,助手放松牵引,术者一手持膝,一手持足,将膝关节屈曲,再伸直至15°左右,然后从膝关节前方两侧,仔细检查关节是否完全吻合,检查胫前、后动脉搏动情况,检查足踝运动和感觉情况等。

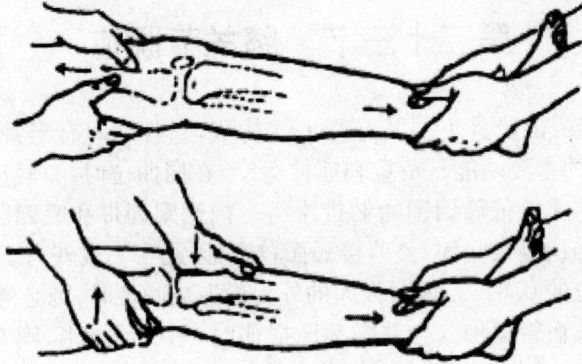

图14-41 膝关节前脱位复位法

复位后,用长直角板或石膏托将患膝固定于10°～20°左右伸展位中立,股骨远端后侧加垫,3周后开始作膝关节主动屈曲,股四头肌自主收缩锻炼,4周后解除外固定,可下床活动。

2.手术疗法 膝关节前脱位最易造成血管损伤,合并有腘动脉损伤者应立即进行手术探查。如果关节囊撕裂,韧带断裂嵌夹于关节间隙,或因股骨髁套锁于撕裂的关节囊裂孔而妨碍复位时,也应手术切开复位,修复损伤的韧带。合并髁部骨折者也应及时手术撬起塌陷的髁部,并以螺栓、拉力螺丝或特制的"T"形钢板固定,否则骨性结构紊乱带来的不稳定将在后期给患者造成很大困难。

二、膝关节后脱位

(一)病因与发病机制

多是直接暴力从前方而来,作用于胫骨上端,使膝关节过伸,胫骨平台向后脱出,形成膝关节后脱位。

(二)诊断

1.临床表现 膝关节肿胀严重,疼痛剧烈,功能障碍。膝关节前后径增大,似过伸位,胫骨上端下陷,皮肤有皱褶,畸形明显,呈弹性固定,触摸髌骨下空虚,腘窝处可触及胫骨平台向后突起,髌腱两侧能触到向前突起的股骨髁。X线检查:侧位片可见胫骨脱于股骨后方(图14-42)。

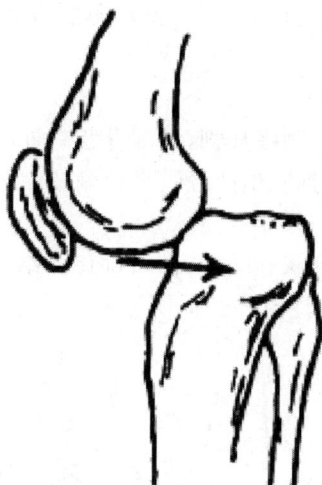

图 14—42　后脱位

2.诊断依据　依据外伤史,典型症状,畸形,一般即可确定诊断。但需拍 X 线片,诊查是否合并撕脱性骨折。另外要检查胫前、后动脉搏动情况,判断腘窝血管是否受伤。检查足踝的主动运动和感觉情况,判断神经有否损伤。

(三)治疗

常采用手法整复外固定,方法是患者仰卧,一助手牵大腿部,一助手牵患肢踝部,上下牵引。术者站于患侧,一手托胫骨上段向前,一手按股骨下段向后,即可复位(图 14—43)。

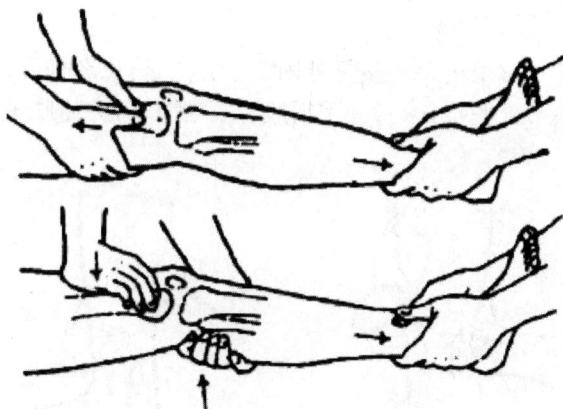

图 14—43　膝关节后脱位复位法

复位后,用长直角夹板或石膏托固定。在胫骨上面后侧加垫,将膝关节固定在 15°左右的伸展中立位。3 周后开始做屈伸主动锻炼活动和股四头肌自主收缩活动。4 周后解除固定,下床锻炼。本病固定应特别注意慢性继发性半脱位,因患者不自觉的抬腿,股骨必然向前,加上胫骨的重力下垂,常常形成胫骨平台向后继发性脱位。必要时可改用膝关节屈曲位固定。3 周后开始膝关节伸展锻炼。

三、膝关节侧方脱位

(一)病因与发病机制

直接暴力作用于膝关节侧方,或间接暴力传导至膝关节,致使膝关节过度外翻或内翻,造成膝关节侧方脱位。单纯侧方脱位少见,多合并对侧胫骨平台骨折,骨折近端和股骨的关系基本正常。

(二)诊断

膝关节侧方脱位因筋伤严重,肿胀甚剧,局部青紫瘀斑,功能丧失,压痛明显,有明显的侧方异常活动。在膝关节侧方能触到脱出的胫骨平台侧缘。若有神经损伤,常见足踝不能主动背伸,小腿下段外侧皮肤麻木。

依据明显的外伤史,典型的症状和畸形,即可确诊。结合 X 线检查,能明确脱位情况,以及是否合并骨折(图 14—44)。应注意神经损伤与否。

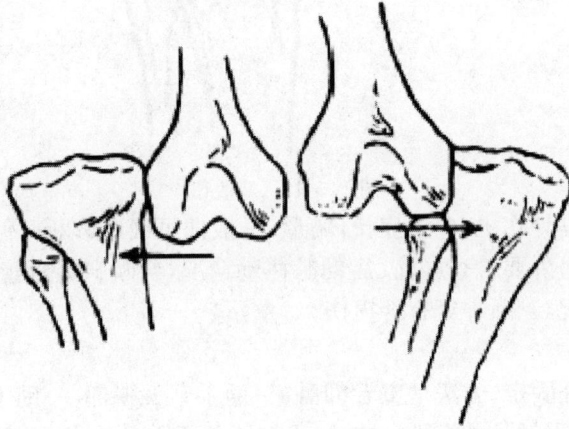

图 14—44 膝关节侧方移位

(三)治疗

1. 手法整复外固定 常采用手法整复外固定。方法是:患者仰卧位,一助手固定股骨,一助手牵引足踝。若膝关节外脱位,术者一手扳股骨下端向外,并使膝关节呈内翻位,即可复位(图 14—45)。

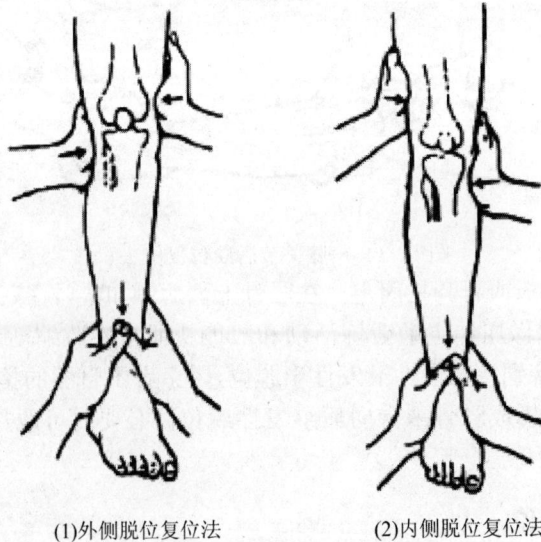

(1)外侧脱位复位法　　　　　(2)内侧脱位复位法

图 14—45 手法整复复位

复位后,用长直角夹板或石膏托将肢体固定在伸展中立位,膝关节稍屈曲,脱出的部位和上下端相应的位置加棉垫,形成三点加压,将膝关节置于与外力相反的内翻与外翻位,即内侧脱位固定在内翻位,外侧脱位固定在外翻位。一般固定4～6周,解除夹板,开始功能锻炼。

2.功能锻炼 膝关节脱位复位后,应将膝关节固定于屈曲15°～30°位,减少对神经、血管的牵拉。密切观察血管情况,触摸胫后动脉和足背动脉。足部虽温暖但无脉,则标志着血供不足。术后在40°～70°范围内的持续被动活动对伤后早期恢复活动是有帮助的,但应注意防止过度运动在后期遗留一定程度的关节不稳。股四头肌的训练对膝关节动力性稳定起着重大作用。固定后,即指导患者作股四头肌收缩锻炼。肿胀消减后,作带固定仰卧抬腿锻炼。4～8周解除外固定后,先开始作膝关节的自主屈曲,然后下床活动锻炼,按膝关节功能疗法处理。

(刘欣伟)

第二十四节　踝关节脱位

踝关节由胫、腓、距三骨构成。距骨被内、外、后三踝包围,由韧带牢固固定在踝穴中。内侧的三角韧带起于内踝下端,呈扇形展开,附着于跟骨、距骨、舟骨等处,主要作用是避免足过度外翻。由于三角韧带坚强有力,常可因足过度外翻,牵拉内踝造成内踝撕脱性骨折。外侧韧带起于外踝尖端,止于距骨和跟骨,分前、中、后3束,主要作用是避免足过度内翻。此韧带较薄弱,当足过度内翻时,常可导致此韧带损伤或断裂,亦可造成外踝撕脱骨折。下胫腓韧带紧密联系胫骨腓骨下端之间,把距骨牢固控制在踝穴内。此韧带常在足极度外翻时断裂,造成下胫腓联合分离,踝穴变宽,失去生理稳定性。单纯性踝关节脱位极为罕见,多合并有骨折。踝关节骨折合并脱位已在踝关节骨折一节讨论。本节讨论以脱位为主,合并轻微骨折的损伤。

根据脱位的方向不同,可分为外脱位、内脱位、前脱位和后脱位。根据有否创口与外界相通,可分为闭合性脱位和开放性脱位。

一般内侧脱位较多见,其次是外侧脱位和开放性脱位,后脱位少见。

由于踝关节周围软组织少,又处于皮下的缘故,踝脱位畸形严重,常伴有皮肤裂开,此时要仔细清创,防止感染。

一、踝关节内脱位

(一)病因与发病机制

多为间接暴力引起,如腰扭而致伤。常见有由高处跌下,足的内侧先着地,或走不平道路,使足过度外翻、外旋致伤,往往合并有内、外踝骨折。

(二)诊断

1.临床表现 踝关节肿胀、疼痛、瘀斑,起水疱,足踝功能丧失,足呈外翻外旋,内踝不高突,局部皮肤紧张,外踝下凹陷,畸形明显,常合并有内踝外踝骨折,或下胫腓韧带撕裂。X线检查,正位片可见距骨及其以下向内侧脱出,且往往合并有内踝外踝骨折。

2.诊断依据 依据外伤史,以及足外翻,内踝下突起等典型畸形即可确诊。结合X线片,可更明确判断是否合并骨折。

(三)治疗

一般行手法整复外固定,采用牵拉推挤复位法:患者患侧卧位,膝关节半屈曲,一助手固定患肢小腿部,将小腿端起。术者一手持足跗,一手持足跟,顺势用力牵拉,并扩大畸形,然后以两手拇指按压内踝下骨突起部向外,其余指握足,在保持牵引的情况下,使足极度内翻、背伸,即可复位。复位后,用超踝塑形夹板加垫,将踝关节固定在内翻位。单纯脱位固定3周,合并有骨折者固定5周。

二、踝关节外脱位

(一)病因与发病机制

多为间接暴力所致。与内脱位机制相反,如扭、踤,由高跌下,足的外侧先着地或行走不平道路,或平地滑倒,使足过度内翻、内旋而致伤。往往合并有内、外踝骨折。

(二)诊断

1. 临床表现　症状体征:踝关节肿胀,或起水泡、有瘀斑,功能丧失。足呈内翻内旋,外踝下高突,皮肤紧张,内踝下空虚。若伴有外踝骨折,则肿胀疼痛更显著;若伴有下胫腓韧带撕裂,则下胫腓联合分离。

2. 实验室及其他检查　X线表现:正位片可见距骨及其以下向外侧脱出,往往合并有外踝及内踝骨折。有下胫腓韧带撕裂者,可见下胫腓关节脱位,间隙增宽。

3. 诊断依据　依据外伤史和临床表现,以及足内翻、外踝下高突等典型畸形,即可确诊。结合拍X线片,可判定是否合并骨折。

(三)治疗

一般行手法整复外固定,采用牵拉推挤复位法:患者健侧卧位,患肢在上,膝关节屈曲。一助手固定患肢小腿部,将小腿端起。术者一手持足跗部,一手持足跟,顺势用力牵拉,并扩大畸形。然后以两手拇指按压外踝下方突起部向内,其余指握足,在保持牵引的情况下,使足极度外翻,即可复位。

复位后,以超关节塑形夹板加垫固定踝关节于外翻位,其他同踝关节内脱位。

三、踝关节前脱位

(一)病因与发病机制

间接暴力或直接暴力引起,如由高处跌下,足跟后部先着地,身体向前倾,而致胫骨下端向后错位,形成踝关节脱位。或由于推跟骨向前,胫腓骨向后的对挤暴力,也可致踝关节前脱位。

(二)诊断

1. 临床表现　踝关节肿胀、功能障碍,足呈极度背屈,不能跖屈,跟腱两侧有胫腓骨远端的骨性突起,跟骨向前移,跟腱紧张,常合并胫骨前缘骨折。

2. 诊断依据　依据外伤史,临床表现以及典型的畸形,如足背屈、跟骨前移、跟腱紧张、跟腱两侧可触到胫腓骨下端向后突等即可确诊。结合拍X线片,可确定有否骨折。

(三)治疗

一般行手法整复外固定,采用牵引提按复位法:患者仰卧,膝关节屈曲。一助手固定患肢小腿部,将小腿提起。术者一手握踝上,一手持足跖部,顺势牵拉的情况下,持踝上之手提胫腓骨下端向前,握足跖的手使足跖屈,向后推按,即可复位。复位后以石膏托固定踝关节于稍跖屈的中立位3～4周。

四、踝关节后脱位

（一）病因与发病机制

足尖或前足着地，暴力由后方推挤胫腓骨下端向前。或由高坠下，前足着地，身体向后倾倒，胫腓骨下端向前翘起而致踝关节后脱位。往往合并后踝骨折。

（二）诊断

1.临床表现 踝关节肿胀、疼痛，功能障碍。足跖屈，跟骨后突，跟腱前方空虚，踝关节前方可触及突出的胫骨下端，而其下方空虚。常合并后踝骨折。

2.诊断依据 依据外伤史和临床表现，以及典型畸形，如足跖屈、踝前能触到撬起的胫骨下端等，即可确诊。结合 X 线片，确定是否合并骨折。

（三）治疗

一般行手法整复外固定，采用牵拉提按复位法：患者仰卧，膝关节屈曲。一助手以双手固定小腿部，将小腿端起。一助手一手持足跖部，一手持足跟部，两手用力牵拉，扩大畸形。术者用力按压胫腓骨下端向后，同时牵足的助手在牵引的情况下，先向前下提牵，再转向前提，并略背屈，即可复位。复位后，以石膏托固定踝关节于背屈的中立位 4～6 周。

五、开放性脱位

（一）病因与发病机制

踝关节开放性骨折脱位多由压砸、挤压、坠落和扭绞等外伤引起，其致伤原因与闭合性骨折脱位不同。根据资料统计，踝关节开放性骨折脱位的开放伤口，均表现为自内向外，即骨折近端或脱位之近骨端自内穿出皮肤而形成开放创口。

踝关节开放性骨折脱位，伤口污染较重，感染率相对增高。如单纯依靠外固定维持整复后的位置，一旦创口感染后进行换药，则影响固定效果，极易发生移位。

（二）诊断

1.临床表现 踝关节肿胀、疼痛、功能障碍，伤口多位于踝关节内侧，一般为横形创口，严重者胫骨下端外露，伤口下缘的皮肤嵌夹于内踝下方，足呈内翻内旋，外踝下高突，内踝下空虚。

2.诊断依据 依据外伤史、临床症状，结合 X 线片即可明确诊断。

（三）治疗

踝关节开放性骨折脱位在治疗上应着眼于如何防止感染及稳定骨折与脱位，使关节得以早期进行功能锻炼。切开复位内固定具有直视下达到解剖复位的优点，内固定又为早期开始关节功能活动创造了条件，缩短了患肢功能恢复的时间，因此踝关节骨折脱位多采用手术进行治疗。彻底清创，复位后，对合并骨折进行内固定。对损伤或污染严重不能内固定的病例，可依赖软组织缝合后的张力和管形石膏维持复位的位置，肿胀消退后及时更换，以期达到最大限度的功能恢复。

（孙启孟）

第十五章　口腔颌面外科疾病

第一节　口腔颌面部软组织损伤

一、损伤类型

口腔颌面部软组织损伤可以单发,也可以与颌骨骨折并发,根据损伤的原因及受伤程度不同,临床上可分为以下几类:

(一)擦伤

擦伤是头面部皮肤或口腔黏膜与粗糙物体如地面等摩擦所致。擦伤的特点是表层皮肤受损,少量血液及组织液渗出,创面常有泥沙或其他异物附着。由于皮肤感觉神经末梢暴露,疼痛剧烈。

治疗要点:清洗创口,除去异物,预防感染。面积大者,表面可覆盖凡士林纱布,以保护创面,减少疼痛。面积小者,也可表面涂红汞药水或任其干燥结痂,自行愈合。愈合后可不留瘢痕,但可留有色素沉着。

(二)挫伤

挫伤是皮肤表面无开放创口的皮下及深部组织受伤。如用拳击打面部,皮下的小血管和淋巴管破裂,组织内游血,形成青紫淤斑或血肿。

治疗要点:止血、止痛、防止感染、促进血肿吸收。早期冷敷或加压包扎以减少出血,晚期可用热敷、理疗、中药外敷等方法加快血肿吸收。血肿如有感染应切开引流,清除脓液及腐败的血凝块。

挫裂伤多为较大的钝器伤,在深部组织发生挫伤的同时,常伴有皮肤撕裂伤口。此类伤口边缘常不整齐,外形不规则,深浅不一,有出血,深层也可伴有颌骨骨折。

治疗要点:清创时充分清洗伤口,彻底止血,休整创缘,严密缝合伤口,对于较大创口,放置引流;并发骨折者,应先将骨折段复位、固定后,再缝合软组织伤口。

(三)刺、割伤

刺、割伤损伤时皮肤及软组织可见裂口,刺伤的创口小,但伤道深,易使异物及细菌带入深部组织。切割伤创缘整齐多呈线形,但伤及主要血管时可造成大量出血。损伤面神经时可造成面瘫。

治疗要点:主要以清创、缝合为主。

(四)撕裂伤或撕脱伤

此伤为较大的机械力量将组织撕裂或撕脱所造成的颌面部组织严重损伤。如长发辫被卷入机器中,可造成大块头皮撕脱。撕脱伤伤势严重,疼痛剧烈,出血多,易发生休克。

治疗要点:首先应止血、止痛抗休克等对症治疗。对于部分撕脱有组织蒂者,可直接对位缝合,完全撕脱可行血管吻合,不能吻合者,将撕脱的皮肤清创后制成全厚或中厚皮片,进行游离移植。

（五）咬伤

咬伤多为动物咬伤，人咬伤也时有发生，较大动物咬伤可造成面颊部和唇部组织撕裂、撕脱，面形及功能损坏严重、污染也较重，如熊咬伤。

治疗要点：严格清创，清创后将移位的组织复位、缝合。缺损较大者行游离皮片移植消灭创面，有感染者，用抗菌纱布湿敷创面，控制感染后再行游离植皮。狗咬伤的患者应注射狂犬疫苗。

二、口腔颌面部清创缝合术

口腔颌面部损伤伤员只要全身情况允许，或经过急救，情况好转，应尽早对局部伤口进个行早期外科处理，即清创术。清创术是预防感染，促进创口愈合的基本方法。

（一）冲洗创口

首先用消毒纱布盖住创口，用肥皂水、外用盐水洗净创面四周的皮肤；如有油垢，可用汽油或洗洁剂擦净。然后在麻醉下用大量生理盐水或 1‰～3‰过氧化氢液冲洗创口，同时用纱布团或毛刷反复擦洗，尽可能清除创口内的细菌、泥沙组织碎片或其他异物。

（二）清理创口

冲洗伤口后，再次消毒周围皮肤，铺无菌巾，进行清创处理。口腔颌面部血运丰富，原则上尽可能保留颌面部组织。确已坏死的组织外，即使颜色发暗的组织仍应尽可能保留、复位。尽可能地减少颌面部唇、鼻、眼睑等的畸形和功能障碍。在清理创口时应去除创口内的异物，可用刮匙、刀尖或止血钳去除嵌入组织的异物。组织内如有金属异物，表浅者可借助于磁铁吸出；深部者要通过 X 线摄片或插针 X 线定位后取出。

（三）缝合创口

口腔颌面部创口在伤后 24 小时或 48 小时之内，均可在清创后行严密缝合；甚至超过 48 小时，只要创口无明显化脓感染或组织坏死，在充分清创后，仍可行严密缝合。对估计有可能发生感染者，可在创口内放置引流物；已发生明显感染的创口不应做初期缝合，可采用湿敷，待感染控制后，再行处理。

首先要缝合、关闭与口、鼻腔和上颌窦等腔窦相通的创口。对裸露的骨面应争取用软组织覆盖。创面较深者要分层缝合，消灭死腔。对面部创口的缝合要用小针细线，创缘要对位平整，尤其在唇、鼻、眼睑等部位，更要细致地缝合。

三、口腔颌面部各类软组织损伤的处理特点

（一）舌损伤

舌损伤的处理应注意以下几点。

1. 舌组织有缺损时缝合创口应尽量保持舌的长度，将创口按前后纵行方向进行缝合。不要将舌向后折转缝合，以防止舌体缩短，影响舌功能（图 15-1）。

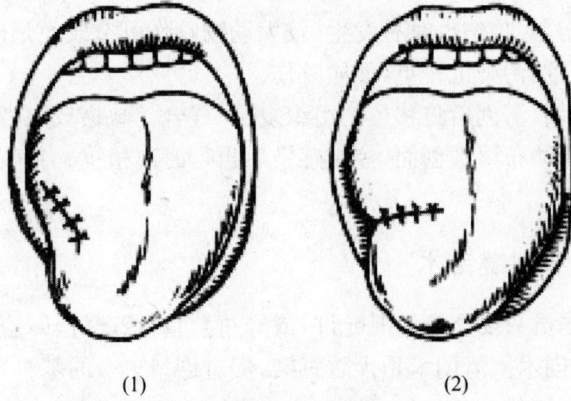

(1)　　　　　　　　(2)

图 15-1　舌损伤的缝合方法

(1)正确缝合;(2)不正确缝合

2.舌组织较脆,活动性大,缝合处易于撕裂,故应采用较粗的丝线(如 1 号或 4 号线)进行缝合。距创缘稍远些进针,缝得深一些,这样可多带一些组织,还可加用褥式缝合。

(二)颊部贯通伤

颊部贯通伤的治疗原则是尽可能关闭创口和消灭创面。

1.无组织缺损或缺损较少者,可将口腔黏膜、肌和皮肤分层缝合。

2.口腔黏膜无缺损或缺损较少而皮肤缺损较多者,应严密缝合口腔黏膜,关闭穿通创口。面颊部皮肤缺损应立即行皮瓣转移或游离植皮,或做定向拉拢缝合。如遗留缺损,以后再行整复治疗。

3.较大的面颊部全层洞穿型缺损,可直接将创缘的口腔黏膜与皮肤相对缝合,消灭创面。遗留的洞形缺损,后期再行整复治疗。如伤情和条件允许,也可在清创时用带蒂皮瓣、游离皮瓣及植皮术行双层修复。

(三)腭损伤

腭损伤的处理也要根据不同的情况。

1.硬腭软组织撕裂伤做黏骨膜缝合即可。软腭贯穿伤,应分别缝合鼻侧黏膜、肌及口侧黏膜。

2.硬腭有组织缺损或与鼻腔、上颌窦相通者,可在邻近转移黏骨膜瓣,封闭瘘口与缺损;或在硬腭两侧作松弛切口,从骨面分离黏骨膜瓣后,将贯通口处拉拢缝合。硬腭骨面裸露处可自行愈合。

3.腭部缺损太大,不能立即修复者,可暂时做腭护板,使口腔与鼻腔隔离,以后再行手术修复。

(四)唇、舌、耳、鼻及眼睑断裂伤

唇、舌、耳、鼻及眼睑断裂伤,如离体组织尚完好,伤后时间不超过 6 小时,应尽量设法缝回原处。缝合前,离体组织应充分清洗,并浸泡于抗生素溶液中。受伤部位应行清创术,并修剪成新鲜创面,用细针细线做细致的缝合。术后注意局部保温。全身应用抗生素。

(马慧)

第二节 牙和牙槽突损伤

一、牙损伤

牙损伤的好发部位是口腔前牙区。根据资料数据统计,牙外伤最易累及上颌前牙,上颌中切牙发生率最高,占 59.1%,其次是上颌侧切牙 17.6%;下颌中切牙的外伤仅占 10.4%,下颌侧切牙为 7.7%。牙损伤可分为牙挫伤、牙脱位及牙折三类。

（一）牙挫伤

牙挫伤为牙在外力作用下发生的钝性损伤,主要影响牙周膜和牙髓。可因牙受到碰撞、打击或进食时无意间咬到砂石、碎骨片等硬物引起。伤后出现不同程度创伤性牙周膜炎的症状,如自觉伤牙伸长、松动,有咬合痛及叩痛等,但没有异常松动和移位。

轻度牙挫伤可不作特殊治疗,暂不用患牙咀嚼食物,两周左右可以恢复。如果牙周膜损伤较重,牙松动者,可对患牙行简单结扎固定或用黏结法固定,并适当磨改对合牙以减少其与患牙的接触。如牙髓已坏死,患牙应进一步做根管治疗。

（二）牙脱位

较大的外力撞击,可使牙脱出或脱离牙槽窝。根据损伤程度又分为部分性牙脱位和完全性牙脱位两类。

1.部分性牙脱位　临床可见牙在牙槽窝中的位置有明显改变或脱出。但没有完全脱离牙槽窝,造成牙周膜附着破坏,使根尖血管神经束断裂,牙髓组织损伤。部分脱位的牙常有松动、伸长、移位和疼痛,并妨碍咬合;向深部嵌入者,牙冠外露部分变短,其位置低于咬合平面。根据其牙脱位形态,部分性脱位又分脱出性牙脱位、侧方脱位及嵌入性牙脱位三种类型。常伴有牙龈淤血或撕裂出血,严重者可伴有牙折或牙槽骨骨折。

2.完全性牙脱位　患牙已脱离了牙槽窝,牙槽窝空虚,牙周膜牙髓同时损伤,或仅有软组织相连,甚或完全离体;牙脱位时局部牙龈可有撕裂和红肿及并发牙槽突骨折。

3.牙脱位的治疗　以保存牙为原则。

(1)部分性脱位(脱出性牙脱位、侧方脱位及嵌入性牙脱位)者,均应先在局部麻醉下,将牙充分复位,恢复正常咬合关系,进行牙弓夹板固定术,固定 2~3 周。调低咬合,嘱咐患者进软食 2 周,减轻患牙负担,定期随访,注意患牙的牙髓活力情况。

(2)完全性牙脱位:牙脱离牙槽窝,但离体时间不长,可将脱位的牙行再植术。再植后牙齿是否能够成活,与牙脱落后的离体时间和脱落牙的储存方法以及污染程度等有重要关系。离体时间越短,储存方法越接近生理条件,污染程度轻,再植后愈合效果越好。脱落牙在口外干燥的时间应小于 60 分钟,预后效果较好;牙脱落后一直处于干燥状态,预后效果较差。脱落牙根面的污染程度也决定了牙周愈合的效果。根面污染的患牙,易造成牙周感染,影响愈合效果。

牙脱位的固定方法常用牙弓夹板固定法,金属丝结扎法及尼龙丝结扎黏结法、牙周夹板固定术等。如牙髓已坏死,患牙应进一步做根管治疗。

二、牙槽突骨折

牙槽突骨折是外力直接作用于牙槽突所致,多见于上颌前部,可以单独发生,也可与颌面部其他损伤同时发生。

临床上,牙槽突骨折常伴有唇和牙龈的肿胀和撕裂伤。其特点为摇动损伤区某一牙时,可见邻近数牙及骨折片随之移动。骨折片可移位,引起咬合错乱。牙槽突骨折时常有牙折或牙脱位。

治疗:应在局麻下将牙槽突及牙复位到正常解剖位置,然后选用两侧邻牙作固位体,用金属丝牙弓夹板将骨折片上的牙结扎固定 2～3 周,或采用正畸科用的托槽法固定,固定时应注意要跨过骨折线至少 3 个牙位,才能稳固。

(马慧)

第三节　口腔颌面部囊肿

一、软组织囊肿

(一)皮脂腺囊肿

主要由于皮脂腺排泄管阻塞,皮脂腺囊状上皮被逐渐增多的内容物膨胀而形成的潴留性囊肿。囊内为白色凝乳状皮脂腺分泌物。

1.临床表现　常见于面部,大小不一,囊肿位于皮内,并向皮肤表面突出。囊壁与皮肤紧密粘连,中央可有一小黑色素点。皮脂腺囊肿呈圆形,与周围组织界限明显,质地软,无压痛,可以活动。继发感染时可有疼痛、化脓,此类囊肿可以恶变为皮脂腺癌。

2.治疗　局麻下手术切除。沿颜面部皮纹方向做梭形切口,应切除包括与囊壁粘连的皮肤。切开皮肤后,锐性分离囊壁,将囊肿与粘连的皮肤一并切除。冲洗创口后缝合,术后 6～7天拆线。如囊肿继发感染,应切开排出脓液和豆渣样物质,并用中药(七三丹或八二丹)或石炭酸等腐蚀剂烧灼囊腔,囊壁腐蚀脱落后多可愈合。

(二)皮样或表皮样囊肿

皮样或表皮样囊肿为胚胎发育时期遗留于组织中的上皮细胞发展而形成的囊肿;后者也可由于损伤或手术使上皮细胞植入而形成。皮样囊肿囊壁较厚,由皮肤和皮肤附件所构成。囊腔内无皮肤附件者,则为表皮样囊肿。

1.临床表现　多见于儿童及青年。皮样囊肿好发于口底或颏下,表皮样囊肿好发于眼睑、额、鼻、眶外侧、耳下等。囊肿生长缓慢,呈圆形,位于黏膜或皮下较深部位或口底肌肉之间。囊肿表面光滑,与周围组织无粘连。触诊时质地坚韧而有弹性,似面团状。穿刺检查可抽出乳白色豆渣样分泌物。

皮样或表皮样囊肿一般无自觉症状,但位于口底部、下颌舌骨肌、颏舌骨肌、颏舌肌之上的囊肿,多向口内突出。囊肿增大时可将舌推向后上方,使舌体抬高,影响语言,甚至发生吞咽和呼吸困难;位于下颌舌骨肌、颏舌骨肌、颏舌肌以下的囊肿多向颏部突出。

2.治疗　手术摘除。位于口底肌肉之上的囊肿,应在口底黏膜上做弧形切口;位于口底肌肉之下的,则在颏部皮肤上做弧形切口。

颜面部皮样或表皮样囊肿,应沿皮纹方向在囊肿表面皮肤上做切口,切开皮肤及皮下组织,显露囊壁,然后将囊肿与周围组织分离,完整摘除,分层缝合。

（三）甲状舌管囊肿

胚胎发育第 4 周,第一对咽囊之间,咽腔腹侧壁的内胚层向下方陷入,形成一个憩室状结构,即甲状腺始基;以后逐渐向下面的间质内伸展,借甲状舌管和咽表面的上皮粘连。第 6 周时,甲状舌管自行消失,在起始点处仅留一浅凹即舌盲孔。如甲状舌管退化不完全,由残存上皮分泌物聚积,可在颈前正中舌根至甲状腺的行程内形成先天性甲状舌管囊肿。

1.临床表现　多见于 1～10 岁的儿童,亦可见于成年人。囊肿可发生于颈正中线,自舌盲孔至胸骨切迹间的任何部位,但以舌骨上下部为最常见。囊肿生长缓慢,多呈圆形,质软,周围界限清楚,与表面皮肤和周围组织无粘连,穿刺检查可抽出透明、微混浊的黄色稀薄或黏稠性液体。位于舌骨下方的囊肿,在囊肿和舌骨体之间有时可扪及坚韧的条索与舌骨体粘连。囊肿可随吞咽动作上下移动。患者多无自觉症状。若囊肿位于舌盲孔附近,可使舌根部抬高,发生吞咽、语言和呼吸功能障碍。囊肿可经过舌盲孔与口腔相通而继发感染,出现疼痛,吞咽时尤甚,囊肿自行破溃或因误诊为脓肿行切开引流,则形成甲状舌管瘘。亦可见出生后即存在的原发瘘。甲状舌管瘘如长期不治,还可发生癌变。

2.治疗　应手术彻底摘除囊肿或瘘管。手术的关键是:应将囊肿或瘘管及舌骨中份一并切除,以防止复发。

（四）鳃裂囊肿

属于鳃裂畸形的一种,是由胚胎发育期胚胎鳃裂残余组织所形成。

1.临床表现　可发生于任何年龄,但常见于 20～50 岁,来源于第一鳃裂者,年龄则常更小些。鳃裂囊肿位于面颈部侧方,根据其来源不同,位于面颈侧的不同部位。临床上最多见的是第二鳃裂来源的鳃裂囊肿。常位于颈上部,大多在舌骨水平,胸锁乳突肌上前 1/3 前缘附近。囊肿大小不定,生长缓慢,表面光滑,有时呈分叶状。患者无自觉症状,但如发生上呼吸道感染后可骤然增大,出现疼痛则感觉不适。触诊囊肿质地软,有波动感,但无搏动。囊肿穿破后可长期不愈,形成鳃裂瘘;先天未闭合者,则称原发性鳃裂瘘。

第一鳃裂瘘可位于耳垂至下颌角之间的任何部位,并常伴有皮脂样分泌物溢出。第三、四鳃裂囊肿最为罕见。多位于颈根部、锁骨上区。

鳃裂囊肿可发生恶变,而原发性鳃裂癌极为罕见。

2.治疗　手术彻底切除可根治,如遗留残存组织,可导致复发。术中注意保护颈部重要血管及神经。

二、颌骨囊肿

颌骨囊肿根据组织来源和发病部位分为牙源性、发育性、血外渗性囊肿三大类。

（一）牙源性颌骨囊肿

牙源性颌骨囊肿是由成牙组织或牙的上皮或上皮剩余演变而来的。包括两大类:一类是由于根尖周病变发展而来的根端囊肿;另一类是在牙齿发育过程中,由于颌骨内形成牙齿的上皮结构退化、变性而发生的囊肿为发育性牙源性上皮囊肿,包括始基囊肿、含牙囊肿。

（1）根端囊肿:是由于根尖肉芽肿、慢性炎症的刺激,引起牙周膜内的上皮残余增生。增生的上皮团中央发生变性和液化,周围组织液不断渗出,逐渐形成囊肿,亦可称根尖周囊肿。

如果根尖肉芽肿在拔牙后未作适当处理仍残留在颌骨内而发生的囊肿,则称为残余囊肿(图15—2)。

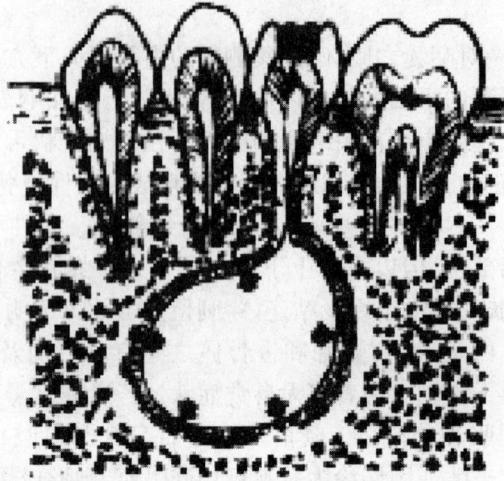

图15—2　根端囊肿

(2)始基囊肿:发生于成釉器发育的早期阶段,即在牙釉质和牙本质形成之前,受炎症和损伤刺激后,成釉器的星形网状层发生变性和液化,渗出的液体蓄积其中而形成囊肿(图15—3)。

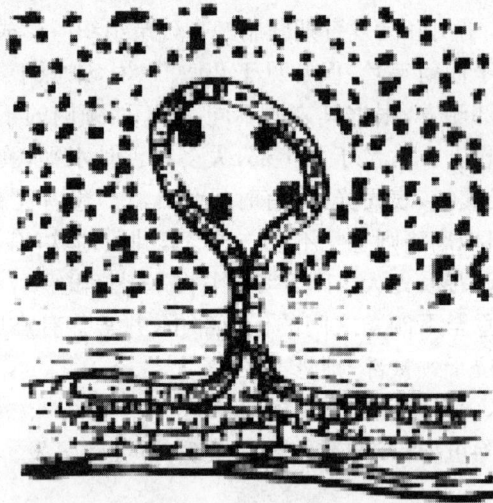

图15—3　始基囊肿

(3)含牙囊肿:又称滤泡囊肿,发生于牙冠或牙根形成之后,在缩余釉上皮与牙冠面之间出现液体渗出而形成含牙囊肿(图15—4)。可来自一个牙胚或多个牙胚。

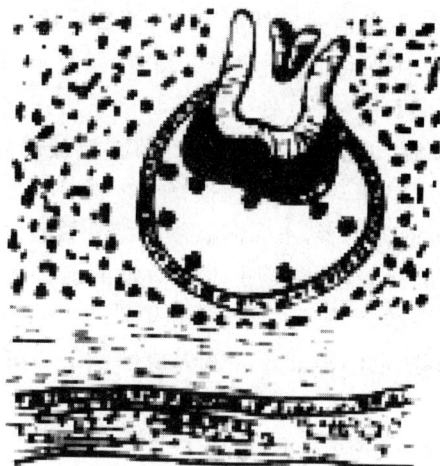

图 15—4　含牙囊肿

1.临床表现　多发生于青壮年,可发生于颌骨任何部位。根端囊肿多发生于上颌骨前牙,病变区牙齿往往有深龋、残根或死髓牙;始基囊肿好发于下颌第三磨牙区及下颌升支部;含牙囊肿好发于下颌第三磨牙区及上颌尖牙区。常伴有缺牙或有多余牙。

牙源性颌骨囊肿生长缓慢,初期无自觉症状。若继续生长,骨质逐渐向周围膨胀,表面骨质被压迫吸收而变为极薄的骨板,扪诊时可有乒乓球样感觉,并发出所谓羊皮纸样脆裂声,最后,此层极薄的骨板也被完全吸收时,则可有波动感。

囊肿多向唇颊侧膨隆,造成面部畸形。当囊肿发展到很大,邻近牙受压,根周骨质吸收,可使牙发生移位、松动与倾斜。当下颌骨囊肿发展过大,骨质损坏过多时,可能引起病理性骨折。上颌骨囊肿可侵入鼻腔及上颌窦,将眶下缘上推,使眼球受到压迫,影响视力,甚或产生复视。

如因拔牙、损伤使囊肿破裂时,可见囊内有草黄色或草绿色液体流出。囊肿如有感染,则出现炎症现象,患者感觉胀痛、发热、全身不适等。

2.诊断　根据病史、临床表现和 X 线检查。穿刺是一种比较可靠的诊断方法。穿刺可抽出草黄色囊液,在显微镜下可见到胆固醇晶体。

3.治疗　采用外科手术摘除。如伴有感染须先用抗生素或其他抗菌药物控制炎症后,再行手术治疗。术前应摄 X 线片,以明确囊肿与邻近组织的关系。

囊肿较为局限时,手术一般在局麻下进行。切口的大小,根据囊肿的部位及波及范围而定。切口以能充分暴露手术野,便于彻底清除囊壁为原则,常选用口内切口或口外切口进行手术。

(1)口内切口:在口腔前庭沟处作弧形切口,注意切口部位要有骨支持。切开口腔前庭处黏膜和骨膜,翻转组织瓣,用骨凿在骨壁最薄处开一小洞,用骨钳去除囊肿表面的骨质。如骨壁已破坏,囊膜与骨膜粘连时,应仔细分离或将粘连的骨膜一并切除,以免残留复发。用骨膜分离器或刮匙将囊壁自骨壁剥离,将囊肿全部摘除;冲洗创口,止血后缝合。如囊腔内有牙根暴露,但该牙仍能保留,则应行根管治疗及根尖切除。

上颌骨囊肿如范围较广波及上颌窦,或手术时与上颌窦穿通,或上颌窦有炎症时,均应进行上颌窦根治术。将囊壁与上颌窦整个黏膜同时刮除,严密缝合口内创口,同时在下鼻道开窗,骨腔内填塞碘仿纱条,并从下鼻道开口处引出,3～5日后逐步由此抽出纱条。

(2)口外切口:如囊肿位于下颌体、下颌角或下颌支,累及范围较广,应在全身麻醉下从口外切口。平行于患侧下颌下缘1.5～2cm处做弧形切口。切开皮肤、皮下组织、颈阔肌,避开面神经下颌缘支,结扎颌外动脉、面前静脉,翻起骨膜;将波及的牙拔除,去骨后将囊肿摘除;然后分层缝合,放置引流,加压包扎。术中避免损伤下牙槽神经血管束。对于囊肿范围较大,骨质缺损较多,可能发生病理性骨折者,术后需做颌间结扎暂时固定。

颌骨囊肿摘除后所遗留的死腔,常常是手术创口延期愈合的主要原因,因此须处理好死腔。消灭死腔的方法有蝶形手术、血块充填法、囊腔植骨术、生物材料植入等。蝶形手术就是将遗留的骨腔边缘尽量去除,使近圆形的骨腔变为浅碟状的骨腔,从而外覆的软组织可以压向腔底消灭死腔。

(3)囊肿减压成形术:又称袋形缝合术,适用于下颌骨巨大囊性囊性病变。是一种创伤较小的颌骨囊肿治疗方法,但治疗周期较长。是在囊肿表面开窗,去除部分骨质及囊壁,引流出囊液,并缝合黏骨膜瓣与囊壁以保持引流通畅,消除囊内压力,在颌骨的功能重建下,囊腔可逐渐缩小,外形得以恢复。通常开窗术后的减压时间为6～18个月,减压后囊肿未完全消失者可行Ⅱ期手术刮除剩余囊壁。

(二)非牙源性颌骨囊肿

非牙源性囊肿可由胚胎发育过程中残存于面突连接处的上皮发展而来,如面裂囊肿,亦可为损伤所致的血外渗性囊肿以及动脉瘤样骨囊肿等。

1.临床表现　面裂囊肿多见于青少年,可发生于不同面突融合的部位。其症状与牙源性囊肿大致相似,即主要表现为颌骨骨质的膨胀。根据不同胚裂的部位可出现相应的局部症状。

(1)球上颌囊肿:发生于上颌侧切牙与尖牙之间,牙常被排挤而移位。X线片显示囊肿阴影在牙根之间,而不在根尖部位。

(2)鼻腭囊肿:位于切牙管内或附近(来自切牙管残余上皮)。X线片可见切牙管扩大的囊肿阴影。

(3)正中囊肿:位于切牙孔之后,腭中缝的任何部位,亦可发生于下颌正中线处。X线片可见缝间有圆形囊性阴影。

(4)鼻唇囊肿:位于上唇底和鼻前庭内。囊肿在骨质表面,X线片示骨质无破坏现象。在鼻底口腔前庭可扪及囊肿存在。

2.治疗　一旦确诊,应及时行手术治疗,以免引起邻近牙的移位和造成咬合紊乱。手术方法与牙源性囊肿相同,但一般选口内切口。

(三)血外渗性囊肿

主要为损伤后引起骨髓内出血、机化、渗出而形成,与牙组织本身无关。

1.临床表现　在颌骨囊肿中,血外渗性囊肿最少见。多见于青壮年。患者可有明显损伤史。牙数目正常,无移位现象。X线片囊肿边界不清。临床值得注意的是,血友病也可引起颌面骨的血外渗性囊肿,称为血友病假瘤。

2.治疗　手术治疗。方法与牙源性囊肿相同。手术途径根据囊肿部位、大小而定。对血友病囊肿治疗应按血友病患者手术原则进行处理。

(马慧)

第四节　唾液腺炎症

一、涎石病

涎石病是在腺体或导管内发生的钙化性团块而引起的一系列病理改变。涎石易造成涎液的排出障碍，涎液潴留，易继发感染，引起腺体炎症反复发作。

（一）病因

涎石形成的原因仍不完全清楚，一般认为与某些局部因素有关，如异物炎症等，也可能与无机盐新陈代谢紊乱有关，主要发生在下颌下腺，约占85％，其次为腮腺，其他腺体较少，可能与下列因素有关：①颌下腺分泌的唾液含黏液量高，钙盐含量也高。②下颌下腺导管长，开口大，易受伤，唾液易淤滞。③颌下腺导管自下、向上走行且有弯曲，腺体分泌液逆重力方向流动。

（二）临床表现

多见于20～40岁的中青年，病程长短不一。早期症状主要是阻塞，患者主诉常为进食时颌下腺部位肿胀疼痛，程度跟涎石部位、大小有关。若涎石体积较小，阻塞程度轻，无任何症状；若涎石较大，阻塞程度重，表现为肿胀和疼痛，有时较剧烈呈针刺样称"涎绞痛"。停止进食后，腺体分泌减少，疼痛症状减轻甚至消失。导管内的涎石，触诊可扪及硬块，并有压痛感。涎石阻塞还可引起腺体感染及下颌下间隙的感染。

（三）诊断

根据进食肿胀及疼痛的特点，病史反复发作，导管口溢脓已经双合诊触及导管结石等可诊断；常规投照下颌横断𬌗片和下颌下腺侧位片具有较高的诊断价值。

（四）治疗

下颌下腺涎石病的治疗目的是去除结石，消除阻塞，保留下颌下腺。但当腺体已丧失分泌功能形成慢性化脓性及纤维硬化性下颌下腺炎时都应手术摘除下颌下腺。

1.保守治疗　小结石可让患者口含酸性食物或维生素 C 片，促使腺体分泌，有望自行排出。

2.手术取石　适用于能扪及、相当于下颌第二磨牙以前部位的涎石。局麻下在涎石后方用缝线从导管深面穿过提导管，然后沿导管长轴方向切开口底黏膜，显露导管并切开取出结石，冲洗后仅缝合黏膜即可。

3.下颌下腺摘除术　适用于涎石位于下颌下腺内或在导管后部，下颌下腺反复感染形成慢性硬化性下颌下腺炎以及下颌下腺肿瘤的患者。

二、下颌下腺炎

下颌下腺炎是指下颌下腺腺体实质的炎症，多由其导管的阻塞、狭窄、手术和外伤而继发，且常与涎石并存。

（一）病因

主要原因是下颌下腺导管阻塞、狭窄，致使涎液淤滞及排出不畅，口腔中的细菌逆行感染。

（二）临床表现

下颌下腺炎多见于中青年人。有急性和慢性之分。临床上最多见的是慢性下颌下腺炎。急性下颌下腺炎多为慢性过程中的急性发作。

慢性下颌下腺炎患者的临床症状较轻，主要表现是进食时下颌下区反复肿胀，疼痛。也有下颌下腺炎呈类似肿瘤样表现，与进食关系不明确。检查腺体呈硬结样肿块，挤压腺体可见导管口有脓性或黏液性唾液流出。也有的呈结节状，类似下颌下腺混合瘤表现。

下颌下腺炎症应与下颌下淋巴结炎症相鉴别。下颌下淋巴结炎好发生于儿童，大多有原发灶，如牙痛、咽痛、牙周发炎等，早期可扪及较硬的淋巴结，口底双手双合诊下颌下腺为正常大小。淋巴结炎症破溃后波及下颌下三角为腺源性下颌下间隙感染，下颌下腺导管口无红肿，挤压下颌下腺导管口无脓液流出。

急性下颌下腺炎多有慢性炎症病史，常突然肿大，持续性疼痛，下颌下区明显红肿，导管口溢脓，可伴全身发烧，白细胞增高。

（三）治疗

1.急性炎症期的治疗　应用抗生素控制感染，保持口腔卫生。口含维生素 C 片或酸性饮料，促使导管引流通畅。如脓肿形成应及时切开引流。

2.慢性炎症期的治疗　涎石在下颌第二磨牙以前，可手术切开导管取石。导管后份及下颌下腺内的结石，则需手术摘除下颌下腺。反复感染下颌下腺形成硬块或结节，亦需下颌下腺摘除术。

下颌下腺摘除术

一般在局麻下进行，切口：手术在下颌骨下缘下 1.5～2cm 处。显露下颌下腺：切开颈阔肌、颈深筋膜即可显露颌下腺。摘除下颌下腺：分离下颌下腺周围找出颌外动脉及面前静脉钳夹、切断并结扎。在下颌下腺的后上方找出颌外动脉的近心端，钳夹、切断并双重结扎。在口底处切断下颌下腺导管并结扎。术中注意保护舌神经、舌下神经、面神经下颌缘支。

三、急性化脓性腮腺炎

急性化脓性腮腺炎是一种比较严重的腮腺感染，较少见。常见于腹部大手术后，以及慢性腮腺炎的急性发作。是细菌逆行感染至腮腺实质内，引起腮腺腺体急性炎症反应。病原菌主要是金黄色葡萄球菌，其次是链球菌、肺炎链球菌等。

（一）病因

1.慢性腮腺炎急性发作。

2.流行性腮腺炎患者继发细菌感染。

3.严重的代谢紊乱，如腹部大手术，由于禁食、术中损伤、水电解质平衡紊乱，唾液分泌减少，易发生逆行性感染。

4.严重的全身疾病，如脓毒血症、急性传染病等，机体的抵抗力降低，口腔内的细菌可逆行进入导管。

（二）临床表现

多见于单侧腮腺，早期较轻，进一步发展则疼痛加重，影响进食和睡眠。表现为以耳垂为中心的肿胀、疼痛和牙痛。口内腮腺导管口红肿，挤压腮腺腺体时导管口可有脓性涎液流出，当炎症波及咬肌时可出现张口受限。可有不同程度的全身反应，如发热等，化验检查白细胞总数及分类可能增高。

（三）诊断及鉴别诊断

急性化脓性腮腺炎诊断，根据所在部位及全身和局部的临床表现并不困难，但要与以下疾病相鉴别。

1.流行性腮腺炎　大多发生于5～15岁的儿童，有传染接触史及季节流行特点，常双侧腮腺同时或先后发生。腮腺肿大、充血、疼痛，但腮腺导管口无红肿，唾液分泌清亮无脓液。白细胞计数正常，淋巴细胞比例增高，一般一次感染后可终身免疫。

2.咬肌间隙感染　主要是牙源性感染，如下颌阻生第三磨牙冠周炎，有牙痛史。但部分病例一开始即表现为咬肌间隙感染而无牙痛，与急性化脓性腮腺炎非常相似，但其肿胀中心及压痛点位于下颌角部，张口受限明显，腮腺导管口无红肿，分泌物清亮。

（四）治疗原则

1.全身选择广谱、有效的抗生素。取导管口溢出的脓液做细菌培养和药敏试验及时纠正机体的脱水和电解质紊乱。

2.局部治疗　未形成脓肿可配合热敷、理疗、外敷中草药促进炎症吸收；饮用酸性饮料促进腺体分泌和排出，保持口腔卫生，用漱口剂漱口。

3.脓肿形成应及时切开引流。

切开引流的指征：病程1周以上，抗感染治疗无效或疗效不明显，全身中毒症状加重，高热持续不退；局部出现跳痛和局限性压痛点或凹陷型水肿明显；导管口有脓液排出；穿刺抽出脓液。

切开引流方法：局麻下在耳前及下颌支后缘，从耳屏往下至下颌角作切口，切开皮肤、皮下组织及腮腺咬肌筋膜，用弯血管钳钝性分离进入脓腔，建立引流。注意向不同方向分离，分开各腺小叶的脓腔达到彻底引流，冲洗脓腔，放置引流条。

四、慢性化脓性腮腺炎

慢性化脓性腮腺炎是指腮腺腺体的慢性化脓性炎症。包括慢性复发性腮腺炎和慢性阻塞性腮腺炎。

（一）病因

儿童复发性腮腺炎病因较为复杂，一般认为是先天性发育异常、末梢导管扩张、遗传及儿童免疫功能不全、细菌感染等。

成人的复发性腮腺炎为儿童复发性腮腺炎延期治愈而来，组织病理表现为小叶间导管扩张及周围淋巴细胞浸润，扩张的导管内含有浓缩的黏液分泌物及脱落的导管上皮，炎症细胞少见。病变晚期，结缔组织纤维化，替代腺小叶结构。

（二）临床表现

慢性化脓性腮腺炎多发于青壮年，男性稍多，儿童发病年龄自婴幼儿至15岁，以5岁为最多。单侧或双侧腮腺肿胀，有脓和口腔有异味感。检查见腮腺肿大，导管口红，压迫腮腺可见导管口有"雪花样"唾液或脓液流出。

腮腺造影可见腮腺导管扩张，复发性腮腺炎末梢导管可有点状或球状扩张，阻塞性腮腺炎主导管、叶间、小叶间导管扩张，呈腊肠样改变。如有结石导管内可出现充盈缺损区。

（三）治疗原则

常采用综合治疗，以保守治疗为首选。如导管有结石的应予摘除，导管狭窄的可采用圆头探针扩张导管,碘化油、抗生素冲洗导管等。多次药物治疗效果差的可选放疗或结扎导管使腺体萎缩。保守治疗无效的可行手术切除腮腺,保留面神经。

(马慧)

第五节　唾液腺肿瘤及瘤样病变

一、唾液腺瘤样病变

唾液腺黏液囊肿包括小唾液腺黏液囊肿和舌下腺黏液囊肿,是最为常见的唾液腺瘤样病变。

1.黏液囊肿　是最常见的小唾液腺瘤样病变,发病率极高,好发于下唇及舌尖腹侧,这是由于舌体运动常受下前牙摩擦以及不自觉咬下唇使黏膜下腺体受伤。囊肿位于黏膜下,表面光滑,呈半透明浅蓝色的小泡,形状似水泡。一般为黄豆至樱桃大小,质地软而有弹性。囊肿易被咬伤而破裂,流出蛋清样透明黏稠液体,囊肿消失。破裂处愈合后,又被黏液充满,形成囊肿。反复受损后不再有典型的囊肿表现,而表现为白色瘢痕状突起,囊肿的透明度降低。

2.舌下腺囊肿　多发于青少年,一般无自觉症状,根据位置临床上分为以下三型。

(1)单纯型:常位于口底的一侧,有时可扩展到对侧,由于囊壁薄并紧贴口底黏膜,囊肿呈浅紫蓝色,扪之有波动感,较大的囊肿可将舌抬起,引起吞咽及语言困难。

(2)口外型:有些舌下腺囊肿口内表现不明显,而主要表现为口外下颌下区肿物,即舌下腺囊肿口外型。触之柔软,与皮肤无粘连,穿刺可抽出蛋清样液体,与皮肤无粘连。

(3)哑铃型:口内舌下区和口外下颌下区均可见囊肿突起。

3.治疗　小唾液腺黏液囊肿,可在抽尽囊液后,向囊腔内注入 2%碘酊 0.2~0.5ml,停留2~3 分钟,再将碘酊抽出。目的是破坏上皮细胞,使其失去分泌功能而不再形成囊肿。较大囊肿可手术摘除。手术方法:局部浸润麻醉下,纵向切开黏膜。在黏膜下,囊壁外面钝、锐性分离囊壁,取出囊肿。

舌下腺囊肿的根治方法是切除舌下腺,残留部分囊壁不致造成复发。对于口外型舌下腺囊肿,可全部切除舌下腺后,将囊腔内的囊液吸净,在下颌下区加压包扎,而不必在下颌下区做切口摘除囊肿。对全身情况不能耐受舌下腺切除的患者及婴儿,可做简单的成形性囊肿切开术,即袋形缝合术,切除覆盖囊肿的部分黏膜和囊壁,放尽液体,填入碘仿纱条。

二、唾液腺肿瘤

唾液腺肿瘤是唾液腺组织中最常见的疾病,大多为上皮组织来源的肿瘤。腮腺肿瘤发生率最高,约占 80%。较常见的肿瘤有多形性腺瘤、沃辛瘤、黏液表皮样癌等。

(一)多形性腺瘤

多形性腺瘤又名混合瘤,是由肿瘤性上皮组织和黏液样或软骨样间质所组成,根据其成分比例,可分为细胞丰富型及间质丰富型。多形性腺瘤处理不当,很易复发,造成复发的原因与肿瘤的病理性质有关:①包膜常不完整,或在包膜中有瘤细胞,甚至在包膜以外的腺体组织中也可有瘤细胞存在。②肿瘤的包膜与瘤体之间黏着性较差,容易与瘤体相分离,如采用剜除术,则包膜很容易残留。手术中肿瘤破裂,往往造成种植性复发,种植性复发的肿瘤常为多发性结节。

在大唾液腺中，多形性腺瘤最常见于腮腺，其次为下颌下腺，舌下腺极少见。发生于小唾液腺者，以腭部为最常见。任何年龄均可发生，但以30～50岁为多见，女性多于男性。

多形性腺瘤生长缓慢，常无自觉症状，病史较长。肿瘤界限清楚，质地中等，高起处常较软，可有囊性变，低凹处较硬，多为实质性组织。一般可活动，但位于硬腭部或下颌后区者可固定而不活动。肿瘤长大后除表现畸形外，一般不引起功能障碍。

当肿瘤在缓慢生长一段时期以后，突然出现生长加速，并伴有疼痛、面神经麻痹等症状时，应考虑恶变。

多形性腺瘤的治疗为手术切除，不能做单纯肿瘤摘除，即剜除术，而应连同肿瘤周围的腺体组织一并切除。腮腺肿瘤应保留面神经，下颌下腺肿瘤应包括下颌下腺一并切除。腭部小唾液腺多形性腺瘤，应行肿瘤及黏膜切除，骨质有凹陷者，应包括部分骨质切除。

（二）沃辛瘤

沃辛瘤又称乳头状淋巴囊腺瘤，其组织发生与淋巴结有关。在胚胎发育时期，腮腺和腮腺内的淋巴组织同时发育，此时淋巴组织只是聚集成团的淋巴细胞，尚未形成淋巴结的包膜，因此腺体组织可以迷走到淋巴组织中。

沃辛瘤具有下列临床特点：①多见于男性，男女比例约为6：1；②好发于年龄在40～70岁的中老年；③患者常有吸烟史，其发病可能与吸烟有关；④可有消长史，这是因为沃辛瘤由肿瘤性上皮和大量淋巴样间质所组成，淋巴样间质很容易发生炎症反应；⑤绝大多数肿瘤位于腮腺后下极，可能系该部位分布的淋巴结较多所致；⑥扪诊肿瘤呈圆形或卵圆形，表面光滑，质地较软，有时有弹性感；⑦肿瘤常呈多发性，约有12%患者为双侧腮腺肿瘤，也可以在一侧腮腺出现多个肿瘤；有些患者术后又出现肿瘤，不是复发而是多发；⑧术中可见肿瘤呈紫褐色，剖面可见囊腔形成，内含干酪样或黏稠液体，易被误诊为结核或囊肿。

沃辛瘤的治疗为手术切除。在手术切除主体瘤时应将其周围的淋巴结一并切除，如果肿瘤位于腮腺后下极，在确认面神经干的情况下，可作下极及其淋巴结切除，保留导管。肿瘤位于耳屏前，则采取保留面神经的腮腺浅叶切除术。

（三）黏液表皮样癌

黏液表皮样癌是唾液腺恶性肿瘤中最常见的，黏液表皮样癌根据黏液细胞的比例、细胞的分化、有丝分裂像的多少，以及肿瘤的生长方式，分为高分化或低分化两类。分化程度不同，肿瘤的生物学行为及预后大不一样。

黏液表皮样癌患者女性多于男性，发生在腮腺者居多，其次是下颌下腺和舌下腺，也可发生于其他小唾液腺，特别是腭腺及磨牙后腺。

高分化黏液表皮样癌的临床表现有时与多形性腺瘤相似，呈无痛性肿块、生长缓慢。

肿瘤体积大小不等，边界可清或不清，质地中等偏硬，表面可呈结节状。

与高分化者相反，低分化黏液表皮样癌生长较快，可有疼痛，边界不清，与周围组织粘连，腮腺肿瘤常累及面神经，淋巴结转移率较高，且可出现血行性转移。术后易于复发，患者预后较差。因此高分化黏液表皮样癌属低度恶性肿瘤，而低分化黏液表皮样癌则属高度恶性肿瘤。

黏液表皮样癌以手术治疗为主，高分化者应尽量保留面神经功能，全腺叶及肿瘤切除。低分化黏液表皮样癌，则不能保留面神经，并行选择性颈淋巴结清扫术。

（马慧）

第六节 唾液腺损伤和涎瘘

涎瘘是指唾液不经导管系统排入口腔而流向面颊部皮肤表面。多发生于腮腺及其导管部。临床上主要指外涎瘘,即瘘管通向面部,涎液流向面颊部皮肤表面。

一、临床表现

1. 腺体瘘 发生在腺体的涎瘘,腮腺区皮肤表面可见较小的点状瘘孔,并从瘘管流出少量清亮透明液体,进食时排出量显著增多,口内导管口流出的唾液基本正常。

2. 导管瘘 分为颊瘘和咬肌瘘,导管完全断裂,口内导管口无唾液流出,称为完全性瘘;若未完全断裂,导管口有部分唾液流出,称为不完全性瘘。

二、治疗原则

1. 烧灼压迫 分泌量较少者,直接加压包扎促其愈合。陈旧性瘘可用电凝烧灼瘘道及瘘口周围组织,再加压包扎。同时配合使用药物抑制腺体分泌唾液。

2. 瘘道封闭术 烧灼压迫不能愈合者采用。

3. 腮腺导管吻合术 新受伤的腮腺导管。

4. 导管改道术 瘘管接近口腔者。

5. 腮腺切除术 炎症反复发作,其他方法失败者。

(马慧)

第七节 颞下颌关节强直

颞下颌关节强直是指由于疾病、损伤、外科手术等各种原因导致的颞下颌关节固定、运动丧失导致长期开口困难或完全不能开口。临床上可分为:①真性关节强直(骨性或纤维性)关节内病变所致关节内粘连,又称为关节内强直。②假性关节强直:关节外(如上、下颌间皮肤、黏膜、肌肉等)病变引起的关节以外的粘连,又称为颌间挛缩或关节外强直。③混合性强直:即前两种类型同时存的关节强直。

一、病因

1. 真性关节强直 多发生于 15 岁以下儿童,成人较少见。

(1)感染:是过去常见的病因。局部感染以化脓性中耳炎最常见,因为中耳与颞下颌关节相邻,儿童期两者在岩鼓裂处仅仅隔以薄层软组织,化脓性中耳炎时脓液直接扩散到颞下颌关节,使关节结构受到破坏。下颌骨骨髓炎也可扩散到关节。血源性感染如脓毒血症及败血症所致化脓性关节炎等较为少见。

(2)创伤:是目前关节强直的主要原因,下颌骨髁突骨折、颏部创伤所至关节囊内出血或髁突骨折未经及时正确处理、分娩时产钳损伤了颞下颌关节等均可继发关节强直。

遭受创伤或感染的颞下颌关节,其正常结构可逐渐破坏,导致纤维性粘连和骨性强直。

此外类风湿性关节炎也可累及颞下颌关节导致关节强直。

2.假性关节强直　过去常见病因是坏疽性口炎(走马疳),现已罕见。而颜面部各种损伤、理化烧伤、放射治疗、颌间感染等造成面颊部组织瘢痕为常见病因。

二、临床表现

1.关节内强直

(1)开口困难:为进行性开口困难或完全不能开口,病史较长,一般在几年以上。纤维性强直可有一定开口度,骨性强直完全不能张口。单侧关节强直可凭对侧髁突代偿活动,仍有一定开口度,开口时下颌偏向患侧;儿童患者可凭下颌骨的弹性有较小的开口度,一般仅几毫米。

(2)面下部发育障碍畸形:髁突是下颌骨生长发育中心之一,儿童期关节强直会影响下颌骨的生长发育导致畸形,一般随年龄增长而日渐明显。单侧颞下颌关节强直患者表现为面部两侧不对称,患侧下颌体、下颌支短小,颏部及整个下颌骨偏向患侧,患侧面部显丰满,健侧下颌由于生长发育基本正常,相应面部扁平狭长;双侧颞下颌关节强直者两侧下颌骨发育障碍,下颌及颏部明显内缩、后退,发育正常的上颌反而显得前突,形成特殊的小颌畸形面型,又被称为鸟嘴畸形。患者发病年龄越小面下部发育障碍越严重。由于小颌畸形和下颌后退,舌体缺乏容纳空间,舌体和舌骨处于后缩位置,使上呼吸道不通畅,患者会出现呼吸不畅或睡眠时伴有鼾声,严重者可引起阻塞性睡眠呼吸暂停通气综合征。此外,由于患者经常力图开口,下颌升颌肌群向上牵引与下颌降颌肌群向下牵拉,时间久时会形成下颌角前切迹明显凹陷。

(3)𬌗关系紊乱:儿童期发病患者会由于下颌骨发育障碍,面下 1/3 垂直距离变小,牙弓变小导致牙列拥挤错位,下颌磨牙舌向倾斜或萌出不全,下颌前牙扇形唇侧倾斜,上下颌后牙正锁𬌗甚至无接触。关节强直发生在成年人或青春期以后,则无明显𬌗关系紊乱。

(4)髁突活动度减弱或消失:检查时将两手的小指末端放在患者双侧的外耳道内,紧贴外耳道前壁感觉髁突的活动,拇指在颧部做固定。让患者做开闭口运动和侧方运动,判定两侧髁突动度有无,并对比髁突运动的差别。纤维性强直可稍有动度,骨性强直则无动度,单侧关节强直者,健侧关节髁突稍有动度。

(5)影像学检查:常用许勒位片、下颌升支侧位片、曲面断层片及关节正侧位片,还可用CT检查。纤维性关节强直为正常关节解剖形态消失,关节结构有不同程度的破坏,形态不规则,关节间隙模糊且密度增高;骨性强直表现为关节正常骨结构形态完全消失,关节间隙消失,髁突和关节窝融合成致密团块呈骨球状。更严重的患者表现为致密的骨性团块范围扩大,波及下颌切迹,使髁突、颧弓、下颌切迹影像消失。

2.关节外强直

(1)开口困难:有坏疽性口炎或上下颌骨损伤史或放射治疗史,开口困难程度因关节外瘢痕粘连的程度不同而不同。由于病理变化发生在关节外部,所以即便在生长发育期前患病,面下部畸形和𬌗关系紊乱情况也较关节内强直要轻。

(2)口腔及颌面部瘢痕挛缩或缺损畸形:口腔龈颊沟变浅或消失。由坏疽性口炎引起者,常伴有软组织缺损畸形。

(3)髁突活动减小或消失:挛缩的瘢痕较关节内强直的骨性粘连有伸缩性,故开口运动时患者髁突有轻微动度。

（4）影像学检查：关节间隙、髁突和关节窝清晰。

3.混合性强直　同时存在关节内和关节外强直，具有二者综合的临床表现。

三、诊断及鉴别诊断

根据病史、临床表现，配合 X 线检查，诊断多无困难。由于关节内外强直手术方法不同，因此，要对关节内外强直加以鉴别诊断，见表 15－1。

表 15－1　关节内和关节外强直的鉴别诊断

鉴别点	关节内强直	关节外强直
病史	化脓性炎症病史，损伤史等	口腔溃烂、上下颌骨损伤史烧伤以及放射治疗史
颌间瘢痕	无	有
面下部外形	严重畸形（成年后患病不明显）	畸形较轻
𬌗关系	严重错乱（成年后患病不明显）	轻度错乱（成年后患病无影响）
X 线表现	关节间隙消失，关节部融合呈骨球状	关节部正常

四、治疗

各种类型的颞下颌关节强直，均需采用手术治疗，在手术前必须首先确定关节强直的类型、部位和范围，确定强直的性质是纤维性还是骨性，才能制定出正确的手术方案。手术在全麻下进行。

1.关节内强直　纤维性强直的病例行髁突切除术；颞下颌关节成形术（又称假关节成形术），则用于骨性强直病例。

（1）截骨部位：截开的部位就是假关节形成的部位，应尽可能在下颌升支的高位截开，截开位置越高，关节功能恢复越好。常选部位：髁突颈部，适合于粘连仅限于髁突者；下颌切迹以下，下颌孔以上部位，适用于骨粘连范围大，下颌切迹消失者。对于骨粘连更为广泛者，无法在上述部位截骨，只能在下颌孔以下部位截骨，截骨后，宜采用自体骨（如带软骨的肋骨、髂骨等）游离移植行关节重建术。

（2）骨断面处理：下颌孔以上截开的骨面，应适当修整，使其圆钝，形成点与面的接触，减少再次骨性愈合的机会。

（3）保持截开的间隙：间隙保持 0.5～1.0cm，并插入各种组织（筋膜等）或生物材料或行人工关节置换术。

（4）双侧关节内强直的处理：最好一次手术，两次手术者间隔不应超过 2 周，以防第一次手术侧发生再次粘连。

（5）手术年龄：目前多主张早期手术，以便尽早恢复咀嚼功能。对伴有阻塞性睡眠呼吸暂停综合征的儿童更应尽早手术。

（6）术后进行开口训练，以防复发：一般在术后 7～10 天开始进行开口训练，最初 1～2 个月内应昼夜使用开口器，2 个月后再单独白天练习，时间至少应持续半年以上。

2.关节外强直　切断和切除颌间挛缩的瘢痕，凿开颌间粘连的骨质，恢复张口度。同时根据病变范围及缺损大小行皮瓣移植进行修复。

3.混合性强直　根据不同情况将关节内外强直手术方案进行综合灵活应用。

五、预后及预防

颌关节强直术后复发率较高,国内外统计结果为 $10\% \sim 55\%$,因此,必须严格做好术前、术中、术后各个环节的工作,减少术后复发。此外,颞下颌关节强直经手术治疗,下颌运动得以恢复,但咀嚼、表情、精确语言等功能仍然难以恢复到正常状态,因此,应当积极有效地治疗关节及其附近组织器官的感染性和损伤性疾病,以防关节强直的再次发生。

(马慧)

第十六章　外科常见疾病的护理

第一节　颅内压增高患者的护理

颅内压增高(intracranial hypetension)是神经外科临床上经常遇到的重要问题,早期诊断并及时处理颅内压增高的原因,是预防脑疝甚至是避免患者因脑疝而死亡的根本途径。颅内压(intracranial pressure,ICP)是指颅腔内容物对颅腔壁所产生的压力。颅腔内容物(脑组织、脑脊液、血液)的体积与颅腔容积相适应,使颅内保持着稳定的压力,通常以人体侧卧位腰椎穿刺时测得的脑脊液压力来表示。正常成人为 70～200mm H_2O,正常儿童为 50～100mm H_2O。在病理情况下,只要颅内压超过 200mm H_2O 时,即为颅内压增高。

一、护理评估

(一)健康史

1.脑体积增加　最常见的原因是脑水肿,如脑部的炎症、创伤、中毒、缺血缺氧等理化因素导致颅内压增高。

2.颅内占位性病变　如颅内血肿、肿瘤等占位因素导致颅内压增高。

3.颅腔容积缩小　如狭颅症、凹陷骨折等因素。

4.颅腔血容量增多　颅内血管扩张血容量增加,使颅内压增高。

(二)身体状况

1.颅内压增高

(1)颅内压增高"三主征":头痛、呕吐和视神经盘水肿合称为颅内压增高"三主征",是颅内压增高的主要临床表现。①头痛:是最早最主要的症状,原因是颅内压增高使脑膜血管和神经受刺激与牵拉所致,在清晨和夜间加重,多位于前额及颞部。②呕吐:常在头痛剧烈时出现,呈喷射状,可伴有恶心,与进食无关。③视神经盘水肿:是颅内压增高的重要客观体征,因视神经受压、眼底静脉回流受阻引起,常为双侧性,严重者可失明。

(2)生命体征变化:多见于急性颅内压增高,颅内压增高后先出现血压升高,脉搏缓慢有力和呼吸加深变慢(即两慢一高),库欣(Cushing)综合征。继之出现血压下降,脉搏细速,呼吸浅快不规则,终于呼吸停止,最后心脏停搏而死亡。

(3)进行性意识障碍:急性颅内压增高时,常有进行性意识障碍,慢性颅内压增高时,表现为神志淡漠,呆滞,症状时轻时重。

2.脑疝　是指当颅内压增高超过了脑部的自身代偿能力,脑组织从压力高处向低处移位,压迫脑干、血管和脑神经,引起脑干损害及脑脊液循环通道受阻而产生的一系列严重变化。常见小脑幕切迹疝(颞叶钩回疝)和枕骨大孔疝(小脑扁桃体疝)。

(1)小脑幕切迹疝:是小脑幕上方的颞叶海马回、钩回通过小脑幕切迹向下移动,故又称颞叶钩回疝。其主要表现有:①颅内压增高:剧烈头痛,进行性加重,伴烦躁不安,频繁呕吐。②进行性意识障碍:嗜睡→浅昏迷→深昏迷。③瞳孔先是患侧瞳孔略缩小,光反应迟钝;之后患侧瞳孔逐渐散大,直接和间接对光反应消失,最后双侧瞳孔散大,光反应消失。④运动障碍:病变对侧肢体瘫痪,继之波及双侧,可出现去大脑强直。⑤生命体征紊乱:晚期出现血压骤降,脉搏快弱,呼吸浅而不规则,呼吸心跳相继停止而死亡。

(2)枕骨大孔疝:是小脑扁桃体经枕骨大孔向椎管的移位所形成的疝,故又称小脑扁桃体疝。病情变化快、剧烈头痛、频繁呕吐、颈项强直、生命体征紊乱出现较早,意识障碍和瞳孔变化出现较晚,早期可突发呼吸骤停而死亡(图16-1)。

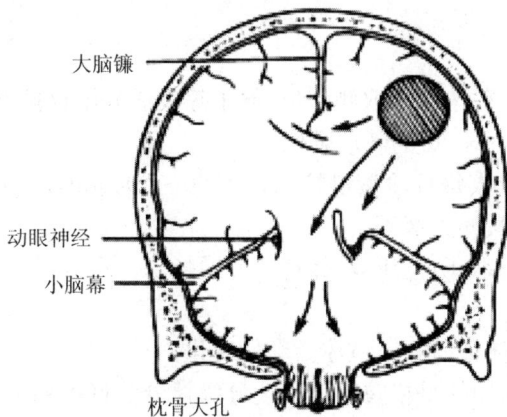

图16-1　脑疝形成示意图

(三)心理—社会状况

剧烈头痛及频繁呕吐的颅高压会引起患者紧张、烦躁不安等心理反应。医护人员一定要增强患者及家属对本疾病的认识程度,和战胜疾病的自信心,同时也要兼顾患者的思想负担及家庭经济等社会心理问题,使患者早日康复回归社会。

(四)辅助检查

1.腰椎穿刺　可以直接测量压力和获得脑脊液做化验。但颅内压过高的患者腰椎穿刺有促成脑疝的危险,应尽量避免。

2.影像学检查　X线对于诊断颅骨骨折有重要价值,但颅骨X线片无异常,并不能否认颅内压增高的存在。计算机辅助断层扫描(CT)、磁共振成像(MRI)、数字减影血管造影(DSA)等检查有助于明确病因和病变部位。

(五)治疗要点

1.病因治疗　去除原发病因,是最根本和最有效的治疗方法,如清除或引流血肿、切除颅内肿瘤或脑脓肿、控制感染,都可以使颅内压恢复正常。

2.对症治疗　对原因不明或一时不能解除者可应用降低颅内压的方法,如脱水治疗、激素应用、冬眠低温治疗、巴比妥类药物治疗、过度换气等减轻脑水肿,降低颅内压。

二、护理诊断/问题

1.潜在的并发症　脑疝。

2.误吸　与吞咽困难、意识障碍有关。

3.疼痛　与颅内压增高有关。

4.体液不足、营养失调　与长期不能进食、呕吐、用脱水剂有关。

三、护理目标

降低颅内压,减少或消除患者头痛、呕吐等症状,同时预防由于颅内压增高而产生的并发症。

四、护理措施

(一)一般护理

1.防止呼吸道梗阻　昏迷患者取侧卧位,便于呼吸道分泌物排除。

2.体位　床头抬高 15°~30°的斜坡卧位。

3.控制液体入量　成人每日输液量控制在 1500~2000ml,尿量不少于 600ml,预防脑水肿,同时注意水、电解质、酸碱失衡等。

4.其他　加强生活护理,防止压疮,保持二便通畅。

(二)病情观察

密切观察意识、生命体征、瞳孔、肢体活动的变化。

1.意识状态　目前通用的是格拉斯哥昏迷分级评分法(Glasgow coma scale,GCS),以睁眼、语言及运动反应三者表示意识障碍轻重,最高分 15 分,为意识清醒,8 分以下为昏迷,最低 3 分(表 16-1)。

表 16-1　格拉斯哥昏迷分级评分法

睁眼反应(E)	得分	语言反应(V)	得分	运动反应(M)	得分
正常睁眼	4	回答正确	5	按吩咐动作	6
呼唤睁眼	3	回答错乱	4	刺痛能定位	5
刺痛睁眼	2	语句不清	3	刺痛时躲避	4
无反应	1	只能发声	2	刺痛后屈曲	3
		无反应	1	刺痛后过伸	2
				无反应	1

2.瞳孔观察　对比双侧瞳孔是否等大等圆,及对光反射。

3.生命体征　观察呼吸、血压、脉搏、心率等。

4.肢体功能　观察患者病变对侧肢体肌力、肌张力、自主运动、有无病理征等。

(三)治疗配合

1.应用脱水剂及糖皮质激素　脱水剂主要有:

(1)渗透性脱水剂如 20%甘露醇、甘油果糖等。

(2)利尿性脱水剂如呋塞米(速尿)等。

二者联合应用可增强脱水降颅压效果。糖皮质激素主要通过改善血脑屏障通透性,预防和治疗脑水肿,并能减少脑脊液生成,使颅内压降低,但在应用过程中容易并发高血糖、感染和应激性溃疡,应注意预防,常用药物为地塞米松。

2.冬眠低温疗法的护理　是应用药物和和物理方法降低体温,是患者处于亚低温状态,目的是降低脑耗氧量和脑代谢率,减轻脑水肿。在使用亚低温疗法是需要注意以下几点:

(1)冬眠药物使用 30 分钟后再加用物理降温。

(2)降温以肛温 32~34℃较为适合,降温速度以每小时下降 1℃为宜。

（3）在冬眠降温期间,若脉搏≥100 次/分,收缩压≤100mmHg,呼吸慢不规则时,及时通知医生停药。

（4）时间一般 3～5 天,停止冬眠疗法,应先停物理降温,再停冬眠药物。

3. 防止颅内压骤升的护理

（1）卧床休息:保持病室安静,减少搬动,避免情绪激动。

（2）保持呼吸道畅通:预防呕吐物吸入气道,及时清理呼吸道分泌物,舌后坠者,安置口腔通气道,昏迷或排痰困难者,及早气管切开。

（3）避免剧烈咳嗽和用力排便:咳嗽和用力排便可使胸腹压上升,有诱发脑疝的危险,因此,应预防上感和便秘。

（4）控制癫痫发作:癫痫发作可加重脑缺氧和脑水肿,因此应遵医嘱给予抗癫痫药物。

4. 脑疝的急救与护理　脑疝发生后应紧急处理,保持呼吸通畅,吸氧,立即脱水治疗快速静脉输入 20％甘露醇 250ml(15～30 分钟内输入),如出现呼吸骤停,立即给予气管插管辅助呼吸,紧急做好术前准备,急诊行手术减压治疗,以挽救生命。

5. 脑室外引流的护理　脑室外引流的目的,主要用于脑室出血、颅内压增高、急性梗阻性脑积水的急救。还可以监测颅内压、采取脑脊液做检验、必要时向脑室内注射药物等。护理要点有:

（1）妥善连接固定引流管:将引流瓶(袋)妥善固定在床头,引流管开口高于侧脑室平面 10～15cm,以维持正常颅内压。

（2）控制引流速度和量:一般来说每日引流量不超过 500ml 为宜,可避免颅内压骤降而导致意外发生,可以通过调整引流管开口高度来控制引流量和速度。

（3）保持引流管通畅:避免引流管受压或折叠,如果有引流管堵塞,可挤压引流管将血凝块挤出,也可以在无菌条件下用注射器抽出,但不可以用盐水冲洗,以避免阻塞物冲进脑室内,造成脑脊液循环障碍。

（4）观察引流脑脊液的颜色、量及性质:引流为大量血性则提示脑室内出血,脑脊液混浊不清,则提示存在感染。

（5）严格遵守无菌操作原则:预防逆行感染,每日更换引流袋时要先夹闭引流管,防止逆流。

（6）拔管指征:引流时间一般为 1～2 周,开颅手术后不超过 3～4 天,拔管前应先复查头部 CT,并夹闭引流管 1～2 日,观察患者有无颅高压表现,如果未出现颅内压升高,则可拔管,拔管时注意是否存在脑脊液漏,避免出现逆行感染。

（四）心理护理

向患者及家属介绍本疾病的相关知识和治疗方法,提高患者对疾病的耐受能力,鼓励患者及家属排除焦虑和恐惧的心理,同时创造明亮、安静和舒适的病室环境。

（五）健康教育

1. 对疑有本病的患者,介绍本疾病的知识及相关治疗,经一般治疗无效后,应及时到医院就诊。

2. 颅内压增高的患者应预防剧烈咳嗽、便秘等使颅内压骤升的因素,以免诱发脑疝。

3. 对有神经系统后遗症的患者,应有专业医师制定康复计划,并认真实行,使之在康复期内得到最大的神经功能恢复。

五、护理评价

患者头痛、呕吐是否减轻，颅内压是否恢复正常，相关并发症是否能得到及时发现和正确处理。

（李福娥）

第二节　颅脑损伤患者的护理

颅脑损伤(craniocerebral injury)分为头皮损伤、颅骨损伤和脑损伤，三者在全身各部位损伤中占第二位，仅次于四肢长骨，但其病死率和致残率均居首位，三者可单独发生，也可合并发生。

一、头皮损伤患者的护理

头皮损伤是最常见的颅脑损伤，包括头皮裂伤、头皮血肿和头皮撕脱伤三种，多由钝器或锐器造成，钝器多造成头皮挫伤、血肿和不规则伤口，而锐器多造成齐整的裂伤。而撕裂伤则多是由暴力撕扯造成的。

（一）健康史

头皮损伤均由直接外力所致，受伤方式和致伤物种类是了解头皮损伤以及是否存在颅骨、脑组织损伤的关键因素。

（二）身体状况

1.头皮血肿　由浅到深分为皮下血肿、帽状腱膜下血肿、骨膜下血肿三种，多由钝器造成。

（1）皮下血肿(subcutaneus hemtatoma)位于皮下与帽状腱膜之间，局限，无波动，血肿中心软周边硬，容易误认为凹陷骨折。

（2）帽状腱膜下血肿(subgaleal hematoma)位于帽状腱膜与骨膜之间，较大，波动明显，质软，不受骨缝限制。

（3）骨膜下血肿(subperiosteal hematoma)位于骨膜与颅骨之间，也较大，可有波动，张力较高，但不超过骨缝。

2.头皮裂伤(scalp laceration)　锐器所致则头皮裂伤规则，创缘齐。钝器或头部撞伤所致头皮裂伤多不规则，创缘不齐，头皮有挫伤痕迹。

3.头皮撕脱伤(scalp avulsion)　在头皮损伤中最为严重，多由暴力撕扯而致，累及全层头皮，易造成休克，应及时处理。

（三）治疗要点

头皮血肿早期冷敷，24小时后热敷，较小血肿可自行吸收，较大的血肿可在无菌操作下抽吸后加压包扎，头皮裂伤应尽早清创缝合，一般不要超过24小时，头皮撕脱伤若皮瓣尚未脱落且血运良好，可以一期缝合，若皮瓣完全脱落，可根据情况行清创植皮。

（四）护理诊断/问题

1.恐惧　与外伤刺激及对疾病知识缺乏有关。

2.疼痛　与损伤有关。

3.潜在并发症　休克、感染。

（五）护理目标

1.是受损的头皮组织得以及时处理，并恢复。

2.头皮撕脱伤的患者皮瓣得以存活。

3.并发症得到有效控制。

（六）护理措施

1.急救处理　头皮裂伤是出血较多，及时加压包扎，阻止出血，但骨膜下血肿的伴颅骨骨折例外，血液容易沿骨缝进入颅内，造成颅内出血，头皮裂伤应尽早前往医院清创缝合。头皮撕脱伤患者，用无菌辅料覆盖创面，加压包扎止血，应用抗生素和止痛药物；而完全撕脱的头皮可将皮瓣同患者速送医院。

2.局部处理　头皮裂伤和头皮撕脱伤处置后，保持床面清洁干燥，观察有无渗血，应常规注射破伤风，根据情况是否应用抗生素，头皮血肿24小时内冷敷，以减少出血和肿胀，之后热敷。

3.病情观察　头皮损伤患者到达医院时应首先观察是否存在复合伤，其次观察患者是否存在颅骨及脑组织损伤，观察有无颅内压增高、生命体征、意识状态变化等。

二、颅骨骨折患者的护理

颅骨骨折（skull fracture）是指外力作用于颅骨使颅骨结构被破坏，可并发头皮及脑组织损伤。按骨折部位分为颅盖骨折和颅底骨折；按骨折是否与外界相通分为开放性骨折和闭合性骨折；按骨折形态分为线性和凹陷性骨折。

（一）健康史

患者有头外伤病史，应该了解头颅遭受打击的形式（直接暴力和间接暴力），颅盖骨折多由直接暴力造成，颅底骨折多由间接暴力造成。同时还要判断是否合并脑损伤及有无身体其他部位的复合伤。

（二）身体状况

1.颅盖骨折（fracture of skull vault）　按形态可分为线性骨折和凹陷性骨折，线性骨折多伴有头皮损伤，骨折出诊很难发现。凹陷性骨折骨片陷入颅内时可伴有脑组织受压或损伤，出现相应神经系统体征。骨折损伤颅内静脉窦或动脉时可引起颅内出血，颅内压增高。

2.颅底骨折（fracture of skull base）　常伴有颅底硬膜破裂，引起脑脊液漏、气颅。按照骨折部位分为颅前窝骨折、颅中窝骨折、颅后窝骨折，其主要表现为软组织出血、脑脊液漏和颅神经损伤三个方面（表16—2）。

表16—2　三种颅底骨折的临床特征

骨折部位	软组织出血	脑脊液漏	颅神经损伤
颅前窝（额底或鞍区骨折）	眼眶青紫，球结膜下出血，呈"熊猫眼"	自鼻或口腔流出	嗅神经—嗅觉障碍 视神经—视觉减退或失明
颅中窝（颞下骨折）	咽黏膜下、乳突部皮下淤血瘀斑	自外耳道流出	面神经—周围性面瘫 听神经—耳鸣、听力障碍
颅后窝（枕下骨折）	乳突后、枕下区皮下淤血瘀斑	漏至乳突后皮下及胸锁乳突肌	偶有Ⅸ、Ⅹ、Ⅺ、Ⅻ对颅神经损伤

（三）辅助检查

X 线检查颅盖骨折主要靠颅骨 X 线片确诊，颅底骨折 X 线片检查意义不大，主要依靠 CT 检查。

（四）治疗要点

1. 颅盖骨折范围≥3.0cm²，凹陷≥1.0cm，且有脑组织受压症状者需要手术治疗，行手术整复或摘除陷入骨片，而线性骨折则一般不需处理，但需要严密观察病情，预防继发血肿出现。

2. 颅底骨折合并脑脊液漏时一般都会在 2 周内愈合，如果 4 周不愈合者，则需要手术治疗（硬脑膜修补），单纯颅底骨折无需处理，但要预防感染。

（五）护理诊断/问题

1. 潜在并发症　颅内压增高、颅内出血、颅内感染。

2. 疼痛　与损伤有关。

3. 感知变化　与颅神经损伤有关。

（六）护理目标

减少患者疼痛，使患者并发症得到预防，或使并发症得到及时发现和控制。

（七）护理措施

1. 病情观察　颅盖骨折一定要密切观察患者生命体征变化，是否存在颅内压增高变化，是否继发颅内脑组织损伤，骨折线越过脑膜中动脉或静脉窦，可引起硬膜外血肿；颅骨凹陷性骨折，可引起局灶症状和体征；颅底骨折可引起脑脊液漏、颅内感染以及颅神经功能缺失等。

2. 针对颅底骨折脑脊液漏的患者具体的护理措施是

（1）应用抗生素预防感染并注射破伤风抗毒素。

（2）要头高斜坡卧位（床头抬高 15°～30°），使脑组织移向颅底脑膜粘连而封闭，一般维持头高位至脑脊液漏停止 3～5 天。头偏向患侧，防止逆流，要保持鼻、耳道外面清洁，脑脊液鼻漏者严禁经鼻腔置胃管、吸痰、鼻导管吸氧。

（3）避免擤鼻涕、打喷嚏、剧烈咳嗽等使颅内压骤增的活动。

（4）禁止耳鼻道填塞、冲洗、药液滴入和禁忌腰穿。

3. 心理护理　向患者及家属介绍病情、治疗方案和注意事项，使其配合治疗。

三、脑损伤患者的护理

脑损伤是指由暴力作用使脑膜、脑组织、脑血管及脑神经的损伤。颅脑损伤中最为重要的就是脑损伤，根据时间和机制分为原发性脑损伤和继发性脑损伤，原发性损伤中包括脑震荡和脑挫伤，继发性脑损伤中包括脑水肿和脑血肿等。按照伤后脑组织与外界是否相通分为闭合性脑损伤和开放性脑损伤。

（一）健康史

详细了解患者受伤的病因，如跌倒、头部击打、交通肇事等；了解患者身体情况，如意识状态、有无头晕头痛、有无恶心呕吐、有无抽搐、有无二便失禁等；了解入院前急诊急救情况。

（二）身体状况

1. 脑震荡（cerebral concussion）　是最轻的脑损伤，是指头部受伤后，即刻出现的短暂的意识障碍和一过性的神经功能障碍，这种意识障碍一般不超过 30 分钟；同时患者可伴有面色苍白、血压下降、呼吸浅慢、瞳孔改变等自主神经功能紊乱的表现;醒后不能回忆起当时情况,称为逆行性遗忘;常有头晕头痛、恶心呕吐等症状;神经系统无阳性体征,脑脊液正常;头 CT 颅内无异常。

2.脑挫裂伤(cerebral contusion) 外力造成的脑器质性损伤,包括脑挫伤和脑裂伤,既可发生在受力部位,也可发生在对冲部位。由于部位和程度不同,临床表现也存在较大的差异。

(1)意识障碍:为脑挫裂伤最突出的表现,伤后即出现昏迷,时间长短不一,一般超过 30分钟,可长达数小时、数日数月、甚至长期昏迷。

(2)生命体征改变:由于脑水肿和颅内出血引起的颅内压增高,早期可出现血压升高,脉搏缓慢有力和呼吸加深变慢(即两慢一高),库欣(Cushing)综合征表现,晚期可出现脑疝、呼吸循环衰竭。

(3)局灶症状和体征:脑挫裂伤部位位于功能区,则会出现相应的功能障碍及定位体征,如运动区损伤,会出现相应区域的运动障碍等,如果脑挫裂伤位于脑功能"哑区"则无症状和体征。

(4)脑膜刺激征:脑挫裂伤伴蛛网膜下腔出血时,患者有剧烈头痛、颈项强直和凯尔尼格征(简称克氏征)阳性,腰穿脑脊液检查有红细胞存在。

3.颅内血肿 颅内血肿是颅脑损伤中最常见的继发脑损伤,也是最危险的,不及时处理,多因进行性颅内压增高而出现脑疝,导致患者死亡。颅内血肿按照症状出现时间早晚分为急性血肿:在 3 日内出现症状;亚急性血肿:在 3 日至 3 周内出现症状;慢性型血肿:在 3 周以上才出现症状。

颅内血肿按照所在部位分为硬膜外血肿、硬膜下血肿、脑内血肿(图 16-2)。

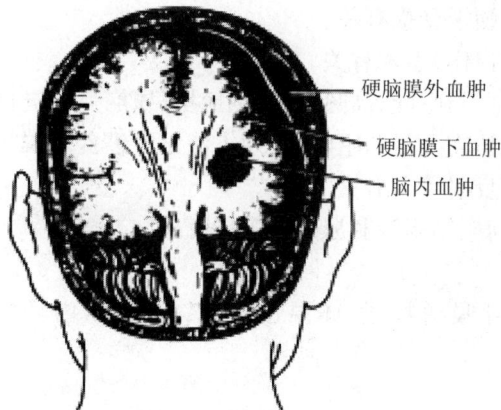

图 16-2 颅内血肿的位置

(1)硬膜外血肿(epidural hematoma):位于颅骨内板和硬脑膜之间,多属急性发病,与颅骨骨折有密切关系,此类患者的意识障碍有三个类型:①原发意识障碍后有一段中间清醒期,然后再度昏迷,逐渐加重(昏迷-清醒-再昏迷)。②原发脑损伤严重,患者伤后持续进行性昏迷。③原发脑损伤轻,伤后无昏迷,随颅内血肿增加,患者逐渐昏迷(清醒-昏迷)。患者病情发展出现颅内压增高表现及相应的神经系统局部症状和定位体征,如不及时救治还有可能出现脑疝表现。

(2)硬膜下血肿(subdural hemaeoma):是指出血积聚在硬脑膜下间隙之中,主要是由于脑挫裂伤的皮层血管破裂所致,少数是脑表面的桥静脉或静脉窦破裂所致,因为脑挫裂伤与脑水肿同时存在,因此此类患者少有"中间清醒期",颅内压增高和脑疝出现早。

(3)脑内血肿(intracerehral hematoma):发生于脑实质内,多因脑室内部血管破裂引起,多与硬膜下血肿并存,临床表现和脑挫裂伤相似,若位于功能区则可出现相应的定位体征。

(三)社会—心理状况

脑损伤患者大多有不同程度的意识障碍过程,在此期间,患者家属精神高度紧张,而且患者家属也在为未知的愈后和治疗费用而担忧,因此要向家属做好解释工作,尽早使病情得到控制,转危为安。对于留有后遗症的患者,如失明、失语、偏瘫等都会给患者及家属造成极大的心理负担和经济负担,往往会使患者出现自卑,丧失自信心,甚至轻生的不良后果。

(四)辅助检查

头颅 X 线片了解有无颅骨骨折,头 CT 是目前最常用最有价值的检查方法,能够明确脑挫裂伤、颅内血肿的部位、范围和程度,MRI 在诊断小灶出血和组织裂伤方面优于 CT。

(五)治疗要点

脑震荡患者无需特殊治疗,应卧床休息 1～2 周,并可给予对症治疗,多可自愈,无后遗症。脑挫裂伤患者一般采取畅通呼吸道,防止脑水肿,营养支持,催醒等对症手段治疗,颅内血肿则需要根据血肿量的多少以及对脑组织所造成破坏大小,而决定观察治疗方式。无论是脑挫裂伤还是颅内血肿,只要是颅内压过高出现脑疝表现时均需要开颅手术清除血肿和坏死脑组织。

(六)护理诊断/问题

1.潜在并发症 颅内压增高、脑疝、出血、压疮、癫痫等。

2.清理呼吸道无效 与意识水平降低有关。

3.体温调节无效 与脑干受损有关。

4.有感染的危险 与损伤、手术有关。

5.有体液不足的危险 与呕吐、高热、利尿剂应用、尿崩症和进食障碍。

6.营养失调 低于机体需要量与呕吐、长期不能正常进食有关。

7.排尿异常 与排尿反射障碍有关。

8.便秘 与大量、长期应用高渗利尿剂及卧床有关。

(七)护理目标

使患者颅内压平稳,呼吸道畅通,体温正常,二便正常,内环境稳定,住院期间无意外发生。

(八)护理措施

1.急救护理

(1)抢救心脏骤停、窒息、大出血等危及患者生命的伤情。

(2)伤口处理:单纯头皮裂伤清创缝合后包扎,开放颅脑损伤在有条件的情况下,头发全部剃除,用无菌纱布充分保护外漏的脑组织,并紧急行术前准备,且应遵医嘱应用抗生素和注射破伤风抗毒素。

(3)防止休克:有休克征象的患者应当首先明确有无复合性损伤,如脏器大出血、四肢长骨骨折等,要积极补充血容量,有条件的可以输血,并准备手术。

(4)护理记录:记录好阳性体征和急救措施,同时要记录生命体征的变化,如呼吸、血压、心率、瞳孔等。

2.一般护理

(1)体位:床头抬高 15°～30°斜坡卧位,有利于颅内静脉回流,减轻脑水肿,昏迷患者或存在吞咽障碍的患者应该采取侧卧位或侧俯卧位,以免呕吐物、分泌物误吸。

(2)营养支持:昏迷患者或其他原因不能进食的患者,应尽早采用肠外营养每日液体输入量在 1500～2000ml,其中含电解质、氨基酸、脂肪乳、维生素等,同时定期监测体内内环境情况及评估营养状态,以作出相应调整。若患者长期不能进食,则应早期考虑经鼻胃管进行营养,患者意识好转,可经口试喂流食,如米汤,鸡蛋羹等。

(3)躁动的护理:躁动的原因很多,如颅内压增高、尿潴留、呼吸道梗阻等,需查明原因并及时解除,以免患者脑损伤进展。切勿轻率给镇静剂,以免掩盖病情,因脑损伤病情进展而引起的躁动,可以酌情给予镇静剂,待躁动缓解后,及时复查头 CT。

(4)降低体温:发热可以使患者代谢增加,脑耗氧量增加,加重脑乏氧,加重脑肿胀,颅内压增高,可以给予退热剂或物理降温,如因脑损伤引起的中枢性高热,可以给予低温护理。

3.保持呼吸道畅通　脑损伤患者咳嗽反射和吞咽功能障碍,容易发生呛咳呕吐而致误吸,昏迷患者因下颌松弛导致舌后坠等原因都可引起呼吸道梗阻,应及时清理口腔呼吸道血块或呕吐物,并注意吸痰;舌后坠者可留置口咽通气道,必要时可以气管切开。气管切开后患者要严格执行气管切开护理。呼吸道通气不足患者可机械通气,监测血气分析,将呼吸功能维持正常。

4.病情观察　病情观察是护理的重点内容,主要目的是早期发现脑疝及治疗效果等。主要内容包括:

(1)意识状态:反映大脑皮质和脑干的功能,可根据患者对外界的声音和疼痛刺激的反应,来判断患者的意识状态变化,意识障碍出现的时间和程度,可以反映脑损伤的程度以及是否是原发性脑损伤。

(2)生命体征:躁动患者对生命体征监测的准确性有很大的干扰,因此应先测呼吸,后测脉搏,最后测血压。伤后出现"两慢一高",伴有进行性意识障碍,是颅内压增高的表现;另外,下丘脑或脑干损伤常引起中枢性高热,此种高热难以控制。

(3)瞳孔:主要观察瞳孔的大小、形状及对光反射等,睑裂的大小是否对称,眼球的位置及运动是否一致,如果伤后同侧瞳孔进行性散大伴有对侧肢体运动障碍,则提示脑组织受压移位或脑疝形成。如果双侧瞳孔散大固定,无光反射,伴有深昏迷或去大脑强直,则多为临终前表现。另外,还要注意某些药物也可引起瞳孔的变化,如阿托品可引起瞳孔散大、氯丙嗪可引起瞳孔缩小等。

(4)神经系统体征:原发性脑损伤多引起对侧肢体的运动障碍,右利手的患者如左侧脑损伤可引起失语等。

(5)其他:意识不清躁动不安提示病情进展,脑脊液鼻漏、耳漏提示颅底骨折等。

5.治疗配合

(1)药物治疗:高渗性脱水剂、利尿剂、糖皮质激素、白蛋白等药物降低颅内压,减轻脑水肿的重要环节,可酌情应用。抽搐癫痫患者发作时可以应用地西泮静注,预防时可给予口服抗癫痫药如德巴金等。存在脑损伤患者可给予脑保护剂和促进脑苏醒药物,如醒脑静、胞磷胆碱、神经节苷醋等,同时可以应用止血药物和防止感染的抗生素药物。

（2）防治并发症：昏迷患者要定期翻身或使用压疮气垫，预防压疮发生。昏迷患者要定时翻身叩背清理呼吸道分泌物，必要时气管切开，预防坠积性肺炎。留置尿管患者要定时做尿管护理，预防泌尿系统感染。高热患者在药物降温效果不良时可以采用物理降温，如大血管处置冰块、头枕冰帽等。

（3）术前术后护理：术前两小时剃净头发并洗净，用 75％乙醇擦涂并用无菌巾包扎，手术后患者注意意识状态改变、观察生命体征、固定引流管、观察引流量等。

6.心理护理　向患者及家属介绍本疾病的相关知识和治疗方法，提高患者家属对疾病的认识程度，鼓励患者及家属排除紧张的心理，同时创造安静和舒适的诊疗环境。

7.健康教育

（1）对有神经系统后遗症的患者，应有专业医师制定康复计划，并认真实行，使之在康复期内得到最大的神经功能恢复。

（2）存在癫痫后遗症的患者，要在医生的指导下，服用抗癫痫药物及剂量增减或停止。

（九）护理评价

脑损伤患者是否发生病情变化，病情加重时是否及时处理，是否对发生并发症进行早期预防。

（张天虹）

第三节　颅内肿瘤患者的护理

颅内肿瘤（intracranial tumors）又称脑瘤，包括原发性肿瘤如来源于脑组织、脑膜、脑血管、脑神经等部位，以及继发性肿瘤如来源于颅外其他部位的恶性肿瘤转移至颅内。原发性肿瘤最常见的是神经上皮组织肿瘤（亦称为胶质瘤），其次是脑膜瘤。颅内肿瘤半数都是恶性肿瘤，以大脑半球发病最多。无论是良性肿瘤还是恶性肿瘤，随着肿瘤增长都会对脑组织产生压迫，出现相应的神经定位体征和颅内压增高，甚至脑疝死亡。

一、护理评估

（一）健康史

发病原因尚不完全明确，电离辐射是目前唯一明确的神经上皮组织肿瘤和脑膜瘤的诱发因素，少数是先天胚胎发育过程中残存组织转变而来。大部分患者病情进展缓慢，呈进行性加重，但是肿瘤出血可引起急性颅内压增高，甚至脑疝死亡。

（二）身体状况

因颅内肿瘤的病理类型和生长部位不同，可引起不同的临床表现，主要从颅内压增高和局灶症状表现。

1.颅内压增高　约 90％以上的患者都会出现颅内压增高的症状和体征，主要表现是缓慢进行性加重的头痛；呕吐常呈喷射性；视神经盘水肿时颅内压增高的体征，如不及时治疗，可引起视力减退，甚至失明。

2.局灶症状和体征　随着肿瘤不断生长、生长部位不同以及肿瘤浸润破坏，会引起相应症状和体征：①额叶肿瘤可出现精神异常，如欣快、淡漠、记忆力减退及智力异常等；②颞叶肿瘤可出现听觉改变、视野改变及幻觉等；③枕叶肿瘤可出现视觉障碍；④小脑肿瘤可出现共济失调等；⑤鞍区肿瘤可出现视力改变和内分泌改变等；⑥中央沟附近肿瘤可出现对侧半身运动和感觉改变。

（三）心理社会状况

颅内肿瘤患者在诊断及手术治疗期间，患者及家属精神高度紧张，而且患者家属也在为未知的愈后和治疗费用而担忧，因此要向家属做好解释工作。对于留有后遗症的患者，如失明、偏瘫等都会给患者及家属造成极大的心理负担和经济负担，往往会使患者出现自卑，丧失自信心，甚至轻生的不良后果。

（四）辅助检查

1.影像学检查　CT 和 MRI 是目前诊断颅内肿瘤最常用的辅助检查，对于肿瘤的大小、部位、脑组织挤压及浸润情况等都有重要意义。此外还有颅骨 X 线摄片、脑血管造影、正电子发射体层摄影术（PET）等都对颅内肿瘤的早期发现，初步判断其恶性程度及转移情况有一定价值。

2.腰椎穿刺检查脑脊液　可以测量颅内压，检查脑脊液生化指标，但颅内压急性升高者，禁忌腰穿，以免脑疝。

（五）治疗要点

1.手术治疗　手术切除肿瘤是颅内肿瘤的主要治疗方法，现在神经导航、显微外科技术在神经外科的应用，已经使颅内肿瘤的手术适应证和手术范围大大拓宽，同时也提高了颅内肿瘤的治愈率；恶性肿瘤亦可采用姑息性手术，以延长生命。

2.放射治疗　适用于重要功能区或位置深不宜手术者，而且对放射线敏感的恶性肿瘤，但要注意放疗引起的不良反应，如放射性脑坏死等。现今应用最广泛的放疗技术是立体定向放射治疗，其中最常见的是伽马刀（γ－刀），其次是 X－刀等。

3.化学药物治疗　对于术后残余的肿瘤组织或放疗不敏感的肿瘤起到进一步杀灭残余肿瘤组织，防止复发。

二、护理诊断/问题

1.焦虑、恐惧　与担忧肿瘤有关。

2.潜在并发症　脑疝、肿瘤出血、癫痫等。

3.有内环境紊乱的危险　与脱水、呕吐、尿崩等有关。

4.自理缺陷　与肿瘤压迫导致肢体瘫痪或开颅手术有关。

三、护理目标

使患者及家属对病情有所了解并能接受当前现实，配合治疗，减少意外发生；观察患者手术前后生命体征平稳，避免并发症出现；向患者及家属说明术后注意事项和康复的方法。

四、护理措施

（一）心理护理

向家属介绍疾病的相关知识，并告知治疗计划，帮助患者及家属树立战胜疾病的信心，同时做好患者思想工作，使患者掌握疾病的治疗注意事项，使患者家属掌握该类疾病的护理方法。

（二）术前护理

1.颅内压增高的护理　卧床休息，床头抬高 15°～30°卧位，有利于降低颅内压；保持二便通畅和避免剧烈咳嗽，防止颅内压骤然升高而脑疝；应用脱水药物。

2.预防意外损伤　根据患者的情况如生活是否能够自理、是否存在癫痫等，采取相应的预防措施，防止外伤出现。

3.皮肤准备　术前一日检查患者头皮有无破损或毛囊炎，术前两小时备皮并将头皮消毒戴上手术帽。

（三）术后护理

1.体位　全麻未清醒的患者，取侧卧位，以便于管理呼吸道，清醒患者床头抬高 15°～30°卧位。术后患者注意保护减压窗，避免受压。颅内巨大肿瘤切除术后患者，24 小时内术区保持高位，避免翻动时脑和脑干移位。搬动或为患者翻身时，应保持头颈成一条直线，防止头颈部过度扭曲或震动。

2.严密观察病情　观察患者生命体征、意识状态、瞳孔、肢体功能等，注意切口敷料及引流情况，定期更换敷料。观察有无脑脊液漏，如有脑脊液漏，要及时通知医生，患者取半卧位，减少漏液。预防颅内感染，头部包扎用无菌绷带，枕无菌治疗巾并经常更换。术后 72 小时至一周是脑水肿高峰期，应遵照医嘱给予脱水剂治疗，并观察颅内压有无增高，并定期查电解质、24 小时液体出入量。

3.保持呼吸道畅通　昏迷患者或颅后窝手术损伤舌咽、迷走神经者，患者咳嗽、吞咽功能差，易发生肺感染，应及时清理呼吸道并保持呼吸畅通，如翻身、叩背、雾化吸入、吸痰，必要时气管切开。

4.营养和补液　意识清醒，吞咽、咳嗽反射恢复的患者可以进流食，以后逐渐过渡到普食，昏迷或吞咽困难者需要鼻饲进食解决营养问题，待意识清醒或吞咽功能恢复后，逐渐练习进食。术后长期昏迷的患者，主要经鼻饲营养，不足者可经肠外营养补充，鼻饲后患者不宜搬动以免呕吐误吸。

5.创腔引流护理　肿瘤切除后的创腔放置引流，目的是引流血性液体和气体，使残腔逐渐闭合。一般创腔引流 3～4 日拔出引流管，手术后创腔引流袋或引流瓶放于枕上或枕边，与头部创腔高度一致，以保证颅内外压力一致，可避免脑组织移位，术后 48 小时后，可将引流袋或引流瓶略放低，以尽快引流，缩小残腔。

6.手术后并发症的观察和护理

（1）颅内出血：发生在术后 24～48 小时内。患者意识障碍进行性加重，表现为意识清楚后又逐渐嗜睡甚至昏迷，并有颅内压增高或脑疝症状，一旦发生上述情况，应及时报告医师，并积极准备做好再次手术止血的准备。

（2）癫痫：手术后患者因脑损伤、脑缺氧、脑水肿等因素而诱发癫痫，发作时需采取保护性措施，立即松解患者衣领，头偏向一侧，保持呼吸道畅通，预防舌咬伤，注射镇静药物如地西泮，应按时服用抗癫痫药，控制症状发作。

（3）尿崩症：垂体腺瘤手术累及下丘脑可引起尿崩症，患者出现多尿、多饮、口渴，每日尿量大于 4000ml，尿量增多≥200ml/h，尿比重低于 1.005。应用垂体后叶素治疗时，应准确记录出入量，根据尿量和血清电解质含量调节药物剂量。

五、护理评价

患者手术前后生命体征是否平稳，是否出现并发症，是否向患者及家属说明术后注意事项和康复的方法。

（张天虹）

第四节　脑卒中外科治疗患者的护理

脑卒中(brain stroke)是指有潜在脑血管疾病的患者，因各种诱发因素引起脑内动脉狭窄、闭塞或破裂，而造成急性脑卒中或脑血管意外。按病变性质可分为出血性脑卒中和缺血性脑卒中。前者包括脑液循环障碍，临床上表现一过性或永久性脑功能障碍的症状和体征，又称为脑出血、蛛网膜下腔出血；后者包括短暂性脑缺血发作、脑血栓形成、脑栓塞。脑卒中的预防比治疗更为重要，可以通过对危险因素的控制而预防脑卒中的发生。严密观察病情变化，积极抢救，及早进行康复训练是脑卒中护理工作的重点。

一、护理评估

（一）健康史

脑卒中患者发病前多存在危险因素，在一定诱因的刺激下突然发病，常见的危险因素有：高血压、糖尿病、高血脂、脑动脉硬化、心脏病、凝血异常、家族史、脑卒中史等，几种因素可以一种或几种同时存在。另外，吸烟、酗酒、饮食习惯等也与脑卒中发病有关。引起脑卒中常见的诱因有过量饮酒、气候异常(气温过高或过低)、便秘、情绪激动、慢性咳嗽等。

（二）身体状况

1. 缺血性脑卒中　主要包括：

(1)短暂性脑缺血发作(TIA)：主要病因是动脉硬化，微栓子脱落进入颅内动脉，引起小血管堵塞而发病，由于栓子小容易被血流击碎，所以循环能够得以恢复，神经症状消失，因此本病可反复发作。临床特点是突然发病，神经功能障碍持续时间短，几分钟至数小时不等，多在 24 小时内恢复正常。

(2)可逆性缺血性神经功能障碍(RIND)：临床表现类似 TIA，区别在于持续时间更长，可达数天，但也可以完全恢复。

(3)完全性脑卒中(CS)：症状较前两种最重，可伴有意识障碍，神经功能障碍长期不能恢复。若发生在颈内动脉系统可表现为，对侧半身突发运动或感觉障碍、偏盲、失语等。若发生在椎基底动脉系统可表现为，眩晕、恶心呕吐、眼震、复视，交叉性瘫痪、交叉性感觉障碍等。

2. 出血性脑卒中　主要包括有：

(1)脑实质内出血：可发生在大脑半球、脑干、小脑等，其中以大脑半球的内囊区出血最为多见，最常见的发病原因是高血压，还有动脉硬化、血液病、脑血管畸形、外伤等都是该病病因。多因情绪激动、酒后、用力排便等诱因而发病，表现为颅内压增高、意识障碍、上消化道出血等，另外若出血在内囊区可引起对侧肢体的偏瘫、偏身感觉障碍、对侧同向偏盲(三偏征)；若出血在小脑可引起眩晕、呕吐、眼震、共济失调等；若出血在脑桥可引起患侧面瘫、对侧肢体偏瘫(称交叉瘫)，当出血波及双侧时可引起四肢瘫。

(2)蛛网膜下腔出血(SAH):主要是指脑表面的血管破裂,血液进入蛛网膜下腔,最常见的发病原因是脑动脉瘤破裂,其次是脑血管畸形,多因用力或情绪激动时发病,表现为剧烈头痛、喷射性呕吐、脑膜刺激征、一般无肢体瘫痪、可有意识障碍。

(三)心理－社会状况

本病发病突然患者家属无法接受突然的神经功能障碍,经常会产生焦虑、担忧、绝望、恐惧等心理变化,应充分评估患者及家属对疾病、治疗和预后的认知程度,并做好解释工作。

(四)辅助检查

1.CT检查可对脑血管疾病作出早期诊断,准确鉴别脑出血和脑缺血,并能显示病变范围、部位和出血数量,MRI检查较CT扫描更为优越,但MRI检查时间较长不适用于急性脑出血患者。蛛网膜下腔出血患者需做脑血管造影检查。

2.脑脊液检查　出血性脑卒中患者脑脊液可为均匀血性,压力增高至200mm H_2O 以上,对于术后患者可通过脑脊液检查明确是否存在颅内感染;缺血性脑卒中患者脑脊液检查为正常。

(五)治疗要点

1.缺血性脑卒中　内科以抗凝治疗为主,还包括卧床休息、扩张血管、扩容治疗等,脑血栓发病6小时内可溶栓治疗。外科主要通过手术来重建脑部供血,如颈内动脉内膜切除,来解除动脉狭窄和阻塞。

2.出血性脑卒中　急性期以降低颅内压和控制血压为主要措施,还包括卧床休息、止血剂应用、脱水等,若病情继续加重,发生在大脑半球和小脑者可手术治疗,目的是清除血肿,控制活动出血,解除脑受压。早期手术治疗能够降低致死率和致残率;脑干出血不能手术治疗;蛛网膜下腔出血患者可在脑血管造影明确病因后行相应治疗方案。

二、护理诊断/问题

1.潜在并发症　脑疝。

2.有发生压疮的危险　与肢体瘫痪、长期卧床有关。

3.焦虑　与突然起病、肢体瘫痪有关。

4.生活自理不能　与肢体瘫痪有关。

5.意识障碍　与颅内压增高有关。

三、护理目标

使患者及家属的焦虑情绪得到控制,尽量避免患者肢体瘫痪的危险,出血性脑卒中患者颅内压增高得以控制。

四、护理措施

(一)心理护理

调整好患者心理状态,使患者树立战胜疾病的信心,这是提高患者的治疗效果的前提。患者渴求治疗与康复的知识,医护人员应耐心的向患者家属介绍脑卒中的病因和治疗方法,同时还指导患者配合治疗、合理用药、平衡饮食、改进不良生活习惯和训练康复技能,以满足患者的心理需要,促进疾病的恢复。促进患者之间交流治疗和功能训练的体会,力争得到社会及亲友的合作与支持,从而使患者心理得到鼓舞,得到最大的治疗效果。

(二)手术前后的护理

主要是针对出血性脑卒中患者而言,手术前要继续进行内科治疗的护理,应绝对卧床休息,头部稍抬高,利于颅内静脉回流,同时还要遵照医嘱使用脱水剂等药物,严密观察病情,预防脑疝发生。并及时做好手术前常规护理,按规定备皮及相应处置。手术后患者置 ICU 监测,密切观察生命体征、瞳孔、意识状态变化等,同时长期卧床的患者要注意预防呼吸道、泌尿系感染,给患者翻身叩背,鼓励咳痰和做好尿管护理;对于有肢体运动功能障碍的患者,要预防压疮,每两小时翻身一次,不能翻身者可应用气垫床预防;对于不能进食的患者可以根据情况给予鼻饲流质饮食或肠外静脉营养,保证足够的蛋白质、维生素摄入,还要根据尿量来调整液体和电解质入量,从而保持体液和电解质平衡,及早训练患者自主进食功能。

(三)康复护理

脑卒中康复主要是指促进患者肢体功能恢复、心理康复、语言功能恢复、减少后遗症、学习使用移动工具(如轮椅)和辅助器具。对于肢体功能障碍的患者,瘫痪肢体应保持功能位置,经常进行关节按摩和关节被动运动避免关节废用等,恢复期患者应当到专业部门进行系统的康复期功能训练;对于语言功能障碍的患者,应早期与患者加强非语言沟通,交流患者最感兴趣的话题,增加患者讲话的欲望,指导患者发音,反复练习听、说、读,由浅入深、反复练习、持之以恒,增强患者康复的信心。从而达到独立生活和工作的能力,提高生活质量,重返社会。

五、护理评价

患者及家属的焦虑情绪是否得到控制,患者肢体瘫痪的危险是否得到控制,出血性脑卒中患者颅内压增高是否得到控制。

(张天虹)

第五节　胸部损伤患者的护理

胸部损伤根据暴力性质的不同,可分为钝性伤和穿透伤;根据胸膜腔是否与外界相通,可分为闭合性损伤和开放性损伤。钝性伤由暴力挤压、撞击或冲击所致,多有胸骨或肋骨骨折,常伴有其他部位损伤,早期易被误诊、漏诊,多数患者不需要开胸手术治疗。穿透性损伤多由锐器或火器暴力所致,损伤范围直接和伤道有关,早期较易诊断,严重可伤及胸腔内部器官或血管,导致气胸、血胸,甚至呼吸、循环功能障碍衰竭而死亡。

一、肋骨骨折

胸部损伤中肋骨骨折(rib fracture)最常见。可分为单根或多根多处肋骨骨折,第 1～3 肋骨较短,有锁骨、肩胛骨和肌肉保护,很少发生骨折。第 4～7 肋骨较长且固定,最易骨折。第 8～10 肋骨前端与胸骨连成肋弓,较有弹性,不易骨折。第 11～12 肋骨前端游离,故也不易骨折。

(一)健康史

患者有胸部受伤史。暴力或钝器撞击胸部,直接作用于肋骨,使肋骨向内弯曲折断,胸部受前后暴力挤压时,可引起肋骨腋段向外过度弯曲而折断。

(二)身体状况

1.单根或多根肋骨单处骨折,因上、下仍有完整肋骨支持胸廓,对呼吸功能影响不大。主要表现为局部疼痛,尤其深呼吸、咳嗽或体位改变时加重。肋骨断端向内移位,可刺破壁层胸膜和肺组织,产生气胸、血胸等,若刺破血管,可引起较多出血。

2.多根多处肋骨骨折使胸壁局部失去完整肋骨支撑而软化,吸气时软化区胸壁内陷,呼气时软化区胸壁外突(图16-3)。称为反常呼吸运动。若软化区范围较大,在呼吸时两侧胸膜腔内压力不平衡,形成纵隔扑动,影响肺通气和静脉血液回流,严重者可发生呼吸和循环衰竭。

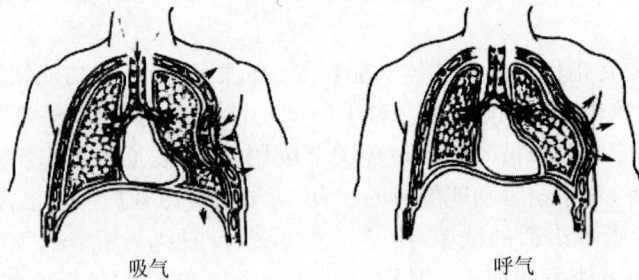

吸气　　　　　　　　呼气

图16-3　胸壁软化区的反常呼吸运动

(三)心理-社会状况

肋骨骨折损伤程度不同,患者心理反应不一样。一般患者情绪较稳定,但出现反常呼吸、气促特别是呼吸困难时,患者多表现紧张、烦躁及恐惧等情绪反应。

(四)实验室及其他检查

胸部X线检查可显示肋骨骨折情况,也可显示肺受压、积气、积液等情况。

(五)治疗要点

1.闭合性单处肋骨骨折,较少错位、重叠,多能自行愈合。治疗重点是镇痛、固定胸廓及防治并发症。

2.闭合性多根多处肋骨骨折,防止反常呼吸出现,需进行局部处理,及早采用包扎固定或牵引固定。

3.开放性肋骨骨折的胸壁伤口需早期彻底清创,骨折内固定,防治感染。胸膜穿破者,行胸腔闭式引流术。

二、损伤性气胸

胸膜腔内积气称为气胸(pneumothorax)。气胸多由肺组织、支气管破裂或胸壁伤口刺破胸膜,使胸膜腔与外界相通,空气进入胸膜腔所致。

气胸按损伤后病理特点,可分为闭合性、开放性和张力性三类:①闭合性气胸(closed pneumothorax):胸内压仍低于外界大气压。随着胸腔内积气和肺萎陷程度增加,肺表面裂口逐渐缩小,直至吸气也不开放,气胸则趋于稳定。②开放性气胸(open pneumothorax):经胸壁伤口或软组织缺损处,外界气体随呼吸自由地进出胸膜腔。空气出入量与胸壁伤口的大小有着密切关系。③张力性气胸(tension pneumothorax):气管、支气管或肺损伤处形成单向活瓣,吸气时空气自裂口进入胸膜腔内,呼气时活瓣关闭,导致胸膜腔内积气不断增多,压力高于外界大气压,又称高压性气胸。

（一）健康史

胸部有无受伤史,可见锐器、钝器、火器等所致胸壁组织损伤。

（二）身体状况

1. 闭合性气胸　小量气胸,肺萎陷在30%以下,患者多无明显症状;大量气胸,出现胸闷、胸痛和气促等症状,检查发出患侧胸部肋间饱满,气管向健侧移位,叩诊呈鼓音,听诊呼吸音减弱或消失。

2. 开放性气胸　由于患侧胸膜腔和外界大气直接相通,伤侧胸膜腔负压消失,肺萎陷;健侧肺受压部分萎陷。吸气时,健侧胸膜腔负压升高与伤侧压力差增大,纵隔移向健侧;呼气时,两侧胸膜腔压力差减小,纵隔移向伤侧,导致纵隔位置虽呼吸而左右摆动,即纵隔扑动(图16-4)。纵隔扑动影响静脉血回流,导致循环功能严重障碍。患者可出现气促、发绀、呼吸困难甚至休克。体格检查可见伴有气体进出伤道发出吸吮样声音;伤侧叩诊呈鼓音;听诊呼吸音减弱或消失;气管和心脏向健侧移位。

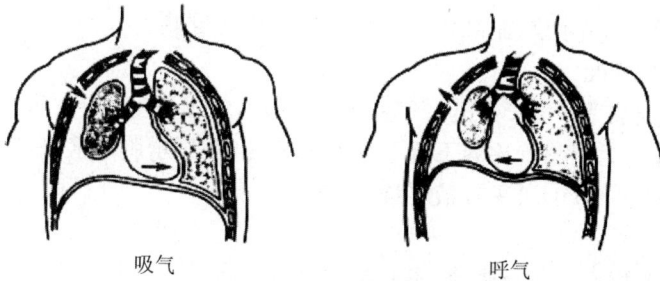

吸气　　　　　　　呼气

图16-4　开放性气胸的纵隔扑动

3. 张力性气胸　胸膜腔内压力高于外界大气压使伤侧肺严重萎缩,并将纵隔推向健侧,挤压健侧肺部,导致呼吸和循环功能严重障碍。患者表现极度呼吸困难、发绀、烦躁不安、昏迷,甚至窒息。体格检查可见气管向健侧移位,伤侧胸部饱满,肋间隙增宽,呼吸活动度减小,可触及明显皮下气肿。叩诊呈鼓音;听诊呼吸音减弱或消失。

（三）心理-社会状况

患者极度呼吸困难,可出现焦虑、恐惧心理。受强烈损伤刺激时,患者也可能出现悲哀、无助、绝望等消极情绪。

（四）实验室及其他检查

胸部X线检查显示肺萎陷和胸膜腔积气,并可伴有肋骨骨折和血胸等情况。可见气管及纵隔向健侧移位,胸膜腔穿刺可抽出气体。

（五）治疗要点

1. 少量闭合性气胸　积气1~2周自行吸收;大量闭合性气胸,需进行胸膜腔穿刺抽气或胸腔闭式引流排气、吸氧、有效应用抗生素。

2. 开放性气胸　应立即封闭胸壁伤口,按闭合性气胸进一步处理。

3. 张力性气胸　胸膜腔内积气较多,首先胸膜腔穿刺抽气或胸膜腔闭式引流术排除积气,促使肺及早膨胀,应用抗生素预防感染。一般经胸膜腔闭式引流术3~7日后,漏气可自行闭合。若持续性漏气、可疑有胸腔内脏器严重损伤或进行性出血者,应行剖胸探查或电视胸腔镜手术探查。

三、损伤性血胸

胸部损伤引起胸膜腔内积血称为血胸(hemothorax)。血胸可与气胸同时存在,称血气胸。胸膜腔内积血来自:①肺组织的裂伤出血;②肋间血管或胸廓内血管的破损出血;③心脏和大血管的受损破裂出血。

(一)健康史

胸部有受伤史。伤后可出现不同程度出血或逐渐加重的循环、呼吸障碍症状。

(二)身体状况

根据出血速度、出血量和患者体质的差异,可有不同的临床表现。小量血胸(成人 0.5L 以下)可无明显症状。中量(成人 0.5~1L)和大量(成人 1L 以上)血胸,特别是急性失血,可出现面色苍白、脉搏快弱、血压下降及末梢血管充盈不良等低血容量性休克的表现,同时胸膜腔有积血、积液征象,可见伤侧肋间隙饱满、叩诊呈浊音、听诊呼吸音减弱或消失。

(三)实验室及其他检查

血常规检查示红细胞计数、血红蛋白、血细、气管移向健侧。

(四)心理—社会状况

突发胸部外伤使患者疼痛、心慌、气急、胸闷,感到焦虑不安,当大量血胸出现休克表现时,患者常常产生濒死恐惧感胞比容下降。胸部 X 线检查显示胸膜腔有不同程度积液阴影,纵隔移向健侧。如合并气胸,可见气液平面。

(五)治疗要点

1.非进行性小量积血可自行吸收,不必特殊处理。

2.积血量较多者,尽早行胸膜腔穿刺,抽出积血,必要时行胸膜腔闭式引流,以促进肺膨胀,改善呼吸功能。

3.进行性血胸,应立即剖胸止血,及时输液、输血补充血容量防治休克,如短期内大量出血者,可形成凝固性血胸或机化性血胸,在伤情稳定后应早期清除血块和纤维组织剥除术。

四、护理诊断/问题

1.焦虑恐惧　与突然、强烈的意外创伤及担忧预后有关。

2.疼痛　与组织损伤、手术有关。

3.低效性呼吸型态　与胸部疼痛、胸廓活动受限、肺萎陷有关。

4.心输出量减少　与大量出血、纵隔扑动、心脏功能衰竭等有关。

五、护理目标

患者情绪稳定,能够配合护理工作,生命体征平稳,能进行有效的正常呼吸。

六、护理措施

(一)急救护理

1.连枷胸　护理人员积极配合医生紧急行软化区胸壁加压包扎固定或牵引固定,以消除或减轻反常呼吸运动,恢复正常呼吸功能。

2.开放性气胸 首先将开放性气胸变为闭合性气胸。使用无菌敷料、凡士林纱布等制成压迫物,在用力呼气末封闭伤口,再用胶布或绷带加压包扎,变开放性气胸为闭合性气胸,进一步按闭合性气胸处理。

3.张力性气胸 立即排气,在危急时用一粗针头在伤侧锁骨中线第二肋间处刺入胸膜腔。在转送过程中,可在针柄外接剪有小口(1cm 大小)的橡胶手指套,起活瓣作用。在呼气时能张开瓣口排气,吸气时瓣口闭合,防止空气进入(图 16－5)。

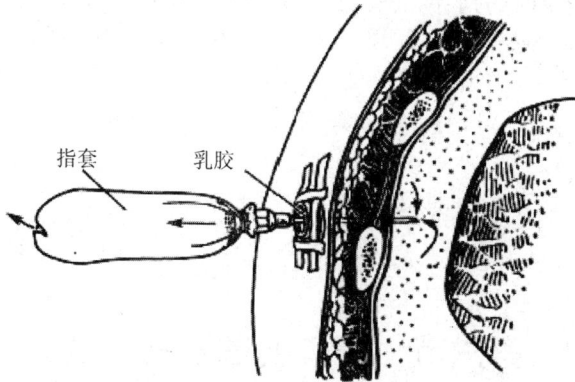

图 16－5 粗针头胶皮指套排气法

(二)病情观察

严密观察生命体征变化,注意有无气急、发绀、气管移位、皮下气肿等征象;注意观察神志、瞳孔变化;重视胸腹部体征及肢体活动等情况,警惕多发性损伤,尤其胸腹联合伤。

(二)减轻疼痛与不适

疼痛限制患者深呼吸及有效咳痰,应采取有效的止痛措施,对肋骨骨折患者可采用胸带或宽胶带固定。遵医嘱给予止痛剂或用 1‰普鲁卡因肋间神经封闭,当患者咳嗽或咳痰时,用双手按压患侧胸壁,以减轻疼痛。

(四)维持呼吸功能

1.保持呼吸道通畅,以防窒息。常规给予鼻导管吸氧,鼓励并协助患者深呼吸有效咳嗽排痰,减少肺不张等肺部并发症的发生。及时清除口腔和呼吸道的血液、痰液、及呕吐物,痰液黏稠时,应用祛痰药物以及雾化吸入,以稀释痰液并促进排出,对呼吸衰竭的患者,应采用鼻导管深部吸痰或支气管镜下吸痰,必要时行气管切开给养,辅助呼吸。

2.病情稳定者取半卧位,有利于呼吸、咳嗽、排痰及胸腔闭式引流。

(五)心理护理

胸部损伤患者主要心理活动是恐惧,要加强与患者及家属沟通,做好解释安慰工作,说明各项诊疗、护理操作以及手术的必要性和安全性,关心理解患者,帮助患者树立自信心,积极配合治疗。

(六)预防感染

胸部损伤时,细菌可经伤口或肺破裂处进入胸膜腔导致胸内感染。密切观察体温变化、有效排痰、引流通畅、遵医嘱合理应用抗生素。

（七）健康教育

1.胸部损伤患者常需作胸腔穿刺、胸腔闭式引流等操作,向患者及家属提前说明治疗的意义及注意事项,以取得配合。

2.向患者说明半卧位、深呼吸、有效咳嗽的意义,指导患者练习腹式呼吸。

3.胸部损伤患者出现肺功能下降或严重肺纤维化,活动后可出现气短症状,应戒烟或避免刺激物的吸入。

4.鼓励患者早期活动及说明意义。

5.患者出院时给予及时的指导,肋骨骨折患者3个月后复查胸部X线片,以了解骨折愈合情况。注意合理休息和营养。

七、护理评价

1.患者疼痛是否减轻。

2.患者体温,呼吸,循环是否正常。

（李福娥）

第六节　腹外疝患者的护理

体内某个器官或组织离开其正常解剖部位,通过先天或后天形成的薄弱点、缺损或空隙进入另一部位,称为疝(hernia)。疝最多发生在腹部,腹部疝尤其以腹外疝多见。腹腔内的脏器或组织经腹壁薄弱点或孔隙向体表突出形成的包块,称为腹外疝(ventral hernia abdominal external hernia)。根据腹外疝发生部位可分为腹股沟疝(腹股沟斜疝、腹股沟直疝)、股疝、脐疝、切口疝、白线疝等,其中以腹股沟斜疝发病率最高,约占全部腹外疝的 $75\% \sim 90\%$ 。腹股沟疝男性发病率明显高于女性,两者之比约为 $15:1$ 。

一、发病机制及分类

（一）病因

腹壁强度降低和腹内压力增高是腹外疝发病的两个主要原因。

1.腹壁强度降低　是引起腹外疝的根本原因,发生腹外疝的局部腹壁均为强度减弱的区域。腹壁强度降低的原因有:

（1）先天性因素:某些组织或器官穿过腹壁造成局部腹壁强度下降,如精索或子宫圆韧带穿过腹股沟管,股动、静脉穿过股环,脐血管穿过脐环,先天性发育不全的腹白线也可成为腹壁的薄弱区。

（2）后天性因素:因腹部手术切口愈合不良、腹壁外伤后感染、年老体弱或肥胖所致的腹壁肌肉萎缩,均使腹壁强度降低。

2.腹内压力增高　是腹外疝形成的重要诱因。腹内压增高的常见原因有:慢性咳嗽、便秘、排尿困难、腹水、妊娠、举重、婴儿经常啼哭、体力劳动等。

（二）病理解剖

典型的腹外疝由疝环、疝囊、疝内容物和疝外被盖组成(图16—6)。

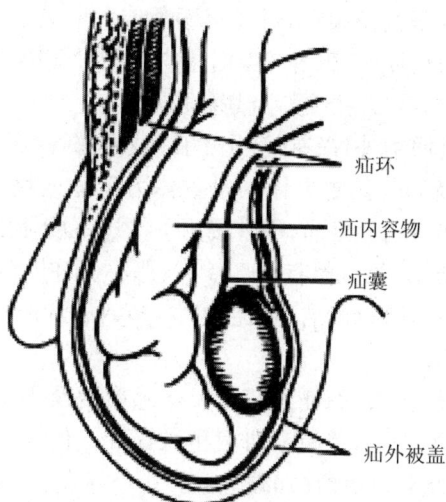

图 16-6 腹外疝的解剖结构

1.**疝环** 是疝内容物向体表突出的门户,即腹壁的薄弱区或缺损处。

2.**疝囊** 是壁层腹膜经疝环向外突出形成的囊袋物,由疝囊颈、疝囊体、疝囊底三部分组成。

3.**疝内容物** 是进入疝囊的腹腔内脏器或组织,最常见的为小肠,其次是大网膜。其他如盲肠、阑尾、膀胱等,可作为疝内容物进入疝囊。

4.**疝外被盖** 覆盖在疝囊外的腹壁各层组织,通常为皮肤、皮下组织、肌肉、筋膜。

(三)病理类型

根据腹外疝的可复程度和血供情况,可分为以下 4 种类型。

1.**易复性疝** 疝内容物很容易回纳腹腔内,称为易复性疝,临床上最常见。

2.**难复性疝** 疝内容物不能完全回纳腹腔内,称为难复性疝,其内容物大多是大网膜。如果腹腔内的间位器官如盲肠或乙状结肠也伴随小肠、网膜滑入疝囊,则这些间位器官就成为疝囊壁的一部分,这种疝称滑动性疝,也属于难复性疝。

3.**嵌顿性疝** 疝环较小而腹内压突然增高时,疝内容物可强行扩张疝囊颈而进入疝囊,随后因疝囊颈的弹性收缩,将内容物卡住,使其不能回纳腹腔内,称为嵌顿性疝。

4.**绞窄性疝** 疝的嵌顿若未能及时解除,肠管及其系膜受压程度不断加重,可使动脉血流减少,最后导致完全阻断,即为绞窄性疝。嵌顿性疝和绞窄性疝实际只是一个病理过程的两个阶段,临床上很难截然分开。早期在没有发生缺血坏死之前称为嵌顿性疝;一旦疝内容物发生缺血坏死,即为绞窄性疝。

二、护理评估

(一)健康史

1.**腹内压增高的病史** 如长期慢性咳嗽、习惯性便秘、前列腺增生、排尿困难、大量腹水、举重、扛重物、腹部突遭重压、多次生育史,婴儿经常啼哭等。

2.**腹壁强度降低的病史** 有无腹部外伤或手术史,造成腹壁缺损、腹壁神经损伤或腹壁薄弱;是否存在年老体弱、过度肥胖、糖尿病等腹壁肌肉萎缩的因素。

(二)身体状况

1.**易复性疝** 除腹股沟区有肿块和偶有胀痛外,并无其他症状。肿块常在站立、行走、咳嗽或用力排便时出现,多呈带蒂柄的梨形,可降至阴囊或大阴唇。如患者平卧休息用手将肿块回纳腹腔,此时触及腹壁的缺损处,患者咳嗽时检查者指尖能感知冲击感。

2.难复性疝 除了胀痛加重外,主要特点是疝块不能完全回纳。滑动性斜疝多见于右侧腹股沟区,除了疝块不能完全回纳外,尚有"消化不良"或便秘等症状。

3.嵌顿性疝 多发生于斜疝,其主要原因是重体力劳动或用力排便等因素使腹内压骤增。表现为疝块突然增大,伴有明显疼痛,平卧或用手推送不能使之回纳。肿块紧张发硬,且有明显触痛,疝内容物若是肠道,还可伴有腹部绞痛、恶心、呕吐、腹胀、停止排气排便等机械性肠梗阻的表现。疝一旦嵌顿,自行回纳的机会较少,多数患者的症状会逐渐加重,若不及时处理,终将发展成为绞窄性疝。

4.绞窄性疝 临床症状较严重,因疝内容物发生感染侵及周围的组织,会引起疝块局部软组织的急性炎症和腹膜炎的表现,严重者可发生脓毒症。但在肠袢坏死穿孔时,可因疝块内的压力骤降而使疼痛暂时缓解,因此疼痛减轻但肿块仍存在者,不可当作是病情好转。

腹外疝除了以上的表现外,不同部位的疝块还有其各自的临床特点(表16-3)。

表16-3 常见腹外疝的临床特点

	腹股沟斜疝	腹股沟直疝	股疝	脐疝	切口疝
发病年龄	儿童及青壮年	老年男性	中年妇女	婴儿期	任何年龄(有腹部手术史)
突出途径	腹股沟管深环→腹股沟管→腹股沟管浅环→阴囊(或阴唇)	直疝三角(不进入阴囊或阴唇)	股环→股管→隐静脉裂孔(卵圆孔)	脐环	手术切口的瘢痕处
疝块外形	腹股沟管内呈椭圆形,出浅环后呈梨形	基地较宽,呈半球形	乒乓球大小的半球形	球形或锥形	形态不一
回纳疝块后压住深环	疝块不再出现	疝块仍可突出	—	—	—
嵌顿机会	较多	少见	最多	较少	少见

(三)心理—社会状况

患者有无因疝块反复突出影响工作和生活而感到焦虑不安;有无对手术存在顾虑;患者对预防腹内压增高的相关知识的掌握程度。

(四)辅助检查

1.实验室检查 疝内容发生感染时,血常规检查示白细胞、中性粒细胞计数比例升高;粪便检查显示隐血试验阳性或见白细胞。

2.X线检查 疝内容物若是肠道,嵌顿性疝或绞窄性疝可见肠梗阻的X线征象。

3.透光试验 腹股沟斜疝透光试验阴性,此检查方法可与睾丸鞘膜积液鉴别。

(五)治疗要点

1.非手术治疗 婴幼儿腹肌可随年龄生长逐渐强壮,疝有自行消失的可能性,故半岁以内的患儿可暂不手术,采用棉束带或绷带压住腹股沟管深环,防止疝块突出,并给发育中的腹肌以增强的机会。年老体弱或伴有严重疾病不能耐受手术者,将医用疝带一端的软压垫对着疝环顶住,防止疝块突出。长期使用疝带可使疝囊颈受到反复摩擦而增厚,易致疝囊与疝内容物粘连,增加疝嵌顿的发病率。

2.手术治疗　腹外疝一般应及早手术治疗。常用的方法有：①单纯疝囊高位结扎术：适用于儿童或绞窄性肠坏死，或局部有严重感染者。手术方法是皮下环处小切口显露疝囊颈，予以高位结扎或贯穿缝合疝囊颈。②疝修补术：成人在疝囊高位结扎后，加强或修补薄弱的腹壁缺损区，治疗较为彻底。常用的手术方法有传统疝修补术、无张力疝修补术、经腹腔镜疝修补术。嵌顿性疝，若嵌顿时间＜3～4小时，在确定无绞窄情况下可试行手法复位，复位后严密观察腹部情况，一旦出现腹膜炎或肠梗阻的表现应立即手术探查。绞窄性疝的疝内容物已坏死则须紧急手术治疗。

三、护理诊断/问题

1.急性疼痛　与疝块嵌顿和绞窄及手术创伤有关。
2.知识缺乏　缺乏预防腹外疝复发的有关知识。
3.体液不足　与嵌顿或较窄性疝引起的肠梗阻有关。
4.潜在并发症　术后切口感染、阴囊血肿、术后疝复发等。

四、护理目标

1.患者及其家属知道腹外疝是治疗与预后的有关知识。
2.患者疼痛减轻。
3.患者的体液得到及时补充。
4.患者未发生并发症或并发症能得到及时发现和正确处理。

五、护理措施

(一)非手术治疗的护理

1.棉束带压迫治疗的护理　婴幼儿的腹股沟疝采用棉束带压迫治疗期间，应经常检查束带的松紧度，过松起不到治疗作用，过紧小儿会感到不适而哭闹；束带被粪、尿污染后应立即更换，以免浸渍过久发生皮炎。脐疝可用1元硬币大小的硬物外裹柔软棉布压迫脐环处，再用棉束带或绷带固定，固定后要经常检查，防止移位导致压迫失效。

2.疝带压迫治疗的护理　采用疝带压迫治疗时，应向患者阐明疝带由弹性钢板外裹帆布制成，有左右之分，应指导患者正确佩戴，防止压迫错位而起不到效果。长期佩带疝带患者会产生厌烦情绪，应劝慰患者，说明使用疝带的意义，使其能配合治疗和护理。

3.密切观察病情变化　对嵌顿性疝手法复位的患者，应密切观察腹部情况变化，如患者腹痛不能缓解或疼痛加重，甚至出现腹膜炎的表现，要及时和医生联系，以得到处理。

(二)手术前护理

1.一般护理

(1)休息与活动：择期手术的患者术前体位和活动一般不受限制，但巨大疝的患者应卧床休息2～3日，回纳疝内容物后，使局部组织松弛，减轻充血与水肿，有利于术后切口愈合。

(2)饮食护理：进易消化饮食、多饮水、多吃蔬菜等富含纤维素的饮食，以保持大便通畅。怀疑嵌顿性或绞窄性疝者应禁食。

2.病情观察　观察腹部情况，患者若出现明显腹痛，伴疝块增大明显，紧张发硬且触痛明显，不能回纳腹腔，应高度警惕嵌顿疝发生的可能，需立即通知医生，及时处理。

3.治疗配合

(1)控制诱因:术前有咳嗽、便秘、排尿困难等引起腹内压增高的因素存在时,除急诊手术外,均应作出相应的处理,否则术后易复发;吸烟者术前2周开始戒烟;注意保暖、防止感冒。

(2)严格备皮:目的是防止切口感染,避免成的复发。术前嘱患者沐浴,按规定的范围严格备皮,对会阴部、阴囊部位的皮肤准备更要仔细,既要剃净阴毛又要防止剃破皮肤,皮肤破损应立即通知医生。手术日晨需再检查一遍皮肤准备情况,如有皮肤破损应暂停手术。

(3)灌肠和排尿:手术前晚给患者灌肠,清洁肠道,防止术后腹胀和便秘。送患者进手术室前嘱患者排尽尿液,预防术中误伤膀胱。

(4)嵌顿性或绞窄性疝准备:做好紧急术前准备,特别是合并急性肠梗阻的患者,往往有脱水、酸中毒和全身中毒症状,甚至发生感染性休克,应遵医嘱对腹胀、呕吐者胃肠减压;术前有体液失衡者应予纠正;病情严重者需做抗感染、备血等处理。

(三)手术后护理

1.一般护理

(1)体位与活动:术后取平卧位,膝下垫一软枕使髋关节微屈,以松弛切口的张力和减少腹腔内的压力,利于切口愈合和减轻疼痛。患者一般于手术后3~6日考虑离床活动。采用无张力疝修补术的患者可以早期离床活动,但年老体弱、复发性疝、绞窄性疝、巨大疝的患者卧床时间应延长至术后10日,以防止术后初期疝的复发。卧床期间要加强对患者的日常生活和进食、排便的照顾,并注意翻身和适度的床上活动。

(2)饮食:术后6~12小时可进水及流质,次日可进半流质、软食或普食。

2.病情观察

(1)预防阴囊血肿:因位置较低,渗血、渗液容易积聚,所以术后切口部位常规用沙袋压迫(重0.5kg)24小时以减轻渗血;使用丁字带或阴囊托托起阴囊,促进渗血、渗液的回流和吸收。经常观察伤口有无渗血、阴囊是否肿大,如有异常应报告医生及时处理。

(2)预防切口感染:切口感染是疝复发的主要原因之一。注意观察体温及切口情况,保持敷料清洁、干燥,避免大小便污染,尤其是婴幼儿更应加强护理。如果发现敷料脱落或污染应及时更换,以防切口感染。嵌顿性或绞窄性疝手术后,易发生切口感染,遵医嘱常规应用抗生素。

(3)预防复发:术后应注意保暖,以防受凉引起咳嗽。如有咳嗽应及时用药治疗,并嘱患者在咳嗽时用手掌按压切口,减少腹内压增高对切口愈合的不利影响。保持大小便通畅,如有便秘应及时处理。

(4)其他观察处理:术后患者出现急性腹膜炎或有排尿困难、血尿、尿外渗表现时,可能为术中肠管损伤或膀胱损伤,应及时报告医生处理。

(四)心理护理

向患者及其家属解释腹外疝的发病原因和诱发因素,手术治疗的必要性及预防复发的有效措施,消除其紧张情绪。若患者希望用无张力修补片,应向其介绍补片材料的优点和费用等。对非手术治疗者,应鼓励患者耐心配合。

(五)健康教育

1.患者出院后逐渐增加活动量,3个月内应避免重体力劳动或提举重物。

2.平时生活要有规律,避免过度紧张和劳累;保持大便通畅,多饮水,多进食高纤维素的食物,养成每日定时排便习惯。

3.避免腹内压增高的各种因素,如注意保暖,防止受凉而引起咳嗽。嘱患者避免用力排便。若疝复发,应及早诊治。

六、护理评价

1.患者及其家属是否知道腹外疝的治疗与预后的有关知识。

2.患者疼痛是否减轻。

3.患者的体液是否得到及时补充。

4.患者有无发生并发症或并发症能否得到及时发现和正确处理。

(李福娥)

第七节　急性阑尾炎患者的护理

急性阑尾炎(acute appendicitis)是最常见的急腹症,是腹部外科的常见病。多发生于20～30岁青壮年。若能正确诊断和处理,绝大多数患者很快治愈;若延误诊断及治疗,引起严重并发症,甚至导致死亡。

急性阑尾炎根据病理类型,分为:

①急性单纯性阑尾炎:阑尾轻度肿胀,浆膜充血,以黏膜和黏膜下层最显著,有少量纤维蛋白渗出;阑尾黏膜有小溃疡和出血点;腹腔内有少量局限性炎性渗出。

②急性化脓性阑尾炎:阑尾显著肿胀,浆膜高度充血,表面覆盖有脓苔;阑尾黏膜面溃疡增大,腔内积脓,壁内也有小脓肿形成;腹腔内有稀薄脓性渗出物,发炎的阑尾常被大网膜和邻近的肠管包裹。

③急性坏疽性及穿孔性阑尾炎:阑尾壁层组织坏死,浆膜呈暗红色或黑紫色,局部可能已穿孔。穿孔部位大多在血运较差的远端部分,也可在粪石直接压迫的局部。穿孔后如未被包裹,感染继续扩散,则引起弥漫性腹膜炎。

④阑尾周围脓肿:急性阑尾炎化脓坏死或穿孔,如果进展较慢,大网膜可移至右下腹,将阑尾包裹并导致粘连,形成炎性包块或阑尾周围脓肿。

一、护理评估

(一)健康史

1.管腔梗阻　是急性阑尾炎最常见病因。导致阑尾管腔梗阻的原因有:淋巴小结明显增生、粪石阻塞、异物、炎性狭窄、食物残渣、蛔虫、肿瘤等。

2.细菌入侵　阑尾管腔阻塞后,细菌繁殖并分泌内毒素和外毒素,损伤黏膜上皮,产生溃疡,细菌经溃疡面进入阑尾肌层;也因肠道炎性疾病蔓延致阑尾。致病菌多为肠道内的各种革兰阴性杆菌和厌氧菌。

3.神经反射　胃肠道功能障碍(腹泻、便秘等)时,引起阑尾肌肉或血管反射性痉挛,导致管腔狭窄梗阻,同时血管痉挛致阑尾缺血,使阑尾管腔黏膜受损,细菌侵入引起阑尾炎。

(二)身体状况

1.症状

(1)腹痛:开始于上腹部、或脐周围,呈持续性,数小时(6～12小时)后,腹痛转移并固定于右下腹部,呈持续性并逐渐加重。约70%~80%的患者有典型的转移性右下腹痛的表现,但少数患者开始即为右下腹部疼痛。有的患者腹痛突然完全缓解,随后,右下腹痛又会逐渐加重,可能是阑尾壁坏死、穿孔。

(2)胃肠道症状:恶心、呕吐最常见,早期呕吐多为反射性;晚期呕吐则与腹膜炎有关。约1/3的患者有便秘或腹泻症状。盆腔位阑尾炎及出现盆腔脓肿时,有大便次数增多、里急后重、黏液便等直肠刺激症状。

(3)全身反应:单纯性阑尾炎,体温轻度升高;阑尾化脓、坏疽穿孔明显发热、中毒症状较重;化脓性门静脉炎常发生寒战、高热、轻度黄疸。

2.体征

(1)右下腹固定压痛:是诊断急性阑尾炎最重要的依据。当感染局限于阑尾腔以内,患者尚觉上腹部或脐周疼痛时,右下腹就有压痛存在。压痛的程度与炎症程度相关,若阑尾炎症扩散,压痛范围亦随之扩大,但压痛点仍以阑尾所在部位(通常位于麦氏点)最明显(图16－7)。

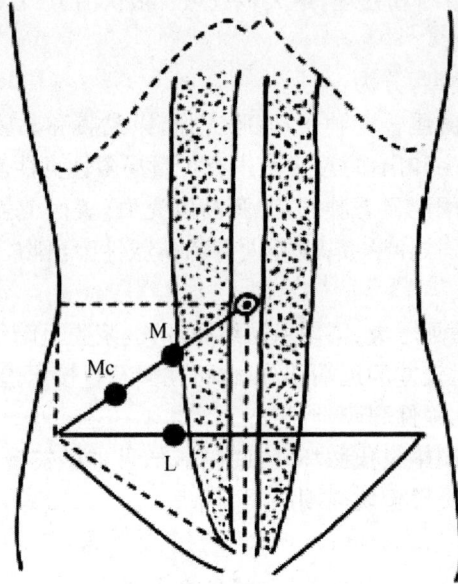

图16－7 阑尾炎压痛点

(2)腹膜刺激征:化脓性和坏疽性阑尾炎有腹膜炎表现,可见局限性或弥漫性腹部压痛、反跳痛和腹肌紧张。

(3)腹部包块:阑尾周围脓肿较大时,在右下腹触到境界不清、不能活动、伴有压痛和反跳痛的包块。

(4)其他体征:①结肠充气试验(Rovsing征):患者仰卧位,检查者先用一手按压左下腹部降结肠,再用另一手反复压迫近侧结肠,结肠积气可传至盲肠和阑尾根部,若引起右下腹疼痛加重即为阳性。②腰大肌征:患者左侧卧位,检查者将患者右下肢向后过伸,如出现右下腹疼痛加重即为阳性,提示阑尾可能位于盲肠后或腹膜后靠近腰大肌处,或炎症已波及腰大肌。③闭孔内肌征:患者仰卧位,右髋及右膝均屈曲90°,将右股内旋,若右下腹疼痛加重即为阳性,提示阑尾位置较低,炎症已波及闭孔内肌。④直肠指检:盆腔位急性阑尾炎,直肠右侧壁有明显触痛,甚至触到炎性包块。阑尾穿孔伴盆腔脓肿时,直肠内温度较高,直肠前壁膨隆,并有触痛,部分患者伴有肛门括约肌松弛现象。

3.几种特殊类型阑尾炎

(1)小儿急性阑尾炎:小儿阑尾壁薄,管腔小,一旦梗阻,发生血运障碍,容易引起坏疽和穿孔;大网膜短,不能起到保护作用,穿孔后炎症不容易局限,容易形成弥漫性腹膜炎。病情较成人严重,高热、呕吐及腹泻明显,右下腹固定压痛,肌紧张,但不典型。

(2)老年人急性阑尾炎:老年人痛觉迟钝,大网膜萎缩,又由于老年人阑尾动脉硬化,易导致阑尾缺血坏死。老年人腹痛不强烈,体征不典型,临床表现轻而病理改变重,容易延误诊断和治疗。

(3)妊娠期急性阑尾炎:在妊娠过程中,子宫逐渐增大,盲肠和阑尾的位置也随着向上、向外、向后移位,阑尾炎的压痛部位也随着上移。妊娠后期子宫增大,阻碍大网膜趋近发炎的阑尾,所以阑尾穿孔后感染不易局限,常引起弥漫性腹膜炎。炎症发展易致流产或早产,威胁胎儿和孕妇的安全。

(三)心理－社会状况

因担心疾病对生活、学习、工作等造成影响,担心手术的危险性和术后并发症等,表现出精神紧张、焦虑不安的心理和情绪;年轻女性,担心术后腹部留有瘢痕,对形体产生影响,精神紧张、焦虑不安,甚至产生恐惧心理。

(四)辅助检查

1.实验室检查　多数患者的血常规检查可见白细胞计数和中性白细胞比例增高。尿常规可有少量红细胞,系输尿管受局部炎症刺激所致。

2.影像学检查　阑尾穿孔、腹膜炎时,腹部 X 线检查可见盲肠扩张和气液平面;超声检查可发现肿大的阑尾或脓肿。

(五)治疗要点

急性阑尾炎宜行阑尾切除术,延误治疗可发生急性腹膜炎,术后应注意防治内出血、切口感染、粘连性肠梗阻以及阑尾残端破裂所形成的粪瘘等并发症。但对单纯性阑尾炎及较轻的化脓性阑尾炎,也可试用抗生素、中药等非手术疗法。对有局限化倾向的阑尾周围脓肿则不宜手术,采用抗感染等非手术疗法,待肿块消失后 3 个月,再行手术切除阑尾。

二、护理诊断/问题

1.急性疼痛　与阑尾炎症刺激及手术创伤有关。

2.体温过高　与阑尾炎症有关。

3.潜在并发症　内出血、腹腔脓肿、粘连性肠梗阻、粪瘘、切口感染及慢性窦道、切口疝等。

三、护理目标

1.患者疼痛减轻。

2.患者体温维持正常。

3.患者未发生并发症或并发症能得到及时发现和正确处理。

四、护理措施

(一)非手术疗法的护理

1.一般护理

(1)卧位:患者宜取半卧位。

(2)饮食和输液:酌情禁食或流质饮食,并做好静脉输液护理。

2.病情观察 观察患者的神志、生命体征、腹部症状和体征及血白细胞计数的变化。如体温明显增高,脉搏、呼吸加快,或血白细胞计数持续上升,或腹痛加剧且范围扩大,或出现腹膜刺激征,说明病情加重。应注意病程中腹痛突然减轻,可能是阑尾腔梗阻解除、病情好转的表现,但也可能是阑尾坏疽穿孔,使腔内压力骤减而腹痛有所缓解,但这种腹痛缓解是暂时的,并且体征和全身中毒症状迅速恶化。同时,应注意各种并发症的发生。

3.治疗配合

(1)抗感染:遵医嘱应用有效的抗生素,常用庆大霉素、氨苄西林、甲硝唑等静脉滴注。

(2)对症护理:有明显发热者,可给予物理降温;便秘者可用开塞露;观察期间慎用或禁用止痛剂。

(二)手术前后护理

术前护理按急诊腹部手术前常规护理。手术后护理要点如下:

1.一般护理

(1)卧位:患者回病房后,先按不同的麻醉安置体位。血压平稳后改为半卧位。

(2)饮食:术后1～2日胃肠功能恢复,肛门排气后可给流食,如无不适渐改半流食。术后4～6日给软质普食。但1周内忌牛奶或豆制品,以免腹胀。同时1周内忌灌肠及泻剂。

(3)早期活动:轻症患者于手术当日即可下床活动,重症患者应在床上多翻身、活动四肢,待病情稳定后,及早起床活动,以促进肠蠕动恢复,防止肠粘连发生。

2.配合治疗 遵医嘱使用抗生素,并做好静脉输液护理。

3.术后并发症的护理

(1)腹腔内出血:常发生在术后24小时内,故手术后当天应严密观察血压、脉搏。如出现面色苍白、脉速、血压下降等内出血表现,或腹腔引流管有血液流出,应立即将患者平卧,静脉快速输液,报告医生并做好术前准备。

(2)切口感染:是术后最常见的并发症。表现为术后3～5日体温升高,切口局部有红肿、压痛及波动感。应给予抗生素、理疗等治疗,如已化脓应拆线引流。

(3)腹腔脓肿:术后5～7日体温升高,或下降后又上升,并有腹痛、腹胀、腹部包块或排便排尿改变等,应及时和医生取得联系进行处理。

(4)粘连性肠梗阻:常为慢性不完全性肠梗阻。

(5)粪瘘:因炎症已局限,一般不致引起腹膜炎。属于结肠瘘。一般多可自行闭合,如经久不愈时考虑手术。

(三)心理护理

稳定患者情绪,向患者讲解手术目的、方法、注意事项,使患者能积极配合治疗。

(四)健康教育

1.保持良好的饮食、卫生及生活习惯,餐后不做剧烈运动。

2. 及时治疗胃肠道炎症或其他疾病,预防慢性阑尾炎急性发作。

3. 术后早期下床活动,防止肠粘连甚至粘连性肠梗阻。

4. 阑尾周围脓肿者,告知患者 3 个月后再次住院行阑尾切除术。

5. 自我监测,发生腹痛或不适时及时就诊。

五、护理评价

1. 患者疼痛是否减轻。

2. 患者体温是否维持正常。

3. 患者有无发生并发症或并发症是否能得到及时发现和正确处理。

（李福娥）

参考文献

[1]张忠涛.实用普通外科查房医嘱手册[M].北京:北京大学医学出版社,2013.

[2]胡俊,黄强,林先盛,刘臣海,谢放,杨骥.肝切除治疗肝胆管结石153例分析[J].肝胆外科杂志,2014(04):269—271.

[3]张永生,涂艳阳,冯秀亮.外科手术学基础[M].西安:第四军医大学出版社,2013.

[4]林锋,王文凭,马林,廖虎,沈诚,杨梅,刘伦旭.复杂性胸外伤成功救治一例[J].中国胸心血管外科临床杂志,2015(02):109.

[5]林擎天,黄建平.消化外科临床解剖与常用手术技巧[M].上海:上海交通大学出版社,2013.

[6]何帆,肖锡俊,李永波,唐红.胸部钝挫伤所致三尖瓣重度反流一例[J].中国胸心血管外科临床杂志,2014(05):648.

[7]戴尅戎,王忠.外科诊断与鉴别诊断学[M].北京:科学技术文献出版社,2014.

[8]李向毅.胰管结石的诊断与治疗:附25例报告[J].肝胆外科杂志,2014(06):440—442.

[9]尹文.新编创伤外科急救学[M].北京:军事医学科学出版社,2014.

[10]黄强,刘臣海.胆管损伤治疗的时机与术式选择[J].肝胆外科杂志,2014(06):403—405.

[11]DonaldB.Doty.心脏外科手术技巧 原书第2版[M].上海:上海科学技术出版社,2014.

[12]刘学礼,程平,刘安成,吴卫国,胡涛,张俊生.腹腔镜胆囊切除术中转开腹手术105例临床分析[J].肝胆外科杂志,2015(01):32—33.

[13]张新华.实用肝胆胰恶性肿瘤学[M].武汉:武汉大学出版社,2012.

[14]苗毅,李强.急性胰腺炎的综合治疗[J].中国普外基础与临床杂志,2015(01):1—4.

[15]陈孝平,易继林.普通外科疾病诊疗指南[M].北京:科学出版社,2014.

[16]颜晨,江勇,吴宝强,黄洪军,孙冬林.闭合性胰腺合并十二指肠损伤的急诊胰十二指肠切除术4例[J].肝胆胰外科杂志,2015(01):56—57.

[17]徐启武.颅底外科手术学[M].北京:科学出版社,2014.

[18]秦懿,费健,王建承,陈胜,吴卫泽,朱坚,许志伟,张俊,彭承宏.胰腺囊腺瘤和囊腺癌165例临床诊治分析[J].肝胆胰外科杂志,2015(01):9—11.

[19]叶章群.泌尿外科疾病诊疗指南[M].北京:科学出版社,2013.

[20]李留峥,彭联芳,向春明,徐雷升,俸家伟,王志萍,习源娇,于杰.胰头肿块型慢性胰腺炎手术治疗体会[J].肝胆胰外科杂志,2015(01):47—49.

[21]寇桂香,张瑜.外科护理技术操作指南[M].兰州:甘肃人民出版社,2013.

[22]王保起.左肝外叶切除联合胆道镜治疗左肝内胆管结石的疗效观察[J].肝胆胰外科杂志,2015(02):135—137.

[23]曹立瀛.肝胆外科急症与重症诊疗学[M].北京:科学技术文献出版社,2014.

[24]杨耀成,黄耿文,李宜雄,孙维佳.经皮穿刺置管引流治疗急性胰腺炎合并坏死感染的预后分析[J].肝胆胰外科杂志,2015(02):94—96+99.